V. MORAX

PRÉCIS D'OPHTALMOLOGIE

COLLECTION DE PRÉCIS MÉDICAUX

MASSON & Cie ÉDITEURS, PARIS

1907

PRÉCIS D'OPHTALMOLOGIE

COLLECTION DE PRÉCIS MÉDICAUX

OUVRAGES SPÉCIALEMENT DESTINÉS

AUX ÉTUDIANTS EN MÉDECINE ET AUX MÉDECINS PRATICIENS

Volumes petit in-8°, cartonnés toile souple.

Précis de Physique biologique, par G. Weiss, professeur agrégé à la Faculté de Paris. 1 vol. avec 543 figures.................. 7 fr.

Éléments de Physiologie, par Maurice Arthus, professeur à l'École de Médecine de Marseille. *Deuxième édition revue et corrigée*. 1 vol. avec 122 figures.. 9 fr.

Précis de Microbiologie clinique, par Fernand Bezançon, professeur agrégé à la Faculté de Paris, médecin des hôpitaux. 1 vol. avec 82 figures.. 6 fr.

Précis de Médecine légale, par A. Lacassagne, professeur à l'Université de Lyon. 1 vol. avec 112 figures dans le texte et 2 planches hors texte en couleurs.................................... 10 fr.

Précis de Chirurgie infantile, par E. Kirmisson, professeur à la Faculté de Paris, chirurgien de l'hôpital des Enfants-Malades. 1 vol. avec 462 figures.. 12 fr.

Précis de Dissection, par P. Poirier, professeur à la Faculté de Paris, chirurgien des hôpitaux, et A. Baumgartner, prosecteur à la Faculté de Paris. 1 vol. avec 169 figures..................... 6 fr.

Précis de Médecine infantile, par le Dr P. Nobécourt. 1 vol. de 744 pages, avec 77 figures et une planche en couleurs........ 9 fr.

Précis de Diagnostic médical, par P. Spillmann et P. Haushalter, professeurs à la Faculté de Nancy, et L. Spillmann, professeur agrégé à la Faculté de Nancy. 1 vol. de 532 pages, avec 153 figures en noir et en couleurs.. 7 fr.

Précis d'Ophtalmologie, par le Dr Morax, ophtalmologiste de l'hôpital Lariboisière. 1 vol. de xx-640 pages avec 339 figures et 3 planches en couleurs.

(Novembre 1906.)

822-06. — Coulommiers. Imp. Paul BRODARD. — 12-06.

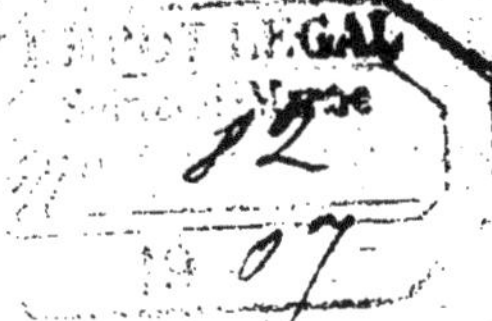

PRÉCIS

D'OPHTALMOLOGIE

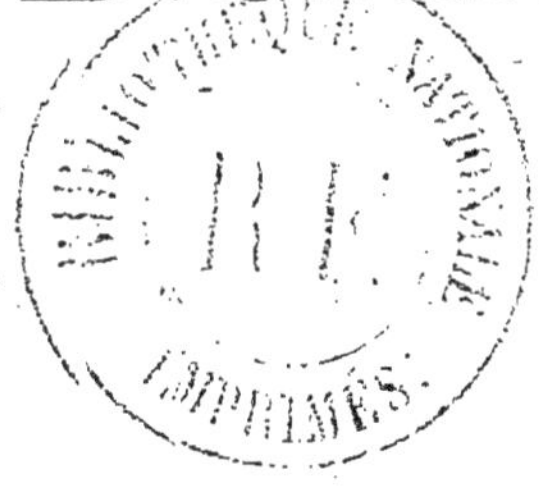

PAR LE

Dr V. MORAX

Ophtalmologiste de l'hôpital Lariboisière.

AVEC 339 FIGURES DANS LE TEXTE
ET 3 PLANCHES EN COULEUR

PARIS

MASSON ET Cie, ÉDITEURS

LIBRAIRES DE L'ACADÉMIE DE MÉDECINE

120, BOULEVARD SAINT-GERMAIN

1907

PRÉFACE

Le plan classique des manuels d'ophtalmologie me semble avoir été la cause de l'aversion qu'ont eue nombre de mes contemporains pour l'étude des maladies des yeux ; les longs développements dans la description de l'appareil optique, l'exposé des formules traduisant les lois de la réfraction, laissaient supposer que toute la pathologie oculaire fût basée sur la compréhension de ces formules et qu'une forte connaissance des mathématiques était indispensable à qui voulait étudier ces affections spéciales. Je me suis efforcé de supprimer de ce précis tout ce qui pouvait propager cette croyance. Il ne sera certes jamais inutile, à qui voudra s'adonner à l'étude spéciale de l'ophtalmologie, de connaître l'optique physiologique et de pouvoir suivre une démonstration algébrique ou géométrique, mais le futur médecin n'a pas à s'embarrasser de toutes ces connaissances, qui ne l'aideraient même pas dans le choix des lunettes.

Je poursuivrai, dans la description des affections de l'appareil visuel, la marche habituelle de l'investigation clinique qui procède de dehors en dedans et qui n'examine les membranes profondes de l'œil qu'après avoir observé les téguments cutanés, l'appareil lacrymal, la conjonctive, la cornée, etc. Les méthodes spéciales d'examen seront indiquées à propos des affections qu'elles permettent de dépister.

Pour rendre la classification plus claire, j'ai conservé le groupement anatomique et régional, et, dans la mesure du possible, j'ai réparti les affections ou les symptômes dans quatre chapitres étiologiques principaux :

I. Les lésions congénitales ou malformations;
II. Les affections traumatiques;
III. Les infections;
IV. Les néoplasies.

Cette classification n'a pas la prétention de tout comprendre, aussi réunirai-je souvent, dans des groupes d'attente, un certain nombre de symptômes ou de lésions dont l'étiologie est inconnue ou incertaine.

Je me suis efforcé de limiter au strict nécessaire, aux indications les plus concises, les méthodes de recherche, choisissant, parmi le nombre des procédés qui ont été proposés, ceux auxquels je suis resté fidèle et qui me semblent les plus aptes à établir le diagnostic des affections oculaires, à baser le pronostic et à prescrire un traitement. J'ai réduit le plus possible les citations de noms d'auteurs, puisque ce n'est point le but d'un précis d'exposer l'évolution historique des connaissances ophtalmologiques. Chaque fois cependant que je l'ai jugé nécessaire, j'ai accompagné tel fait ou telle théorie non encore généralement acceptée, de l'indication de l'auteur responsable.

M. R. Béal, assistant du Service d'ophtalmologie de

Lariboisière, m'a prêté, pour la rédaction de plusieurs chapitres, son concours dévoué, et je tiens à l'en remercier ici même. J'espère que le lecteur appréciera l'illustration habile du dessinateur Moreaux; c'est à lui qu'est due la presque totalité des dessins originaux de ce volume.

V. MORAX.

Paris, Décembre 1906.

TABLE DES MATIÈRES

CHAPITRE I

INTRODUCTION

CHAPITRE II

SYMPTÔMES ET MALADIES DE LA RÉGION SOURCILIÈRE

CHAPITRE III

SYMPTÔMES ET MALADIES DE LA RÉGION PALPÉBRALE

CHAPITRE IV

MALADIES DE L'APPAREIL LACRYMAL

CHAPITRE V

MALADIES DE LA CONJONCTIVE

CHAPITRE VI

MALADIES DE LA CORNÉE

CHAPITRE VII

MALADIES DE LA SCLÉROTIQUE

CHAPITRE VIII

MALADIES DE L'IRIS ET DU CERCLE CILIAIRE

CHAPITRE IX

MALADIES DU CORPS CILIAIRE

CHAPITRE X

MALADIES DU CRISTALLIN

CHAPITRE XI

PROCÉDÉS D'EXAMEN DU FOND DE L'ŒIL

CHAPITRE XII

MALADIES DU CORPS VITRÉ

CHAPITRE XIII

MALADIES DE LA CHOROIDE

CHAPITRE XIV

MALADIES DE LA RÉTINE

CHAPITRE XV

AFFECTIONS DU GLOBE OCULAIRE

CHAPITRE XVI

PROCÉDÉS D'EXAMEN DE LA RÉFRACTION

CHAPITRE XVII

TROUBLES DE LA RÉFRACTION

CHAPITRE XVIII

TROUBLES DE L'ACCOMMODATION

CHAPITRE XIX

AFFECTIONS DU NERF OPTIQUE

CHAPITRE XX

TROUBLES DE L'APPAREIL NERVEUX INTRACRANIEN DE LA VISION

CHAPITRE XXI

AFFECTIONS DE L'APPAREIL NEURO-MOTEUR DU GLOBE OCULAIRE

CHAPITRE XXII

MALADIES DE L'ORBITE

PRÉCIS D'OPHTALMOLOGIE

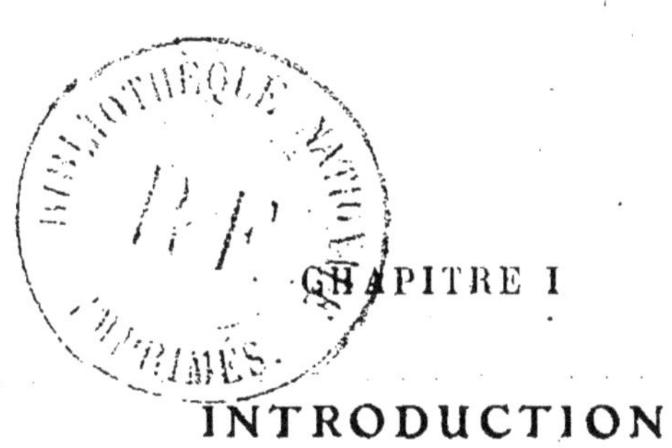

CHAPITRE I

INTRODUCTION

MARCHE DE L'EXAMEN CLINIQUE

La plupart des affections oculaires se traduisent par des lésions objectives ou par des troubles fonctionnels que les procédés d'observation permettent d'apprécier assez exactement. Il y aura donc toujours avantage dans l'étude du malade à procéder tout d'abord à un examen méthodique des différentes parties de l'appareil de la vision, de la fonction visuelle et des fonctions accessoires. Cet examen fera reconnaître la lésion ou le trouble fonctionnel dont il faudra rechercher la cause locale ou générale. Pour la mettre en évidence, l'observateur s'attachera tout d'abord à préciser par le récit du malade et par les réponses aux questions posées la date de début des troubles, leur évolution, en un mot les commémoratifs de l'affection actuelle. Il sera souvent indispensable d'étudier en outre le passé pathologique du malade ainsi que ses antécédents héréditaires, et de s'informer de l'état de santé de ses collatéraux.

On ne perdra pas de vue que si, dans un très grand nombre de cas, l'œil souffre seul, la plupart des manifestations intra-oculaires sont liées à des infections générales ou à des lésions d'organes éloignés. Un examen complet du malade est le plus souvent le complément indispensable de l'examen local, et nous ne saurions trop insister sur l'importance qu'il y a pour l'ophtalmologiste à avoir des notions étendues de pathologie générale.

Nous recommandons au débutant de faire pour chaque malade un examen systématique et complet.

Cet examen comprendra :

1° L'inspection et la palpation de la région sourcilière.

2° L'inspection des paupières et l'étude de leurs mouvements volontaires et réflexes.

3° L'examen de l'appareil lacrymal avec l'épreuve de la perméabilité des voies lacrymales.

4° L'inspection du sac conjonctival complétée par l'analyse microscopique de la sécrétion conjonctivale.

5° L'observation de la cornée à l'œil nu, à la loupe et à l'éclairage oblique. La recherche de la sensibilité cornéenne

6° L'étude de l'iris.

7° L'examen des pupilles : diamètres, réflexes photomoteurs, réflexes à la convergence.

8° La détermination de la réfraction oculaire comprendra :

a) La mensuration ophtalmométrique de la cornée ;

b) La détermination skiascopique de la réfraction totale.

9° L'examen ophtalmoscopique des milieux réfringents (cristallin, corps vitré), des membranes profondes (papille, rétine, choroïde, vaisseaux centraux).

10° Le contrôle, par l'examen à l'aide des verres d'essai et des échelles visuelles, des résultats fournis par l'examen objectif de la réfraction et la détermination de l'acuité visuelle centrale.

11° L'étude périmétrique du champ visuel.

12° L'épreuve de l'amplitude accommodative.

13° La recherche du tonus oculaire par la pression bidigitale.

14° L'examen des mouvements oculaires par l'étude du champ de regard, par la diplopie ou la fausse projection.

15° La recherche de la vision binoculaire.

16° L'étude du sens chromatique.

17° L'examen de la situation du globe dans l'orbite et l'exploration de l'orbite.

18° L'analyse des sensations subjectives.

C'est, dans la mesure du possible, cette marche systématique de l'examen clinique que nous suivrons dans l'étude des affections oculaires.

TECHNIQUE OPÉRATOIRE

Pour éviter des répétitions, nous réunissons dans ce chapitre la plupart des indications concernant la technique opératoire envisagée au point de vue général : nous comprenons par là la stérilisation des instruments, collyres et objets de pansement ; la désinfection de l'opérateur et du champ opératoire ; l'application des pansements.

C'est aux perfectionnements apportés par la bactériologie, dans ce domaine de la technique opératoire, que sont dus les progrès les plus considérables réalisés dans la chirurgie oculaire depuis vingt-cinq ans. Il n'est donc pas superflu de leur accorder quelque attention. Nous ne saurions oublier que c'est au professeur Terrier qu'est due l'application de ces méthodes de laboratoire à la technique chirurgicale. La description spéciale que nous donnons des procédés qui nous ont paru les meilleurs, est suffisamment justifiée par la délicatesse des instruments d'oculistique et la sensibilité particulière de la muqueuse oculaire.

S'il n'est pas douteux que le succès d'une intervention tient pour une large part à la dextérité de l'opérateur, il est aisé de se convaincre que la constance des résultats chirurgicaux est étroitement liée à l'observation d'un ensemble de précautions qui ont une importance au moins égale à l'habileté manuelle. En dehors de quelques complications exceptionnelles, indépendantes de toute infection, tout ce qui retarde ou compromet définitivement la réparation d'une plaie peut être rattaché à l'infection opératoire ou post-opératoire. C'est à la prophylaxie de ces complications infectieuses que se rattache l'ensemble de mesures contenues dans l'expression : asepsie opératoire.

Pour réaliser une opération aseptique, il faut :

1° Que l'opérateur ait procédé à la désinfection de ses mains ;

2° Que le champ opératoire ait été désinfecté ;

3° Que les instruments soient stérilisés ;

4° Que les collyres et objets de pansements soient aseptiques ;

5° Que, pendant tout le cours de l'intervention, l'opérateur évite tout contact de ses doigts ou des instruments avec des objets non aseptiques.

Il importe aussi de s'abstenir de parler pendant l'intervention.

L'articulation des mots s'accompagne toujours de fines projections salivaires (embruns), qui, tombant sur la plaie, peuvent devenir le point de départ d'une infection. Il faudra donc ou se détourner ou porter devant la bouche un masque formé de 4 doubles de gaze, si l'on est dans l'obligation de parler.

Désinfection de l'opérateur.

Si la chirurgie du globe oculaire a connu une proportion de succès relativement forte à une époque où la plupart des interventions étaient dangereuses, cela a tenu certainement à ce fait que les doigts de l'opérateur n'entrent pour ainsi dire jamais en contact avec la plaie du globe. Ces succès relatifs contrastaient d'ailleurs avec les insuccès et les complications si fréquentes des opérations sur l'orbite ou les paupières, opérations au cours desquelles l'infection par les doigts ou par le pansement était habituelle.

Il n'est plus nécessaire, aujourd'hui, d'insister sur l'importance de la désinfection des mains de l'opérateur, quelle que soit l'opération qu'il pratique.

Dans les services d'ophtalmologie ou les cliniques, il est pratique de s'astreindre au port de la blouse de toile à manches courtes, permettant de relever les manches de la chemise au-dessus du coude et de laisser les avant-bras nus. Les ongles coupés courts rendront plus facile la toilette de la rainure sous-unguéale. On évitera le plus possible le contact direct des liquides septiques (sécrétion conjonctivale, pus d'abcès, etc.). On peut presque toujours s'abstenir de ce contact avec les paupières souillées; s'il devient indispensable, on aura soin d'enlever le sécrétion purulente avec des tampons humectés.

Avant tout acte opératoire, nous réalisons la désinfection des mains de la manière suivante :

1° L'opérateur se savonne avec la brosse et du savon (liquide ou solide) dans une cuvette rincée à l'eau bouillante, puis remplie d'eau bouillie tiède (ou mieux encore d'eau stérilisée à 120°). Il fait un brossage soigneux et méthodique des ongles, des différentes parties des mains et de la moitié inférieure des avant-bras.

2° Évitant tout contact septique, on continuera le brossage dans une seconde cuvette contenant de l'alcool à 90°.

3° Un troisième et dernier brossage se fera dans une cuvette remplie d'une solution antiseptique forte (sublimé à 1 pour 1 000, oxycyanure de mercure à 5 pour 1000, etc.).

Cela fait, les mains sont séchées à l'aide d'une compresse stérilisée à l'autoclave. On veillera à ce que, pendant l'exécution de ces différents temps de la désinfection des mains, celles-ci ne prennent plus contact avec des objets non stérilisés.

Il sera nécessaire de maintenir cet état de désinfection des mains pendant tout le cours de l'opération et de recommencer la même toilette, si les doigts se trouvaient mis en contact avec une surface ou un objet non aseptisés. C'est à l'observation minutieuse de ces règles que l'on reconnaît un opérateur aseptique.

Désinfection du champ opératoire.

Dans la plupart des interventions oculaires, le champ opératoire comprend d'une part une surface cutanée et de l'autre une surface et des culs-de-sac muqueux. Les téguments cutanés des paupières, bien que plus sensibles aux actions chimiques que la peau des doigts ou de la main, peuvent être désinfectés d'une manière analogue, l'emploi de la brosse en moins. Il en va tout autrement de la désinfection de la muqueuse conjonctivale.

En se plaçant à un point de vue absolu, on peut dire que l'aseptisation conjonctivale est irréalisable. Mais il ne s'agit pas de débarrasser la conjonctive de tout microbe; le problème pratique consiste seulement à écarter les souillures accidentelles pendant le temps où la solution de continuité des tissus (plaie cornéenne, ou sclérale) permettrait une pénétration de l'agent infectieux dans les tissus oculaires.

On sait que les substances antiseptiques ont pour effet de détruire ou d'altérer dans leur vitalité les espèces microbiennes peu résistantes. Or ce sont plus particulièrement certains micro-organismes de cette catégorie que nous avons à évincer. Malheureusement, les liquides ou substances douées d'un pouvoir toxique à l'égard des microbes exercent habituellement une action semblable sur les éléments cellulaires délicats des muqueuses, de telle sorte qu'il serait dangereux de chercher à réaliser la désinfection par l'antisepsie. On a remarqué d'autre part que, sur une muqueuse normale, où l'agent infectieux n'a pas pénétré les tissus, mais siège superficiellement sur l'épithélium, l'action mécanique d'un courant de liquide permettait l'élimination des souillures accidentelles et une diminution considérable du nombre des sapro-

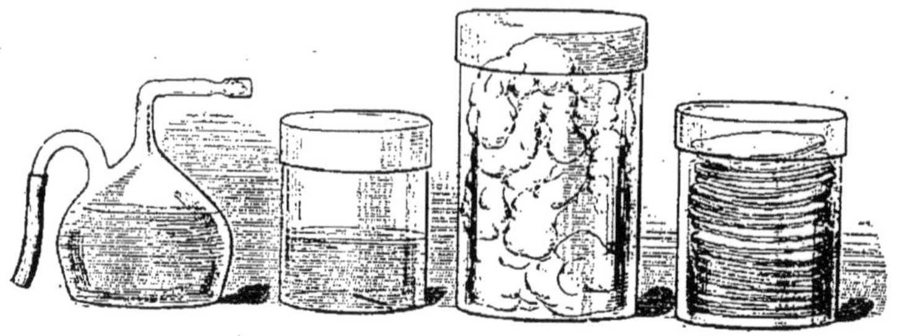

Fig. 1. — Ballon laveur, vases en verre avec tampons et rondelles stérilisés (de gauche à droite).

phytes normaux. De ces constatations on a dégagé la technique suivante, que nous appliquons dans toute plaie ou brûlure oculaire et dont nous faisons précéder toute intervention sur l'appareil visuel.

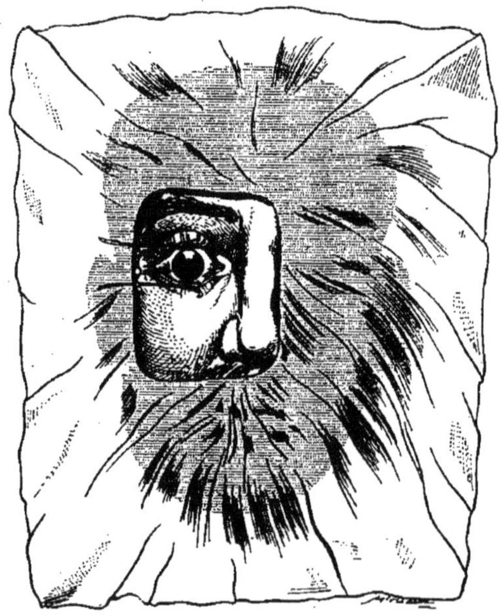

Fig. 2. — Champ stérile appliqué sur la tête de l'opéré pour éviter le contact des doigts de l'opérateur avec les parties non désinfectées du visage.

Pendant que l'opérateur et ses aides aseptisent leurs mains, le malade a été étendu dans son lit ou sur la table d'opération et l'on a glissé sous sa tête et autour de son cou des serviettes épaisses ou de l'ouate hydrophile destinée à recueillir les liquides de lavage, qui, sans cela, souilleraient sa chemise ou ses vêtements.

Avec un tampon d'ouate hydrophile stérile, imbibée de savon liquide, l'opérateur ou son aide savonne les paupières et la région circumvoisine. Ce savonnage est fait avec délicatesse et sans exercer de pression sur le globe. Pour prévenir la cuisson produite par la pénétration du savon dans le sac conjonctival, on aura préalablement fait instiller une goutte de cocaïne stérilisée.

On rince ensuite les paupières avec de l'eau stérile ou une solution forte d'oxycyanure (5 p. 1 000) et on procède alors à l'aseptisation de la conjonctive. On se servira pour cela d'une solution physiologique stérile de chlorure de sodium à 6 p. 1 000, que l'on fera couler dans l'œil après retournement des paupières, soit en se servant d'un ballon laveur (fig. 1), soit en exprimant des tampons d'ouate hydrophile stérile ou en se servant d'une seringue stérilisée. Il importe de faire couler une certaine quantité de liquide (2 à 300 centimètres cubes) et de lui faire atteindre les différents points des culs-de-sac. Nous terminons ce lavage par une irrigation moins copieuse avec une solution d'oxycyanure de mercure à 1 p. 5 000. Il ne reste plus alors qu'à sécher les bords palpébraux et les culs-de-sac avec des tampons d'ouate stériles.

Lorsqu'il existe une affection lacrymale, nous n'intervenons sur l'œil qu'après traitement des voies lacrymales et suppression de toute suppuration. Nous faisons alors, et dans ces cas seulement, une injection de solution d'oxycyanure faible (1 p. 5 000) dans les voies lacrymales.

L'aseptisation réalisée, on limite le champ opératoire par l'application sur le visage d'un champ stérile percé d'un orifice en forme d'étrier. Ce champ peut être en toile mince ou en gaze. Il doit être assez grand pour recouvrir complètement la tête de l'opéré.

Stérilisation des instruments.

Les microorganismes qui peuvent donner lieu à des complications opératoires présentent une résistance très variable à l'égard des procédés de destruction. La plupart d'entre eux, cependant, sont assez rapidement détruits par une chaleur humide de 50 à 70° centigrades; mais il en est qu'un séjour de plusieurs minutes dans l'eau en ébullition ne prive pas de la propriété de se reproduire. C'est le cas du bacille tétanique. Ce bacille, il est vrai, complique rarement les plaies oculaires, mais il est possible que, parmi les germes susceptibles de compliquer ces plaies, il en existe d'autres offrant une résistance semblable aux moyens de désinfection. C'est pour cette raison que l'on s'adresse toujours à des moyens de stérilisation offrant une efficacité certaine et absolue et susceptibles de détruire les microorganismes les plus résistants. Il importe aussi que les procédés employés puissent être l'objet d'un contrôle de la part de l'opérateur. Nous ne décrirons que deux procédés ayant leurs indications distinctes et basés tous deux sur l'emploi de la chaleur.

Les instruments de chirurgie oculaire sont en général des instruments très délicats et qui perdent toutes leurs qualités lorsque leur tranchant et leur pointe sont émoussés. On a eu recours autrefois à la stérilisation par l'ébullition ou par le chauffage dans la vapeur d'eau sous pression. Ces procédés ont de gros inconvénients pratiques, car ils produisent toujours une légère oxydation de l'acier qui empêche le glissement du couteau dans la plaie et rend l'opération plus délicate. Les instruments ne peuvent être stérilisés qu'au moment de l'opération et, même dans ces conditions, ils ne peuvent guère être utilisés à nouveau sans être repassés.

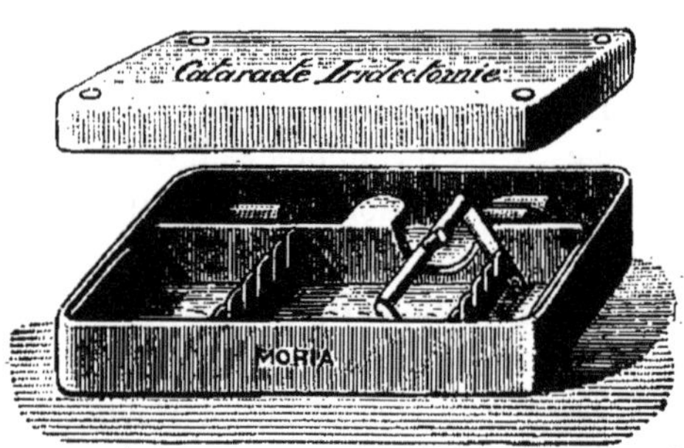

Fig. 3. — Boîte en nickel à chevalet pouvant contenir tous les instruments nécessaires à l'exécution d'une extraction du cristallin avec iridectomie.

L'ébullition ou le chauffage dans la vapeur d'eau sous pression rendront cependant des services dans la stérilisation des sondes à voies lacrymales, des baguettes de verre pour application de pommades, etc.

Pour tout l'appareil instrumental métallique, le chauffage dans l'air sec à 150-170° pendant 20 minutes constitue actuellement le seul procédé réalisant l'asepsie absolue, et n'altérant pas d'une façon marquée les tranchants et les pointes. Le minimum de température indispensable pour la destruction des germes est de 150°. Nous savons, d'autre part, qu'à 180° environ l'acier commence à se jaunir et à se détremper. C'est donc entre ces deux limites qu'on maintiendra la température.

Les instruments fixés sur chevalet dans une boîte métallique sont placés dans de petits fours où la température est élevée lentement jusqu'au degré voulu.

On se servait autrefois de fours chauffés par le gaz tels que le four à flamber de Pasteur, le stérilisateur de Poupinel. Ils ont l'inconvénient de ne pas permettre un chauffage égal des différents points de la cavité où sont disposés les instruments. Les régions voisines de la surface chauffée ont une température de 15 à 20° supérieure aux régions plus éloignées. Si l'on se sert d'appareils semblables, il faudra surveiller étroitement le thermomètre, veiller à ce que le réservoir à mercure se trouve de niveau avec les boîtes d'instruments, disposées sur un seul plan aussi éloigné que possible du plancher du stérilisateur.

Le chauffage électrique par l'emploi de radiateurs disposés sur chacune des parois du stérilisateur a rendu possible une distribution plus régulière de la chaleur et une élévation plus lente de la température. C'est avec le stérilisateur électrique que nous réalisons l'asepsie de nos instruments. La stérilisation réclame un peu plus d'une heure : il s'écoule 40 à 50 minutes avant que le thermomètre ait atteint 150° centigrades, et à partir de ce moment il faut encore compter 20 minutes pendant lesquelles la température ne devra pas s'élever au delà de 160-165°.

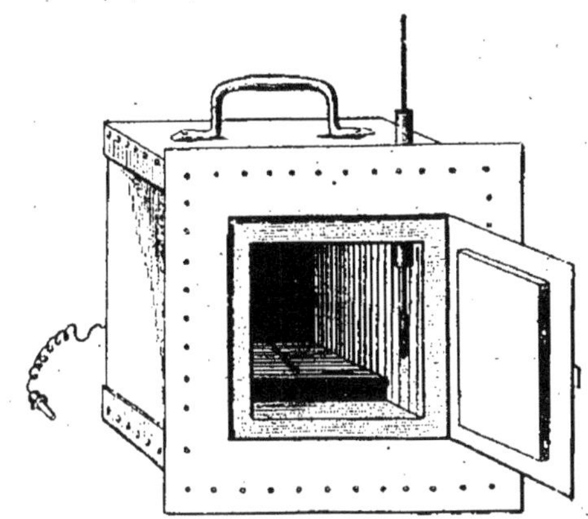

Fig. 4. — Stérilisateur électrique à quatre parois chauffantes pour la stérilisation des instruments à 150-165°.

Les boîtes d'instruments sont fermées par un couvercle à frottement et peuvent être stérilisées de cette façon la veille de l'opération, ou même plusieurs jours avant, à la condition de ne les ouvrir qu'au moment de l'intervention. Il n'y a aucun danger d'oxydation puisque le chauffage a lieu dans l'air sec.

Pour contrôler l'efficacité de la stérilisation on se sert de *tubes témoins* : ce sont de petits tubes de verre, fermés à la lampe et contenant une substance dont le point de fusion est compris entre 150 et 160°. On se sert par exemple d'acide salicylique dont la fusion se produit à 159°. On y mélange une trace d'éosine, ce qui donne à la poudre une teinte rosée ; le mélange qui a subi la fusion prend par contre une teinte rouge manifeste. Le tube témoin est placé dans la boîte avant la stérilisation. L'opérateur aura soin, avant d'utiliser ses instruments, de retirer le tube témoin pour s'assurer de sa fusion et pour le faire disparaître.

Tous les instruments nécessaires pour une opération déterminée (cataracte, chalazion, etc.) peuvent être contenus dans la même boîte, dont le couvercle portera une indication correspondante (fig. 3).

L'intérieur du couvercle forme un petit plateau stérile dans lequel on pourra au besoin disposer quelques-uns des instruments, au moment de l'opération, afin d'en rendre la prise plus facile.

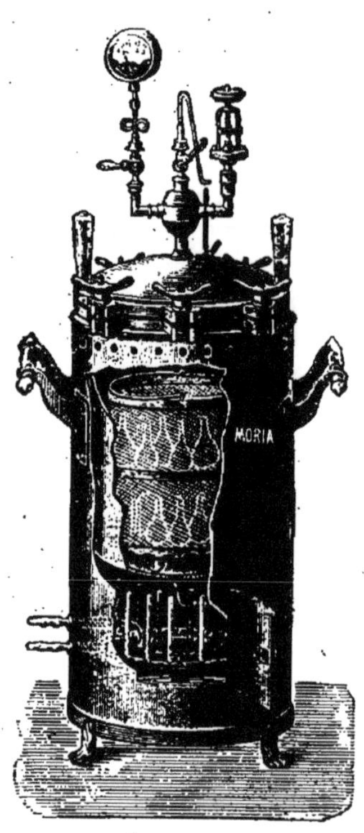

Fig. 5. — Autoclave de Chamberland pour la stérilisation des collyres et objets de pansement à 120° dans la vapeur d'eau sous pression.

Stérilisation des liquides de lavage, collyres et objets de pansement.

La stérilisation par la chaleur sèche n'est pas applicable aux liquides, collyres, objets de pansement ou instruments de caoutchouc. C'est pour cette raison que l'on doit avoir recours à un autre procédé, tout aussi sûr dans ses résultats, le chauffage dans la vapeur d'eau sous pression. L'appareil qui sert couramment est l'autoclave de Chamberland. On introduit dans la chaudière une certaine quantité d'eau. Le fond du panier en treillis contenu dans l'autoclave doit se trouver un peu au-dessus du niveau de l'eau.

C'est dans ce panier que l'on dispose les objets à stériliser. Les tampons de coton, les compresses, les champs opératoires, les fils de soie sont contenus dans des boîtes métalliques ou dans des vases de verre de Bohême. On aura soin, avant de les placer dans l'autoclave, d'introduire quelques gouttes d'eau dans chacune de ces boîtes car, sans cette précaution, leur contenu se trouverait stérilisé dans l'air sec et non dans la vapeur d'eau. Les flacons contenant des liquides ne seront pas bouchés hermétiquement. On en obturera l'orifice par de l'ouate non hydrophile et par un godet de verre.

Lorsque tout est disposé dans le panier, on place le couvercle de la chaudière. On serre les écrous, mais on laisse ouvert le robinet d'échappement de la vapeur. On allume la rampe de gaz et on attend que la vapeur d'eau sorte à jet continu par le tube d'échappement. Après quelques instants, on ferme le robinet et l'on voit l'aiguille du manomètre s'élever lentement. Lorsqu'elle a atteint le point correspondant à 120° centigrades, on diminue l'arrivée du gaz de telle sorte que cette température de 120° se maintienne pendant 30 minutes. Alors seulement on éteint le gaz et on attend pour déserrer le couvercle que l'aiguille du manomètre soit revenue au zéro.

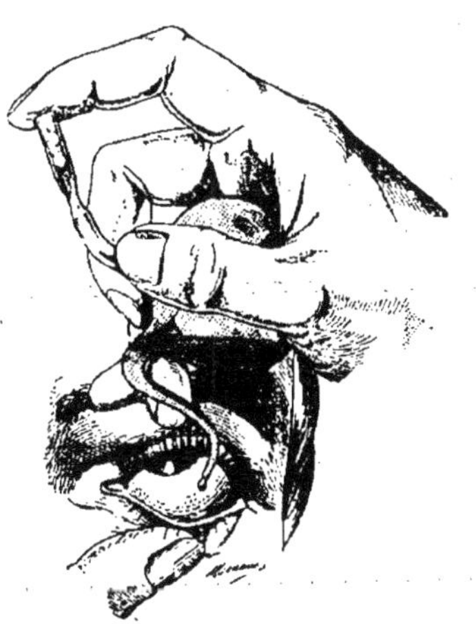

Fig. 6. — Manière de se servir du compte goutte.

Tous les collyres peuvent être stérilisés à l'autoclave. Pour éviter le développement de moisissures dans le liquide, ce qui se produit inévitablement lorsque l'air qui rentre dans le flacon stérilisé n'est pas filtré sur du coton, nous nous servons de flacons compte-gouttes du modèle représenté figure 6. Cette figure montre le mode d'emploi du compte-goutte. L'index doit obturer l'orifice supérieur, tandis que la chaleur de la main dilate l'air contenu dans l'ampoule et fait sortir le liquide goutte à goutte.

Pour contrôler la stérilisation à l'autoclave on se sert aussi de tubes témoins contenant une substance fusible à 120°. On peut se servir de soufre en poudre ou d'un mélange d'acide benzoïque et de bleu de méthylène.

Pansement.

Le *pansement des plaies opératoires ou traumatiques* a subi une simplification remarquable depuis l'introduction de l'asepsie en chirurgie oculaire. Il est des interventions qui ne nécessitent aucun pansement, à condition que l'on soit sûr que tout contact septique avec la plaie sera évité.

Pour toutes les opérations d'une certaine gravité sur le globe oculaire, pour toutes les interventions sur les paupières, de même que pour toute solution de continuité résultant des plaies, brûlures, etc., nous nous contentons d'isoler la plaie ou de recouvrir les paupières avec de la gaze aseptique. Des bandes de mousseline sont coupées en rondelles disposées dans des boîtes stérilisées à l'autoclave. L'opération terminée, on place quelques rondelles sur les paupières; on leur superpose des rondelles d'ouate hydrophile si l'on craint un suintement de sérosité et l'on fixe ce pansement soit avec une bande en toile ou en crêpe, soit encore avec un pansement triangulaire. Il importe que la bande n'exerce jamais de pression sur les paupières et sur le globe et qu'elle ait néanmoins une certaine fixité. Le pansement monoculaire (monocle) et binoculaire (binocle) ont leurs indications spéciales. Le monocle constitue un simple pansement isolant et immobilisateur des paupières. Le binocle réalise en plus l'immobilisation des globes par suppression de la sollicitation visuelle; c'est un facteur utile dans la cicatrisation de certaines plaies. Nous indiquerons à propos de chaque intervention le pansement de choix, mais nous dirons ici la manière d'exécuter ces pansements.

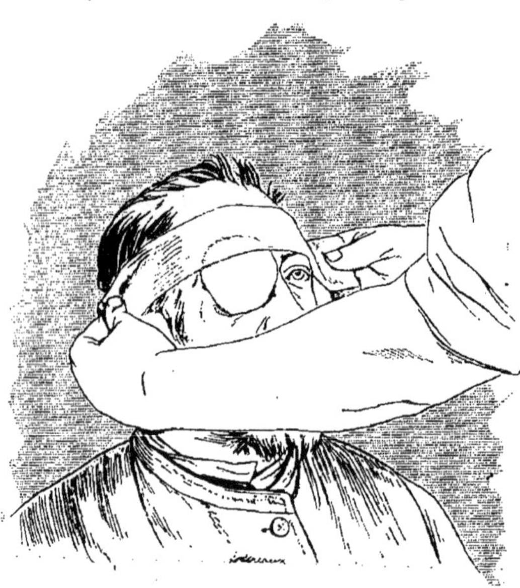

Fig. 7. — Application du monocle. Fixation de la rondelle par le premier tour de bande fronto-occipital.

Lorsque l'examen de l'œil n'est pas nécessaire, nous laissons le pansement en place trois ou quatre jours, évitant le plus possible tout contact inutile de la plaie. Il va sans dire que l'on prendra les mêmes précautions d'aseptisation à chaque pansement.

Monocle. — La rondelle aseptique est placée sur les paupières débordant légèrement sur la région frontale. La bande dont l'extrémité est tenue d'une main, tandis que l'autre maintient la portion enroulée, est appliquée sur la région frontale, ce qui fixe la rondelle (fig. 7). On achève le tour de tête sans craindre de serrer un peu. On repasse une fois encore au niveau du front, puis de la région pariétale et occipitale, mais au lieu de passer au-dessus de l'oreille on passe au-dessous du lobule, ce qui empêchera le glissement du pansement vers le sommet de la tête (fig. 8). La bande passe devant l'œil sans exercer aucune pression et gagne la région frontale opposée. On fait deux ou trois tours semblables et on fixe l'extrémité de la bande avec des épingles ordinaires ou de sûreté.

On peut aussi maintenir la rondelle par un pansement de la

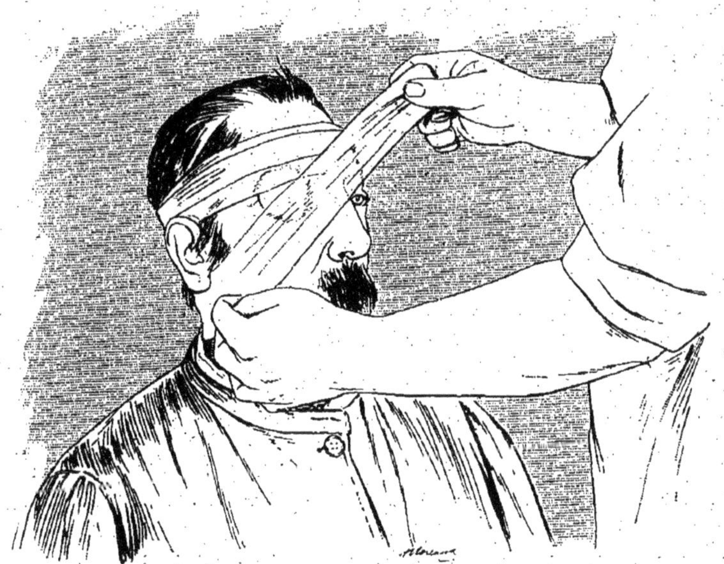

Fig. 8. — Application du monocle. 3e tour de bande.

forme indiquée dans la figure. Les chefs sont simplement noués en rosette sur le côté de la tête.

Binocle. — Pour le binocle on se sert de bandes un peu plus longues. Des bandes de 4 mètres sont suffisantes. On évite toujours les pansements volumineux, qui constituent une dépense inutile et sont gênants par la chaleur qu'ils provoquent. L'application de la bande se fait de la même manière que pour le monocle pour les deux premiers tours de tête. Pour le troisième, la bande passe au-dessus de l'oreille, gagne la racine du nez et descend au-devant de l'œil non encore recouvert, pour passer ensuite sur le lobule de l'oreille correspondante et regagner l'occiput.

Dès que l'immobilisation des yeux ou que l'isolement de la plaie opératoire n'est plus nécessaire, on peut remplacer le bandeau par des lunettes de forme coquille et à verres teintés.

Le *pansement dans les affections inflammatoires de la conjonctive* est aujourd'hui presque complètement abandonné, et à juste raison, car l'accumulation de la sécrétion sur le pansement

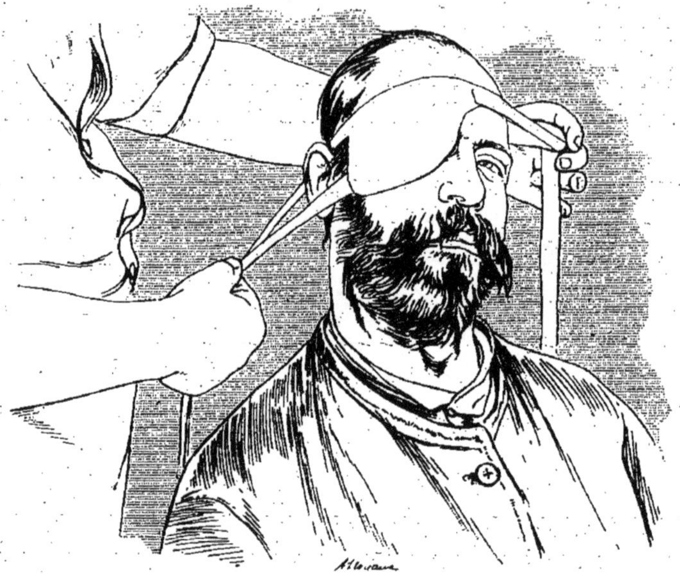

Fig. 9. — Fixation d'un pansement monoculaire à l'aide d'un bandeau triangulaire.

(si celui-ci n'est pas renouvelé toutes les heures) devient une cause d'irritation des téguments.

Lorsqu'on veut prévenir l'infection du second œil dans la conjonctivite gonococcique par exemple, on a recours à un mode particulier d'isolement. Un verre de montre est appliqué devant l'œil sain et fixé au pourtour de l'orbite, soit à l'aide de diachylum, soit avec de la tarlatane et du collodion.

CHAPITRE II

SYMPTOMES ET MALADIES DE LA RÉGION SOURCILIÈRE

La région sourcilière correspond au bord supérieur de l'orbite, mais la ligne d'implantation des poils constituant le sourcil ne suit pas forcément l'arc plus ou moins régulier que dessine le contour osseux. C'est une région ne présentant que rarement des lésions congénitales, mais qui est, par contre, très exposée aux traumatismes. Les principales affections qu'on y observe sont d'origine pilaire. Les lésions inflammatoires des organes sous-jacents, notamment du sinus frontal, se traduisent fréquemment par une déformation de la région sourcilière.

— AFFECTIONS CONGÉNITALES DE LA RÉGION SOURCILIÈRE

Les malformations sont exceptionnelles, mais il n'est pas très rare de rencontrer des implantations sourcilières différant du type le plus habituel. Dans certains cas on a trouvé une interruption dans la ligne du sourcil correspondant en général à la région moyenne et coïncidant avec une anomalie de développement analogue de la paupière supérieure. Cela constitue *le colobome du sourcil.*

Il n'est pas rare de voir au niveau du sourcil des taches congénitales plus ou moins étendues et pigmentées et recouvertes de poils.

Alopécie par kératose pilaire.

La kératose pilaire du sourcil est une disposition congénitale caractérisée par une raréfaction diffuse des poils et l'aspect rugueux et érythémateux de la peau. Elle est symétrique et n'est justiciable d'aucun traitement.

Kyste dermoïde.

C'est l'affection congénitale la plus fréquente. Elle passe rarement inaperçue les premiers jours de la vie, en raison de la légère voussure qu'elle imprime à la queue du sourcil, son siège de prédilection.

Symptômes. — La présence du kyste se reconnaît à une saillie plus marquée des téguments, sans modification de leur couleur, dans une zone limitée du trajet du sourcil ; à la palpation on sent une petite masse arrondie assez dure, mobile sous la peau, mais paraissant faiblement rattachée au plan osseux qui semble légèrement déprimé à son niveau. Il est rare que le kyste donne une impression de tumeur liquide fluctuante en raison de l'épaisseur et surtout de la tension des parois. Le volume du kyste est celui d'un pois, d'une noisette ou d'une noix. Il peut rester très petit pendant les premières années et subir ultérieurement un développement assez marqué qui fixe toujours l'attention.

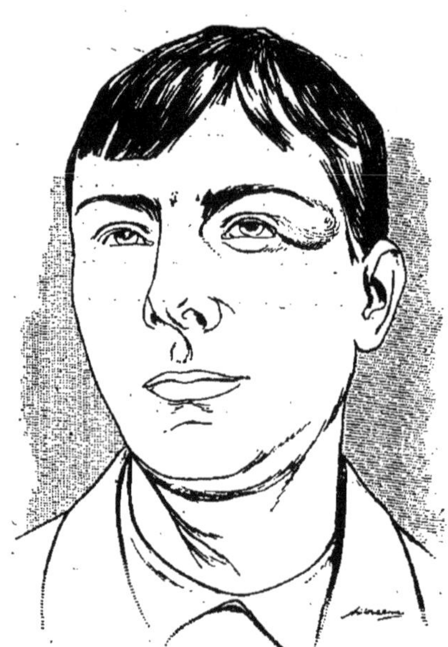

Fig. 10. — Kyste dermoïde de la queue du sourcil.

Lésions. — L'examen anatomique du kyste le montre formé d'une paroi continue, d'épaisseur assez variable et constituée par des faisceaux conjonctifs, que tapisse du côté de la cavité, une couche épithéliale plus ou moins épaisse et formée par un épithélium stratifié dont la couche profonde seule offre une régularité assez grande. On trouve en outre dans l'épaisseur de la paroi des formations épithéliales telles que glandes sébacées, sudoripares ou follicules pileux. La paroi du kyste dermoïde, et c'est là son caractère essentiel, a les attributs histologiques de la peau. Le contenu est variable : *solide* et formé par une matière opaque, blanchâtre ou jaunâtre, au milieu de laquelle se trouvent des formations épidermiques telles que poils, dents, etc.; ou *liquide*, transparent et d'aspect huileux, ce sont les kystes dits huileux.

Traitement. — Ces kystes peuvent un peu augmenter de volume avec les années, mais ils ne sont jamais envahissants. La seule complication à laquelle ils donnent lieu, parfois, résulte de l'infection endogène du kyste produisant la suppuration et l'ouverture de la collection suppurée du côté de la peau. La petite difformité engage en général les malades à se faire opérer. Après avoir rasé le sourcil on fera une incision parallèle dépassant un peu la longueur du kyste. L'incision comprendra la peau et le tissu cellulaire. Le kyste est plus profondément situé qu'on ne le croit habituellement. On le fixera avec un crochet à chalazion en l'attirant dans la plaie. Il sera toujours facile de détacher à coups de bistouri ou de ciseaux fins les adhérences du kyste au plan profond. Un ou deux fils assureront la coaptation des lèvres de la plaie cutanée; ils pourront être retirés au cinquième jour.

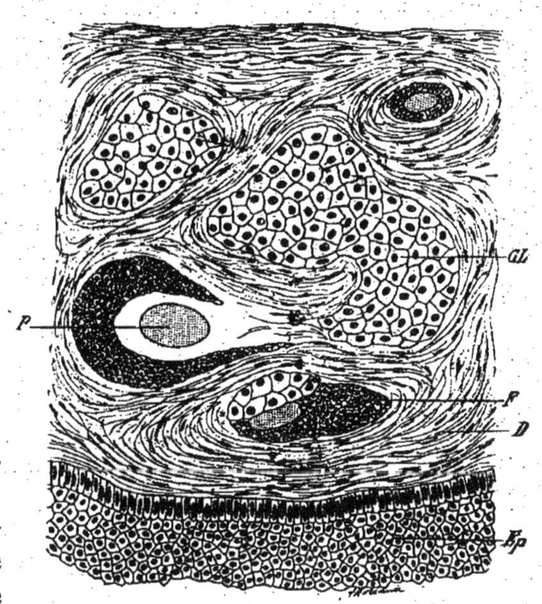

Fig. 11. — Coupe histologique de la paroi d'un kyste dermoïde : — *GL*, coupe d'une glande sébacée; *P*, coupe d'un poil; *F*, follicule pileux; *D*, derme; *Ep*, épiderme en contact avec le contenu du kyste.

Encéphalocèle.

Affection congénitale très rare coïncidant habituellement avec d'autres malformations du squelette crânien et attirant l'attention dès la naissance en raison du degré de la déformation sourcilière,

Son siège habituel est l'angle interne et supérieur de l'orbite, c'est-à-dire la tête du sourcil. Les téguments sont normaux au-devant de la tumeur kystique que l'on sent nettement fluctuante, mais rarement réductible, au moins en totalité, contrairement à ce que l'on avait admis théoriquement. Le volume du kyste varie d'un pois à un œuf de poule. On suit nettement le pédicule fortement adhérent aux os. Le kyste devient plus tendu sous l'influence des cris et des efforts. Il est parfois animé de pulsations synchrones avec les mouvements respiratoires.

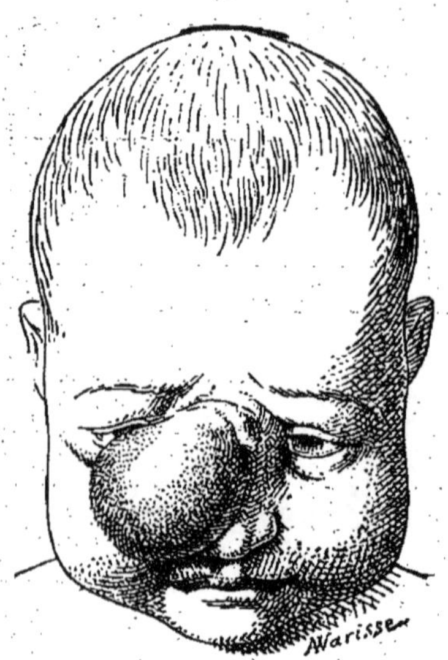

Fig. 12. — Méningo-encéphalocèle siégeant à la base du nez et à la tête du sourcil (Kirmisson).

L'affection résulte d'une hernie de la dure-mère avec ou sans substance cérébrale à travers les sutures crâniennes, dans l'espèce la suture ethmoïdo-frontale.

Elle n'est pas justiciable d'un traitement médical ou chirurgical. Les enfants atteints de ces lésions ne vivent pas longtemps.

II. — PLAIES ET TRAUMATISMES DE LA RÉGION SOURCILIÈRE

Les traumatismes du sourcil sont très fréquents et d'étiologie variée.

A la suite d'une chute ou de la projection d'agents vulnérants, on voit se produire des plaies linéaires parallèles au sourcil et qui semblent causées par un instrument coupant, alors qu'elles résultent uniquement de la section cutanée sur le bord orbitaire.

Il en est de même à la suite de coups de poing.

On peut observer, cela va sans dire, des plaies irrégulières avec décollement étendu de la peau du front.

Les plaies par instruments piquants n'offrent un intérêt particulier que lorsque l'instrument pénètre dans l'orbite et va sectionner le nerf optique au sommet de l'orbite, ce qui est souvent le cas pour les plaies de la tête du sourcil.

La même observation est applicable aux plaies par armes à feu.

En dehors de la plaie, variable suivant les conditions qui lui ont donné naissance, l'un des symptômes immédiats et constants de tout traumatisme sourcilier réside dans la suffusion sanguine et l'œdème des paupières. L'ecchymose palpébrale persiste une huitaine de jours ; l'œdème a disparu en 24 à 48 heures, s'il n'y a pas de complication septique.

Complications. — La plus fréquente est l'*infection* produite au moment du traumatisme et qui peut être, suivant le cas, une infection par le streptocoque donnant lieu à un abcès ou à un érysypèle ; une infection par le bacille tétanique donnera lieu au tétanos (c'est notamment le cas lorsque la plaie résulte d'une chute contre le sol), etc.

La *section de nerfs frontaux* externe ou interne produite par les instruments piquants ou contondants n'a pas d'autre effet que d'entraîner une anesthésie partielle dans le territoire cutané innervé par eux. On a attribué aux traumatismes de la région sourcilière une certaine influence sur la production de troubles oculaires réflexes. Ces troubles n'existent pas en réalité, et les phénomènes oculaires observés parfois peuvent se ramener soit à des troubles d'*hystérie oculaire* : amblyopie avec rétrécissement du champ visuel, troubles accommodatifs, photophobie et blépharospasme, etc., comme tout traumatisme peut les provoquer ; soit à une *lésion du nerf optique* par fracture indirecte de la base du crâne (fracture du sphénoïde).

Traitement. — Après savonnage de la région sourcilière et aseptisation, on appliquera des points de suture s'il s'agit de plaies béantes. Sinon on se contentera d'un pansement aseptique. S'il y a souillure de la plaie par de la terre, on en nettoiera les lèvres et on pratiquera d'emblée dans l'hypocondre une injection sous-cutanée de sérum antitétanique de 10 centimètres cubes.

Si l'on soupçonne la présence de corps étrangers, on les extraira si la plaie est largement ouverte. S'il s'agit d'un projectile de petit volume dont la porte d'entrée est étroite, on n'interviendra que si le corps étranger est très superficiel.

III. — LÉSIONS PILAIRES ET INFLAMMATOIRES

Il existe de très grandes variétés individuelles dans la disposition des poils du sourcil, notamment dans leur abondance et leur direction. Dans un assez grand nombre de cas le poil devient rare par suite d'une affection des téguments. La chute totale ou la rareté des poils du sourcil constitue l'alopécie sourcilière. En dehors des lésions cicatricielles (brûlures, plaies infectées) les causes habituelles de l'alopécie sourcilière sont la syphilis, la kératose pilaire, la pelade et la lèpre. Nous envisagerons ensuite les infections parasitaires des sourcils (tricophyton, favus), puis les infections suppuratives qui atteignent le follicule pileux (furoncle) ou le tissu cellulaire sous-cutané (abcès).

Alopécie cicatricielle.

Une plaie guérissant par première intention, c'est-à-dire sans suppuration ou nécrose du derme, ne produira jamais d'alopécie durable; c'est pour cette raison que, chaque fois qu'on le peut, on dissimule les cicatrices d'incision orbitaire en les faisant au niveau du sourcil. Pour qu'une alopécie succède à une plaie, il faut qu'elle se complique d'infection; c'est, en effet, l'infection qui produira l'inflammation des follicules pileux et leur nécrose. — De même pour qu'une alopécie succède à une lésion éruptive, il faut que celle-ci ait atteint profondément le derme : c'est le cas dans la pustule vaccinale, la pustule variolique, certaines éruptions de zona ophtalmique, la pustule maligne, certaines syphilides ulcéreuses; des cautérisations au fer rouge ou par les acides sont également la cause de l'alopécie cicatricielle.

Alopécie syphilitique.

On l'observe surtout chez la femme. Elle atteint le sourcil en l'éclaircissant d'une manière diffuse et en imprimant aux poils une direction irrégulière (sourcil broussailleux). D'autres fois le sourcil présente des interruptions irrégulières (sourcil brisé) : c'est l'alopécie dite en clairière, qui peut frapper d'ailleurs simultanément d'autres régions pilaires. Cette alopécie est toujours passagère et n'a qu'un intérêt diagnostique.

Alopécie péladique.

Les recherches récentes ont remis en question la nature de la pelade sans en éclaircir l'étiologie. Les caractères cliniques de cette affection n'en sont pas moins extrêmement nets. Dans l'aire péladique la chute des poils est totale et complète. Il ne reste pas un seul poil et ce n'est qu'après une période assez longue que l'on voit des poils repousser. Le diagnostic de l'alopécie péladique est facile, car il existe presque toujours des foyers péladiques dans la barbe ou le cuir chevelu. L'affection n'est pas transmissible, au moins directement (Jacquet).

Alopécie lépreuse.

La localisation sourcilière de l'infection lépreuse est extrêmement fréquente; elle se traduit presque toujours par une alopécie accompagnée ou non des macules ou des tubercules lépreux de la région sourcilière.

La chute des sourcils peut être rapide et complète, ou progressive. Elle est habituellement bilatérale et atteint surtout la partie externe du sourcil. Elle n'est pas susceptible de guérison, car elle est la conséquence des lésions dermiques produites par la présence du bacille lépreux.

Infections parasitaires. Tricophytie. Favus.

Le favus et la tricophytie du sourcil sont presque toujours secondaires à des localisations de ces infections dans le cuir chevelu ou la barbe, de telle sorte que le diagnostic ne présente que rarement des difficultés. Le favus se reconnaîtra aux concrétions grisâtres qui se développent au niveau des lésions, à l'odeur particulière que dégagent les lésions (odeur de souris) et surtout à la présence à leur niveau ainsi que dans les poils de l'achorion Schœnleinii (voir fig. 31, p. 51).

Dans la tricophytie les croûtes sont moins épaisses. On constate soit des taches érythémateuses avec petites croûtelles, soit des vésico-pustules avec raréfaction des poils. Ici encore, c'est à la recherche du parasite dans les poils ou dans les squames que l'on demandera la précision du diagnostic. Il suffit de placer entre la lame et la lamelle le produit à examiner puis à laisser pénétrer une goutte de potasse caustique à 40 p. 100. Les spores et le mycélium résistent à l'action dissolvante de l'alcali et apparaissent nettement à l'examen microscopique.

Traitement. — On enlève les croûtes et les squames par des applications humides répétées; on fera l'épilation de la région malade, puis une application au pinceau de teinture d'iode pure ou étendue d'un peu d'alcool. Plusieurs applications seront habituellement nécessaires.

Furoncle.

Le furoncle du sourcil est assez fréquent et souvent méconnu. Il se traduit, en effet, par un œdème très accusé de la paupière supérieure qui fait croire à une lésion oculaire ou orbitaire, surtout si le sourcil est fourni, car alors la rougeur au niveau du follicule enflammé est masquée. Il faudra donc rechercher systématiquement le furoncle en promenant la pulpe du doigt sur le sourcil; on provoquera en un point une douleur extrêmement vive et assez circonscrite. A ce niveau, un ou quelques poils présentent à leur base une croûte jaunâtre. La peau est plus épaisse et plus dure. La douleur spontanée n'est pas très accusée. L'œdème apparaît dès le début et persiste jusqu'à l'évacuation du furoncle. Au niveau de la pointe du furoncle se produit une ulcération recouverte d'une croûte. Lorsqu'on l'enlève, on aperçoit au-dessous d'elle une masse blanchâtre : c'est le bourbillon que l'on peut faire parfois sortir par simple pression. L'ouverture spontanée du furoncle se produit du 4e au 8e jour. Cette évolution peut s'accompagner d'un peu de fièvre et de malaise. Les complications sont exceptionnelles. On a néanmoins constaté la thrombose de la veine ophtalmique et des sinus à la suite d'un furoncle du sourcil.

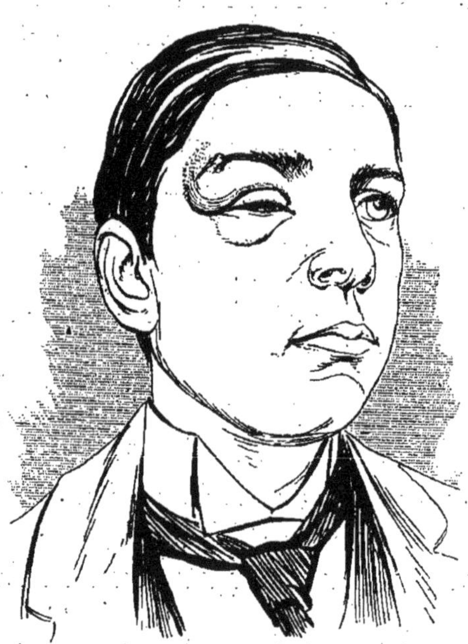

Fig. 13. — Furoncle de la queue du sourcil.

Traitement. — Le traitement consistera dans un savonnage minutieux de la région malade puis dans l'application de compresses d'ouate hydrophile bouillies dans de l'eau ou dans une solution antiseptique. On répétera l'application chaude 3 fois par jour et, dans l'intervalle, on évitera tout contact de la région enflammée ou l'on maintiendra un pansement aseptique.

Au début, on réussira parfois à enrayer l'évolution du furoncle en le cautérisant au galvanocautère. On coupera les poils à son niveau, puis, avec une anse étroite et portée au rouge, on pénétrera verticalement à 3 ou 4 millimètres de profondeur, après anesthésie superficielle au chlorure d'éthyle.

Impetigo. Abcès du sourcil.

Les enfants misérables et mal soignés sont fréquemment atteints de lésions cutanées recouvertes de croûtes plus ou moins épaisses atteignant différentes parties du corps, notamment les téguments de la face, le cuir chevelu, le cou, les mains, etc. On donne vulgairement le nom de *gourme* à cette affection qui paraît contagieuse mais dont la nature exacte n'a pas encore été établie. Le sourcil est fréquemment le siège de croûtes impétigineuses qui en s'accumulant forment une carapace moins développée néanmoins que celle qui occupe le cuir chevelu.

Il n'est pas rare qu'il se produise au-dessous de ces concrétions brun grisâtre une collection suppurée sous-cutanée. Elle est causée habituellement par une infection streptococcique dont les microorganismes en chaînettes se retrouvent abondamment dans le pus et sont décelables au microscope.

Traitement. — La propreté générale est la première indication du traitement. Aux bains généraux, on adjoindra, pour faciliter l'ablation des croûtes, des pansements humides aseptiques (ouate hydrophile bouillie dans de l'eau). Ces pansements seront renouvelés jusqu'à ce que la concrétion se désagrège et que l'on mette à nu la lésion cutanée qui consiste généralement en une ulcération peu profonde et à contours irréguliers. Il sera souvent utile de couper aux ciseaux les poils des sourcils. Le traitement local consistera dans un attouchement léger avec le crayon de nitrate d'argent ou une solution de nitrate d'argent au 1/40. On renouvellera le pansement aseptique tous les jours et on n'oubliera pas que l'origine de ces manifestations est presque toujours dans une affection nasale qu'il faudra traiter par des lavages, des préparations mentholées ou résorcinées, etc. S'il y a un abcès au-dessous du placard impétigineux, on pratiquera une incision horizontale, parallèle au sourcil, pour évacuer largement le pus, puis on fera un pansement aseptique à plat. La conduite sera la même si l'abcès du sourcil a succédé à une plaie.

IV. — AFFECTIONS PROFONDES DE LA RÉGION SOURCILIÈRE

SÉMIOLOGIE DES LÉSIONS DU BORD SUPÉRIEUR DE L'ORBITE

La déformation de la région sourcilière par saillie plus accusée ou élargissement du bord orbitaire est le symptôme commun à un certain nombre d'affections du périoste ou des cavités sinusiennes.

Périostite aiguë du bord supérieur.

Cette périostite s'observe en particulier chez les jeunes sujets et a pour cause occasionnelle un traumatisme de la région. En dehors de la déformation qui siège dans la moitié temporale, la région sourcilière est injectée, empâtée et douloureuse à la pression. Il peut y avoir de la fièvre, du malaise. Les douleurs spontanées sont relativement peu marquées. L'incision profonde fait sortir un pus épais, bien lié, dans lequel l'examen microscopique et la culture font reconnaître la présence de coccis en grappes, le staphylocoque. Un drainage est habituellement nécessaire pour amener la guérison après deux ou trois semaines. Dans ces cas de périostite aiguë, il n'y a pas de nécrose osseuse et, par conséquent, ni séquestre, ni fistule persistante.

Périostite syphilitique du bord supérieur.

La déformation se produit lentement et progressivement; toujours perceptible à la palpation, elle devient assez souvent apparente à la vue. Elle est précédée ou accompagnée de douleurs constantes qui peuvent s'irradier dans toute la tête et s'exaspérer pendant la nuit. La douleur à la pression est tout particulièrement accusée. La palpation indique un empâtement diffus ou des nodosités plus ou moins circonscrites. On sent parfois des régions fluctuantes, et la ponction à la seringue permet d'en retirer un liquide brunâtre ou grisâtre mal lié.

Le syphilome n'est pas forcément limité au périoste; le tissu osseux sous-jacent peut être atteint simultanément. Il peut en résulter des modifications assez accusées du frontal. Le traitement mercuriel agit très efficacement sur ces lésions. Le premier symptôme qui se modifie est la douleur spontanée. La déformation et la douleur à la pression s'atténuent moins rapidement. Il faut compter deux à trois semaines pour juger de l'effet thérapeutique, mais le traitement sera continué plus longtemps encore.

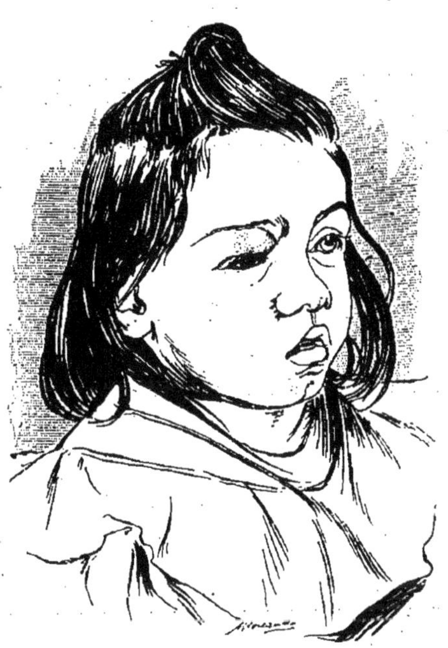

Fig. 14. — Gomme syphilitique du bord supérieur de l'orbite chez une fillette de trois ans.

Tuberculose du bord orbitaire supérieur.

Cette localisation de la tuberculose est très rare. La tuméfaction des tissus ne s'accompagne pas de douleurs. La sensibilité à la pression est nulle ou très peu accusée. La suppuration a une tendance à persister longtemps. L'inoculation du pus au cobaye permettra de démontrer la nature tuberculeuse ou non de la suppuration. La lésion osseuse est constante et l'intervention devra l'atteindre.

Le traitement devra s'adresser en outre à l'état général.

Sinusite frontale.

La symptomatologie de la sinusite frontale est des plus variables. Il ne sera question ici que des cas, et ce ne sont pas les plus fréquents, où l'on constate une saillie marquée de la région sourcilière, surtout dans son tiers interne. Il existe en outre de l'empâtement, de la sensibilité à la pression. Il peut exister de la fièvre, de l'inappétence, du malaise. L'affection sinusienne a presque toujours été précédée par du coryza ou même par des décharges purulentes par les narines.

On aura recours à l'exploration nasale et à l'éclairage des sinus qui indiquera la transparence ou l'opacité du sinus frontal.

Dilatation kystique du sinus frontal.

Il s'agit d'une inflammation chronique évoluant d'une manière très lente et ne s'accompagnant ni des phénomènes réactionnels aigus ni de sensations douloureuses à la pression.

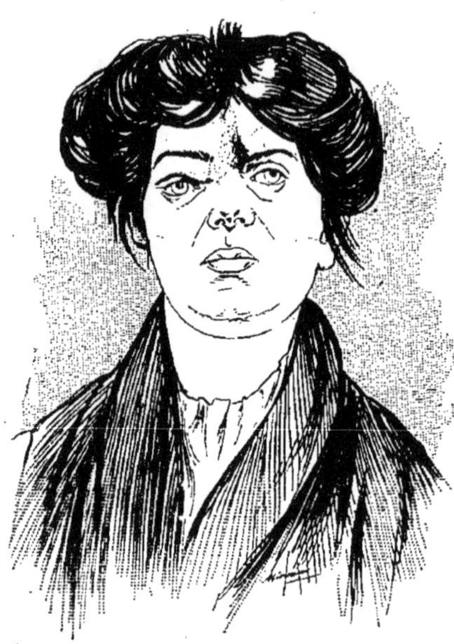

Fig. 15. — Mucocèle frontale droite avec abaissement du globe et exophtalmie.

Le symptôme principal consiste dans une tuméfaction fronto-orbitaire siégeant un peu au-dessus de la partie interne du rebord orbitaire supérieur. Cette tuméfaction est un peu fluctuante mais non réductible. En ponctionnant avec une seringue de Pravaz, on retire un liquide de consistance muqueuse, plus ou moins teinté de sang. On lui donne souvent le nom de mucocèle.

Ici encore on aura recours à l'éclairage des sinus pour établir le diagnostic.

Tumeurs profondes du sourcil.

Certaines tumeurs peuvent prendre leur point de départ dans le plan osseux du sourcil. C'est en particulier le cas pour le *sarcome* et pour l'*ostéome*.

Le sarcome débute par une tuméfaction circonscrite adhérente au plan osseux et qui contracte assez rapidement des adhérences avec les téguments. Ce qui le caractérise essentiellement c'est l'accroissement très rapide de son volume. En quelques semaines la saillie de la tumeur a doublé ou triplé, et quelques mois suffisent pour qu'elle ait atteint la dimension d'une orange ou d'une tête d'enfant. Il peut se produire des ulcérations superficielles et des hémorragies en nappe.

Même au début, le danger d'hémorragie rend l'excision de la tumeur des plus difficiles.

L'*ostéome* a son point de départ habituel dans les sinus frontaux, et tend à faire saillie dans l'orbite après avoir déformé la région sourcillière. Le développement de l'ostéome est extrêmement lent.

Il sera souvent utile de faire une radiographie en plaçant la plaque sensible tangentiellement à la région temporale.

CHAPITRE III

SYMPTOMES ET MALADIES DE LA RÉGION PALPÉBRALE

I. — AFFECTIONS CONGÉNITALES

Les affections congénitales des paupières sont relativement rares; nous nous occuperons surtout de celles qui présentent un intérêt diagnostique ou thérapeutique.

Ablépharie. Cryptophtalmie. Ankyloblépharon. Blépharophimosis.

L'ablépharie ou absence complète des paupières est exceptionnelle et coïncide toujours avec une malformation du globe oculaire de même que la cryptophtalmie : ce dernier terme sert à désigner les cas où la peau du front se continue directement avec celle de la joue et ne présente qu'une dépression comme vestige de la fente palpébrale; le globe oculaire est alors réduit à l'état de moignon du volume d'un pois. Dans l'ankyloblépharon, les bords palpébraux sont soudés et le globe est toujours atteint d'un arrêt de développement. La malformation peut être unilatérale ou bilatérale.

Dans certains cas les paupières et la fente palpébrale existent, mais offrent un développement insuffisant. On donne à cette anomalie le nom de blépharophimosis.

On remédiera à la défiguration résultant de cette anomalie par une canthotomie externe.

Colobome palpébral.

Le colobome palpébral se présente sous la forme d'une encoche en V dont la base est tournée du côté du bord libre et dont les angles sont arrondis.

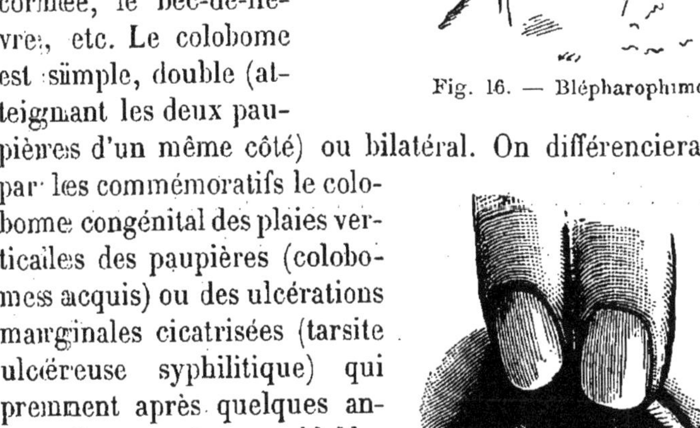

Fig. 16. — Blépharophimosis.

Il siège plus fréquemment à la paupière supérieure et coexiste souvent avec d'autres malformations, en particulier avec le dermoïde de la cornée, le bec-de-lièvre, etc. Le colobome est simple, double (atteignant les deux paupières d'un même côté) ou bilatéral. On différenciera facilement par les commémoratifs le colobome congénital des plaies verticales des paupières (colobomes acquis) ou des ulcérations marginales cicatrisées (tarsite ulcéreuse syphilitique) qui prennent après quelques années des caractères semblables aux malformations.

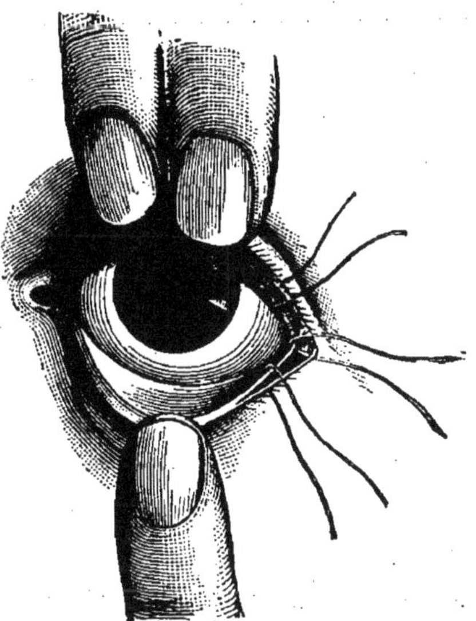

Fig. 17. — Canthotomie externe.

Traitement. — On remédiera de bonne heure au colobome palpébral par un avivement des lèvres du colobome et l'application de sutures. Si le colobome est large, il sera parfois nécessaire de faire une libération d'un des segments palpébraux par une incision horizontale et d'assurer l'immobilisation temporaire des paupières par une blépharorraphie partielle.

Épicanthus.

On donne le nom d'épicanthus à une conformation habituellement symétrique et consistant dans la présence d'un repli semi-lunaire dont la convexité correspond à l'insertion sur les côtés de la base du nez. Le repli recouvre la commissure (canthus) interne. Il y a presque toujours arrêt de développement ou effondrement des os de la base du nez. En pinçant la peau de la base du nez, on fait en général disparaître momentanément ces replis, qui communiquent à l'expression un caractère particulier et font souvent croire aux parents que l'enfant est atteint de strabisme convergent.

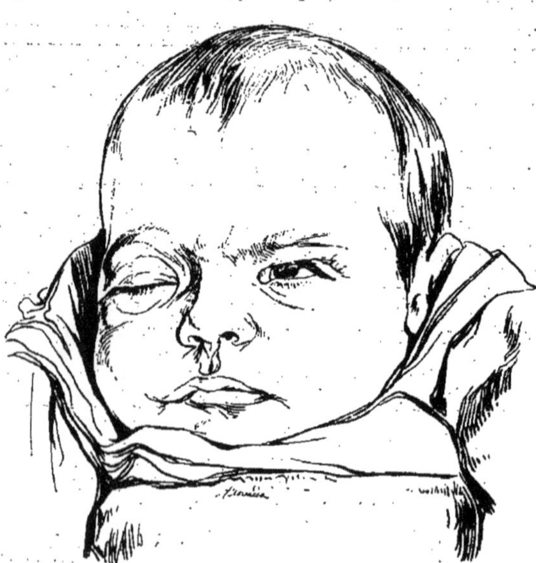

Fig. 18. — Colobome palpébral congénital.

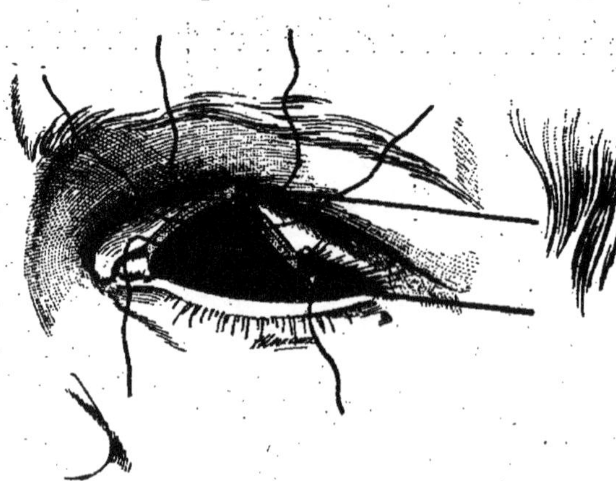

Fig. 19. — Tracé des incisions dans le cas de réfection des paupières pour colobome.

Traitement. — On combat la difformité créée par l'épicanthus en pratiquant une excision cutanée, losangique ou ovalaire à la face dorsale du nez et en réunissant les lèvres de la plaie par quelques sutures intradermiques.

On peut aussi (Rogman) tailler des lambeaux dans chaque repli et faire une autoplastie par glissement qui efface la difformité.

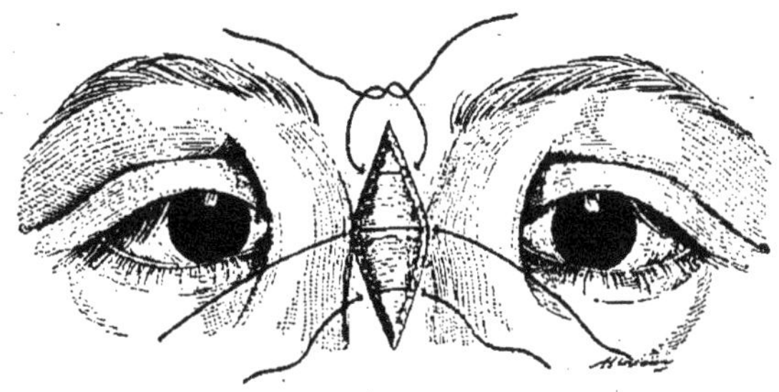

Fig. 20. — Epicanthus. Excision losangique.

Ptosis congénital. Proptosis.

C'est la plus fréquente des affections congénitales des paupières; elle atteint souvent plusieurs enfants ou plusieurs générations de la même famille et affecte généralement les deux yeux. Il s'agit toujours d'un ptosis incomplet. La paupière supérieure ne se relève qu'incomplètement, laissant la fente palpébrale au 1/3 ou à 1/2 fermée, ce qui fait que dans la direction horizontale du regard, si la tête est en position normale, la pupille se trouve en grande partie recouverte. Pour remédier à cette gêne visuelle, le malade contracte fortement ses muscles frontaux et renverse la tête en arrière. L'attitude des personnes atteintes de ptosis congénital est tout à fait typique.

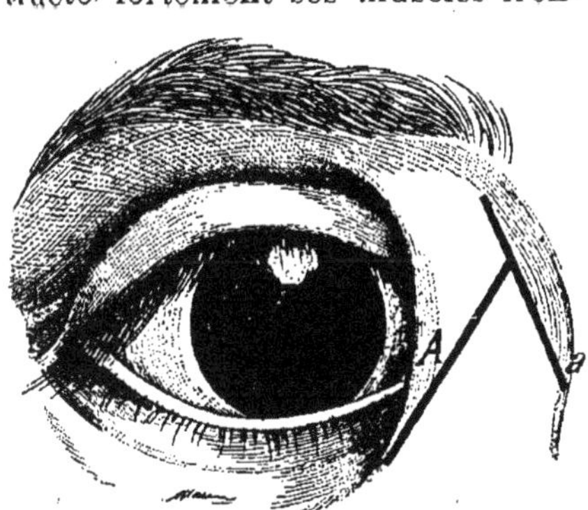

Fig. 21. — Tracé des incisions dans le procédé de Rogman. Le lambeau dont la pointe est en A est détaché puis inséré et fixé par des sutures en *a*.

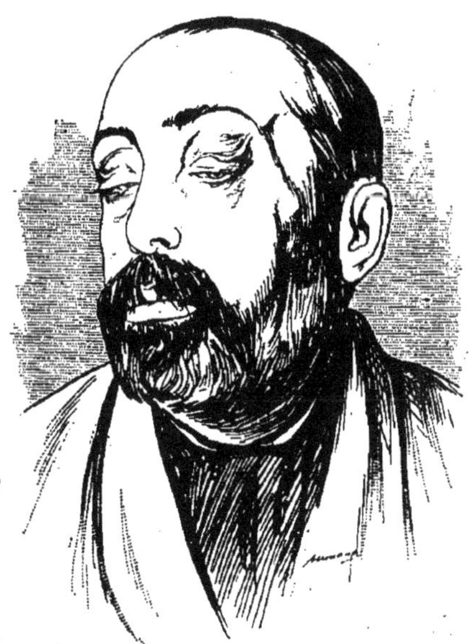

Fig. 22. — Ptosis congénital avec blépharochalazis.

Traitement. — On opérera le ptosis congénital dans les six premières années, afin d'empêcher que la position vicieuse de la tête ne devienne une habitude permanente. Les procédés opératoires que l'on peut appliquer ici seront décrits à propos du ptosis acquis. On aura recours de préférence au procédé de Motais, à celui de Parinaud ou, si le ptosis est très peu marqué, à l'excision d'un lambeau tarso-cutané.

Tumeurs congénitales des paupières.

Les tumeurs vasculaires seules offrent une certaine fréquence. On en connaît deux variétés principales : les tumeurs érectiles ou angiomes artériel et veineux.

Les *Angiomes artériels* forment des taches rouge cerise ou rosées siégeant dans l'épaisseur du derme et occupant une surface plus ou moins étendue de la paupière supérieure le plus souvent, et en particulier chez les filles. Ces taches peuvent s'étendre légèrement. Elles sont planes ou font une saillie légère dont la surface est lisse ou framboisée. Leur couleur change sous l'influence des efforts ou des cris.

L'*angiome veineux* est plus profondément situé. Il donne à la peau qu'il soulève légèrement, une teinte bleuâtre diffuse. La saillie est molle, réductible, et à la palpation il est le plus souvent impossible de préciser les limites de l'angiome. Ces angiomes veineux sont susceptibles d'extension et leur propagation orbitaire peut entraîner des complications oculaires.

Traitement. — L'électrolyse bipolaire constitue le traitement de choix de ces tumeurs. Il faut absolument renoncer à l'ignipuncture, à la vaccination, aux injections sclérogènes de chlorure de zinc, qui laissent après elles des cicatrices rétractiles pouvant créer une déviation du bord libre de la paupière.

Les deux aiguilles à électrolyse sont stérilisées dans la flamme et, après toilette cutanée, enfoncées en deux points opposés de la tumeur érectile. On augmente graduellement l'intensité du courant jusqu'à 15 ou 20 milliampères, qui ne doivent pas être dépassés. L'aiguille positive adhère aux tissus et il est préférable de ne pas l'enfoncer trop profondément. On peut faire pénétrer l'aiguille négative dans plusieurs points de la tumeur au cours de la même séance d'électrolyse. On attendra quelques jours avant de procéder à une nouvelle séance d'électrolyse. Plusieurs séances sont en général nécessaires pour la cicatrisation complète de l'ectasie vasculaire. Pour les angiomes veineux, les aiguilles pénétreront plus profondément.

Lymphangiome. Éléphantiasis congénital.

Le lymphangiome ou éléphantiasis congénital se traduit par un gonflement anormal des paupières ou de la paupière supérieure seule, sans modification notable dans la coloration des téguments. Les tissus sont mous, comme dans l'œdème, mais la pression du doigt ne laisse pas d'empreinte. Il y a presque toujours des modifications simultanées des téguments de la face, du front ou du cuir chevelu et parfois même du globe oculaire. Le cas figuré dans le dessin ci-joint en est un exemple. Le globe gauche a acquis le diamètre d'un œil buphtalme.

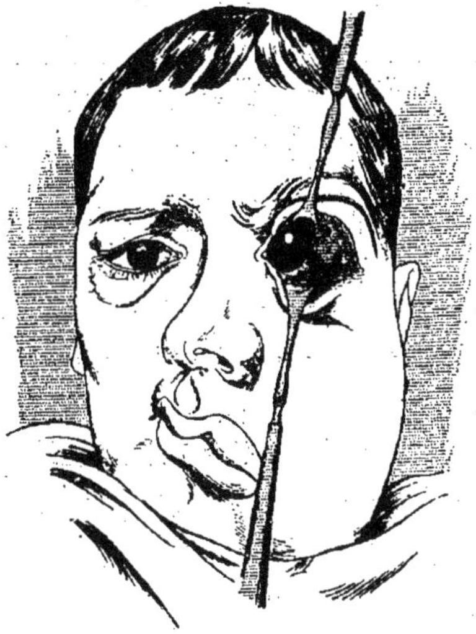

Fig. 23. — Lymphangiome de la face et des paupières avec buphtalmie du côté gauche.

Névrome plexiforme.

C'est une tumeur rare dont l'origine congénitale est assez souvent méconnue. Elle peut être plus ou moins localisée à l'une des paupières, mais elle débute habituellement au-devant de l'oreille, gagne la tempe, puis les paupières et parfois l'orbite. Les téguments sont soulevés par la tumeur et offrent souvent une teinte plus claire due à la dépigmentation. La peau conserve toute sa mobilité et l'on sent au travers d'elle des cordons élastiques enchevêtrés ; l'impression ressentie a été comparée à celle que donnerait un paquet de grosse ficelle ou de macaroni. Le développement de la tumeur est indolore. Il se poursuit lentement après la naissance,

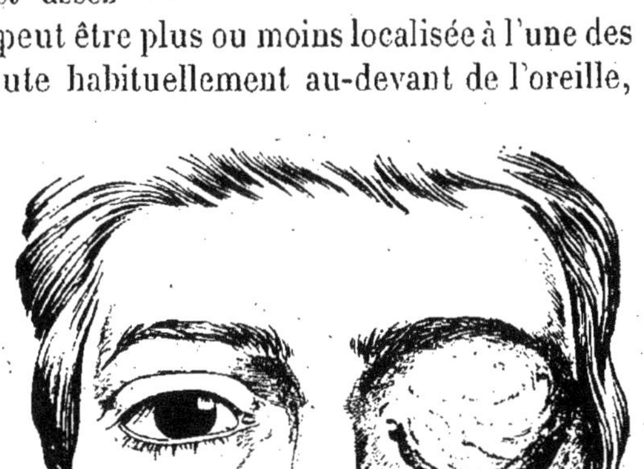

Fig. 24. — Névrome plexiforme.

mais on n'observe jamais de propagation à distance de la tumeur initiale.

La structure du névrome plexiforme est caractéristique. Elle est constituée par des cordons blancs ou jaunâtres, compacts, entourés de tissu cellulaire. Ces cordons sont constitués par des faisceaux de fibres nerveuses myéliniques ou amyéliniques engainées de lames fibreuses. La proportion des différents éléments est essentiellement variable.

Traitement. — La dissection, suivie de l'excision de la tumeur, est le seul mode de traitement. Lorsqu'elle peut être complète d'emblée, on n'observe pas de récidive.

II. — TRAUMATISMES DES PAUPIÈRES

Contusion. Ecchymose palpébrale.

Les contusions des paupières sont parmi les traumatismes les plus fréquents. Elles résultent de coups directs (coup de poing, projection de balle, d'objets durs, etc.) ou de chute contre un corps résistant. Elles se traduisent presque sans exception par une suffusion sanguine ou ecchymose palpébrale qui offre le premier jour une coloration violacée ou brunâtre, devient bleuâtre, puis jaunâtre les jours suivants. La disparition complète de toute pigmentation anormale exige une dizaine de jours en moyenne. L'ecchymose peut intéresser en même temps la conjonctive bulbaire, la joue. Bien que le traumatisme n'ait atteint qu'un côté, l'ecchymose peut être bilatérale. Il faudra toujours faire un examen attentif du globe oculaire et de la vision pour établir le degré de participation de l'œil à la contusion palpébrale.

Diagnostic. — On sollicite souvent du médecin un certificat de constat d'ecchymose palpébrale. Il sera très réservé au sujet de la cause présumée de l'ecchymose. L'ecchymose palpébrale n'est pas rare après un traumatisme crânien. Elle peut même acquérir une certaine valeur diagnostique au point de vue de l'existence d'une fracture du crâne. Il faut pour cela qu'elle apparaisse 48 heures au moins après le traumatisme et qu'elle atteigne la conjonctive avant la paupière inférieure. On ne la considérera néanmoins que comme un signe de présomption. En outre, l'ecchymose palpébrale ne relève pas toujours du traumatisme. Il existe en effet des *ecchymoses spontanées* qui se produisent à la suite d'un effort, d'une quinte de toux, d'un éternuement violent. Elles peuvent accompagner une hémorragie spontanée de l'orbite. Dans le *purpura hémorragique* on peut aussi voir apparaître une ecchymose palpébrale. Dans certaines *conjonctivites aiguës* intenses, il peut se produire un certain degré de suffusion sanguine. Enfin on ne confondra pas l'ecchymose avec cette *pigmentation anormale* de la peau qu'on observe chez des personnes âgées ou encore avec la modification de couleur produite par l'application d'un fard.

Traitement. — Les petits moyens habituellement prescrits (compresses fraîches) ne modifient en rien l'évolution spontanée de ces ecchymoses.

Emphysème des paupières.

L'emphysème correspond à l'infiltration de gaz, habituellement l'air expiré, dans les tissus palpébraux. La forme la plus fréquente succède à la contusion orbitaire, ce qui justifie la description de ce symptôme à cette place. Il peut aussi succéder à un effort d'expiration nasale (dans l'acte de se moucher, dans l'éternuement, etc.) et ne diffère en rien symptomatiquement de l'emphysème traumatique.

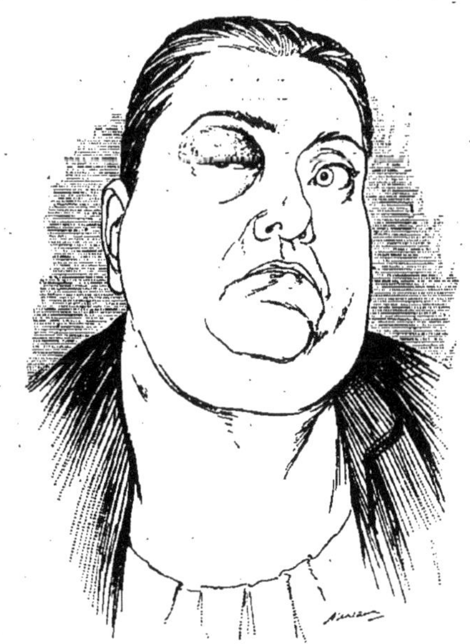

Fig. 25. — Emphysème traumatique intense des paupières avec infiltration de la joue et de la face latérale droite du cou.

Symptômes. — Le gonflement des paupières, et parfois même des tissus environnants, est tel que le sujet en est fort effrayé. Les paupières ne peuvent plus s'entr'ouvrir. La peau des paupières est ecchymotique ou a conservé sa coloration normale : elle présente souvent une surface légèrement bosselée. La palpation des paupières fait faire d'emblée le diagnostic : la tuméfaction est molle et donne la sensation de crépitation neigeuse résultant des bulles de gaz que la pression chasse des points où elles s'étaient accumulées. En percutant par chiquenaude, on constate de la sonorité. La tuméfaction se reproduit ou augmente lorsque le malade se mouche ou éternue. Elle disparaît au contraire assez rapidement (2 à 5 jours) s'il évite de réinjecter de l'air dans ses paupières.

Pathogénie. — L'emphysème résulte toujours du passage de l'air, de la cavité nasale ou sinusienne dans le tissu cellulaire orbitaire ou palpébral. La lésion par laquelle s'établit la communication n'est pas encore nettement connue. Pour Fuchs, elle consisterait, dans les cas de contusions suivies d'emphysème, dans une fracture de l'os planum, fracture produite par la propulsion brusque du globe contre la face interne de l'orbite. Cette hypothèse est basée sur des expériences faites sur le cadavre. Quant à l'emphysème non traumatique, le mécanisme de sa production est encore hypothétique.

Traitement. — On recommandera au malade de ne pas se moucher et on appliquera un pansement légèrement compressif pendant 24 à 48 heures au plus.

Plaies et déchirures des paupières.

Les plaies horizontales des paupières se réunissent rapidement et il n'est nécessaire d'appliquer des sutures que si la plaie bâille largement. Il en est tout autrement des plaies perpendiculaires au bord libre et intéressant celui-ci. Par suite de l'action de l'orbiculaire, les lèvres de la plaie tendent à s'écarter et l'effet disgracieux persistera indéfiniment si l'on n'y remédie aussitôt que possible. On observe assez souvent une déchirure de la paupière inférieure, dont le trait oblique suit le sillon orbito-nasal; la section du canalicule lacrymal qui l'accompagne toujours donne lieu à du larmoiement.

Traitement. — Après toilette aseptique des paupières et de la conjonctive et injection d'un centigramme de cocaïne à la base de la paupière, on procédera d'emblée à la suture des deux lèvres de la plaie, si elle ne remonte pas à plus de quelques heures. S'il s'est écoulé 24 heures ou plus depuis le traumatisme, il faudra aviver les lèvres par une section aux ciseaux. On fera la suture à la soie ou au fil fin, en ayant soin de suturer la conjonctive d'une part, le bord libre d'autre part (en évitant la déviation de ce bord qui pourrait amener du trichiasis), puis le plan musculo-cutané antérieur. Un pansement aseptique recouvrira les paupières, dont on assurera l'immobilité pendant 4 à 6 jours.

La réunion est d'autant plus parfaite et rapide que l'intervention est plus précoce.

Brûlures des paupières.

Les brûlures des paupières peuvent être produites par la flamme, par des corps en ignition, par une explosion de gaz : il est rare dans ces cas que le globe oculaire soit atteint. C'est au contraire le cas habituel lorsque la brûlure est causée par une projection d'acide (acide sulfurique surtout) ou de chaux vive. Il semble, dans le premier cas, que le bruit ou la vue de la flamme ait le temps de provoquer le clignement de défense qui préserve la cornée et la conjonctive.

En dehors des complications oculaires immédiates, le plus grave inconvénient des brûlures intéressant le derme palpébral, résulte des rétractions fibreuses cicatricielles tardives, qui ont pour effet de renverser au dehors le bord libre (ectropion cicatriciel) et d'entraîner l'inocclusion des paupières (lagophtalmos cicatriciel) avec ses conséquences fâcheuses pour la cornée.

Ces conséquences et le traitement destiné à les prévenir ou à les combattre seront décrits à propos de l'ectropion.

Traitement. — Nous ne nous occuperons ici que du traitement immédiat des brûlures.

Aussitôt la brûlure par le feu produite, l'indication thérapeutique la plus importante consiste dans l'aseptisation de toute la surface atteinte, aseptisation dont le but est d'obtenir que la plaie résultant de l'élimination de l'épiderme ou du derme nécrosé ne se complique pas d'infections secondaires. On appliquera ensuite un pansement aseptique qui sera laissé en place pendant trois ou quatre jours, s'il n'y a pas de lésions oculaires; des topiques tels que l'acide picrique, l'iodoforme, les pommades sont absolument inutiles. Lorsqu'au deuxième pansement on constate que la brûlure a atteint le derme des paupières (dans ce cas la cicatrisation épithéliale n'est pas achevée), on devra sans tarder faire une blépharorraphie, c'est-à-dire créer une adhérence du bord libre des deux paupières qui s'opposera à la déviation cicatricielle des paupières, facilitera ultérieurement la réfection palpébrale par autoplastie et protégera le globe oculaire. On aura recours, suivant l'étendue des lésions, à une blépharorraphie totale ou partielle.

Les brûlures par les caustiques (acides ou alcalis) sont d'un traitement plus difficile en raison des complications oculaires presque constantes. Il est rare que le médecin puisse intervenir au moment même de l'accident ou du crime. Lorsque c'est le cas, il s'efforcera d'enlever le liquide corrosif par les moyens à sa disposition : linge, mouchoir, papier buvard, ouate hydrophile, en s'occupant tout d'abord de la fente palpébrale, puis des paupières dont le revêtement épithélial est plus attaquable. Cela fait, il achèvera la toilette par une irrigation à l'eau froide. Mais dès que cela sera possible, il fera de toute la région atteinte une aseptisation complète (savonnage, lotions à l'eau stérile, etc.), comme s'il s'agissait d'une brûlure par le feu. Il appliquera un pansement aseptique qui devra être renouvelé autant de fois par jour que l'état de la conjonctive et de la cornée le rendra nécessaire.

Corps étrangers des paupières.

Les projectiles, les éclats de bois ou de pierre sont parmi les corps étrangers les plus fréquents des paupières. Les projectiles ne seront retirés que s'ils sont facilement accessibles. Quant aux éclats de bois ou de pierre, ils accompagnent en général des plaies contuses. Il sera indispensable de les retirer si l'on veut obtenir une cicatrisation rapide et souvent même éviter des complications redoutables.

III. — DERMATOSES PALPÉBRALES

La plupart des affections cutanées peuvent atteindre les téguments des paupières, et si l'on voulait les envisager toutes, cela reviendrait à faire un précis de dermatologie. Il suffira de décrire celles que l'on observe le plus souvent et d'indiquer à propos du diagnostic de quelques symptômes : œdème, ulcération, les affections d'une importance pratique moins grande.

Eczéma.

L'eczéma des paupières est un trouble fréquent chez l'adulte et qui peut exister isolément, accompagner d'autres localisations de la face ou du tronc, ou alterner avec elles.

La lésion cutanée est essentiellement variable en intensité : dans les cas les plus légers correspondant à l'eczéma sec, la modification de la peau est plus sensible au toucher qu'à la vue. La peau est plus rêche. En l'examinant attentivement, on remarque que ses plis sont plus nombreux et que sa pigmentation est un peu plus sombre. Dans les cas plus intenses, la peau est injectée et recouverte de petites lésions vésiculaires, transformées en croûtes plus ou moins épaisses en certains points.

L'éruption peut atteindre les deux côtés (eczéma en lunettes).

Le malade se plaint de gêne palpébrale, de prurit ou de cuisson vive.

Diagnostic. — Le point important du diagnostic consiste surtout à déterminer la nature de l'eczéma. S'agit-il d'une éruption artificielle de cause extérieure? Certaines teintures capillaires, des topiques tels que des fards, l'emploi de solutions antiseptiques (sublimé, oxycyanure de mercure, etc.), certaines vapeurs irritantes (chez les ouvriers travaillant dans les fabriques de produits chimiques), peuvent provoquer cet eczéma artificiel. Si aucune de ces causes ne peut être invoquée, on admettra l'origine interne de l'eczéma et l'on constatera le plus souvent que le malade en a déjà présenté d'autres localisations.

Traitement. — La suppression de la cause sera la première indication du traitement dans les eczémas artificiels. On calmera le prurit par des douches de vapeur, des compresses trempées dans une infusion de camomille tiède, ou des cataplasmes de fécule. On évitera toute lotion irritante. Après quelques jours de ce traitement on pourra prescrire une pommade à l'oxyde de zinc au dixième ou, si le suintement est abondant, un badigeonnage avec une solution de nitrate d'argent au 1/40. On soumettra le malade à un régime approprié, où le lait et les légumes tiendront la plus grande place.

Zona ophtalmique.

On donne le nom de zona ophtalmique à une affection éruptive particulière, limitée au territoire cutané et aux organes innervés par la branche ophtalmique du trijumeau et s'accompagnant de douleurs vives.

Symptômes. — L'éruption est le premier signe qui fixe l'attention; elle est néanmoins souvent précédée par des névralgies sus-orbitaires. L'éruption présente une certaine variété dans ses aspects : ce sont souvent des placards érythémateux discrets ou confluents légèrement saillants et parsemés de vésicules transparentes; c'est quelquefois un épaississement de la peau avec rougeur violacée et vésicules remplies d'un liquide brunâtre, hémorragique. La confusion habituelle consiste à prendre un zona ophtalmique pour un érysipèle : l'erreur ne doit pas se produire si l'on tient compte des autres symptômes. La localisation de l'éruption est très caractéristique : elle atteint la paupière supérieure, le sourcil, la région frontale sans dépasser la ligne médiane et le cuir chevelu dans la région occipito-frontale. La moitié correspondante du nez peut être aussi le siège de quelques éléments éruptifs. Cette éruption peut coïncider avec un état fébrile léger ou survenir sans modifications de l'état général. Ce qui fait la gravité du zona ce sont ses manifestations, non constantes, il est vrai, du côté du globe oculaire : du côté de la cornée, on peut voir une vésiculation rapidement suivie d'ulcération et parfois d'infection oculaire. Dans quelques cas plus exceptionnels, on a vu la cornée s'opacifier sans lésion superficielle. L'iritis est assez fréquente au cours du zona. Ces différentes complications se produisent habituellement d'emblée.

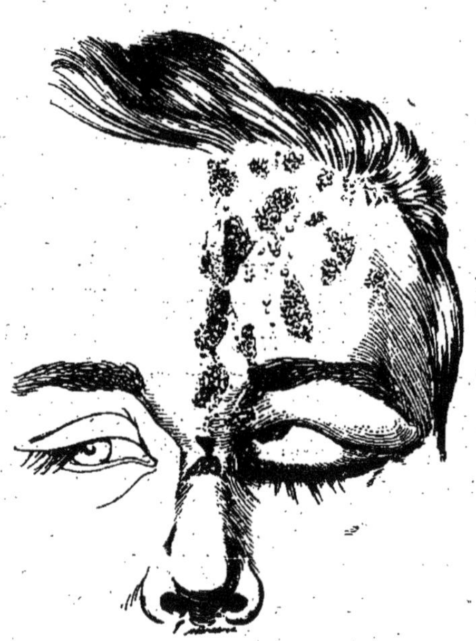

Fig. 26. — Zona ophtalmique.

Les phénomènes nerveux qui accompagnent ces troubles sont constants : les douleurs névralgiques sont parfois atroces, provoquant une insomnie complète et ne cédant qu'à une injection de morphine. Ils peuvent même persister longtemps après la guérison de l'éruption. L'hyperesthésie, l'anesthésie s'observent dans la zone du nerf ophtalmique. Il y a souvent des sensations subjectives anormales, sensation de peau en carton, etc.

Dans les formes légères, la guérison des lésions cutanées se fait en trois ou quatre semaines ; même dans ces cas, on voit persister pendant des années de petites taches pigmentées qui permettent un diagnostic rétrospectif.

Dans les formes graves, le gonflement de la peau, l'œdème de la paupière supérieure durent parfois plusieurs mois ; il persiste des cicatrices gaufrées indélébiles.

Étiologie. — Le zona ophtalmique est surtout une affection de l'âge adulte et de la vieillesse. On admet qu'il est la conséquence d'une lésion irritative du ganglion de Gasser (Head et Campbell) ou de lésions périnévritiques (Pitres et Vaillard), mais on ignore la nature et la cause de ces lésions. Abadie suppose une action vaso-motrice dont la cause résiderait dans une inflammation intra-crânienne intéressant les fibres sympathiques accompagnant les fibres nerveuses sensibles. L'éruption et les troubles cutanés seraient sous la dépendance des lésions sympathiques.

On a cherché à établir une distinction entre le zona, maladie aiguë non récidivante, et le zona, symptôme de lésions intra-crâniennes, susceptibles d'atteindre d'autres nerfs que la branche ophtalmique. La délimitation est souvent difficile à établir.

Lorsqu'on étudie les antécédents des malades atteints de zona ophtalmique, on est surpris de constater la fréquence de l'infection syphilitique antérieure, souvent fort éloignée.

Traitement. — L'éruption sera traitée par l'application de poudres aseptiques que l'on peut formuler de la manière suivante :

Oxyde de zinc pulvérisé............ }
Poudre de talc...................... } āā 25 grammes.

Stérilisé par chauffage à sec à 160°.

On évitera l'application de pommades ou d'onguents. Si les lésions ont une tendance ulcéreuse ou gangréneuse, on fera une toilette aseptique de la surface cutanée ; on recouvrira de poudre et d'un pansement sec aseptique renouvelé tous les deux jours.

Les douleurs seront combattues par les analgésiques habituels (antipyrine, aspirine, véronal, etc.). La morphine en injections sera indiquée si les analgésiques ne suffisent pas.

S'il se produit des complications cornéennes ou iriennes, on aura recours aux collyres d'atropine, aux lotions avec de l'eau bouillie ou des solutions antiseptiques faibles (oxycyanure de mercure à 1 pour 5 000).

Au point de vue général, on prescrira le repos complet. Abadie recommande la quinine à l'intérieur; s'il y a des antécédents syphilitiques, il sera toujours utile de soumettre le malade à un traitement mercuriel.

Erysipèle.

L'érysipèle des paupières débute parfois à la suite d'une excoriation des téguments ou d'une plaie; le plus souvent il résulte de l'extension d'une infection d'origine nasale ou lacrymale. Il peut se limiter aux paupières ou s'étendre à toute la face.

L'érysipèle est caractérisé par des symptômes cutanés et généraux. Les paupières sont œdématiées au point d'amener l'occlusion complète de la fente palpébrale, mais la peau présente en outre une teinte rouge uniforme qui se limite d'un côté par un bourrelet légèrement saillant, surtout perceptible à la palpation.

Les ganglions correspondants (préauriculaires, sous-maxillaires) sont un peu augmentés de volume et sensibles à la pression. Le début de l'érysipèle est ordinairement accompagné d'une élévation de température, de frissons et parfois de délire. Il peut exister de l'albuminurie. Ces phénomènes généraux s'atténuent si, comme c'est le cas parfois, de nouvelles poussées érysipélateuses succèdent à une première atteinte.

L'évolution de l'érysipèle est assez variable. Lorsqu'il est localisé aux paupières, sa durée n'excède guère quatre à huit jours. Les complications sont exceptionnelles. On peut néanmoins voir se produire un phlegmon de l'orbite, une phlébite de la veine ophtalmique, puis des sinus, ou une infection streptococcique générale.

Diagnostic. — L'érysipède est caractérisé anatomiquement par une lymphangite dermique diffuse causée par la présence du streptocoque. Il est fréquemment confondu avec la péricystite lacrymale (infection streptococcique développée autour du sac lacrymal) et qui s'accompagne de tous les symptômes de l'érysipèle. Elle s'en distingue par une sensibilité très vive à la pression au niveau du sac lacrymal et l'apparition rapide d'une collection fluctuante en ce point. Rappelons seulement la confusion avec le zona ophtalmique.

Traitement. — Le traitement aseptique ou antiseptique des solutions de continuité traumatiques ou opératoires constitue la plus sûre prophylaxie de l'érysipèle palpébral. Le traitement des érosions de la muqueuse nasale préviendra souvent l'apparition ou empêchera le retour des poussées érysipélateuses.

Une fois l'affection déclarée, les seules indications thérapeutiques consisteront dans le repos au lit et la régularisation des fonctions générales. Les topiques, à l'exception des compresses glacées qui calment la sensibilité locale, sont sans aucune influence sur l'évolution de l'infection.

Pustule maligne.

Les cas de pustule maligne des paupières, où la présence de la bactéridie charbonneuse a été établie, sont fort peu nombreux. Il est probable que l'on confondait autrefois les cas de furoncle, d'anthrax, avec l'infection charbonneuse proprement dite. En raison de son extrême rareté il n'y a pas lieu de s'y arrêter longuement. Ce qui caractérise la pustule maligne, c'est, au milieu d'une tuméfaction œdémateuse des tissus, la production d'une eschare centrale qui tend à s'aggrandir. Les douleurs sont très accusées. Pour faire le diagnostic, on prélèvera de la sérosité ou du sang au-dessus et au voisinage de l'eschare et l'on en fera des frottis et des cultures. L'aspect particulier de la bactéridie charbonneuse ne laissera aucune hésitation. S'il s'agit réellement d'une infection charbonneuse (certaines professions : bouchers, équarrisseurs, vétérinaires, palefreniers, etc., y prédisposent), il faudra recourir à un traitement énergique qui consistera dans la cautérisation de la région nécrosée et de son voisinage et dans des injections d'eau phéniquée au 1/20e sous la peau de la paupière.

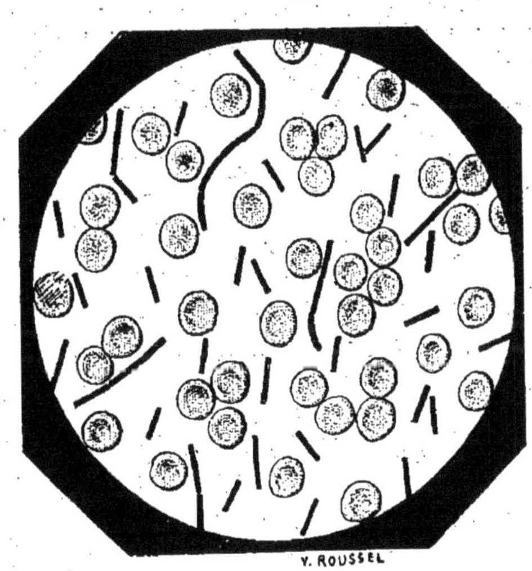

Fig. 27. — Bactéridies charbonneuses dans la sérosité sanguinolente de la pustule maligne.

Erythème.

L'érythème palpébral est caractérisé par une teinte rosée diffuse ou rouge, sans altération marquée de la surface cutanée. C'est un symptôme commun à un certain nombre d'affections des paupières ou de la conjonctive.

Sémiologie. — Les *brûlures superficielles* causées par une flamme d'alcool, de gaz, par le coup de soleil donneront lieu à une coloration érythémateuse de quelques jours de durée et qui sera suivie d'une desquammation légère.

Certaines formes de *blépharite ciliaire* provoquent sous l'influence du froid ou du vent une teinte érythémateuse de toute la paupière ou de la partie voisine de son bord libre.

Mais l'érythème des paupières accompagne surtout les *inflammations conjonctivales aiguës ou chroniques*.

C'est en particulier dans la conjonctivite subaiguë diplobacillaire, que cette association des lésions palpébrales avec les symptômes conjonctivaux est la plus typique. L'érythème atteint en particulier les régions commissurales.

Traitement. — S'il s'agit de brûlure superficielle, on calmera la douleur par des applications fraîches et une poudre indifférente. Pour les autres cas, le traitement s'adressera à l'affection initiale.

Ulcérations des paupières.

Nous passerons en revue les caractères et les causes les plus fréquentes d'ulcération des paupières, en laissant de côté les ulcérations de la région du sac lacrymal qui seront étudiées à l'occasion des affections des voies lacrymales.

La perte de substance cutanée est le plus souvent recouverte d'une croûte ou d'une exsudat purulent. Après en avoir constaté les caractères, on ramollira les concrétions par des applications humides, puis on les enlèvera à l'aide d'un tampon sec, ce qui permettra d'étudier plus attentivement le fond et les bords de l'ulcération.

Sémiologie. — Les *ulcérations d'origine traumatique* n'offrent d'intérêt que lorsqu'elles persistent au delà des quelques jours nécessaires à une cicatrisation régulière. Elles sont en rapport avec la présence d'un corps étranger ou d'un séquestre et correspondent à un trajet fistuleux.

Les *ulcérations syphilitiques* des paupières peuvent s'observer aux différentes étapes de l'infection spirillaire. Le chancre induré siège de préférence au niveau des commissures. Il affecte le plus souvent le type érosif. La peau semble légèrement soulevée et, en la saisissant entre les doigts, on sent l'induration plus ou moins nette.

L'érosion est ovalaire, recouverte d'un léger exsudat grisâtre. Elle est indolente et s'accompagne toujours d'un œdème de la paupière et d'une adénopathie préauriculaire ou sous-maxillaire.

Les syphilides dites secondaires sont exceptionnelles et c'est encore au niveau des commissures que l'on peut les rencontrer sous forme de fissures parfois douloureuses.

Les syphilides gommeuses sont un peu plus fréquentes et peuvent donner lieu à des pertes de substance étendues à évolution rapide. Elles paraissent résulter de lésions primitivement développées dans l'épaisseur du tarse qui sont confondues au début avec des chalazions.

Le traitement à appliquer dans ces différents cas est le traitement général mercuriel.

Les *ulcérations tuberculeuses des paupières* sont primitives ou secondaires.

La pénétration primitive du bacille tuberculeux dans les téguments palpébraux s'observe rarement; elle donne lieu alors à une ulcération cratériforme à bords irréguliers et anfractueux, indolente, et s'accompagnant d'une adénopathie très accusée. Pour préciser la nature de cette ulcération, on devra rechercher le bacille tuberculeux dans les frottis faits avec la pulpe de l'ulcère ou inoculer un fragment de paroi au cobaye.

Les ulcérations secondaires résultent de l'ouverture à la peau d'un abcès froid d'origine osseuse ou sinusienne, ou de l'extension d'une affection tuberculeuse des voies lacrymales, de la conjonctive ou d'un lupus de la face. L'adénopathie est presque constante ; elle est toutefois moins développée dans les cas de lupus que dans les autres types de tuberculose.

Lorsque la lésion tuberculeuse des paupières est nettement circonscrite, le procédé le plus sûr et le plus rapide de traitement consistera dans l'excision de la zone ulcérée suivie de réunion par première intention. Si l'ulcération est étendue, on la traitera par l'ignipuncture, par les applications d'iodoforme. La photothérapie a donné d'excellents résultats dans les cas de lupus.

Les *ulcérations néoplasiques des paupières* (cancroïdes, ulcus rodens des paupières, etc.), sont parmi les plus fréquentes des ulcérations palpébrales, et, bien qu'elles atteignent surtout les vieillards, on peut les observer dès la vingt-cinquième année.

L'ulcération présente une étendue variable; elle est souvent recouverte d'une croûte qui, après ablation, laisse à sa place une surface sèche saignant facilement.

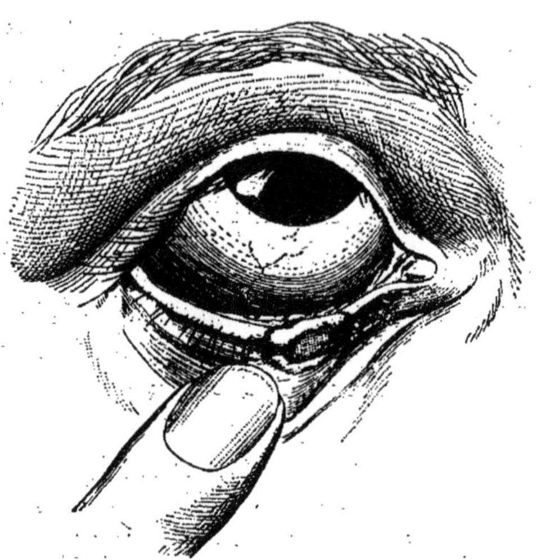

Fig. 28. — Epithélioma ulcéré du bord palpébral.

Les bords de l'ulcération sont légèrement soulevés et forment un bourrelet qui peut n'exister que du côté par lequel la lésion tend à s'étendre tandis que du côté opposé la perte de substance se répare par cicatrisation (épithelioma sclérosant). Dans la zone de la lésion, la peau présente souvent une surface tourmentée irrégulière. En la saisissant entre les doigts, on sent une légère induration.

L'évolution de l'ulcération est extrêmement lente. Elle ne se fait guère qu'en surface.

Le siège d'élection de ces lésions est le bord palpébral, surtout dans ses régions commissurales. La moitié nasale de la paupière inferieure est le point de prédilection de ces lésions. Il est exceptionnel que les ganglions correspondants soient augmentés de volume. Ils peuvent l'être d'ailleurs par suite d'une infection surajoutée à l'ulcération néoplasique. Dans ces cas, l'hypertrophie ganglionnaire est de courte durée. Parfois, cependant, ils peuvent devenir le siège d'une infiltration néoplasique.

Le moyen le plus sûr pour établir le diagnostic de ces ulcérations consiste dans l'excision d'un petit lambeau cutané prélevé au niveau du bord progressif, puis dans l'examen histologique après fixation. Le microscope fera reconnaître la prolifération épithéliale caractéristique qui différencie ces lésions épithéliomateuses, des lésions inflammatoires syphilitiques, tuberculeuses ou autres.

Le traitement consistera dans l'excision la plus précoce et la plus large possible avec réfection autoplastique des paupières. Dans ces dernières années, les rayons X, le radium ont permis d'obtenir des résultats remarquables sans mutilation, mais ces résultats ne se sont pas toujours maintenus; actuellement encore, il semble que l'intervention chirurgicale conduise le plus sûrement à une guérison durable.

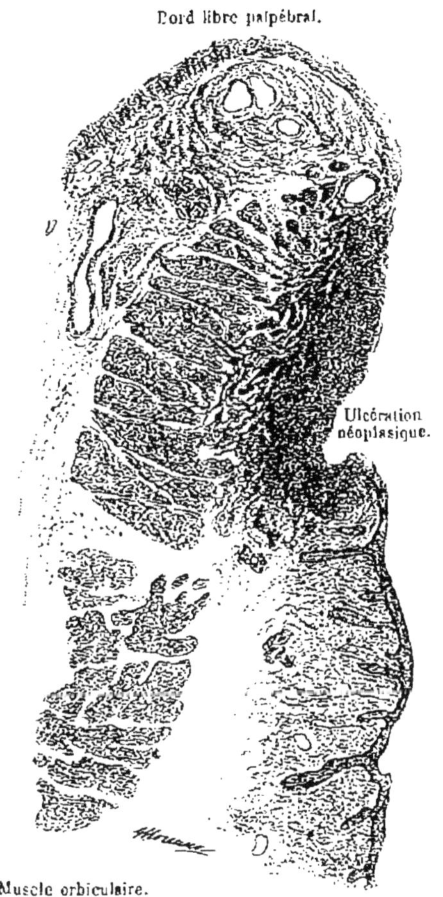

Fig. 29. — Coupe histologique de l'épithélioma palpébral représenté fig. 28. L'infiltration néoplasique forme une zone plus sombre qui pénètre jusqu'à la surface de section du muscle orbiculaire.

Envisageons maintenant des ulcérations palpébrales dont l'évolution est plus rapide, mais dont la rareté est extrême.

L'*ulcération chancrelleuse* ou *chancre mou* est exceptionnelle. C'est une ulcération douloureuse, inoculable au porteur et dans le pus de laquelle on trouve en abondance un petit bacille spécial, le bacille de Ducrey. On enrayera l'évolution du chancre mou par quelques cautérisations des bords et du fond de l'ulcère avec le galvanocautère.

A la suite de la rougeole ou de la scarlatine, on voit parfois se produire chez les enfants des *abcès palpébraux suivis de nécrose* des téguments et d'ulcérations consécutives exigeant quelques semaines pour se réparer.

Je me contente de signaler les ulcérations palpébrales produites par une inoculation involontaire de *vaccin*.

Œdème des paupières.

L'œdème des paupières accompagne un très grand nombre d'affections locales et peut être lié aussi à des troubles généraux. C'est un symptôme dont le diagnostic sémiologique se pose fréquemment.

Symptômes. — L'œdème palpébral se reconnaît à la saillie plus marquée des téguments, à l'arrondissement du bord libre, à la diminution de largeur ou à l'effacement complet de la fente palpébrale. Les plis cutanés ont disparu ; la peau a pris une teinte plus pâle, sauf dans les cas où l'œdème accompagne une inflammation conjonctivale ou orbitaire. Le caractère essentiel de l'œdème consiste dans le fait que la pression du doigt ou de l'ongle laisse une empreinte qui persiste un certain temps.

L'œdème est bilatéral ou monoculaire. L'œdème monoculaire peut se limiter à l'une des paupières, c'est alors le plus souvent la paupière supérieure.

Lorsque l'œdème est symptomatique d'une affection palpébrale ou oculaire, son évolution est le plus souvent liée à celle de l'affection qui le produit. Lorsqu'il est indépendant de toute affection locale reconnue, on en décrit deux types distincts au point de vue évolutif : l'œdème aigu atteignant rapidement son développement maximum et pouvant disparaître en peu d'heures ou de jours ; l'œdème chronique dont la durée peut être illimitée et qui se confond avec l'éléphantiasis palpébral (état pseudo-éléphantiasique).

Par les caractères qui ont été indiqués, l'œdème des paupières se différenciera aisément : de l'*adipose excessive* de certains sujets pouvant donner lieu au niveau des paupières à de véritables hernies graisseuses ; de la bouffissure palpébrale du *myxœdème* ou de certaines formes de *goitre exophtalmique*. Signalons encore l'*emphysème des paupières*, la *dacryoadénite* et le *déplacement de la glande lacrymale* parmi les affections susceptibles d'être confondues avec l'œdème.

Sémiologie. — Il faut envisager à part l'œdème palpébral unilatéral et l'œdème qui atteint simultanément ou successivement les deux côtés.

a. L'***œdème palpébral unilatéral*** est le plus souvent symptomatique d'une affection locale : on pensera tout d'abord aux *piqûres* de moustiques, de punaises, de puces qui expliquent certains œdèmes aigus inexplicables des enfants. On a souvent une certaine difficulté à trouver le siège de la piqûre. On examine ensuite le sourcil qui peut être le siège d'un *furoncle* (voir fig. 13, p. 22), d'un *abcès*, d'une *pustule maligne*.

On inspectera le bord ciliaire, car l'*orgeolet*, les *inflammations meibomiennes* se dissimulent souvent sous l'œdème palpébral intense. Certaines dermatoses palpébrales : l'*urticaire*, l'*impetigo*, la *vaccine*, l'*eczéma* entraînent un œdème modéré. L'œdème qui accompagne le chancre induré peut être beaucoup plus accusé.

Si l'on ne trouve pas de causes palpébrales à l'œdème, on recherchera les causes conjonctivales ou oculaires : un petit *corps étranger* fixé sous la paupière peut, après quelques heures, provoquer de l'œdème.

La plupart des affections inflammatoires et d'évolution aiguë de l'iris, du corps ciliaire ou de la choroïde entraînent un œdème palpébral au moins au début : citons tout d'abord les *infections opératoires*, l'*iritis*, l'*ophtalmie métastatique*.

Des affections orbitaires ou juxta-orbitaires : *sinusites ethmoïdales*, *frontales et maxillaires*, la *périostite orbitaire syphilitique* peuvent aussi provoquer l'œdème unilatéral.

Avant d'admettre la nature idiopathique ou essentielle de l'œdème, il faudra éliminer encore quelques causes plus rares, telles que certaines *périostites d'origine dentaire* ou certaines *otites moyennes* post-scarlatineuses.

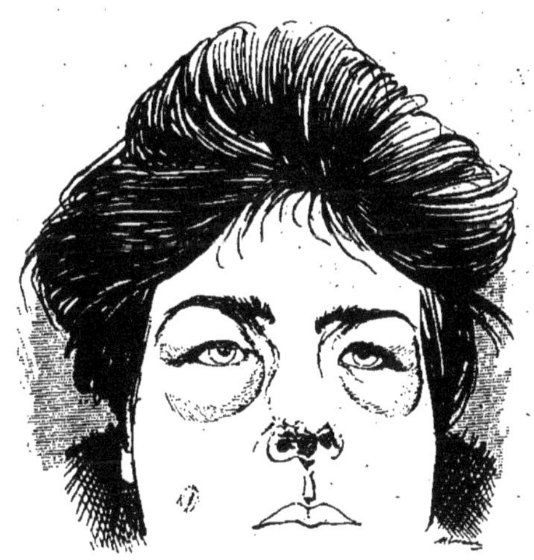

Fig. 20. — Œdème chronique des paupières dans un cas de lupus du nez.

La nature et la cause de l'*œdème idiopathique* des paupières nous échappent encore complètement.

b. **L'œdème bilatéral** peut aussi correspondre à des lésions locales bilatérales. Il en est ainsi dans l'*érysipèle*, les *brulûres de la face*, les *inflammations aiguës de la conjonctive*. Parmi ces dernières il y a lieu de s'arrêter à la *diphtérie conjonctivale* où l'œdème acquiert un développement et une intensité particuliers, presque pathognomoniques surtout si l'on rapproche ce symptôme du peu de sécrétion conjonctivale et de la présence des exsudats pseudo-membraneux sur la conjonctive tarsienne.

L'œdème palpébral accompagné d'exophtalmie s'observe dans la *thrombose du sinus caverneux* et dans le cours du développement de certaines *tumeurs des sinus sphénoïdaux*.

Si aucune de ces causes n'existe, on pensera à une *affection rénale* et on pratiquera l'examen des urines. Lorsque, au cours de la grossesse ou de la scarlatine, on voit apparaître de l'œdème palpébral bilatéral, on peut être certain qu'il s'est produit une complication rénale. Les *affections cardiaques* donnent lieu parfois à une certaine bouffissure des paupières, mais il est rare que l'œdème soit manifeste.

On parle d'*œdème essentiel des paupières* dans les cas où l'on ne trouve pas de causes locales ou générales.

Blépharochalazis. Relâchement de la peau palpébrale.

Il n'est pas très rare de rencontrer des personnes, le plus souvent des adultes ou des vieillards chez lesquels la peau de la paupière supérieure forme un repli qui peut retomber en tablier et même dépasser le bord libre palpébral, entraînant alors une certaine gêne fonctionnelle. Le malade figuré p. 31 (fig. 22) présentait en dehors de son ptosis congénital un blépharochalazis très manifeste. La lésion cutanée, étudiée dans d'autres régions sous le nom de dermatolysie ou de géromorphisme cutané, paraît résider dans une altération du tissu élastique sous-cutané. On n'en connaît pas l'étiologie. Lorsque l'on veut remédier à cette lésion il suffit de réséquer le repli cutané d'un coup de ciseaux et d'appliquer quelques points de suture à la soie fine.

IV. — AFFECTIONS DU BORD LIBRE DES PAUPIÈRES

La présence des cils et de leurs annexes glandulaires vaut au bord libre des paupières une pathologie spéciale. On donne le nom de blépharite ciliaire à l'inflammation de ces organes et l'on devrait décrire autant de blépharites qu'il y a de causes diverses d'infection cilio-glandulaire. L'étude de cette partie de la pathologie palpébrale est encore trop incomplète pour que pareille classification soit possible. A la suite des blépharites nous décrirons les déviations des cils et les anomalies d'implantation.

Blépharites parasitaires.

Certaines inflammations ciliaires sont dues à la présence de parasites animaux ou de parasites cryptogamiques.

a. Blépharites pédiculaires. — Le pediculus pubis et le pediculus capitis se fixent parfois à la base des cils en donnant lieu à une rougeur légère du bord libre et à des phénomènes d'irritation parfois assez violents. Il peut y avoir une production de croûtes à la base des cils qui marque la présence des parasites ou de leurs œufs.

Un examen à la loupe sera toujours nécessaire et empêchera de méconnaître la nature parasitaire. Cela n'est pas sans importance, car le traitement approprié provoquera la disparition rapide des pediculi. Il consistera en applications de pommade mercurielle sous forme d'onguent gris, répétées matin et soir pendant 3 ou 4 jours.

On trouve fréquemment un autre parasite, le demodex folliculorum, auquel Ræhlmann a attribué un rôle qui jusqu'ici n'a pas été confirmé.

Fig. 31. — Favus palpébral. Aspect de l'Achorion dans le cil.

b. Blépharites cryptogamiques. — Le parasite microscopique siège dans l'épaisseur du cil ou autour de sa racine. La blépharite favique causée par la présence de l'achorion Schœnleinii est extrêmement rare et accompagne toujours d'autres localisations du favus, ce qui en rend le diagnostic facile.

On peut en dire autant de la blépharite tricophytique. C'est par l'examen microscopique du cheveu qu'on en fera la différenciation. Les cils épilés seront placés sur une lame de verre et recouverts d'une goutte de potasse caustique à 40 p. 100 et d'une lamelle.

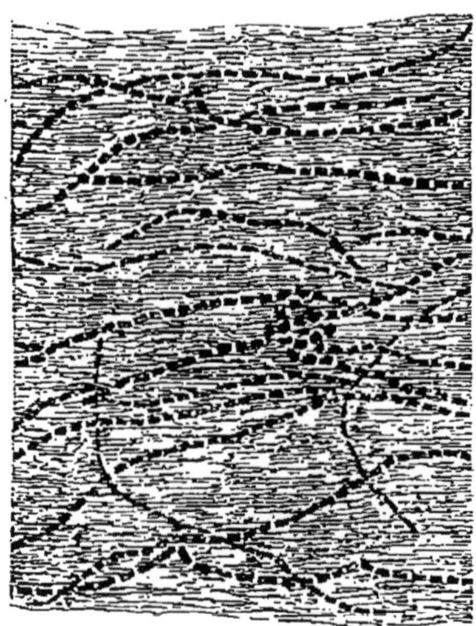

Fig. 32. — Blépharite tricophytique. Aspect du Tricophyton dans le cil.

Blépharites ciliaires secondaires.

Cette forme de blépharite est en général secondaire à une affection conjonctivale ou lacrymale.

La plupart des blépharites ciliaires unilatérales sont en rapport avec une obstruction des voies lacrymales ; on les voit disparaître assez rapidement lorsque le larmoiement a été combattu par un traitement approprié. Le bord palpébral est épaissi et injecté, recouvert en certains points d'une croûte au-dessous de laquelle on trouve de petites ulcérations.

Une forme fréquente et importante de blépharite secondaire est celle qui accompagne la conjonctivite subaiguë diplobacillaire. L'examen microscopique de la sécrétion conjonctivale la fera reconnaître aisément et l'application d'une pommade, répétée pendant 8 à 10 jours, en aura rapidement raison :

Vaseline	10 grammes.
Oxyde de zinc	1 —
Icthyol	0,50 centigr.

Certains malades atteints de trachome sont sujets à une blépharite ciliaire très rebelle.

Blépharite syphilitique.

Au cours de la syphilis, on observe parfois une forme particulière de blépharite qui se caractérise par des pertes de substances pouvant entraîner une déformation du bord libre et une chute complète ou partielle des cils.

Elle est favorablement influencée par le traitement mercuriel général, mais peut affecter malgré son application intensive une évolution très lente.

Blépharite lépreuse.

Il est très fréquent de voir chez les lépreux soit la chute des cils sans modifications apparentes de la peau du bord libre, soit un épaississement diffus ou des nodules lépreux dans la partie ciliaire de la paupière, alors que la partie moyenne est le plus souvent intacte.

Blépharites ciliaires indéterminées.

C'est le groupe le plus important, car il comprend le plus grand nombre des cas. On a bien cherché à les rattacher à certains types de dermatoses : à l'eczéma, au pytiriasis, à l'acné, mais il faut reconnaître que tant au point de vue de la différenciation clinique que des indications thérapeutiques, ces distinctions n'ont pu encore acquérir une importance pratique. Ce n'est pas davantage approcher d'une solution que de les diviser suivant le caractère des lésions en blépharite squameuse, ulcéreuse, etc.

Beaucoup de ces blépharites apparaissent dans le jeune âge chez des sujets blonds et persistent pendant des années en amenant un état de vascularisation anormale du bord libre, parfois une chute plus ou moins étendue des cils et une gêne visuelle qui s'exagère sous l'influence du travail, de certaines irritations extérieures comme le vent, les poussières, la fumée de tabac, etc.

Il se produit parfois des poussées aiguës suivies d'une période de calme plus ou moins longue.

Dans certains cas, la peau de la région ciliaire subit des altérations secondaires ; il se produit un renversement du bord libre en dehors et le larmoiement résultant de l'éversion des points lacrymaux peut venir, à son tour, compliquer les lésions palpébrales.

Il est probable que l'étude attentive de ces blépharites permettra de créer une classification aujourd'hui encore impossible.

En raison même de l'incertitude étiologique de ces affections palpébrales, leur traitement est encore purement empirique, et l'on dispose d'un certain nombre de moyens, d'activité croissante, que l'on applique successivement jusqu'à ce que l'effet voulu soit obtenu.

Le traitement consiste essentiellement en applications humides destinées à enlever les croûtes formées à la base des cils et à permettre la pénétration du topique.

Les solutions faiblement alcalines (borate ou carbonate de soude à 1 p. 100) ou les infusions de camomille ou de thé conviennent mieux que l'eau boriquée. Les topiques consistent surtout en pommades que l'on appliquera de préférence le matin et dont l'application sera faite par une friction légère et prolongée. Voici quelques formules que l'on peut essayer successivement.

	Vaseline	10 grammes.
	Précipité blanc	0,20 centigr.
	Oxyde de zinc	1 gramme.
ou	Vaseline	10 grammes.
	Oxyde de zinc	1 —
	Résorcine	0,25 centigr.
ou	Vaseline	10 grammes.
	Oxyde jaune de mercure fraîchement précipité	0,25 centigr.

La cautérisation du bord ciliaire faite à la racine des cils avec le crayon de nitrate d'argent est souvent d'une efficacité très grande. On veillera à maintenir les paupières écartées et à neutraliser le nitrate restant par de l'eau salée ou du chlorhydrate de cocaïne.

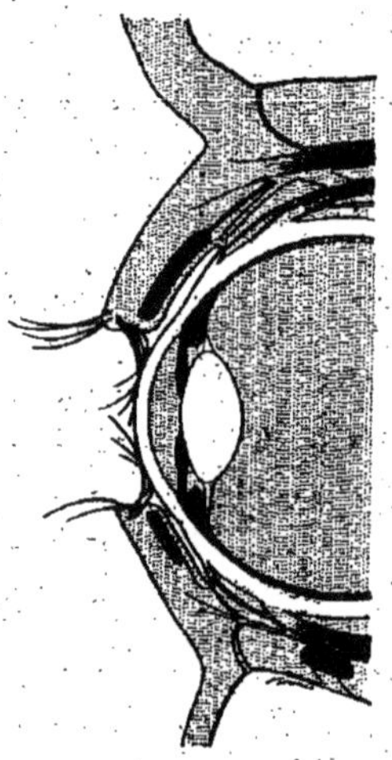

Dans les cas tout à fait rebelles, on aura la ressource d'une épilation totale des cils suivie de cautérisation légère au nitrate d'argent.

Fig. 33. — Dystichiasis. Coupe schématique montrant la double rangée de cils.

Anomalies de position des cils.

Il y a deux types d'anomalies de position des cils qui portent les noms de dystichiasis et de trichiasis.

Le *dystichiasis* est une anomalie congénitale, parfois familiale et héréditaire, qui se caractérise par la présence d'une double rangée de cils; l'une étant à la place habituelle et l'autre, disposée le long de la lèvre muqueuse du bord libre, vient irriter la cornée et la conjonctive. L'anomalie atteint souvent les quatre paupières.

On y remédiera par l'épilation, par l'excision du sol ciliaire anormal ou par l'électrolyse des follicules pileux.

Le *trichiasis* consiste dans la déviation d'un cil normalement

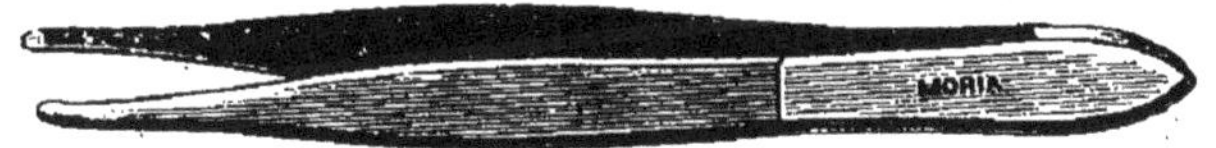

Fig. 34. — Pince à épilation.

implanté. Cette déviation a aussi pour effet d'amener le cil en contact avec la cornée ou la conjonctive et d'entraîner une irritation oculaire souvent très pénible et susceptible même de créer une porte d'entrée à l'infection oculaire.

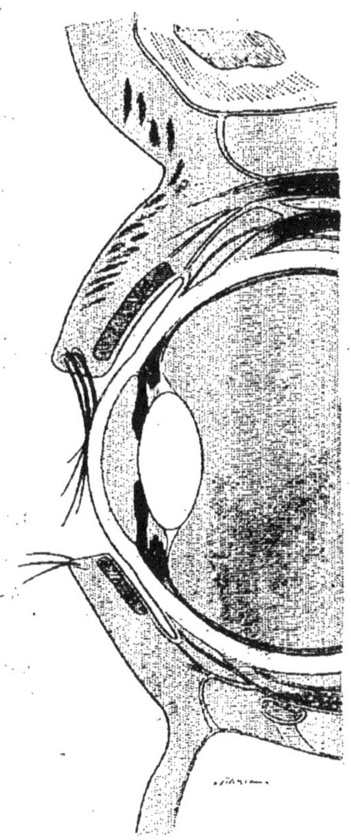

Fig. 35. — Trichiasis. Coupe schématique montrant la déviation des cils.

Des symptômes d'irritation tenace disparaissent parfois le jour où un examen attentif à la loupe a fait reconnaître la présence d'un cil follet frottant sur la cornée.

Les causes de la déviation sont assez variées : elles peuvent tenir à une affection du cil lui-même, analogue à la kératose pilaire ; elles résultent plus fréquemment d'une petite lésion cicatricielle du bord palpébral ou d'une cicatrice conjonctivale étendue, ayant produit une déviation du sol ciliaire (pemphigus, brûlures, trachome, etc.).

Traitement. — Si le trichiasis est limité à quelques cils, on pourra recourir à l'épilation régulière (en moyenne toutes les 3 semaines) ou à l'électrolyse du follicule pileux. Après anesthésie palpébrale on introduira l'aiguille à électrolyse reliée au pôle négatif dans le follicule pileux du cil dévié. On fera passer un courant de 2 à 5 milliampères pendant 2 à 3 minutes, l'électrode positive étant appliquée sur la joue ou la tempe. On enlève le cil et, si le follicule a été suffisamment détruit, le cil ne repoussera plus.

Si la déviation porte sur toute une partie du sol ciliaire, on devra recourir à une opération chirurgicale.

Il existe un certain nombre de procédés opératoires qui seront décrits plus loin à l'occasion du traitement de l'entropion (voir p. 82).

Orgeolet.

Sous le nom d'orgeolet, d'orgelet ou de compère-loriot, on comprend une inflammation aiguë suppurative du bord libre qui siège soit dans les glandes sébacées ciliaires dites glandes de Zeiss, soit dans les glandes de Meibomius. On donne le nom d'orgelet externe ou d'acné ciliaire aux cas où l'inflammation a pour siège initial les glandes de Zeiss. L'orgelet interne ou acné meibomienne correspond aux localisations meibomiennes.

En pratique, on a tendance à confondre les deux affections, les symptômes ne présentant pas de différences très tranchées.

Symptômes. — Le début de l'orgelet s'accuse souvent par de la gêne palpébrale ou même par une douleur lancinante avec sensation de cuisson qui force le malade à se frotter les paupières. D'autres fois, c'est au réveil seulement que l'on constate un gonflement de la paupière. Le médecin est souvent consulté dès le début, en raison même de cet œdème palpébral qui effraie le malade.

Il existe souvent alors un œdème de la conjonctive bulbaire qui forme un bourrelet jaunâtre plus ou moins épais; un observateur non prévenu pourrait supposer une affection du globe, mais s'il prend soin d'explorer délicatement le bord de la paupière atteinte, il rencontrera un point assez limité, au niveau duquel la plus légère pression réveille une douleur vive et un mouvement de défense. C'est en ce point que siège la glande enflammée.

Dans les jours qui suivent, l'inflammation devient plus intense : la peau rougit et forme au niveau de la glande malade une saillie manifeste. Les douleurs peuvent atteindre une intensité telle que l'insomnie est complète Cet état persiste 3 ou 4 jours jusqu'au moment où le pus, après avoir soulevé la peau, s'évacue au dehors. Le pus est épais et jaunâtre et on voit parfois s'éliminer un bourbillon comme dans le furoncle. A partir de cet instant, les phénomènes douloureux cessent, et la réparation se fait rapidement. L'évolution totale, depuis le début jusqu'à la réparation complète, ne dépasse guère 6 à 8 jours. Il arrive souvent que l'orgeolet se résorbe sans atteindre la période de suppuration.

Il n'est pas rare, par contre, de voir, quelque temps après la guérison, un nouvel orgeolet se développer en un point quelconque du bord libre. On assiste parfois, dans l'espace de 2 à 3 mois, à une poussée de 6 à 8 « orgeolets à répétition », séparés par des périodes de guérison complète.

L'orgeolet meibomien peut présenter des symptômes identiques et lorsqu'il évolue d'une manière vive on ne le distingue guère de l'orgeolet ciliaire. Par contre, si la réaction est moins violente et si l'on peut renverser la paupière, on constate la petite saillie jaunâtre manifeste que fait la glande de Meibomius enflammée. Souvent enfin, on fera le diagnostic rétrospectif par le développement d'un chalazion qui, dans ces cas, succède à l'orgeolet interne.

Étiologie. — L'orgeolet s'observe surtout chez les enfants, les adolescents et les jeunes adultes.

On retrouve dans le pus des amas de cocci ayant tous les caractères du staphylocoque. Il est impossible de déterminer les conditions particulières qui permettent à ce micro-organisme d'infecter les glandes ciliaires ou meibomiennes.

Chez certains malades, sujets à la blépharite ciliaire, l'inflammation chronique des glandes ciliaires paraît constituer une cause prédisposante, mais la blépharite manque souvent complètement.

Traitement. — Le séjour à la chambre est souvent rendu nécessaire par l'état de malaise qui accompagne l'évolution de l'orgeolet. Les applications humides et chaudes (cataplasmes de fécule, compresses d'ouate hydrophile trempées dans une infusion chaude) calmeront un peu les douleurs. Dès que le pus devient apparent, on pourra faire, après anesthésie au chlorure d'éthyle, une incision avec un couteau de de Graefe ou une ponction avec la fine pointe du galvanocautère.

S'il existe de la blépharite, on la traitera dans le but de prévenir les récidives. En s'inspirant de ce qui a été fait dans ces dernières années pour les furoncles à répétition, on a prescrit aux malades la levure de bière à l'intérieur. Il est difficile d'affirmer que ce traitement soit véritablement efficace.

Chalazion.

Le chalazion est une lésion des plus fréquentes; il consiste dans une inflammation chronique des glandes de Meibomius donnant lieu à une tumeur dure, proéminant sous la peau des paupières ou faisant saillie au contraire sous la conjonctive tarsienne. Sa cause est encore inconnue.

Symptômes. — Lorsque le chalazion ne succède pas à un orgeolet meibomien, ainsi que nous l'avons indiqué au chapitre précédent, son développement est lent, progressif et indolore. Le malade remarque un épaississement de la paupière qui parfois rougit localement. Lorsque le chalazion siège dans la partie moyenne de la paupière supérieure et qu'il fait saillie sous la peau, on voit une tumeur hémisphérique, ne dépassant guère le volume d'un gros pois et qui présente souvent un prolongement vers le bord ciliaire, lui donnant une forme de poire. A son niveau la peau peut être mobile, mais si le chalazion a présenté quelques tendances inflammatoires, on peut trouver les téguments légèrement adhérents et dans ce cas injectés. Le chalazion peut siéger aussi au voisinage du bord libre et proéminer au dehors. Il forme presque toujours une petite saillie rouge et disgracieuse qui, lorsqu'elle avoisine le point lacrymal supérieur ou inférieur, peut créer un obstacle mécanique à l'écoulement des larmes et donner lieu au larmoiement.

Dans un assez grand nombre de cas le chalazion proémine sous la conjonctive; c'est en passant le doigt sur la paupière ou en saisissant la paupière entre le pouce et l'index, qu'on se rendra le mieux compte de sa présence. Lorsqu'on a renversé la paupière supérieure, on constate en un point une zone plus fortement injectée correspondant au siège du chalazion. A la paupière inférieure, il peut être à peine visible et ce n'est qu'en harponnant le tarse avec le crochet à chalazion qu'on le met nettement en évidence. D'autres fois, il fait en quelque sorte hernie sous la conjonctive et donne lieu à des végétations rouges de formes variées recouvrant la surface conjonctivale. Il est nécessaire de connaître ces différents aspects d'une seule et même affection.

L'évolution des chalazions est extrêmement variable et capricieuse, aussi faut-il se garder de faire des pronostics évolutifs. Parfois, après une durée de quelques semaines ou mois, le chalazion s'irrite puis disparaît progressivement sans laisser de traces. D'autres fois, et cette évolution différente peut s'observer chez le même malade, la petite tumeur persiste indéfiniment, sans modifications, tant qu'une intervention chirurgicale ne vient pas la supprimer.

Il est assez fréquent de voir des chalazions à répétition se développer chez certains malades. On a observé souvent l'existence de chalazions siégeant aux deux points correspondants des paupières d'un côté, ce qui a servi d'argument à ceux qui supposent un principe contagieux dans le chalazion. Parfois aussi, un assez grand nombre de glandes sont atteintes simultanément, donnant lieu à un épaississement de la paupière faisant croire à une hypertrophie tarsienne diffuse.

Étiologie. Lésions. — Le chalazion s'observe à tous les âges et les jeunes sujets en ont parfois de très volumineux. Les recherches faites jusqu'ici pour préciser l'étiologie du chalazion sont demeurées négatives. Il n'a pas été possible de découvrir de parasite spécial dans la glande altérée tant par les cultures que par la recherche dans les tissus. On n'a pas réussi davantage dans la reproduction expérimentale de cette lésion.

L'examen histologique montre qu'il s'agit d'un processus inflammatoire chronique, c'est-à-dire d'une infiltration leucocytaire de la glande de Meibomius, avec désorganisation des acini et substitution d'un tissu formé de lymphocytes, de cellules épithéliales et parfois de quelques cellules géantes; ce sont ces éléments qui avaient fait supposer l'origine tuberculeuse du chalazion; les inoculations expérimentales n'ont pas confirmé cette hypothèse. Dans les chalazions anciens, il se forme à la périphérie des lésions glandulaires une organisation fibreuse plus ou moins dense qui donne au tissu sa résistance et ne permet plus une résorption spontanée complète.

Diagnostic. — Le diagnostic du chalazion ne présente aucune difficulté. Il est deux cas cependant où la confusion est la règle : la tarsite syphilitique gommeuse et l'épithélioma de la glande de Meibomius. C'est l'évolution surtout qui permet de rectifier le diagnostic.

Traitement. — Si le chalazion succède à un orgeolet meibomien on ne se hâtera pas d'intervenir, car, ainsi que nous l'avons vu, la guérison spontanée s'observe souvent. Il est habituel de prescrire des applications chaudes, des badigeonnages de teinture d'iode, des massages avec une pommade au précipité blanc (ou autre), mais l'efficacité de ces moyens est encore à démontrer.

L'intervention chirurgicale constitue le seul traitement sûrement efficace : suivant le cas, on fait l'incision et le curettage ou la dissection et l'excision du chalazion. Le mode opératoire diffère aussi suivant le siège du chalazion.

A la paupière supérieure, si la saillie sous-cutanée n'est pas très accusée, on pourra faire l'incision par la conjonctive et le curettage : toilette palpébro-conjonctivale ; instillation de cocaïne dans le sac conjonctival ; injection d'une demi-seringue de solution de cocaïne au 1/100, à la base de la paupière. L'opérateur luxe le tarse et maintient la paupière renversée entre l'index appliqué sur la face cutanée et l'ongle du pouce glissé dans le cul-de-sac supérieur. Le bistouri pénètre par la pointe dans la région du chalazion, la lame étant tournée du côté de l'opérateur et la direction de l'instrument étant parallèle au bord libre. La lame sectionne la conjonctive et le tarse et ressort à 5 millimètres ou plus du point de ponction. On saisit alors la curette et on l'introduit dans la plaie en ayant soin de cureter avec le bord tranchant de la curette (non avec le dos) ; pour cela on lui fait exécuter quelques mouvements rapides horizontaux et verticaux. L'opération faite, le pansement n'est pas utile puisqu'il n'y a pas de plaie exposée aux contacts extérieurs. On prescrira seulement des lotions avec de l'ouate et de l'eau bouillie.

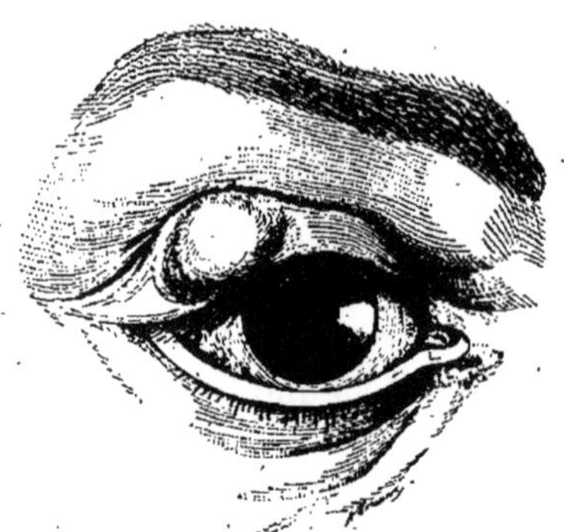

Fig. 36. — Chalazion de la paupière supérieure.

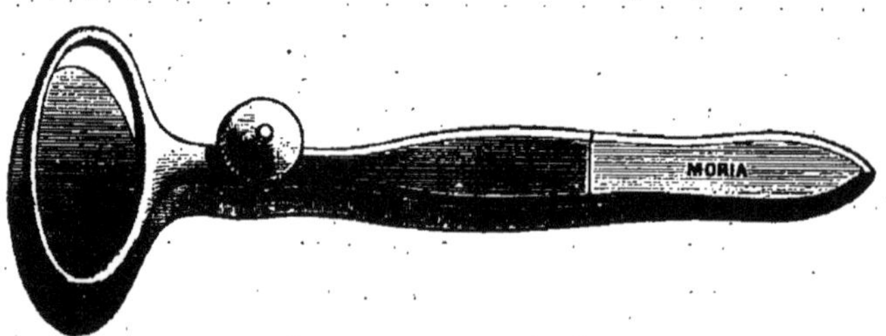

Fig. 37. — Pince de Desmarres.

Si le chalazion est très proéminent, s'il existe depuis un certain temps, il sera préférable de le disséquer en l'atteignant par la peau. Pour éviter l'hémorragie, toujours un peu gênante, on a recours à la pince hémostatique de Desmares ou pince fenêtrée à chalazion.

La branche pleine est introduite sous la paupière et la branche fenêtrée passe au devant de la paupière. On serre la vis modérément, car il faut éviter de provoquer une douleur trop vive. Incision parallèle au bord libre et passant par le centre de la saillie produite par le chalazion. De deux coups de bistouri on circonscrit la tumeur en haut et en bas au ras du tarse. Il n'est pas rare de perforer la paupière, car la partie conjonctivale du tarse dissocié par le chalazion peut être très mince. Ce petit incident est d'ailleurs sans conséquence. S'il reste quelques masses pulpeuses on les enlèvera de quelques coups de curette. Les lèvres de la plaie cutanée se réunissent sans qu'il soit nécessaire de mettre de points

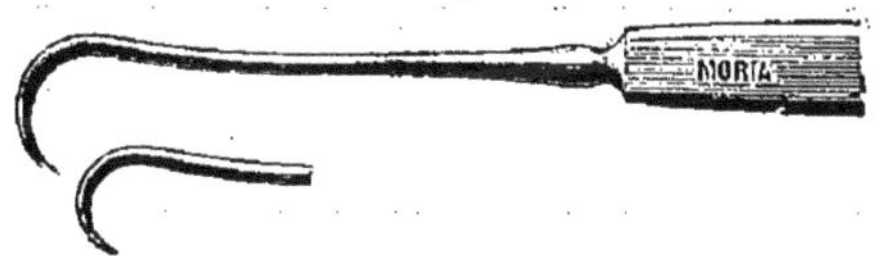

Fig. 38. – Crochet à chalazion.

Fig. 39. — Curette à chalazion.

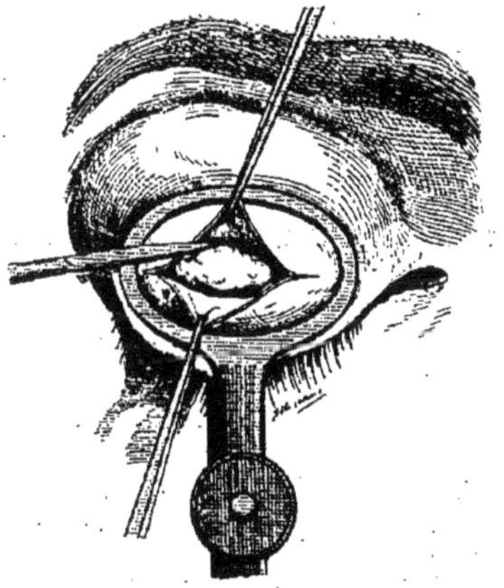

Fig. 40. — Dissection du chalazion de la paupière supérieure à travers la face cutanée. L'hémostase est réalisée par la pince de Desmarres.

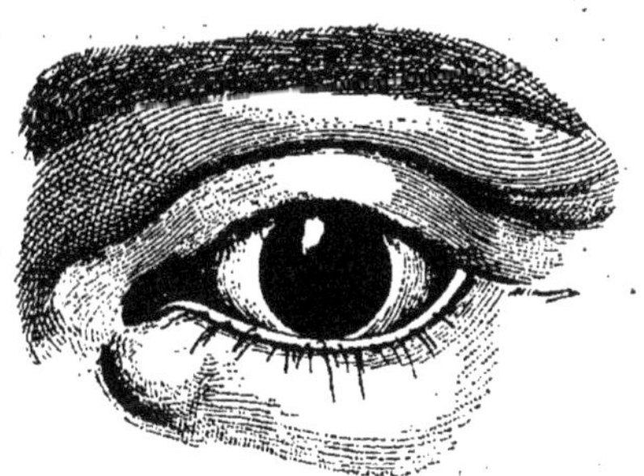

Fig. 41. — Chalazion de la paupière inférieure.

de suture. Pansement aseptique maintenu quarante-huit heures.

On aura recours à la même technique pour les chalazions marginaux de la paupière supérieure ou inférieure. Alors même qu'ils semblent très superficiels, on ne les supprimera complètement que par la dissection, et l'ablation complète. L'incision peut se faire dans l'espace intermarginal ou à 2 millimètres au-dessous de l'implantation ciliaire.

Pour le chalazion de la paupière inférieure, la technique est un peu différente et l'on peut toujours faire l'excision par la conjonctive. On se sert pour cela du crochet à chalazion que l'on introduit en plein dans le tissu du chalazion. On l'attire en haut et on fait une incision légèrement arquée à 1 millimètre au-dessous

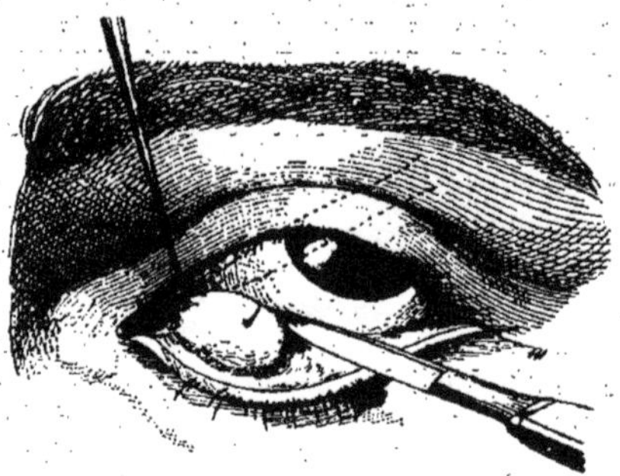

Fig. 42. — Harponnage du chalazion de la paupière inférieure et incision de la conjonctive.

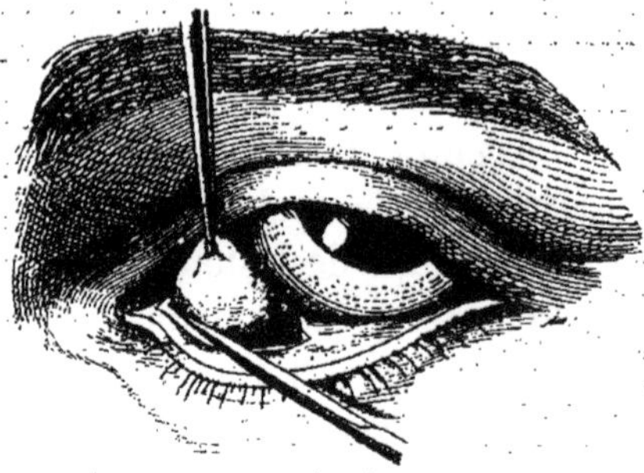

Fig. 43. — Dissection au bistouri du chalazion saisi avec la pince à travers l'incision conjonctivale.

du point de fixation du chalazion. On libère, de quelques coups de pointe, le chalazion qui apparaît dans la plaie; on le fixe avec la pince en enlevant le crochet et on l'énuclée facilement par quelques coups de bistouri ou de ciseaux. Le pansement peut être retiré au bout de douze ou vingt-quatre heures.

Tarsite syphilitique.

Les cas de tarsite syphilitique ne sont pas très fréquents et se présentent suivant trois types différents. Nous en avons décrit un à propos des blépharites, en raison de certaines analogies cliniques avec ces affections : c'est la tarsite marginale ou blépharite ulcéreuse syphilitique. Un autre type est caractérisé par un épaississement circonscrit au niveau duquel se produit bientôt une ulcération profonde cratériforme lorsqu'elle est éloignée du bord libre, ou en encoche lorsqu'elle atteint celui-ci. Le troisième type consiste dans un épaississement diffus du tarse de l'une ou des quatre paupières.

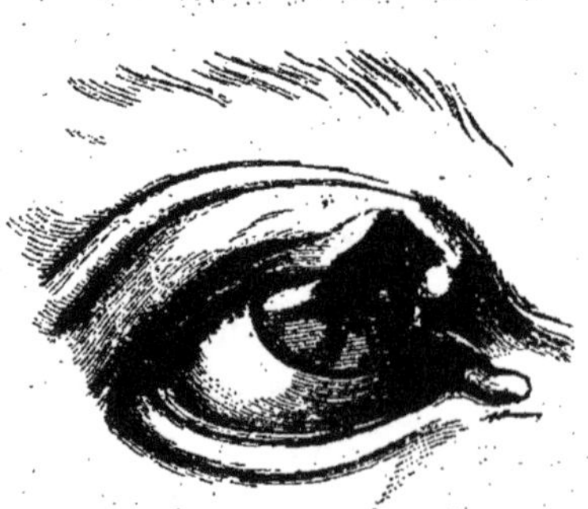

Fig. 44. — Tarsite ulcéreuse.

Ces lésions s'observent à tout âge de l'infection syphilitique.

Traitement. — Le traitement mercuriel général est indispensable; il devra être assez énergique, en raison des dégâts rapides qui peuvent se produire dans la charpente palpébrale. L'injection locale de sublimé au 1/3000 a paru utile dans certains cas pour renforcer l'effet du traitement général.

V. — TROUBLES DE L'APPAREIL MOTEUR DES PAUPIÈRES

L'appareil moteur des paupières est constitué par l'orbiculaire d'une part, le releveur de la paupière d'autre part. Ces deux muscles peuvent être le siège de phénomènes spasmodiques ou paralytiques d'origine nerveuse. Nous nous occuperons tout d'abord des troubles relevant de l'orbiculaire, puis ensuite de ceux qui intéressent le releveur.

Blépharospasme.

L'occlusion transitoire ou permanente des paupières résulte d'un spasme de l'orbiculaire lorsqu'elle n'est pas la conséquence d'une adhérence des paupières entre elles ou des paupières au globe oculaire.

A l'état normal, et sous l'influence d'une excitation qui a son point de départ dans la conjonctive et dans la rétine, il se produit 1 à 2 fois par minute une contraction rapide de l'orbiculaire donnant lieu à ce que l'on appelle le clignement. Sous l'influence de causes diverses le clignement peut acquérir une fréquence et une intensité anormales. On désigne ce symptôme du nom de *blépharospasme clonique* pour le différencier de *blépharospasme tonique* qui s'applique aux cas où la contraction de l'orbiculaire est permanente; on doit en séparer complètement le spasme partiel de l'orbiculaire donnant lieu à l'entropion spasmodique.

A. — *Blépharospasme clonique.*

On l'observe surtout chez des enfants de huit à quinze ans à dispositions névropathiques et présentant une petite cause d'irritation locale (conjonctivite folliculaire, blépharite, etc.). La contraction est en général bilatérale et symétrique; elle augmente d'intensité ou de fréquence sous l'influence des émotions.

L'affection n'a pas de tendance à persister indéfiniment comme c'est le cas, au contraire, lorsque la contraction de l'orbiculaire est une des manifestations de la maladie des tics. Dans ce dernier cas le spasme orbiculaire clonique est souvent unilatéral; il s'accompagne habituellement de contractions brusques des membres, d'émission de mots orduriers, d'un état mental particulier, etc.

Traitement. — Dans le cas de blépharospasme clonique, on traitera l'état local et on prescrira une hygiène générale, l'hydrothérapie, le bromure de potassium à l'intérieur, à la dose de 1 à 2 grammes.

S'il s'agit d'un tiqueur, on lui fera faire chaque jour des séances d'immobilisation (Meige).

B. — *Blépharospasme tonique.*

Toutes les affections irritatives de la conjonctive et surtout de la cornée peuvent donner lieu à un spasme réflexe de l'orbiculaire qui se manifeste aussitôt que le malade quitte l'obscurité.

Ce blépharospasme réflexe s'observe surtout dans les cas de phlyctènes de la cornée, de corps étranger de la conjonctive, de kératite interstitielle, d'iritis, etc. Il suffit le plus souvent d'anesthésier la conjonctive et la cornée avec la cocaïne ou tout autre anesthésique pour que le spasme palpébral diminue ou disparaisse complètement.

C'est le plus sûr moyen de diagnostic du blépharospasme réflexe avec le *blépharospasme hystérique*, qui peut avoir pour point de départ une lésion irritative des membranes externes, mais qui acquiert de suite une intensité hors de proportion avec les lésions qui lui ont donné naissance. Le blépharospasme hystérique ne se résout souvent que dans le sommeil chloroformique. Il peut durer des semaines ou des mois sans modification. Il est en général monoculaire, et s'accompagne parfois de modification de la sensibilité locale ou générale, et de rétrécissement du champ visuel.

Traitement. — Le traitement causal dans les cas de blépharospasme tonique réflexe suffira à le faire disparaître. Pour le blépharospasme hystérique, on aura recours en outre à la suggestion, à l'hydrothérapie, à l'isolement même si l'affection est rebelle.

C. — *Entropion spasmodique.*

C'est une forme de spasme orbiculaire limité à une partie du muscle orbiculaire, le plus souvent la partie marginale de la paupière inférieure.

L'affection est monoculaire ou bilatérale. Le bord libre de la paupière inférieure se renverse en dedans du côté du globe, de telle sorte que la marge ciliaire disparaît dans le cul-de-sac inférieur et vient frotter sur la conjonctive bulbaire et le bord inférieur de la cornée. En exerçant une légère traction sur la paupière, on rétablit sans difficulté la position normale du bord libre, mais dès que cesse la traction il suffit de quelques mouvements palpébraux pour que l'entropion se reproduise. Ce trouble provoque, par sa persistance, un état d'inflammation conjonctivale souvent pénible.

Étiologie. — La cause et la nature précise de l'entropion spasmodique ne nous sont pas exactement connues. Il apparaît parfois chez des opérés de cataracte, sous l'influence du port du bandeau ; il peut succéder à des lésions conjonctivales ou palpébrales, mais on l'observe aussi en dehors de toute cause provocatrice locale. Dans ces cas là, il peut être très persistant.

Traitement. — Dans les cas légers, on obtient souvent un

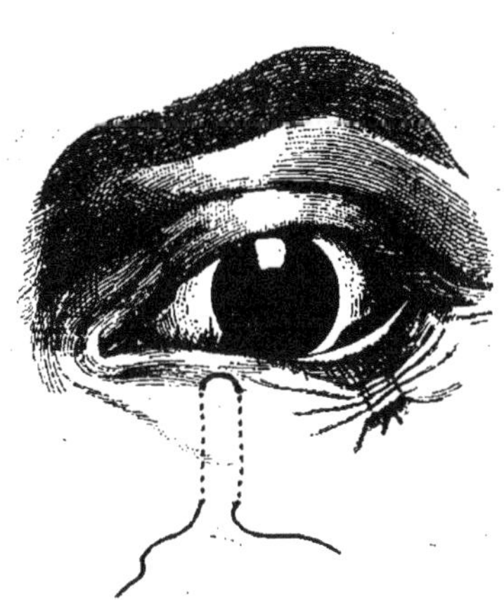

Fig. 45. — Sutures de Gaillard (vue de face). Le fil externe est lié, alors que le fil interne ne l'est pas encore.

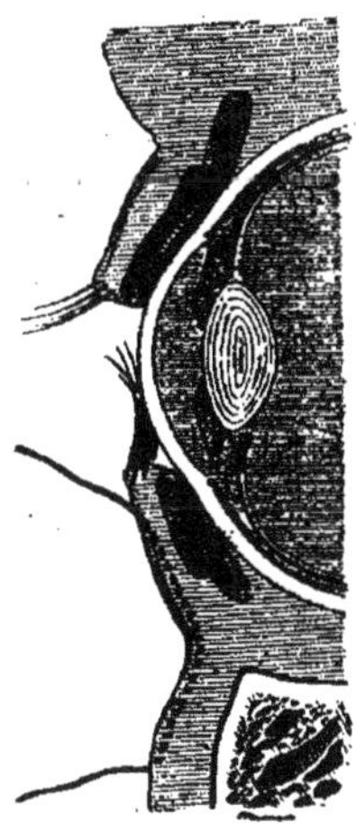

Fig. 46. — Sutures de Gaillard (profil). Le fil chemine sous la peau.

résultat suffisant par l'emploi répété des petits moyens suivants : l'instillation d'un collyre de cocaïne, d'une part, trois fois par jour, et, d'autre part, l'application sur la paupière entropionée de collodion normal (non riciné) qui, en se rétractant, empêche l'enroulement du bord libre.

Si le résultat n'est pas suffisant, on aura recours à l'application de sutures de Gaillard. Voici en quoi consiste cette petite intervention. On prépare deux ou trois fils armés de deux aiguilles courbes. Après anesthésie de la paupière par injection de cocaïne au centième, on introduit l'une des aiguilles courbes dans la région ciliaire en la faisant cheminer sous la peau jusqu'à la limite inférieure de la paupière. On introduit ensuite la seconde aiguille à un ou deux millimètres de la première et les deux chefs sont noués sur un petit tampon d'ouate. On place deux ou trois anses de fil semblables. Les fils sont maintenus en place pendant six, huit à dix jours, suivant que l'on désire obtenir une bride cicatricielle plus ou moins forte.

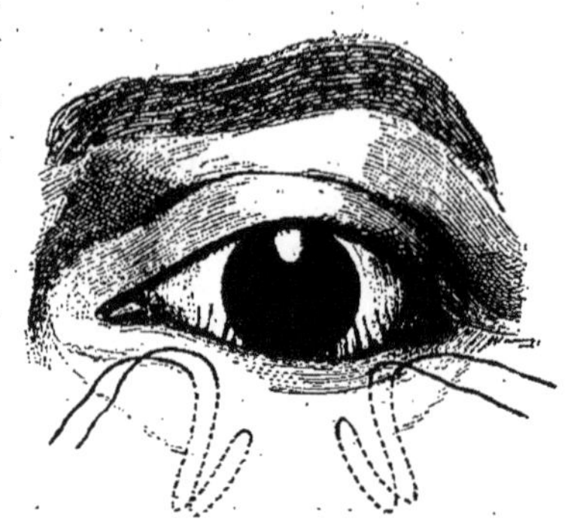

Fig. 47. — Entropion spasmodique. Sutures de Snellen (face).

Dans le procédé de Snellen, on prend aussi un fil armé de deux aiguilles; celles-ci sont enfoncées dans le fond du cul-de-sac inférieur, à 2 millimètres l'une de l'autre. Elles traversent la paupière horizontalement et ressortent à la face cutanée pour rentrer aussitôt et cheminer verticalement sous la peau jusqu'à 2 millimètres du bord libre. Arrivés là, les deux chefs sont noués sur une perle ou un tube de caoutchouc fin.

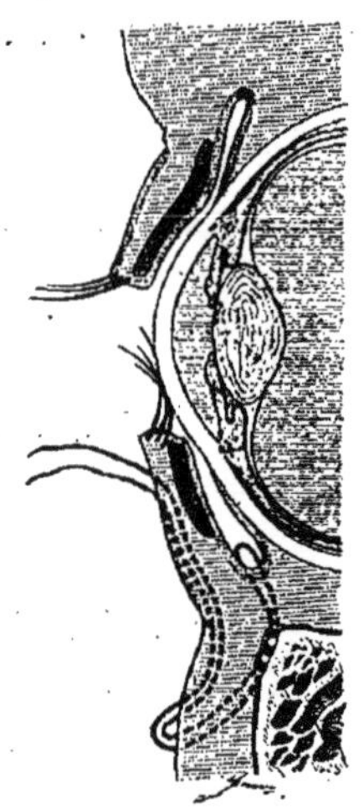

Fig. 48. — Procédé de Snellen (profil).

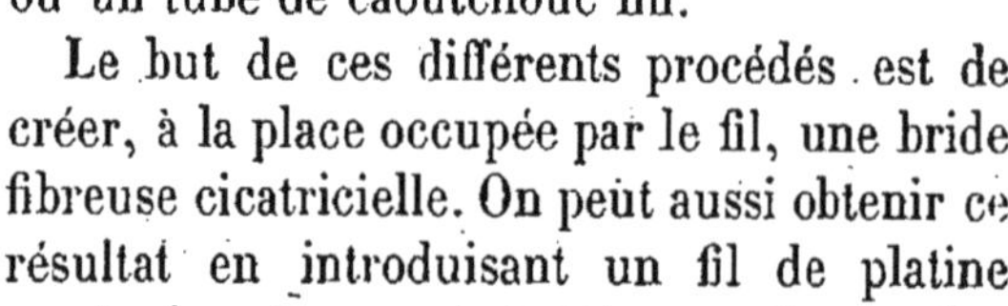

Le but de ces différents procédés est de créer, à la place occupée par le fil, une bride fibreuse cicatricielle. On peut aussi obtenir ce résultat en introduisant un fil de platine sous la peau, puis en réunissant ses extrémités aux deux pôles d'un courant galvanique assez fort pour faire rougir l'anse ainsi réalisée. On provoquera une petite eschare qui sera remplacée après trois semaines par une bride cicatricielle.

Paralysie de l'orbiculaire. Lagophtalmie.

La paralysie de l'orbiculaire se traduit surtout par l'inocclusion ou l'occlusion imparfaite de la fente palpébrale. C'est le symptôme inocclusion que l'on désigne du mot de lagophtalmie ou lagophtalmos. Lorsque l'inocclusion résulte de la paralysie de l'orbiculaire, on dit le lagophtalmos paralytique.

Dans la paralysie complète de l'orbiculaire, les mouvements de la paupière supérieure ne sont pas complètement abolis puisque le releveur continue à agir, mais la paupière inférieure ne peut plus se rapprocher de la supérieure, le plissement des paupières ne se fait plus et lorsqu'on commande au malade de fermer les yeux, on voit le globe se convulser en haut, tandis que la sclérotique reste à découvert dans une étendue de 5 à 7 millimètres en hauteur. Le bord libre de la paupière inférieure tend à s'écarter légèrement du globe et l'écoulement des larmes ne se fait plus régulièrement.

Une conséquence possible de cette inocclusion consiste dans une vulnérabilité plus grande de la cornée qui peut s'ulcérer et même s'infecter. A la longue, le bord libre des paupières tend à se renverser en dehors, laissant voir la face muqueuse de la paupière qui bientôt s'enflamme et forme un épais bourrelet. C'est l'état que l'on désigne du nom d'ectropion paralytique et qui devient permanent si l'on n'y porte remède. Toutes les causes de paralysie faciale périphérique peuvent donner lieu à ce type de paralysie complète de l'orbiculaire.

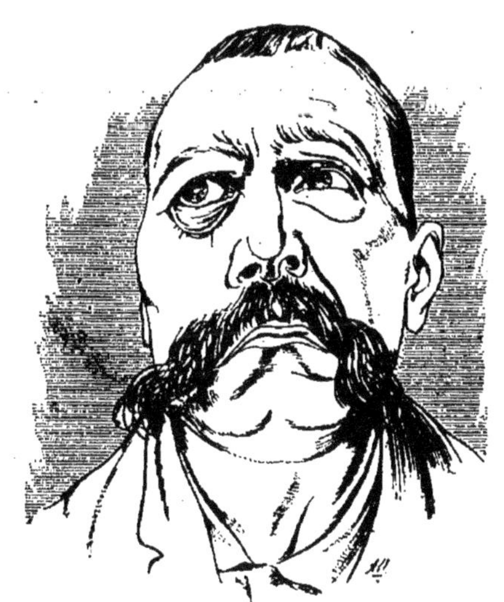

Fig. 49. — Ectropion paralytique par paralysie faciale.

Il est un autre type de parésie de l'orbiculaire qui accompagne la paralysie faciale du type central (hémiplégie faciale). Le jeu des paupières se fait sans modification apparente, mais si l'on engage le malade à contracter son orbiculaire (acte de fermer les paupières) d'un seul côté, on constate qu'il le fait facilement du côté sain alors que du côté hémiplégié la contraction isolée n'est plus possible. C'est à ce signe que l'on donne le nom de « signe de l'orbiculaire ».

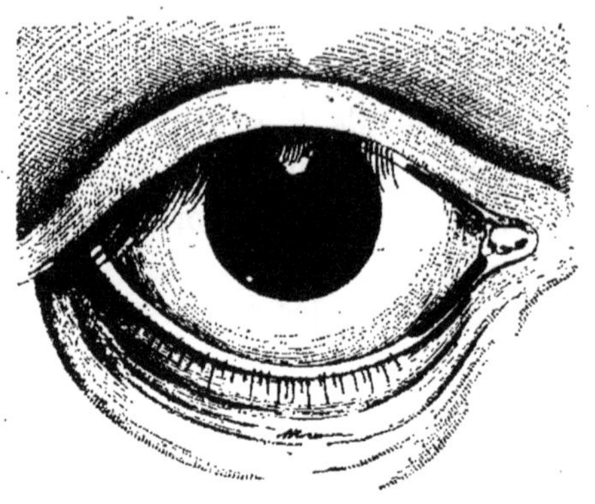

Fig. 50. — Blépharorraphie partielle pour remédier à un lagophtalmos paralytique. Les deux surfaces ombrées situées en dehors de la commissure interne correspondent aux surfaces d'avivement (vues de face).

Diagnostic. — Le diagnostic du lagophtalmos paralytique ne présente aucune difficulté ; une simple inspection de la région palpébrale cutanée permettra de le différencier du lagophtalmos cicatriciel consécutif aux brûlures ou à certaines lésions nécrotiques des paupières.

Certaines formes d'atrophie musculaire s'accompagnent d'un lagophtalmos par atrophie de l'orbiculaire. Mais la plupart du temps c'est une paralysie faciale qui entraîne le lagophtalmos.

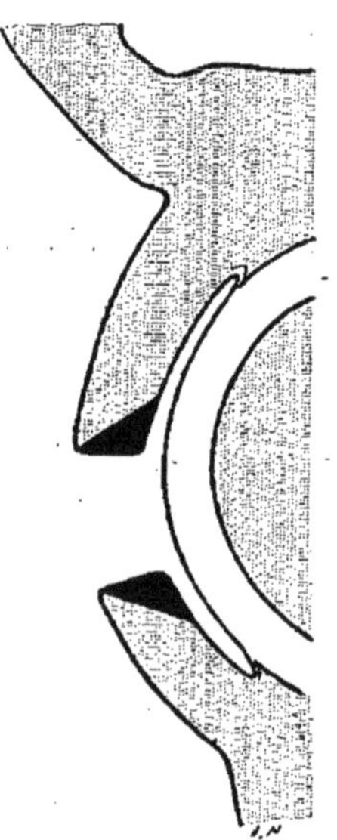

Fig. 51. — Blépharorraphie. Profil montrant la partie du bord libre à aviver.

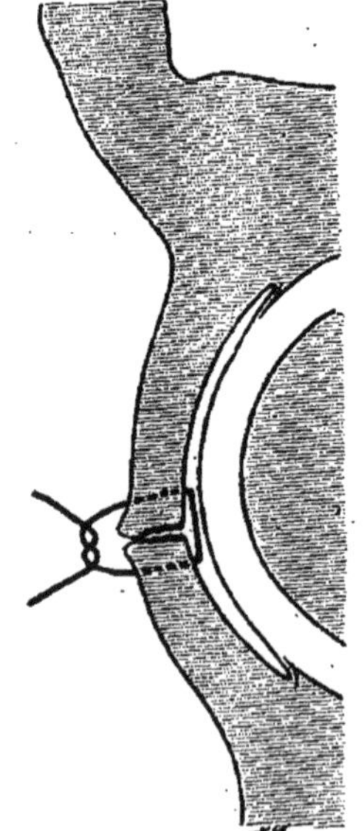

Fig. 52. — Blépharorraphie. Profil montrant le passage du fil.

On ne se contentera pas du diagnostic de paralysie de l'orbiculaire, mais on cherchera à déterminer la cause et le siège de la lésion entraînant le trouble moteur, ce qui constitue, à proprement parler le diagnostic de la paralysie faciale.

Traitement. — Lorsque la lésion qui a donné lieu à la paralysie faciale est susceptible de guérison, le traitement s'adressera uniquement à la paralysie faciale. S'il s'agit d'une paralysie définitive comme celle qui succède à une section nerveuse, il sera souvent nécessaire de remédier aux conséquences que la paralysie de l'orbiculaire peut avoir sur la position de la paupière ou sur l'intégrité de la cornée. Le traitement consistera dans un rétrécissement de la fente palpébrale par une ou deux blépharorraphies partielles. Après avivement des bords palpébraux on établit une adhérence un peu en dehors des points lacrymaux et au niveau de la commissure externe. Cette adhérence empêche la formation d'un ectropion paralytique.

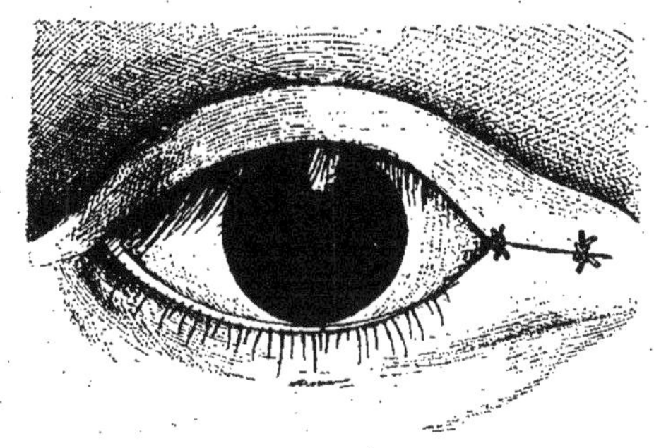

Fig. 53. — Blépharorraphie partielle après suture.

Spasme du releveur de la paupière.

Le spasme du releveur de la paupière ou rétraction spasmodique de la paupière supérieure s'observe rarement. Ce trouble peut exister à l'état de symptôme isolé ou accompagner une ophtalmoplégie externe du même côté ou une paralysie ancienne de l'œil du côté opposé. Lorsque le malade regarde devant lui, la fente palpébrale est plus largement ouverte; s'il regarde vers le sol la paupière supérieure ne suit pas le mouvement d'abaissement du globe. Enfin l'occlusion des paupières est incomplète; il se produit un lagophtalmos par insuffisance d'abaissement de la paupière supérieure.

Ce symptôme est encore peu connu dans ses causes et sa nature. Pour remédier à ce trouble, Truc a pratiqué avec succès la ténotomie du releveur palpébral.

Ptosis paralytique. Paralysie du releveur palpébral.

Les mots de ptosis paralytique servent à désigner la chute de la paupière supérieure ou l'abaissement de son bord libre résultant d'une paralysie acquise du releveur de la paupière supérieure innervé par un rameau de la 3e paire crânienne, le nerf oculo-moteur commun. On en sépare le ptosis congénital qui a été décrit plus haut et le pseudo-ptosis réalisé par diverses affections que nous envisagerons à propos du diagnostic.

Symptômes. — Lorsque le ptosis est complet, la paupière supérieure tombe comme un voile inerte ; les plis et sillons de la peau sont effacés et quelque effort que le malade fasse pour suppléer à la paralysie du releveur, la fente palpébrale ne s'entr'ouvre pas ou si peu que la vision de l'œil correspondant est absolument anihilée. Si le ptosis complet affecte les deux côtés, le malade est forcé, pour y voir, de relever l'une des paupières supérieures avec un doigt.

Dans les paralysies incomplètes, l'abaissement de la paupière supérieure est beaucoup moins considérable, de telle sorte qu'une partie de la cornée ou de la pupille peut être découverte. On observe en général, chez le malade porteur de ce trouble, une attitude compensatrice particulière : la tête est renversée en arrière, les muscles frontaux sont fortement contractés, ce qui entraîne un plissement très accusé de la peau du front. Si l'on engage le malade à regarder en haut, on voit le bord libre de la paupière supérieure demeurer immobile, alors que la cornée et la pupille disparaissent derrière la paupière.

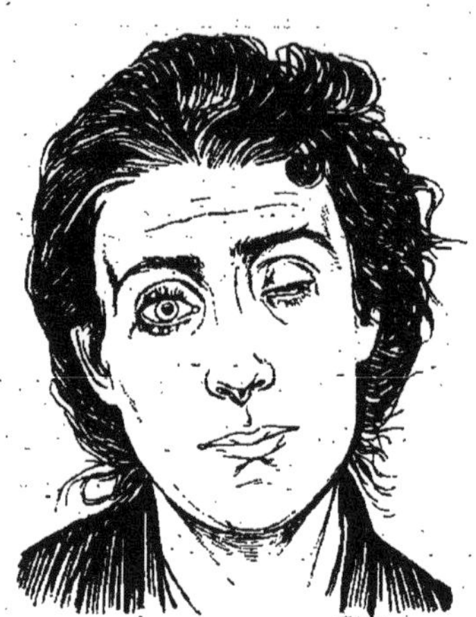

Fig. 54. — Ptosis paralytique de l'œil gauche.

En dehors de la gêne visuelle, le ptosis ne s'accompagne d'aucune autre sensation subjective. Dans les cas de ptosis paralytique de la 3e paire, il empêche la production de la diplopie et supprime la gêne souvent très accusée résultant de ce trouble.

Pour mesurer le degré d'un ptosis on se servira du périmètre (voir p. 328 la description de cet appareil). La tête étant placée sur le support, l'œil devra se trouver au niveau du plan passant par le centre de l'axe. On recherche dans quelle étendue verticale la lecture peut se faire sans renversement de la tête. Dans les conditions normales la lecture se fait encore à 45° ou 50°. Dans les cas de ptosis incomplet, elle se fera à 10, 20, 40°.

Formes cliniques. — A part quelques faits exceptionnels où le ptosis a pu être rattaché à une lésion musculaire, à une myosite du releveur, la paralysie du releveur a pour cause une lésion des filets nerveux innervant le muscle : cette lésion peut siéger dans l'orbite, dans le trajet de l'oculo-moteur commun, à la base du crâne ou enfin au niveau des noyaux protubérantiels. C'est de l'ensemble des symptômes qui accompagnent ou non le ptosis paralytique que l'on déduit le siège probable de la lésion et à ce point de vue on peut envisager trois formes cliniques principales du ptosis paralytique acquis.

Le *ptosis isolé*, caractérisé par l'absence de tout autre trouble oculo-moteur.

Le *ptosis accompagné* d'autres troubles oculo-moteurs.

Le *ptosis associé* à d'autres symptômes neuropathologiques.

Ptosis isolé. — Il peut être la conséquence d'un *traumatisme* direct, d'un coup de feu, d'une fracture de la voûte orbitaire qui atteignent le nerf du releveur dans l'orbite. La cause cependant de beaucoup la plus fréquente est la *syphilis*, qu'elle revête la forme clinique de la périostite orbitaire ou de la méningite gommeuse basilaire, ou qu'elle évolue suivant le type tabétique. Le ptosis isolé unilatéral ou bilatéral peut être la première manifestation apparente d'un tabes. Il survient souvent d'une manière brusque et complète. Son évolution n'a rien de constant, mais il n'est pas rare qu'il soit de courte durée et qu'après 3 à 6 semaines on assiste à un retour complet de la mobilité palpébrale. Il peut aussi récidiver ou persister indéfiniment.

Le ptosis par lésion périostée ou basilaire s'accompagne de phénomènes douloureux, de symptômes du côté du nerf optique. Il est plus nettement influencé par le traitement mercuriel.

Les *tumeurs orbitaires*, les *sinusites frontales ou sphénoïdales* peuvent aussi, quoique plus rarement, donner lieu à un ptosis isolé.

Ptosis accompagné. — C'est le ptosis qui fait partie de la paralysie complète de l'oculo-moteur commun. Nous nous en occuperons à propos des paralysies orbitaires, basilaires ou bulbo-protubérantielles de la 3e paire (voir p. 566).

Ptosis associé. — L'association d'un ptosis à d'autres symptômes cérébraux ou généraux, a un grand intérêt diagnostique. Nous rappellerons rapidement les principaux de ces syndromes que l'ophtalmologiste doit connaître, le trouble oculaire étant souvent celui qui fixe le plus l'attention.

Dans la *maladie de Gerlier* ou *vertige paralysant*, il s'agit d'un trouble survenant par accès caractérisés par une douleur de la nuque, une parésie musculaire intermittente et des troubles oculaires, entre autres le ptosis. L'accès ne dure jamais plus de 10 à 15 minutes, mais il peut se répéter. L'affection a été observée en France et au Japon.

Le ptosis peut s'observer aussi dans cette forme d'*intoxication alimentaire* qui porte le nom de *botulisme* et qui est due à l'absorption d'une toxine élaborée par un microbe anaérobie; les symptômes débutent 24 à 48 heures après l'ingestion des aliments altérés; il y a, en dehors du malaise, des vomissements, de la sécheresse de la gorge, une paralysie accommodative bilatérale et du ptosis. Si le malade survit à cette intoxication, le ptosis disparaît après quelques semaines.

Dans quelques cas très exceptionnels d'*intoxication diphtérique* on a vu le ptosis accompagner l'ophtalmoplégie extérieure et la paralysie accommodative.

Le *syndrome de Weber* est un type de ptosis (avec ou sans paralysie des autres branches de la 3e paire) associé à une hémiplégie siégeant du côté opposé. Ce syndrome est réalisé le plus souvent par une lésion de la région pédonculaire (tubercule, syphilome, tumeur, hémorragie); il peut être produit parfois par un abcès cérébral du lobe temporo-sphénoïdal (Mac Even) consécutif à une infection auriculaire pharyngienne ou sinusienne.

Diagnostic. — Si la détermination exacte de la nature et de la cause du ptosis paralytique offre parfois certaines difficultés, il est rare que l'on confonde le ptosis paralytique avec le pseudo-ptosis relevant de troubles indépendants du releveur palpébral. Ce n'est guère que dans les cas de ptosis incomplet que la confusion sera possible : la conjonctivite granuleuse au début donne souvent lieu à un léger abaissement du bord libre; il en est de même de certains cas de tarsite syphilitique ou de trichinose, mais ce sont surtout le ptosis pseudo-paralytique hystérique et le ptosis sympathique qui peuvent créer une confusion. On trouvera plus loin la description du syndrome sympathique. Le ptosis pseudo-paralytique hystérique, décrit par Parinaud, consiste dans un abaissement modéré de la paupière supérieure avec abaissement du sourcil du même côté. Ce trouble unilatéral, et qui paraît causé par un spasme de l'orbiculaire, s'accroît parfois lorsqu'on engage le malade à regarder en haut.

Pronostic. — Le pronostic dépend de l'affection générale ou locale à laquelle est lié le ptosis. Le ptosis traumatique constitue la forme la plus bénigne.

Traitement. — Le traitement médical ne peut s'adresser qu'à la cause du trouble paralytique. Lorsqu'après quelques mois de ce traitement le ptosis ne subit plus de modification on pourra envisager l'opportunité d'une intervention chirurgicale. Il y aura différents cas particuliers à envisager.

a. Le ptosis s'accompagne d'une paralysie complète de l'élévation du globe oculaire. On devra s'adresser aux procédés qui raccourcissent la hauteur de la paupière par une résection tarso-cutanée et qui établissent une suppléance fonctionnelle du releveur par le muscle frontal : procédé de de Wecker ou d'Angelucci.

b. Le mouvement d'élévation du globe est conservé. On demandera la suppléance fonctionnelle au releveur du globe : procédé de Motais ou procédé de Parinaud.

c. Le ptosis est très faiblement accusé et la correction a surtout un but plastique : on pourra se contenter d'une résection tarso-musculaire : procédé de Gillet de Grandmont.

Laissant de côté la pince à ptosis de Sichel avec laquelle on pince la peau de la paupière supérieure au-dessus du sourcil pour obtenir une correction du ptosis nous décrirons rapidement ces différents procédés opératoires, en rappelant qu'il faudra veiller à ce que l'occlusion palpébrale puisse se faire après l'intervention et qu'il serait dangereux, sous prétexte de corriger un ptosis, de créer un lagophtalmos.

A l'exception de l'opération de Gillet de Grandmont que l'on peut faire à la cocaïne, il est nécessaire pour la bonne exécution des autres interventions de recourir à l'anesthésie générale chloroformique.

Procédé de de Wecker. — On circonscrit par deux incisions légèrement arquées un lambeau cutané en croissant et correspondant à la moitié supérieure du tarse, puis on le résèque. On passe deux fils dont chaque chef porte une aiguille dans la peau et le tissu épitarsien situé au-dessous de l'incision inférieure. Les aiguilles cheminent sous la peau jusqu'au-dessus de l'implantation du sourcil, où elles ressortent. Les deux chefs de chaque fil sont noués sur un petit tube de caoutchouc; le fil n'est enlevé qu'après 2 à 4 semaines, ce qui a pour effet de produire une bride cicatricielle sous-cutanée.

Procédé d'Angelucci. — C'est le tendon du releveur qui est fixé au frontal dans ce procédé. On fait une incision parallèle au sourcil et, à 2 ou 3 millimètres au-dessous du bord orbitaire, on incise l'orbiculaire de manière à pouvoir charger sur un crochet le tendon du releveur qui est sectionné à 4 millimètres du bord supérieur du tarse. Ce tendon est traversé par deux anses de fil armées chacune de deux aiguilles qui sont dirigées en haut entre le périoste et le muscle frontal, traversant la peau au-dessus du sourcil. Les deux chefs sont noués sur un tube en caoutchouc et, suivant le degré de traction sur les fils, on obtient un résultat plus ou moins considérable.

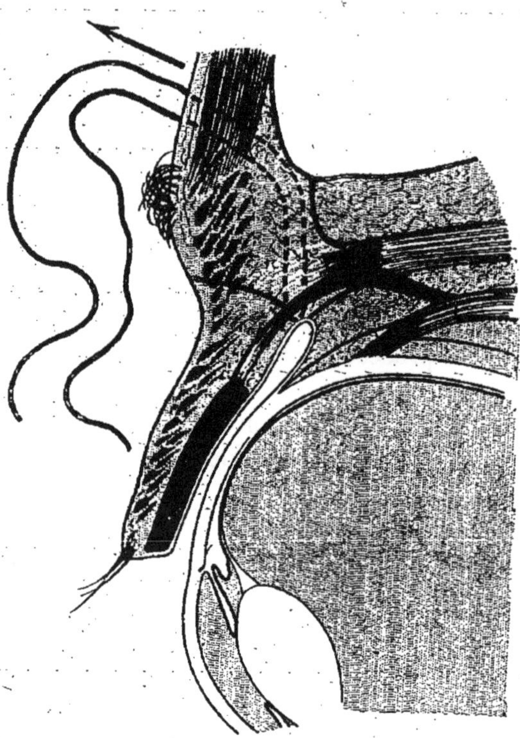

Fig. 55. — Procédé d'Angelucci pour l'opération du ptosis par suppléance du muscle frontal. Le profil montre la disposition des sutures.

Procédé de Motais. — La suppléance est obtenue par le droit supérieur dont une languette est fixée au bord supérieur du cartilage tarse. Le globe oculaire est abaissé fortement et fixé à l'aide d'une pince ou d'un crochet à chalazion saisissant le tissu épiscléral au-dessus du bord supérieur de la cornée. La paupière supérieure est retournée et fixée, ce qui met au jour le cul-de-sac supérieur. On incise la conjonctive bulbaire et le cul-de-sac jusqu'au bord supérieur du tarse, puis on met à nu le tendon du droit supérieur que l'on charge sur un crochet à strabisme. Un fil est passé en

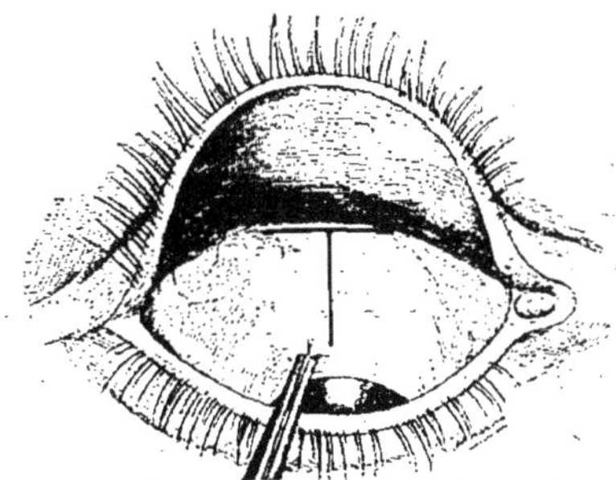

Fig. 56. — Opération du ptosis. Procédé de Motais. Le T indique le tracé de l'incision conjonctivale. L'arc pointillé correspond à la portion du tarse à réséquer.

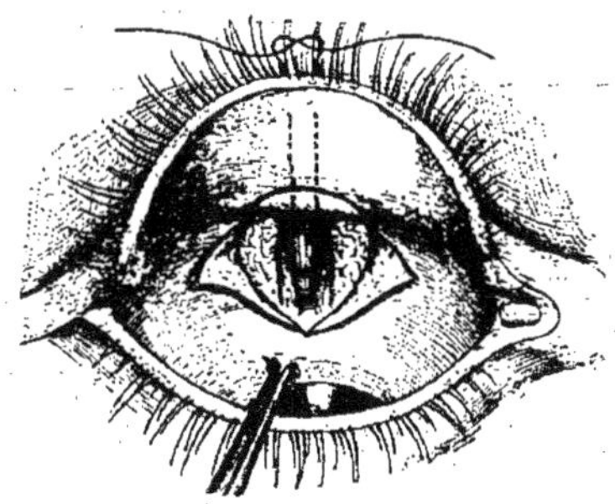

Fig. 57. — Procédé de Motais. Libération de la languette du droit supérieur.

séton dans la partie moyenne du tendon, puis on exerce une légère traction permettant de libérer avec les ciseaux la partie soulevée dont on aura soin de laisser l'extrémité musculaire en rapport avec le corps du muscle droit. La languette est alors fixée au bord supérieur du tarse dont on réséquera une portion plus ou moins grande suivant l'effet à obtenir. Les deux chefs du fil sont passés dans le bord supérieur du tarse, traversent la couche musculaire de la paupière et viennent ressortir à la face cutanée à 3 ou 4 millimètres du bord libre. On les noue en rosette sur un tube en caoutchouc, ce qui permet d'augmenter ou de diminuer la constriction suivant l'effet à obtenir. Les fils sont retirés après 6 à 7 jours.

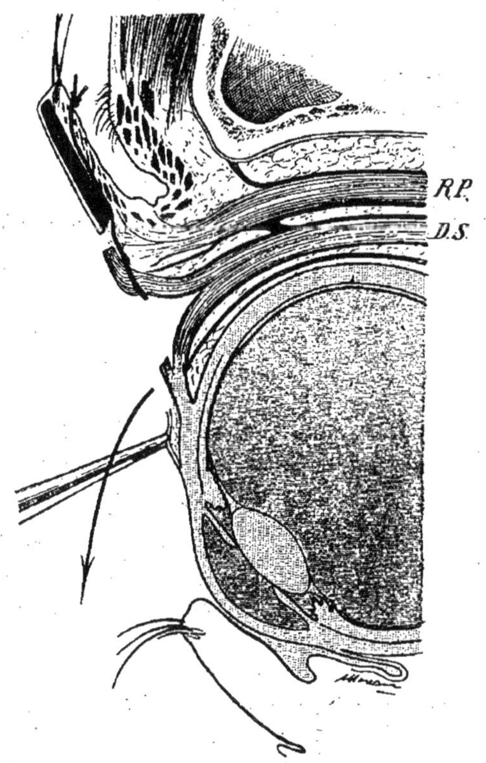

Fig. 58. — Procédé de Motais. Rapports du releveur palpébral, du droit supérieur et de la languette destinée à établir la suppléance.

Procédé de Parinaud. — Au lieu de détacher une languette du droit supérieur, on passe un fil sous le tendon du droit supérieur. Les deux chefs de ce fil passent dans les lèvres de la plaie conjonctivale, rentrent dans cette plaie, pénètrent dans le tarse dont le bord supérieur est excisé et sont finalement noués sur la face cutanée du bord libre de la paupière. Suivant le degré de constriction des fils, on obtient un effet plus ou moins accusé. On gradue également l'effet en enlevant les fils plus ou moins tôt. La bride cicatricielle créée par le fil est d'autant plus rétractile que le fil est laissé plus longtemps en place.

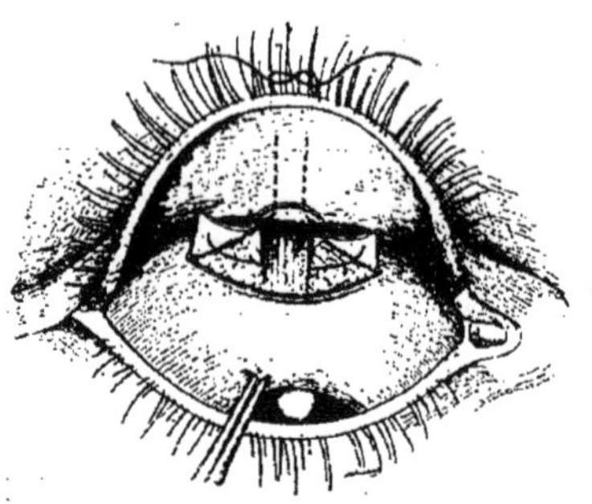

Fig. 59. — Procédé de Parinaud. Le fil passe sous le tendon, traverse la conjonctive et pénètre dans l'encoche tarsienne pour cheminer devant le tarse jusqu'au bord libre.

Procédé de Gillet de Grandmont. Résection tarso-musculaire. — Ce procédé est souvent avantageusement combiné à l'un des précédents dans le but de parfaire l'effet cosmétique.

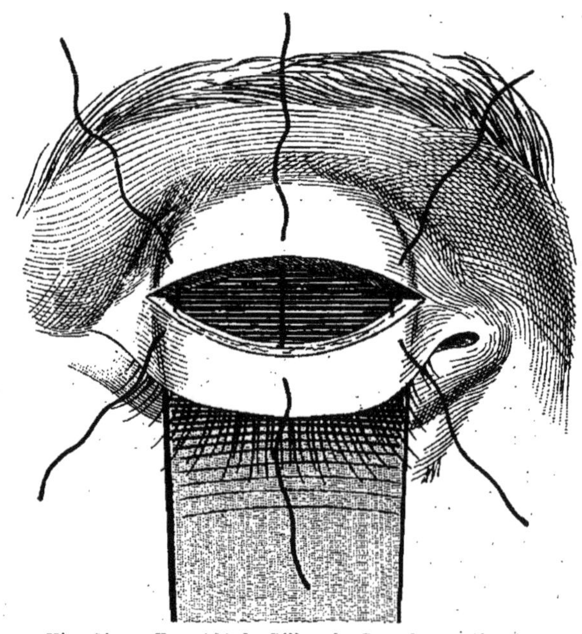

Fig. 60. — Procédé de Gillet de Grandmont (face). Les sutures passent dans le tissu prétarsien.

La paupière supérieure est soulevée par l'introduction de la plaque métallique. On fait une incision légèrement arquée et correspondant au bord supérieur du tarse. On dissèque la peau dont un aide maintient les deux lèvres écartées, puis on circonscrit, par deux incisions faites à fond, un croissant de muscle orbiculaire et de tarse dont la hauteur correspondra à peu près au relèvement que l'on veut obtenir. L'incision inférieure sera faite au-dessus de la rangée des bulbes pileux, c'est-à-dire à 3 millimètres au moins du bord libre. On réunit la plaie par trois points de suture passés à travers les lèvres de l'incision cutanée, puis dans le tissu superficiel des deux lèvres du tarse.

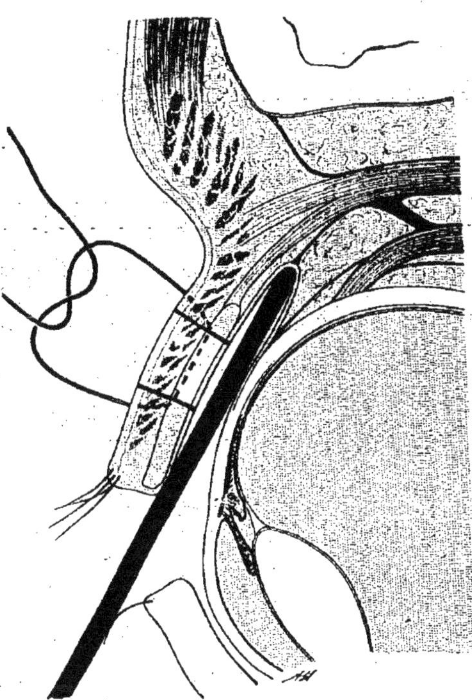

Fig. 61. — Procédé de Gillet de Grandmont (profil). Les deux traits parallèles circonscrivent le segment tarso-musculaire à réséquer.

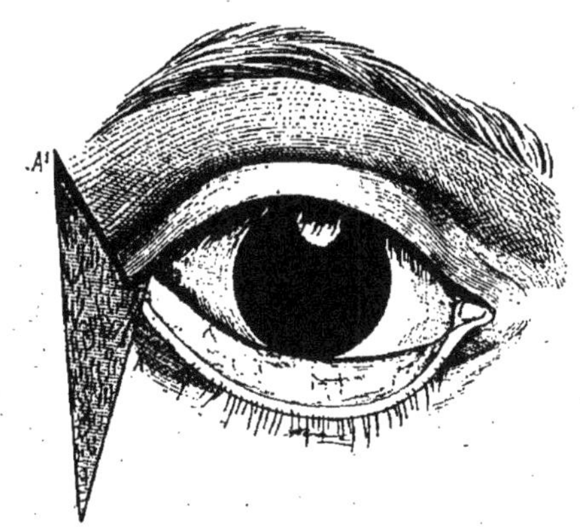

Fig. 62. — Opération de l'ectropion de la paupière inférieure. Procédé de Szimanowski. Excision triangulaire et glissement du lambeau cutané A en A'.

Ectropion paralytique.

On entend par le terme d'ectropion, un renversement du bord libre de la paupière en dehors, dont la conséquence est la mise à nu de la face conjonctivale tarsienne de la paupière inférieure le plus souvent.

Nous venons de la signaler comme une des conséquences possibles de la paralysie faciale périphérique. On l'observe aussi dans certains états inflammatoires ou non du bord palpébral (blépharo-conjonctivites chroniques, infiltrations lépreuses ou syphilitiques des paupières, etc.), qui semblent agir aussi par l'intermédiaire du muscle orbiculaire, paralysé partiellement tout au moins. Il n'est pas rare que cet état inflammatoire soit la conséquence d'une affection lacrymale. Suivant les cas, on qualifie l'ectropion de lacrymal, de blépharo-conjonctival, etc. Nous envisagerons plus loin une variété d'ectropion très différente et à laquelle on réserve le nom d'ectropion cicatriciel, parce qu'il est la conséquence d'une traction sur la peau produite par une cicatrice palpébrale ou faciale.

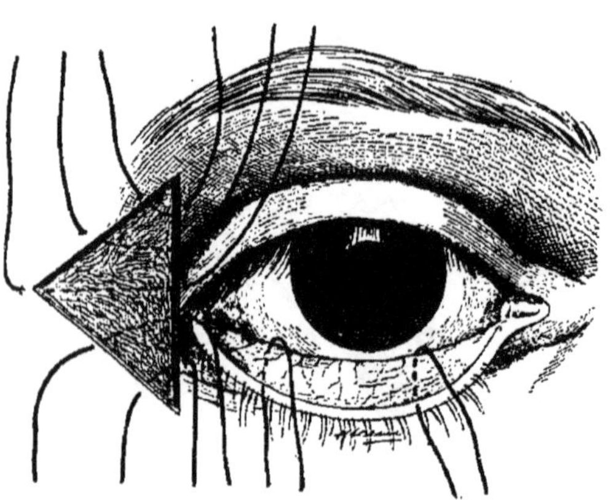

Fig. 63. — Opération de l'ectropion de la paupière inférieure. Procédé de Terson. Excision d'un lambeau cutané triangulaire et résection de la muqueuse ectropionnée.

Traitement. — Il est toujours chirurgical, mais les procédés en sont nombreux et ont leurs indications spéciales. Le traitement des affections lacrymales ou blépharo-conjonctivales précédera toujours le traitement de l'ectropion proprement dit; ce traitement suffit souvent à faire disparaître un ectropion au début et peu accusé.

Raies de feu. — Si le résultat désiré n'est pas obtenu, et à la condition que l'éversion du bord palpébral ne soit pas complète, on peut encore, par la création de brides cicatricielles obtenues par cautérisation ignée profonde, redresser la paupière. On se sert du galvanocautère. Après instillations répétées de cocaïne et aseptisation conjonctivale, on glisse entre la paupière inférieure et le globe la plaque palpébrale, et par traction sur la peau on renverse complètement la paupière. La pointe du galvanocautère, tenue verticalement, est enfoncée dans la région médiane du cul-de-sac inférieur, puis ramenée rapidement vers le bord correspondant de la paupière, en créant un sillon de cautérisation conjonctivale et sous-conjonctivale, plus ou moins profond suivant l'effet à obtenir. On pratique ainsi 3 ou 4 « raies de feu » verticales et parallèles. Un pansement est appliqué les premiers jours pour éviter l'infection des eschares. Le résultat n'apparaît qu'après 3 ou 4 semaines, lorsque la cicatrisation fibreuse est terminée. C'est là un des petits inconvénients du procédé, et il sera utile d'en prévenir l'opéré.

Excision cutanée triangulaire. — Dans les degrés plus marqués d'ectropion, il faudra recourir à une intervention sanglante qui peut d'ailleurs être pratiquée avec l'anesthésie cocaïnique seule. Le principe des différents procédés opératoires décrits est toujours le même : il consiste dans un raccourcissement de la peau de la paupière, plus considérable au niveau du bord libre et réalisé par une excision triangulaire dans la région de la commissure externe. Dans le procédé de Szymanowski (fig. 62), on tend le bord libre de la paupière en suturant l'angle que forme ce bord avec l'incision verticale (A) dans l'angle supérieur (A') de la plaie.

Dans le procédé de Terson (fig. 63) le triangle de peau excisée ne comprend pas le bord libre. On fait aussi l'excision de la surface conjonctivale ectropionnée à l'aide de la pince et des ciseaux, et on réunit les lèvres par deux fils de suture à la soie fine.

Déviations cicatricielles des paupières.

Suivant le siège et la nature des lésions cicatricielles, la paupière est déviée en dehors ou en dedans et l'on parle d'ectropion ou d'entropion cicatriciel. La présence des cicatrices empêchera toute confusion avec l'ectropion et l'entropion spasmodique dont il a déjà été question.

Ectropion cicatriciel.

L'ectropion cicatriciel peut offrir différents degrés en rapport avec l'intensité des lésions cutanées ou profondes qui lui ont donné naissance. C'est parfois un léger bâillement de la paupière inférieure ou supérieure empêchant le contact du bord libre avec le globe et entraînant du larmoiement, puis une inflammation de la conjonctive. Dans les cas extrêmes, la face conjonctivale d'une ou des deux paupières est entièrement retournée. Le bord libre est attiré vers le bord supérieur ou inférieur de l'orbite et le globe oculaire n'est plus protégé par les paupières.

En plus de l'effet disgracieux résultant des bourrelets rougeâtres qui entourent le globe, il peut alors se produire des lésions de la cornée (ulcération, infection cornéenne) qui ont été déjà indiquées à propos du lagophtalmos.

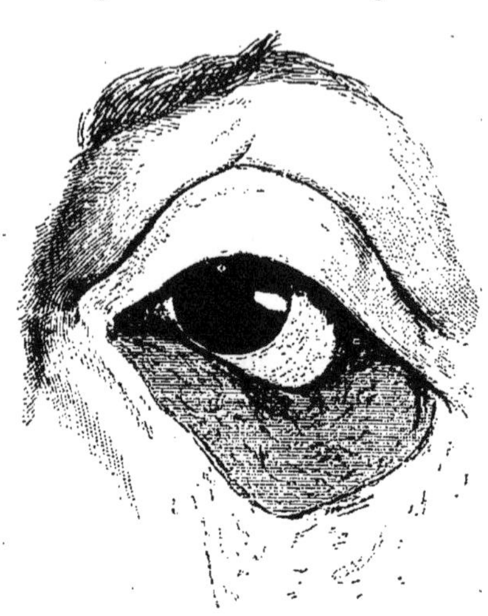

Fig. 64. — Ectropion cicatriciel de la paupière inférieure causé par un lupus de la joue.

Étiologie. — L'ectropion cicatriciel succède le plus souvent à une brûlure par le feu ou par un acide ayant atteint le derme. Il peut aussi être la conséquence d'une inflammation ulcéreuse de la peau (lupus, syphilide ulcéreuse) ou d'un épithélioma sclérosant, d'un plaie infectée, etc.

Traitement. — Il sera toujours nécessaire, en cas d'insuffisance d'étendue de la paupière, de faire une blépharoplastie ou greffe cutanée, par un des procédés que nous indiquerons plus loin, mais il est de toute importance pour le succès final, de pratiquer en même temps la soudure du bord libre des paupières ou blépharorraphie. Cette soudure devra être maintenue pendant plusieurs mois si l'on veut éviter toute rétraction nouvelle du tissu greffé.

Le premier temps de toute opération autoplastique consistera dans une incision parallèle au bord libre de la paupière et distante de 3 à 6 millimètres, suivant l'étendue de paupière dont l'intégrité est conservée. On dissèque les deux lèvres de la plaie, de façon à amener le bord libre de la paupière ectropionnée au contact du bord libre de la paupière opposée. Si les deux paupières sont ectropionnées, on fera la même incision à chaque paupière. On avivera ensuite les bords libres en excisant la lèvre muqueuse de ces bords que l'on amènera et maintiendra au contact par l'application de quelques fils de suture (voir fig. 51 et 52, p. 68). Le bâillement de la plaie permettra de se rendre exactement compte de la dimension du lambeau cutané à transplanter. Il existe trois procédés d'autoplastie : l'autoplastie par glissement, l'autoplastie par lambeaux non pédiculés, l'autoplastie par lambeaux pédiculés, prélevés dans une région éloignée (méthode italienne).

Autoplastie ou Blépharoplastie par glissement. — Le lambeau sera prélevé à la région temporale ou temporo-frontale suivant l'étendue de la plaie à combler.

Dans certains cas on pourra avoir recours à un lambeau pédiculé prélevé à la région frontale moyenne ou à la joue.

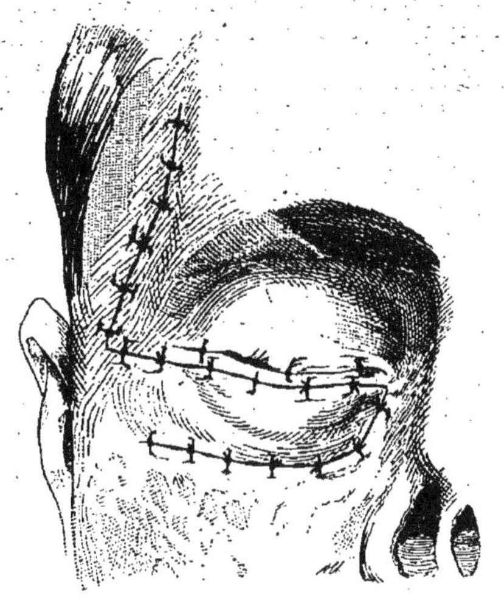

Fig. 65. — Blépharoplastie par glissement de lambeau à pédicule temporo-frontal. Blépharorraphie totale dans un cas d'ectropion cicatriciel par lupus facial.

Autoplastie ou Blépharoplastie à lambeaux non pédiculés. — On y aura recours lorsque le procédé précédent n'est pas applicable par suite de l'existence de lésions cicatricielles à la région temporo-frontale.

Le lambeau sera taillé dans la peau de la face interne du bras. On sépare la peau du tissu cellulo-adipeux et l'on taille un lambeau 2 à 3 fois plus large que celui qui serait nécessaire pour combler la plaie. Ces lambeaux non pédiculés subissent en effet dans la suite une rétraction très marquée. Le lambeau disséqué est appliqué sur la plaie et maintenu par un certain nombre de sutures marginales. Il est quelquefois nécessaire de faire plusieurs autoplasties successives pour obtenir un résultat suffisant.

Blépharoplastie par la méthode italienne. — Le lambeau est emprunté à la face interne du bras, mais on le laisse adhérent par un pédicule qui ne sera sectionné qu'après 6 à 7 jours. On est obligé de fixer le bras dans une position telle que sa face interne soit en contact avec la région palpébrale. Cette position fort pénible nécessite un certain entraînement; elle sera maintenue par l'application d'un appareil spécial. Ce lambeau se rétracte peu, ce qui lui donne un avantage sur les lambeaux non pédiculés.

Entropion cicatriciel.

Si l'ectropion cicatriciel correspond à des lésions des téguments externes, l'entropion est la conséquence de lésions atteignant la muqueuse conjonctivale ou le tarse sous-jacent.

Le trachome est de beaucoup la cause la plus fréquente de l'entropion de la paupière supérieure. Les brûlures de la conjonctive, le pemphigus, certaines syphilides ulcéreuses, etc., entraînent plus fréquemment l'entropion de la paupière inférieure.

L'inconvénient principal de l'entropion résulte du renversement des cils et de leur frottement sur la cornée ou la conjonctive. Ce point a déjà été envisagé à propos du trichiasis.

Traitement. — Il est nécessaire d'envisager successivement le traitement de l'entropion de la paupière supérieure, puis celui de la paupière inférieure.

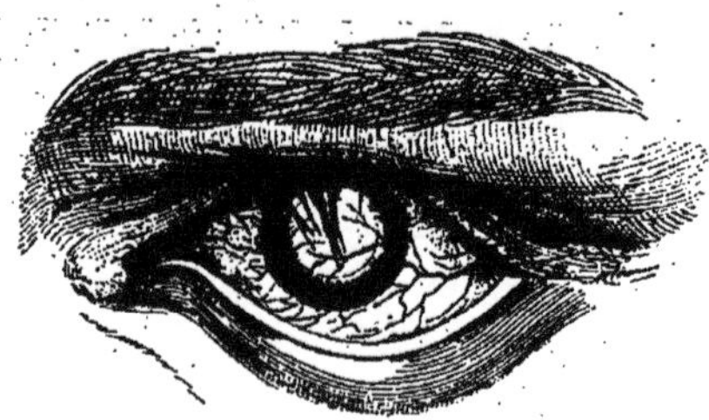

Fig. 66. — Trichiasis de la paupière supérieure avec leucome consécutif et vascularisation cornéenne.

L'entropion granuleux résulte autant des cicatrices conjonctivales proprement dites que des cicatrices plus profondes du tarse qui subit une incurvation des plus manifestes. C'est sur cette lésion d'incurvation qu'il faudra agir si l'on veut rétablir la position normale des cils. Ce résultat peut être obtenu par trois procédés opératoires : celui de Snellen, celui d'Anagnostakis-Panas et celui de Lagleyze. Lorsque le tarse n'est pas incurvé et que

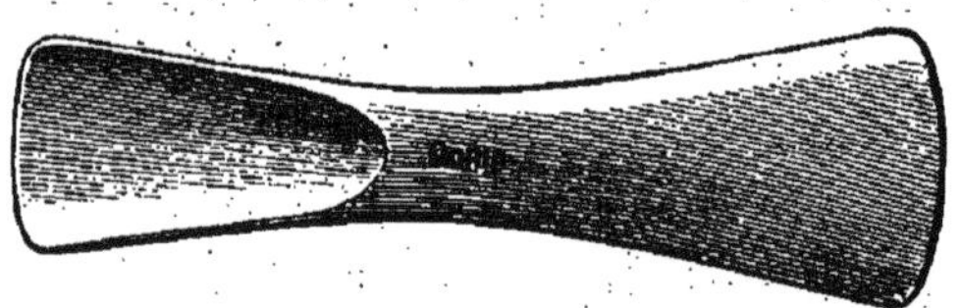

Fig. 67. — Plaque à paupières.

l'entropion ne consiste que dans le déplacement de la lèvre ciliaire du bord libre, on pourra se contenter d'agir sur ce bord en le déplaçant (procédé de Holtz, procédé de Gayet, etc.).

Pour l'entropion cicatriciel de la paupière inférieure, c'est aux procédés de Gayet, ou au procédé de tarso-marginoplastie que l'on aura recours.

Redressement du tarse. — L'anesthésie générale est préférable. On peut néanmoins opérer avec l'anesthésie locale seule. Pour l'hémostase on se servira de la plaque (fig. 67) ou de la pince de Snellen introduite sous la paupière supérieure.

*a) **Procédé de Snellen.*** — Excision d'un lambeau cutané en croissant correspondant à la région moyenne du tarse; les fibres de l'orbiculaire sont réclinées pour mettre à nu le tarse dans lequel on taille un lambeau prismatique ou une gouttière. Pour cela, en tenant le couteau tangentiellement à la face convexe du tarse, on en enlève des lamelles jusqu'à ce que le sommet de la gouttière ainsi formée atteigne la couche la plus profonde du tarse. On réunit les lèvres de la plaie à l'aide de 3 fils dont chaque chef est armé de deux aiguilles (fig. 68-69).

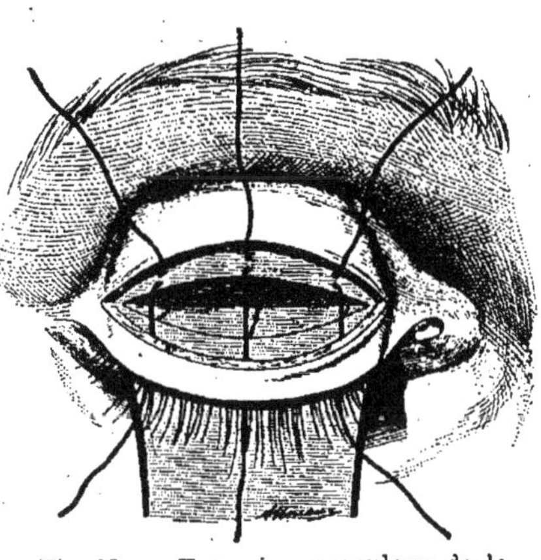

Fig. 68. — Entropion granuleux de la paupière supérieure. Opération de Snellen. Amincissement du tarse en gouttière (face).

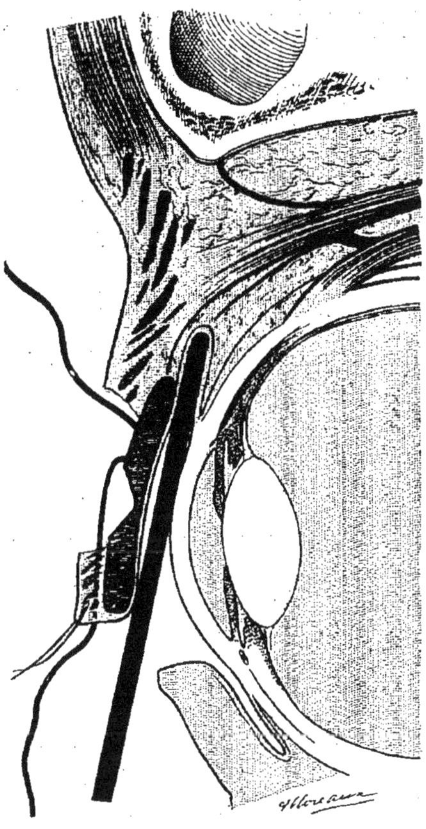

Fig. 69. — Entropion granuleux de la paupière supérieure. Opération de Snellen. Amincissement du tarse en gouttière (profil).

*b) **Procédé d'Anagnostakis-Panas.*** — Incision du plan musculo-cutané à 3 millimètres au-dessus du bord libre et parallèlement à elle. Dissection et mise à nu du tarse, puis incision complète du tarse et de la conjonctive tarsienne un peu au-dessus de la ligne noire correspondant à la racine des cils. Application de 3 à 5 points de suture disposés conformément aux figures 68, 69 et 70. Les fils sont noués et fixés au-dessus du sourcil avec un peu de collodion et enlevés au 5e ou 6e jour.

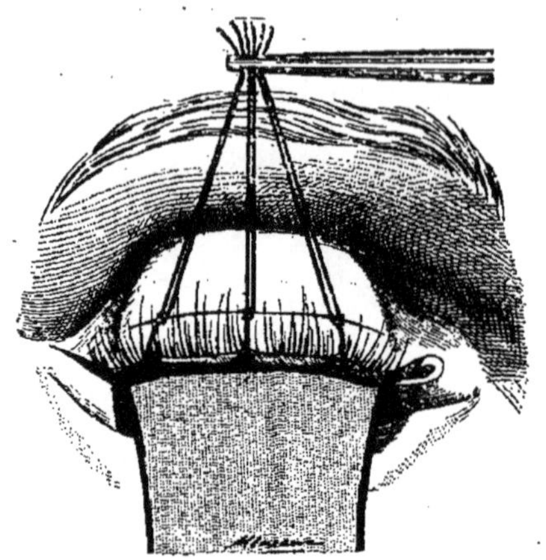

Fig. 70. — Entropion granuleux. Réunion des fils.

c) Procédé de Lagleyze. — On prépare un fil armé de 5 à 6 aiguilles courbes de 3 centimètres de longueur. La paupière étant renversée de manière à ce qu'on voie nettement le bord supérieur du tarse, on introduit les 5 aiguilles à travers la conjonctive et au-dessus de ce bord. Les aiguilles cheminent entre la face antérieure du cartilage et la peau et viennent ressortir au niveau de l'implantation des cils. On les laisse en place pour exécuter l'incision horizontale du tarse, qui est faite par la face conjonctivale

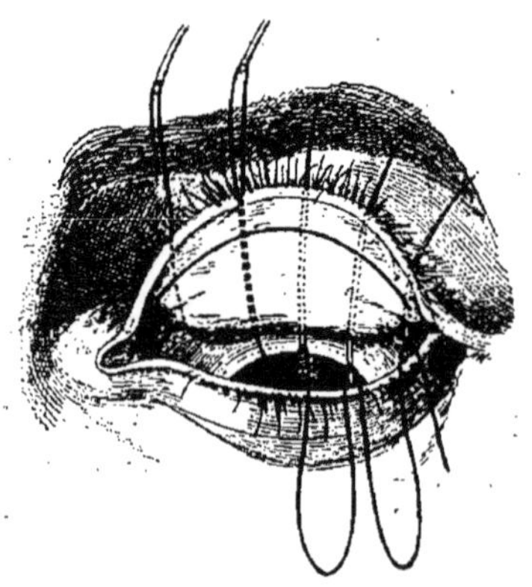

Fig. 71. — Entropion de la paupière supérieure. Procédé de Lagleyze. 3 aiguilles sont encore en place.

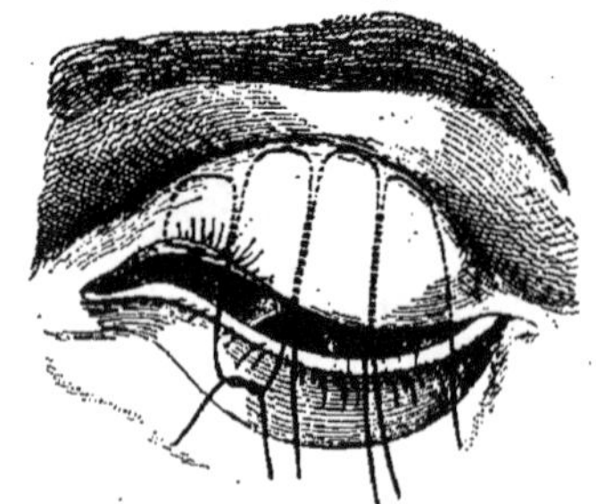

Fig. 72. — Entropion. Procédé de Lagleyze. Ligature des fils. La première anse est nouée et l'on voit le redressement produit.

et parallèlement au bord libre, à 3 millimètres au-dessus de celui-ci. Il ne reste plus qu'à tirer les aiguilles. On obtient ainsi 4 ou 5 anses qui sont liées deux à deux sur un tube de caoutchouc ou un rouleau de gaze. On enlève les fils après 7 à 8 jours.

Ce procédé a l'avantage de pouvoir s'exécuter facilement avec l'anesthésie locale seule.

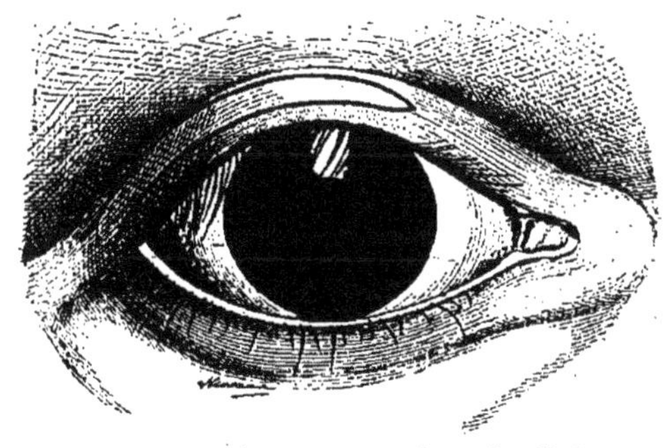

Fig. 73. — Déplacement du sol ciliaire. Tarsomarginoplastie de Gayet. Tracé des incisions.

Déplacement du sol ciliaire. — Le principe des nombreux procédés décrits consiste dans le déplacement du sol ciliaire par rapport au cartilage tarse. On dédouble le bord libre par une incision longitudinale qui a pour but de créer un feuillet tarsien postérieur, un feuillet cutané antérieur, qui doit comprendre les bulbes pileux des cils. C'est le feuillet antérieur ou la portion ciliaire de ce feuillet qui est déplacée en haut avec ou sans blépharoplastie.

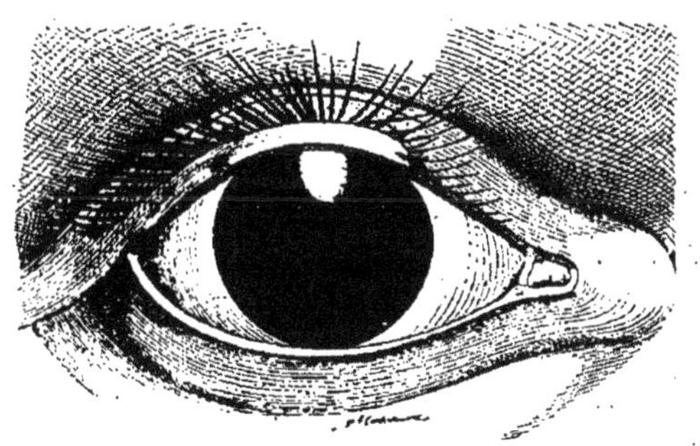

Fig. 74. — Tarsomarginoplastie de Gayet. Déplacement des lambeaux.

a) Procédé de Jæsche-Arlt. — Après avoir dédoublé la paupière dans tout ou partie de son étendue (entropion total ou partiel), on excise à 3 millimètres du bord ciliaire un lambeau musculo-cutané en forme de croissant. On réunit les lèvres de la plaie, ce qui a pour effet de relever le sol ciliaire. Dans l'espace qui reste entre le bord ciliaire et le tarse, on peut insérer le lambeau musculo-cutané excisé.

b) Procédé de Junge. — C'est une modification du procédé de Jæsche-Arlt consistant dans ce fait qu'au lieu d'exciser le lambeau musculo-cutané, on le dissèque en ne le laissant adhérent que par ses extrémités qui lui servent de pédicules nourriciers. Ce pont est inséré dans les lèvres de la plaie, après relèvement du sol ciliaire.

c) Procédé de Gayet. — Au lieu d'un lambeau pédiculé en

forme de pont, on peut se contenter de tailler un lambeau en forme de corne et dont le sommet se tourne vers le milieu de la

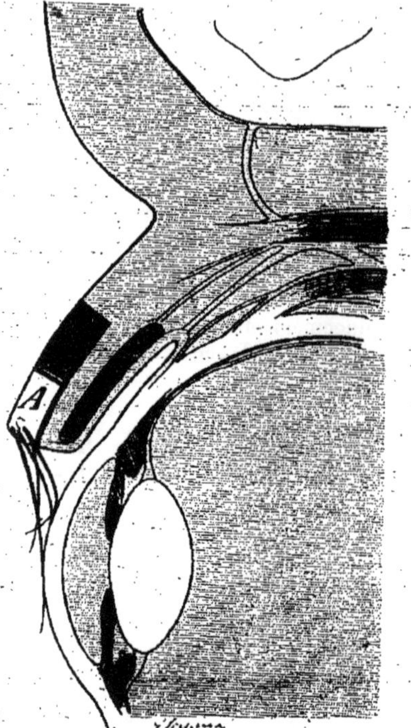

Fig. 75. — Tarsomarginoplastie de Gayet. Vue de profil les lambeaux étant encore en place.

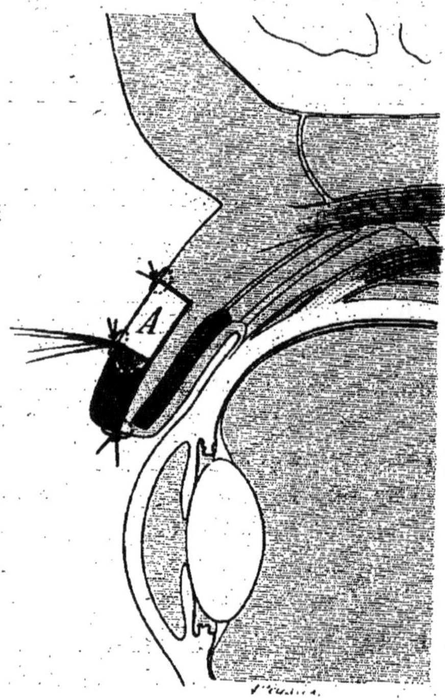

Fig. 76. — Tarsomarginoplastie de Gayet. Lambeaux déplacés.

paupière, tandis que sa base correspond au bord externe ou interne de la paupière supérieure (fig. 73 à 76).

Pour obtenir un effet étendu à tout le bord ciliaire, il suffira de faire deux lambeaux semblables et dont les pointes s'entre-croisent légèrement.

VI. — *Néoformations des paupières.*

Rien n'est plus vague que le terme de tumeur ; il évoque néanmoins l'idée d'une lésion susceptible d'accroissement progressif, aussi me paraît-il préférable de grouper dans ce chapitre de « néoformations des paupières » une série de lésions correspondant à des affections diverses et dont le seul caractère commun est de faire saillie à la face cutanée des paupières.

Millium. Acné miliaire.

C'est un kyste par rétention d'une glande sébacée cutanée. Il forme une légère saillie blanc jaunâtre dont le volume ne dépasse guère un grain de millet. Le kyste est sous-épidermique et ne détermine aucune gêne. Il suffit d'une petite piqûre ou d'un coup de curette tranchante pour en énucléer une petite masse consistante. On touchera le fond du kyste avec la pointe du crayon de nitrate d'argent.

Molluscum contagiosum.

Cette affection peut atteindre d'autres parties des téguments

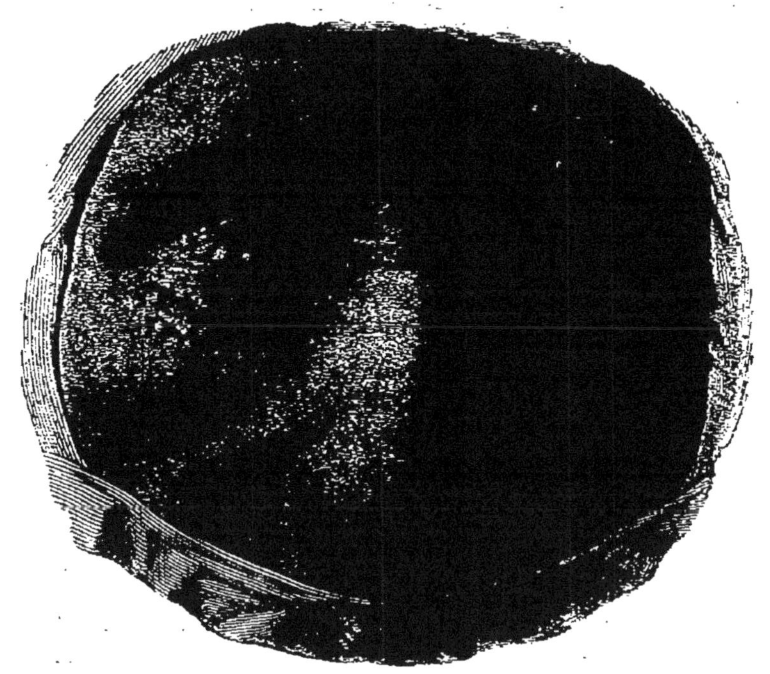

Fig. 77. — Molluscum contagiosum. (Musée de Saint-Louis.) Les lésions sont tout particulièrement confluentes.

externes, mais elle est particulièrement fréquente sur la peau de la face et plus spécialement du front et des paupières.

C'est le plus souvent une petite saillie blanchâtre dont le diamètre moyen ne dépasse guère 2 à 3 millimètres, mais qui dans quelques cas néanmoins peut atteindre 1 centimètre. Le centre en est légèrement déprimé et lorsqu'on comprime la petite lésion entre les doigts on en voit sortir, par le centre, un petit filament vermiculaire. Lorsqu'il atteint un certain volume, le molluscum peut s'enflammer ; il s'entoure d'une collerette érythémateuse ou devient le siège d'un peu de gêne. Si les éléments siègent au voisinage du bord libre, on observe parfois une légère irritation conjonctivale.

Étiologie. — Le molluscum paraît nettement transmissible et sa contagiosité expliquerait la rareté d'un élément unique chez les personnes atteintes. Sa structure a vivement intrigué les histologistes qui avaient cru y voir une affection d'origine coccidienne. Depuis qu'il a été démontré que le molluscum contagiosum des pigeons, affection présentant de grandes analogies avec le molluscum humain, est produit par une infection à microbe invisible (c'est-à-dire passant à travers les bougies en terre d'infusoire de Berkefeld), on suppose que l'affection humaine a une étiologie identique.

Traitement. — Ablation à la curette et attouchement des pertes de substance avec la pointe du crayon de nitrate d'argent.

Xanthélasma.

Cette affection est caractérisée par l'apparition de taches jaunâtres ou brunâtres, légèrement saillantes au-dessus de la peau et de forme ovalaire allongée. Il peut n'exister qu'un ou deux éléments qui siègent alors au voisinage de l'angle interne et sur la paupière supérieure ; dans certains cas, les éléments sont extrêmement nombreux et occupent la plus grande partie de la surface cutanée des quatre paupières.

Elle se développe à partir d'un certain âge et se rencontre un peu plus souvent chez la femme que chez l'homme. Son étiologie est inconnue et la relation qu'on a cherché à établir entre son apparition et les affections hépatiques est encore à démontrer.

Elle n'entraîne aucune gêne et ne comporte aucune signification pronostique.

L'étude histologique des lésions n'a pas élucidé son étiologie. On constate superficiellement dans le derme un amas de cellules dites xanthélasmiques : ce sont des cellules volumineuses à noyau arrondi et dont le protoplasma est bourré de gouttelettes homogènes.

Traitement. — Lorsque les malades désirent être débarrassés de ces lésions, il suffit de les exciser avec les ciseaux et de réunir les lèvres de la plaie par quelques ligatures. Si les placards sont nombreux et confluents on pourra recourir à l'électrolyse (Villard et Bosc).

Papillomes.

Il est très fréquent d'observer à la surface des paupières des papillomes de formes variées, depuis la verrue ne dépassant que d'un millimètre le plan cutané, jusqu'à la corne palpébrale, formant une saillie de un ou deux centimètres.

On en pratiquera l'excision complète aux ciseaux et on ne négligera pas l'examen histologique, qui permettra de différencier nettement le papillome de l'épithélioma.

Épithélioma.

Nous avons déjà signalé, à propos des ulcérations de la paupière, le type le plus fréquent de l'épithélioma palpébral. On observe beaucoup plus rarement le type végétant, formant à la surface des tissus une saillie en chou-fleur : cette saillie est rouge, irrégulière et saigne facilement. On voit parfois des récidives d'épithéliomas du type ulcéreux, affecter cette forme végétante.

L'excision large suivie de blépharoplastie en est actuellement le traitement le plus sûr.

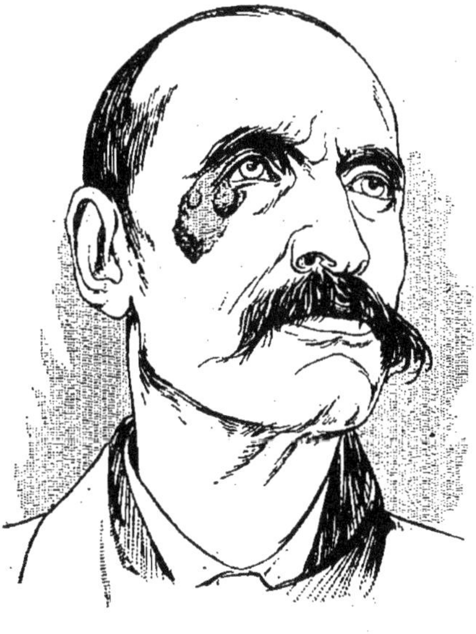

Fig. 78. — Epithélioma végétant de la paupière inférieure développé au niveau d'une tache mélanique ancienne.

Sarcome de la paupière.

Le sarcome débute ordinairement dans la profondeur de la paupière ou sur la conjonctive et n'envahit pas secondairement les téguments palpébraux. C'est une tumeur rare, dont le diagnostic est très difficile au début, surtout s'il s'agit de la variété non pigmentée. On le prend alors le plus souvent pour un chalazion. Si l'erreur n'était pas relevée au moment de l'intervention par l'aspect même du tissu excisé, puis par l'examen histologique, la récidive locale rapide et l'augmentation de volume de la lésion ne tarderaient pas à démontrer sa nature maligne.

Le pronostic est des plus graves, car, quelles que soient l'étendue de l'ablation et sa précocité, la récidive locale ou les métastases à distance sont la règle ; la mort survient en général dans les deux premières années qui suivent le début de la tumeur.

CHAPITRE IV

MALADIES DE L'APPAREIL LACRYMAL

Nous aurons à envisager les affections, assez rares, des organes de sécrétion des larmes puis les affections des voies d'excrétion, dont la fréquence par contre est grande.

I. — MALADIES DES GLANDES LACRYMALES

Les affections des glandes lacrymales, palpébrale ou orbitaire, entraînent une augmentation de volume de l'organe qui se traduit par une déformation plus ou moins accusée de la région palpébro-orbitaire correspondante. Les troubles fonctionnels sont exceptionnels et le seul procédé que nous avons de juger de l'hypersécrétion sera indiqué à propos des affections des voies d'excrétion.

Lésions traumatiques des glandes lacrymales.

A la suite des traumatismes orbitaires on peut observer deux types de lésions des glandes lacrymales orbitaires : l'un accompagne les plaies pénétrantes et consiste dans une véritable énucléation de la glande qui fait saillie hors de la plaie et n'est maintenue que par son pédicule. Le second type consiste dans une luxation de la glande orbitaire qui forme, dans l'épaisseur de la paupière, une tumeur mobile entraînant une ptose légère.

Traitement. — Dans l'un et l'autre cas, c'est l'extirpation de la glande qui constituera le seul traitement à appliquer.

Dacryoadénite aiguë.

L'inflammation aiguë de la glande lacrymale palpébrale ou orbitaire ou des deux simultanément se traduit par une tuméfaction de la moitié temporale de la paupière supérieure avec déformation du bord libre en forme d'∽ allongé. Si la glande palpébrale est seule enflammée, la voussure palpébrale est moins accusée, mais en retournant la paupière supérieure et en faisant diriger le regard en bas et en dedans, on voit saillir dans le cul-de-sac supérieur un bourrelet rougeâtre. Il y a, en général, une teinte érythémateuse des téguments, un peu de sensibilité à la pression et une sensation spontanée de gêne orbitaire. Après une durée variable de quinze jours à trois semaines, la tuméfaction diminue peu à peu et la glande reprend son volume normal sans qu'il en résulte des modifications fonctionnelles apparentes.

Étiologie. Pathogénie. — La dacryoadénite aiguë n'est jamais une infection primitive, à moins qu'elle ne succède à une plaie infectée de la glande. Elle ne semble même jamais secondaire à une affection conjonctivale, mais résulte d'une localisation lacrymale infectieuse.

C'est dans le cours des oreillons qu'on l'observe le plus souvent. On l'a vue survenir aussi dans la fièvre typhoïde, la rougeole, la blennorragie, etc.

Traitement. — La dacryoadénite évolue habituellement vers la guérison sans intervention thérapeutique. S'il se produisait une suppuration, ce qui est exceptionnel, on donnerait issue au pus par une incision conjonctivale.

Dacryoadénite chronique.

Dans le dacryoadénite chronique, les symptômes réactionnels sont nuls; l'évolution de la déformation est lente et celle-ci caractérise seule l'affection qui dure des mois ou des années. Lorsque la glande orbitaire atteint un volume un peu considérable, elle peut donner lieu à une déviation du globe oculaire.

Étiologie. — On a démontré la nature tuberculeuse d'un certain nombre de dacryoadénites chroniques.

Il est probable qu'on pourra démontrer de même la nature syphilitique de quelques autres de ces cas.

Diagnostic. — Le diagnostic différentiel avec les tumeurs orbitaires ou palpébrales n'offre pas de difficultés ; il ne sera par contre possible de différencier la décryoadénite chronique d'une tumeur de la glande que par l'examen histologique.

On a décrit des endothéliomes, des lymphomes, des épithéliomas primitifs de la glande lacrymale. Mais il s'agit de faits exceptionnels.

Traitement. — L'extirpation de la glande lacrymale hypertrophiée constituera le traitement le plus rapide et le plus efficace, d'autant que dans les cas de tuberculose, la récidive locale ne s'observe pas.

Extirpation de la glande lacrymale palpébrale. — La glande palpébrale peut être atteinte par la conjonctive. L'opération peut se faire à la cocaïne. On en instillera quelques gouttes, puis on fera une injection du mélange cocaïne-adrénaline dans le tissu sous-conjonctival du cul-de-sac supérieur.

On retourne la paupière supérieure et un aide maintient le globe oculaire en bas et en dedans. Il suffit de tendre la commissure externe pour faire saillir la glande sous forme de bourrelet ayant l'aspect d'une fève aplatie. On fait une incision aux ciseaux, allant de la commissure externe à la partie médiane du cul-de-sac, et l'on voit saillir les lobules de la glande, que l'on saisit avec un crochet à chalazion et que l'on dissèque de dedans en dehors à l'aide de quelques coups de pointe de ciseaux. La suture des lèvres de la plaie n'est pas nécessaire.

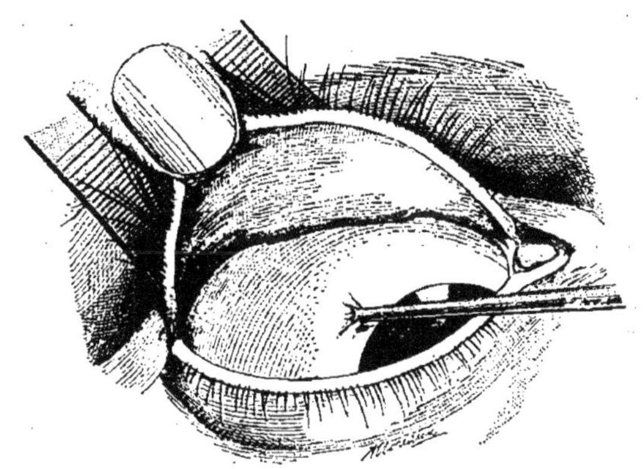

Fig. 79. — Ablation de la glande lacrymale palpébrale. Le trait indique l'emplacement de l'incision conjonctivale

Extirpation de la glande lacrymale orbitaire. — La glande orbitaire doit être atteinte par une incision cutanée siégeant au niveau de la queue du sourcil préalablement rasée. Après incision de la peau de l'orbiculaire et du tissu cellulaire dans une étendue de 3 centimètres, on voit saillir la glande immédiatement au-dessous du bord supéro-externe de l'orbite. Il suffit de la saisir avec un crochet ou une pince et de la libérer par quelques coups de ciseaux. Les lèvres de la plaie seront réunies par quelques points de suture.

Kystes des glandes lacrymales. Dacryops.

Le dacryops ou grenouillette lacrymale est un kyste par rétention développé dans les conduits principaux ou accessoires des glandes lacrymales. Il se traduit par une légère voussure de la partie temporale de la paupière supérieure. Si l'on retourne la paupière inférieure, on voit dans la région de la glande lacrymale palpébrale une saillie arrondie grisâtre demi-transparente comme un grain de raisin. Le contenu de ces kystes est un liquide clair. Leur cause est indéterminée et leur gravité nulle. On les enlèvera d'un coup de ciseaux.

Hypersécrétion lacrymale.

Il ne faut pas parler d'une hypersécrétion lacrymale pathologique lorsqu'il se produit du larmoiement émotif. Ce qui caractérise l'hypersécrétion lacrymale qui apparaît au cours de certains états névropathiques, c'est précisément l'absence de toute concordance avec un état mental correspondant. Ce larmoiement hypersécrétoire s'observe dans le tabes, dans l'hystérie et le goitre exophtalmique. Il survient en général par accès et peut persister assez longtemps.

Le diagnostic se fera par l'examen attentif des voies d'excrétion, la constatation d'une perméabilité lacrymale parfaite et l'existence d'autres symptômes nerveux.

S'il s'agit d'un larmoiement hystérique il sera de toute importance de ne pas entreprendre un traitement des voies lacrymales qui pourrait avoir pour effet de rendre l'hypersécrétion plus tenace.

Dans le tabes et le goitre exophtalmique, il s'agit d'un symptôme d'excitation dont la durée ne s'étend guère au delà de quelques mois et qui ne comporte aucun traitement particulier.

II. — MALADIES DES VOIES D'EXCRÉTION DE L'APPAREIL LACRYMAL

Toutes les affections des voies lacrymales se traduisent par un même symptôme, le larmoiement. L'énoncé de ce symptôme ne constitue pas un diagnostic. Le médecin devra préciser le siège de l'obstacle à l'écoulement lacrymal, sa nature et la cause qui lui a donné naissance. Pour faire ce diagnostic il est nécessaire de pro-

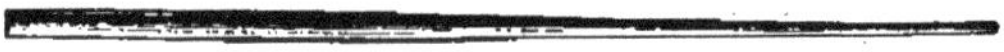

Fig. 80. — Stylet conique pour la dilatation du point lacrymal.

céder à un examen systématique et complet des voies lacrymales. Nous allons en indiquer la technique.

On examinera tout d'abord la position et l'état des points lacrymaux dont la déviation ou l'oblitération partielle peut être la cause du trouble dans l'écoulement des larmes. On s'assurera que la caroncule hypertrophiée n'obstrue pas la lumière des points lacrymaux. On peut d'ailleurs se faire une idée de la perméabilité générale des voies d'excrétion en déposant une goutte de solution colorante (solution de bleu de méthylène ou de fluorescéine) dans le cul-de-sac inférieur (Kalt) et en engageant le malade à se moucher quelques secondes après. Dans les conditions normales, on verra le mouchoir se colorer si les voies lacrymales sont nettement perméables. Cela fait, on aura recours à l'injection d'épreuve des voies lacrymales. On sera forcé de dilater légèrement le point lacrymal inférieur pour pouvoir introduire la petite canule d'or de la seringue d'Anel (modèle stérilisable). Le pouce appuyé sur la paupière inférieure tend la commissure externe, tandis que le malade regarde en haut. On introduit délicatement le stylet conique de Bowman d'abord perpendiculairement, puis parallèlement au bord palpébral en lui imprimant un très léger mouvement

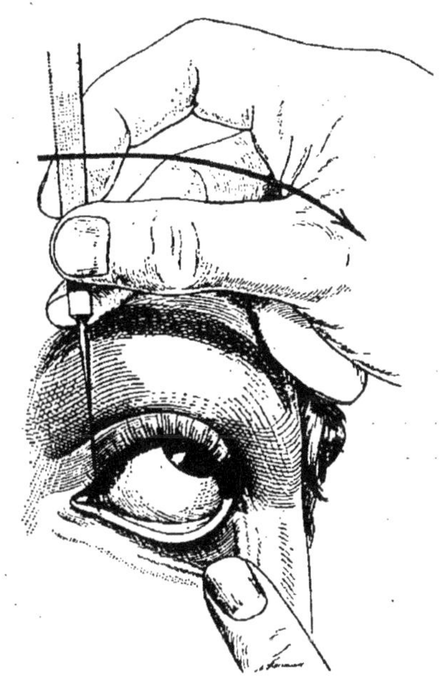

Fig. 81. — Dilatation du point lacrymal avec le stylet conique monté sur manche; après pénétration de la pointe mousse dans le point lacrymal, le manche est abaissé dans le sens de la flèche.

de rotation. On retire le stylet et on introduit la canule adaptée à la seringue remplie d'eau stérile. Le malade penchera la tête en

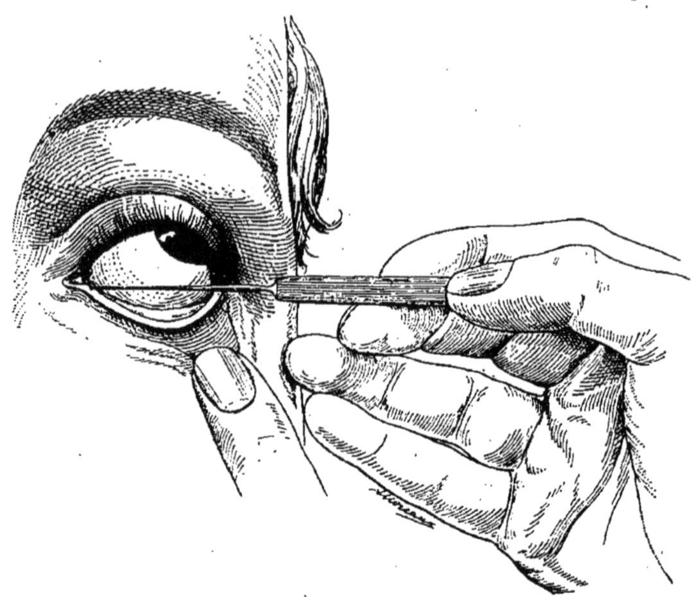

Fig. 82. — Dilatation du point lacrymal, deuxième temps. Le stylet est poussé horizontalement dans le canalicule.

avant légèrement et tiendra un plat haricot sous son menton. L'injection est poussée sans brusquerie; on notera :

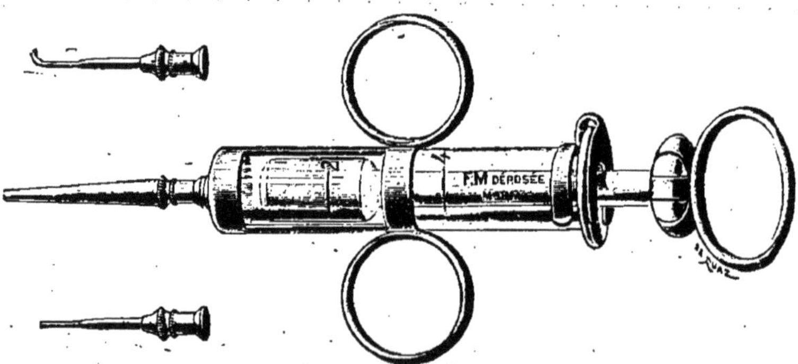

Fig. 83. — Seringue d'Anel à voies lacrymales. Modèle stérilisable. La canule conique adaptée à la seringue n'est utilisable que si le point lacrymal a été incisé. Les deux autres canules peuvent être introduites dans le point lacrymal dilaté.

Si le liquide ressort largement par la narine correspondante;
S'il se produit un reflux par le point lacrymal supérieur;

Si l'injection fait sortir du pus par le point lacrymal supérieur ou par le point lacrymal correspondant ;

Si l'injection fait saillir la région du sac lacrymal.

De ces renseignements on pourra conclure à l'existence ou non d'une obstruction lacrymale, à l'existence d'une suppuration du sac (dacryocystite), à une dilatation du sac lacrymal.

Le cathétérisme permettra de compléter le diagnostic en indi-

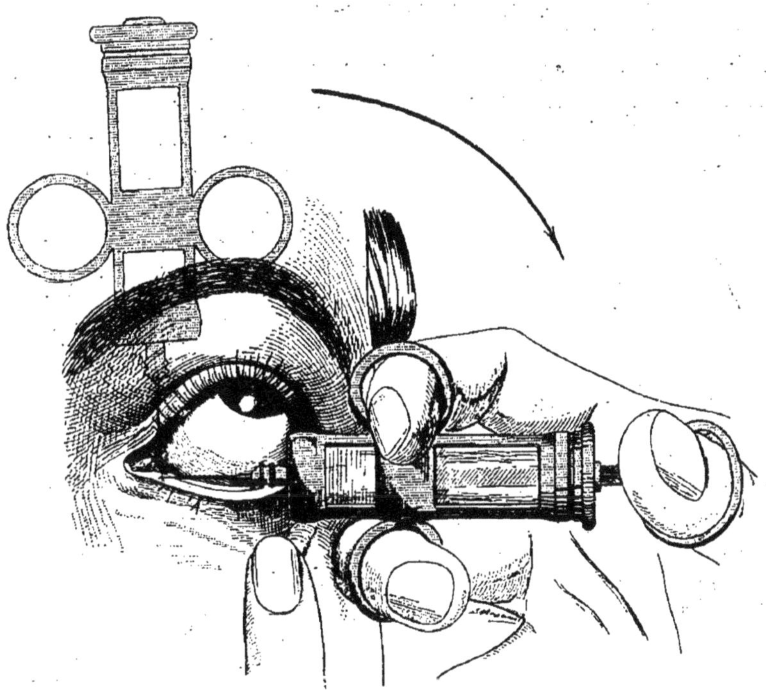

Fig. 84. — Injection des voies lacrymales. La seringue, armée de la fine canule, est tenue verticalement d'abord, pour franchir le point lacrymal, puis abaissée dans le sens de la flèche pour pénétrer dans le canalicule.

quant le siège supérieur ou inférieur du rétrécissement, son caractère membraneux ou osseux.

Voici maintenant la technique du cathétérisme fait dans un but diagnostique ou thérapeutique.

Technique du cathétérisme des voies lacrymales. — Il est utile d'instiller une goutte du collyre de cocaïne au 1/20 dans le sac conjonctival et d'injecter par le point lacrymal une à deux gouttes de cette solution dans le sac lacrymal. Cela rend le cathétérisme beaucoup moins pénible. On ne se servira, cela va sans dire, que

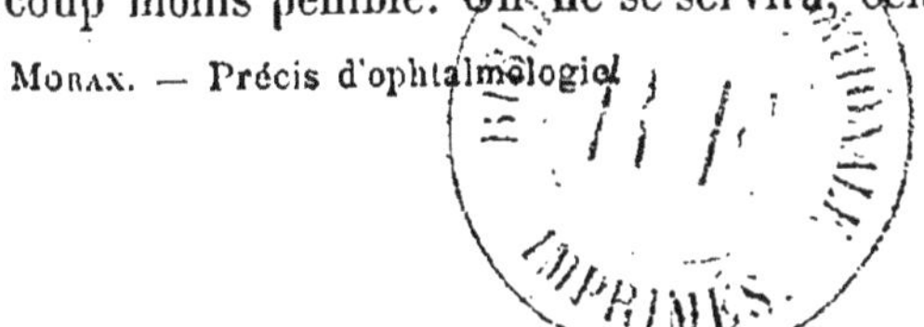

d'instruments aseptiques. Comme les sondes sont en argent on peut les stériliser par immersion durant 5 minutes dans de l'eau en ébullition.

L'extrémité de la sonde sera plongée dans de la vaseline stérile afin d'en faciliter le glissement. Les fabricants livrent souvent les

Fig. 85. — Sonde double de Bowman.

sondes droites : il est toujours utile de leur donner une courbure assez forte qui correspond mieux à la direction du canal nasal.

Lorsqu'il s'agit d'un cathétérisme diagnostique, on introduit la sonde sans inciser le point lacrymal, mais il sera nécessaire alors de le dilater avec le stylet conique.

L'opérateur se place en face du malade, dont la tête est maintenue par un aide. La contention n'est d'ailleurs nécessaire que chez les enfants et les personnes pusillanimes.

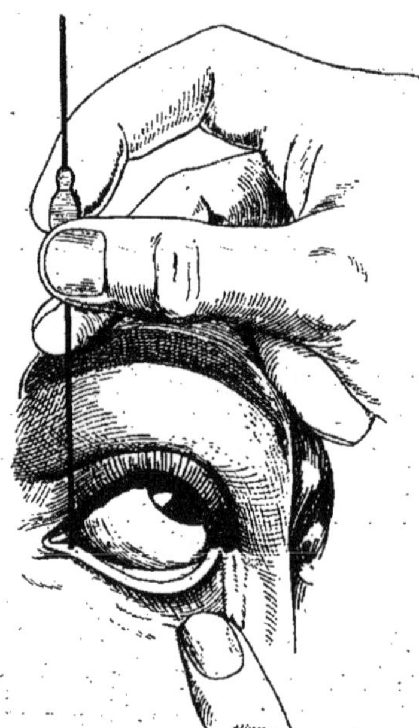

Fig. 86. — Cathétérisme des voies lacrymales. Introduction dans le point lacrymal, 1er temps.

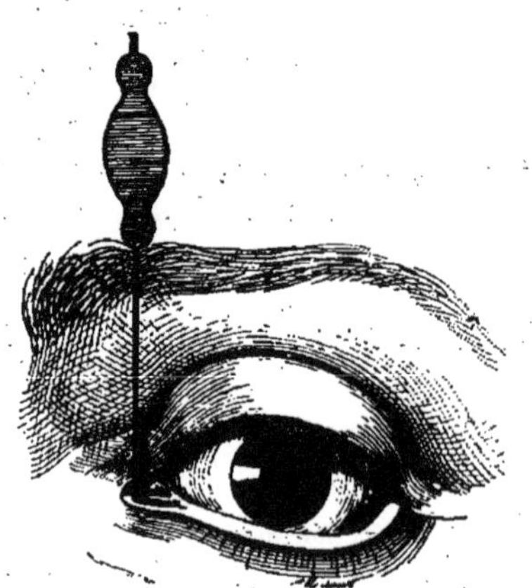

Fig. 87. — Cathétérisme des voies lacrymales. Position de la sonde à la fin du 4e temps.

L'opérateur tend la commissure interne par une légère traction exercée par le pouce de la main gauche appliqué sur la paupière inférieure. La sonde (nos 1 ou 2), saisie au niveau de sa plaquette entre le pouce et l'index de la main droite, est introduite perpendiculairement au bord libre de la paupière, dans le point lacrymal. Après un trajet de 1 millimètre (1er temps), on fait pivoter la sonde de 90° et on la pousse horizontalement et parallèlement au bord

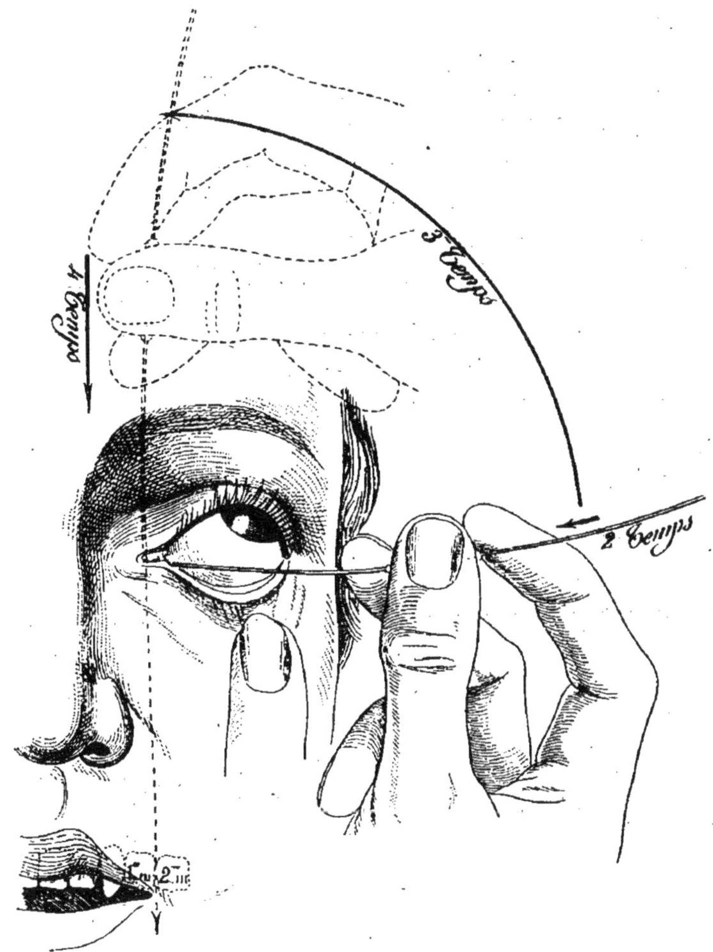

Fig. 88. — Cathétérisme des voies lacrymales, 2e, 3e et 4e temps. La longueur des flèches correspond approximativement à l'étendue du mouvement.

libre (2e temps) jusqu'au moment où on rencontre une résistance osseuse. On ramène alors la sonde dans sa position primitive (3e temps) et on pousse verticalement en bas et très légèrement en avant en ayant soin de suivre la paroi nasale (4e temps).

Si le sac lacrymal et le canal nasal ont leurs diamètres normaux le passage de la sonde se fait sans difficultés. S'il y a des rétrécissements, la sonde est arrêtée ou ne passe qu'avec difficulté.

Atrésie des voies lacrymales.

L'atrésie des voies lacrymales se traduit uniquement par du larmoiement, c'est-à-dire par le reflux sur la joue du liquide lacrymal. Si le malade est dans une athmosphère chaude et si sa conjonctive n'est pas irritée par une cause extérieure ou par une complication de l'atrésie, le larmoiement est rare et peu accusé. Il devient au contraire des plus gênant lorsque le malade s'expose au vent, au froid, aux poussières, etc.

Ce sont surtout les complications des atrésies des voies lacrymales qui exposent les malades à une série d'inconvénients sérieux que nous ne faisons que signaler ici, car leur étude en sera reprise plus loin.

Il existe fréquemment une *blépharite unilatérale*, s'accompagnant de folliculite ciliaire. Cette blépharite devient parfois la cause d'une éversion du bord palpébral. Du côté de la conjonctive on peut observer de la *conjonctivite chronique*, ou cette forme de conjonctivite spéciale compliquée parfois d'iritis : la *conjonctivite lacrymale à streptocoques*. Les observations de ces dix dernières années ont montré la fréquence des *infections oculaires par le pneumocoque* chez les lacrymaux : *ulcère serpigineux à pneumocoques de la cornée*, *iridocyclites* ou *iridochoroïdites* à pneumocoques à la suite de plaies pénétrantes opératoires ou traumatiques.

A ces complications éloignées il faut ajouter les complications du côté des voies lacrymales elles-mêmes : *distension du sac lacrymal*, *péricystite lacrymale*, *dacryocystite suppurée*, *fistule lacrymale*, etc., que l'on trouvera décrits plus loin.

Étiologie. — La cause des atrésies lacrymales n'a guère été étudiée que depuis une vingtaine d'années : on peut établir déjà certaines catégories de faits, mais il faut reconnaître que, dans le plus grand nombre des cas, l'étiologie du rétrécissement échappe à nos moyens d'investigation. Les causes des affections lacrymales ne paraissent pas les mêmes aux différents âges de la vie. Chez le nouveau-né on admet une *obstruction congénitale des voies lacrymales* résultant d'un retard dans l'abouchement du canal nasal dans le méat inférieur (Rochon-Duvignaud), mais on observe plus fréquemment une obstruction inflammatoire qui débute vers le 7ᵉ ou 10ᵉ jour et s'accompagne de conjonctivite et de coryza. Cette *conjonctivite lacrymale du nouveau-né*, dont les instillations du collyre au sulfate de zinc à 1/40 ont en général raison en quelques semaines, peut s'accompagner d'une dacryocystite suppurée mono ou bilatérale. Le pus lacrymal renferme le plus souvent du pneumocoque. Si les instillations ne suffisent pas, on fera, une ou deux fois, des injections de sulfate de zinc dans le point lacrymal.

Chez l'enfant et l'adolescent ce sont surtout la *tuberculose* et la *syphilis* héréditaire qui produisent des affections lacrymales. La *syphilis acquise* paraît être une des causes importantes des rétrécissements lacrymaux chez l'adulte aussi bien quelques mois que quelques années après le début de l'infection. Ce n'est pas cependant la seule cause : certaines *infections nasales* dont l'étiologie est mal connue, l'*ozène*, le *rhinosclérome*, la *lèpre* peuvent donner lieu à des rétrécissements. Il en est de même des *tumeurs des fosses nasales* : polypes de la pituitaire, tumeurs malignes des fosses nasales, etc. Il est tout à fait exceptionnel de rencontrer des *tumeurs primitives du sac lacrymal* ou *du canal nasal*. Ajoutons encore à la liste des affections susceptibles de donner lieu à l'atrésie des voies lacrymales, certains *traumatismes* de la région lacrymo-nasale, les *fractures du nez*, etc.

Traitement. — Il ne sera question ici que du traitement de l'atrésie proprement dite, car les complications comportent des indications thérapeutiques spéciales.

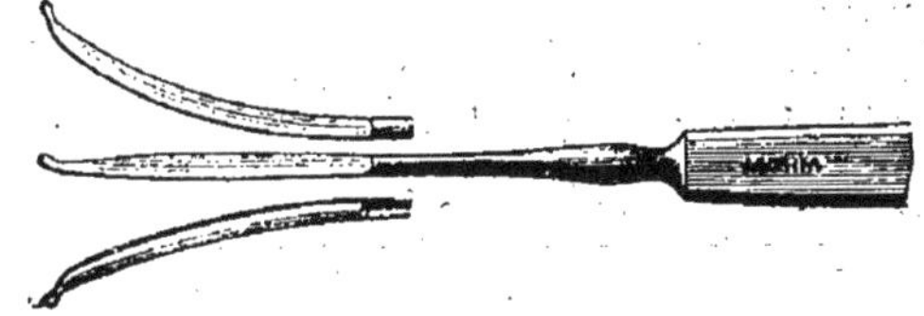

Fig. 89. — 3 formes du couteau de Weber pour la section du point et du canalicule lacrymal.

Il est utile de commencer par l'incision du point lacrymal avec le couteau de Weber. L'opération se pratique de la manière sui-

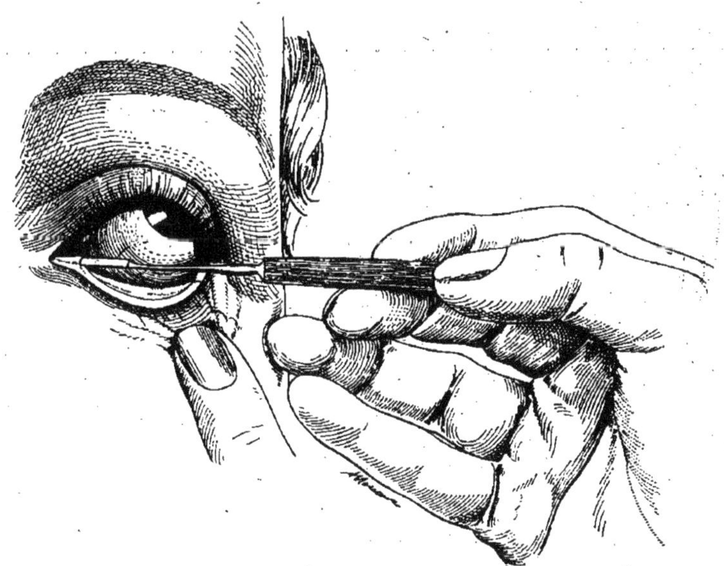

Fig. 90. — Section du canalicule lacrymal ; l'extrémité boutonnée du couteau de Weber a été poussée à fond dans le sac lacrymal et le tranchant est dirigé en haut et en arrière de façon à sectionner la paroi muqueuse du canalicule.

vante. Après l'anesthésie cocaïnique et le point lacrymal dilaté par le stylet conique, on introduit dans le canalicule et en la poussant jusqu'au sac, la lame du couteau de Weber, dont on aura soin de diriger le tranchant en haut et légèrement en dedans.

Si l'on a affaire à un rétrécissement simple, on aura recours à la dilatation progressive par les sondes. On introduira pour commencer, et ainsi qu'il a été exposé plus haut, une sonde n° 1 ou 2 que l'on laisse en place une à deux minutes au plus. On passera ensuite la sonde de calibre supérieur et l'on pourra dans les séances ultérieures atteindre le n° 4, qu'il est inutile de dépasser. Le cathétérisme sera répété 3 fois par semaine au début, puis 2 fois et enfin espacé jusqu'à ce que l'injection passe largement. L'épreuve de l'injection sera toujours faite avant le cathétérisme.

Si l'obstruction lacrymale est complète et s'il y a des lésions osseuses, on pourra alors agir sur le symptôme larmoiement par l'ablation de la glande lacrymale palpébrale.

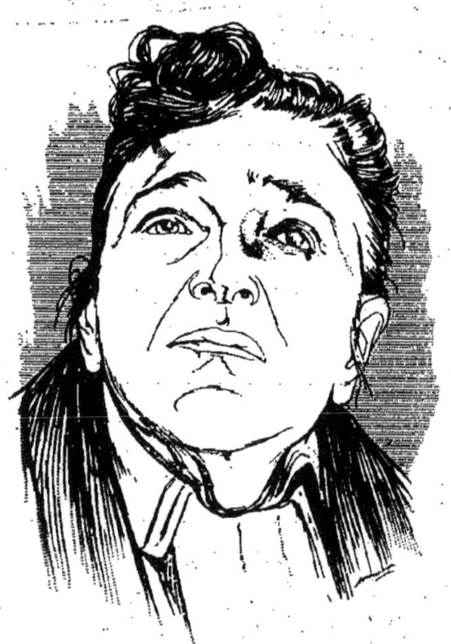

Fig. 91. — Mucocèle du sac lacrymal gauche. La malade présente de ce côté un leucome consécutif à une kératite à pneumocoques.

Il sera toujours utile de faire un traitement général dans les cas où la syphilis est en cause et un traitement nasal si l'état du nez le commande.

Ectasie du sac lacrymal. Mucocèle.

La dilatation du sac lacrymal est une complication fréquente et qui paraît plus particulièrement en rapport avec le siège du rétrécissement à la partie moyenne ou inférieure du canal nasal. L'ectasie se traduit extérieurement par une légère voussure de la région du sac lacrymal. Dans certains cas, cette tumeur lacrymale atteint un développement considérable. Par pression sur cette saillie, on provoque l'issue d'un mucus, transparent ou coloré suivant les cas, qui s'écoule par l'un des points larymaux ou par la narine correspondante. Parfois la pression même la plus énergique ne déplace pas la collection liquide : il s'agit alors d'une mucocèle enkystée.

C'est le cathétérisme qui constituera le seul traitement local de ces mucocèles. On y adjoindra dans certains cas rebelles, l'injection d'une solution de nitrate d'argent au 1/40.

Dacryocystite suppurée chronique.

Il est fréquent de voir une mucocèle du sac lacrymal s'infecter sans cause occasionnelle ou à la suite d'un coryza, d'un cathétérisme septique ; d'autres fois l'ectasie du sac lacrymal s'accompagne d'emblée de suppuration. Ce qui distingue l'affection que nous étudions dans ce chapitre de celle que nous envisagerons plus loin sous le nom de dacryocystite et péricystite lacrymale à streptocoques, c'est que les téguments de la région lacrymale ne montrent aucun symptôme réactionnel ou ne sont le siège que d'une légère injection érythémateuse.

La cause la plus fréquente de ces suppurations du sac dilaté paraît être la prolifération d'un bacille identique au bacille de l'influenza de Pfeiffer, du pneumocoque ou beaucoup plus rarement du pneumobacille de Friedlænder.

Le traitement doit avoir un double but : dilater le canal nasal rétréci, agir sur l'infection du sac lacrymal. Il ne suffit pas de faire des injections dans le sac lacrymal, il faut que le liquide caustique agisse dans toute la longueur des voies lacrymales. C'est dans ce but que l'on a recours aux sondes creuses de de Wecker, qui sont introduites, armées de leur mandrin, dans les mêmes conditions qu'une sonde ordinaire. Lorsque l'extrémité de la sonde a atteint la narine, on retire le mandrin et on met le pavillon de la sonde en

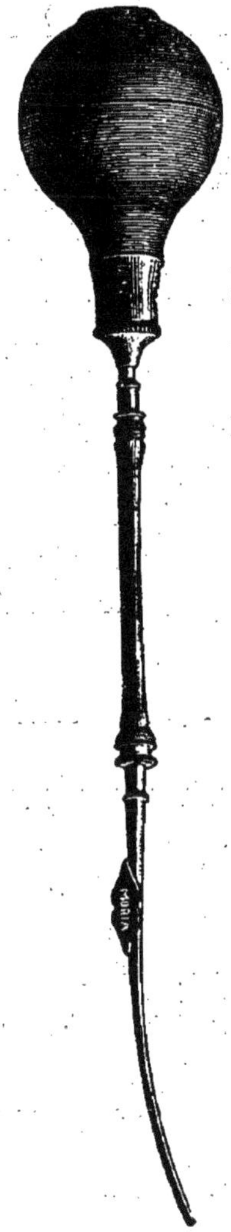

Fig. 92. — Sonde creuse de de Wecker et son raccord en caoutchouc. Elle est reliée à une poire en caoutchouc mais peut être utilisée de la même manière avec la seringue.

contact avec l'embout de la seringue d'Anel remplie d'une solution de nitrate d'argent au 40e. On commence à pousser l'injection pour s'assurer que le liquide passe dans la narine, puis, tout en retirant la canule, on continue à chasser le liquide jusqu'à ce que l'extrémité de la sonde ait quitté le sac lacrymal. Ces injections rétrogrades sont répétées tous les jours ou tous les deux jours, puis espacées ou suspendues dès que la suppuration a pris fin. En même temps, on fera faire matin et soir des instillations d'un collyre au sulfate de zinc au 50e et on conseillera la vaseline mentholée pour les narines.

Lorsque ce traitement ne suffit pas, on peut obtenir de bons effets de l'*électrolyse des voies lacrymales* dont voici la technique.

On se sert des sondes à électrolyse du Dr Lagrange qui sont

Fig. 93. — Sonde de Lagrange pour l'électrolyse des voies lacrymales.

introduites dans les voies lacrymales comme une sonde de Bowman ordinaire. La sonde est reliée au pôle négatif d'une pile à électrolyse munie d'un galvanomètre. Le pôle positif, représenté par un tampon trempé dans de l'eau salée, est introduit dans la narine correspondante ou appliqué sur la joue. On aura soin de n'augmenter que graduellement l'intensité du courant, car les modifications brusques de tension sont très pénibles. On ne dépassera pas 5 milliampères et la séance d'électrolyse ne durera pas au-delà de 5 minutes. 2 à 3 séances à huit jours d'intervalle seront parfois nécessaires.

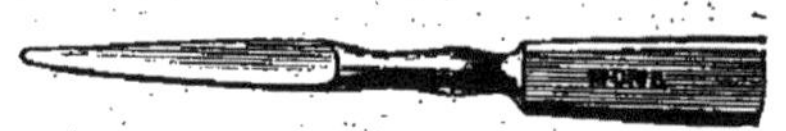

Fig. 94. — Couteau de Stilling pour le débridement du sac lacrymal.

Il est quelquefois utile, dans ces suppurations chroniques du sac, de faire une large ouverture de sa paroi latérale. C'est l'*opération du débridement de Stilling*. On se servira de préférence du couteau de Stilling avec lequel on fera d'abord l'incision du canalicule supérieur. L'opérateur se place derrière son malade. De l'index de la main gauche il attire la paupière supérieure en haut. Le couteau est introduit perpendiculairement, puis poussé parallèlement au bord libre. On l'incline en bas et en dehors pour sectionner le canalicule, puis on le relève et, le tranchant tourné en avant, on le pousse verticalement en bas comme si l'on voulait cathétériser le sac lacrymal. En tendant la paupière inférieure et en retirant le couteau, on achève la section qui a pour effet d'ouvrir la paroi antéro-externe du sac lacrymal et de permettre au pus une évacuation complète et facile par la commissure interne.

Dacryocystite et péricystite lacrymales à streptocoques.

L'infection des voies lacrymales par le streptocoque est l'une des complications les plus fréquentes et les plus graves, car elle peut donner lieu à une infection générale se terminant par la mort. En raison de la fréquence de ces complications streptococciques, cette terminaison fatale est évidemment exceptionnelle, surtout si le malade reçoit les soins nécessaires.

On décrivait autrefois ces cas sous le nom de phlegmon du sac lacrymal, mais l'analyse attentive des faits a montré que l'infection streptococcique, qui prend son point de départ au niveau du rétrécissement, peut suivre deux voies de propagation : la voie muqueuse qui, si le sac est dilaté, aboutira à une collection purulente intrasaculaire à développement aigu ayant tendance à s'ouvrir au dehors : c'est la dacryocystite à streptocoques, véritable phlegmon du sac. L'autre voie est la voie lymphatique. La prolifération du streptocoque et la formation du pus se produisent autour du sac lacrymal, qui peut d'ailleurs avoir son calibre normal et même offrir une perméabilité relative : c'est le phlegmon périlacrymal ou péricystite à streptocoques de Parinaud. Enfin, il n'est pas rare de voir les deux processus évoluer simultanément, ce qui nous permet de les réunir dans un même chapitre.

Symptômes. — L'affection débute assez brusquement chez une personne présentant depuis quelque temps du larmoiement. Avec de la fièvre, du malaise et de la céphalalgie, le malade éprouve une sensation de chaleur puis de douleur dans la région du sac lacrymal, qui, dans l'espace d'une nuit, s'infiltre d'œdème ainsi que les paupières du même côté. A l'œdème s'ajoute rapidement, dans la région angulaire, une teinte érythémateuse et une sensibilité de plus en plus vives. Les ganglions préaurilaire et sous-maxillaires sont presque constamment perceptibles au toucher et sensibles à la pression. La fièvre, le malaise, parfois le délire vont en s'accentuant, pendant 3 à 6 jours, en même temps que la coloration érythémateuse devient plus sombre. La base du nez est tuméfiée et la pression la plus légère exercée sur la région lacrymale provoque une douleur excessive. On perçoit une fluctuation et si l'ouverture chirurgicale n'est pas faite, il ne se passe guère plus de 24 à 48 heures avant que l'abcès s'évacue spontanément au dehors, amenant un soulagement très manifeste et parfois même la guérison rapide et complète. D'autres fois, après un retour progressif vers l'état normal, une nouvelle poussée moins intense que la première se reproduit, suivie d'une série d'autres qui laissent après elles une tuméfaction chronique des téguments de la région orbitaire.

Lorsque le sac était dilaté, antérieurement à l'infection streptococcique, on peut voir se développer des fongosités du sac et un trajet fistuleux qui ne se guérit qu'après destruction complète du sac.

Étiologie. — Si l'on recherche la cause de ces infections lacrymales, on est surpris du nombre de syphilitiques parmi les malades qui, sans raison apparente, ont été atteints d'une infection streptococcique. Mais il n'en est pas moins vrai que toutes les formes de rétrécissement peuvent se compliquer de la sorte. Dans la tuberculose des voies lacrymales, il est presque constant de voir une dacryocystite ou une péricystite à streptocoques ouvrir la scène ou tout au moins fixer l'attention.

Lorsqu'on examine le pus de ces suppurations aiguës périlacrymales, on y retrouve toujours, par l'examen microscopique ou par la culture, des streptocoques en chaînettes; il est probable qu'il s'agit d'une infection ascendante d'origine nasale. La péricystite lacrymale est souvent confondue avec un érysipèle au début, dont elle présente d'ailleurs tous les caractères généraux.

Diagnostic. — Le kyste sébacé enflammé de la région lacrymale et le furoncle pourraient être confondus avec une péricystite au début, mais l'absence de passé lacrymal sera déjà une indication importante. Il est quelquefois plus délicat de différencier la péricystite lacrymale de la sinusite ethmoïdale fusant dans l'orbite, ou de la périostite suppurée aiguë que l'on observe chez les jeunes sujets.

Traitement. — Lorsque la péricystite est à ses débuts, on obtient parfois un bon résultat en faisant une injection des voies lacrymales avec une solution faible de nitrate d'argent (1 p. 100).

Mais, le plus souvent, la région est si douloureuse au contact que toute tentative d'intervention lacrymale est impossible. On cherchera à calmer les douleurs par des applications glacées.

Dès que la suppuration est produite, il faut lui donner issue par la peau. Pour cela, on anesthésiera le malade à l'aide d'une inhalation de chlorure d'éthyle et, après aseptisation de la peau, on introduira le bistouri par la pointe, le tranchant tourné en avant : l'incision, d'un centimètre au moins, sera verticale et correspondra au point le plus saillant de la tuméfaction, un peu en dedans du plan passant par la commissure interne. Dès que la détente sera produite, c'est-à-dire dès le lendemain ou le surlendemain, on commencera le traitement du rétrécissement et les injections dans le sac lacrymal si celui-ci était dilaté.

Fistule lacrymale.

On donne le nom de fistule lacrymale à la communication directe du sac lacrymal avec la peau. Cette disposition peut exister dès la naissance et en l'absence de toute trace de lésions inflammatoires. On constate un petit orifice situé au-dessous du ligament palpébral interne et par lequel s'échappe de temps à autre une goutte de sécrétion lacrymale : c'est la *fistule lacrymale congénitale*, affection très rare.

Le plus habituellement il s'agit d'une fistule acquise, consécutive à l'ouverture d'une collection suppurée. Elle s'accompagne de symptômes réactionnels du côté de la peau et donne issue à du pus. Par le cathétérisme on arrive dans le canal nasal.

Nous avons vu que le trajet fistuleux réunissant le sac lacrymal à la peau, pouvait se développer à la suite d'une poussée de dacryocystite ou de péricystite à streptocoques, mais sa durée n'est en général que de quelques semaines, surtout si l'affection est traitée. Si la fistule persiste plus longtemps, elle est en général en rapport avec une tuberculose ou une syphilis du sac lacrymal ayant donné lieu à des végétations fongueuses de sa cavité.

Diagnostic. — Les antécédents lacrymaux et l'épreuve de l'injection du point lacrymal permettront d'éviter la confusion que l'on pourrait faire d'une fistule lacrymale avec une fistule consécutive à une sinusite ethmoïdale ou à une périostite orbitaire.

Traitement. — La cautérisation au galvanocautère suffira en général pour produire l'oblitération de la fistule congénitale. Si la fistule est la conséquence d'une péricystite, le traitement du rétrécissement constituera le meilleur moyen pour amener l'oblitération de celle-ci.

Il y a tout avantage, au début, à pratiquer le cathétérisme par la fistule.

Lorsque la fistule est liée à l'évolution d'une tuberculose ou d'une syphilis lacrymale, on aura recours, si le cathétérisme et les injections lacrymales ne suffisent pas, à l'extirpation du sac lacrymal.

L'extirpation du sac lacrymal a été préconisée même dans les cas de larmoiement simple avec ou sans ectasie du sac. Elle a pour effet d'oblitérer complètement les voies d'excrétion et de laisser persister le larmoiement. Elle offre, par contre, l'avantage de supprimer les infections ascendantes et les dangers qui en résultent pour le globe oculaire. Elle est en partie justifiée chez les ouvriers exposés aux traumatismes oculaires fréquents, atteints de larmoiement et ne pouvant consacrer à la cure de leur affection un temps suffisant. L'extirpation est par contre indiquée dans les cas où le sac lacrymal est rempli de fongosités.

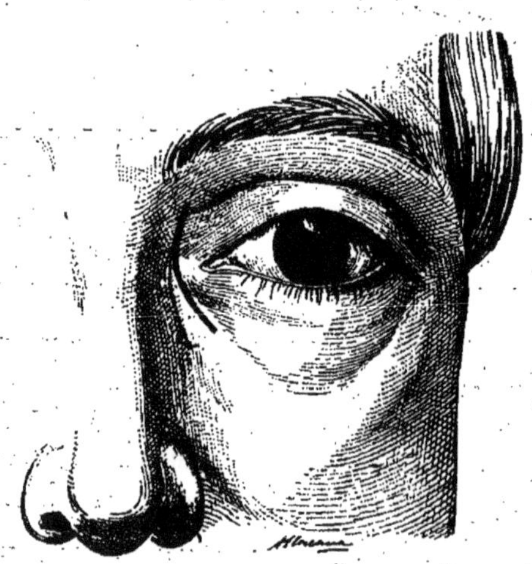

Fig. 95. — Tracé de l'incision cutanéo-musculaire par extirpation du sac lacrymal.

La technique ne diffère pas, suivant qu'il existe ou non une fistule lacrymale.

L'opération se pratiquera plus facilement si le malade est soumis à l'anesthésie générale, surtout s'il y a encore des lésions cutanées inflammatoires rendant la sensibilité plus vive. La région étant très vasculaire, on facilitera la dissection en injectant le mélange de cocaïne et d'adrénaline. On fait une incision légèrement arquée de 2 centimètres de hauteur, située à 4 ou 5 millimètres en dedans de la commissure interne et dont la réunion du tiers supérieur avec les 2/3 inférieurs correspondra au ligament orbiculaire interne. L'incision comprend la peau, puis le ligament palpébral interne au contact duquel se trouve le sac. On diminuera l'hémorragie en écartant la peau avec des écarteurs (écarteur à griffes ordinaire ou écarteur d'Axenfeld).

Le sac est saisi avec une pince au niveau de sa partie supérieure, qu'on libère par quelques coups de la pointe des ciseaux. On en détache la plus grande partie possible, puis on la sépare du canal nasal par un coup de ciseaux. L'attouchement de la muqueuse du canal nasal avec la pointe fine du thermo-cautère terminera l'opération. On suture ensuite les lèvres de la plaie cutanée avec du crin de Florence. S'il y a fistule, on aura soin de réséquer la partie de la peau correspondant à celle-ci.

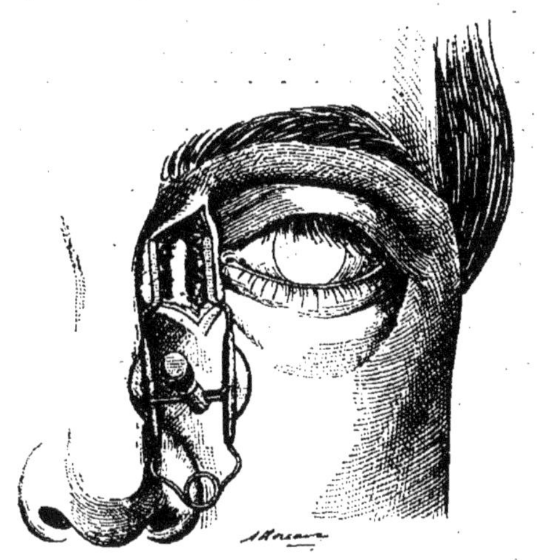

Fig. 96. — Écartement de la plaie avec l'écarteur de Müller et mise à nu du sac après section du ligament palpébral interne.

La cicatrisation est rapide et les fils peuvent être retirés après 4 à 6 jours. Les traces laissées par l'incision sont à peine visibles après quelques mois.

A cette extirpation totale, on peut substituer la destruction ignée du sac lacrymal. L'incision étant faite et les lèvres de la plaie écartées, on pénètre dans le sac avec la pointe du thermocautère qui atteindra toute la surface de la muqueuse du sac. S'il y a beaucoup de fongosités, on pourra les curetter avant d'introduire le thermocautère. La plaie est ensuite suturée et si la cautérisation a été suffisamment étendue, la cicatrisation est rapide et complète.

Concrétions des voies lacrymales.

Le larmoiement est parfois causé par la présence de petites concrétions développées dans la lumière des canalicules lacrymaux qu'elles dilatent. On reconnaît l'affection à la présence d'une petite tuméfaction siégeant entre le point lacrymal et la commissure et s'accompagnant d'un élargissement léger du point lacrymal. L'incision du canalicule lacrymal en fait sortir une petite masse jaunâtre ou brunâtre mûriforme. Dissociée et examinée au microscope, on y reconnaît les filaments enchevêtrés d'un bacille filamenteux, le streptothrix.

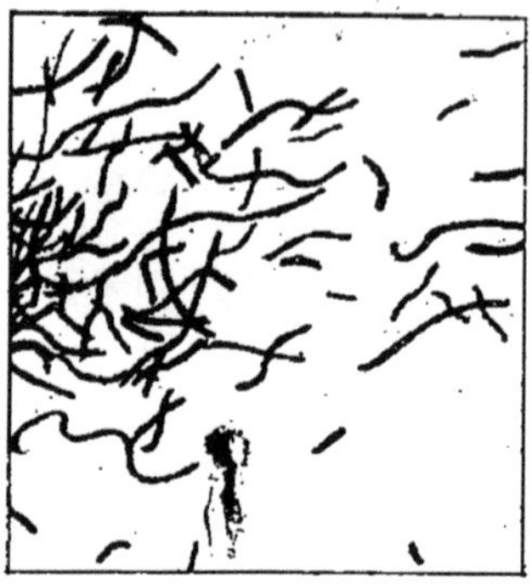

Fig. 97. — Streptothrix de Foester. Frottis obtenu par écrasement d'une concrétion du canalicule lacrymal. Grossissement de 800 diamètres environ.

L'incision du canalicule est suivie d'une guérison complète.

On avait donné à tort le nom d'actinomycose du canalicule lacrymal à cette infection qui n'est jamais envahissante.

Tumeurs des voies lacrymales.

Les tumeurs primitives sont extrêmement rares.

On observe parfois au niveau du canalicule de petits *papillomes* sans gravité. On a décrit quelques rares cas de tumeurs malignes du sac lacrymal, notamment d'*épithélioma*. C'est l'examen microscopique qui fera reconnaître la nature néoplasique de la lésion. La récidive est la règle. On connaît quelques cas de *polypes des voies lacrymales* à point de départ nasal, ou dont le développement a été secondaire aux cathétérismes.

CHAPITRE V

MALADIES DE LA CONJONCTIVE

On appelle conjonctive la muqueuse qui tapisse le segment antérieur du globe et la face postérieure des paupières et se continue, d'une part, avec l'épithélium cornéen et, d'autre part, avec la peau au niveau du bord libre. On distingue 3 régions principales de la muqueuse :

1° La conjonctive bulbaire, directement inspectable par simple écartement des paupières;

2° La conjonctive tarsienne ou palpébrale, qui ne peut être examinée qu'après retournement des paupières;

3° Les culs-de-sac supérieur ou inférieur qui correspondent à cette partie de la muqueuse intermédiaire aux deux précédentes.

Retournement des paupières.

Le *retournement de la paupière supérieure* constitue un petit tour de main qui s'acquiert assez vite à la condition d'observer les quelques indications qui vont suivre.

On engagera le malade à diriger son regard en bas sans contracter ses paupières, et on aura soin de ne pas exercer de pression ou de traction brusque qui provoqueraient un mouvement de défense. Les figures ci-jointes nous dispensent d'entrer dans de longs détails. La première série montre la position des doigts lorsque les cils sont assez formés pour que la prise puisse s'exercer sur eux. Dans la seconde série, on verra par contre la modification produite par l'absence ou la rareté des cils et rendant nécessaire la prise palpébrale.

Après avoir retourné la paupière supérieure, si l'on veut mettre au jour complètement le cul-de-sac supérieur, il faudra que le

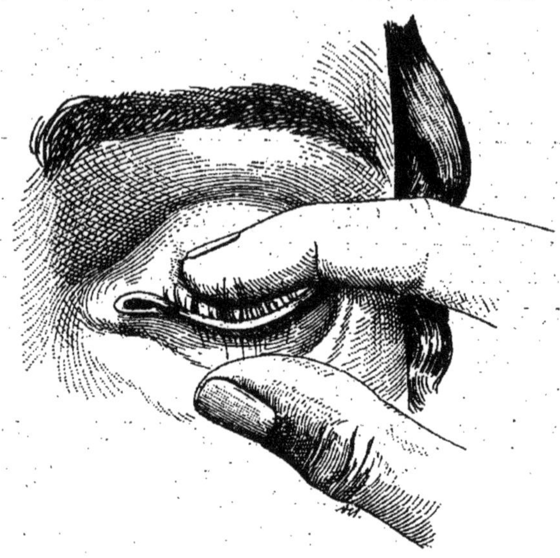

Fig. 98. — Retournement de la paupière supérieure. Le bord cubital de l'index déprime légèrement le bord supérieur du tarse.

malade abaisse son regard le plus possible et qu'à l'aide d'une baguette de verre appliquée sur la peau dans la région correspondant au cul-de-sac, l'observateur déprime les tissus et déplisse ainsi la muqueuse.

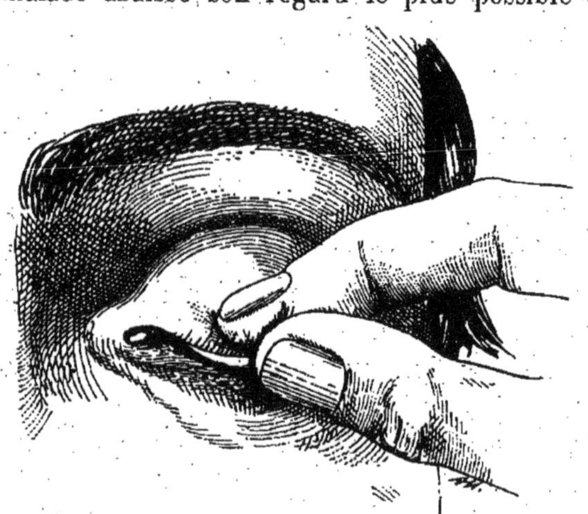

Fig. 99. — La rangée des cils est saisie entre le pouce et l'index qui continuent le mouvement d'abaissement du bord libre.

Le *retournement de la paupière inférieure* est beaucoup plus facile; il suffit d'exercer une légère traction sur la peau de la paupière inférieure tout en engageant l'observé à diriger son regard en haut.

Sémiologie générale de la conjonctive.

La muqueuse oculaire présente une transparence parfaite qui laisse voir un réseau vasculaire très discret, surtout au niveau de

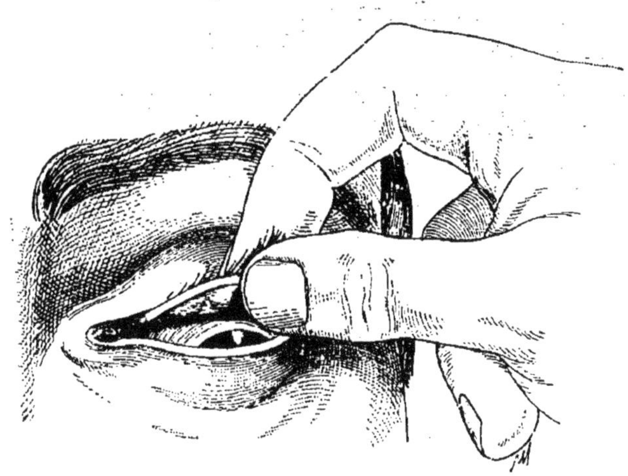

Fig. 100. — Une légère rotation de la main vers le bord cubital fait basculer le tarse.

la portion bulbaire. Elle est lisse et sa surface n'offre aucune saillie manifeste. La sécrétion conjonctivale ne se distingue pas de la sécrétion lacrymale et dans les conditions normales, elle ne renferme, à part de rares globes de mucus, que quelques cellules épithéliales desquamées et quelques leucocytes.

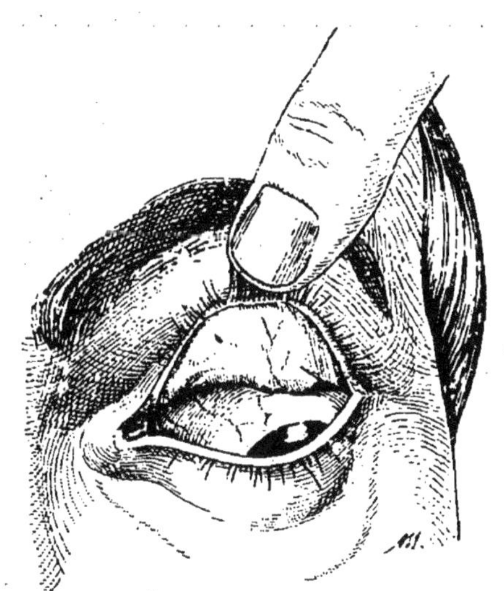

Fig. 101. — Le pouce presse la rangée des cils contre le bord orbitaire pour maintenir le retournement.

Il est très fréquent de voir, sous des influences diverses, le réseau vasculaire de la conjonctive se dilater et la muqueuse prendre une coloration plus rouge. On ne sera pas autorisé à parler de conjonctivite, mais on recherchera la cause de cette vascularisation dans une lésion de voisinage (bord palpébral, cornée, iris, etc.). Lorsque cette vascularisation est liée à une inflammation de la con-

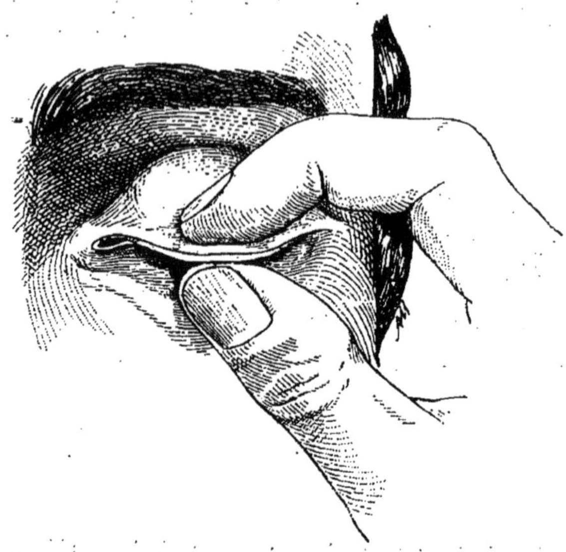

Fig. 102. — Retournement de la paupière dépourvue de cils. Le pouce glisse sous le bord libre tandis que l'index déprime la paupière.

jonctive, lorsqu'il y a, à proprement parler, une conjonctivite, à ce caractère de vascularisation s'ajoute le symptôme sécrétion.

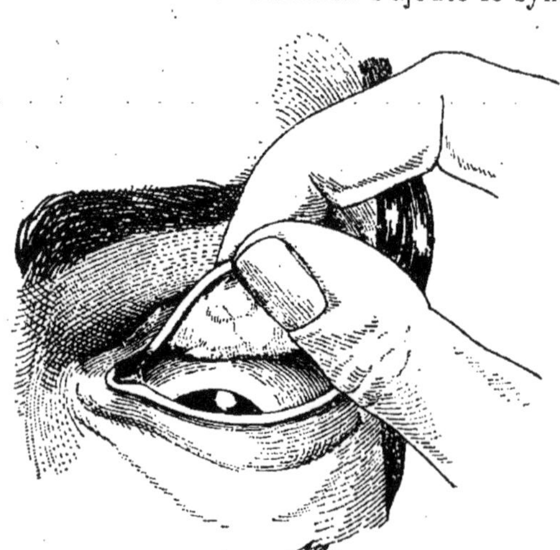

Fig. 103. — La paupière est saisie par son bord libre entre le pouce et l'index.

La muqueuse livre un exsudat de consistance variable, mais dont le principal signe clinique réside dans l'agglutinement des paupières le matin au réveil et la présence d'une concrétion plus ou moins épaisse au niveau de la commissure interne. Les caractères de cet exsudat, la présence de micro-organismes, l'évolution des symptômes et les troubles fonctionnels constituent autant de signes permettant de préciser la nature et la cause de l'inflammation conjonctivale.

La conjonctive étant une muqueuse ouverte, largement exposée à l'air, on avait admis autrefois qu'elle était souillée par les microorganismes les plus divers. C'est là une conception qui ne s'est pas vérifiée. On réussit bien à isoler à l'état d'unités des microbes variés (ce sont les souillures accidentelles de toute surface exposée), mais, en dehors de ces souillures, on est frappé du petit nombre de microbes que l'on décèle soit par la culture, soit par l'examen microscopique direct. Deux espèces surtout constituent les saprophytes normaux du sac conjonctival : un bacille prenant le Gram, le bacille massué (ou bacille du xérosis), et un coccus ayant les caractères du micrococcus epidermitis prenant le Gram, et ne liquéfiant pas la gélatine. Ces deux microbes ne paraissent pas pouvoir provoquer de réactions inflammatoires du côté de la conjonctive ou de la cornée. Les microbes pathogènes sont exceptionnels dans la conjonctive normale. Il faut cependant signaler le pneumocoque, dont la présence devient infiniment plus fréquente lorsque les voies lacrymales ne fonctionnent pas normalement. D'autres microbes pyogènes peuvent, dans ces conditions, proliférer aussi dans le sac conjonctival.

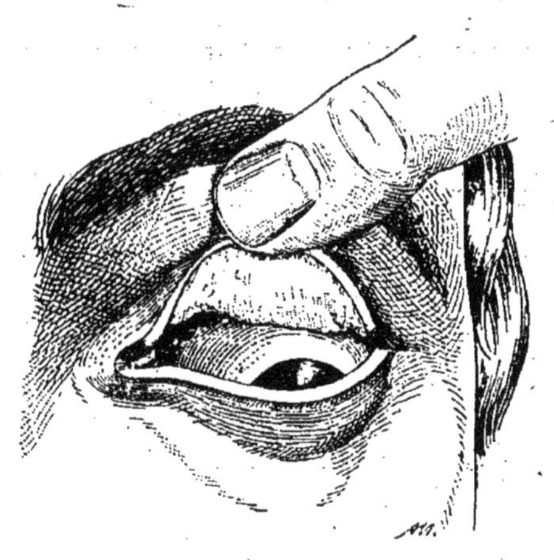

Fig. 104. — Le retournement est maintenu par pression du pouce sur le bord palpébral.

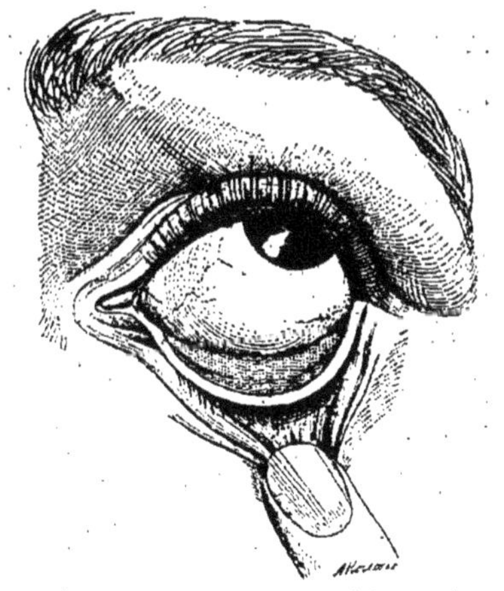

Fig. 105. — Retournement de la paupière inférieure. L'index déprime la peau de la paupière inférieure.

Examen microscopique de la sécrétion conjonctivale. —

L'examen microscopique de la sécrétion conjonctivale a une importance diagnostique des plus grandes. Sa technique rapide et facile a rendu pratique ce moyen d'investigation.

Un peu de sécrétion est recueilli avec un fil de platine préala-

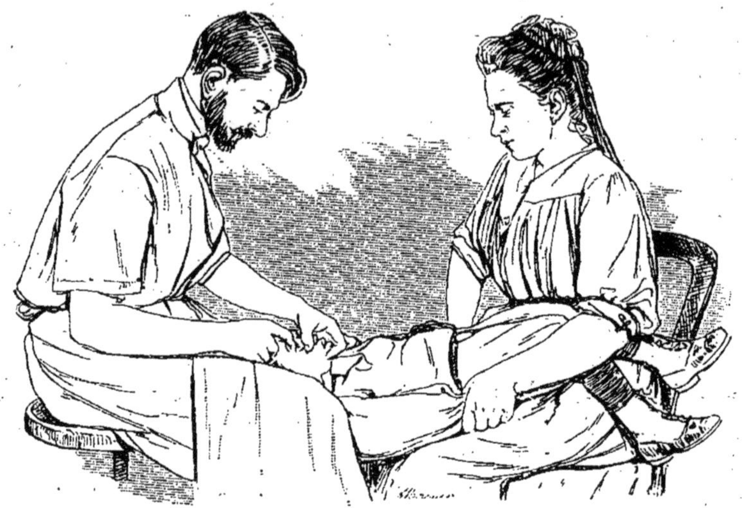

Fig. 106. — Procédé de contention des enfants. La tête de l'enfant est maintenue par la pression des genoux.

blement flambé, avec une pipette effilée ou à défaut avec un tampon de coton. On étale la sécrétion recueillie sur une lame porte-objet. Il suffit pour cela de frotter légèrement la surface dans une certaine étendue et d'éviter les accumulations de pus. La couche mince étalée se dessèche en quelques secondes; la préparation est alors passée dans la flamme pour la fixation des éléments cellulaires; il sera possible alors de la colorer et de l'examiner de suite, ou de différer l'examen aussi longtemps qu'on le voudra. C'est dire que si l'on n'a pas sous la main les moyens de coloration ou les instruments nécessaires, il suffira d'expédier les lames telles quelles à un laboratoire.

La coloration des préparations se fait avec le mélange suivant :

10 centimètres cubes d'eau.
XV gouttes de solution de fuchsine[1] phéniquée de Ziehl.
VIII g. de solution alcoolique saturée de bleu de méthylène.

Cette solution, de coloration violacée, n'est utilisable que dans la

1. Pour obtenir la fuchsine de Ziehl, on dissout 1 gramme de fuchsine dans 10 centimètres cubes d'alcool à 95° et on ajoute peu à peu 100 grammes d'eau phéniquée à 1 0/0.

journée. Par contre les solutions mères se conservent indéfiniment.

Pour colorer la lame, on dépose à sa surface quelques gouttes du mélange que l'on laisse agir pendant 20 à 30 secondes au plus. On passe la lame sous un filet d'eau, puis on la dessèche sans la chauffer. On peut hâter la dessiccation en absorbant une partie du liquide avec un papier buvard légèrement pressé sur la lame.

Lorsque toute trace d'humidité a disparu, on dépose une goutte d'huile à immersion directement sur le frottis qu'on examine alors avec un objectif à immersion (1/12) et un oculaire 2 ou 3. Il faut en effet atteindre un grossissement de 6 à 800 diamètres pour distinguer nettement les plus fins bacilles dont nous aurons à parler.

Pour différencier certains microbes (le gonocoque, par exemple, du staphylocoque ou du pneumocoque) on a recours à un procédé de coloration de contrôle : la méthode ou la coloration de Gram. Une seconde lame est recouverte de quelques gouttes d'une solution phéniquée de violet de gentiane[1]. On laisse la coloration se faire pendant 30 secondes au moins; on enlève le colorant en inclinant la lame et on verse à sa place une quantité égale de solution iodo-iodurée dite liquide de Gram[2]. Cette solution est laissée le même temps que le colorant. On lave à l'eau, puis on décolore avec de l'alcool absolu. Le frottis paraît alors avoir perdu toute coloration. Examiné à l'immersion, on y retrouvera facilement et fortement colorés en violet, les microbes qui prennent le Gram : pneumocoques, staphylocoques, streptocoques, bacilles diphtériques, bacilles massués, etc. Par contre, les microbes qui ne prennent pas le Gram : gonocoques, bacilles de Weeks, bacilles de Pfeiffer, diplobacilles, etc., ne seront pas mis en évidence par ce procédé de coloration.

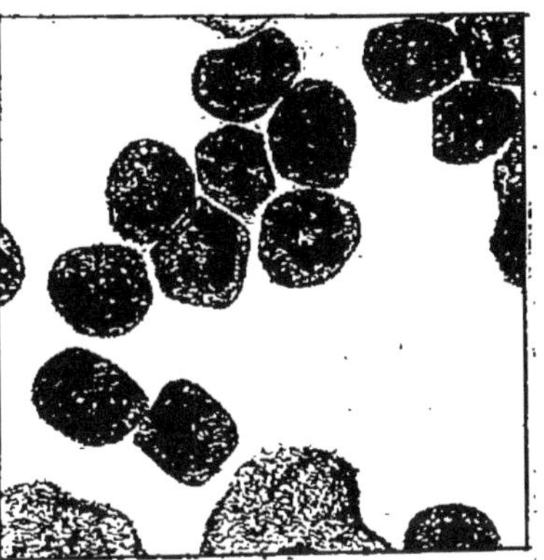

Fig. 107. — Sécrétion conjonctivale amicrobienne. Leucocytes polynucléaires en haut.

Lorsqu'on examine une sécrétion conjonctivale qu'on a qualifiée cliniquement de muqueuse ou de purulente, on constate, au microscope, qu'elle contient toujours des éléments cellulaires : les leucocytes polynucléaires y prédominent; on y voit aussi quelques cellules épithéliales; mais, ce qui constitue l'intérêt de cet examen, c'est la présence, entre les cellules ou dans leur protoplasma, du microorganisme qui est la cause de l'affection (voir fig. 110, 112, 113, etc.).

1. Préparée de la même manière que la solution phéniquée de fuchsine.

2. On dissout 2 grammes d'iodure de potassium dans quelques centimètres cubes d'eau, puis on ajoute 1 gramme d'iode métallique. Lorsque l'iode est dissout, on étend à 300 centimètres cubes d'eau.

I. — AFFECTIONS CONGÉNITALES DE LA CONJONCTIVE

Les affections congénitales de la conjonctive sont rares : en dehors de certains cas de *pigmentation congénitale* circonscrite, exceptionnelle dans nos régions, et de la malformation décrite sous le nom de *conjonctive en tablier*, épitarse ou pseudo-ptérygion de la conjonctive tarsienne, les affections congénitales sont surtout représentées par trois types de tumeurs : l'angiome, le dermo-épithéliome, et le lipome.

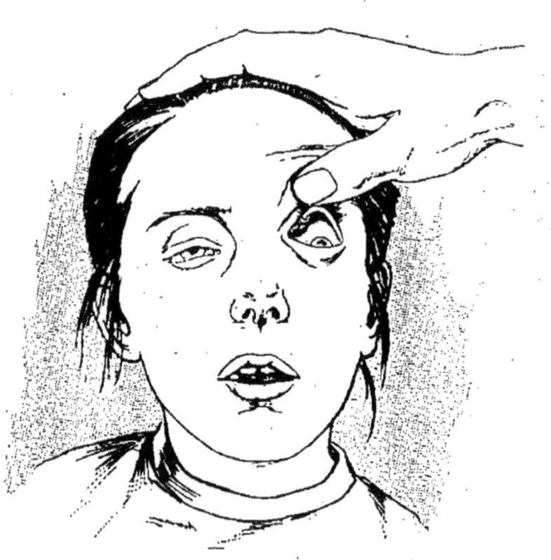

Fig. 108. — Angiome veineux palpébro-conjonctival formant une légère saillie framboisée au bord libre de la paupière supérieure.

L'*angiome* est le plus souvent un prolongement sous-conjonctival d'un angiome palpébral. Il siège de préférence au voisinage de la commissure interne et soulève la muqueuse au travers de laquelle il apparaît sous forme de tumeur bleuâtre ou violacée.

Le *dermo-épithéliome* se présente sous forme d'un épaississement de la conjonctive bulbaire de couleur chamois ou jaunâtre ayant une certaine tendance extensive. C'est une tumeur épithéliale bénigne à laquelle on a donné aussi le nom d'épithélioma kystique bénin.

Le *lipome sous-conjonctival* est un peu plus fréquent que l'affection précédente. Il forme un soulèvement de coloration jaune pâle légèrement allongé parallèlement au cul-de-sac et siégeant habituellement dans son voisinage immédiat.

L'excision de ces tumeurs congénitales est le seul traitement à leur appliquer.

II. — AFFECTIONS TRAUMATIQUES DE LA CONJONCTIVE

Corps étrangers.

Il est fréquent de voir un corps étranger (grain de sable, fragment de charbon) se fixer à la face postérieure de la conjonctive tarsienne et déterminer une violente irritation oculaire et des phénomènes douloureux très pénibles.

L'instillation d'une goutte de cocaïne calmera les douleurs et il suffira de retourner la paupière supérieure et d'enlever le corps étranger avec l'aiguille à corps étranger ou avec un tampon de coton promené sur la surface de la muqueuse.

Il n'est pas rare que la sensation de corps étranger persiste quelques heures ou quelques jours après l'ablation. On prescrira un collyre de chlorhydrate de cocaïne au centième pour combattre cette sensation.

Ecchymoses sous-conjonctivales.

L'ecchymose sous-conjonctivale traumatique accompagne fréquemment l'ecchymose palpébrale. Elle se présente sous forme d'une tache rouge sombre, limitée ou étendue à toute la conjonctive bulbaire, ce qui communique au regard un caractère très particulier.

Le premier jour, l'épanchement sanguin peut soulever légèrement la conjonctive, mais il n'entraîne aucune gêne fonctionnelle. Les jours suivants, la teinte de la tache se modifie et passe au violet, puis au jaune. La résorption complète réclame huit à quinze jours environ.

C'est le plus souvent une contusion de la région palpébrale ou du globe qui est la cause de ces ecchymoses traumatiques.

Il suffit de prescrire quelques lotions avec de l'eau bouillie pour satisfaire au besoin de thérapeutique des malades.

Blessures de la conjonctive.

Les solutions de continuité de la conjonctive se réparent avec la plus grande facilité et ne nécessitent que les lotions aseptiques. Si les lèvres de la plaie sont écartées et déchiquetées, il sera préférable, après aseptisation, d'appliquer un ou deux points de suture à la soie très fine.

Brûlures et cautérisations.

Ce sont surtout les agents chimiques qui provoquent les brûlures de la conjonctive, en particulier la chaux et les acides. L'acide sulfurique ou vitriol est une cause relativement fréquente de cautérisation conjonctivale et cornéenne. Nous y reviendrons à l'occasion des cautérisations de la cornée.

Le cul-de-sac inférieur est en général plus atteint que le supérieur. Aussitôt après l'action du caustique, la conjonctive présente une coloration blanche matte; on n'aperçoit plus de vaisseaux et un examen superficiel pourrait faire méconnaître les lésions. Les jours suivants, la teinte matte s'atténue, la conjonctive se soulève et s'œdématie et si les tissus ont été complètement nécrosés, ils s'éliminent en petites eschares blanchâtres semblables à du pus. Si l'altération est moins complète, on assiste à une réparation lente et il s'écoule des semaines jusqu'à ce que la muqueuse ait repris son aspect normal.

Dans les cas où les tissus ont été nécrosés, le danger réside, d'une part, dans la rétraction cicatricielle qui a pour effet de limiter le cul-de-sac et l'excursion du globe, et d'autre part dans les adhérences qui peuvent se créer entre le tarse et le globe. Il est indispensable, pour cela, que les régions correspondantes de la conjonctive aient été nécrosées et que le contact entre elles soit maintenu quelque temps. Ce symblépharon crée dans la suite une limitation de l'excursion du globe et une gêne si grande que l'on devra toujours se préoccuper d'en prévenir le développement.

Traitement. — Nous appliquons toujours aux brûlures les principes généraux du traitement des plaies; l'aseptisation des paupières et de la conjonctive en constitue la partie la plus importante et nous ne craignons pas de la répéter à chaque pansement. Celui-ci sera renouvelé une à deux fois par jour, les premiers jours, afin de mobiliser le globe. On en profitera pour instiller deux gouttes du collyre suivant stérilisé.

Huile d'olive	10 grammes
Cocaïne	0,10 centigr.

L'occlusion des deux yeux est utile les premiers jours, elle atténue les douleurs et favorise la réparation des tissus. Nous n'avons plus recours aux poudres ni aux pommades antiseptiques et nous appliquons toujours un pansement aseptique sec.

Lésions de la conjonctive et de la cornée causées par la pénétration de poils de chenilles.

Après la projection d'une chenille sur l'œil, une violente réaction inflammatoire se déclare. Les symptômes subjectifs sont intenses, les lésions objectives peu marquées ; on ne voit simplement qu'une

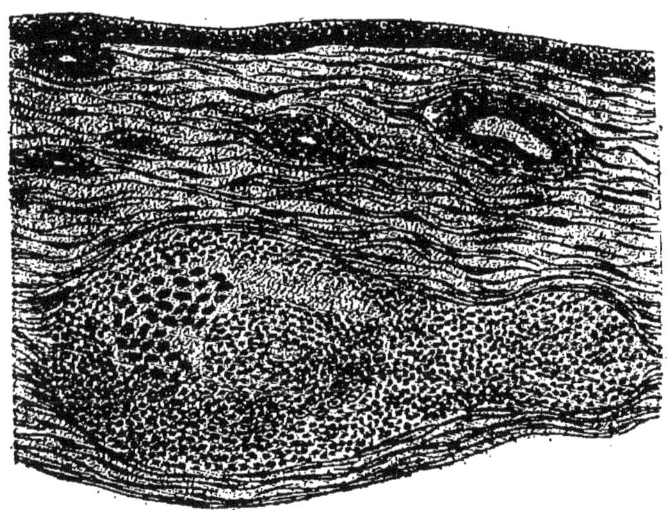

Fig. 103. — Coupe de la conjonctive au niveau d'un nodule. Au centre du nodule on voit la coupe du poil de chenille entouré d'une cellule géante et de leucocytes. L'épithélium conjonctival limite le haut de la coupe (d'après Hanke).

érosion conjonctivale, une injection conjonctivale modérée. Mais bientôt se développent les nodules caractéristiques. De nombre variable, d'un diamètre de 1 à 2 millimètres, ils siègent dans la conjonctive de la partie inférieure du globe, mais peuvent envahir la cornée. Ils ont une consistance ferme. Sur la cornée, ils forment une opacité circonscrite au centre de laquelle il est possible de reconnaître, à la loupe, un fragment de poil de chenille. Ces nodules peuvent même exister sur l'iris.

L'affection est chronique et procède par poussées. Les nodules ne disparaissent jamais complètement pendant les périodes d'accalmie.

Après une durée variable, les poils de chenille s'éliminent ou se résorbent, mais en laissant souvent des opacités cornéennes plus ou moins étendues.

Ces opacités et les lésions de l'iris rendent le pronostic grave.

Diagnostic. — Le diagnostic est facile quand les commémoratifs existent. Dans le cas contraire, l'examen à la loupe et l'examen microscopique permettent de distinguer ces nodules des nodules tuberculeux, syphilitiques ou lépreux.

Traitement. — Le seul traitement est de supprimer la cause. On s'aidera de la cocaïne et de la loupe pour pratiquer l'ablation des poils.

III. — MALADIES INFECTIEUSES DE LA CONJONCTIVE

Les infections de la muqueuse conjonctivale sont nombreuses et variées : elles constituent une forte proportion des maladies oculaires et sont celles qui paraissent le plus susceptibles d'être influencées dans leur fréquence par les mesures prophylactiques. Comme il s'agit, pour la plupart, de maladies transmissibles, dont la propagation se fait surtout par contamination directe, on comprend facilement le rôle particulièrement important que peut avoir le médecin dans la limitation de ces affections. Voilà pourquoi, en dehors des considérations d'ordre scientifique qui suffiraient à légitimer ce groupe des infections conjonctivales, on pourrait aussi invoquer des considérations pratiques.

Pendant fort longtemps on s'est contenté d'une classification des conjonctivites en catarrhale, purulente, pseudo-membraneuse, etc.

Cette division basée sur les caractères de la sécrétion a le grave inconvénient de confondre dans un même groupe des maladies différentes. Il n'est, d'ailleurs, plus nécessaire de discuter la légitimité de la classification étiologique que nous suivons dans l'étude des infections conjonctivales.

Nous envisagerons tout d'abord :

A. Les conjonctivites où l'inflammation a un caractère diffus.

Conjonctivite aiguë contagieuse, subaiguë ou diplobacillaire ; à pneumocoques ; à bacille de Pfeiffer.

Ces quatre infections donnent le plus souvent lieu à des réactions inflammatoires modérées correspondant au type ancien de la conjonctivite catarrhale ou muco-purulente.

Il n'est pas rare cependant de rencontrer des cas où la conjonctivite aiguë contagieuse, pour ne parler que de celle-là, peut donner lieu à une réaction inflammatoire telle qu'on n'aurait pas hésité autrefois à en faire une conjonctivite purulente.

Leur transmissibilité est telle qu'il est rare de voir l'affection limitée à un œil ; le caractère bilatéral de la conjonctivite plaide fort en faveur de la nature contagieuse.

La conjonctivite gonococcique évolue le plus souvent sous les apparences de la conjonctivite purulente : muqueuse épaissie et boursouflée, pus épais, etc.

La conjonctivite à streptocoques peut revêtir différents aspects (catarrhal, purulent, pseudo-membraneux).

Il nous restera à décrire la conjonctivite diphtérique dont le caractère particulier réside surtout dans l'exsudat pseudo-membraneux qui recouvre la conjonctivite tarsienne.

B. Le second groupe des infections conjonctivales comprendra un certain nombre de maladies où les lésions de la muqueuse offrent un caractère plus circonscrit et constituent de petites saillies appelées follicules ou granulations.

Nous y ferons rentrer la conjonctivite folliculaire, la conjonctivite granuleuse ou trachome, la conjonctivite de Parinaud.

C. Notre troisième groupe comprendra l'infection tuberculeuse, l'infection syphilitique primitive et l'infection vaccinale de la conjonctive, qui se compliquent toutes deux (ainsi d'ailleurs que la conjonctivite de Parinaud), du développement d'une adénopathie sous-maxillaire ou pré-auriculaire très caractéristique.

Conjonctivite aiguë contagieuse.
Conjonctivite à bacilles de Weeks.

Cette inflammation conjonctivale, très contagieuse, à marche rapide et atteignant les deux yeux, est causée par un microorganisme spécial : le bacille de Weeks. Elle donne souvent lieu à des épidémies.

Symptômes. — C'est par les enfants que l'affection pénètre dans la famille, car c'est surtout dans les crèches, les asiles, les écoles que se fait la contagion. On remarque, un matin, que l'enfant a de la difficulté à ouvrir les paupières, dont les cils sont collés les uns aux autres et dont l'angle interne est occupé par une petite masse de pus jaunâtre. Les paupières sont souvent œdématiées au point que la fente palpébrale reste fermée. Écarte-t-on les paupières, on voit s'écouler une sécrétion muco-purulente qui se renouvelle assez rapidement.

L'examen de la muqueuse conjonctivale montre une rougeur légère du « blanc de l'œil ». C'est une teinte rosée uniforme avec, en certains points, de petites hémorragies sous-conjonctivales formant des taches d'un rouge plus sombre ; leur présence n'est cependant pas constante. La conjonctive des culs-de-sac et du tarse est plus rouge et, dans le cul-de-sac inférieur, on trouve des filaments de muco-pus. L'inflammation atteint d'abord un œil, mais ne tarde pas à envahir le second ; le temps qui s'écoule ne dépasse guère quarante-huit heures et correspond à la période d'incubation moyenne de la maladie, c'est-à-dire à la période qui va du moment de l'inoculation à l'apparition des premiers signes de la maladie.

Les troubles subjectifs ou généraux qui accompagnent l'inflammation oculaire sont assez variables : la photophobie est constante, mais elle est bien moins accusée que dans les affections cornéennes, comme la phlyctène de la cornée, souvent confondue avec la conjonctivite aiguë. Les premiers jours, la sécrétion provoque une sensation de corps étranger qui pousse les malades à se frotter les yeux et à enlever la sécrétion avec les doigts. Cette sensation s'accompagne de quelques douleurs périorbitaires et d'une cuisson palpébrale qui peut être des plus vives. L'inaptitude au travail est presque constante. Après quelques jours (huit à quinze jours si l'affection est abandonnée à elle-même), l'inflammation oculaire et la sécrétion diminuent, mais l'agglutinement des paupières ne cesse guère qu'à la fin de la troisième ou quatrième semaine, attestant la guérison complète.

Les symptômes que nous venons d'indiquer : sécrétion muco-purulente, inflammation conjonctivale et palpébrale, phénomènes douloureux, peuvent subir de très grandes variations d'intensité d'un sujet à l'autre et sans que l'on puisse invoquer, pour les expliquer, des conditions différentes de résistance du sujet ou d'activité du bacille.

Un fait généralement observé, c'est que l'affection est plus douloureuse et d'apparence plus sérieuse chez l'adulte que chez l'enfant, au point que des cas de conjonctivite aiguë contagieuse de l'adulte ont pu être confondus avec une conjonctivite gonococcique.

Il n'est pas rare de rencontrer, et cela surtout chez l'enfant, une forme de conjonctivite si légère qu'il faut la rechercher. Pendant deux ou trois jours les parents ont remarqué que l'enfant avait un peu de sécrétion, « un coup d'air », qui a paru guérir spontanément. Cependant les paupières ont depuis lors été agglutinées chaque matin, sans d'ailleurs que les yeux aient été modifiés dans leur aspect. Ces formes très légères, qui peuvent durer deux ou trois mois et dont la sécrétion est tout aussi susceptible de transmettre l'infection, sont les plus dangereuses au point de vue de la diffusion de la maladie, car les enfants fréquentent l'école ou l'asile et y contaminent leurs camarades, de même que chez eux ils deviennent la cause d'épidémies familliales. C'est là un fait dont l'importance a été reconnue pour beaucoup d'autres affections contagieuses.

Dans certains cas, la conjonctivite aiguë contagieuse donne lieu à un exsudat pseudo-membraneux de la conjonctive tarsienne qui ne se reproduit que les premiers jours. On peut voir aussi, sur le limbe, une petite saillie papuleuse semblable aux « phlyctènes » de la conjonctivite phycténulaire. Le ganglion pré-auriculaire est souvent sensible à la palpation, mais, dans quelques cas, il est manifestement augmenté de volume et très douloureux pendant deux ou trois jours.

Les complications sont exceptionnelles et ne s'observent que chez l'adulte. Il peut se produire de petites ulcérations cornéennes rapidement enrayées par le traitement de la conjonctivite et guérissant le plus souvent sans laisser de traces.

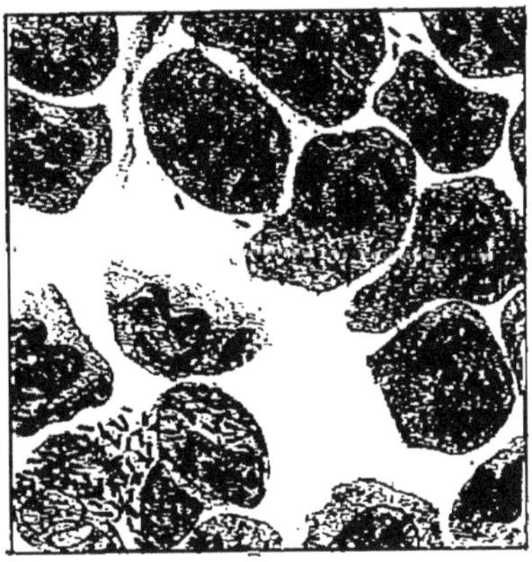

Fig. 110. — Bacilles de Weeks dans un frottis de sécrétion de la conjonctivite aiguë contagieuse.

Étiologie. — Koch avait reconnu dans la sécrétion de certaines conjonctivites d'Égypte la présence d'un petit bacille, mais c'est Weeks qui démontra le rôle du bacille qui porte son nom dans l'étiologie de ce type particulier d'infection oculaire.

Les recherches de Morax, de Weichselbaum et Muller, de Hoffmann, etc., ont complété nos connaissances sur l'étiologie de cette infection.

Lorsqu'on examine, avec l'objectif à immersion 1/12, les frottis de sécrétion conjonctivale d'un cas de conjonctivite aiguë contagieuse, colorés par de la fuschine de Ziehl diluée au dixième, on constate la présence en nombre variable de petits bacilles fins, rigides, disposés en amas ou par petits groupes dans le protoplasma de quelques leucocytes ou libres entre les cellules. Ce bacille ne prend pas le Gram. Il se cultive difficilement et forme sur gélose-sérum ou sur gélose sanglante de petites colonies minuscules et transparentes.

Il suffit de déposer une trace de cette culture sur la conjonctive humaine pour que, sans l'intervention d'aucune autre cause, on assiste, après une incubation de vingt-quatre à quarante-huit heures, à l'apparition d'une conjonctivite ayant tous les caractères de la conjonctivite aiguë contagieuse. Le tempérament individuel est sans influence sur son évolution et ses caractères.

La conjonctivite causée par le bacille de Weeks peut s'observer à tout âge et on l'a rencontrée dans presque tous les pays. Elle est extrêmement fréquente en Orient et en Extrême-Orient. Elle existe à l'état endémique dans toutes les grandes agglomérations.

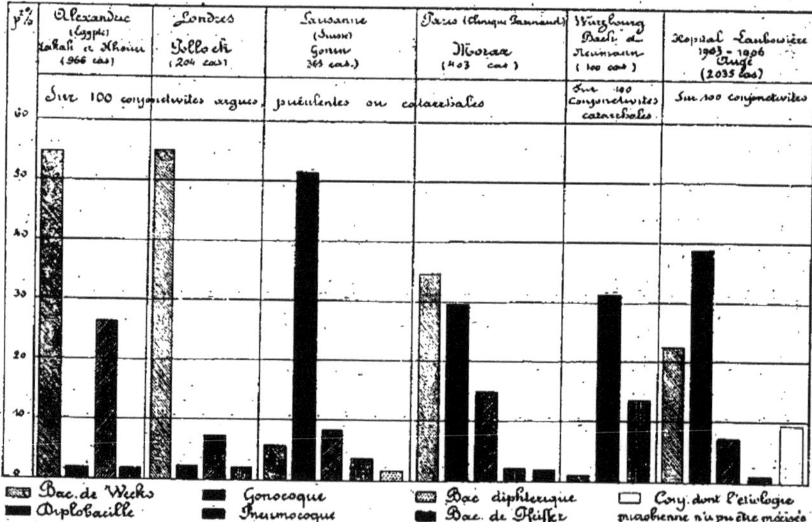

Fig. 111. — Graphique de la fréquence relative des différentes infections conjonctivales (Augé).

Diagnostic. — En cas d'hésitation, l'examen microscopique de la sécrétion lèvera tous les doutes. Cet examen sera particulièrement indiqué dans les formes légères ; si les médecins inspecteurs d'école étaient au courant de cette recherche si facile, ils réussiraient à éviter bien des contaminations.

Pronostic. — Il s'agit d'une affection bénigne et il est tout à fait exceptionnel que la vision soit altérée après une atteinte de conjonctivite aiguë contagieuse, mais il ne faut pas perdre de vue que, dans des milieux contaminés, la conjonctivite aiguë peut favoriser le développement d'autres infections oculaires, l'infection granuleuse notamment.

Prophylaxie. — Les conditions de transmission du bacille de Weeks sont très limitées, car le bacille est peu résistant et, après deux jours au plus, la sécrétion oculaire ou les objets souillés par elle ont perdu le pouvoir de transmettre l'infection. Il suffit donc d'isoler le malade jusqu'à guérison complète pour éviter qu'il ne transmette son affection. Si les personnes qui entourent le malade ont soin de se savonner les mains après tout contact avec le malade ou avec les objets touchés par lui, s'ils évitent de porter leurs doigts aux yeux et de se servir de la même cuvette, la contagion sera sûrement évitée. On comprend que l'encombrement rend difficile l'application de ces précautions et augmente les chances de diffusion, mais il n'agit pas autrement. Je n'ai jamais observé de contaminations intérieures dans mon service hospitalier où les seules mesures appliquées consistaient dans l'isolement du petit malade dans son lit et dans l'attention prise par le personnel traitant ou infirmier à se savonner les mains après avoir touché au malade.

Traitement. — L'affection peut guérir spontanément, mais le traitement en abrège l'évolution et atténue la gêne et les douleurs. Les sels d'argent ont donné jusqu'à présent les résultats les plus certains et, dans les formes un peu intenses, rien n'égale les instillations d'un collyre de nitrate d'argent à 1/50 faites une fois par jour par le médecin. On aura soin de renverser la paupière supérieure. S'il y a ulcération cornéenne, les cautérisations au nitrate d'argent produiront une amélioration rapide. On peut leur substituer, si l'affection est légère, les collyres de protargol (1/20) ou d'argyrol (2/10), qui seront instillés 2 à 3 fois par jour jusqu'à guérison complète.

Les lotions avec de l'ouate hydrophile imbibée d'eau bouillie, de solution physiologique ou d'eau boriquée tiède, seront faites plusieurs fois par jour pour calmer la gêne palpébro-oculaire et chasser la sécrétion. Le port de verres fumés atténuera la photophobie ; en aucun cas on n'appliquera de pansement occlusif.

Conjonctivite subaiguë ou diplobacillaire.

La conjonctivite subaiguë est une infection causée par un diplobacille spécial. C'est une conjonctive contagieuse, presque toujours bilatérale, le plus souvent chronique.

Symptômes. — La conjonctivite subaiguë débute d'une façon insidieuse et en général sans cause appréciable. Le malade éprouve parfois une gêne légère au niveau des paupières, mais le premier symptôme est presque toujours l'agglutinement des paupières au réveil : un matin le malade se réveille avec un œil légèrement collé; deux ou trois jours après, le second œil est pris. Il est très rare en effet que l'affection reste unilatérale. L'examen de la conjonctive montre une très légère injection; la cornée est saine.

En quelques jours les symptômes atteignent leur maximum, mais ils ne sont jamais très marqués. La sécrétion augmente légèrement et donne de petits filaments fibrineux que l'on voit surtout dans le cul-de-sac inférieur. Elle est peu marquée et forme à peine une petite concrétion grisâtre dans l'angle interne de l'œil. L'agglutinement des paupières au réveil est constant.

Le malade est gêné par cette conjonctivite; il n'en souffre pas. Il éprouve des fourmillements, des démangeaisons, d'ailleurs peu intenses, surtout dans les angles de l'œil, une sensation de grains de sable sous la paupière. Le jour, la photophobie est insignifiante; mais le soir, à la lumière, elle est souvent considérable et le malade ne peut ni lire ni écrire sans être fortement incommodé; la cuisson augmente, les yeux larmoient, s'injectent et le malade est obligé d'abandonner son travail.

Au bout de quelques jours, la peau des paupières devient légèrement rosée; cet érythème se limite souvent ou est plus marqué aux angles interne et externe, d'où le nom de *conjonctivite angulaire* sous lequel on désignait autrefois ces cas. La caroncule, la conjonctive tarsienne sont injectées tandis que la conjonctive bulbaire n'est que faiblement modifiée.

Cette conjonctivite a une marche essentiellement chronique; elle ne guérit presque jamais spontanément et présente, au cours de son évolution, des alternatives d'amélioration ou de recrudescence.

A côté de cette forme de beaucoup la plus fréquente, on voit parfois des cas où les phénomènes réactionnels sont plus intenses et simulent à s'y méprendre une conjonctivite aiguë. Dans ces cas comme plus haut la douleur fait toujours défaut et ce symptôme négatif est très important pour établir le diagnostic.

Chez certains malades, il existe soit des petites saillies folliculaires dans le cul-de-sac inférieur, soit une injection localisée de la conjonctive bulbaire. Ces lésions sont surajoutées, disparaissent avec la conjonctivite, et les caractères de l'affection, caractères physiques ou fonctionnels, permettent toujours de la reconnaître.

Cette conjonctivite est essentiellement bénigne. La complication la plus fréquente est l'*ulcération de la cornée*. Cette ulcération, d'allure généralement bénigne, ne survient que chez les malades non traités. C'est le plus souvent une petite ulcération superficielle, ovalaire plus qu'arrondie, siégeant au voisinage du limbe, ne s'accompagnant pas d'infiltration du reste de la cornée. Les phénomènes subjectifs sont peu marqués. L'infection cornéenne par le diplobacille prend parfois un caractère plus grave. La cornée s'infiltre; il se produit de l'hypopion et l'on peut croire à une infection pneumococcique. C'est en particulier le cas lorsqu'un traumatisme de la cornée survient chez un malade atteint de conjonctivite subaiguë.

Diagnostic. — Le diagnostic clinique est généralement facile; la recherche du diplobacille supprimera toute hésitation dans les cas douteux. L'examen bactériologique est indispensable dans les cas où l'affection revêt un caractère aigu. C'est encore lui qui permet de poser un diagnostic certain de ces ulcérations cornéennes d'origine diplobacillaire.

Étiologie. — La conjonctivite subaiguë est produite par un diplobacille dont l'abondance et l'aspect caractéristique dans la sécrétion facilite beaucoup le diagnostic microscopique. Je l'ai dénommé diplobacille de la conjonctivite subaiguë. Il est connu aussi sous le nom de diplobacille de Morax-Axenfeld. Il ne prend pas le Gram.

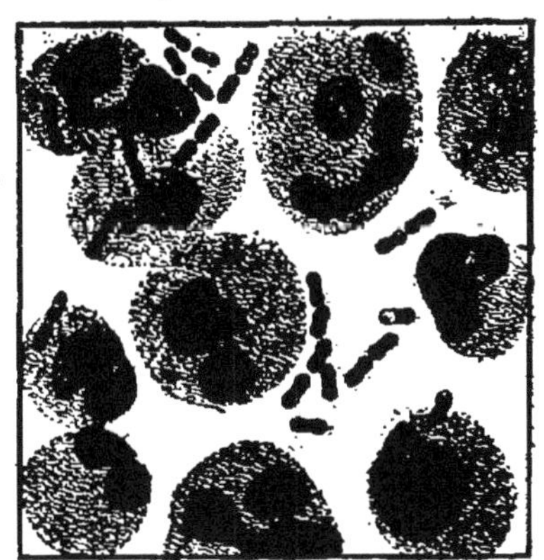

Fig. 112. — Diplobacilles de la conjonctivite subaiguë dans un frottis de sécrétion. Immersion 1/12. Ocul. III.

Il n'est pas pathogène pour les animaux; son inoculation sur la conjonctive humaine donne au contraire des résultats positifs constants.

La conjonctivite subaiguë est contagieuse. La contagion s'opère par l'intermédiaire de la sécrétion. La faible résistance du bacille fait admettre que cette contagion doit se faire directement par les doigts ou le mouchoir avec lequel les malades essuient si souvent leurs yeux.

La conjonctivite subaiguë existe partout, aussi bien à la campagne qu'à la ville, et dans toutes les saisons. Elle est plus fréquente chez l'adulte que chez l'enfant.

Traitement. — Si la conjonctivite subaiguë abandonnée à elle-même a parfois une durée indéfinie, elle guérit rapidement par le sulfate de zinc ou l'ichthyol.

Le collyre au sulfate de zinc doit être à 1/40 pour donner un résultat efficace.

Sulfate de zinc....................	0,25 centigr.
Eau distillée......................	10 grammes.

Une goutte matin et soir dans les *deux* yeux pendant 8 jours consécutifs. Il faut continuer pendant 8 jours, même si l'affection semble guérie au bout de 2 ou 3 jours. De cette façon seulement, on évitera les récidives. On peut ajouter du chlorhydrate de cocaïne au collyre pour diminuer la cuisson que provoque le sulfate de zinc. C'est encore le sulfate de zinc qu'il faut employer lorsqu'il y a une ulcération de la cornée.

Lorsque les lésions palpébrales sont étendues, il vaut mieux employer la pommade à l'ichthyol.

Vaseline................	15 grammes
Lanoline	5 —
Oxyde de zinc..........	2 —
Ichthyol...............	0,50 centigr. à 1 gramme.

Appliquer un peu de cette pommade matin et soir sur les paupières, en en faisant pénétrer dans la fente palpébrale.

Les lotions tièdes à l'eau bouillie ou boriquée, le port de verres fumés complètent le traitement.

Conjonctivite à pneumocoques.

La conjonctivite à pneumocoques, très variable dans ses aspects cliniques, n'a été réellement différenciée des autres infections conjonctivales que par l'examen bactériologique.

Symptômes. — La symptomatologie de cette conjonctivite est essentiellement variable. Il est cependant possible de distinguer 3 types bien différenciés, un type aigu à sécrétion muco-purulente, un type pseudo-membraneux, un type que l'on rencontre chez les nouveau-nés : la conjonctivite lacrymale à pneumocoques des nouveau-nés.

1° Le type aigu, à sécrétion muco-purulente, a un début brusque. Le malade éprouve brusquement la sensation d'un corps étranger dans l'œil. Il est pris ainsi en pleine santé, sans aucun symptôme morbide. Parfois, cependant, il était atteint d'un coryza plus ou moins violent depuis quelques jours. La sécrétion apparaît rapidement et se reforme aussitôt enlevée. La conjonctive, bulbaire et tarsienne, est légèrement injectée et l'œil présente un aspect larmoyant.

Un symptôme beaucoup plus important au point de vue du diagnostic est l'œdème du bord libre de la paupière. Cet œdème, rose, limité au bord ciliaire de la paupière, apparaît et disparaît rapidement. Le second œil, toujours pris, devient malade très peu de temps après le premier, six à douze heures environ.

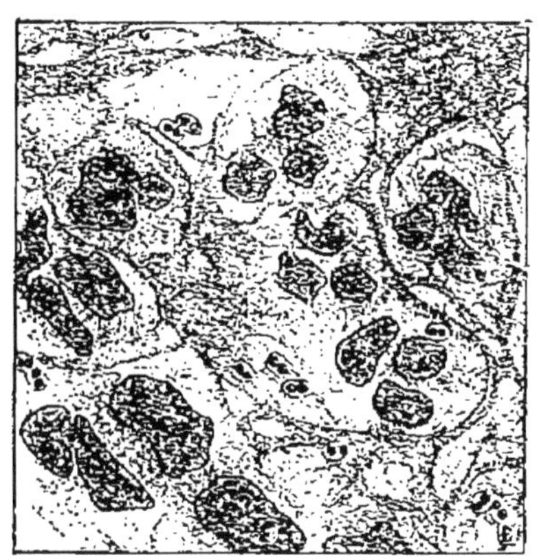

Fig. 113. — Pneumocoques encapsulés dans la sécrétion d'une conjonctivite aiguë à pneumocoques. Immers. 1/12. Ocul III.

Les symptômes de cette conjonctivite sont très marqués pendant 2 ou 3 jours. Au bout de 5 à 6 jours elle est guérie.

Il n'y a jamais de complications cornéenne ou autre.

2° Le type pseudo-membraneux est bien plus rare. Il se caractérise par un exsudat, léger, superficiel, blanc grisâtre, étendu à la conjonctive tarsienne supérieure et inférieure, ne présentant jamais d'adhérences avec la muqueuse, se reproduisant très rapidement. Symptôme important, l'œdème palpébral est nul ou à peine marqué. Il n'y a ni adénopathie préauriculaire ni complications cornéennes.

3° La conjonctivite lacrymale à pneumocoques des nouveau-nés, décrite par Parinaud, est assez fréquente et représente le tiers ou le quart des ophtalmies du nouveau-né. Elle débute plus tard que l'ophtalmie blennorragique, du 8e au 12e jour après l'accouchement. Les yeux sont légèrement collés le matin, le larmoiement est plus abondant que la sécrétion. On voit dans le cul-de-sac inférieur quelques dépôts fibrineux. L'œil est très peu rouge, parfois d'apparence normale. Au contraire, la conjonctive tarsienne et des culs-de-sac est un peu injectée. Il n'y a ni gonflement des paupières, ni chémosis. Dans quelques cas rares, il se produit une exsudation pseudo-menbraneuse toute superficielle.

L'enfant présente généralement un coryza léger.

L'examen des voies lacrymales montre une obstruction plus ou moins complète du canal nasal. L'affection guérit en 3 ou 4 semaines. Elle peut disparaître plus ou moins rapidement dans un œil et persister très longtemps dans l'autre.

Pronostic. — Le pronostic est bénin. Il n'y a jamais de complications cornéennes.

Diagnostic. — Avec un peu d'habitude il est possible de faire le diagnostic de la conjonctivite pneumococcique aiguë sans recourir à l'examen microscopique.

Cet examen aura un intérêt tout particulier dans la conjonctivite pseudo-membraneuse. Ce diagnostic est rendu encore plus délicat par l'association relativement fréquente de l'infection pneumococcique et de l'infection diphtérique. Rappelons cependant que dans la conjonctivite diphtérique l'œdème palpébral est beaucoup plus marqué, la fausse membrane est bien plus épaisse et plus adhérente. C'est dans ces cas que l'examen bactériologique complet, comprenant l'examen microscopique de l'exsudat et la culture sur sérum coagulé, est indispensable ; seul il peut donner la certitude.

Étiologie. — La conjonctivite à pneumocoques est causée par la prolifération du pneumocoque dans le sac conjonctival. Nous avons vu que le pneumocoque pouvait exister à l'état de saprophyte sur la conjonctive normale. Mais il s'y retrouve alors à l'état d'unités tandis que dans les états pathogènes qu'il provoque, les éléments microbiens sont très nombreux.

Des inoculations à l'homme ont montré nettement que le pneumocoque pouvait produire une conjonctivite.

Dans la sécrétion, le pneumocoque apparaît comme un diplocoque, entouré le plus souvent, mais pas toujours, d'une capsule incolore. Il prend le Gram. Il pousse sur gélose-sérum et donne après vingt-quatre heures des colonies formant de petites saillies très transparentes.

La conjonctivite à pneumocoques n'est pas très fréquente. Elle atteint aussi bien l'adulte que l'enfant.

Traitement. — Le traitement consiste en lotions tièdes avec de l'eau bouillie ou de l'eau boriquée, et en instillations quotidiennes d'un collyre au sulfate de zinc à 1/50e.

La conjonctivite lacrymale des nouveau-nés est parfois plus tenace. Aux instillations de sulfate de zinc, il faut ajouter un traitement nasal : injection d'eau boriquée dans les narines et introduction de 2 ou 3 gouttes d'huile mentholée à 1/50e.

Si le canal nasal est obstrué, l'injection par le point lacrymal inférieur de la solution de sulfate de zinc au 1/50e donne souvent de bons résultats.

Conjonctivite aiguë causée par le bacille de Pfeiffer.

Cette conjonctivite a les allures de la conjonctivite aiguë contagieuse, mais son évolution est plus bénigne et plus rapide.

Symptômes. — Elle atteint surtout les jeunes enfants.

L'enfant se réveille un matin les paupières agglutinées par une sécrétion abondante. Les paupières sont moins gonflées que dans les autres conjonctivites aiguës. Si on les écarte, on voit dans l'ouverture palpébrale des amas de pus jaunâtre, visqueux. La conjonctive bulbaire est à peine injectée. Les symptômes réactionnels sont peu marqués.

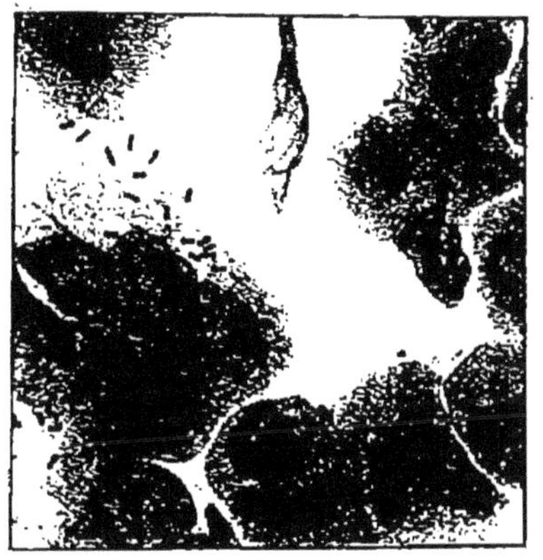

Fig. 114. — Bacilles de Pfeiffer dans la sécrétion conjonctivale. Immers. 1/12. Ocul. III.

L'évolution en est très rapide. En 4 ou 5 jours la sécrétion est tarie.

Bien rares sont les cas où l'affection revêt une allure plus grave; même alors la cornée reste intacte.

Étiologie. — Le bacille de Pfeiffer se présente sous la forme de petits bâtonnets courts, tantôt uniformément colorés, tantôt plus colorés à leurs deux extrémités et revêtant alors l'aspect d'un diplocoque fin. Il ressemble un peu au bacille de Weeks. Comme lui, il ne prend pas le Gram. Il ne s'en distingue que par sa forme plus irrégulière, son extrême abondance dans certaines cellules.

La conjonctivite à bacilles de Pfeiffer ne paraît pas fréquente.

Elle est contagieuse et, dans l'entourage des enfants atteints de cette affection, on trouve soit d'autres conjonctivites de même nature, soit une manifestation grippale quelconque : coryza aigu, bronchite.

Diagnostic. — Le diagnostic clinique se fera d'après les symptômes de conjonctivite aiguë atténuée et par la recherche de la cause de la contagion. Mais, en fin de compte, le microscope seul peut trancher la question d'une façon absolument certaine.

Pronostic. — Le pronostic en est tout à fait bénin, et par la rapidité de son évolution et par l'absence de complications.

Traitement. — Le traitement est des plus simples. Il consiste en lavages fréquents avec de l'eau bouillie ou avec la solution boriquée et en instillations quotidiennes de sulfate de zinc à 1/50ᵉ.

Conjonctivite blennorrhagique.

La conjonctivite blennorrhagique est l'infection de la conjonctive par le gonocoque.

Cette infection peut se faire de deux façons donnant lieu à deux types cliniques distincts.

Le gonocoque peut être déposé sur la conjonctive avec l'exsudat d'une muqueuse atteinte d'infection gonococcique : l'infection est d'origine *exogène*. C'est la conjonctivite blennorrhagique la plus fréquente. Nous l'étudierons chez le nouveau-né d'abord, chez l'enfant et l'adulte ensuite.

D'autre part, au cours d'une infection blennorrhagique, le gonocoque peut passer de la muqueuse primitivement infectée dans le sang et du sang dans le tissu sous-conjonctival, donnant lieu à des phénomènes réactionnels du côté de la conjonctive : c'est l'infection d'origine *endogène*. La conjonctivite réalisée ainsi porte le nom de conjonctivite blennorrhagique métastatique.

L'étiologie, étant la même dans les deux cas, sera étudiée dans un seul chapitre.

I. — Conjonctivite blennorrhagique du nouveau-né.

Il est fréquent de voir les yeux du nouveau-né atteints d'une inflammation suppurative, bilatérale le plus souvent. Nous avons dit plus haut que l'infection pneumococcique pouvait être la cause de cette ophtalmie du nouveau né, mais c'est l'infection gonococcique d'origine maternelle qui donne lieu aux formes dangereuses de cette ophtalmie.

Symptômes. — Dans la presque totalité des cas, la conjonctivite ne débute qu'après la naissance. Cependant, quelques observations ont montré que l'infection pouvait se faire *in utero*, non seulement dans un accouchement prolongé, mais même dans un accouchement normal.

Dans ces cas rares, on trouve, dès la naissance, tous les symptômes d'une conjonctivite blennorrhagique en évolution.

En règle générale, la conjonctivite débute du 2ᵉ au 5ᵉ jour après la naissance; les cas à début plus tardif du 6e au 7e jour et au delà sont exceptionnels.

Ce qui frappe tout d'abord les parents, c'est la présence d'une sécrétion anormale sur le bord des paupières ou dans l'angle interne; l'enfant a les yeux collés, il ne peut les ouvrir. Très souvent, tout au début, il existe déjà un peu de gonflement de la paupière supérieure.

Entr'ouvre-t-on les paupières, il apparaît une goutte de pus grisâtre ou jaunâtre. Ce pus enlevé, avec un tampon d'ouate imbibée d'eau bouillie, on voit les muqueuses bulbaire et tarsienne injectées, boursouflées dans toute leur étendue. La cornée est bien plus difficile à voir. La paupière supérieure se luxe facilement, la conjonctive du cul-de-sac inférieur fait un bourrelet qui entre en contact avec la conjonctive palpébrale supérieure, et cache complètement la cornée. Pour la voir, il faut autant que possible ne se servir que de ses doigts. On n'emploiera les écarteurs de Desmarres que si l'examen est impossible autrement. Si l'on est forcé de s'en servir, on introduira la cuiller parallèlement à la paupière supérieure en la glissant au-dessous d'elle, et en prenant bien soin de n'exercer aucune pression, aucun frottement, même léger, sur la cornée.

Les jours suivants, la sécrétion purulente devient plus abondante et coule sur la joue; la conjonctive est plus rouge, plus épaisse, plus boursouflée. L'œdème de la paupière supérieure augmente et rend l'ouverture de l'œil encore plus difficile.

Après un nombre de jours variable, l'affection atteint son apogée et s'y maintient pendant une durée rarement inférieure à 3 ou 7 semaines. Puis les symptômes s'atténuent peu à peu et la guérison survient complète s'il n'y a pas eu de complications cornéennes.

A côté de cette forme à suppuration intense qu'on rencontre dans les deux tiers des cas environ, il en est d'autres où l'infection est pour ainsi dire atténuée et où les symptômes sont bien moins marqués.

Complications. — La complication de beaucoup la plus fréquente est l'*ulcération de la cornée.* Elle survient dans un quart des cas environ. L'époque de son apparition correspond au 2e ou 3e septénaire. Mais on peut l'observer dès les premiers jours. Elle débute par une érosion épithéliale siégeant le plus souvent tout près du limbe et à la partie inférieure de la cornée. L'instillation d'une goutte de fluorescéine la met nettement en évidence en provoquant à son niveau l'apparition d'une tache verte. L'ulcération peut, sans cela, échapper à l'examen direct. D'autres fois, elle forme une surface opaque entourée d'une zone d'infiltration grisâtre. Elle gagne peu à peu, bien plus en profondeur qu'en surface, et aboutit bientôt à la perforation de la cornée. Cette perforation, souvent annoncée par une légère saillie de la partie centrale de l'ulcération, entraîne habituellement, lorsqu'elle se produit, une sédation des symptômes. Son évolution est variable suivant ses dimensions. Petite, elle est en général obstruée par l'iris qui vient s'appliquer sur ses bords; il en résultera plus tard un leucome adhérent; grande, elle donnera lieu non pas à une cicatrice plate, mais le plus souvent à un staphylome cornéen plus ou moins étendu.

Quelle que soit l'issue de l'ulcère cornéen, il persiste toujours des cicatrices indélébiles. Les cas les plus heureux sont ceux où le leucome est la conséquence d'une ulcération périphérique, peu étendue, non perforante.

Bien plus rares sont les *complications cristalliniennes*. Elles se résument en une seule : la cataracte polaire. Elle n'est pas spéciale à la conjonctivite blennorrhagique et peut succéder à toute perforation de la cornée.

Quant aux complications à distance, elles sont exceptionnelles et consistent en *arthrites aiguës* qui ne diffèrent en rien de celles qu'on peut observer dans toute infection gonococcique; elles résultent du développement du gonocoque au niveau des tissus articulaires.

II. — Conjonctivite blennorrhagique chez l'enfant et l'adulte.

Chez l'enfant et l'adulte, la conjonctivite blennorrhagique évolue d'une manière générale, comme chez le nouveau-né, mais les lésions de la cornée sont *beaucoup plus fréquentes* et donnent à la maladie une plus grande gravité.

Le temps qui s'écoule entre le contact infectieux et l'apparition des symptômes ne dépasse guère 1 à 3 jours; la conjonctive commence par s'injecter et le malade a la sensation d'un corps étranger. Une sécrétion peu abondante d'abord, simplement séreuse, agglutine les paupières et au réveil les yeux sont collés. Les paupières s'injectent, prennent une coloration violacée; la paupière supérieure s'œdématie au point de fermer complètement la fente palpébrale. Ecarte-t-on les paupières, on voit la conjonctive tarsienne et des culs-de-sac rouge foncé, veloutée, parsemée de points sombres formés par des hémorragies interstitielles. La conjonctive bulbaire est jaunâtre, infiltrée et forme autour de la cornée un bourrelet chémotique souvent très marqué. A ce moment la conjonctive tarsienne est souvent recouverte d'exsudations pseudo-membraneuses. Ces pseudo-membranes n'adhèrent pas à la muqueuse sous-jacente; il suffit de promener un tampon de coton pour les enlever. Elles sont moins épaisses que les fausses membranes diphtériques et n'ont ni leur durée ni leur persistance.

Dès le début, le malade souffre; il souffre dans l'œil et autour de l'œil. Les douleurs, parfois très vives, s'accompagnent souvent de malaise général : jointes à la photophobie et à l'impossibilité d'entr'ouvrir les paupières, elles obligent les malades à garder la chambre, surtout si l'affection est bilatérale.

Ces symptômes augmentent peu à peu. La sécrétion devient très abondante : c'est un liquide verdâtre ou grisâtre, épais, qui coule continuellement sur la joue. La conjonctive bulbaire et tarsienne n'est plus seulement infiltrée; elle est épaissie et cet épaississement persiste jusqu'à la fin de la maladie.

Le ganglion préauriculaire se tuméfie très souvent et devient douloureux à la pression.

La durée de la maladie est très variable. Elle est influencée par les complications, le traitement, le degré de virulence du gonocoque et les prédispositions individuelles.

A côté de la forme grave de beaucoup la plus fréquente, on voit des cas spontanément bénins. Les symptômes sont réduits à leur minimum et l'on croirait plutôt à une conjonctivite aiguë contagieuse ou subaiguë qu'à une conjonctivite blennorrhagique. C'est l'examen bactériologique qui fait faire le diagnostic. Malgré un traitement souvent tardif et irrégulier, ces cas se compliquent rarement de lésions cornéennes. Ils sont d'ailleurs exceptionnels.

Complications. — La grosse complication est ici, comme chez le nouveau-né, la *lésion cornéenne*. Elle débute du deuxième au cinquième jour, le plus souvent d'une façon insidieuse; aussi faut-il examiner avec grand soin et tous les jours la cornée des malades atteints de conjonctivite blennorrhagique. C'est d'abord un trouble léger et diffus, localisé au centre ou à la périphérie. En ce point, la cornée est mate, dépolie. Cette ulcération cornéenne, gagne plus ou moins rapidement en profondeur et produit bientôt une excavation en cuvette. Généralement la cornée se perfore et le malade a une sensation d'écoulement de liquide sur la joue. Parfois la perforation est si brusque qu'il se produit, par la dépression intraoculaire, une hémorragie rétrochoroïdienne considérable. Comme chez le nouveau-né, la perforation peut donner lieu soit à une cicatrice plate, soit à un staphylome total ou partiel.

Les *lésions iriennes* sont une conséquence de l'ulcération cornéenne. Elles se manifestent par des synéchies postérieures, des infiltrations diffuses dans l'angle de la chambre antérieure, parfois un hypopion plus ou moins abondant. Ces lésions iriennes, l'inclusion de l'iris dans la cicatrice cornéenne peuvent donner lieu plus tard au glaucome secondaire qui augmentera encore le staphylome cornéen.

Chez l'enfant, il survient parfois un *ectropion de la conjonctive tarsienne de la paupière supérieure*. Cette complication disparaît quelques jours après la guérison de la conjonctivite.

Les *localisations articulaires* existent ici comme chez le nouveau-né. Elles n'ont aucun caractère spécial.

III. — Conjonctivite blennorrhagique métastatique.

Cette conjonctivite, d'origine endogène, « ophtalmie rhumatismale » de Fournier, par opposition à « l'ophtalmie de contagion », est plus rare, sans être exceptionnelle.

Elle apparaît très souvent en même temps que les manifestations articulaires. Elle atteint presque toujours les deux yeux qui sont pris en même temps ou à vingt-quatre heure d'intervalle. L'agglutinement des paupières au réveil est léger; la sécrétion, peu abondante, ne contient presque jamais de gonocoques. Les paupières sont très peu gonflées. La conjonctive est injectée, surtout au niveau du globe et des culs-de-sac; la rougeur, presque nulle au voisinage du limbe cornéen, augmente peu à peu pour atteindre son maximum au niveau des culs-de-sac.

Le malade éprouve un peu de cuisson, de la photophobie.

L'affection guérit sans complication cornéenne en deux, trois ou quatre semaines.

Elle récidive souvent à chaque poussée articulaire.

Pronostic. — Si l'on met à part la forme métastatique, on peut dire que la conjonctivite blennorrhagique est une des affections oculaires les plus graves; elle est grave au cours de son évolution puisque, au moment de la perforation cornéenne, l'œil peut se vider plus ou moins complètement; elle l'est surtout et bien plus souvent par ses complications tardives : leucomes étendus de la cornée, staphylomes, glaucomes secondaires par enclavement irien dans la cicatrice cornéenne.

Diagnostic. — Le diagnostic, facile même au point de vue purement clinique, sera toujours confirmé par l'examen de la sécrétion.

Étiologie. — Le gonocoque est la cause unique de toutes ces formes de conjonctivites.

C'est un microcoque spécialisé à l'homme et qu'on trouve en grande abondance dans la sécrétion.

Il se présente sous la forme d'un diplocoque « en grain de café ». Il se colore par les colorants habituels et ne prend pas le Gram.

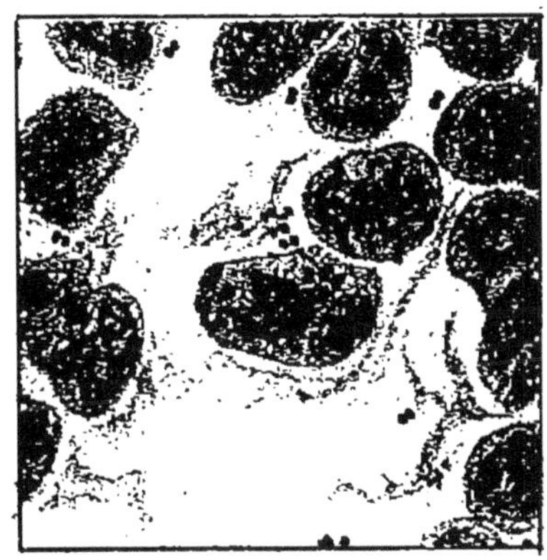

Fig. 115. — Gonocoques dans la sécrétion conjonctivale. Immers. 1/12. Ocul. III.

L'organisme humain lui offre seul un milieu naturel favorable à son développement. Laissé à une température de 10 à 25° et dans un milieu sec, il perd très vite sa vitalité et, après trois jours, il n'est plus infectant.

La conjonctivite blennorhagique n'est pas très fréquente en Europe. Elle existe partout. Dans les pays chauds, en Égypte surtout, elle devient extrêmement fréquente en août et septembre. Dans les climats froids ou tempérés, les variations saisonnières n'ont aucune influence sur son apparition.

Elle se développe à tout âge. L'adolescent et le vieillard sont les moins souvent atteints. Chez les petites filles elle résulte habituellement d'une contagion par la sécrétion d'une vulvo-vaginite gonococcique; le transport du pus gonococcique se fait presque toujours par les doigts ou les objets de toilette.

La conjonctivite blennorrhagique, qui ne se développe que par contagion, est souvent unilatérale, même en l'absence du bandeau occlusif protecteur de l'œil sain. Il va sans dire que, malgré la faible transmissibilité du gonocoque, il faut prendre toutes les précautions nécessaires pour empêcher l'infection du second œil chez le malade et la contamination des personnes en rapport avec lui.

L'état antérieur de l'œil, l'état général du malade ne paraissent influencer aucunement la marche de la conjonctivite.

Anatomie pathologique. — Au début, la prolifération du gonocoque se fait surtout dans les interstices cellulaires de l'épithélium conjonctival; celui-ci est desquamé par places. Les gonocoques sont libres pour la plupart et forment des amas superficiels. L'infiltration leucocytaire est très marquée surtout dans la conjonctive tarsienne et les culs-de-sac. On constate en outre des lésions d'œdème et de vaso-dilatation.

Peu à peu, les gonocoques pénètrent la muqueuse et à mesure qu'ils deviennent plus profonds, on les voit de plus en plus englobés par les leucocytes.

Au bout de quelques jours, l'épithélium conjonctival a presque entièrement disparu. L'infiltration leucocytaire est considérable.

Prophylaxie. — *Chez le nouveau-né* le traitement prophylactique doit être appliqué dans tous les cas où la mère a présenté des signes manifestes de blennorrhagie utérine ou uréthrale (écoulement tachant le linge, douleur pendant la miction).

C'est à la technique de Crédé que l'on aura recours, à l'exclusion des autres qui n'ont pas fait leurs preuves. Elle comprend la désinfection du vagin maternel avant l'accouchement et la désinfection du sac conjonctival. Aussitôt après la naissance, on fait une toilette extérieure des paupières avec de l'eau bouillie, puis on instille avec le compte-gouttes une goutte de collyre au nitrate d'argent à 2 p. 100; on absorbe l'excès de liquide à l'aide d'un tampon de coton. Il arrive parfois que le lendemain de cette instillation la conjonctive soit injectée et les yeux légèrement collés. On ne confondra pas cette réaction chimique, toujours légère, avec le début de l'ophtalmie. En cas de doute, on aurait recours à l'examen microscopique de la sécrétion.

Chez l'enfant et l'adulte porteurs d'une infection gonococcique uréthrale, utérine ou vulvo-vaginale, le traitement prophylactique consistera dans le traitement de l'infection primitive, dans le savonnage fréquent des mains; on veillera à ce que les doigts ne transportent jamais aux yeux du pus blennorrhagique.

Chez le malade atteint d'une conjonctivite gonococcique unilatérale, il est prudent de pratiquer l'occlusion de l'œil sain avec un verre de montre maintenu par du diachylon.

Traitement. — Le *traitement classique* est la cautérisation avec une solution de nitrate d'argent dont la concentration ne doit pas être inférieure à 1/50 et pas supérieure à 1/30. On enlève la sécrétion avec un tampon de coton, puis on instille deux ou trois gouttes du collyre; on laisse les paupières se refermer et on enlève l'excès de nitrate qui s'écoule par la fente palpébrale à l'aide d'une boulette de coton. La cautérisation se fait une ou deux fois par jour suivant l'intensité de l'affection.

Des lavages à l'eau bouillie ou avec de l'eau boriquée bouillie seront pratiqués toutes les heures.

On peut remplacer ces lavages par les *grandes irrigations au permanganate de potasse* préconisées par Kalt. On se servira d'une solution à 1/3000 dont on fera couler un demi-litre ou un litre à chaque fois. Il faut faire chaque jour une cautérisation au nitrate et trois ou quatre irrigations. La cautérisation est supprimée dès que la sécrétion est notablement amoindrie. On ne cesse les irrigations que lorsque la sécrétion est tarie.

Les douleurs seront calmées par des applications froides.

La présence de complications cornéennes n'empêchera pas de continuer les cautérisations biquotidiennes au nitrate d'argent; on instillera en outre de l'atropine; si l'ulcère est profond et que la perforation menace on remplacera l'atropine par l'ésérine ou la pilocarpine. La cautérisation ignée légère des bords de l'ulcère donne parfois de bons résultats.

Après la perforation de la cornée, on résèque l'iris hernié si le prolapsus est volumineux.

Plus tard une iridectomie optique, combinée ou non au tatouage du leucome, pourra améliorer un peu la vision.

Conjonctivites à streptocoques.

Il existe surtout deux types de conjonctivites à streptocoques :
La conjonctivite lacrymale à streptocoques;
La conjonctivite grave à streptocoques.

Conjonctivite lacrymale à streptocoques.

Cette infection conjonctivale se voit chez les adultes atteints de rétrécissement des voies lacrymales avec poussées inflammatoires péricystiques.

Symptômes. — Elle est presque toujours unilatérale et débute au cours d'une poussée de péricystite. Le malade est courbaturé; il a des frissons, un peu de fièvre. La conjonctive présente une injection intense, rouge sombre, ou violacée profonde, occupant le réseau sous-conjonctival comme dans l'iritis, généralisée et épaississant la muqueuse comme dans la conjonctivite; une sécrétion muco-purulente s'établit, agglutinant les paupières qui sont modérément gonflées. La cornée n'est que très rarement altérée. Le ganglion préauriculaire est douloureux à la pression.

Cette conjonctivite guérit en douze à quinze jours et souvent longtemps avant la disparition des phénomènes lacrymaux.

Les complications sont très rares. Parfois on note des polyarthrites séreuses ou des arthrites suppurées. Mais la complication la plus fréquente est l'*iritis*. Cette iritis peut se développer sans lésion cornéenne. Les synéchies sont rares; par contre les dépôts pigmentaires sur la cristalloïde antérieure sont nombreux.

Pronostic. — Le pronostic, généralement bénin, est néanmoins assombri par les complications générales et iriennes qui peuvent survenir.

Diagnostic. — L'unilatéralité, l'existence d'une poussée de péricystite, l'aspect de la conjonctive permettent en général de faire le diagnostic sans recourir à l'examen bactériologique.

Étiologie. Pathogénie. — Le streptocoque qui cause cette conjonctivite a tous les caractères morphologiques et biologiques du streptocoque pyogène, et l'on en retrouve toujours quelques chaînettes dans la sécrétion conjonctivale.

Traitement. — La première indication est de traiter l'affection lacrymale. L'instillation quotidienne de collyre au sublimé au millième précédée et suivie d'une instillation de cocaïne constitue le meilleur traitement.

Le traitement des complications iriennes n'offre rien de spécial.

Conjonctivite grave à streptocoques.

Cette conjonctivite se caractérise par la présence de fausses membranes et la fréquence des lésions cornéennes, lésions suraiguës et éminemment destructives.

Symptômes. — La conjonctivite streptococcique grave s'observe chez l'enfant, à la suite d'une fièvre éruptive, et coïncide presque toujours avec un coryza purulent.

D'emblée les phénomènes généraux font leur apparition; en trois jours ils atteignent leur maximum. La fièvre s'élève à 39 et 40°; l'état général est mauvais, l'enfant est dans un état d'adynamie très marquée. A côté de ces phénomènes généraux intenses, les symptômes subjectifs locaux passent inaperçus tandis que les lésions sont manifestes.

Les paupières sont tuméfiées, rouges; il est souvent très difficile de les entr'ouvrir; par la fente palpébrale s'écoule du pus grisâtre épais.

Ecarte-t-on les paupières, on voit que la conjonctive tarsienne est recouverte par une fausse membrane grisâtre, de consistance pulpeuse, plus ou moins épaisse. La conjonctive bulbaire est rouge chémotique ; la pseudo-membrane y est moins marquée.

Ce qui fait la gravité de cette conjonctivite, c'est l'apparition presque constante des lésions cornéennes. Ces lésions sont si graves et marchent parfois avec une telle rapidité qu'en vingt-quatre heures on voit une ulcération de la cornée, avec hypopyon, se terminer par une perforation plus ou moins large de la cornée. Parfois même l'infection, loin de s'arrêter, après la perforation de la cornée, gagne l'œil tout entier et détermine une panophtalmie.

L'enfant peut même succomber en huit ou dix jours à une broncho-pneumonie ou à une infection générale.

Pronostic. — Le pronostic de cette affection est grave non seulement au point de vue visuel, mais aussi au point de vue général, puisqu'on a vu plusieurs fois la mort en être la conséquence.

Diagnostic. — La conjonctivite grave à streptocoques ressemble beaucoup à la conjonctivite diphtérique. Il est même probable que ce sont des cas de conjonctivites à streptocoques qui ont servi de type à certaines descriptions de la conjonctivite diphtérique. Il est difficile de baser un diagnostic sur les seuls symptômes objectifs; il ne faut pas oublier que l'infection diphtérique peut se superposer à cette conjonctivite à streptocoques.

C'est par l'examen microscopique de la sécrétion et la culture que l'on pourra déterminer la nature exacte de l'affection.

Étiologie. — Cette infection conjonctivale atteint presque toujours les enfants, le plus souvent après une rougeole ou une scarlatine. Il existe assez souvent d'autres manifestations streptococciques portant sur le nez, l'appareil pulmonaire, la peau. L'affection oculaire n'est alors qu'un véritable épisode au cours d'une streptococcie généralisée.

Traitement. — La gravité de cette conjonctivite devrait être connue de tous les médecins. Ils comprendraient la nécessité de surveiller rigoureusement l'état des fosses nasales au cours des fièvres éruptives.

Le traitement local, d'ailleurs bien peu efficace, consistera en lavages antiseptiques et en instillations de collyre au nitrate d'argent à 1/50.

Le traitement général, qui seul pourrait donner des résultats, est purement symptomatique. Le sérum antistreptococcique a une action bien incertaine.

Conjonctivite diphtérique.

L'infection diphtérique de la conjonctive peut exister indépendamment de toute autre manifestation diphtérique. Elle accompagne souvent la diphtérie nasale mais constitue de nos jours une affection rare.

Symptômes. — *Forme légère.* — L'affection apparaît souvent au cours d'une fièvre éruptive. Au début ce sont des symptômes de conjonctivite légère, mais bientôt, le plus souvent dès le lendemain, apparaît un symptôme capital qui doit faire penser d'emblée à la diphtérie : c'est l'œdème des paupières, en particulier de la paupière supérieure. C'est un œdème mou, pâle, effaçant le sillon orbito-palpébral supérieur.

Enfin, contraste frappant, malgré cet œdème, la sécrétion n'a pas augmenté, parfois même elle est assez peu marquée pour ne pas entraîner l'agglutinement matinal des paupières.

La conjonctive bulbaire est très peu injectée.

Lorsqu'on retourne les paupières, on voit que la conjonctive tarsienne est recouverte par une fausse membrane blanc grisâtre. Un tampon d'ouate promené sur la conjonctive enlève certaines parties de la pseudo-membrane, tandis que d'autres restent adhérentes à la muqueuse. Si on les détache, le point d'implantation saigne légèrement. Quand on a enlevé la fausse membrane, il s'en produit une nouvelle bientôt après ; en douze ou vingt-quatre heures elle est complètement formée.

Le ganglion préauriculaire est sensible et douloureux.

Les phénomènes généraux contrastent avec le peu de réaction inflammatoire qu'on note du côté des yeux. Ce ne sont pas des symptômes bruyants comme dans la conjonctivite grave à streptocoques ; il y a très peu de fièvre, très peu de douleur, mais le teint est pâle, terreux, l'enfant est abattu, tous symptômes d'une affection retentissant sur l'état général.

Bien traitée, cette conjonctivite guérit rapidement. Non traitée, elle peut durer plusieurs semaines. Dans ce dernier cas, même dans la forme légère, il peut survenir des lésions cornéennes qui auront les mêmes caractères que dans la forme grave.

b. Forme grave. — Les symptômes atteignent en vingt-quatre heures leur maximum. La fièvre est élevée, l'adynamie profonde. Les lésions oculo-palpébrales prennent d'emblée un aspect menaçant. Les deux yeux sont généralement affectés. Les paupières sont extrêmement gonflées, de couleur rouge lie de vin. Le malade ne peut ouvrir les yeux et le médecin a parfois de la peine à retourner la paupière supérieure.

L'injection conjonctivale est assez forte et un chémosis très accusé entoure la cornée. La conjonctive tarsienne est recouverte d'une fausse membrane grisâtre ou brunâtre, épaisse, très adhérente à la muqueuse.

Les ganglions pré-auriculaires et sous-maxillaires sont tuméfiés et douloureux.

L'évolution dépend essentiellement du traitement employé.

Complications. — Les complications cornéennes sont de beaucoup les plus importantes et les plus communes.

Au début, la cornée s'exfolie en un point limité et devient grisâtre. Cette opalescence s'étend peu à peu et finit par donner à la cornée un aspect porcelané très spécial. Si l'infection est enrayée, l'opacité cornéenne diminue progressivement dans les premiers mois qui suivent la guérison, mais si l'infiltration a été très marquée, il reste des taies indélébiles.

Dans certains cas graves, l'opalescence de la cornée s'accompagne d'une ulcération profonde à hypopyon, à marche rapide et à tendance très nettement destructive.

Bien plus rares sont les autres complications : symblépharon total ou partiel, atrophie des culs-de-sacs et état xérotique de la conjonctive et de la cornée.

Étiologie. Pathogénie. — La conjonctivite diphtérique se développe presque toujours secondairement à une conjonctivite rubéolique, impétigineuse, streptococcique, etc. Comme ces affections sont de beaucoup plus fréquentes chez l'enfant, il s'ensuit que la conjonctivite diphtérique se voit surtout chez celui-ci.

Le bacille de Lœffler se retrouve à l'état de pureté ou associé à d'autres microorganismes dans la fausse membrane. La gravité de la conjonctivite est due à la virulence du microbe et aux lésions causées par l'affection primitive.

Les lésions pseudo-membraneuses comme les altérations de la

cornée sont la conséquence de l'absorption locale de la toxine diphtérique sécrétée par le bacille.

Diagnostic. — Lorsque les symptômes sont au complet : fausses membranes, lésions typiques de la cornée, état général grave,

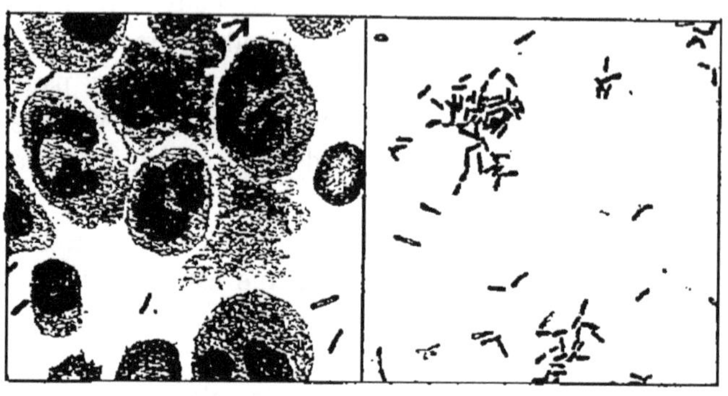

Fig. 116. — Bacille diphtérique dans un frottis de fausse membrane conjonctivale. Immers. 1/12. Ocul. III.

Fig. 117. — Bacilles diphtériques. Frottis de colonies sur sérum obtenues avec le cas précédent. Immers. 1/12. Ocul. III.

lorsqu'il y a des fausses membranes dans la gorge ou des cas de diphtérie dans le voisinage, le diagnostic clinique est relativement facile. Mais il faut établir son diagnostic le plus tôt possible afin d'enrayer par un traitement approprié l'évolution de l'affection. On sait aujourd'hui que la présence d'une fausse membrane ne constitue pas un caractère suffisant pour diagnostiquer une conjonctivite diphtérique. D'autres infections conjonctivales produites par le bacille de Weeks, le pneumocoque, le streptocoque peuvent donner lieu, beaucoup plus rarement il est vrai, à des exsudats pseudo-membraneux. Pour différencier sûrement ces lésions, il est absolument indispensable de faire un examen bactériologique. L'examen microscopique de l'exsudat montrera la présence de bacilles un peu irréguliers, à formes renflées et prenant le Gram. La culture sur sérum coagulé fera reconnaître après vingt-quatre heures d'étuve les colonies blanches saillantes du bacille diphtérique.

Si l'on ne peut pas recourir au diagnostic bactériologique, il sera prudent, en cas de doute, d'admettre la nature diphtérique et de recourir à l'injection sérothérapique.

Prophylaxie. — La conjonctivite diphtérique est presque toujours secondaire. Le vrai traitement prophylactique consiste dans l'injection de 10 cc. de sérum antidiphtérique à toute personne faisant partie d'une famille où il existe un cas de diphtérie.

Traitement. — Le traitement doit être rapidement institué. Il faut faire d'emblée une injection de 20 cc. de sérum antidiphtérique. S'il y a d'autres localisations, on injecte 30 cc. Le lendemain, si l'amélioration n'est pas évidente et si le diagnostic a été confirmé par la culture, on fait une nouvelle injection. Le traitement local consiste simplement en lavages avec la solution boriquée ou le sérum physiologique.

Le traitement des complications cornéennes ne présente ici aucun caractère particulier.

Conjonctivites folliculaires.

Les conjonctivites folliculaires sont caractérisées par la présence de nombreux follicules sur la conjonctive. On donne le nom de follicule à une petite saillie soulevant légèrement l'épithelium conjonctival et ne modifiant pas la coloration de la muqueuse. Ces conjonctivites ne forment pas une classe bien définie. Certains collyres, l'ésérine notamment, instillés pendant un certain temps dans la fente oculaire, peuvent aussi donner naissance à des follicules, mais nous ne ferons pas rentrer ces lésions artificielles dans le cadre des conjonctivites folliculaires. En attendant une description et une classification définitives, il faut admettre deux groupes bien différents de conjonctivite folliculaire :

La conjonctivite folliculaire proprement dite ;

Les conjonctivites aiguës avec follicules.

a. Conjonctivite folliculaire proprement dite. — Cette affection à évolution essentiellement lente et bénigne est caractérisée par la présence de petits follicules, surtout sur la conjonctive tarsienne inférieure.

Symptômes. — Les symptômes subjectifs de cette affection sont si peu marqués que, dans bon nombre de cas, elle passe inaperçue et ne se révèle au praticien qu'à l'occasion d'un autre trouble oculaire ou d'un examen systématique. Dans certains cas cependant, elle provoque une légère photophobie, accompagnée ou non de clignement.

C'est en ectropionnant la paupière inférieure, qu'on voit sur la conjonctive tarsienne normale ou faiblement injectée, de petites saillies, d'un millimètre de diamètre environ, blanc rosé, plus pâles et plus transparentes que le fond plus rouge de la conjonctive. Elles sont souvent disposées par lignes parallèles au rebord palpébral.

Elles n'existent généralement que sur la conjonctive de la paupière inférieure. On peut en voir, il est vrai, sur la conjonctive tarsienne supérieure et jusque sur la conjonctive bulbaire et le repli semi-lunaire. Dans ces cas rares, elles sont toujours beaucoup moins marquées qu'à la paupière inférieure. Mais que ces follicules soient localisés ou disséminés sur tout le sac conjonctival, il est un fait constant et qui constitue un des caractères de la conjonctivite folliculaire : c'est qu'ils n'atteignent jamais la cornée.

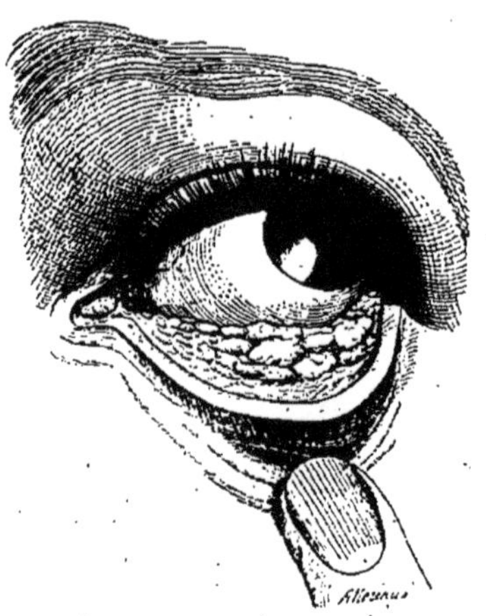

Fig. 118. — Conjonctivite folliculaire. Les follicules du cul-de-sac inférieur ont un volume exceptionnel.

L'évolution en est essentiellement chronique. Les follicules persistent des semaines, des mois sans changer ni d'aspect ni de volume. Ils finissent toujours par s'effacer complètement et, contrairement aux granulations du trachome, ne laissent jamais de cicatrices et ne donnent jamais lieu à des déformations cicatricielles des paupières.

Pronostic. — Le pronostic en est donc très bénin. Malgré la durée des follicules, la guérison en est toujours complète.

Diagnostic. — Quant au diagnostic, il s'impose toujours. La présence des follicules sur la conjonctive de la paupière inférieure, leur absence à la conjonctive palpébrale supérieure, l'intégrité toujours absolue de la cornée sont des caractères suffisants pour différencier la conjonctive folliculaire du trachome.

Anatomie pathologique. — Le follicule, lésion essentielle de la conjonctivite folliculaire, est situé dans la couche adénoïde de la muqueuse immédiatement au-dessous de l'épithélium. — Il est constitué par une charpente fibrillaire extrêmement ténue, dans les mailles de laquelle se trouvent des amas de cellules lymphoïdes. Il est contenu dans une enveloppe incomplète formée par de fines fibres conjonctives.

Étiologie. — Ce sont surtout les enfants et les adolescents qui sont atteints de cette conjonctivite. La cause n'en est pas encore connue.

Axenfeld s'inocula le produit de broyage d'un follicule et fut atteint d'une conjonctivite folliculaire. Il s'agit donc très probablement d'une affection de nature parasitaire. Mais le parasite n'en est pas encore connu.

Traitement. — Cette affection est trop bénigne et la pathogénie en est trop mal connue pour prendre à son égard des mesures prophylactiques et interdire l'accès de l'école aux enfants qui en sont atteints.

Le traitement local consistera en instillations de collyre au borax au 1/40, à l'alun au 1/100, et en lotions boriquées. La marche de la maladie en est d'ailleurs faiblement influencée.

b. Conjonctivite aiguë avec follicules. — Cette variété peu fréquente de conjonctivite folliculaire se caractérise par une injection manifeste de la conjonctive, par des symptômes de gêne et d'irritation oculaire, par la présence de follicules dans les culs-de-sac et par son évolution rapide en 15 jours ou 2 mois. Les deux yeux sont presque toujours atteints successivement. Ce qui la distingue nettement des formes folliculaires de conjonctivites à diplobacilles ou à pneumocoques, c'est l'absence dans la sécrétion de tout microorganisme spécial.

Le traitement consiste en instillations d'un collyre faible au sulfate de cuivre (0,25 p. 10) ou de nitrate d'argent au 100e.

Conjonctivite granuleuse. Trachome.

Affection contagieuse, à marche lente, la conjonctivite granuleuse ou trachome se caractérise par des lésions nodulaires, les granulations. Celles-ci siègent de préférence sur la conjonctive tarsienne supérieure et au niveau du cul-de-sac supérieur, mais peuvent gagner tout le sac conjonctival et même la surface de la cornée.

Extrêmement répandu dans certaines contrées, au point d'affecter les 9/10 de la population indigène, le trachome est rare au contraire en France, en Suisse, en Angleterre.

Symptômes. — Le début de la conjonctivite granuleuse est insidieux surtout chez l'enfant ; il n'y a ni sécrétion, ni agglutinement des paupières ; on note parfois la fréquence du clignement avec sensation vague de gêne oculaire.

C'est souvent fortuitement ou par suite de l'apparition d'une complication que l'on en est amené à constater la présence des granulations. Là où le trachome est pandémique, ce n'est qu'un examen systématique des paupières retournées qui permet de se rendre compte de la fréquence de l'infection.

Les paupières paraissent normales; cependant il existe souvent une chute plus ou moins marquée de la paupière supérieure. La conjonctive bulbaire, la conjonctive tarsienne et le cul-de-sac inférieurs ne sont pas modifiés. Toute les lésions siègent au niveau de la conjonctive tarsienne et du cul-de-sac supérieurs.

Les granulations débutent en effet par la conjonctive tarsienne supérieure, puis gagnent rapidement le cul-de-sac. Elles revêtent un aspect différent sur chacun de ces deux points.

Lorsqu'on retourne la paupière supérieure, on voit la conjonctive tarsienne rouge, épaissie, veloutée. Sur ce fond rougeâtre on distingue de petites saillies plus claires, jaunâtres ou grisâtres que l'on a comparées à des grains de sagou bouilli ou à des œufs de frai de grenouille.

Au niveau du cul-de-sac, ces granulations sont beaucoup plus marquées et forment parfois de véritables saillies.

Toute la muqueuse tarsienne offre dans certains cas une apparence gélatineuse, jaunâtre; en la comprimant entre les doigts on fait saillir une série de masses visqueuses à sa surface.

Les lésions de la *cornée* sont très fréquentes et suffisent pour distinguer la conjonctivite granuleuse des autres conjonctivites à lésions nodulaires. La partie supérieure du limbe est le point le premier pris. La lésion gagne peu à peu la cornée pour en envahir généralement les 2/3 supérieurs : c'est le pannus trachomateux ou kératite panneuse. L'examen à la loupe montre un fin réseau vasculaire superficiel venant des vaisseaux de la conjonctive et entre les mailles de ce réseau de petites taches grises : véritables granulations cornéennes. Ces granulations se confondent peu à peu les unes avec les autres et transforment la cornée en une membrane opaque d'aspect charnu.

Si, le plus souvent, le pannus reste limité aux deux tiers supérieurs de la cornée, il l'envahit dans certains cas dans sa totalité. Mais quel que soit son développement il n'en reste pas moins toujours une lésion *superficielle*.

Les lésions de la cornée peuvent se réparer complètement, mais il peut persister là aussi des traces indélébiles, représentées par des taies plus ou moins étendues, plus ou moins épaisses.

Dans les contrées où le trachome est très répandu, la contamination a lieu dès les premières années ou pendant la période scolaire. L'affection est alors presque toujours bilatérale. Par contre chez l'adolescent et l'adulte on a parfois l'occasion de surprendre l'affection à ses débuts et de voir les lésions limitées à un œil. Il s'écoule en général une période de 7 à 15 jours au moins entre l'atteinte des deux yeux. Si le malade est soigneux la contamination du second œil peut d'ailleurs être évitée.

La conjonctivite granuleuse évolue d'une façon extrêmement variable. Elle peut persister très longtemps sans aucun changement ou guérir spontanément ou sous l'influence du traitement. Une fois guérie, elle peut récidiver et présenter de véritables poussées aiguës. Elle peut enfin, et c'est le cas fréquent, continuer à progresser pendant des mois. Elle gagne la conjonctive bulbaire, la conjonctive tarsienne inférieure, le cul-de-sac, mais surtout elle s'étend à la surface de la cornée.

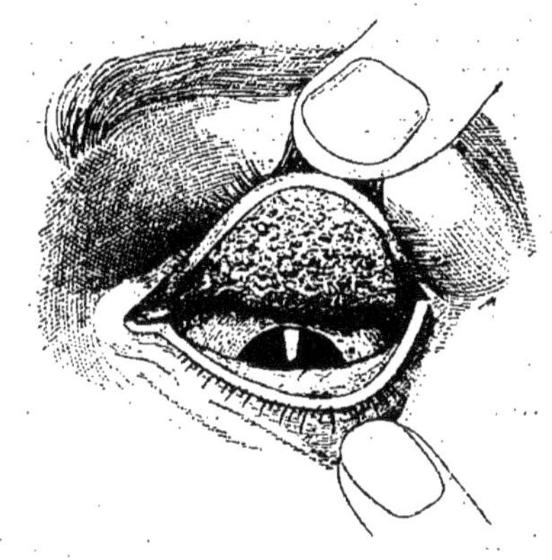

Fig. 119. — Conjonctivite granuleuse.

Lorsque les lésions conjonctivales guérissent, elles laissent des cicatrices ; c'est là un caractère qui la distingue des autres conjonctivites nodulaires. Ce sont de petites brides blanches, donnant à la conjonctive tarsienne une coloration lactescente et entraînant presque toujours un certain degré de rétraction.

En dehors des lésions cornéennes, il existe deux groupes bien tranchés de complications du trachome. Les unes sont des affections étrangères au trachome et viennent se superposer à l'infection granuleuse. Les autres sont les conséquences des lésions cicatricielles.

Parmi les premières signalons surtout des infections conjonctivales : la conjonctivite subaiguë, la conjonctivite aiguë contagieuse ou la conjonctivite gonococcique. En Egypte, la superposition fréquente d'une de ces conjonctivites aiguës avait fait admettre qu'il s'agissait d'une évolution aiguë particulière du trachome. Du côté de la cornée, on peut voir un ulcère à pneumocoque ou toute autre infection cornéenne compliquer le pannus.

Le trichiasis est la plus fréquente parmi les secondes ; il s'accompagne ou non d'incurvation en dedans du cartilage tarse, et donne lieu à des ulcérations cornéennes qui viennent encore aggraver le pronostic.

La diminution de longueur de la fente palpébrale par soudure de la commissure externe, la déviation ou l'occlusion des points lacrymaux sont plus rares et beaucoup moins redoutables.

Pronostic. — Le pronostic est sérieux et doit toujours être réservé. Les opacités cornéennes qui sont souvent la conséquence du trachome, les lésions cicatricielles conjonctivo-palpébrales, en font une affection grave. Il faut savoir surtout que lorsque l'affection paraît guérie, elle peut entrer à nouveau dans une période active et donner lieu soudain à des complications auxquelles on ne s'attendait plus.

Diagnostic. — Facile lorsque l'affection en est à sa période d'état, lorsque la cornée est envahie, le diagnostic est beaucoup plus difficile lorsque le trachome n'est que peu marqué.

La localisation des lésions ou leur prédominance à la conjonctive tarsienne supérieure, la notion de contagion, permettront en général de différencier le trachome de la conjonctivite folliculaire. Mais, dans certains cas difficiles, l'évolution seule peut donner la certitude.

Étiologie. — La conjonctivite granuleuse existe partout, mais sa diffusion est extrêmement variable. En France elle est rare, si l'on excepte les départements du Nord et du littoral méditerranéen.

Elle est extrêmement répandue là où les conditions sociales et hygiéniques sont encore très défectueuses et où la promiscuité rend les chances de diffusion plus grandes. C'est le cas chez les Arabes, les Chinois, les Indous. On la rencontre avec une fréquence assez grande en Russie, en Autriche-Hongrie, dans le sud de l'Italie, en Irlande, en Belgique, dans la Prusse orientale, la Pologne, etc.

L'influence de la race, du climat est peu importante. C'est une affection contagieuse et la contagion est le seul facteur important du trachome.. Le microbe de la conjonctivite granuleuse n'est pas encore découvert malgré de nombreuses recherches.

Anatomie pathologique. — La granulation, qui constitue la lésion particulière du trachome, occupe la couche superficielle du derme conjonctival. Elle est formée par un amas de lymphocytes mononucléaires, soutenus par une charpente conjonctive et vasculaire extrêmement délicate. On voit au milieu de ces lymphocytes des cellules volumineuses, contenant des débris nucléaires dans lesquels on avait cru reconnaître un parasite spécial : ce sont les cellules à corpuscules.

Entre deux granulations, l'épithélium conjonctival qui, de cylindrique est devenu pavimenteux, présente souvent de nombreuses cellules à mucus. Ces cellules accumulées dans un sillon peuvent en imposer pour une glande (pseudo-glande d'Iwanoff).

Le siège de prédilection des granulations est la conjonctive tarsienne et le cul-de-sac supérieur. — Les lésions cornéennes consistent dans une infiltration des couches superficielles de la cornée par des lymphocytes mononucléaires avec quelques cellules à corpuscules sous l'épithélium. Les vaisseaux néoformés du pannus font suite au réseau conjonctival.

Prophylaxie. — La contamination familiale joue un très grand rôle, comme dans toutes les infections de longue durée; elle n'est guère évitable que par l'éducation du milieu et le traitement des personnes atteintes. La transmission de l'infection paraît se faire surtout par le contact et l'attouchement des yeux ou des paupières avec les doigts ou les objets de toilette. C'est de l'hygiène individuelle que dépendra donc avant tout la limitation des cas. Pour éviter la contamination scolaire, on a institué dans certains pays des écoles de trachomateux. En Russie et en Égypte, des colonnes volantes d'oculistes campent dans les villages et traitent les malades tout en diffusant quelques règles d'hygiène.

Traitement. — Le traitement curatif varie suivant la période de l'affection, mais ce qu'il faut bien savoir, c'est que le traitement doit être continué *très longtemps* même après la guérison apparente de la maladie.

Au début, le meilleur traitement consiste en une instillation quotidienne d'un collyre au sulfate de cuivre.

Glycérine..............	10 grammes.
Sulfate de cuivre.......	0,25 centigr. à 1 gramme.

On y ajoute une ou deux fois par semaine un massage avec la poudre :

Acide borique.......................	50 grammes.
Sulfate de cuivre déshydraté.......	1 gramme.

Ce massage est pratiqué après cocaïnisation; la paupière renversée est prise entre l'index appliqué sur la face cutanée de la paupière et le pouce chargé de poudre sur la face conjonctivale. Il faut exercer une friction assez intense jusqu'à ce qu'il se produise un léger écoulement sanguin.

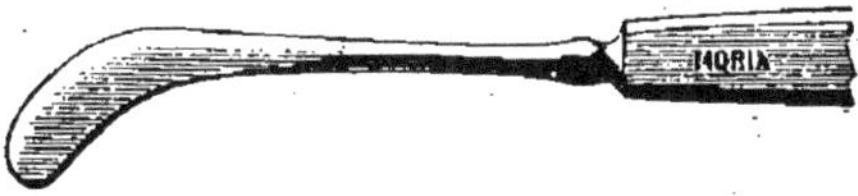

Fig. 120. — Scarificateur de Desmarres.

On peut remplacer ce massage par un attouchement de la conjonctive tarsienne au crayon de sulfate de cuivre ou par des cautérisations espacées avec la solution de nitrate d'argent à 1/40e ou 1/30e.

Lorsque la conjonctivite est à une période plus avancée, lorsque la muqueuse est très épaisse et les granulations très marquées, il faut un traitement plus énergique.

Le brossage, l'expression, le grattage, les scarifications, la galvano-cautérisation, l'électrolyse sont les moyens les plus employés. Mais il faut se rappeler que ce traitement chirurgical n'aura le plus souvent qu'un résultat temporaire et qu'il faudra toujours le faire suivre pendant longtemps, du traitement médical.

Le brossage et l'expression nécessitent l'anesthésie générale.

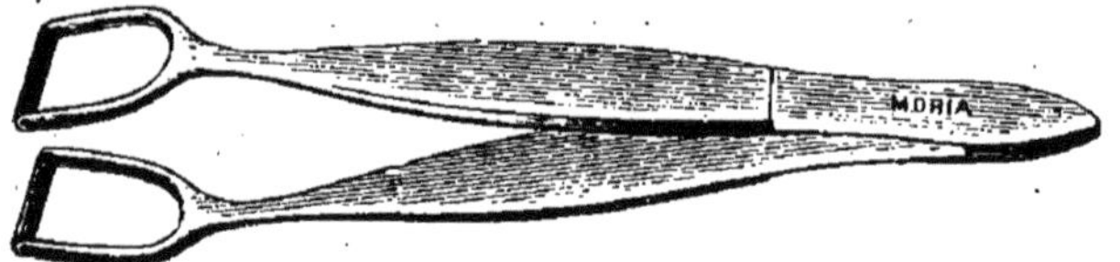

Fig. 121. — Pince à roulettes de Knapp.

Pour le brossage, on stérilise une brosse à dents à poils durs. La conjonctive tarsienne et le cul-de-sac supérieur étant bien développés (ce qui s'obtient en pinçant tangentiellement avec une pince de Kocher le bord palpébral et en imprimant à cette pince un mouvement de rotation autour de son axe) on fait un certain nombre de scarifications parallèles, on trempe la brosse dans une solution de cyanure de mercure ou de sublimé à 1 p. 1000 et on brosse la surface conjonctivale.

Pour l'expression, on saisit entre les deux mors à roulettes d'une

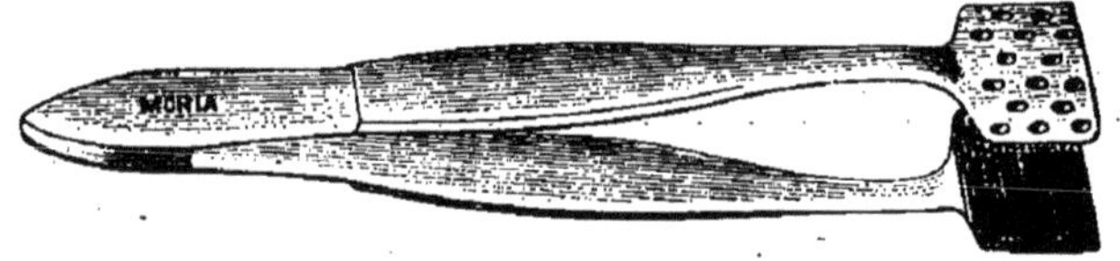

Fig. 122. — Pince de Kuhnt pour l'expression des granulations.

pince spéciale, la muqueuse malade et on l'écrase en quelque sorte. Les lésions cornéennes sont favorablement influencées par le sulfate de cuivre. Lorsque le pannus est très marqué et tenace, l'emploi du jéquirity appliqué au pinceau sur la conjonctive tarsienne est indiqué et donne parfois de très bons résultats (voir p. 176).

Conjonctivite infectieuse de Parinaud.

La conjonctivite de Parinaud se caractérise par le développement de saillies végétantes sur la muqueuse épaissie du tarse et des culs-de-sac et par une adénopathie polyganglionnaire, le tout s'accompagnant de symptômes réactionnels peu marqués.

Symptômes. — Généralement monoculaire, cette conjonctivite ressemble au premier abord à une conjonctive granuleuse particulièrement intense. Ce sont, dit Parinaud, des « végétations rouges ou jaunâtres demi-transparentes au début, opaques à un degré plus avancé, qui peuvent atteindre le volume d'une grosse tête d'épingle. A côté de ces granulations charnues, on en trouve de plus petites, tout à fait jaunes », qui pourraient faire penser à la tuberculose de la conjonctive.

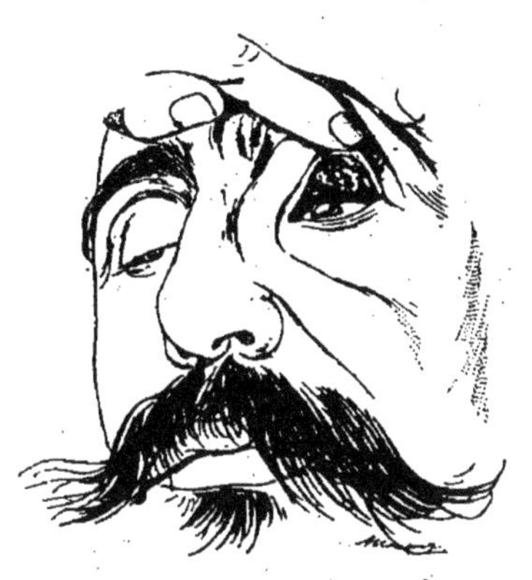

Fig. 123. — Conjonctivite de Parinaud, végétations de la paupière supérieure.

La cornée reste saine. La sécrétion est peu abondante. Les paupières sont un peu tuméfiées.

L'adénopathie préauriculaire débute avec la conjonctivite et augmente rapidement en s'accompagnant d'un empâtement qui envahit la région parotidienne et peut s'étendre jusqu'à la région sous-maxillaire. Au milieu de cet empâtement on sent des ganglions tuméfiés. Cet empâtement diminue vers le 7e jour. Les ganglions restent gros puis se résorbent. Dans des cas plus rares, ils suppurent; l'évacuation du pus se fait par la peau.

Pendant la période d'acmé de cette conjonctivite, le malade a des frissons, un peu de fièvre. L'état général reste bon.

L'évolution est subaiguë. La durée minima semble être deux à trois mois.

La guérison se fait sans cicatrices.

Étiologie. — L'affection est assez rare; elle a été observée chez des enfants et des adultes. L'examen bactériologique de la sécrétion, la culture, l'inoculation aux animaux n'ont donné que des résultats négatifs. Ayant remarqué que les malades qui en étaient atteints étaient plus ou moins en contact avec des gros animaux domestiques, Parinaud émit l'hypothèse d'une infection d'origine animale.

Anatomie pathologique. — La muqueuse conjonctivale est très épaissie. L'épithélium est normal et très faiblement infiltré. La muqueuse est épaissie surtout par l'infiltration diffuse sous-épithéliale. Cette infiltration, constituée par des lymphocytes, peut revêtir parfois une disposition légèrement nodulaire. Le développement vasculaire est peu marqué, beaucoup moins que dans le trachome.

Diagnostic. — La conjonctivite de Parinaud peut être confondue avec certaines infections streptococciques accompagnées d'adénopathie, avec le chancre induré de la conjonctive, enfin et surtout avec la tuberculose conjonctivale.

Le chancre syphilitique de la conjonctive se distingue surtout par sa dureté, son adénopathie indolore. Si le diagnostic était difficile tout au début, l'apparition des lésions secondaires viendrait lever les doutes.

Le diagnostic de tuberculose de la conjonctive est le plus difficile à faire. Il n'y a qu'un seul procédé certain pour trancher la difficulté, c'est de faire l'inoculation d'un fragment de végétation dans le péritoine ou sous la peau d'un cobaye.

Pronostic. — Le pronostic est essentiellement bénin. La seule conséquence lointaine consiste dans les cicatrices qui succèdent à la suppuration ganglionnaire.

Traitement. — Le traitement ne semble pas susceptible de modifier la marche de la maladie.

Néanmoins, la moindre fréquence de la suppuration ganglionnaire dans les derniers cas observés est peut-être attribuable au traitement local de la conjonctive. On fera des lotions avec une solution à 1/5000 d'oxycyanure d'hydrargyre.

On pourra y joindre quelques cautérisations avec une solution de nitrate d'argent au 1/100e.

Tuberculose de la conjonctive.

La tuberculose de la conjonctive peut être primitive ou secondaire. Primitive, elle est la première localisation du bacille de Koch dans l'organisme. Secondaire, elle peut succéder à une tuberculose des fosses nasales, de la joue ou d'un organe éloigné.

Symptômes. — Les symptômes varient essentiellement suivant la forme primitive ou secondaire de la tuberculose conjonctivale.

a. Tuberculose primitive. — Il y a deux symptômes principaux à envisager : l'un, extrêmement variable, la lésion conjonctivale ; l'autre, fixe, l'adénopathie.

Le seul lien qui réunit les différents types de lésion conjonctivale, est la présence du bacille de Koch. L'aspect clinique varie beaucoup ; on peut néanmoins distinguer schématiquement quatre types.

Un premier type se caractérise par des *ulcérations* accompagnées de granulations tuberculeuses. L'ulcération siège surtout au niveau du bord supérieur du cartilage tarse et dans sa moitié interne. Elle est très rare dans les culs-de-sac et sur la conjonctive bulbaire. Les bords sont déchiquetés, irréguliers, plus ou moins décollés. Le fond est recouvert d'un exsudat gris jaunâtre ; lorsqu'il est détergé, on y voit parfois des granulations tuberculeuses, sous forme de petits nodules pâles, grisâtres. Autrefois on accordait une grande valeur diagnostique à ces granulations, mais elles peuvent manquer ou n'être reconnues qu'à l'examen microscopique.

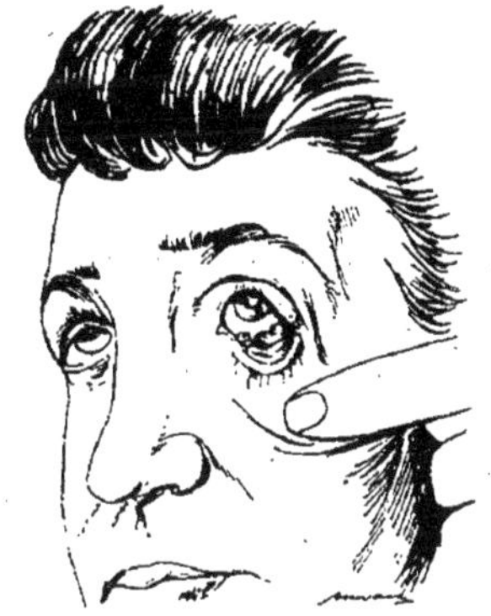

Fig. 124. — Tuberculose conjonctivale à forme végétante. Les végétations occupent le cul-de-sac inférieur.

Ce premier type reste localisé à la conjonctive. Mais l'ulcération peut envahir les paupières. C'est la *forme ulcéreuse avec lésions palpébrales destructives*. L'ulcération s'avance peu à peu vers le bord palpébral, l'atteint et crée à ce niveau une encoche plus ou moins étendue. Contrairement à la forme précédente qui peut guérir avec des lésions cicatricielles minimes, celle-ci ne se répare qu'au prix de déformations parfois très marquées de la paupière.

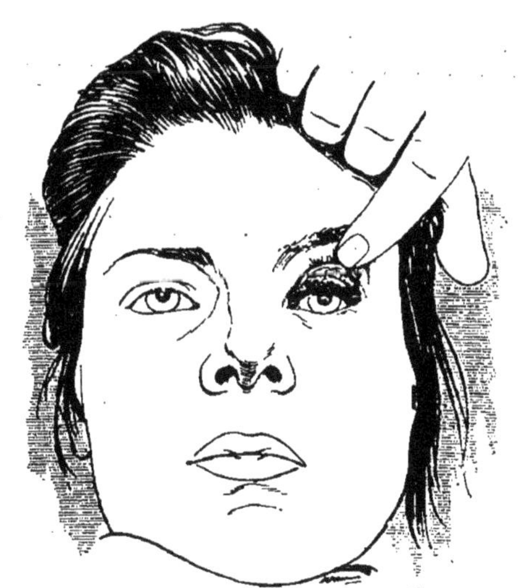

Fig. 125. — Tuberculose conjonctivale à végétations papillaires.

Le *type végétant à forme de polype* pédiculé est plus rare. Cette rareté est due probablement à ce qu'on croit à un polype muqueux sans en rechercher la nature. C'est en effet une ou plusieurs végétations mûriformes, pédiculées, implantées sur une muqueuse saine qui n'a aucun caractère clinique rappelant la tuberculose. Mais l'adénopathie existe toujours. C'est elle, ainsi que l'inoculatiou au cobaye, qui ont permis de rattacher cette forme à la tuberculose.

La tuberculose peut enfin revêtir la *forme végétante avec végétations papillaires*. C'est la tuberculose pseudo-trachomateuse ou pseudo-folliculaire. Les culs-de-sac sont envahis par des végétations sessiles aplaties, rosées ou légèrement grisâtres. Confluentes ou séparées par des intervalles de peau saine, elles existent seules ou s'accompagnent d'ulcérations caractéristiques.

Mais quelle que soit la forme de la tuberculose conjonctivale, les phénomènes réactionnels sont toujours les mêmes. Très peu marqués, ils se résument en un peu de gêne oculaire, une sensation de grains de sable sous la paupière. Il n'y a pas de douleur vraie, pas de larmoiement, pas d'agglutinement des paupières au réveil.

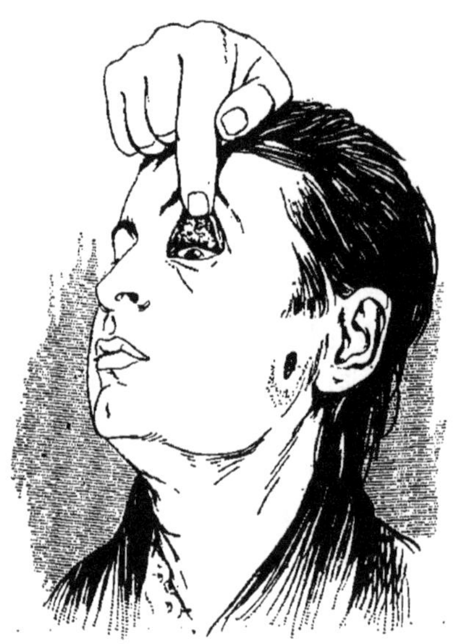

Fig. 126. — Tuberculose conjonctivale à végétations papillaires avec fistule au niveau de l'adénopathie préauriculaire.

Le symptôme fixe, capital, qui doit toujours faire suspecter dans ces cas la nature tuberculeuse de la lésion, c'est l'*adénopathie*. Cette adénopathie est préauriculaire, ou sous-maxillaire; les ganglions cervicaux eux-mêmes sont rapidement envahis. Le volume des ganglions est essentiellement variable. Ce peut être un petit ganglion qui ne déforme pas la région et qu'il faut rechercher ; ce peut être une adénopathie énorme simulant les oreillons. Le ganglion est sensible à la pression ; il est dur ou mou. Il dure longtemps et, contrairement au ganglion du chancre induré de la conjonctive, peut persister plusieurs mois.

Ces différentes lésions tuberculeuses se développent après une période d'incubation dont la durée minima est de quinze jours. Leur évolution est chronique. L'affection dure plusieurs mois. Certaines lésions guérissent, tandis que d'autres apparaissent à côté. La tuberculose primitive de la conjonctive peut ne pas rester localisée à cette muqueuse : elle peut dépasser la ligne de défense ganglionnaire et donner lieu à des manifestations secondaires du larynx ou du poumon. Néanmoins la guérison des lésions conjonctivales, même en l'absence de tout traitement local, est plus fréquente qu'on ne le supposait autrefois.

b. Tuberculose secondaire. — Il est assez rare que la tuberculose de la conjonctive succède à une localisation viscérale ou osseuse du bacille de Koch. Elle revêt surtout alors la forme ulcéreuse.

Elle succède bien plus souvent, surtout chez les enfants et les adolescents, à une tuberculose nasale à forme lupique. C'est une infection ascendante par les voies lacrymales. La conjonctive est simplement épaissie et injectée. La cornée présente assez souvent une opacification superficielle qui se recouvre de vaisseaux. L'adénopathie manque plus souvent que dans la forme primitive.

Diagnostic. — L'examen clinique est souvent insuffisant pour établir le diagnostic. Mais il existe deux moyens absolument certains : l'inoculation au cobaye et l'injection de tuberculine.

Pronostic. — La tuberculose primitive, bénigne quand elle reste localisée, peut être le point de départ d'une généralisation tuberculeuse. La tuberculose secondaire à une affection nasale est moins grave pour la vie du malade, mais entraîne assez souvent des troubles visuels par l'opacification cornéenne à laquelle elle donne lieu.

Étiologie. — La tuberculose conjonctivale s'observe surtout chez les enfants et les adolescents. Elle apparaît souvent chez des individus dont la santé est excellente.

Quant au mode de contagion, il est encore mal élucidé.

Anatomie pathologique. — Les lésions anatomiques sont en tout semblables aux lésions tuberculeuses des muqueuses. A l'exception de la forme lupique où l'on observe surtout une infiltration de cellules épithélioïdes, les cellules géantes sont très abondantes et permettent un diagnostic histologique rapide. Les bacilles sont par contre assez rares et difficiles à déceler dans les coupes.

Traitement. — Si la lésion est bien limitée, il faut en faire l'exérèse complète. Dans le cas contraire la cautérisation ignée, légère, est le traitement de choix. Le curettage et les scarifications seront employés si la cautérisation ne suffit pas.

Ce qui domine d'ailleurs tout le traitement, c'est la médication générale : cure d'air, cure de repos et suralimentation.

Syphilis de la conjonctive.

Nous envisagerons successivement : la lésion primitive, le chancre de la conjonctive, les lésions secondaires avec leurs différents types.

Chancre syphilitique de la conjonctive.

Symptômes. — Le chancre de la conjonctive siège presque toujours dans le grand angle de l'œil, surtout au niveau du repli semi-lunaire. Le contraste entre l'intensité des phénomènes objectifs et l'absence presque complète des symptômes subjectifs est frappant.

Le début passe très souvent inaperçu. Les paupières sont gonflées ; la conjonctive est injectée et recouverte d'une fausse membrane.

Peu à peu les caractères du chancre se précisent. Ils varient essentiellement avec son siège quelle que soit la localisation, deux d'entre eux dominent toute la symptomatologie : l'*induration* et l'*adénopathie.*

Lorsque le chancre siège au niveau du repli semi-lunaire, celui-ci est considérablement épaissi et fait saillie. Sur ce repli, on voit une zone ovalaire à grand diamètre vertical contrastant par sa coloration grisâtre, son aspect lardacé avec la couleur rose ou rouge des tissus voisins.

Au niveau de la conjonctive tarsienne inférieure, le chancre forme une érosion étalée, légèrement déprimée en cuvette, limitée en dedans par un bord curviligne tourné vers le cul-de-sac.

Au niveau du petit angle, la lésion revêt la forme du chancre dit « en branches de compas », les deux branches se réunissant au niveau de la commissure externe.

Le chancre de la conjonctive tarsienne supérieure provoque une tuméfaction et une induration telles de la paupière, qu'il est souvent impossible de retourner celle-ci et que le diagnostic doit être fait uniquement sur l'induration et l'adénopathie.

Enfin, mais exceptionnellement, le chancre peut siéger sur la conjonctive bulbaire. Il y forme une saillie papuleuse à centre légèrement déprimé, recouvert d'une exsudation pseudo-membraneuse. La conjonctive voisine est jaune, œdématiée, non injectée. Quelquefois, il donne lieu à une ulcération à contours irréguliers.

Si la lésion est le plus souvent unique, il faut bien savoir qu'il peut exister deux chancres : l'un sur la conjonctive, l'autre sur la face cutanée de la paupière.

Il ne suffit pas de regarder le chancre ; il faut le saisir entre les doigts pour bien en sentir l'induration. Cette exploration n'est pas toujours facile, surtout lorsque le chancre siège sur la conjonctive bulbaire ou le repli semi-lunaire. Dans ce cas, après anesthésie à la cocaïne, on pince légèrement la lésion entre les deux branches d'une pince mousse et l'on sent ainsi nettement l'induration.

L'adénopathie est parotidienne et préauriculaire dans le chancre du petit angle de l'œil ; elle est sous-maxillaire dans celui du grand angle. D'ailleurs il n'est pas rare de sentir une véritable chaîne ganglionnaire commençant au ganglion préauriculaire pour finir en bas à la partie inférieure de la région cervicale antérieure ; comme dans tout chancre induré, l'adénopathie est dure, froide, indolore, de volume moyen.

L'évolution du chancre de la conjonctive n'a aucun caractère spécial. Il progresse pendant une huitaine de jours, reste stationnaire pendant un mois, puis guérit progressivement.

Pronostic. — La lésion guérit toujours complètement et ne laisse pas de traces sur la conjonctive. Le pronostic éloigné est celui de tout chancre syphilitique ; il n'est pas modifié par le siège extra-génital du point d'inoculation.

Diagnostic. — Le diagnostic est facile. L'induration et l'adénopathie sont, nous le répétons, les deux symptômes capitaux.

Étiologie. — Le chancre de la conjonctive est rare. Sur 849 cas de chancres syphilitiques céphaliques relevés par Fournier, on ne trouve que 21 cas de chancres conjonctivaux ou palpébraux. En réalité, la fréquence en est plus grande que ne le laisserait supposer cette statistique car le malade consulte presque toujours dans ce cas l'oculiste.

Il s'observe à tout âge. Le mode de contagion en est très variable. La contamination se fait par les doigts, les linges, la projection de salive.

On admet aujourd'hui que la cause déterminante du chancre spécifique est le Spirochæte pallida de Schaudinn et Hoffmann. C'est un spirille très fin et assez long qui se colore faiblement par la méthode de Giemsa. On devra le rechercher dans les frottis faits avec l'exsudat du chancre ; mieux encore on excisera un petit fragment de la paroi et, après fixation au formol, on le traite par la méthode de Levatidi. Les spirochètes se détachent en noir et se retrouvent en grand nombre.

Traitement. — Une fois le diagnostic établi, le malade sera soumis au traitement général.

II. — Lésions syphilitiques de la conjonctive.

Les accidents secondaires sont beaucoup plus rares que le chancre — on peut en distinguer schématiquement quatre types : — la conjonctivite syphilitique simple ; la conjonctivite syphilitique pseudo-granuleuse ; les syphilides conjonctivales ; la scléro-conjonctivite spécifique.

La conjonctivite syphilitique est rare ; son existence a été mise en doute, mais il est certain qu'elle existe. Elle est généralement bilatérale ; la conjonctive tarsienne est épaissie, veloutée ; la sécrétion peu abondante, les symptômes subjectifs presque nuls. Cette conjonctivite existe aussi chez le nouveau-né coïncidant souvent avec un mauvais état général et d'autres symptômes indéniables d'hérédo-syphilis.

La syphilis conjonctivale pseudo-granuleuse ressemble beaucoup au trachome. Il existe néanmoins deux symptômes importants : la coloration jaunâtre de la muqueuse et la ressemblance des granulations avec de la gelée.

Les syphilides sont très rares au niveau de la conjonctive. Ce sont des papules « absolument mobiles avec la conjonctive qui les porte » (Terson). Elles siègent en général sur la caroncule, empiètent parfois sur le bord ciliaire, formant un liséré croûtelleux qui agglutine les cils. Les symptômes réactionnels sont très peu marqués.

La scléro-conjonctivite spécifique, que Gunn appelle « infiltration gélatineuse de la conjonctive et de la sclérotique », se distingue de la sclérite et de l'épisclérite par l'aspect gélatineux du bord cornéen infiltré.

Étiologie. — Ces lésions sont très rares; aussi est-il difficile de déduire des quelques cas observés les conditions qui favorisent leur apparition. Elles se manifestent le plus souvent dans les premières années de l'infection, mais parfois beaucoup plus tard.

Traitement. — Le traitement est simple. Lotions avec la solution faible d'oxycyanure de mercure à 1/6000 ; cautérisation superficielle avec le crayon de nitrate d'argent ou un collyre à 1/50 dans le cas de syphilides commissurales.

Conjonctivite vaccinale.

La conjonctivite vaccinale correspond au développement de la pustule vaccinale sur la conjonctive bulbaire ou palpébrale. C'est une affection très rare.

Symptômes. — L'affection se développe le plus souvent chez des enfants vaccinés qui transportent par les doigts le vaccin dans l'œil. La période d'incubation n'est pas exactement précisée; elle dure de quelques jours à huit jours au maximum. Ce qu'il y a d'important c'est que la contagion se fait le jour de la vaccination et non pas au moment de l'éclosion de la pustule de vaccination.

La conjonctivite vaccinale peut être primitive ou secondaire. Primitive, elle se développe d'emblée sur la conjonctive; secondaire, elle succède à une éruption palpébrale.

Le premier symptôme et le plus frappant est l'œdème palpébral. Les paupières sont rouges, infiltrées, dures, fermant par leur volume la fente palpébrale. L'œdème peut gagner la joue et dans certains cas même descendre jusqu'au cou. La région préauriculaire est également tuméfiée et on sent sous la peau le ganglion douloureux.

Entr'ouvre-t-on les paupières, on voit un chémosis considérable, modérément rouge. Par places se trouvent une ou plusieurs ulcérations, restes des pustules que l'on n'observe jamais intactes. Le fond est recouvert par un exsudat purulent; au-dessous de l'exsudat qui n'est pas adhérent et qu'on peut enlever avec facilité, se trouve le fond à proprement parler de l'ulcération qui forme une surface finement granuleuse et saignant facilement.

Lorsque la conjonctive est secondaire, il ne se forme pas seulement sur les paupières une pustule typique, mais souvent de petites ulcérations siégeant presque exclusivement dans la partie intermarginale du bord palpébral.

Quelle qu'en soit la forme, la douleur, la photophobie, le larmoiement, la céphalalgie même sont toujours très marqués. La température atteint 38°, 38°5. Ces phénomènes disparaissent progressivement après 5 ou 6 jours au maximum.

L'affection dure en moyenne deux septénaires.

Les lésions *cornéennes* sont assez fréquentes et ce sont elles qui donnent à la conjonctivite vaccinale son caractère de gravité. Parmi ces lésions, il en est de caractérisées par des infiltrations périphériques de la cornée, infiltrations bénignes qui guérissent souvent sans laisser de traces. Il est une forme grave que Schmitz désigne sous le nom de kératite profonde. La cornée s'infiltre surtout à son centre; les couches superficielles sont uniformément troubles, les couches profondes sont striées. Il se produit ultérieurement une vascularisation de la cornée et les opacités persistantes peuvent diminuer considérablement l'acuité visuelle.

Pronostic. — Le pronostic est bénin en l'absence de lésions cornéennes.

Diagnostic. — Le diagnostic se fonde sur les commémoratifs de vaccination antérieure. Il faut rechercher l'éruption sur le malade ou les personnes de son entourage. En cas de doute, l'inoculation d'une génisse neuve et d'une génisse antérieurement vaccinée permettrait seule un diagnostic certain.

Étiologie. — La conjonctivite vaccinale n'est pas une complication à distance de la vaccine. Elle est due à l'inoculation directe du vaccin sur la conjonctive. Cette inoculation se fait généralement par les doigts.

Traitement. — Il faut prévenir toute personne vaccinée de la contamination possible. Chez l'enfant, on recouvrira le point inoculé par un petit pansement.

Lorsque l'affection s'est développée, il faut surtout s'abstenir de caustiques et de solutions antiseptiques et ne conseiller que des lotions au sérum physiologique stérilisé.

IV. — LÉSIONS CONJONCTIVALES ÉRUPTIVES ET AFFECTIONS NON CLASSÉES

Il est fréquent d'observer du côté de la conjonctive et de la cornée des lésions plus ou moins comparables aux lésions cutanées éruptives.

La plupart des manifestations oculaires de cet ordre accompagnent des lésions cutanées analogues ou alternent avec elles. Il n'est pas toujours facile de les différencier des affections non éruptives, car la présence de la lésion élémentaire est souvent masquée par une inflammation diffuse de la muqueuse ou modifiée par une complication surajoutée.

L'affection éruptive, de beaucoup la plus fréquente, est représentée chez les enfants par ce que l'on a décrit sous des noms divers : kérato-conjonctivite phlycténulaire, scrofuleuse, lymphatique, etc., et à laquelle nous conserverons le nom de conjonctivite impétigineuse qui évoque sa coexistence habituelle avec les placards impétigineux de la face ou du cuir chevelu.

Nous envisagerons ensuite les manifestations oculaires des fièvres éruptives et de quelques dermatoses.

Parmi les affections non classées, nous rangerons certaines maladies particulières, telles que la conjonctivite printanière, la dégénérescence amyloïde de la conjonctive, la pinguécula, le ptérygion, etc.

Conjonctivite impétigineuse.

La conjonctivite impétigineuse, improprement appelée phlycténulaire, est caractérisée par la présence d'éléments éruptifs qui peuvent siéger sur la conjonctive, sur la cornée ou sur les deux à la fois.

La lésion oculaire coïncide le plus souvent avec des lésions éruptives analogues siégeant sur la muqueuse nasale ou les téguments de la tête.

Symptômes. — La gravité de cette affection est très variable. Elle revêt une allure tantôt bénigne, tantôt grave; entre ces deux formes, bénigne et grave, existent naturellement tous les intermédiaires possibles.

a. *Forme bénigne.* — Cette affection apparaît surtout chez les enfants et en particulier chez ceux qui présentent, au niveau des narines, des commissures buccales, du pavillon de l'oreille ou dans le sillon rétroauriculaire, ces lésions croûteuses qu'on désigne sous le nom d'impétigo.

La « phlyctène » peut se développer soit sur la conjonctive, soit sur la cornée.

Lorsqu'elle siège sur la conjonctive, les symptômes subjectifs sont à leur minimum. La photophobie est peu intense; l'agglutinement des paupières est plus ou moins marqué au réveil. L'œil devient rouge et larmoie. Si l'on écarte les paupières, on voit que la conjonctive est infectée; l'hyperémie est plus marquée en certains points qui font légèrement saillie. Lorsque la phlyctène est bien dessinée, elle apparaît sous la forme d'une saillie rouge foncé, plus rouge que la conjonctive voisine; les bords sont en pente douce; le plateau, brillant les premiers jours, s'ulcère et devient mat. Ces phlyctènes siègent le plus souvent au niveau du limbe ou à 2 ou 3 millimètres en dehors sur la conjonctive bulbaire. Leur nombre varie beaucoup; il peut n'en exister qu'une seule, ou y en avoir une grande quantité. Plus elles sont nombreuses, plus elles sont petites; elles font parfois le tour de la cornée, lui formant une véritable collerette.

L'évolution en est rapide et bénigne; la « phlyctène du limbe » guérit en 6 ou 8 jours.

Dans la « phlyctène » de la cornée, au contraire, la photophobie est intense, les paupières restent énergiquement fermées, l'écoulement des larmes est très abondant. Il faut faire précéder l'examen de l'œil d'une instillation d'un collyre cocaïné. Malgré cette anesthésie, il est souvent très difficile d'entr'ouvrir les paupières de l'enfant. La « phlyctène » siège presque toujours au centre de la cornée. Elle apparaît sous la forme d'une petite infiltration grisâtre. L'instillation d'une goutte de fluorescéine montre qu'à son niveau l'épithélium est desquamé. Cette ulcération toute superficielle se creuse parfois davantage et donne lieu à un véritable ulcère cornéen à bords taillés à pic. Soignées à temps, ces lésions guérissent en ne laissant que des traces légères sous forme de taies qui, par leur situation ou par l'astigmatisme irrégulier qu'elles déterminent, peuvent diminuer l'acuité visuelle.

Les récidives sont très fréquentes. Si chacune des lésions ne dure en elle-même que quelques jours, la formation successive de nombreuses « phlyctènes » prolonge beaucoup la durée de la maladie.

b. ***Formes graves.*** — Chez les enfants dont les lésions impétigineuses de la face sont très accentuées, la conjonctivite impétigineuse revêt une allure plus grave et plus rebelle. Même lorsqu'elle ne siège que sur la conjonctive, la sécrétion est beaucoup plus intense, l'injection conjonctivale plus marquée, les paupières sont gonflées. Parfois même, il se forme un exsudat pseudomembraneux qui peut simuler la diphtérie conjonctivale. La conjonctive tarsienne et le bord libre de la paupière sont fortement injectés. Ces lésions guérissent, mais bien plus lentement que dans la forme bénigne.

Il en est de même des lésions cornéennes. On ne constate plus une petite infiltration grisâtre mais une opacification beaucoup plus étendue; l'ulcération, au lieu d'être toute superficielle, est bien plus profonde et s'accompagne parfois d'iritis avec hypopyon. Les rechutes en sont fréquentes, et la guérison, souvent très tardive, est généralement incomplète. Il persiste des taies étendues, absolument indélébiles, qui se recouvrent souvent d'une couche plus ou moins épaisse de vaisseaux superficiels. Ces lésions vascularisées de la cornée sont quelquefois désignées par le terme de pannus scrofuleux ou eczémateux par opposition au pannus trachomateux.

Pronostic. — Le pronostic dépend et de la gravité des lésions et du moment où le traitement est commencé. Si l'affection, soignée à temps, peut guérir sans cicatrices, il faut bien se rappeler que, soignée tardivement, elle peut laisser sur la cornée des traces indélébiles.

Diagnostic. — De la présence de « phlyctènes », il ne faut pas nécessairement conclure à la nature impétigineuse de la conjonctivite, car, ainsi que nous l'avons dit, les conjonctivites aiguë contagieuse et subaiguë s'accompagnent parfois de formations semblables. L'examen microscopique de la sécrétion fixera le diagnostic en montrant la présence du bacille de Weeks ou du diplobacille.

Les symptômes cutanés et généraux concomitants permettront de distinguer la conjonctivite impétigineuse des localisations conjonctivales de la variole, de la varicelle, de l'érythème polymorphe.

La « phlyctène » classique de la cornée se diagnostique au premier coup d'œil, mais lorsqu'elle acquiert de grandes dimensions, lorsqu'elle est tenace, on peut la confondre avec une forme circonscrite de la kératite interstitielle hérédo-spécifique.

Étiologie. — Tantôt primitive, tantôt secondaire à une maladie aiguë, la conjonctivite impétigineuse est une affection presque exclusive à la première enfance.

Lorsqu'on examine attentivement les enfants atteints de conjonctivite impétigineuse, on est frappé par l'existence presque constante de lésions nasales, sur la nature desquelles on n'est pas fixé.

La cause réelle de l'affection est totalement inconnue. On trouve assez souvent du staphylocoque dans la sécrétion conjonctivale, mais il s'agit probablement d'une infection secondaire.

Anatomie pathologique. — Au point de vue anatomique, la « phlyctène » est, suivant la description d'Iwanoff qui l'a étudiée le premier, une accumulation de cellules rondes sous l'épithélium conjonctival. Ce n'est donc point une phlyctène au sens anatomique du mot, mais une papule. Au niveau de la cornée, cet amas cellulaire est disposé sous l'épithélium de la cornée qui s'ulcère dans la suite.

Traitement. — Le traitement ne doit pas être simplement

oculaire ; il doit en même temps porter sur les lésions nasopharyngées.

On veillera à une propreté absolue de l'enfant et on combattra la phtiriase si elle existe ; on traitera les lésions nasales par des lavages et des applications de pommade mentholée. S'il y a des végétations adénoïdes, il sera utile de les enlever.

Le traitement nasal sera poursuivi longtemps.

S'il s'agit de phlyctène de la conjonctive, quelques lotions boriquées, quelques applications de poudre de calomel à la vapeur suffisent. L'affection guérit d'ailleurs spontanément.

S'il s'agit au contraire de lésions cornéennes, le traitement

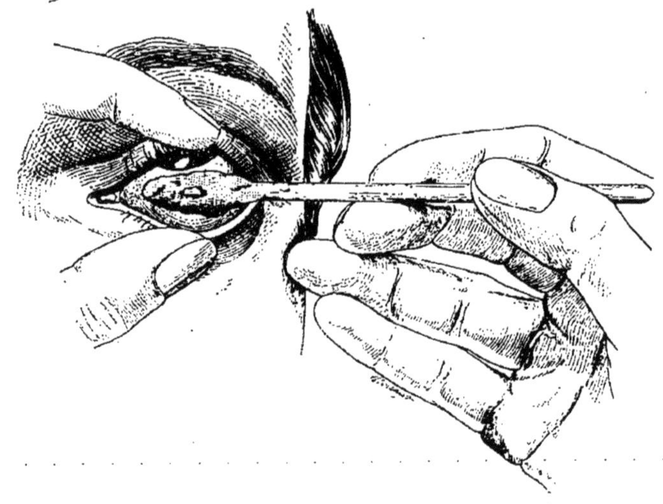

Fig. 127. — Mode d'application de la pommade à l'aide d'une baguette de verre

doit être plus actif. L'instillation d'un collyre faible à l'atropine est la première indication. On emploie le collyre suivant :

Sulfate neutre d'atropine	....	0,03 centigr.
Eau distillée	....	10 grammes.

L'atropine n'est pas employée pour prévenir les complications iriennes, qui sont exceptionnelles. Elle a le grand avantage de mettre l'œil au repos et de calmer les douleurs mieux que toute autre médication. On fait une instillation matin et soir.

On fera en outre, une fois par jour, le matin de préférence, une application palpébro-conjonctivale de pommade jaune.

Vaseline ou lanoline................	10 grammes.
Oxyde jaune d'hydrargyre fraîchement précipité......................	0,25 à 0,50 centigr.

On introduit cette pommade entre les paupières à l'aide d'une baguette de verre à extrémités mousses. On fait à travers la paupière un léger massage pour bien étaler la pommade dans tout le sac conjonctival.

Manifestations oculaires dans la rougeole.

Il est de notion courante que la rougeole s'accompagne fréquemment de manifestations oculaires. Mais il y a lieu de distinguer entre la blépharo-conjonctivite morbilleuse proprement dite et les affections secondaires qui peuvent la compliquer.

Cette blépharo-conjonctivite est très fréquente. Elle ne précède jamais les symptômes généraux, mais peut au contraire précéder, accompagner ou suivre l'éruption.

Le malade a une sensation de gêne oculaire, une légère photophobie, ses paupières sont un peu agglutinées au réveil; la conjonctive bulbaire est faiblement injectée; le bord des paupières présente une rougeur érythémateuse peu marquée. L'examen de la sécrétion ne décèle aucun microbe spécifique.

L'évolution en est rapide; en quatre ou cinq jours les symptômes ont disparu.

Au décours de la rougeole, il n'est pas rare d'observer des lésions blépharo-conjonctivales ou cornéennes, appartenant au point de vue clinique, au type de la conjonctivite impétigineuse décrite plus haut. Il peut même se développer des abcès palpébraux ou des infections conjonctivales par le staphylocoque. La rougeole n'agit sur leur développement que comme cause prédisposante.

Le traitement préventif consiste dans une toilette des bords palpébraux et de la conjonctive et dans la surveillance des fosses nasales. Si celles-ci s'obstruent dans le cours de la rougeole, on fera des irrigations et l'application de pommade mentholée.

Manifestations oculaires dans la variole.

Les lésions conjonctivales et cornéennes peuvent survenir en même temps que l'éruption cutanée, c'est l'ophtalmie variolique primitive; on observe aussi des lésions secondaires aux altérations palpébrales éruptives et qui apparaissent tardivement; elles constituent l'ophtalmie post-variolique.

Dans l'ophtalmie variolique primitive, le gonflement des paupières rend difficile l'examen de l'œil. Il peut être nécessaire de se servir des écarteurs. Les lésions sont variables : tantôt c'est une injection diffuse de la conjonctive, tantôt c'est une lésion localisée de la conjonctive ou du limbe. Les vésicules siègent de préférence sur la conjonctive bulbaire. On ne voit presque jamais la vésicule; elle est ouverte au moment de l'examen et forme une érosion ovalaire recouverte d'un exsudat.

Lorsque la vésicule siège au niveau du limbe, il se produit au point correspondant de la cornée une opalescence grisâtre qui devient bientôt une ulcération.

S'il n'y a pas de complication, la lésion guérit mais très lentement.

Les lésions de l'ophtalmie post-variolique ne sont pas dues à l'infection variolique, mais aux infections secondaires. L'ulcération cornéenne s'étend rapidement, se complique d'hypopyon, d'iritis, et aboutit parfois très rapidement à une perforation de la cornée avec toutes ses conséquences.

Pronostic. — La variole était autrefois une des grandes causes de cécité. Les lésions oculaires sont moins graves chez les vaccinés; néanmoins, les éléments éruptifs qui siègent sur la cornée entraînent toujours une opacification partielle.

Traitement. — La vaccination est le meilleur préventif. Des lavages fréquents de l'œil avec la solution physiologique de chlorure de sodium à 6 p. 1000 pourront éviter les infections secondaires, de beaucoup les plus graves.

Manifestations conjonctivales au cours de l'érythème polymorphe.

Les lésions conjonctivales qui surviennent au cours de l'érythème polymorphe sont comme lui essentiellement variables. Il existe des formes bénignes et des formes malignes.

Les formes bénignes se caractérisent tantôt par une injection diffuse de la conjonctive bulbaire avec légère agglutination des cils, tantôt par des papules rosées qui rappellent le bouton d'épisclérite. Ces papules apparaissent du quatrième au sixième jour après le début de l'éruption cutanée. L'épithélium s'ulcère parfois au sommet de la papule. Ces lésions ne durent que cinq à dix jours.

Dans la forme grave, les lésions conjonctivales sont beaucoup plus marquées et se recouvrent le plus souvent d'une exsudation pseudo-membraneuse adhérente à la muqueuse sous-jacente.

Ces manifestations oculaires sont toujours bénignes et n'atteignent jamais la cornée.

Le diagnostic se fonde sur les lésions cutanées, les phénomènes généraux et leur évolution.

L'affection étant bénigne, le traitement consiste simplement en lotions avec des solutions indifférentes chaudes.

Pemphigus oculaire.

Cette affection, qui coïncide avec une éruption de même nature sur la peau ou la muqueuse buccale, est caractérisée par le développement subit de grosses bulles soulevant l'épithélium conjonctival ou cornéen, laissant à leur suite des cicatrices ou des adhérences et se reproduisant par poussées à des intervalles plus ou moins longs.

Symptômes. — Le pemphigus vrai de la conjonctive est toujours une affection chronique évoluant par poussées.

L'éruption bulleuse se voit rarement; la bulle a presque toujours éclaté quand le malade se présente au clinicien. Quand elle existe, elle apparaît sous la forme d'une saillie jaunâtre, transparente, dépressible, fluctuante. Elle crève, et à sa place on voit une ulcération irrégulière, avec des lambeaux épithéliaux à sa périphérie et généralement recouverte d'un exsudat blanchâtre pseudo-membraneux. L'ulcération guérit progressivement et laisse une cicatrice blanche, plus ou moins étoilée, qui se rétrécit en tirant sur la muqueuse voisine.

De nouvelles bulles se reproduisent ainsi successivement jusqu'à ce que la surface de la conjonctive soit entièrement transformée en tissu cicatriciel. — La surface de la conjonctive diminue considérablement; la muqueuse devient xérotique, les adhérences forment un symblépharon partiel ou total.

L'éruption se développe souvent sur la cornée; celle ci s'opacifie au point qui a été atteint. Comme sur la conjonctive, les bulles se reproduisent successivement et l'aboutissant final est l'opacification cicatricielle totale des deux cornées.

L'état général des malades est le plus souvent atteint d'une façon assez précoce. Ils s'affaiblissent et meurent d'une infection développée sur les plaies cutanées. Le pronostic de cette affection est donc extrêmement grave.

Diagnostic. — Lorsque la bulle existe, le diagnostic est facile. Lorsqu'elle manque, et c'est la règle du moins au premier examen, on ne peut s'assurer de la nature de l'éruption que par l'examen répété de la peau et de la muqueuse buccale.

Étiologie. — C'est une manifestation oculaire de l'affection cutanée décrite sous le nom de pemphigus chronique vrai. Sa nature est absolument inconnue.

Traitement. — Le traitement aussi bien général que local ne donne aucun résultat. Il faut surtout s'attacher, par des lotions aseptiques, à empêcher les infections secondaires.

Conjonctivite printanière.

Cette conjonctivite se caractérise par la présence sur la conjonctive bulbaire ou tarsienne de lésions hypertrophiques qui s'atténuent ou disparaissent pendant la saison froide pour reparaître ou s'exagérer au printemps ou en été.

Symptômes. — L'affection débute dans l'enfance ou dans l'adolescence. L'enfant ne se plaint que de picotements, de démangeaisons, d'une sensation légère de gêne oculaire. Le larmoiement et la photophobie sont généralement peu intenses. Les paupières ne sont pas toujours collées le matin.

Les lésions objectives, qu'elles siègent sur la conjonctive bulbaire ou sur la conjonctive tarsienne, sont caractéristiques. Elles atteignent toujours les deux yeux.

Au niveau du *limbe*, les altérations consistent en un épaississement gélatiniforme qui fait un bourrelet entourant la cornée et empiétant légèrement sur elle. La teinte est gris bleuâtre et tranche sur la couleur rouge de la conjonctive voisine. La consistance est ferme et s'apprécie facilement quand on saisit le bourrelet péricornéen entre les mors d'une pince.

Les lésions de la *conjonctive tarsienne* se localisent presque exclusivement à la conjonctive tarsienne supérieure. Tantôt la conjonctive est simplement épaissie et présente une teinte laiteuse opaline : cet état accompagne le plus souvent les lésions du limbe cornéen, tantôt il se développe des lésions hypertrophiques qui ont un cachet tout spécial. Ce sont des papilles plates, serrées les unes contre les autres, formant un véritable pavage. L'aspect en est absolument caractéristique.

Les poussées se répètent tous les ans. Presque toujours, après un nombre variable d'années, l'affection guérit sans laisser de traces.

Le pronostic en est donc bénin.

Diagnostic. — Le diagnostic est facile lorsque les lésions sont nettement développées. Il peut être hésitant lors d'une première poussée, si l'on ne constate qu'une vascularisation diffuse et du prurit. On ne confondra pas une conjonctivite printanière à localisation tarsienne avec les granulations du trachome.

Étiologie. Pathogénie. — La nature de cette affection est inconnue. On sait qu'elle présente ses poussées au printemps et en été, mais les recherches anatomiques n'ont donné au point de vue de la pathogénie aucun résultat.

Anatomie pathologique. — L'examen microscopique a montré que ces lésions étaient non pas des lésions inflammatoires banales, mais de véritables lésions hypertrophiques du tissu sous-épithélial.

Traitement. — Aucun traitement ne provoque la guérison du processus.

Les collyres au protargol, à l'acide acétique, les cautérisations, l'excision n'ont donné aucun résultat nettement satisfaisant.

Les applications froides, l'adrénaline associée ou non à la cocaïne atténuent mieux que toutes autres médications les sensations pénibles que provoque cette affection pendant les mois de chaleur.

Dégénérescence hyaline et amyloïde de la conjonctive.

Cette affection, extrêmement rare, et de nature inconnue, survient de préférence chez les granuleux.

Son début est lent et progressif et le premier symptôme est l'existence d'une hypertrophie de la paupière. La paupière retournée, on voit la conjonctive pâle, blanchâtre, présentant un aspect cireux ou lardacé demi-transparent.

L'évolution dure des années; les lésions ne se réparent jamais spontanément.

Le pronostic en est bénin au point de vue de la vision. Les troubles qu'elle occasionne sont surtout des troubles dans la motilité de la paupière.

Le traitement est purement chirurgical. Il nécessite une excision totale de la muqueuse dégénérée.

Ptérygion.

Le ptérygion est une affection particulière de la conjonctive et de la cornée caractérisée par la présence d'une membrane opaque, vasculaire, de forme triangulaire dont le sommet empiète sur la cornée et se dirige vers le centre. Le faux ptérygion est une lésion cicatricielle d'origine traumatique.

Symptômes. — Généralement bilatéral, le ptérygion siège dans chacun des yeux à l'extrémité interne du diamètre horizontal de la cornée. Sa base se continue avec la conjonctive, son sommet ou tête s'avance vers le centre de la cornée, ses bords supérieurs et inférieurs sont séparés de la conjonctive sous-jacente par une fente, mais dans aucun cas la face postérieure du ptérygion n'est libre dans toute son étendue. Cette membrane est plissée, plus ou moins vasculaire. Son évolution est progressive mais très lente. Elle cesse généralement lorsque la tête a atteint le centre de la cornée. La marche du ptérygion peut d'ailleurs s'arrêter définitivement avant qu'il ait atteint le champ pupillaire.

Cette affection ne s'accompagne d'aucun symptôme subjectif.

Pronostic. — Cet empiétement progressif du ptérygion sur la cornée en rend le pronostic sérieux, mais il faut bien savoir que les cas d'arrêt spontanés ou opératoires sont plus fréquents qu'on ne le dit.

Étiologie. — Le ptérygion existe surtout chez l'homme et chez l'adulte. Sa nature est totalement inconnue.

Traitement. — Le traitement est purement chirurgical.

On saisit le ptérygion avec une pince et l'on transfixe la surface d'insertion avec un couteau de de Græfe, le tranchant dirigé vers la cornée. On le pousse tangentiellement au globe, de façon à détacher les lames superficielles de la cornée sur lesquelles se fait l'insertion de la tête du ptérygion. On dépasse légèrement la limite du ptérygion. La base est réséquée avec les ciseaux, puis on réunit les lèvres de la plaie par un ou deux points de suture. Si la surface à combler est assez étendue, on détachera la conjonctive de ses adhérences cornéennes voisines, de façon à pouvoir rapprocher les deux lèvres sans exercer une traction trop forte.

Pinguécula.

La pinguécula est une lésion bénigne de la conjonctive bulbaire, siégeant au voisinage du limbe, un peu au-dessous du diamètre horizontal de la cornée et formant une tache légèrement surélevée de coloration blanc jaunâtre. Elle est comprise dans l'épaisseur de la conjonctive et se déplace avec elle. Elle peut persister longtemps sans modification.

Cette affection paraît surtout après 40 ans. Certains auteurs lui donnent comme origine l'irritation persistante de la muqueuse par des causes extérieures. En réalité on n'en connaît pas la nature.

Au point de vue anatomique, la pinguécula se caractérise, pour Fuchs, par une dégénérescence hyaline du tissu fibreux.

La pinguécula n'occasionne aucun trouble fonctionnel et ne réclame pas de traitement. Chez les névropathes qui s'inquiètent de la présence de cette tache, il est indiqué d'en faire l'excision.

Xérosis de la conjonctive.

Le xérosis de la conjonctive ou xérophtalmie est un symptôme caractérisé par la sécheresse de la conjonctive et qui dépend soit de lésions oculaires cicatricielles profondes (xérosis parenchymateux), soit de modifications de l'état général (xérosis épithélial). Le xérosis épithélial est le véritable xérosis de la conjonctive.

Symptômes. — La conjonctive est surtout atteinte dans l'aire qui répond à la fente palpébrale. Elle n'a plus son aspect brillant et humide. Légèrement épaissie à ce niveau, elle est mate, opaque et recouverte par une mousse blanchâtre extrêmement ténue.

Les troubles subjectifs sont nuls ou très peu marqués. Le xérosis conjonctival coïncide parfois avec une forme légère et transitoire d'héméralopie; dans d'autres cas, chez des malades atteints d'affection hépatique, le xérosis existe en même temps qu'une héméralopie permanente.

Anatomie pathologique. — L'affection se caractérise au point de vue anatomique par une dégénérescence graisseuse de l'épithélium.

L'examen microscopique de la mousse blanche qui recouvre la conjonctive xérotique montre en outre l'existence de bacilles massués ou bacilles du xérosis. Ce bacille, que Kuschbert et Neisser considéraient comme la cause du xérosis, est dénué de toute action pathogène et s'observe à l'état normal sur la conjonctive.

Traitement. — Le traitement consistera dans des lotions fréquentes de la conjonctive.

V. — LÉSIONS DE LA CONJONCTIVE PRODUITES PAR CERTAINES SUBSTANCES CHIMIQUES ET PAR LES AGENTS PHYSIQUES

Certaines substances chimiques, les quinones, les couleurs d'aniline artificielles, les vapeurs de nitronaphtaline, les sels de chrome, le venin des serpents, le calomel, le plomb, la chrysarobine, le podophyllin, la cantharide, enfin l'atropine et l'ésérine peuvent produire des lésions conjonctivales. Ces lésions sont rares. Je ne dirai quelques mots que des lésions produites par le jéquirity, les rayons X et le radium.

Lésions oculaires produites par le jéquirity.

Les lésions produites par cette substance sont toujours des lésions voulues. Cette méthode, imaginée par de Wecker, donne de bons résultats dans la conjonctivite granuleuse et il importe de connaître le maniement de cette substance. De Wecker préconisait l'application au pinceau d'une macération de graines concassées. Rœmer a eu recours à des solutions titrées d'abrine, c'est-à-dire de la substance active retirée des graines de jéquirity. Pratiquement on essaiera une solution d'abrine à 1 p. 100 ou une macération de 2 à 3 grammes de poudre dans 100 grammes d'eau distillée. L'instillation des solutions d'abrine a l'inconvénient de faciliter la pénétration du jériquity dans les voies lacrymales dont il produit l'inflammation. Il faut tâter la susceptibilité conjonctivale qui varie beaucoup avec chaque individu.

18 à 24 heures après l'application, la muqueuse s'injecte et devient le siège d'une sécrétion purulente abondante analogue à celle que produirait une conjonctivite blennorrhagique de moyenne intensité. La réaction atteint presque d'emblée son maximum d'intensité, puis les symptômes s'atténuent et disparaissent après quelques jours.

Lorsque l'inflammation est trop intense, on peut essayer le sérum antiabrinique, mais son action n'est vraiment utile que lorsqu'il précède ou accompagne l'absorption d'abrine.

Lésions oculaires produites par les rayons X et le radium.

Ces lésions s'observent après des séances trop prolongées de radiothérapie. Comme toutes les lésions produites par les rayons de Rœntgen, leur apparition ne suit pas immédiatement l'application radiothérapique. La période d'incubation est de quatorze jours environ.

Ces lésions peuvent atteindre la conjonctive et la cornée.

La conjonctive est peu intéressée et ne présente que de l'injection et une légère sécrétion. La cornée, au contraire, est plus gravement atteinte et l'on voit souvent un trouble diffus et profond persister longtemps.

Il faut donc protéger l'œil par des plaques métalliques imperméables aux rayons X et ne pas faire de séances trop rapprochées pour éviter des effets d'accumulation ; on se servira de coques de plomb.

IV. — TUMEURS DE LA CONJONCTIVE

Nous ne reviendrons pas ici sur les tumeurs congénitales de la conjonctive : le dermo-épithéliome, l'angiome, le lipome, etc. Nous aurons à décrire les polypes, les kystes et l'épithélioma.

Polypes fibreux de la conjonctive.

On rencontre quelquefois sur la conjonctive de petites tumeurs pédiculées s'insérant au niveau des culs-de-sac ou de la caroncule et formant une masse rouge à surface lisse. Il ne faudra pas se contenter du diagnostic de polype, car il a été démontré que la tuberculose conjonctivale pouvait parfois revêtir cette apparence clinique de végétation unique. Elle s'accompagne alors d'une adénopathie correspondante (voir p. 157). D'autres fois le polype a eu pour cause la présence d'un corps étranger.

Le polype fibreux a la structure fibro-conjonctive avec revêtement épithélial des polypes des fosses nasales. Il suffit de l'exciser d'un coup de ciseaux.

Papillomes de la conjonctive.

C'est au niveau de la caroncule et sur la conjonctive de l'angle interne que l'on constate parfois la présence de petites saillies à surface mamelonnée ou papillaire et de coloration rosée. L'examen histologique montre une structure comparable à celle des verrues, c'est-à-dire un revêtement épithélial hypertrophié qui ne pénètre nulle part dans le derme.

Il est exceptionnel de voir le papillome prendre un grand développement et envahir toute ou partie de la surface conjonctivale. Bien que l'examen anatomique indique une certaine analogie de structure avec la verrue, il s'agit probablement d'une néoplasie différente.

L'excision avec les ciseaux, suivie de la cautérisation superficielle du pédicule avec le crayon de nitrate d'argent ou le galvanocautère, amènera la guérison définitive.

Kystes de la conjonctive.

Il n'est pas rare de voir se développer des kystes dans l'épaisseur de la conjonctive ou dans le tissu sous-conjonctival. Ils se reconnaissent à une saillie de coloration grisâtre ou jaunâtre et à leur translucidité relative. Leur volume, toujours très circonscrit, ne permet pas de rechercher la fluctuation.

Ces formations kystiques peuvent correspondre à des affections très différentes, et il importe d'établir des divisions.

Le *cysticerque sous-conjonctival* est une rareté. Il siège dans le cul-de-sac inférieur ou dans l'angle interne. C'est en général une petite « tumeur kystique rose pâle, presque diaphane au centre, où l'on reconnaîtra dans la majorité des cas un disque blanchâtre ou jaunâtre circonscrit, se déplaçant latéralement dans une certaine étendue, mais adhérent à la sclérotique par le centre de sa face postérieure » (Sichel). Des symptômes inflammatoires apparaissent si le kyste suppure, ce qui peut se produire.

Les *kystes glandulaires* sont ceux qui se développent au niveau des glandes lacrymales accessoires de la conjonctive ou au niveau des glandes de Henle. Les kystes qui ont pour origine les glandes de Krause, sont, en général, uniques et siègent de préférence dans le cul-de-sac supérieur. Ceux qui se développent aux dépens des glandes de Henle sont fréquemment multiples et siègent plus spécialement au niveau de la conjonctive tarsienne et du cul-de-sac inférieur. Ils sont toujours de petit volume et n'atteignent qu'exceptionnellement le volume d'un grain de mil.

Il est rare que ces derniers entraînent une gêne quelconque, alors que les premiers peuvent provoquer un peu d'irritation oculaire. On en pratique l'excision aux ciseaux, après anesthésie cocaïnique.

Les *kystes lymphatiques* siègent de préférence sur la conjonctive bulbaire. Ce sont des petites saillies absolument transparentes et donnant l'impression d'une goutte de mucus déposée sur la conjonctive. On observe parfois, sur une certaine étendue de la conjonctive, un boyau allongé de même apparence et que l'on considère comme un lymphatique obstrué et dilaté.

Un coup de ciseaux ou une pointe de galvano-cautère feront disparaître ces petites lésions qui causent toujours plus d'inquiétude que de gêne.

Épithélioma de la conjonctive.

C'est la tumeur maligne la plus fréquente de la conjonctive. Elle est primitive et siège le plus souvent alors au niveau du limbe, mais elle peut aussi atteindre la conjonctive tarsienne secondairement par extension d'un épithélioma primitif de la face cutanée des paupières. Son diagnostic ne présente dans ce cas aucune difficulté et nous ne nous arrêterons pas à ces néoformations secondaires.

C'est l'apparition d'une saillie d'aspect charnu et de teinte rosée siégeant sur le segment antérieur du globe qui attire l'attention du malade. Cette saillie sessile s'étend lentement en surface en n'entraînant que de légers symptômes d'irritation conjonctivale. Il s'écoule souvent plusieurs années avant que le malade se décide à demander conseil et, à ce stade de développement, le diagnostic n'offre pas de difficultés. Il n'est pas rare de voir une ulcération plus ou moins étendue se produire sur la tumeur. Un fait assez constamment observé consiste dans le peu de tendance qu'offre la tumeur à pénétrer le globe oculaire et à envahir les membranes profondes de l'œil. Il n'y a néammoins pas lieu de considérer ce fait comme un caractère absolu. Par contre, l'envahissement de la surface cornéenne est fréquent.

En cas de doute, l'examen histologique d'un segment de la tumeur sera toujours indiqué.

Les caractères anatomiques de la tumeur ne diffèrent pas de ceux des épithéliomas en général.

L'épithélioma de la conjonctive s'observe surtout chez les vieillards. On a vu néanmoins des adultes de vingt-cinq à quarante ans en être atteints.

Le pronostic doit être très réservé. S'il s'écoule souvent plusieurs années avant que la vision soit compromise, il n'en est pas moins certain que la récidive et l'envahissement orbitaire ou palpébral sont l'évolution la plus fréquente de l'épithélioma conjonctival.

Le traitement radical consiste dans l'énucléation du globe et la résection de la conjonctive bulbaire très au delà des limites du néoplasme. En raison de la lenteur de l'évolution et de l'âge des malades, on pourra se contenter parfois d'une excision limitée de la région correspondant à l'épithélioma.

Sarcome de la conjonctive.

Le sarcome de la conjonctive est très rare. Le plus souvent, il s'agit d'un sarcome mélanique de siège sous-conjonctival formant une saillie noir bleuâtre. Chez un certain nombre de malades, il coexistait avec un sarcome mélanique intraoculaire; le noyau secondaire conjonctival résultait de la propagation transclérale le long d'une veine ou de l'inoculation à la suite d'une ponction exploratrice du globe. Dans ces derniers cas, il s'est écoulé une période variable, un à sept ans entre la ponction et le développement de la tumeur d'inoculation.

Les sarcomes primitifs siègent habituellement au niveau du limbe. Ils ont une tendance à envahir la cornée et la sclérotique et à pénétrer dans la cavité oculaire. Ils sont constitués par des cellules fusiformes à disposition fasciculée et contenant du pigment. Le développement du sarcome est un peu plus rapide que celui de l'épithélioma.

Ce sarcome mélanique peut donner lieu à des noyaux secondaires locaux ou à distance.

Ici, l'opération radicale s'impose absolument et aussitôt le diagnostic posé, on aura recours à l'énucléation du globe avec résection large de la conjonctive.

Maladies de la caroncule et du pli semilunaire.

Les affections de la caroncule et du pli semilunaire sont rares et de peu d'intérêt pratique. On observe quelquefois des lésions inflammatoires caractérisées par la vascularisation et l'hypertrophie de la caroncule et entraînant, en dehors d'un peu de gêne, un larmoiement plus ou moins accusé. C'est ce que l'on désignait autrefois sous le nom d'*encanthis inflammatoire*. Ces lésions sont encore peu connues au point de vue étiologique. On peut voir le *chancre syphilitique* ou des *syphilides secondaires* se localiser au niveau du pli semilunaire et de la caroncule.

La présence d'une adénopathie préauriculaire ou sus-maxillaire donnera l'éveil.

La cautérisation au nitrate d'argent ou l'excision de la caroncule d'un coup de ciseaux constitueront les meilleurs moyens d'action sur ces petites lésions inflammatoires.

Les tumeurs (polypes ou épithéliomas) à point de départ caronculaire constituent des raretés.

CHAPITRE VI

MALADIES DE LA CORNÉE

Séméiologie générale.

La cornée est une membrane transparente, de courbure assez régulière et dont la surface extrêmement lisse et brillante réfléchit les objets à la façon d'un miroir convexe. C'est à la régularité et

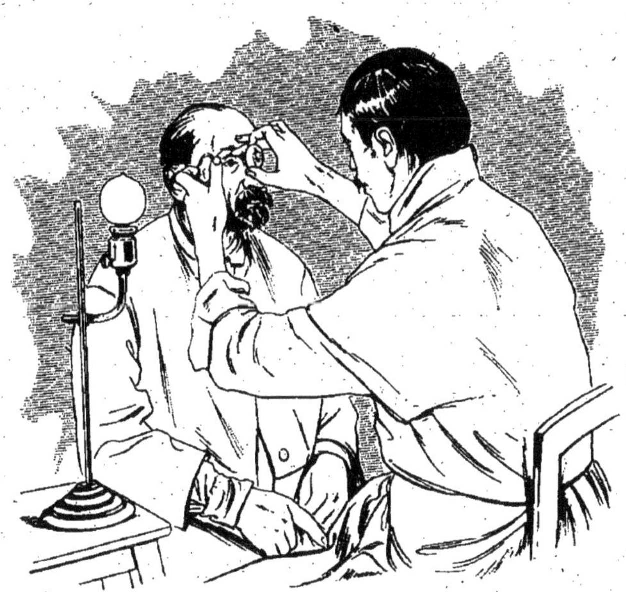

Fig. 128. — Examen de la cornée à l'aide de l'éclairage oblique et avec emploi de la loupe.

à la continuité de son épithélium qu'elle doit le poli de sa surface. Toute lésion de cet épithélium se traduira par un dépoli et une déformation de l'image réfléchie. On parlera d'*érosion de la cornée* si la perte de substance ne porte que sur la couche épithéliale. Le terme d'*ulcération* indiquera que la perte de substance porte aussi sur les lames cornéennes. D'autre part, la disposition régulière des lames cornéennes assure la transparence parfaite. Toute infiltration cellulaire ou séreuse, toute modification cicatricielle en

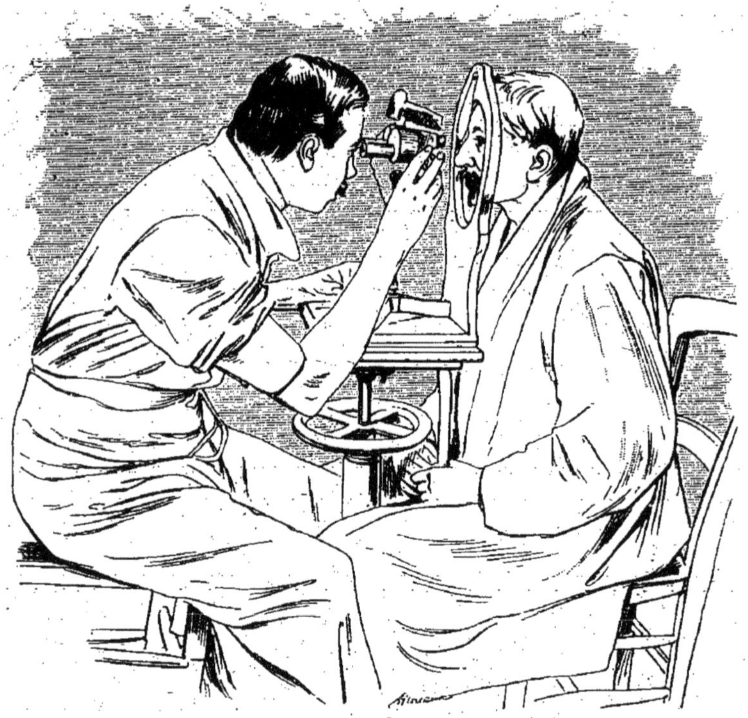

Fig. 129. — Examen de la cornée avec la loupe binoculaire. Modèle de Czapski.

changeant cette disposition provoqueront des altérations de la transparence et des opacités plus ou moins complètes.

On ne confondra pas l'opacité par *infiltration* avec l'opacité cicatricielle.

L'étude des reflets cornéens par inspection directe et par l'examen de l'image réfléchie d'une surface lumineuse régulière permettra de s'assurer de l'intégrité ou non de l'épithélium, ce qui importe toujours pour la différenciation de l'origine exogène ou endogène des inflammations cornéennes. Les inflammations d'origine extérieure s'accompagnent toujours de lésions épithéliales.

Pour reconnaître facilement la perte de substance épithéliale on peut recourir à un petit moyen très pratique qui consiste dans l'instillation d'une goutte de solution aqueuse saturée de fluorescéine. Cette solution a une couleur orangée et une fluorescence verte. Déposée sur une cornée normale, elle s'écoule dans le sac conjonctival sans teinter la cornée. Existe-t-il une solution de continuité épithéliale, on verra à son niveau une tache verte apparaître aussitôt.

Pour la localisation des opacités cornéennes, on aura recours en outre à l'éclairage oblique, à l'examen à la loupe monoculaire ou binoculaire.

La cornée doit sa sensibilité aux filets nerveux provenant du plexus ciliaire et du trijumeau. L'irritation des nerfs cornéens résultant d'une lésion épithéliale traumatique ou d'une infection superficielle aura pour conséquence réflexe des symptômes dits d'irritation oculaire : douleurs oculaires ou périoculaires, photophobie, larmoiement et vasodilatation de la conjonctive et de l'épisclère.

Le contact de la cornée avec un corps quelconque provoque un mouvement de clignement. Ce réflexe cornéen est supprimé en cas d'anesthésie. C'est par l'analyse de ces différents symptômes, par la distribution des lésions, par leur évolution aiguë ou chronique, que l'on parvient à différencier les maladies et les symptômes cornéens.

I. — AFFECTIONS CONGÉNITALES DE LA CORNÉE

Les affections congénitales de la cornée sont rares, exception faite des anomalies de courbure (astigmatisme). On observe un arrêt de développement de la cornée ou *microcornée* dans les cas de microphtalmie ; dans d'autres cas, au contraire, la cornée présente un développement exagéré : c'est la *mégalocornée* dont nous nous occuperons à propos du glaucome infantile.

La *kératite interstitielle* peut exister à la naissance, mais ses caractères ne diffèrent pas de ceux qu'elle revêt lorsque son début est plus tardif. La cornée est opaque, sans lésion épithéliale. Cette opacité peut être confondue avec celle que provoque le glaucome infantile.

Le limbe cornéen est parfois le siège de petites saillies arrondies, lisses, du volume d'une lentille ou d'une amande, de couleur grise rosé, de consistance ferme et parfois recouverte de quelques poils. On leur donne le nom de *dermoïdes*. Ils peuvent coïncider avec des colobomes palpébraux et siègent alors dans le point correspondant à l'encoche. Ils ont la structure de la peau et renferment quelques glandes. Ils restent habituellement stationnaires. Lorsqu'ils sont gênants, il suffit après anesthésie cocaïnique d'en faire l'abrasion avec un couteau de de Græfe.

II. — AFFECTIONS TRAUMATIQUES DE LA CORNÉE

En dehors des lésions succédant immédiatement à un traumatisme (érosions, plaies, corps étrangers), nous aurons à envisager certains troubles dans l'étiologie desquels le traumatisme paraît jouer le rôle principal (kératite névralgique intermittente).

Érosion de la cornée.

L'érosion de la cornée consiste dans une solution de continuité ne portant que sur le revêtement épithélial. Elle succède à un coup d'ongle, à une contusion par un feuillet de papier, par une branche; à la présence d'un corps étranger sous la paupière; au frottement d'un cil dévié, etc.

Elle se traduit par des troubles très accusés d'irritation oculaire : photophobie, larmoiement. Il y a un peu d'injection conjonctivale et des douleurs parfois très violentes.

La fluorescéine met nettement en évidence la solution de continuité qui peut être complètement réparée en vingt-quatre ou quarante-huit heures. Il ne faut pas perdre de vue cependant que, chez un sujet dont les voies lacrymales sont obstruées, cette petite lésion peut devenir le point de départ d'une infection cornéenne.

On fera des instillations d'un collyre de cocaïne au 1/100 pour calmer les douleurs et on prescrira le repos visuel et des lotions d'eau bouillie; s'il existe une affection lacrymale, on la combattra par un traitement approprié (cathétérisme, injections).

Plaies de la cornée.

Les plaies cornéennes produites par un instrument acéré ou coupant se coaptent très rapidement et ne donnent souvent lieu qu'à une opacité si légère que l'éclairage oblique ou la loupe binoculaire seuls en révèlent la présence dans le tissu cornéen. Il est important de les rechercher attentivement, surtout si l'on soupçonne un corps étranger intra-oculaire.

Autant les plaies linéaires ont une évolution rapide vers la cicatrisation, autant les plaies contuses ou irrégulières sont lentes à se réparer; elles entraînent toujours des opacités cicatricielles définitives.

On dit la plaie pénétrante, lorsqu'elle intéresse toute l'épaisseur de la cornée. Lorsqu'elle est située en dehors de la zone centrale de la cornée, la plaie pénétrante s'accompagne le plus souvent d'un pincement de l'iris ou même d'une hernie de l'iris à travers la solution de continuité. Nous en reparlerons à propos des affections traumatiques de l'iris.

Quel que soit le caractère de la plaie, c'est avant tout aux complications infectieuses possibles qu'elle empruntera son caractère de gravité. Ces complications se traduisent : par l'apparition de phénomènes douloureux périorbitaires, postérieurs à ceux qui ont suivi le traumatisme; par l'infiltration des lèvres de la plaie et par des symptômes d'irritation oculaire très violents. Ces complications peuvent le plus souvent être enrayées par un traitement approprié.

Traitement. — Lorsque la plaie n'est pas infectée, on se contentera de faire une toilette aseptique des paupières, puis de la conjonctive, et après avoir instillé une goutte de cocaïne stérile au 1/100 et une goutte de collyre au 1/200 de sulfate d'atropine, on appliquera une rondelle de gaze stérile et un monocle si la plaie est peu étendue. Si la plaie atteint une certaine dimension, l'occlusion des deux yeux, en assurant l'immobilité des globes, en rendra la réparation plus rapide. Cette occlusion ne sera d'ailleurs maintenue que deux ou trois jours.

Lorsque la plaie est infectée, on fera, en dehors du traitement ci-dessus, le traitement de l'infection par la cautérisation au galvano-cautère, ainsi que nous l'indiquons plus loin (voir p. 194). Dans certains cas d'infection légère, on obtiendra un soulagement et un arrêt rapide par une instillation quotidienne de nitrate d'argent au 1/50 ou de sulfate de zinc au 1/40. On renouvellera le pansement chaque jour de manière à surveiller l'état de la plaie.

Brûlures et cautérisations.

Les explosions de gaz, la projection de vapeur, de liquides chauds ou de métaux en fusion peuvent provoquer une brûlure de la partie découverte de la cornée. Aussitôt après la brûlure, la région qui en est le siège présente une teinte blanche mate et une opacité complète. Si la lésion est superficielle, cette eschare épithéliale s'élimine en vingt-quatre ou quarante-huit heures et l'on est parfois surpris de retrouver une cornée parfaitement transparente, là où l'on avait craint une opacité définitive.

Il en est de même des cautérisations produites par les acides ou les caustiques chimiques tels que la chaux, le nitrate d'argent en crayon, etc. Suivant la durée du contact et le degré de concentration de la substance, la nécrose produite dans les tissus n'atteint que l'épithélium ou gagne les lames cornéennes. Dans ce dernier cas, il se produira forcément une opacité cicatricielle.

Traitement. — Lorsqu'une substance caustique se trouve en contact avec la cornée ou la muqueuse oculaire, la première indication est de l'enlever le plus vite possible avec de l'ouate, ou à défaut avec un linge et de l'eau. On ne perdra pas son temps à prescrire tel prétendu antidote qui serait sans effet au moment où sa préparation serait achevée.

Cela fait et dès qu'il sera possible, on fera de la région palpébrale et oculaire, une toilette aseptique très minutieuse, en instillant de la cocaïne pour calmer les phénomènes douloureux.

On pratiquera l'occlusion d'un ou des deux yeux, suivant l'étendue des lésions, et l'on ne renouvellera le pansement deux fois par jour que dans les cas où les brûlures conjonctivales font craindre la formation d'adhérences.

Si des complications septiques ne se produisent pas, les topiques sont inutiles. On ne se servira, cela va sans dire, que de collyres stérilisés.

Corps étrangers de la cornée.

C'est un des troubles les plus fréquents, qu'il s'agisse du grain de charbon qui se fixe sur la cornée transparente et se voit nettement à l'éclairage oblique, d'un fragment de métal projeté au cours du travail d'un serrurier ou encore d'une parcelle d'enveloppe de graminée qui vient se coller au bord cornéen au moment où l'on change le grain des oiseaux par exemple. Le siège est en général très superficiel et ce ne sont guère que des fragments d'acier ou de pierre qui pénètrent entre les lames de la cornée.

La présence d'un corps étranger se traduit, surtout au début, par

Fig. 130. — Aiguille à corps étrangers.

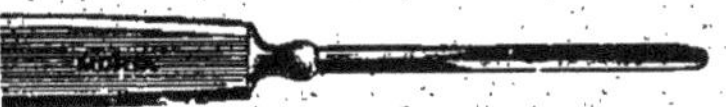

Fig. 131. — Gouge de Meyer pour l'extraction des corps étrangers de la cornée.

de la gêne visuelle, du larmoiement et une douleur parfois intolérable et irradiée dans la moitié de la face.

Après 24 heures, s'il n'y a pas de phénomènes surajoutés, on

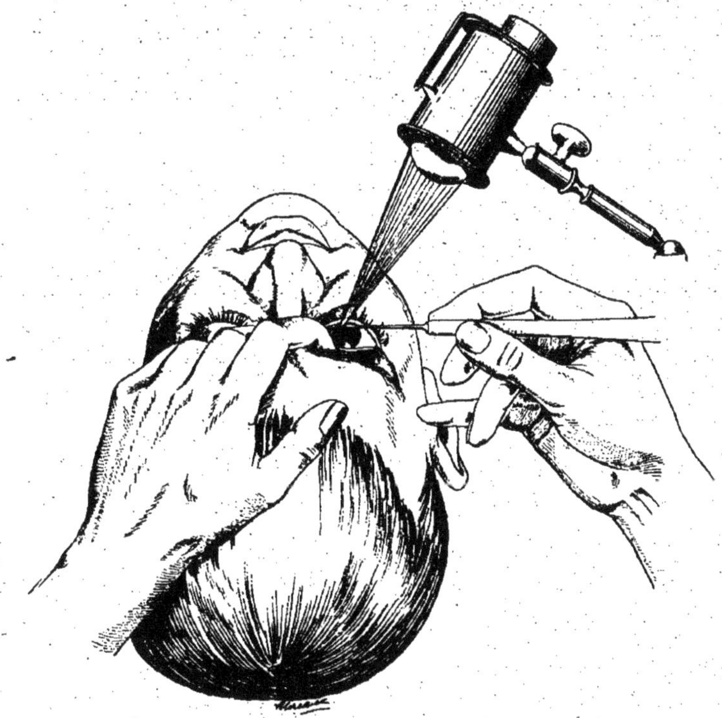

Fig. 132. — Position de l'aiguille pour l'extraction des corps étrangers de la cornée. Éclairage avec le photophore électrique.

peut voir les troubles s'atténuer. La présence du corps étranger ne se traduit alors que par une inaptitude visuelle que le malade n'a plus l'idée d'attribuer à sa véritable cause.

Les fragments de fer qui séjournent quelques jours à la surface de la cornée s'entourent d'un petit anneau de pigmentation brunâtre qu'il faudra avoir soin d'enlever avec l'aiguille après l'ablation du corps étranger. La présence de cet anneau de sesquioxyde de fer peut suffire pour entretenir les phénomènes d'irritation oculaire.

Traitement. — Après instillation de cocaïne, on fera avec l'aiguille à corps étranger un grattage du point où siège le corps étranger. Il sera souvent nécessaire de se faire aider de l'éclairage focal et de se servir de la loupe pour enlever des fragments très ténus. Ici encore, on surveillera les voies lacrymales et, en cas de trouble de la région correspondante de la cornée, on fera après ablation du corps étranger une instillation de nitrate d'argent au 1/50.

En l'absence de complications, les lavages à l'eau boriquée pendant quelques jours constitueront tout le traitement.

Kératite névralgique vésiculeuse intermittente.

Cette affection, encore appelée kératalgie ou kératite traumatique, est essentiellement caractérisée par des accès douloureux récidivant après plusieurs semaines de guérison et accompagnant des lésions cornéennes.

Le point de départ de cette kératite est un traumatisme oculaire insignifiant, auquel le malade n'ajoute aucune importance.

Huit à quinze jours plus tard, pendant la nuit ou le matin au réveil, le malade éprouve brusquement une sensation de piqûre ou de corps étranger dans son œil antérieurement traumatisé. L'œil s'injecte, il y a un peu de photophobie, du larmoiement.

Ces symptômes disparaissent après quelques jours, puis de nouveau reparaissent au bout d'un temps variable. Ces accès peuvent ainsi se reproduire périodiquement pendant des mois, ou même des années.

Un examen attentif de la cornée à l'éclairage oblique, à la lumière transmise, l'instillation d'un collyre à la fluorescéine, montrent qu'il existe une petite érosion cornéenne. Cependant la présence de cette érosion n'est pas absolument liée à la douleur; elle peut l'accompagner, mais aussi la précéder ou la suivre.

L'instillation d'un collyre cocaïné suffit à faire disparaître les douleurs. L'érosion cornéenne réclame le traitement général des affections de la cornée. Cependant, ici, le nitrate d'argent à 1 p. 100 semble hâter la guérison et prévenir les récidives. On en répétera l'instillation pendant une dizaine de jours au moins.

III. — LÉSIONS INFECTIEUSES DE LA CORNÉE

Le tissu cornéen peut devenir le siège d'une infection externe ou interne. Dans l'infection externe, l'agent vient du dehors et s'insinue entre les cellules du revêtement épithélial pour atteindre ensuite le tissu propre de la cornée. La présence de l'agent infectieux donne lieu à une infiltration de leucocytes qui peut être diffuse ou circonscrite mais dont le maximum coïncide habituellement avec le foyer infectieux. Ainsi que nous l'avons dit plus haut, cette infiltration se traduira par une tache blanche formant opacité dans la cornée.

Les recherches étiologiques ont montré qu'un certain nombre d'espèces microbiennes étaient susceptibles de végéter dans la cornée ou à sa surface en y provoquant des lésions qui, pour n'être pas nettement différentes dans leurs apparences, présentent néanmoins, au point de vue évolutif, des caractères distinctifs. Ces infections peuvent accompagner une infection semblable de la conjonctive; on connaît déjà les ulcérations de la cornée (infection cornéenne par le gonocoque) dans les conjonctivites blennorrhagiques, les ulcérations de la conjonctivite diplobacillaire, etc. D'autres fois il s'agit, non d'une ulcération, mais d'une infiltration sous-épithéliale, comme dans la kératite granuleuse qui peut accompagner le trachome.

D'autre part, l'infection de la cornée à type ulcératif peut apparaître primitivement ou succéder à des lésions traumatiques éruptives ou autres qui, en donnant lieu à une érosion de l'épithélium, créent un point d'attaque pour l'agent infectieux. C'est le pneumocoque qui joue le rôle principal dans ces infections, ce qui explique que nous décrivions tout d'abord la kératite à pneumocoques.

L'examen microscopique de l'exsudat de l'ulcère donne, dans bien des cas, une précision très grande au diagnostic étiologique. Pour avoir chance de trouver l'agent infectieux, il faudra faire un grattage délicat de la partie grisâtre de l'ulcération.

Dans l'infection interne, l'agent infectieux gagne le tissu cornéen par la circulation et donne lieu à des opacités qui ne sont pas accompagnées de lésions épithéliales, tout au moins dans leurs débuts. Nous aurons à étudier comme infections internes de la cornée les lésions produites par la syphilis, la tuberculose et la lèpre.

Kératites liées aux infections conjonctivales.

Il n'est pas rare de voir une lésion de la cornée apparaître au cours d'une inflammation conjonctivale plus ou moins intense. C'est tout particulièrement dans l'infection gonococcique de la conjonctive, dans la diphtérie conjonctivale et dans le trachome que l'on observe ces lésions, mais elles se rencontrent aussi dans la conjonctivite subaiguë et plus rarement dans la conjonctivite aiguë contagieuse. Nous ne faisons que les signaler ici car on en trouvera la description et le traitement dans les chapitres consacrés à chacune des affections conjonctivales qu'elles peuvent compliquer.

Kératite à pneumocoques.

L'infection de la cornée par le pneumocoque peut revêtir deux aspects cliniques distincts dont les caractères communs sont la présence d'une ulcération, d'une infiltration de la cornée avec exsudat purulent dans la chambre antérieure, le tout accompagné de symptômes réactionnels. L'ulcère serpigineux, dans lequel la perte de substance gagne surtout en surface, représente le type le plus habituel. L'autre type porte le nom de kératite atypique.

Symptômes. — L'*ulcère serpigineux* affecte le plus souvent un adulte atteint d'un larmoiement ancien ou d'une dacryocystite suppurée et survient à l'occasion d'un traumatisme insignifiant. Le malade a d'abord la sensation d'un corps étranger, d'un grain de sable dans l'œil.

La douleur oculaire et périorbitaire augmente rapidement ; elle est quelquefois extrêmement vive, empêchant le sommeil. Le larmoiement, la photophobie sont rapidement portés à leur maximum.

Le malade a quelques frissons, de l'anorexie ; il est courbaturé et garde parfois la chambre.

Il vient consulter généralement le 3e ou le 4e jour. Il tient l'œil malade fermé, et dès qu'on écarte les paupières, un flot de larmes coule sur la joue.

En un point variable, plus ou moins éloigné du centre de la cornée, on voit un petit ulcère superficiel, grisâtre, d'un à deux millimètres de diamètre, de forme irrégulièrement arrondie. Cet ulcère est très nettement circonscrit par un bord infiltré, de couleur jaunâtre ou blanchâtre ; ce bord n'atteint généralement pas un demi-millimètre de largeur. Si l'on y regarde de plus près, on voit qu'une certaine étendue du contour de l'ulcère est plus infiltrée. Cette zone, toujours très nette, indique le sens que suivra l'ulcère dans son extension en surface.

Autour de ce bord infiltré, la cornée a perdu sa transparence normale ; ce n'est pas une infiltration analogue à celle des bords, mais une espèce d'opalescence, de trouble diffus de la membrane.

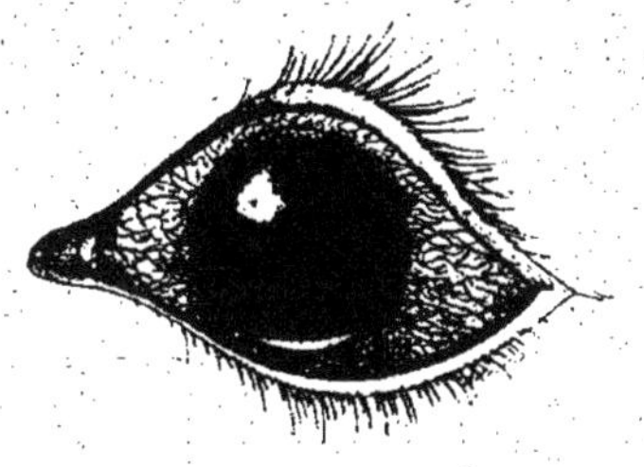

Fig. 133. — Ulcère serpigineux de la cornée à pneumocoques avec hypopion.

Cet ulcère s'accompagne toujours d'une injection périkératique très marquée, mais qui n'a dans l'espèce aucun caractère spécial.

L'examen attentif montrera la présence constante d'un hypopion. D'abord minime et se dessinant sous la forme d'une petite ligne jaunâtre dans la partie inférieure de l'angle irido-cornéen, le dépôt de globules de pus dans l'humeur aqueuse s'accentue progressivement jusqu'à remplir la moitié de la chambre antérieure. Cet hypopion est stérile ; il ne contient aucun microorganisme. L'iris est fortement infiltré et présente de nombreuses synéchies.

Non traité, l'ulcère serpigineux peut s'arrêter spontanément. Généralement, il continue sa marche progressive, serpigineuse.

Il gagne non pas en profondeur, mais en surface. Il s'étend non pas par toute sa périphérie, mais d'un côté surtout, du côté de la partie la plus infiltrée du bord. Il progresse ainsi, gagnant souvent le tiers ou les deux tiers de la cornée. L'iris infiltré, épaissi, n'est plus visible que par une minime partie, restée transparente, de la cornée.

Bientôt les parties profondes de la cornée s'infiltrent et deviennent grisâtres : la perforation va se faire. Elle se fait souvent brusquement ; le malade a la sensation d'un écoulement de liquide sur la joue. Cette perforation une fois faite, les douleurs se calment rapidement.

Dans certains cas, cependant, la perforation cornéenne s'agrandit : le cristallin, une partie du corps vitré font issue à travers la plaie cornéenne. Dans d'autres cas, l'infection cornéenne se propage à l'iris puis aux membranes profondes ; les douleurs redoublent après un moment d'accalmie, une panophtalmie se déclare.

Ces complications sont rares. Mais, même dans les cas heureux, il persiste toujours un leucome plus ou moins étendu, le plus souvent avec enclavement irien. Cet enclavement de l'iris dans la plaie entraîne parfois une augmentation de tension qui transforme la cicatrice plate d'abord, en un staphylome cornéen total ou partiel.

L'évolution de l'ulcère serpigineux non traité demande toujours plusieurs semaines. L'envahissement de la cornée se fait d'ailleurs plus ou moins rapidement ; foudroyante parfois, la marche progressive peut, dans certains cas au contraire, se poursuivre pendant 15 jours et plus.

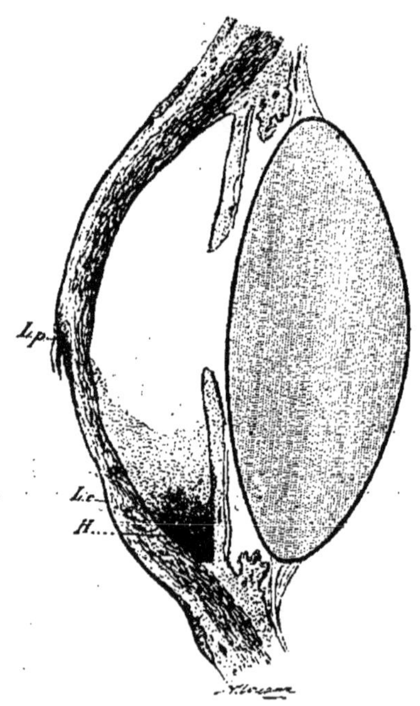

Fig. 134. — Aspect schématique d'une coupe verticale du segment antérieur d'un œil atteint d'ulcère serpigineux : — *Lp*, bord progressif de l'ulcération ; *Lc*, bord cicatriciel ; H, hypopion.

La *kératite atypique à pneumocoques* (Uhthoff et Axenfeld) ne diffère de l'ulcère serpigineux que par la tendance plus marquée de l'infiltration à gagner la profondeur de la cornée et à amener la perforation. Celle-ci se produit plus rapidement et entraîne souvent une destruction étendue du tissu cornéen.

Diagnostic. — Le diagnostic de kératite ou d'ulcère à hypopion n'offre aucune difficulté mais il importe d'en rechercher la cause.

L'examen microscopique de l'exsudat de l'ulcère fournit à ce point de vue des renseignements de première importance.

Il est quelquefois difficile de différencier cliniquement la kératite à pneumocoques de l'ulcère serpigineux produit par le diplobacille de la conjonctivite subaiguë ou par le diplobacille liquéfiant de Petit. Les phénomènes douloureux peuvent être moins accusés ou manquer même complètement dans cette dernière infection. Le microscope permet d'affirmer le diagnostic en faisant reconnaître, au lieu du pneumocoque, des diplobacilles ne prenant pas le Gram.

Ce diagnostic microscopique n'a pas seulement un intérêt scientifique. Dans les ulcères dus au diplobacille et liés à la conjonctivite subaiguë, l'instillation du sulfate de zinc au 1/40 suffit en général pour obtenir la guérison. Le diagnostic dans ce cas dépend donc du diagnostic exact et du traitement appliqué. L'ulcère serpigineux causé par le diplobacille de Petit est justiciable du même traitement que la kératite à pneumocoque.

Pronostic. — Le pronostic doit toujours être très réservé. Il dépend surtout du moment où est appliqué le traitement. Si le traitement est tardif, la cornée est, dans la majorité des cas, très gravement compromise.

Étiologie. — L'ulcère serpigineux est dû au pneumocoque. Ce diplocoque peut exister sur une conjonctive normale, mais il se rencontre bien plus souvent lorsque les voies lacrymales sont rétrécies. Pour qu'il puisse proliférer dans le tissu cornéen, il est indispensable qu'il se produise une minime solution de continuité dans l'épithélium cornéen. Celle-ci peut-être causée par un épi de blé (kératite des moissonneurs), un coup d'ongle, le frottement d'un cil dévié.

Le pneumocoque existe dans l'exsudat de l'ulcère, surtout dans le bord infiltré.

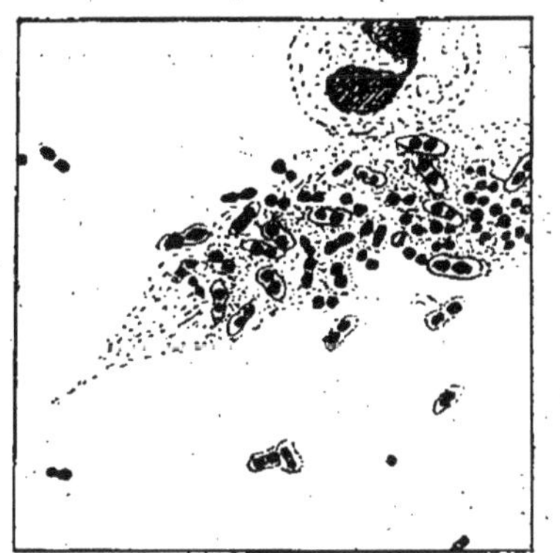

Fig. 135. — Frottis de sécrétion d'ulcère à pneumocoques. Immers. 1/12, Ocul. III.

Prophylaxie. — Pour éviter l'ulcère serpigineux, il faut rétablir la perméabilité des voies lacrymales. L'extirpation du sac est indiquée chez des ouvriers atteints d'affection lacrymale et qui ne peuvent se soumettre au traitement.

Traitement. — Le traitement consiste essentiellement dans la cautérisation de l'ulcère au galvanocautère, et la désinfection du sac conjonctival et des voies lacrymales.

On fera d'abord, comme pour une opération aseptique, une toilette soignée des paupières et des culs-de-sac; on insensibilisera le globe par l'instillation d'un collyre de cocaïne à 3 p. 100.

On cautérisera alors l'ulcère et surtout ses bords, qu'on dépassera légèrement; la cautérisation devra être superficielle, et faite au rouge sombre. On pratiquera le cathétérisme des voies lacrymales et

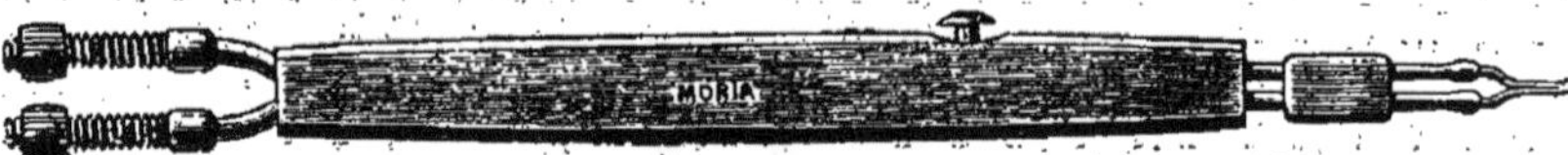

Fig. 136. — Galvanocautère à interrupteur pour la cautérisation de la cornée.

on fera une irrigation antiseptique. Les complications iriennes indiqueront l'instillation d'atropine. On appliquera un pansement aseptique et on conseillera le repos au lit.

Le pansement sera refait tous les jours.

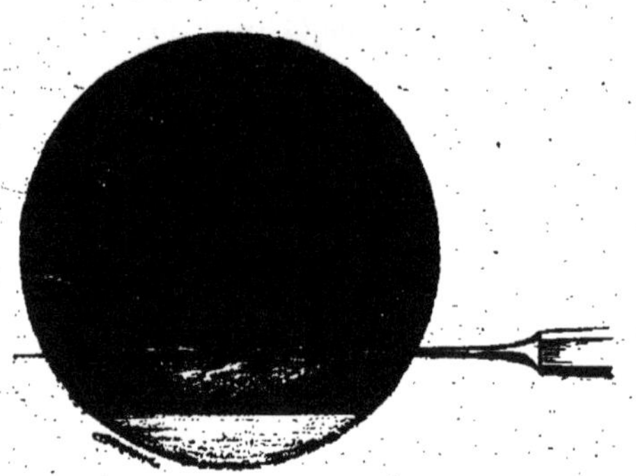

Fig. 137. — Kératotomie de Sæmisch, vue de face. Le trait de section correspond à la zone d'infiltration de la cornée.

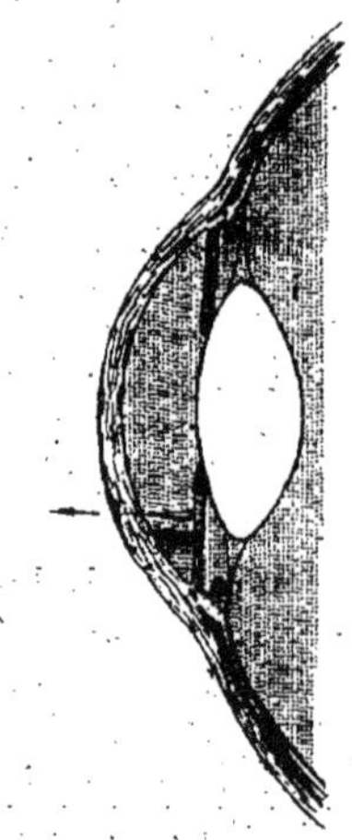

Fig. 138. — Kératotomie de Sæmisch, vue de profil.

Une nouvelle cautérisation sera pratiquée le lendemain si la première a été insuffisante.

Lorsque l'ulcère est très étendu, la cautérisation n'est plus indiquée, car les lésions produites par l'anse galvanocaustique seraient trop importantes.

Il faudra avoir recours alors à l'incision de la cornée (kératotomie de Sæmisch). La cornée sera transpercée horizontalement avec un couteau de de Græfe introduit de telle sorte que la ligne d'incision corresponde au bord le plus infiltré de l'ulcère.

La cicatrice une fois formée, il faudra surveiller la tension oculaire. Si elle s'élève, les myotiques seront indiqués, et dès que l'affection lacrymale sera guérie on fera une iridectomie antiglaucomateuse.

Le traitement par le sérum antipneumococcique n'a donné de résultats favorables que dans les cas qui ont été traités dès le début. L'injection sous-conjonctivale de ce sérum n'est pas plus active que l'injection sous-cutanée.

Kératomycose aspergillaire.

Sous le nom de kératomycose aspergillaire, on désigne les lésions cornéennes produites par la pénétration et le développement d'un champignon, l'aspergillus, dans l'épaisseur de la cornée.

Symptômes. — L'affection succède le plus souvent à un

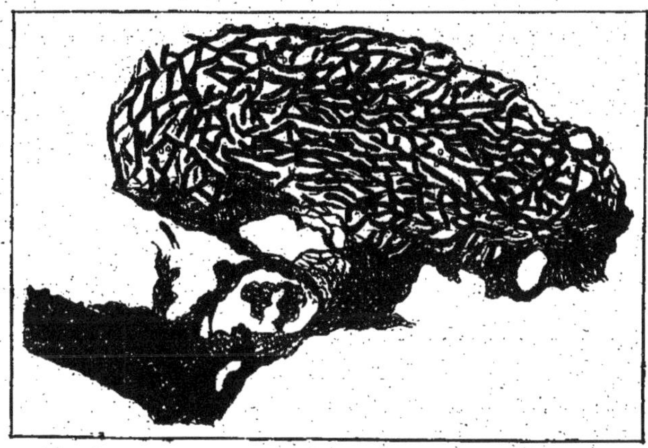

Fig. 139. — Kératite aspergillaire. Feutrage formé par le mycelium d'aspergillus fumigatus au niveau de la cornée. (Uhthoff et Axenfeld).

traumatisme bénin et débute par une infiltration partielle de la cornée, analogue à une phlyctène ou à un abcès. L'infiltration s'ulcère rapidement. Cet ulcère a un *fond sec*. Ses bords sont nettement tranchés. Si l'on gratte avec force la tache cornéenne, on parvient à l'enlever dans sa totalité.

Ces lésions cornéennes s'accompagnent de symptômes réactionnels plus ou moins intenses : injection périkératique, iritis, hypopion.

L'affection non traitée peut envahir la presque totalité de la cornée. Lorsque, au contraire, le mycélium est enlevé, l'ulcère se répare avec rapidité.

Pronostic. — Le pronostic dépend donc de la précocité du traitement et aussi du siège primitif, périphérique ou central.

Diagnostic. — Il importe de faire un diagnostic précoce.

Le fond sec de l'ulcère est le grand caractère clinique de l'affection. L'examen microscopique complète le diagnostic.

Le mycélium forme un feutrage qui se colore facilement par les couleurs d'aniline et prend le Gram. Dans tous les cas étudiés, on trouva l'aspergillus fumigatus.

Traitement. — Le traitement consiste à enlever complètement, après anesthésie à la cocaïne, le feutrage mycélien. L'extraction faite, on instille une goutte d'un collyre au nitrate d'argent et, pendant quelques jours, de l'atropine.

Ulcérations marginales primitives de la cornée.

Les ulcérations marginales primitives de la cornée forment un groupe clinique bien défini, mais dont l'étiologie n'est pas connue.

Symptômes. — Sans cause occasionnelle, il se développe à 1 ou 2 millimètres du limbe cornéen une ulcération ovalaire ou en croissant présentant 2 millimètres de longueur sur 1 millimètre de largeur. Cette petite ulcération est parallèle au limbe cornéen.

Les phénomènes réactionnels sont peu marqués.

Zur Nedden a rencontré dans l'exsudat de ces ulcérations un petit bacille à extrémités arrondies ne prenant pas le Gram. Son rôle n'est pas encore démontré. On ne confondra pas ces ulcérations avec celles qui s'observent dans la conjonctivite subaiguë et sont causées par le diplobacille. La présence de symptômes conjonctivaux (agglutinement, sécrétion) permettra le diagnostic à défaut d'examen microscopique.

Le pronostic est essentiellement bénin. L'ulcération reste assez limitée et n'a aucune tendance à envahir le reste de la cornée.

Traitement. — Le massage avec la pommade à l'oxyde jaune de mercure donne une guérison rapide. On y adjoindra des lotions oculaires.

Kératite neuroparalytique.

La kératite neuroparalytique est essentiellement caractérisée au point de vue clinique par une anesthésie des membranes oculaires et une ulcération de la cornée.

Symptômes. — C'est après l'ablation chirurgicale du ganglion de Gasser pour une névralgie du trijumeau que l'on peut suivre pas à pas l'évolution de la kératite neuroparalytique.

Si, dans la majorité des cas, l'affection apparaît du 3e au 10e jour après l'opération, le début peut être beaucoup plus tardif.

La cornée perd son brillant et présente à son centre une érosion à contours circulaires. Une légère injection périkératique accompagne cette exfoliation épithéliale du début. Peu à peu le trouble cornéen et l'érosion augmentent. Un hypopion apparaît.

Ce qui domine la symptomatologie de cette ulcération ce sont : l'anesthésie de la cornée et de la conjonctive, l'absence de phénomènes douloureux, l'absence de larmoiement. Ces symptômes négatifs ont une importance capitale et doivent mettre immédiatement sur la voie du diagnostic.

Les lésions peuvent s'arrêter, l'ulcère se réparer en donnant lieu à une taie plus ou moins étendue.

Le plus souvent, cependant, les lésions progressent et aboutissent à la perforation, provoquant parfois une issue du cristallin, une panophtalmie secondaire, toujours, en tout cas, un leucome épais avec enclavement irien.

Les complications autres que l'infection et la panophtalmie sont des conséquences de l'affection causale et non de la kératite. La plus intéressante est l'ophtalmomalacie. L'œil devient mou, il semble plus petit et paraît plus enfoncé dans l'orbite. La cornée semble aplatie et il se développe une hypermétropie pouvant atteindre 8 à 12 dioptries.

Diagnostic. — Ce sont les symptômes négatifs qui font faire le diagnostic. On ne pourrait guère confondre une kératite neuroparalytique qu'avec un ulcère serpigineux à diplobacille, mais dans ce cas la cornée n'a pas perdu sa sensibilité.

Le diagnostic de kératite neuroparalytique une fois posé, il faut rechercher la cause de la lésion nerveuse. Le traumatisme, la syphilis, la tuberculose du rocher sont les causes les plus fréquentes de l'altération du ganglion de Gasser ou du trijumeau.

Pronostic. — Le pronostic est très grave, sauf dans les cas où la lésion est traitée tout à fait dès le début. Encore faut-il un traitement prolongé pour arriver à la guérison.

Pathogénie. — Magendie, le premier, remarqua les troubles oculaires qui surviennent après la section du trijumeau dans le crâne. Il attribua ces lésions à la paralysie des nerfs trophiques de la cinquième paire. C'est la théorie trophique.

Pour Snellen, ces troubles sont dus aux traumatismes auxquels est plus exposé l'animal dont la cornée est devenue insensible. Cependant il admet que si le traumatisme est la cause déterminante, la section nerveuse rend la cornée moins résistante et facilite l'infection. C'est la théorie traumatique.

Pour Feuer et von Hippel, la kératite neuroparalytique est une kératite par dessèchement de la cornée.

Pour Eberth, le microbe est la seule cause de la kératite neuroparalytique. Cette théorie microbienne explique l'infection, mais ne rend pas compte des lésions primitives.

Aucune de ces théories ne suffit à elle seule pour expliquer la kératite neuroparalytique. Il est probable que plusieurs causes concourent à la réalisation de ce tableau clinique et que seule une théorie mixte expliquera la pathogénie de cette affection.

Traitement. — Dans tous les cas de paralysie du trijumeau il faut faire une asepsie soignée des culs-de-sac et pratiquer une blépharrorhaphie médiane.

Lorsque l'ulcération s'est développée, on applique le même traitement que pour l'ulcère serpigineux. Les phénomènes infectieux une fois calmés, on fait une suture palpébrale médiane qu'on maintient plusieurs mois.

Kératomalacie.

La kératomalacie est une infection cornéenne spéciale aux tout jeunes enfants et entraînant le plus souvent la perforation de la cornée en l'absence des symptômes réactionnels qui accompagnent habituellement la kératite à hypopion.

Symptômes. — Cette affection s'observe toujours chez des débilités, des prématurés, des hérédo-syphilitiques de quelques mois à deux ans au plus.

De même que dans la kératite neuroparalytique avec laquelle elle offre quelque analogie, le caractère de l'ulcération kératomalacique consiste surtout dans le peu d'intensité des symptômes réactionnels. Les paupières ne sont pas tuméfiées, l'injection périkératique est légère, la photophobie est peu accusée, le larmoiement manque complètement. Et cependant, dès le début, les lésions sont déjà très marquées. C'est d'abord une opalescence de toute la région de la cornée qui répond à la fente palpébrale. L'instillation d'un collyre à la fluorescéine montre que l'ulcération ne s'étend pas à toute cette région. Il existe en un point un ulcère limité par des bords généralement nets et profondément excavé. Par la périphérie de la cornée, il est aisé de voir dans la partie inférieure de l'angle irido-cornéen un hypopion plus ou moins abondant.

Cette ulcération peut rester stationnaire, mais le plus souvent elle aboutit à une perforation de la cornée.

La perforation une fois faite, l'infection s'arrête. Il persiste un leucome de dimensions variables avec enclavement de l'iris.

Très souvent la mort survient par le fait de complications broncho-pulmonaires si fréquentes chez les débilités, les athrepsiques.

Étiologie. — L'infection de la cornée n'a rien de spécifique. Si Uhthoff et Axenfeld ont trouvé cinq fois du streptocoque, von Hippel et Dœtsch ont noté dans cinq de leurs observations la présence du pneumocoque.

Par contre, tous les auteurs sont d'accord pour faire dépendre la lésion cornéenne de l'état général. Elle paraît même spéciale à l'hérédo-syphilis.

Pathogénie. — L'étude de la pathogénie a donné lieu à de nombreuses théories. Ce qui paraît le plus probable, c'est que l'infection ne suffit pas à elle seule pour déterminer la kératomalacie; l'état général est l'élément important qui prédispose à l'infection.

Traitement. — Le traitement doit être local et général.

Le traitement local est celui de la kératite à pneumocoques.

On réglera l'hygiène du nourrisson et on administrera du mercure, soit en frictions, soit en injections intra-musculaires.

Lésions cornéennes dans la syphilis.

L'infection syphilitique de la cornée se traduit par une infiltration avec opacification qui ne s'accompagne jamais, primitivement du moins, d'ulcération de la cornée. Nous en étudierons les deux types principaux : la kératite interstitielle des hérédo-spécifiques et des syphilisés du premier âge ou kératites d'Hutchinson, et la kératite interstitielle de la syphilis acquise.

La distinction de ces deux types est assez artificielle ; nous la conservons néanmoins pour la clarté de la description.

Kératite de Hutchinson.

Le caractère le plus particulier de la kératite d'Hutchinson est formé par l'évolution des lésions qu'on peut ramener schématiquement à deux périodes : l'une de progression, pendant laquelle la cornée s'opacifie peu à peu et le malade devient presque aveugle ; l'autre de régression, où les lésions disparaissent progressivement et la cornée redevient transparente. Au cours de cette évolution qui dure des semaines, des mois et parfois même des années, il ne se produit que très exceptionnellement des lésions superficielles de la cornée. Par contre l'iris, le corps ciliaire, les parties antérieures de la choroïde participent souvent à l'affection ce qui en assombrit le pronostic. La kératite d'Hutchinson atteint des enfants ou des adolescents chétifs que l'infection héréditaire a marqué de son sceau (facies socratique, cicatrices péribuccales, malformations et lésions dentaires, etc.). Mais il n'est pas rare de la rencontrer chez des sujets en apparence indemnes et chez lesquels elle constitue la première manifestation syphilitique.

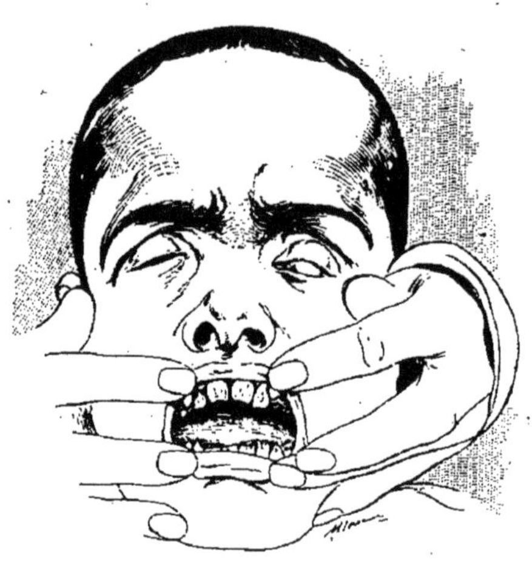

Fig. 140. — Facies d'hérédo-syphilitique gravement affecté. Malformations dentaires. Front olympien. Nez en selle. Lésions cornéennes bilatérales.

Le début est variable. Tantôt la cornée s'opacifie sans donner lieu à des symptômes réactionnels. Tantôt, au contraire, le malade présente une photophobie extrêmement marquée qui l'oblige non seulement à porter des verres fortement fumés, mais encore à rester dans une chambre noire. Cette photophobie peut même s'accompagner de douleurs vives si l'iris participe à l'infection cornéenne.

Si ces phénomènes réactionnels sont variables, l'aspect physique des lésions et leur marche sont au contraire beaucoup plus constants.

L'opacification peut débuter de plusieurs façons. Tantôt la cornée est prise dans son ensemble ; on voit dans les couches profondes de petits points blancs grisâtres. Tantôt, au milieu de ces petits points grisâtres, il se trouve des masses plus blanches, bien limitées.

Tantôt l'opacification envahit une zone circulaire de la cornée intermédiaire entre le centre et la périphérie de la cornée et y provoque la formation d'un anneau grisâtre (kératite annulaire de Vossius). Tantôt enfin l'opacité peut être très limitée donnant lieu aux kératites interstitielles nodulaires.

Mais quelle que soit la forme de l'opacité, celle-ci présente toujours un caractère capital, c'est son siège *profond*, *interstitiel*. L'examen direct, l'examen à l'éclairage oblique le montrent facilement. Les couches superficielles des lames cornéennes ont conservé une transparence tout au moins relative. La surface cornéenne reste brillante ou présente un léger dépoli sans érosion épithéliale.

Cette opacité augmente peu à peu d'épaisseur communiquant à la cornée une teinte porcelanée caractéristique. Les lésions cornéennes s'accompagnent habituellement d'une injection périkératique qui, dans certains cas, peut être extrêmement accusée.

Ce stade d'opacification dure quelques semaines, quelques mois. Puis commence le stade de vascularisation. La cornée devient rose, parfois rouge cerise et, lorsqu'on l'examine à l'éclairage oblique et à la loupe, on voit des vaisseaux plus ou moins nombreux, en branches de balai, qui naissent au niveau du limbe et siègent dans les couches profondes et moyennes de la membrane. Il peut exister parfois quelques vaisseaux superficiels se continuant avec les vaisseaux de la conjonctive, mais quand ils existent ils sont beaucoup moins nombreux que les vaisseaux profonds.

La période de régression débute alors. L'opacité cornéenne commence à diminuer rapidement. Cet éclaircissement se fait tantôt par la périphérie ou par une partie de celle-ci, tantôt par le centre. En quelques semaines, l'affection fait de rapides progrès. Mais bientôt l'amélioration s'arrête et la cornée ne retrouve sa transparence parfaite qu'au bout d'un temps souvent très long. Les vaisseaux qui avaient persisté au début de l'éclaircissement de la cornée disparaissent ensuite progressivement. Si, dans un très grand nombre de cas, la cornée est susceptible de recouvrer son état normal au point que la vision revient à son acuité première, il est des malades chez lesquels persistent des leucomes indélébiles qui diminuent d'une façon définitive l'acuité visuelle.

Kératite interstitielle de la syphilis acquise.

Les malades qui contractent la syphilis pendant l'adolescence ou à l'âge adulte peuvent présenter une kératite en tous points semblable à la kératite d'Hutchinson. Le plus souvent, néanmoins, elle présente des caractères particuliers, ce qui permet d'en décrire deux types : la kératite interstitielle diffuse et la kératite circonscrite.

La kératite interstitielle diffuse diffère de la kératite d'Hutchinson par une évolution beaucoup plus rapide, par des symptômes réactionnels beaucoup moins accusés, notamment la photophobie, enfin par sa limitation habituelle à un seul côté.

La kératite localisée ou circonscrite présente elle aussi la même évolution que la kératite d'Hutchinson. Ce qui diffère seulement, c'est la localisation de l'opacité. Cette opacité peut envahir un secteur de la cornée (type segmentaire). Elle peut se manifester sous forme de taches blanches ou blanc jaunâtre, circonscrites, dans l'épaisseur de la cornée ; ce sont de véritables gommes de la cornée. Ces deux formes subissent le plus souvent une régression complète. Elle peut enfin revêtir une troisième forme plus rare : la kératite ponctuée de Mauthner ou kératite punctiforme de Hock. Ce sont de petites taches nettement limitées siégeant dans les couches postérieures de la cornée. Elles se distinguent des précipités de la cyclite par leur localisation variable par rapport à l'aire cornéenne et par l'absence de lésions iriennes ou ciliaires.

Complications. — Les complications portent sur la cornée et sur le segment antérieur du globe.

Nous avons signalé déjà la rareté des lésions érosives ou ulcéreuses de la cornée. Il se développe parfois au cours de la kératite interstitielle de petites érosions ou même de petits ulcères cupuliformes qui persistent souvent très longtemps et néanmoins ne s'accompagnent jamais d'infection aiguë suppurative.

Après l'évolution de la kératite il peut persister des leucomes dont l'étendue et l'épaisseur sont essentiellement variables.

Ces cicatrices, indices d'altérations plus profondes du parenchyme cornéen, peuvent siéger au centre ou à la périphérie ; dans le premier cas, elles pourront rendre nécessaire une iridectomie optique. Dans des cas plus rares, le parenchyme cornéen a subi une modification de résistance qui peut se traduire par une déformation partielle de la cornée ou par de l'astigmatisme irrégulier.

Les lésions irido-choroïdiennes sont fréquentes. Elles portent soit isolément, soit simultanément sur l'iris, le corps ciliaire, la choroïde. On peut observer toutes les formes d'inflammation de ces membranes, depuis les plus légères jusqu'aux lésions gommeuses destructives les plus graves, aboutissant à la phtisie du globe.

Une complication plus grave encore et relativement assez fréquente est le glaucome secondaire. Il importe de surveiller très souvent la tension oculaire et de faire une large iridectomie si les myotiques ne diminuent pas la tension.

Il n'est pas rare d'observer des récidives de la kératite interstitielle; chez certains malades les poussées peuvent reparaître chaque année pendant 3 à 6 ans.

Etiologie. — La kératite interstitielle est assez fréquente.

Elle s'observe à tout âge, mais surtout entre sept et vingt ans et principalement dans le sexe féminin. Le maximum de fréquence est à dix ans.

Hutchinson, Parinaud admettent que la syphilis des enfants atteints de kératite interstitielle est une syphilis atténuée.

La kératite interstitielle s'accompagne souvent de surdité, d'altérations dentaires. Ces trois groupes de symptômes, kératite parenchymateuse, surdité, altérations dentaires, constituent ce que l'on a désigné du nom de triade d'Hutchinson. Mais si cette association est fréquente, il faut bien savoir qu'elle n'est pas constante et que la kératite interstitielle peut exister seule, constituant le seul symptôme de syphilis héréditaire. Il n'est pas rare aussi de voir la kératite interstitielle survenir chez des hérédo-syphilitiques qui ont présenté des arthrites ou des lésions périostées.

Anatomie pathologique. — Les lésions histologiques ont été très rarement étudiées : Krükow, Meyer, Fuchs, von Hippel, Schultze ont eu l'occasion de les observer, mais la rareté des autopsies faites en pleine évolution de la kératite n'a pas permis de se renseigner sur la nature intime des altérations microscopiques au début.

Ces altérations consistent en une infiltration leucocytaire, diffuse ou nodulaire, intéressant surtout les parties profondes de la cornée et entraînant une vascularisation des tissus infiltrés.

Cette infiltration cellulaire n'est pas seulement localisée à la cornée; elle peut envahir l'iris, le corps ciliaire, même le segment antérieur de la sclérotique.

Pathogénie. — La pathogénie de la kératite interstitielle a été diversement comprise par les auteurs.

Panas et A. Fournier en font une affection d'origine dyscrasique, parasyphilitique.

Pour Wagenmann, elle est secondaire à une altération primitive des parois vasculaires des vaisseaux ciliaires antérieurs.

Pour Jeanselme et Morax, la kératite parenchymateuse serait due à la présence dans la trame de la cornée du parasite de la syphilis, comme les kératites tuberculeuse et lépreuse sont produites par la présence du bacille de Koch et du bacille lépreux.

Traitement. — Le traitement doit s'adresser à l'état général et aux lésions locales.

Le traitement général consistera dans l'administration du mercure, en frictions, en injections intramusculaires ou par la voie digestive. Ce traitement sera poursuivi pendant longtemps avec les suspensions et les modifications nécessaires. Dans les formes tenaces, le changement d'air, le séjour au bord de la mer seront parfois des adjuvants utiles.

Localement, l'atropine, les compresses chaudes, le massage à la pommade jaune constituent les principales indications. Si la tension oculaire augmente, on pratiquera une iridectomie antiglaucomateuse.

Lésions cornéennes tuberculeuses.

L'infection tuberculeuse de la cornée est toujours secondaire à une lésion de même nature de l'iris et du corps ciliaire ou de la conjonctive ; elle revêt l'aspect clinique de la kératite interstitielle. L'infection primitive n'a jamais été observée.

Symptômes. — On peut en distinguer deux types : un type profond succédant à une infection tuberculeuse de l'iris et du corps ciliaire ; un type superficiel consécutif à une extension en surface d'un lupus de la conjonctive.

Dans le type profond, la cornée revêt l'aspect d'une kératite interstitielle diffuse ou localisée. Elle s'opacifie en prenant une teinte blanche plus ou moins striée de fins vaisseaux néoformés. Lorsqu'on peut surprendre le début des lésions cornéennes et examiner l'iris, on constate toujours des lésions de tuberculose irienne. Fréquemment aussi il s'y ajoute des placards plus ou moins étendus de sclérite. Ces lésions évoluent ordinairement sans douleurs et avec un minimum de phénomènes irritatifs.

Quand la tuberculose de la cornée succède à un lupus conjonctival, les lésions sont superficielles ; c'est un véritable pannus avec nodules grisâtres siégeant en des points variables, et présentant souvent la plus grande analogie avec le pannus trachomateux.

L'évolution est plus favorable pour le type superficiel. Ce qui fait d'ailleurs la gravité de la tuberculose profonde, ce sont les lésions irido-ciliaires qui aboutissent ordinairement à l'atrophie du globe.

Diagnostic. — L'injection de tuberculine constitue parfois le seul moyen d'établir le diagnostic.

Traitement. — Nous renvoyons pour le traitement à l'article consacré à la tuberculose irienne.

Lorsqu'il n'y a pas de lésions pulmonaires, on peut essayer avec prudence la tuberculine en injections ; elle paraît donner de bons résultats surtout dans les formes superficielles.

Le diagnostic peut présenter de grandes difficultés en l'absence de renseignements fournis par l'évolution des lésions.

Lésions lépreuses de la cornée.

Symptômes. — Les lésions lépreuses de la cornée peuvent revêtir trois types très différents : *type hyperplasique*, *type interstitiel*, *type érosif*.

Le type hyperplasique se caractérise par une opalescence qui augmente de volume et refoule la face antérieure de la cornée. Cette tache se vascularise. Elle peut siéger, soit dans la cornée, et dans ce cas elle est généralement indolore, soit au niveau du limbe. L'affection peut alors être douloureuse.

Le type interstitiel, le plus fréquent, débute comme la kératite interstitielle d'origine syphilitique par des opacités profondes de la cornée, qui siègent en des points très variables de cette membrane. L'opacité s'accompagne dans la plupart des cas de vascularisation.

Les phénomènes réactionnels ne sont marqués que lorsque l'iris est lui-même atteint.

L'évolution est toujours lente ; quand l'opacité est limitée à un secteur de la cornée, la transparence peut redevenir normale ; dans le cas contraire, la transparence ne redevient jamais normale, contrairement à ce que l'on observe dans la kératite hérédo-syphilitique.

Le type érosif se manifeste presque toujours au cours du processus interstitiel. On voit se former de petites érosions superficielles qui persistent très longtemps, sans s'accroître et sans s'infecter.

Anatomie pathologique. Étiologie. — Les localisations cornéennes de la lèpre sont assez fréquentes et surviennent un certain nombre d'années après le début des symptômes généraux. Elles se voient surtout dans la lèpre tuberculeuse. Dans la lèpre anesthésique il peut aussi se produire des lésions cornéennes qui sont alors la conséquence du lagophtalmos.

Le type hyperplasique se caractérise par une accumulation de cellules lépreuses rondes ou fusiformes qui détruisent le parenchyme cornéen auquel elles se substituent. Dans le type interstitiel, au contraire, il n'y a pas de destruction des éléments cornéens ; c'est une infiltration cellulaire qui siège surtout dans les couches antérieures de la cornée. Les lames de la cornée ne présentent pas de lésions dégénératives particulières.

Entre les lames cornéennes et dans les cellules d'infiltration on trouve des amas de bacilles lépreux.

Diagnostic. — Le diagnostic se fait surtout par la présence des manifestations cutanées nasales ou nerveuses qui précèdent les lésions oculaires.

Pronostic. — Le pronostic est grave. Les lésions finissent généralement par envahir toute la cornée et diminuer d'une façon considérable l'acuité visuelle. Les altérations iriennes et ciliaires viennent encore assombrir le pronostic.

Traitement. — Le traitement est purement symptomatique. Dans la kératite interstitielle lépreuse on a recours à l'atropine, aux compresses chaudes, au massage, à la pommade iodoformée.

Dans la kératite hyperplasique, on pourra essayer de quelques cautérisations au galvano-cautère.

IV. — AFFECTIONS DIVERSES DE LA CORNÉE

Nous décrirons dans ce chapitre un certain nombre d'affections de la cornée qui appartiennent aux manifestations éruptives ou constituent des lésions d'étiologie encore très imprécise. Nous y ajouterons les modifications cicatricielles qui succèdent aux altérations traumatiques ou infectieuses de la cornée.

Kératite phlycténulaire.

La kératite phlycténulaire ou kératite impétigineuse est de beaucoup l'affection cornéenne la plus fréquente dans l'enfance; c'est aussi celle dont les lésions cicatricielles retentissent le plus sur la vision. Nous l'avons décrite à propos de la conjonctivite impétigineuse, et il nous suffira d'y renvoyer le lecteur. Il est fréquent, en effet, de voir les lésions cornéennes accompagner ou compliquer les manifestations conjonctives, mais elles ne présentent pas un caractère particulier lorsqu'elle est indépendante de localisations conjonctivales (voir p. 166).

Herpès de la cornée.

L'herpès de la cornée correspond à la localisation sur cette membrane de lésions éruptives analogues à l'herpès labial ou nasal. C'est une affection rare dont l'étiologie et la pathogénie sont totalement inconnues.

Symptômes. — L'*herpès fébrile* est le plus fréquent et coïncide généralement avec une infection broncho-pulmonaire ou d'autres manifestations faciales de l'herpès.

Le malade éprouve une sensation de cuisson, de corps étranger; la photophobie et le larmoiement sont souvent très intenses. Si l'on examine la cornée tout à fait au début, on peut voir, à l'éclairage oblique, de petites vésicules transparentes, en nombre variable, souvent groupées comme les grains d'une grappe de raisin. Ces vésicules peuvent passer d'ailleurs inaperçues; elles se rompent rapidement et à leur place on voit des lésions érosives caractéristiques.

Ces érosions, à fond et à bords transparents, apparaissent très nettement après l'instillition d'un collyre à la fluorescéine. Elles sont superficielles. Leurs bords sont taillés à pic et sont polycycliques. Parfois sur ces bords restent de petits lambeaux épithéliaux qui flottent sur l'ulcération. Dans certains cas, au lieu de rester transparente, l'érosion devient grisâtre et prend un aspect dendritique.

L'affection reste généralement unilatérale. Son évolution est lente et dure environ de deux à quatre semaines.

Les complications sont rares. L'infection cornéenne est exceptionnelle malgré la solution de continuité de l'épithélium. Il peut persister des taies qui troublent la vision. Ce qui est le plus fréquent, c'est l'apparition d'un astigmatisme irrégulier.

Diagnostic. — Le début brusque, l'aspect caractéristique des vésicules et des érosions qui leur succèdent, l'existence de vésicules sur les narines ou les lèvres, l'absence de tout traumatisme, permettent de faire assez facilement le diagnostic.

Un corps étranger sous la paupière supérieure, une kératite filamenteuse seront éliminés par un examen complet et soigneux de la cornée et des culs-de-sac conjonctivaux.

Pronostic. — Le pronostic n'est grave qu'au point de vue visuel si les vésicules occupent le centre de la cornée. Les infections cornéennes sont exceptionnelles.

Traitement. — Quelques cautérisations au nitrate d'argent au 1/50e faites une fois par jour atténueront les symptômes irritatifs et activeront la cicatrisation.

L'atropine, les lotions tièdes, les verres fumés compléteront le traitement.

Kératite ponctuée superficielle.

La kératite ponctuée superficielle est caractérisée par l'apparition d'un certain nombre de petites lésions circonscrites disséminées à la surface de la cornée et s'accompagnant de symptômes réactionnels plus ou moins accusés.

C'est le plus souvent au 5e ou 6e jour d'un catarrhe conjonctival violent que paraît la lésion cornéenne, sous la forme de petites taches grisâtres, superficielles, arrondies, très nombreuses. Entre ces taches, on voit un léger trouble grisâtre qui dure moins longtemps que les taches; celles-ci disparaissent complètement après un mois ou deux.

Cette affection, souvent bilatérale, s'observe surtout chez de jeunes sujets; de vingt à trente ans.

Un examen attentif portant sur le siège et la forme des opacités permet de distinguer facilement cette kératite d'une kératite interstitielle ou des précipités de la cyclite.

On calme la douleur par des collyres à la cocaïne ou à la dionine et on combat les lésions cornéennes et conjonctivales par l'instillation de nitrate d'argent à 1/50.

Ulcère rongeant de la cornée.

L'ulcère rongeant de la cornée, décrit par Mooren, est une affection dont l'étiologie est inconnue ; ses caractères, son évolution en font une véritable entité morbide.

Symptômes. — L'ulcération débute par la périphérie de la cornée, le plus souvent par ses bords supérieur et inférieur. Elle est superficielle et limitée du côté du centre de la cornée par une ligne blanchâtre légèrement ondulée. Le fond est peu infiltré.

Ce qui est caractéristique, c'est que l'ulcère siège dans les lames superficielles de la cornée. L'épithélium cornéen recouvre une partie de l'ulcère et il est facile de glisser un stylet mousse entre l'ulcère et le lambeau d'épiderme recroquevillé qui le recouvre.

Il n'y a pas d'hypopion.

L'affection marche progressivement mais lentement, gagnant 1/2 à 2 millimètres par mois et envahissant enfin toute la surface cornéenne.

Elle dure deux à quatre mois.

Pronostic. — Le pronostic doit être très réservé en raison des lésions cicatricielles très étendues qui succèdent à l'ulcère.

Étiologie. — L'étiologie est totalement inconnue. L'examen microscopique n'a révélé l'existence d'aucun microorganisme.

Traitement. — Le traitement de cette lésion n'a pas donné jusqu'ici de résultats très encourageants. En dehors des moyens ordinaires, on a préconisé des attouchements avec la solution alcoolique d'acide phénique à 20 p. 100 (Dufour), d'acide lactique pur (Pflueger), de teinture d'iode (Snellen, Handmann).

Si l'on a recours au galvanocautère, il faut dépasser le bord apparent de l'ulcère et en soulevant l'épithélium aller cautériser le bord réel de l'ulcération.

Il faut naturellement faire une asepsie soignée des culs-de-sac et appliquer un bandeau occlusif.

Kératite filamenteuse.

La kératite filamenteuse est une affection caractérisée par la production de filaments longs et grêles aux dépens de la couche épithéliale de la cornée, plus rarement de la conjonctive bulbaire, auxquelles ils restent adhérents.

Symptômes. — Lorsque l'attention est attirée sur la lésion cornéenne, on peut voir à l'aide de la loupe se former le filament. Il apparaît d'abord sous la forme d'une petite saillie, arrondie, brillante, qui augmente peu à peu, se pédiculise et finit par former le filament.

Ces filaments, en nombre variable, siègent presque toujours dans la moitié supérieure de la cornée. Ils peuvent atteindre une longueur de 7 à 8 millimètres. Ils sont assez fortement adhérents et lorsqu'on attire le filament pris dans les mors d'une pince, on voit l'épithélium cornéen se soulever et se détacher sur une plus ou moins grande étendue.

L'œil est un peu injecté, larmoyant. Le malade a la sensation d'un corps étranger et éprouve des douleurs parfois très vives.

Sourdille distingue deux variétés de kératite filamenteuse : la kératite secondaire, la kératite primitive. La première se développe après une kératotomie pour iridectomie ou cataracte; les filaments se reproduisent peu.

La seconde, la véritable kératite filamenteuse, apparaît au contraire sur une cornée d'apparence normale. Les filaments se reproduisent avec une grande rapidité. L'évolution en est très longue et présente des moments d'accalmie qui peuvent faire croire à une véritable guérison. Les récidives en sont fréquentes.

Pronostic. — Le pronostic n'est pas grave, mais il est sérieux par suite de la durée de la maladie et des troubles visuels qui l'accompagnent.

Diagnostic. — Le diagnostic est facile si on pense à rechercher l'existence des filaments. L'examen microscopique permet de différencier ces filaments épithéliaux de filaments de fibrine.

Pathogénie. Anatomie pathologique. — La cause de cette affection est totalement inconnue. Albrand invoquait l'action des collyres d'atropine et de cocaïne. Mais on voit les filaments se produire en l'absence de toute instillation.

Le filament, de nature cellulaire, présente des renflements irréguliers comme un linge fortement tordu. Il est entouré d'une gangue contenant des cellules arrondies. A la périphérie, au contraire, existent des cellules aplaties formant plusieurs couches.

Traitement. — Sourdille emploie un collyre au violet de méthyle au millième; Nuel, un collyre au chlorhydrate d'ammoniaque à 2 p. 100. Il vaut mieux abraser le filament au couteau de de Græfe et cautériser l'emplacement au nitrate d'argent au 1/50e.

Lorsque les filaments se reproduisent continuellement, on pourra recourir à une intervention qui consistera à abraser les couches superficielles de la cornée et à suturer par-dessus la conjonctive bulbaire voisine.

Kératite en grillage.

Cette variété de kératite est une affection extrêmement rare, héréditaire et familiale, se développant après la puberté et caractérisée par des opacités en forme de grillage siégeant dans la cornée.

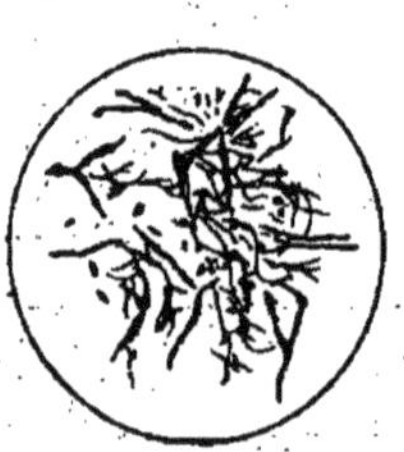

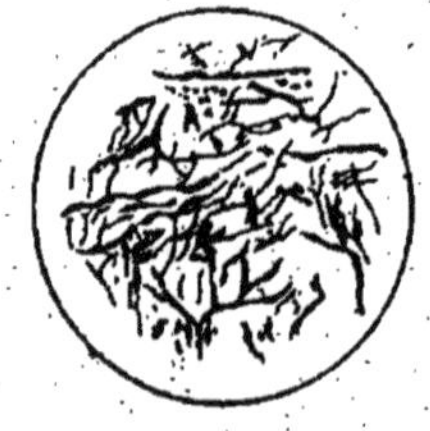

Fig. 141 et 142. — Kératite en grillage (Fuchs).

L'affection atteint les deux yeux quoique d'une façon inégale.

Au début, on voit au centre de la cornée ou près du centre, de petites opacités grisâtres superficielles, sous-épithéliales, se laissant traverser, sauf sur leurs bords, par la lumière transmise. De la périphérie partent des fibres radiées qui gagnent le centre de la cornée.

Plus tard, entre trente et quarante ans, la lésion progresse. Elle peut s'arrêter définitivement ou augmenter, diminuant de plus en plus l'acuité visuelle.

Il persiste toujours au niveau de la périphérie de la cornée une zone transparente large de 1 à 2 millimètres.

Le traitement est purement symptomatique : Si l'acuité est très défectueuse, une iridectomie optique sera parfois indiquée.

Fehr rapproche de la kératite en grillage une forme qu'il décrit sous le nom de dégénérescence tachetée familiale de la cornée. L'aspect grillagé y fait défaut ; l'affection débute plus tôt, avant la puberté. La lésion progresse lentement et finit par amener un abaissement marqué de l'acuité visuelle.

Opacités nodulaires de la cornée.

On désigne sous ce nom de petites opacités cornéennes arrondies ou irrégulières, grisâtres et non confluentes.

Cette affection, dont l'étiologie est totalement inconnue, se

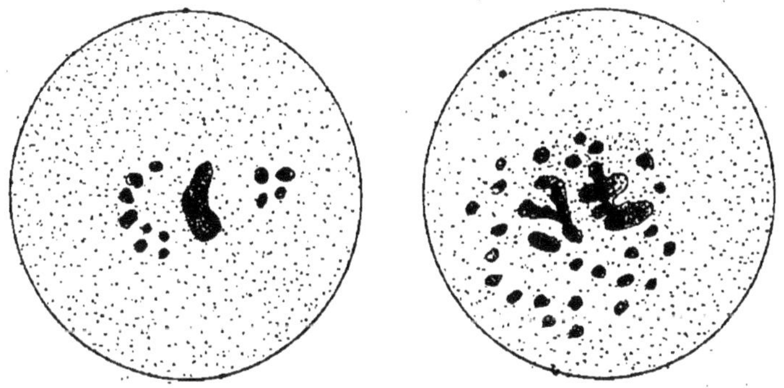

Fig. 143 et 144. — Opacités nodulaires de la cornée (Fuchs).

développe avec une prédilection marquée chez les jeunes hommes.

Elle débute au cours d'une poussée aiguë qui dure environ une semaine et qui est caractérisée par une légère sensibilité douloureuse, du larmoiement, de la photophobie.

On voit apparaître dans la zone pupillaire des deux cornées de petites taches grisâtres. A la loupe, la surface de la cornée est mate et présente de petites irrégularités. Ces opacités siègent dans les lames superficielles de la cornée. Elles ont des dimensions variables et Fuchs les distingue en grandes et petites opacités.

Autour de ces opacités, la cornée est légèrement trouble et l'on reconnaît à la loupe de petites taches confluentes superficielles.

Ces opacités nodulaires ne s'accompagnent jamais de vascularisation.

Il persiste le plus souvent un abaissement très marqué de l'acuité visuelle.

Le diagnostic en est facile et l'on ne confondra pas ces opacités nodulaires, non vascularisées, situées dans les couches superficielles de la cornée : avec une kératite parenchymateuse qui est plus profonde et qui se vascularise ; avec les précipités de la cyclite qui ont une forme et un siège tout à fait particuliers; avec une kératite ponctuée superficielle ou une kératite en grillage dans lesquelles les opacités ont une forme et une disposition absolument caractéristiques.

Ces lésions ne résultent pas d'une infiltration cellulaire de la cornée mais de lésions dégénératives.

Le véritable traitement de cette affection, le traitement pathogénique, n'est pas encore connu.

Cercle sénile.

Le cercle sénile, encore appelé arc sénile ou gérontoxon, est une opacification de la cornée, parallèle au limbe scléro-cornéen. Cette lésion ne s'accompagne d'aucun signe inflammatoire.

Symptômes. — Le cercle sénile se forme par la réunion de deux demi-cercles, supérieur et inférieur, qui finissent par se fusionner par leurs bords au niveau des extrémités du diamètre horizontal de la cornée. L'arc supérieur paraît le premier et peut persister seul. Sa couleur varie du gris au blanc saturé. Sa largeur est variable; elle est généralement de 1/2 à 2 millimètres. Le cercle sénile est toujours bilatéral.

Le symptôme capital qui permet de le différencier d'autres opacités analogues est la présence d'une bande de tissu cornéen absolument normale entre l'arc sénile et le limbe cornéen. Il ne débute guère avant cinquante ans. Sa véritable cause est inconnue.

Diagnostic. — Le diagnostic est facile. L'instillation d'un collyre à la fluorescéine permettra de distinguer l'arc sénile, qui ne présente jamais d'ulcérations, d'une érosion annulaire superficielle comme on en voit dans la conjonctivite à diplobacilles.

Traitement. — Aucun traitement ne peut faire rétrocéder cette opacité. L'arc sénile ne gêne d'ailleurs jamais la vision.

Kératocône.

Le kératocône, qui porte aussi les noms de cornée conique, de staphylome pellucide, est caractérisé par une déformation conique de la cornée, déformation plus marquée au centre qu'à la périphérie de cette membrane.

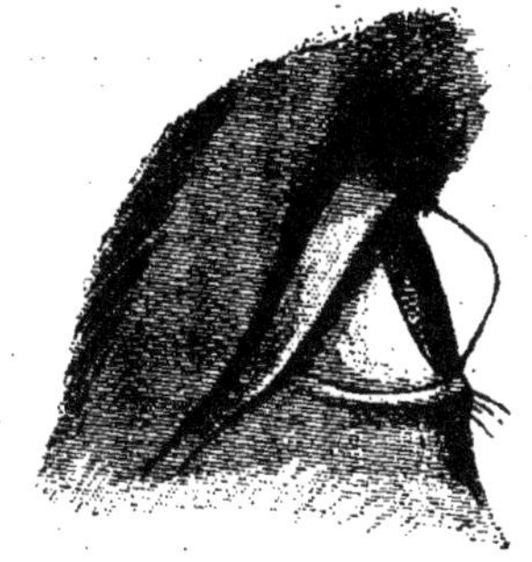

Fig. 145. — Kératocône. Aspect schématique du profil cornéen

Symptômes. — Le kératocône atteint généralement les deux yeux, quoique d'une manière inégale. Il débute insidieusement, progresse lentement, abaissant peu à peu l'acuité visuelle, sans jamais produire de phénomènes réactionnels, ni de trouble des milieux oculaires.

Au début, l'affection peut passer inaperçue. Plus tard, au contraire, on la décèle facilement soit par l'examen direct, soit à l'aide de la skiascopie ou de l'ophtalmomètre de Javal.

Vue de face, la cornée présente un reflet déformé des objets qui viennent faire image sur cette membrane. De profil, la cornée paraît nettement conique.

La skiascopie montre dans le centre pupillaire une ombre circulaire concentrique et subissant, sous l'influence des mouvements du miroir, un déplacement irrégulier (voir fig. 251, p. 432).

La réfraction est toujours myopique. Mais si, au début, un verre sphérique concave, combiné ou non à un cylindre, améliore considérablement la vision, plus tard la déformation devient telle que ces verres n'ont plus aucune influence sur l'acuité visuelle.

Complications. — *L'opacification du sommet du cône*, complication relativement fréquente, reste limitée au centre de la cornée. Elle atteint toute l'épaisseur de cette membrane. Sa formation ne s'accompagne que très rarement de phénomènes réactionnels. On peut voir parfois une opacification passagère du sommet du cône résultant d'une rupture de la membrane de Descemet.

Le sommet du cône peut s'ulcérer soit primitivement, soit secondairement à l'opacification.

Dans certains cas très rares, le sommet peut se rompre sous l'influence d'un traumatisme direct ou d'un effort violent.

Pronostic. — Le pronostic est variable, le kératocône n'étant pas une affection fatalement progressive. D'une manière générale, on peut dire que si le kératocône entraîne une grande diminution d'acuité visuelle, il ne produit jamais la cécité.

Étiologie. — Le kératocône débute le plus souvent entre 12 et 30 ans.

Sa nature, malgré le nombre des théories créées pour l'expliquer, est encore inconnue.

Traitement. — Les différents procédés peuvent se grouper sous deux chefs : d'une part, les traitements dirigés contre la maladie cornéenne ou oculaire; d'autre part, les procédés qui ont pour but de remédier au trouble visuel.

Parmi les premiers, signalons les sclérotomies répétées, l'iridectomie large supérieure ayant pour but de diminuer la tension oculaire, à laquelle certains auteurs attribuent le kératocône.

C'est dans ce même but que l'on conseillera dès le début l'usage prolongé des myotiques (collyre au nitrate de pilocarpine au cinquantième).

Parmi les seconds, les uns consistent dans l'emploi de verres plus ou moins complexes; les autres ont pour but de modifier directement la déformation cornéenne.

Les lunettes sténopéiques donnent dans certains cas de bons résultats. Les verres de contact de Fick et Sulzer, l'hydrodiascope de Lohnstein ont l'inconvénient de ne pas pouvoir être supportés longtemps.

De Græfe, Bader, Badal, Fario, Galezowski ont enlevé au sommet du cône un lambeau de forme variable et dont le but était d'amener un affaissement cicatriciel de la déformation cornéenne.

Lorsque la lésion est avancée et la cornée considérablement modifiée, la cautérisation ignée du sommet du cône (Gayet), cautérisation profonde et allant jusqu'à la perforation, pourra donner une amélioration relative. Si le leucome central consécutif gêne la vision, on pratiquera une iridectomie optique.

Processus cicatriciels de la cornée.

On peut distinguer deux types de lésions cicatricielles en rapport avec l'intensité des affections initiales qui leur ont donné naissance.

Lorsqu'il n'y a pas de déformation de la cornée, on parle d'opacités ou de taies de la cornée. Si la cornée se déforme en même temps qu'elle devient opaque, on donne à cette altération cicatricielle le nom de staphylome opaque de la cornée.

1. ***Opacités ou taies de la cornée.*** — Les taies de la cornée portent différents noms suivant leur épaisseur. Superficielles, ce sont des néphélions; un peu plus profondes, ce sont des albugos. Lorsqu'elles occupent toute l'épaisseur de la cornée, on leur donne le nom de leucomes : le leucome est adhérent ou non à l'iris.

Ces taies diminuent d'abord rapidement lorsque la maladie qui les a produites est guérie. Puis leur évolution est beaucoup plus lente. Elles tendent néanmoins, surtout chez l'enfant, à s'atténuer avec le temps.

Les opacités cicatricielles de la cornée peuvent donner lieu à de nombreuses complications.

La plus fréquente est l'érosion épithéliale. L'épithélium qui recouvre cette cicatrice est plus fragile et plus sujet à desquamation. L'œil s'injecte, devient douloureux et l'instillation de fluorescéine montre nettement la perte de substance. Cette érosion peut devenir à son tour le point de départ d'une infection cornéenne.

C'est surtout dans les leucomes adhérents qu'on a signalé, non seulement l'infection cornéenne, mais aussi l'infection oculaire.

On a fait jouer aux taies de la cornée un certain rôle dans la production de la myopie mais il faut tenir compte surtout de l'affection qui a provoqué la taie.

Traitement. — Le traitement des taies est peu actif. Les douches de vapeur, les applications chaudes, le massage à la pommade jaune ne donnent de résultats que tant qu'aux lésions cicatricielles s'ajoutent des opacités inflammatoires.

Lorsque la taie réduit considérablement l'acuité visuelle on peut faire une iridectomie optique combinée ou non à un tatouage de la taie.

Avant de faire l'iridectomie, il faut se rendre compte si la dilatation atropinique améliore la vision et n'opérer que s'il y a une amélioration notable.

Iridectomie optique. — Nous indiquerons la technique de l'iridectomie à propos de l'extraction combinée du cristallin (voir p. 294). La kératotomie est faite avec le couteau lancéolaire, plus ou moins près du pourtour cornéen, suivant les dimensions à donner à la pupille artificielle. Il suffit d'une incision de 5 à 6 millimètres, permettant l'introduction de la pince à iris. On pince le tissu irien au voisinage du bord libre en évitant de blesser la capsule cristallinienne, ce qui provoquerait une cataracte traumatique. On attire l'iris hors de la cornée et, d'un coup de pince-ciseaux, on le sectionne au ras de cette membrane. On peut, dans certains cas, substituer

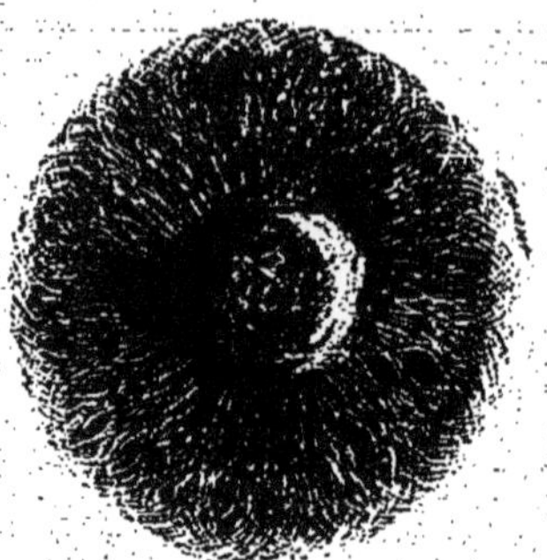

Fig. 146. — Iridectomie optique pour leucome central.

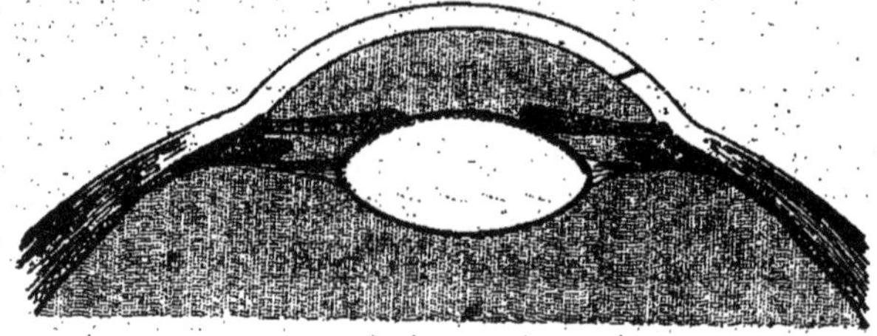

Fig. 147. — Iridectomie optique, vue de profil. La partie ombrée de l'iris correspond à la zone réséquée.

à l'iridectomie, l'iridotomie optique (voir fig. 148). La pince-

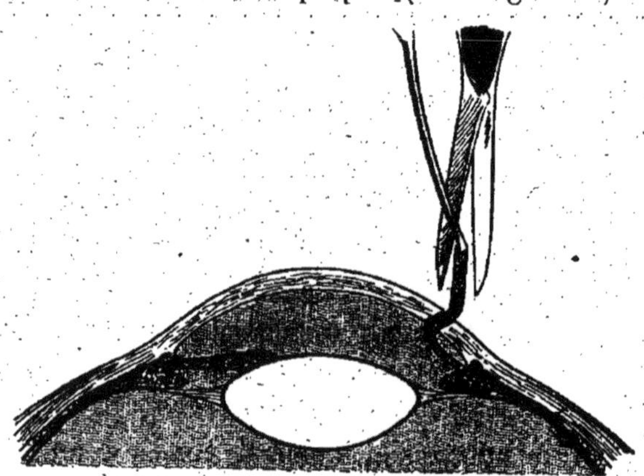

Fig. 148. — Iridotomie optique. Le bord de l'iris, attiré hors de la plaie cornéenne, est sectionné dans le sens radiaire.

ciseaux sectionne radiairement l'iris. La rétraction du sphincter fait que les lèvres de la section s'écartent en V. Après la section ou la résection, on réduit les bords de l'iris avec la spatule.

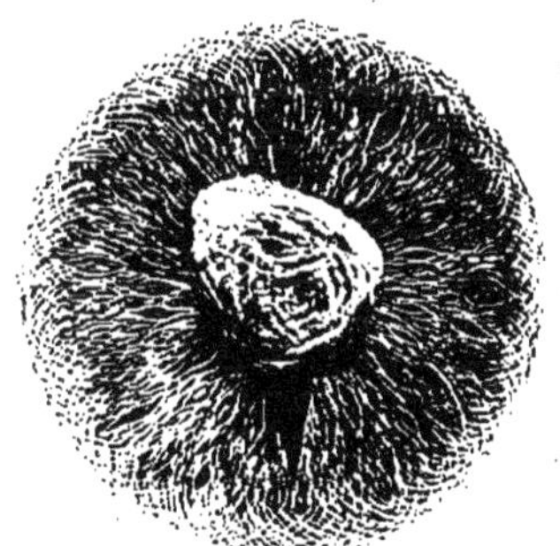

Fig. 149. — Iridotomie optique, résultat vu de face.

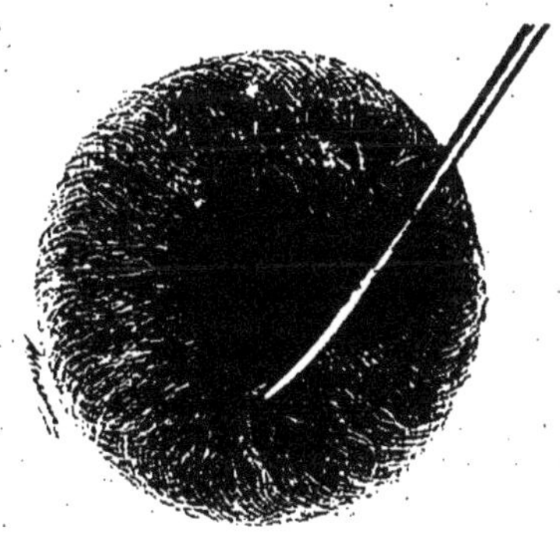

Fig. 150. — Iridectomie optique. Réduction des bords de l'iris avec la spatule

Tatouage de la cornée. — Le tatouage est pratiqué le plus souvent dans le but de supprimer l'effet cosmétique fâcheux d'un leucome de la cornée. Exceptionnellement, cependant, il peut améliorer la vision en supprimant les cercles de diffusion causés par le passage des rayons visuels à travers des zones demi-transparentes de la cornée. C'est une opération des plus simples, mais dont les résultats dépendent surtout de la patience de l'opérateur et de

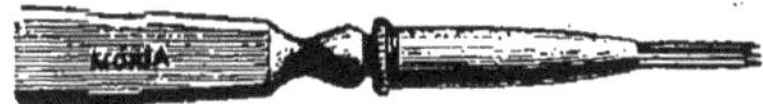

Fig. 151. — Faisceau d'aiguilles à tatouage.

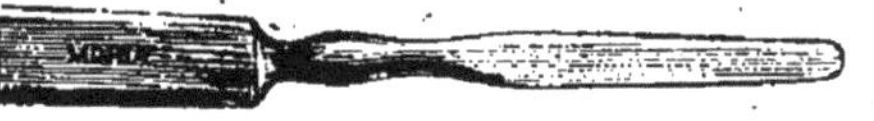

Fig. 152. — Spatule pour déposer l'encre sur la cornée.

l'état de la cicatrice cornéenne. On attendra que les phénomènes de vascularisation du leucome aient diminué ou disparu pour faire le tatouage. Il s'agit, en effet, de faire pénétrer dans les couches superficielles de la cornée des particules de pigment (noir ou coloré), et ces particules sont rapidement résorbées dans les tissus enflammés, alors qu'elles persistent presque indéfiniment dans les tissus non vascularisés. Pour les introduire on procède par piqûres à l'aide d'un faisceau d'aiguilles.

Pour le tatouage en noir, on se sert d'encre de Chine liquide et épaisse, stérilisée à l'autoclave. Le pigment bleu est obtenu par une émulsion de bleu outremer, le pigment vert, par la terre verte, etc. Le tatouage coloré est exceptionnel.

Après aseptisation et anesthésie de l'œil à la cocaïne, on place l'écarteur, puis avec la spatule, on dépose sur la région à tatouer une goutte de l'émulsion de pigment. Le faisceau d'aiguilles tenu perpendiculairement à la surface cornéenne est animé de mouvements verticaux ayant pour but de créer une série de piqûres peu profondes. On renouvelle l'application de pigment et les piqûres jusqu'à ce qu'après lavage de la cornée avec quelques gouttes d'eau stérile, on aperçoive une tache noire saturée au niveau du leucome. On peut, lorsqu'il s'agit de tatouer une pupille, délimiter l'aire circulaire et tatouer avec un anneau métallique ou une couronne de trépan cornéen.

On appliquera un monocle pendant 24 heures seulement. Pratiquée aseptiquement, l'opération du tatouage est sans aucun danger. Il est souvent nécessaire de faire plusieurs séances de tatouage à quelques jours de distance pour réaliser une pigmentation parfaite.

II. ***Staphylome opaque de la cornée.*** — Le staphylome opaque est caractérisé par une saillie anormale de la cicatrice cornéenne qui s'étend à toute ou partie de la cornée.

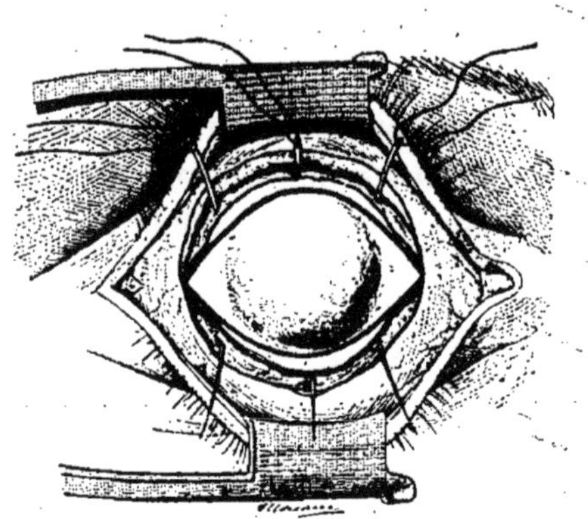

Fig. 153. — Résection du staphylome vue de face. Le trait plein circonscrit la surface cornéo-sclérale à exciser. L'insertion conjonctivale au limbe a été sectionnée.

La paroi du staphylome est formée par l'accollement de l'iris à la face postérieure de la cornée opacifiée et en général amincie.

Le staphylome succède à une vaste perte de substance et demande en plus pour se produire une large adhérence de l'iris infecté à la cornée.

L'aspect du staphylome est variable. Il est sphérique ou conique et plus ou moins volumineux; caché parfois complètement sous les paupières, il peut être assez développé pour faire saillie dans la fente palpébrale. Sa surface est grisâtre, gris bleuâtre ou ardoisée et le plus souvent parcourue par des vaisseaux conjonctivaux.

Une fois développé, le staphylome peut rester stationnaire. Mais souvent il entraîne des complications : érosion superficielle pouvant provoquer une cyclite, une infection intraoculaire; rupture du staphylome avec hémorragie intraoculaire.

Traitement. — Le traitement doit être autant que possible préventif. Lorsqu'on se trouve en présence d'une blessure ou d'une ulcération cornéenne pouvant prêter au développement d'un staphylome, il faut pratiquer des sclérotomies répétées et une large iridectomie. Une fois produit, le seul traitement efficace sera l'excision. La résection du staphylome ou du segment antérieur de la cornée nécessite une anesthésie complète, et l'on se trouvera toujours bien de l'anesthésie générale. Si l'on veut conserver au globe une certaine tension, il importe de laisser en place le corps ciliaire. D'autre part, il est indispensable d'enlever le cristallin pour éviter les phénomènes d'hypertonie que sa présence pourrait provoquer. Les procédés opératoires connus sous différents noms (opération de Critchett, kératectomie combinée de Panas, etc.) ne diffèrent en somme que par des détails insignifiants.

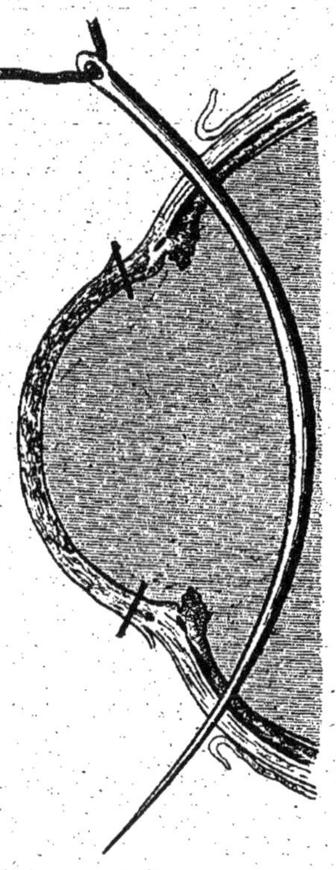

Fig. 154. — Résection du staphylome; vue de profil. Emplacement des aiguilles et des incisions cornéennes.

Après avoir détaché circulairement la conjonctive de ses adhérences au limbe et à la région ciliaire, on introduit 3 ou 4 aiguilles courbes perpendiculairement au méridien horizontal de la cornée et en pleine région ciliaire, ainsi que le montrent les figures 153 et 154. Ces aiguilles sont enfilées de catgut fin et résorbable. Avec un couteau de de Græfe, on ponctionne la région ciliaire au niveau du méridien horizontal du côté temporal, et l'on ressort au point opposé du côté nasal. On sectionne un lambeau scléro-cornéen en portant la lame obliquement en haut; prenant les ciseaux, on achève la résection symétriquement en bas. On a enlevé ainsi un losange cornéo-scléral. On enlève rapidement le cristallin avec la cuillère, et, sans perdre de temps, on tire les aiguilles pour passer les fils, qui sont noués de manière à rapprocher les lèvres de la plaie oculaire. Deux ou trois points de suture réunissent la conjonctive au devant de la suture sclérale. Il restera un moignon qui constituera un excellent support pour une pièce artificielle.

Opacité en ceinture ou en bandelette.

On désigne sous ce nom un état pathologique spécial, caractérisé essentiellement par une infiltration calcaire des couches superficielles de la cornée, disposée assez régulièrement au niveau de l'ouverture de la fente palpébrale.

Cette affection, dont l'étiologie est inconnue, revêt deux formes : une forme primitive, très rare, se développant sur un œil normal, et presque exclusive aux vieillards ; une forme secondaire, bien plus fréquente, portant sur des yeux en voie d'atrophie.

La forme *primitive ou sénile* débute vers l'âge de cinquante ans environ ; elle atteint généralement les deux yeux. Elle est extrêment rare chez la femme. Son début est tout à fait insidieux. Elle commence à se manifester sous la forme de deux taches, situées aux extrémités du diamètre horizontal de la cornée, et distantes de 1 à 2 millimètres du limbe sclérocornéen. Ces deux taches s'avancent l'une vers l'autre progressivement mais très lentement, laissant libre parfois la partie centrale de la cornée. Cette affection ne s'accompagne d'aucun phénomène réactionnel. L'acuité visuelle diminue peu à peu.

La *forme secondaire* est analogue comme aspect clinique et comme évolution.

Traitement. — Le traitement antigoutteux aurait donné parfois quelques résultats (?).

Quant au traitement local, on a préconisé le grattage de la couche épithéliale de la cornée (Dixon, Bowman), l'emploi d'acides dilués, acide acétique (Nettleship), d'acide chlorhydrique à 10 p. 100 (Sellerbeck et Galezowski).

V. — TUMEURS DE LA CORNÉE

Les processus néoplasiques développés sur la cornée sont extrêmement rares et, à part quelques faits exceptionnels, appartiennent au type épithélioma. Il importe d'ailleurs de faire remarquer que c'est dans la région du limbe que se trouve le point de départ le plus habituel de ces lésions.

L'épithélioma se présente, au début, sous forme d'un épaississement marginal empiétant sur la cornée transparente dont il se distingue par une teinte plus ou moins rosée et une vascularisation très manifeste.

Toute l'étendue de la cornée peut être dans la suite recouverte et opacifiée par la présence du néoplasme qui fait parfois une saillie très marquée et offre une surface mamelonnée.

Cette forme d'épithélioma se rapproche par son évolution lente et sa propagation en surface de l'épithélioma palpébral. Sa faible tendance à l'envahissement des tissus intra-oculaires et son développement chez des sujets âgés ont engagé souvent à des interventions limitées, toujours suivies de récidives après un temps variable.

L'énucléation avec excision large de la conjonctive aurait quelques chances d'amener un résultat définitif.

CHAPITRE VII

MALADIES DE LA SCLÉROTIQUE

La pathologie de la coque oculaire est relativement peu importante si l'on en retranche les lésions traumatiques. Les processus inflammatoires qui atteignent la sclérotique sont presque toujours secondaires à des localisations épisclérales ou hyposclérales (affections choroïdiennes).

Le segment antérieur de la sclérotique est directement visible sous la conjonctive bulbaire, à laquelle il communique sa coloration particulière d'un blanc jaunâtre.

L'inflammation de la sclérotique ou du tissu épiscléral dans le segment antérieur se traduit par une vascularisation anormale dont la coloration est en général plus violacée que l'injection conjonctivale; elle s'en distingue aussi par une limitation segmentaire et par l'absence de sécrétion.

Lorsque, par suite de lésions inflammatoires ou autres, l'épaisseur de la sclérotique subit une modification, la coloration change à ce niveau et une teinte ardoisée ou noirâtre se substitue à la teinte normale. Ces taches coïncident souvent avec des saillies de la coque oculaire.

Les seules *lésions congénitales* de la sclérotique consistent dans une pigmentation noirâtre ou ardoisée diffuse, dont l'étiologie est inconnue et qui peut coïncider d'ailleurs avec une vision normale.

Les *lésions traumatiques* sont assez fréquentes. — Nous les envisageons à propos des affections de la région ciliaire et du globe.

Les *affections inflammatoires* sont décrites sous le nom de sclérites ou épisclérites.

Sclérite. Episclérite.

La bénignité des lésions sclérales et la difficulté que l'on rencontre à en préciser l'étiologie dans chaque cas particulier font que, aujourd'hui encore, nous sommes obligés de grouper tous les cas autour d'une même désignation anatomique. Je laisse de côté les faits où l'inflammation de la sclérotique est secondaire à un processus de la région ciliaire (tuberculose, syphilis).

Symptômes. — La sclérite s'observe surtout chez l'adulte et le vieillard. Elle est exceptionnelle dans l'enfance.

Elle se manifeste tout d'abord par une légère gêne oculaire et par l'apparition d'une zone d'injection plus ou moins étendue.

L'examen objectif montre souvent, en dehors de la vascularisation, une légère saillie de la région injectée : c'est ce que l'on appelle un bouton de sclérite. La pression des doigts à travers la paupière provoque une douleur assez vive. Il y a un peu d'irritation oculaire et de larmoiement, mais l'acuité visuelle est entière et la gêne fonctionnelle résulte uniquement des sensations oculaires anormales. Les douleurs spontanées s'exagèrent parfois pendant la nuit.

Le bouton de sclérite peut persister des jours et des semaines sans modification. Il disparaît quelquefois spontanément en quelques jours, mais pour être suivi de l'apparition d'une nouvelle lésion en un point jusque-là normal; on voit parfois les poussées se succéder pendant des mois sur le même œil ou alterner avec des lésions semblables du côté opposé.

Étiologie. — Un certain nombre de cas de sclérite constituent des localisations de l'infection syphilitique et nous avons rencontré souvent des malades chez lesquels le traitement spécifique seul produisit la guérison et l'arrêt des poussées, même en l'absence d'un soulèvement ou d'une caséification permettant de prononcer le mot de gomme.

Chez les lépreux, il est fréquent de voir des poussées d'épisclérite à évolution lente ou rapide. Il semble aussi que certaines localisations épisclérales relèvent d'une tuberculose à évolution bénigne. — En dehors de ces cas à étiologie certaine, il en est une foule d'autres où l'on ne trouve aucune cause déterminée et où l'on invoque le rhumatisme, l'arthritisme ou la goutte.

Il n'est pas douteux que, dans un certain nombre de cas, on rencontre la sclérite chez des personnes atteintes des localisations articulaires que l'on classe sous la désignation obscure de rhumatisme.

Diagnostic. Pronostic. — La seule difficulté de diagnostic consiste dans la différenciation d'une phlyctène périkératique avec un petit foyer de sclérite. L'âge du malade fera le plus souvent le diagnostic, ainsi que l'évolution beaucoup plus rapide de la phlyctène.

Il sera souvent impossible de différencier dès le début une lésion gommeuse d'une épisclérite simple et de préciser l'étiologie de l'affection.

Le pronostic est en général bénin en ce sens qu'il ne reste pas de diminution de la fonction visuelle; mais l'évolution lente et les rechutes de la sclérite en font une affection assez sérieuse.

Traitement. — Le traitement local consistera en applications de compresses chaudes deux ou trois fois par jour et en instillations de collyres calmants tels que :

Eau distillée........	10 gram.	Eau distillée.	10 gram.
Chlorh. de cocaïne...	0,10 ctgr.	Dionine......	0,10 ctgr.
Solution d'adrénaline au millième........	XX gouttes.		

Dans les cas légers, cette thérapeutique sera suffisante. Si la sclérite est tenace on s'inspirera de l'étiologie présumée pour établir le traitement général : traitement mercuriel antisyphilitique, traitement antigoutteux, salicylate de soude, aspirine, etc.

Les applications superficielles de pointes de feu, les injections sous-conjonctivales de sublimé au 1/3000 seront parfois utiles dans les cas intenses.

CHAPITRE VIII

MALADIES DE L'IRIS ET DU CERCLE CILIAIRE

En dehors de certaines malformations congénitales qui ont surtout pour effet de déterminer une modification de forme de la pupille et dont l'importance pratique est très secondaire, la pathologie de l'iris et du cercle ciliaire acquiert un intérêt particulier en raison de la localisation métastatique dans ces organes d'un très grand nombre d'infections aiguës et chroniques, en raison aussi du retentissement sur la pupille de toute une catégorie d'affections nerveuses. Les affections traumatiques de l'iris et du cercle ciliaire occupent aussi une place très grande dans la pathologie oculaire proprement dite.

Méthodes d'examen de l'iris et de la région ciliaire.

Dans les conditions normales de transparence de la cornée, l'examen direct de l'œil, à un éclairage ordinaire, permettra de se rendre compte des différentes modifications pathologiques de l'iris et de la pupille, ainsi que des modifications produites dans l'humeur aqueuse de la chambre antérieure; un certain nombre d'affections iriennes ou ciliaires ont pour effet de modifier la transparence de ce liquide ou même de provoquer des lésions particulières de la face postérieure de la cornée (précipités symptomatiques de l'inflammation ciliaire).

Lorsque les éléments cellulaires qui passent dans l'humeur aqueuse sont en grand nombre, ils tombent dans l'angle inférieur de la chambre antérieure et y forment une tache qui se traduit par la présence d'un croissant de teinte blanc jaunâtre à bord inférieur convexe correspondant au bord de la cornée : c'est l'hypopion. S'il s'agit de globules rouges le croissant est d'un rouge sombre et porte le nom d'hyphéma. L'un et l'autre se déplacent lentement lorsqu'on modifie pendant quelques minutes la position de la tête.

L'inspection à l'œil nu révélera les modifications d'aspect et de couleur de l'iris. On comparera la couleur de l'iris de l'œil sain à celle de l'œil malade. L'examen direct fournira également des renseignements : sur la position du plan irien par rapport à la cornée et au cristallin, sur l'existence ou non d'adhérences de la pupille à l'un ou l'autre de ces organes ; sur la mobilité anormale de la membrane irienne dans le sens antéro-postérieur. Cette mobilité anormale de l'écran irien ou tremblotement de l'iris, sera mise en évidence en faisant fixer un objet qui se déplace assez rapidement dans le sens vertical ou horizontal ; c'est au moment de l'arrêt qu'apparaît l'ondoiement particulier de l'iris ; on l'observe dans la luxation du cristallin, la cataracte régressive, l'aphakie.

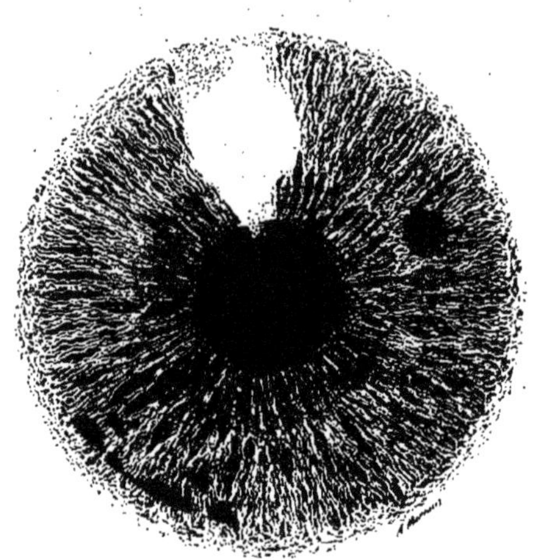

Fig. 155. — Aspect de l'iris d'un œil normal dessiné à la loupe binoculaire.

L'éclairage oblique permettra également de préciser l'apparence de certains détails de la surface de l'iris. On pourra avoir recours aussi pour cet examen à la loupe binoculaire. Pour se rendre compte des adhérences de l'iris qui peuvent siéger à sa face postérieure, il est utile de dilater la pupille. On aura recours de préférence à l'instillation de sulfate d'homatropine au 1/200, qui ne donne lieu qu'à une mydriase de 24 heures de durée.

I. — AFFECTIONS CONGÉNITALES

Nous les signalerons très rapidement, car il ne s'agit pas de lésions susceptibles d'être modifiées.

Colobome de l'iris.

Le colobome est caractérisé essentiellement par une modification de forme de la pupille assez analogue à celle que l'on réalise dans certaines opérations sur l'iris et qui porte alors le nom de colobome opératoire. Ce qui, à première vue, permet le plus souvent de reconnaître l'origine congénitale du colobome irien, c'est son siège inférieur et sa bilatéralité. Il n'est pas rare que l'étendue du colobome soit plus accusée d'un côté que de l'autre. La forme de la pupille est le plus souvent celle d'une poire dont l'extrémité effilée se dirige en bas et un peu en dedans et atteint ou non l'insertion de l'iris. La pupille réagit normalement à la lumière et à la convergence et la vision n'est nullement modifiée par la forme pupillaire. Le colobome de l'iris coïncide souvent avec d'autres lésions ou malformations congénitales : colobome choroïdien, colobome cristallinien, etc.

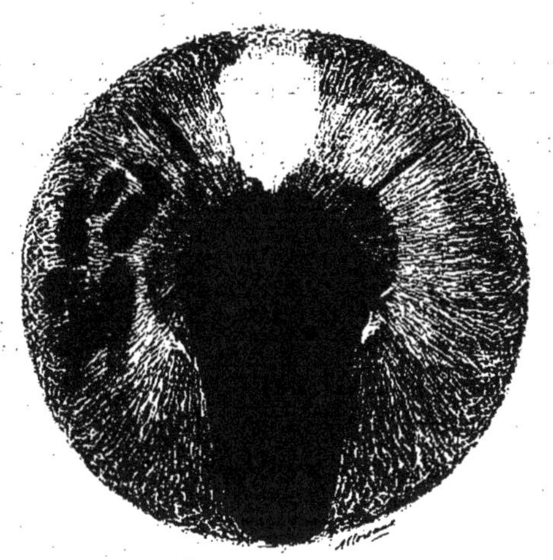

Fig. 156. — Colobome congénital de l'iris dessiné à la loupe binoculaire. Léger colobome cristallinien.

Colobome atypique. Ectropion de l'uvée.

Cette petite malformation n'est utile à connaître qu'en raison de l'apparence particulière qu'elle donne à la pupille ; cet orifice semble présenter des contours irréguliers à l'examen direct alors qu'à la lumière transmise il apparaît nettement circulaire. Cela résulte du fait que le plan uvéal pigmenté de l'iris déborde sur la partie sphinctérienne et se confond avec la teinte sombre de la pupille.

Aniridie. Iridérémie.

L'absence d'iris n'est pas extrêmement rare et s'accompagne le plus souvent de cataracte. Lorsque le cristallin est transparent, la pupille semble occuper toute la largeur de la cornée et l'on n'aperçoit sur les bords que de petites saillies noirâtres, correspondant aux parois ciliaires. On voit parfois, dans les cas d'iridérémie partielle, la membrane pupillaire réduite à un anneau immobile d'un millimètre à peine de largeur. Après extraction du cristallin, l'acuité peut être assez satisfaisante malgré l'aniridie, mais les malades éprouvent une certaine gêne visuelle.

Membrane pupillaire persistante.

La membrane vasculaire qui, chez le fœtus, se rend de l'iris au cristallin et qui disparaît aux environs du septième mois, peut se résorber incomplètement ou laisser quelques brides traversant la pupille. Ce qui différencie ces reliquats de lésions exsudatives ou d'adhérences inflammatoires, c'est qu'ils s'insèrent à la face antérieure de l'iris, en avant ou en dehors de la région sphinctérienne. Leur présence ne gêne qu'exceptionnellement la vision.

Polycorie.

On dit qu'il y a polycorie lorsque l'iris est percé d'orifices multiples. Ce ne sont pas à proprement parler des pupilles multiples, car un seul des orifices est pourvu de sphincter et subit par conséquent des modifications de diamètre. La pupille véritable est d'ailleurs déplacée et l'aspect général de l'iris évoque l'idée de lésions cicatricielles remontant à la vie intra-utérine.

Anisocorie congénitale.

L'inégalité pupillaire remontant à la naissance est assez rare. Elle ne paraît comporter aucune signification particulière.

II. — AFFECTIONS TRAUMATIQUES DE L'IRIS

Les lésions traumatiques de l'iris peuvent être la conséquence de la contusion du globe ou de plaies pénétrantes. On peut en établir deux groupes : le groupe des affections de l'iris liées à des plaies pénétrantes de la cornée ou de la région ciliaire, et celui des affections où les membranes extérieures du globe ne présentent pas de solution de continuité. Ce sont ces dernières que nous envisagerons d'abord : l'iridodialyse, l'iridoplégie, laissant de côté les modifications de l'iris qui accompagnent les lésions plus graves, telles que la luxation du cristallin.

AFFECTIONS DE L'IRIS LIÉES AUX CONTUSIONS DU GLOBE

Iridodialyse. Désinsertion de l'iris.

A la suite d'une contusion violente du globe ayant porté sur la cornée, il n'est pas rare de constater un épanchement sanguin plus ou moins abondant dans la chambre antérieure; après la résorption totale ou partielle de cette hémorragie, on constate la présence d'une légère déformation pupillaire. Son contour est aplati et dans la base du secteur correspondant de l'iris on voit, soit directement, soit par éclairage ophtalmoscopique, une solution de continuité en forme de croissant et dont la convexité correspond à l'insertion ciliaire de l'iris.

L'étendue de la rupture est des plus variables. Dans certains cas, la désinsertion est totale et l'on assiste à la résorption progressive de l'iris détaché.

On admet que la rupture est la conséquence d'une traction de la membrane irienne résultant de l'aplatissement du globe, ou si l'on veut, du redressement de la courbure cornéenne ayant pour effet d'éloigner les deux points opposés d'insertion du diaphragme irien.

L'évolution de ces lésions iriennes est relativement bénigne. Le sang se résorbe en huit à quinze jours, mais la déchirure persiste indéfiniment. Elle n'entraîne pas, sauf coexistence d'autres lésions intraoculaires, de diminution très accusée de la vision.

Le traitement consistera dans le repos visuel et la dilatation pupillaire par l'atropine. Il sera néanmoins utile de surveiller la tension oculaire, car certains malades peuvent présenter de l'hypertonie après un traumatisme.

Iridoplégie traumatique. Ruptures radiaires.

Il n'est pas très rare de voir se produire, à la suite d'une contusion de l'œil (balle de tennis, coup de canne, etc.), une dilatation modérée de la pupille avec immobilité presque complète aux incitations lumineuses et à la convergence. Cet état peut être passager; on le voit guérir, même après des mois de durée, mais il persiste souvent en s'atténuant toutefois.

L'examen à la loupe montre parfois la présence de petites déchirures partant du bord irien et s'étendant plus ou moins loin dans la direction de la périphérie irienne; on admet que l'iridoplégie est due, en général, à une série de ruptures semblables, dites radiaires, ou se produisant tout au moins dans l'épaisseur du sphincter.

Dans ce dernier cas on ne voit, cela va sans dire, aucune modification apparente de la surface irienne ou du contour pupillaire.

Le traitement est le même que dans le cas d'iridodialyse.

AFFECTIONS TRAUMATIQUES DE L'IRIS LIÉES AUX PLAIES PÉNÉTRANTES

Dans les lésions traumatiques liées aux plaies pénétrantes, il y a lieu d'établir une division entre les lésions résultant du traumatisme proprement dit (hernie de l'iris, plaies de l'iris, arrachement de l'iris, perforation) et celles qui sont la conséquence de la pénétration de microbes pathogènes (iritis suppurée ou exsudative), d'éléments cellulaires spéciaux (kyste séreux et perlé de l'iris) ou de corps étrangers métalliques (sidérose de l'iris).

Hernie de l'iris.

Chaque fois qu'une plaie pénétrante de la cornée ou de la région du limbe occupe une certaine étendue (2 millimètres et plus), on peut s'attendre, surtout si la plaie n'est pas faite par un instrument très acéré, à trouver l'iris entre les lèvres de la plaie. On dit qu'il y a pincement de l'iris, lorsque le tissu irien ne dépasse pas le niveau de la cornée, et on réserve la désignation de hernie de l'iris aux cas où l'iris forme à la surface de la cornée une saillie brunâtre ou noirâtre; cette saillie peut être légèrement aplatie ou au contraire arrondie, lorsque l'humeur aqueuse la distend.

Traitement. — Le traitement de la hernie traumatique de l'iris est d'une importance pratique très grande qui nous oblige à nous y arrêter un peu.

Lorsque la plaie est de date récente (1 à 2 heures au plus), et si elle n'a pas été soumise à des contacts septiques (lavages avec de l'eau non bouillie, manipulations du pharmacien, etc.), on devra essayer de faire la réduction de la hernie après aseptisation des paupières et de la conjonctive et anesthésie cocaïnique. On instillera de la pilocarpine, puis avec la spatule on refoulera délicatement l'iris à travers la plaie cornéenne. On appliquera un binocle et le malade gardera le lit pendant 24 heures. La réduction de l'iris peut réussir lorsque la plaie n'est pas trop étendue ou l'iris trop dilacéré.

Lorsque l'intervention médicale est plus tardive, il y a souvent danger à faire la réduction de l'iris, mais comme, d'autre part, le pincement entre les lèvres de la plaie en retarde considérablement la cicatrisation, l'intervention de choix consistera dans une résection de l'iris.

Si le prolapsus remonte à plus de 24 heures, on se contentera de réséquer tout ce qui dépasse la cornée avec la pince-ciseaux, puis on cautérisera la plaie avec le galvanocautère.

Plaies de l'iris.

A la suite de plaies pénétrantes, produites par des objets piquants ou contondants, il est fréquent de voir des solutions de continuité de forme et d'étendue diverses qui ne subissent plus guère de modifications dans la suite. Ces plaies ont surtout de l'intérêt lorsqu'il y a soupçon de corps étranger intraoculaire. La recherche attentive du point de pénétration cornéen et le siège de la plaie irienne permettent en outre de se rendre compte de la direction suivie par le corps étranger au moment de sa pénétration.

Iritis suppurative traumatique.

L'infection de l'iris est la complication la plus grave que l'on ait à redouter dans les traumatismes iriens. Elle peut être en quelque sorte primitive, c'est-à-dire être la conséquence de la pénétration des germes pathogènes au moment de la plaie pénétrante. L'instrument ou l'objet vulnérant est lui-même infecté ou entraîne dans la plaie des micro-organismes de la muqueuse conjonctivale. Cette infection primitive est de beaucoup la plus fréquente.

L'infection secondaire résulte en général de l'infection du prolapsus irien, ou de la plaie cornéenne.

L'iritis suppurée traumatique se révélera à ce fait que l'œil reste sensible ou devient plus douloureux durant les 24 heures qui suivent le traumatisme. Alors qu'une plaie aseptique, même étendue, ne donne plus lieu à des douleurs, passé ce délai, toute infection même légère, se traduira par des phénomènes douloureux plus ou moins violents.

Au premier pansement, on constatera un peu d'œdème de la paupière supérieure, de la photophobie, de l'injection périkératique, du trouble de l'humeur aqueuse et une vive sensibilité du globe à la pression. Les bords de la plaie sont en général un peu infiltrés et il y a souvent déjà un hypopion manifeste.

Rien n'est plus variable que l'évolution de cette iritis; elle peut tourner court après quelques jours et guérir complètement; elle peut au contraire être le prélude d'une irido-cyclite avec atrophie de l'œil ou même d'une panophtalmie. C'est surtout lorsque la plaie siège dans le limbe et que l'infection a atteint simultanément le corps vitré que cette dernière complication est à redouter.

Nous étudierons plus loin un autre type d'infection irienne dont l'évolution est plus insidieuse et qui donne lieu aux accidents dits sympathiques. Elle n'est pas uniquement liée au traumatisme, mais c'est cependant la cause de beaucoup la plus habituelle de son apparition.

Étiologie. — Des infections variées peuvent atteindre l'iris. C'est le pneumocoque qui paraît être la cause du plus grand nombre de ces complications traumatiques, de même qu'il est l'agent le plus habituel des infections post-opératoires. On peut s'expliquer ce fait par sa présence à la surface de la muqueuse oculaire, même normale. Le streptocoque peut être aussi la cause de l'infection. Le pronostic est plus grave dans ce cas.

Traitement. — Le point de prolifération de l'agent d'infection étant presque toujours la plaie cornéenne et le prolapsus, on devra toujours, en cas de réaction irienne, en faire une cautérisation superficielle au galvanocautère. On peut voir alors les symptômes s'arrêter. On instillera de l'atropine et on prescrira des calmants. Si l'infection évolue malgré la cautérisation initiale, il est en général inutile d'en faire de nouvelles, sauf si l'infiltration cornéenne locale augmentait. Les tentatives faites pour introduire des substances antiseptiques dans la chambre antérieure (bâtonnet d'iodoforme) sont loin d'avoir donné des résultats encourageants et il semble préférable de ne pas diminuer, par un traumatisme nouveau, les quelques chances qu'ont les tissus de surmonter l'infection.

Kyste séreux de l'iris.

Contrairement aux kystes perlés, le kyste séreux, qui, comme eux, succède à un traumatisme, se développe dans le stroma de l'iris et forme une poche transparente qui remplit une partie de la chambre antérieure.

Comme ils peuvent donner lieu à des complications glaucomateuses; on en pratiquera l'excision avec le secteur d'iris correspondant. L'excision ne diffère pas sensiblement de l'iridectomie ordinaire que nous décrivons plus loin.

Kyste perlé de l'iris.

Le kyste perlé de l'iris constitue une complication souvent assez éloignée du traumatisme; il succède toujours à une plaie pénétrante de la cornée. Celle-ci est habituellement cicatrisée lorsque l'on voit apparaître, à la surface de l'iris, une petite saillie blanchâtre, nacrée, ressemblant à une perle, qui augmente lentement de volume et peut remplir à un certain moment une partie de la chambre antérieure. L'examen à la loupe permet habituellement de reconnaître la présence d'un cil ou d'un fragment de cil.

Ces kystes sont dus à la pénétration d'un bulbe pileux dans la chambre antérieure. Il est démontré qu'il ne s'agit pas d'une réaction de l'iris, mais d'une véritable inclusion qui ne pénètre pas dans le tissu de l'iris, mais peut le refouler. L'excision du kyste n'offre pas de difficultés. C'est le seul traitement à appliquer.

Sidérose de l'iris.

Lorsqu'un éclat de fer ou d'acier a séjourné quelque temps dans le globe oculaire, on voit se produire une pigmentation rouille de l'iris, d'autant plus manifeste et précoce que le siège du corps étranger est dans le tissu irien ou dans son voisinage immédiat. C'est à la dissolution et à l'oxydation du fer et à la pigmentation par le sesquioxyde de fer des éléments du tissu irien, qu'est due cette couleur; à elle seule elle permet parfois de diagnostiquer la présence d'un corps étranger intraoculaire. Nous aurons à y revenir à leur propos.

Cette teinte rouille peut être produite par des hémorragies intraoculaires, mais elle n'a alors qu'une assez courte durée, tandis que la sidérose véritable dure indéfiniment. Elle est néanmoins susceptible de disparaître spontanément ou après extraction de l'éclat métallique.

III. — INFECTIONS ENDOGÈNES DE L'IRIS

Iritis.

L'iritis ou inflammation de la membrane irienne peut, ainsi que nous l'avons dit, être la conséquence d'une infection extérieure envahissant le globe oculaire à la faveur d'une plaie pénétrante ou d'une ulcération de la cornée. Plus souvent encore elle résulte d'une localisation irienne d'une infection endogène; ce qui revient à dire que, dans ce dernier cas, l'agent infectieux a pénétré par un point éloigné de l'organisme et n'a atteint l'iris qu'en suivant la voie sanguine et en franchissant la paroi vasculaire. Les caractères particuliers de l'inflammation ne subissent pas de modifications constantes en rapport avec la nature de l'infection qui les détermine; aussi, pouvons-nous indiquer d'abord les symptômes généraux qui traduisent l'inflammation de l'iris.

Symptômes. — L'inflammation de l'iris se traduit toujours par des symptômes objectifs; elle peut même ne se révéler que par eux. L'un des plus constants consiste dans la *vascularisation anormale* du segment antérieur. La région ciliaire de la sclérotique prend une coloration rouge ou violacée résultant de la dilatation des vaisseaux profonds. Ceux-ci ont une direction radiaire et rectiligne alors que les vaisseaux conjonctivaux présentent une sinuosité très marquée. Ces derniers peuvent, d'ailleurs aussi, être dilatés lorsque l'inflammation de l'iris atteint une certaine acuité. Dans les cas légers, la vascularisation ne s'étend pas au delà de 4 à 5 millimètres de la cornée et n'atteint pas, par conséquent, la région de la sclérotique voisine des culs-de-sac.

La *couleur* de l'iris présente presque toujours une légère modification, surtout apparente lorsque l'iris est peu pigmenté. Cette modification de couleur tient à la vascularisation anormale de l'iris.

La pupille est contractée du côté enflammé. Si la pupille est au contraire dilatée et si l'on peut sûrement écarter l'idée d'une instillation d'atropine, il faut craindre une complication qui s'observe parfois dans le cours de l'iritis, et commandera une thérapeutique spéciale : le glaucome secondaire.

Le contour pupillaire présente moins de netteté et de régularité, montrant le tissu irien un peu épaissi et les détails estompés.

Il y a presque toujours un léger *trouble de l'humeur aqueuse*, se traduisant par un aspect moins noir de la pupille et résultant des modifications que subit ce liquide (issue de quelques éléments cellulaires, transsudation séreuse).

Si la pupille est dilatée par l'instillation d'un mydriatique (atropine, duboisine, etc.), on en constate souvent le contour très irrégulier résultant de petites brides partant du contour irien et adhérentes à la cristalloïde antérieure : ce sont les *synéchies postérieures*. En pratiquant l'éclairage oblique et en s'aidant de la loupe on reconnaîtra, sur le cristalloïde, de petites taches brunâtres ou noirâtres dont la disposition, plus ou moins nettement circulaire, correspond au bord de l'iris avant la dilatation. Ces *dépôts pigmentaires*, qui résultent du transport par les leucocytes de granulations pigmentaires provenant du tissu irien et en particulier de son épithélium pigmentaire, ont une très grande valeur séméiologique. Ils sont en effet persistants et permettront longtemps après l'évolution de l'iritis, d'en faire le diagnostic rétrospectif.

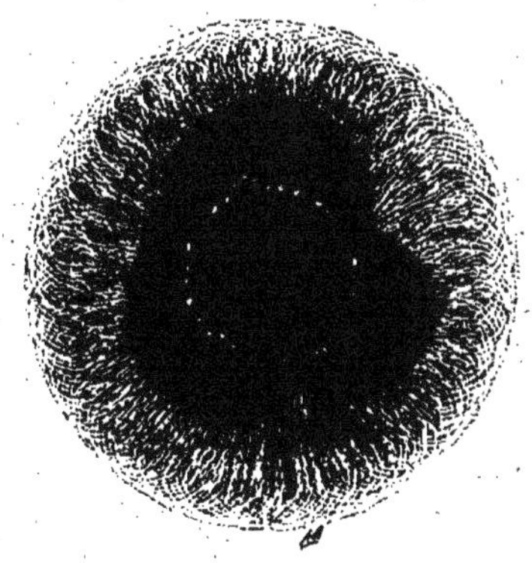

Fig. 157. — Déformation pupillaire dans l'iritis après instillation d'atropine. Dépôts pigmentaires sur le cristalloïde.

A ces symptômes objectifs, presque constants mais plus ou moins accusés, peuvent s'en ajouter d'autres, spéciaux à certaines infections iriennes : exsudat fibrineux dans la pupille, taches jaunâtres saillantes du tissu irien, saillies brunâtres de la surface irienne, etc. Nous les décrirons à l'occasion des formes de l'iritis où on les rencontre habituellement.

Les symptômes fonctionnels sont plus variables, à l'exception de l'un d'entre eux qui ne manque jamais et qui permet même de différencier l'iritis la plus bénigne de certaines formes de conjonctivite ou de sclérite. Ce signe important consiste dans le *trouble visuel* que le malade ne signale que rarement spontanément, mais au sujet duquel ses réponses sont toujours très catégoriques. Le malade se rend compte que sa vision est moins nette du côté malade, même dans les cas où la détermination de l'acuité visuelle ne revèle pas de différence marquée entre les deux yeux.

Il existe fréquemment une *photophobie* qui peut même devenir excessive, au point que le malade se confine dans une obscurité absolue. Cette photophobie entraîne du larmoiement et peut s'accompagner de douleurs que le malade localise autour de l'œil et notamment au niveau du bord supérieur de l'orbite. Ces douleurs sont continues ou surviennent par accès paroxystiques.

L'état général en est souvent troublé par suite de l'insomnie et de l'inappétence qu'elles entraînent.

Certaines formes d'iritis évoluent d'une manière complètement indolore, c'est le cas de l'iritis tuberculeuse ; d'autres, au contraire, sont toujours douloureuses, l'iritis blennorrhagique par exemple.

Les caractères tirés de l'évolution de l'iritis sont eux aussi très variables pour une même forme d'infection : c'est vrai en particulier pour l'iritis syphilitique, qui peut avoir une évolution rapide et guérir complètement ou qui peut donner lieu à des lésions longtemps persistantes. L'iritis tuberculeuse a néanmoins toujours une évolution chronique, et l'iritis blennorrhagique, une évolution aiguë.

D'une manière générale, l'existence de l'iritis ne saurait être méconnue que dans les formes très légères, mais ce n'est pas faire un diagnostic que de dire qu'il y a de l'iritis. Ce qu'il importe de déterminer c'est la cause de l'iritis, la nature de l'infection irienne. Ce diagnostic étiologique ne sera le plus souvent qu'un diagnostic de présomption basé sur l'analyse des antécédents du malade, les circonstances spéciales dans lesquelles l'inflammation irienne est apparue, les autres troubles oculaires ou généraux qu'il présente.

L'oculiste devra faire preuve de connaissances générales. Il n'est pas rare que le diagnostic étiologique de l'iritis, impossible au moment de la poussée irienne, s'éclaire par l'apparition d'accidents oculaires cérébraux ou viscéraux survenant plusieurs années après. C'est fréquemment le cas pour l'iritis syphilitique.

Traitement. — Le traitement particulier à certaines infections iriennes sera indiqué à propos de chacune des formes d'iritis, mais il est quelques indications thérapeutiques générales que nous signalerons ici pour ne pas être forcé à trop de répétitions.

La première indication est, sauf conditions particulières, la dilatation de la pupille, qui a surtout pour but de rompre les synéchies et de diminuer leur importance en agrandissant l'étendue du contour pupillaire. La seule contre-indication de l'emploi des mydriatiques est fournie par l'augmentation du tonus oculaire. Cette hypertonie s'observe surtout, ainsi que nous le verrons plus loin, lorsque l'iritis se complique de cyclite.

Les collyres habituellement usités sont l'atropine et la duboisine. On associera le cocaïne à ces alcaloïdes, ce qui en facilite l'absorption et diminue momentanément la sensibilité oculaire. On peut y adjoindre la dionine dans le but de calmer les douleurs. Enfin si la vascularisation conjonctivale et épisclérale est intense, on pourra faire précéder l'instillation du mydriatique par celle d'un collyre d'adrénaline. L'effet vaso-constricteur rendra l'absorption plus considérable.

Solution d'adrénaline (chlorhydrate) au millième	1 gramme.
Chlorhydrate de cocaïne	0,10 ctgr.
Eau distillée	9 grammes.

Deux à trois gouttes à quelques secondes d'intervalle.

Eau distillée	10 grammes.
Sulfate neutre d'atropine	0,05 ctgr.
Chlorhydrate de cocaïne	0,20 ctgr.

Instiller une à deux gouttes trois fois par jour pendant les premiers jours. Une fois la dilatation obtenue, on n'en instillera plus qu'une ou deux gouttes pour maintenir la mydriase. On peut substituer à la cocaïne 10 centigrammes de dionine dans la formule précédente.

Chez certaines personnes, sensibles à l'atropine et chez lesquelles l'instillation de cet alcaloïde entraîne une inflammation conjonctivale particulière (conjonctivite atropinique) ou des phénomènes d'intoxication (sécheresse de la gorge, maux de tête, etc.), on aura recours à la duboisine.

Eau distillée	10 grammes.
Sulfate neutre de duboisine	0,05 ctgr.
Dionine	0,10 ctgr.

Si la douleur augmente manifestement, une heure après l'instillation du collyre mydriatique, on lui substituera le collyre myotique suivant :

Eau distillée........................	10 grammes.
Nitrate neutre de pilocarpine.........	0,20 ctgr.
Chlorhydrate de cocaïne..............	0,20 ctgr.

A cette action sur l'iris, qui est la seule que l'on puisse exercer, on adjoindra comme calmant l'emploi de la chaleur humide d'une part (compresses d'ouate hydrophile imbibées d'eau chaude ou d'une infusion aromatique 3 à 4 fois par jour pendant cinq minutes) et d'autre part les analgésiques variés dont la thérapeutique moderne s'est enrichie : antipyrine, phénacétine, aspirine, pyramidon, véronal, etc. Si la douleur est extrêmement violente, ce qui est souvent le cas au début, on sera autorisé à recourir aux injections hypodermiques de morphine.

Le malade atteint d'iritis gardera la chambre et le repos au lit si la poussée est un peu vive. Dans le cas contraire, il se préservera de la lumière par des verres de teinte fumée n°s 3 ou 4 et dont les bords seront entourés d'un écran de soie noire. Il gardera le repos visuel et observera une hygiène alimentaire et intestinale extrêmement stricte.

Iritis syphilitique.

L'inflammation causée par la localisation dans le tissu irien du microorganisme de la syphilis, le spirochète de Schaudinn, peut offrir les caractères les plus variés, correspondant d'ailleurs aux désordres que peut causer le même microorganisme du côté de la peau ou des organes internes. Entre la roséole et la gomme cutanée, les différences symptomatiques sont aussi grandes qu'entre l'iritis banale et l'iritis à condylomes.

L'époque d'apparition de l'iritis chez les syphilitiques est des plus variables. Il y a néanmoins un maximum de fréquence pour la première année qui suit l'infection syphilitique, et c'est chez des sujets de vingt à quarante ans que l'affection s'observe le plus souvent. Son apparition plusieurs années après le chancre, en l'absence de toute autre manifestation syphilitique, ne peut en aucune manière être invoquée à l'encontre de la nature syphilitique de l'iritis. On l'observe d'ailleurs aussi chez les hérédo-syphilitiques et à tout âge ; chez des nouveau-nés aussi bien que chez des sujets de quarante à cinquante ans.

Dans les statistiques, les femmes sont en moins grand nombre que les hommes : 63 p. 100.

Sur 100 syphilitiques on admet que un à six (suivant les statistiques) sont atteints d'iritis. D'après ces mêmes statistiques la proportion des iritis, dont l'origine syphilitique est basée sur l'existence d'antécédents syphilitiques démontrés, oscille entre 8 et 55 p. 100. Mais cette indication est fort au-dessous de la réalité.

Symptômes. — On peut différencier schématiquement trois formes cliniques de l'iritis syphilitique : la forme diffuse aiguë, la forme condylomateuse ou gommeuse et la forme diffuse chronique.

Il serait faux de croire que ces différentes formes correspondent à une période d'apparition différente de l'iritis par rapport à l'âge de la vérole. En réalité, c'est aussi dans les 6 premiers mois de l'infection que l'on rencontre le maximum de fréquence de l'iritis gommeuse.

a) ***Iritis diffuse aiguë.*** — C'est la forme la plus habituelle, et rien, si ce n'est l'étude des commémoratifs et l'absence de toute autre cause déterminante d'iritis, ne permet de reconnaître son étiologie. Elle est le plus souvent monoculaire au début, mais dans le quart des cas, le second œil est atteint alors que le premier guérit, et cela quel que soit le traitement antisyphilitique employé.

Les phénomènes douloureux et réactionnels sont des plus variables : l'absence de douleurs ou leur acuité ne permettra aucune conclusion diagnostique. Dans un petit nombre de cas, on peut voir se produire un léger hyphéma, un hypopion très limité ou un petit exsudat fibrineux dans la chambre antérieure. La durée est comprise entre deux semaines et deux mois en moyenne. Les récidives ne sont pas rares puisqu'on les observe dans un cas sur cinq.

Fournier, Trousseau considèrent l'iritis comme le signe d'une syphilis sévère pouvant donner lieu à des troubles nerveux ou viscéraux graves. Les statistiques publiées jusqu'ici sont trop peu étendues pour que l'on puisse attacher une très grande signification pronostique à l'éclosion de l'iritis.

Au point de vue local, le pronostic paraît un peu moins sérieux dans cette forme que dans la forme condylomateuse ou chronique.

b) ***Iritis condylomateuse ou gommeuse.*** — Ce qui caractérise cette forme et en fait une manifestation spéciale à la syphilis, c'est l'apparition de lésions circonscrites de l'iris accompagnant ou non une inflammation diffuse et des symptômes réactionnels semblables à ceux de la forme précédente. Ces lésions circonscrites qui siègent au voisinage du bord pupillaire ou du bord adhérent de l'iris, mais qui parfois aussi atteignent la portion moyenne, forment de petites saillies brunâtres ou des taches gris jaunâtre. On désigne les premières du nom de condylomes et les secondes du nom de gommes, mais il est démontré qu'il n'y a aucune différence essentielle entre ces deux apparences. Il n'est pas rare de voir des gommes de l'iris six mois au moins après le chancre.

Lorsque la lésion occupe le bord pupillaire, elle présente une disposition circulaire, tandis qu'au bord ciliaire elle s'allonge en remplissant l'angle irido-cornéen. Il peut n'exister qu'une seule lésion, mais on en trouve parfois jusqu'à 10 de volume inégal.

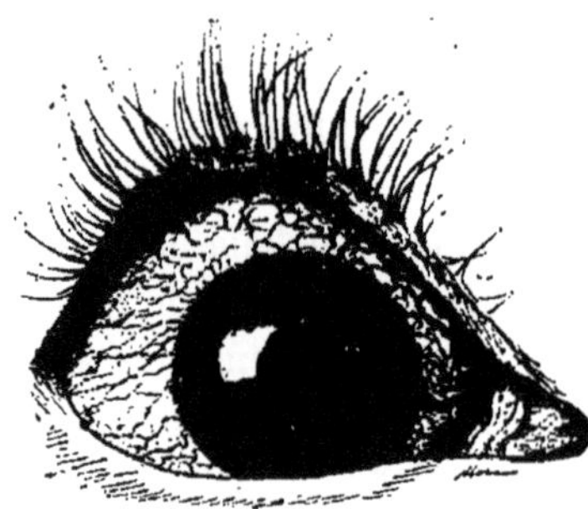

Fig. 158. — Iritis gommeuse syphilitique.

Il n'est pas rare de voir un hypopion ou un hyphéma de 1 à 2 millimètres de hauteur accompagner cette forme d'iritis.

La disparition de ces lésions est extrêmement variable. Elles laissent à leur suite une petite cicatrice, caractérisée par un amincissement du tissu irien ou par une tache plus claire due à la raréfaction du pigment. Elles s'accompagnent toujours d'une adhérence irienne très accusée.

Cette forme est plus fréquemment unilatérale que la précédente, mais son pronostic est plus sérieux au point de vue visuel en raison de la coexistence fréquente de gommes de la région ciliaire.

c) ***Iritis diffuse chronique.*** — Cette forme est plus rare que les deux précédentes, mais ses complications fréquentes et sa longue durée la rendent beaucoup plus grave.

Les symptômes réactionnels sont fort peu accusés, ou, s'ils se produisent de temps à autre, leur durée est éphémère et leur caractère subaigu. Il persiste par contre un léger état d'injection périkératique accompagné de synéchies qui, à chaque poussée, diminuent la mobilité de l'iris et amènent après une période indéterminée une adhérence totale de l'iris au cristallin et des symptômes de glaucome secondaire. Très souvent aussi, cette forme d'iritis s'accompagne de choroïdite diffuse. L'effet du traitement général antisyphilitique est beaucoup moins manifeste dans cette forme que dans les précédentes.

Le danger de glaucome secondaire et de choroïdite diffuse donne au pronostic une gravité particulière.

Lésions. — Il n'y a pas de lésions caractéristiques de la nature syphilitique de l'inflammation. Les rares examens qui ont pu être faits ont montré l'existence d'une infiltration diffuse de l'iris et des parois ciliaires et des lésions endo- et périvasculaires. Dans les lésions gommeuses ou condylomateuses, on a vu une infiltration circonscrite constituée par des polynucléaires, des cellules épithélioïdes et parfois même des cellules géantes. Les éléments occupant le centre de ces lésions ont parfois subi une nécrose totale ou partielle.

Diagnostic. — Le jour n'est peut-être pas très éloigné où le diagnostic d'iritis syphilitique acquerra un caractère de certitude qu'il ne comporte pas actuellement. L'efficacité ou non du traitement antisyphilitique ne constitue, en aucun cas, une pierre de touche et les caractères mêmes de l'inflammation irienne ne peuvent être considérés comme pathognomoniques que lorsqu'il s'agit de la forme condylomateuse, à la condition toutefois que la nature tuberculeuse de la lésion soit sûrement écartée.

L'iritis est fort souvent la première manifestation apparente d'une syphilis héréditaire ou acquise et on ne devra jamais accepter que sous bénéfice d'inventaire l'étiologie rhumatismale, arthritique, goutteuse, etc., d'une iritis en l'absence d'antécédents établissant avec certitude la syphilis. Il est en effet de plus en plus démontré que le nombre des syphilis méconnues, c'est-à-dire des syphilis dont l'accident initial ou les manifestations cutanées ont passé inaperçus, est infiniment plus considérable qu'on ne le pensait autrefois.

Traitement. — En dehors du traitement local, auquel on pourra adjoindre, surtout dans les formes lentes, des injections sous-conjonctivales de sublimé (au 1/3000e), c'est au traitement général antisyphilitique que l'on aura recours. Le mercure est indiqué et sera prescrit de préférence sous la forme très active des injections ou des frictions.

L'injection hebdomadaire dans les muscles de la fesse de 1/5 ou de 1/4 de centimètre cube d'huile grise à 40 p. 100 constitue une des formes les plus pratiques d'administration du mercure. On fera 6 injections en 2 mois, puis on espacera ou reprendra le traitement suivant les indications fournies par l'examen de l'état général.

On conseillera la suppression de toutes les causes d'intoxication pouvant affaiblir la résistance cellulaire : tabac, alcool, excès alimentaires, etc.

Dans la forme diffuse chronique, il est souvent utile de faire une large iridectomie qui peut exercer une action préventive à l'égard du glaucome secondaire et met parfois fin à ces poussées inflammatoires. On attendra pour opérer que la poussée irienne soit arrêtée.

Iritis blennorrhagique.

Dans un certain nombre de cas d'infection gonococcique urétrale ou utérine, on peut voir survenir en même temps que des arthrites blennorrhagiques, ou indépendamment d'elles, une poussée irienne ayant les caractères d'une inflammation irienne diffuse et s'accompagnant habituellement de phénomènes douloureux très violents. Ces cas étaient autrefois rattachés à l'iritis rhumatismale, mais depuis que la nature gonococcique des arthrites et la présence du gonocoque dans les tissus articulaires a été démontrée, on admet qu'il s'agit aussi d'une localisation du gonocoque dans le tissu irien.

La durée de la poussée irienne aiguë est essentiellement variable, mais ce qui donne un aspect clinique assez particulier à cette forme d'iritis, c'est le caractère récidivant de ses atteintes en l'absence même d'une nouvelle infection urétrale ou utérine. Un certain nombre d'iritis dite métritique appartiennent à ce type d'inflammation irienne.

On ne sera autorisé à admettre la nature blennorrhagique de l'iritis que si la première atteinte survient à une époque où l'urètre ou l'utérus est encore en état d'infection gonococcique.

Traitement. — En dehors du traitement oculaire habituel, on cherchera à agir au siège initial de l'infection (urètre, utérus). Le traitement urétral ou utérin sera continué jusqu'à guérison définitive. On pourra aussi essayer la quinine, l'aspirine, l'iodure de potassium, dont l'usage prolongé, à la dose de 1 à 2 grammes par jour, a paru parfois très efficace.

Iritis rhumatismale.

Le mot de rhumatisme a perdu toute signification précise et sert à évoquer un ensemble de troubles où les manifestations articulaires constituent les principaux symptômes. A côté des localisations articulaires de certaines infections connues et dont le rhumatisme blennorrhagique offre le type le mieux différencié, il en est un certain nombre dont la cause nous échappe : c'est le cas du rhumatisme articulaire aigu que l'on considère comme appartenant à une entité morbide spéciale. On observe quelquefois une poussée d'iritis aiguë assez douloureuse au cours du rhumatisme articulaire aigu, mais les cas en sont devenus de plus en plus rares depuis que le diagnostic de rhumatisme a acquis plus de précision.

Par contre on voit fréquemment attribuer au rhumatisme l'apparition de poussées iriennes aiguës ou subaiguës et l'on croit ce diagnostic justifié parce que le malade accuse quelques douleurs articulaires passagères. Nous pensons que cette interprétation deviendra moins fréquente à mesure que l'étiologie des affections articulaires sera plus élucidée. Il est certain que les localisations articulaires de la syphilis occupent une place plus importante qu'on ne l'a admis jusqu'ici.

Le traitement ne diffère pas de ce que nous avons indiqué. On essaiera le salicylate de soude, l'aspirine (1 à 2 grammes en 4 cachets par jour). On a préconisé les bains de vapeur, les sudations répétées.

Iritis à pneumocoques.

Au cours de certaines infections générales par le pneumocoque, notamment à la suite d'angines ou de bronchites, on voit parfois se produire une iritis métastatique ; dans deux cas suivis par nous, cette iritis présentait comme caractère commun la présence d'un exsudat fibrineux épais occupant le champ pupillaire où il formait un disque grisâtre, disparaissant complètement dans l'espace de 2 à 3 semaines. Dans un de ces cas, la mort fut la conséquence de l'infection générale et de localisations cérébrales de l'infection pneumococcique. Le second malade guérit complètement sans déformation pupillaire ni altération de l'acuité visuelle.

Iritis tuberculeuse.

La localisation irienne du bacille tuberculeux est relativement rare, surtout si on la compare avec celle du spirochète de la syphilis. Le nombre de cas publiés n'atteint pas le chiffre de 150. C'est avant tout une affection de l'enfance et de l'adolescence.

Symptômes. — L'aspect clinique de la tuberculose irienne est assez variable. On peut à ce point de vue distinguer trois types, tout en ne perdant pas de vue que tous les types intermédiaires peuvent se rencontrer.

a) Dans le type de tuberculose miliaire de l'iris, la surface de l'iris paraît parsemée par un certain nombre de nodules de coloration grisâtre ou jaunâtre que l'on ne reconnaît nettement qu'avec la loupe ou le microscope binoculaire. Les symptômes réactionnels peuvent être nuls ou très légers. Les lésions sont le plus souvent bilatérales.

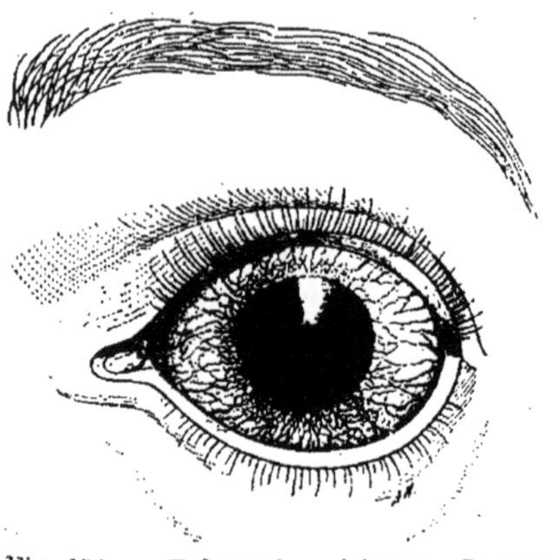

Fig. 159. — Tuberculose irienne. Gomme tuberculeuse de l'angle irido-cornéen.

b) Le type d'infiltration tuberculeuse diffuse de l'iris sans lésion nodulaire apparente où le tissu irien présente un léger épaississement, se différencie difficilement au début des autres infections iriennes chroniques. Il n'est pas rare de voir, quelques semaines après l'apparition de ces lésions diffuses, se développer un ou deux tubercules manifestes.

c) Le 3e type est caractérisé par la présence de tubercules isolés ou granulomes de l'iris, qui présentent avec les gommes syphilitiques de l'iris l'analogie la plus parfaite.

Ces deux dernières formes d'iritis tuberculeuse sont habituellement monoculaires.

Les troubles fonctionnels sont relativement peu développés à l'exception du trouble visuel toujours très accusé. L'injection périkératique, les douleurs, la photophobie sont modérées ou peuvent même manquer complètement.

Quelle que soit la forme de la tuberculose irienne, son évolution est toujours lente et sa durée s'étend sur des mois. Contrairement à ce que l'on croyait autrefois, la guérison des lésions oculaires n'est pas impossible. Quoi qu'il en soit, le pronostic en est grave par suite des lésions ciliaires constantes et de la fréquence des localisations méningées chez les enfants atteints de tuberculose irienne. Il est fréquent aussi que la cornée soit le siège d'une infiltration parenchymateuse à évolution progressive.

Lésions. — Lorsqu'on fait l'autopsie d'un globe oculaire atteint de tuberculose du segment antérieur, on est frappé de voir, malgré l'extension des lésions iridociliaires, l'intégrité des membranes profondes.

L'iris est toujours augmenté d'épaisseur et contient ou non des points plus épaissis correspondant aux gommes tuberculeuses. L'examen histologique fait reconnaître les éléments variables des tissus tuberculeux : lymphocytes, cellules épithélioïdes, cellules géantes, mais ce qui caractérise essentiellement ce tissu, c'est la présence en nombre variable de bacilles tuberculeux.

Étiologie. — Nous avons vu que l'enfance était la période de la vie où la tuberculose irienne présentait son maximum de fréquence. Sur 131 cas publiés nous en voyons 123 se produire avant la 30e année, 105 avant la 20e, 63 avant la 10e.

La tuberculose irienne est aussi fréquente dans un sexe que dans l'autre.

A l'exception d'un cas où la tuberculose irienne a succédé à une plaie pénétrante et où l'on peut admettre qu'elle a été primitive, la tuberculose irienne est toujours la conséquence d'une infection tuberculeuse endogène dont la localisation initiale peut n'être pas reconnue (tuberculose intestinale, ganglionnaire, etc.).

Diagnostic. — Le diagnostic de la tuberculose irienne est très délicat; c'est surtout avec l'iritis syphilitique que la confusion peut se faire et qu'il importe au point de vue thérapeutique de l'éviter. La présence d'autres lésions tuberculeuses ne constitue pas une preuve absolue de la nature tuberculeuse de l'affection oculaire; il y aura lieu néanmoins d'en tenir grand compte.

Parmi les moyens permettant d'acquérir une certitude, signalons la réaction à la tuberculine et l'inoculation au cobaye de l'humeur aqueuse. On injectera une petite dose de tuberculine ordinaire (1 à 5 milligrammes au plus) et l'on notera, s'il se produit dans les 12 heures qui suivent l'injection, une élévation de température supérieure à 1 degré et s'il y a un peu plus de vascularisation oculaire pendant le premier jour. Si la réaction est positive, on peut être certain de la nature tuberculeuse des lésions.

L'inoculation de l'humeur aqueuse sous la peau du cobaye peut être utilisée, mais comme le bacille qui prolifère dans les tissus ne passe pas toujours dans l'humeur aqueuse, le résultat positif de l'inoculation aura seul de la valeur. Il va sans dire que l'inoculation d'un fragment de l'iris aurait une tout autre valeur, mais il est rare qu'on soit autorisé à prélever ce fragment.

Pronostic. — Le pronostic est grave surtout pour les jeunes malades, car on ne peut conserver l'œil que dans un tiers des cas et dans le plus grand nombre de ceux-ci la vision est nulle ou très réduite.

Au point de vue de la survie, le pronostic est également très fâcheux. La mort est survenue peu de semaines ou de mois après le début de la localisation oculaire chez 1/5 des malades et cela principalement chez les malades âgés de moins de dix ans. Si le malade est plus âgé, les chances de survie augmentent.

Traitement. — Il n'y a pas de traitement oculaire curatif de la tuberculose irienne. En dehors de l'instillation d'atropine au début, les indications thérapeutiques s'adressent à l'état général : repos, cure d'air, diététique.

La question qui se pose dans certains cas est celle-ci : faut-il énucléer? Chaque fois que les lésions sont volumineuses, que la cornée est perforée, que les altérations pupillaires ne laissent aucun espoir de conserver la vision, nous croyons que l'énucléation s'impose, car elle supprime une cause de gêne et de fatigue et abrège la durée du traitement. Comme il s'agit d'une localisation secondaire, la suppression du globe ne protège nullement contre les autres localisations de la tuberculose. Ce n'est pas, en effet, par la propagation le long du nerf optique que la tuberculose du globe peut atteindre les méninges. Les indications opératoires seront fournies uniquement par l'état du globe oculaire. On a préconisé aussi l'excision du lambeau d'iris dans lequel s'est développé un tubercule solitaire, mais les cas où elle est possible sont évidemment très rares.

Iritis lépreuse.

La localisation irienne du bacille de Hansen est fréquente. Il s'agit toujours d'une manifestation secondaire, ce qui enlève au diagnostic une part de difficulté.

Symptômes. — On rencontre trois types d'iritis lépreuse assez comparables à ceux que nous avons indiqués à propos de la tuberculose irienne.

a) Le type d'iritis lépreuse diffuse ne diffère guère d'une iritis syphilitique diffuse. Les phénomènes réactionnels peuvent même être accusés et après quelques semaines de durée, la guérison complète est possible.

b) Le type de lépromes miliaires de l'iris se caractérise par de petites lésions dont le diamètre atteint à peine celui d'une tête d'épingle, dont la couleur grisâtre tranche très faiblement sur le fond irien et qui siègent surtout dans la portion sphinctérienne de l'iris. C'est une lésion qu'il faut rechercher à la loupe, car elle ne s'accompagne d'aucune réaction et peut guérir complètement.

c) Les léprômes volumineux de l'iris rappellent beaucoup les gros tubercules ou les gommes de l'iris. Leur siège de prédilection est l'angle irido-cornéen. Ils peuvent donner lieu à une perforation des membranes oculaires ou se compliquer de lésions étendues de la région ciliaire, suivies d'atrophie du globe.

Lésions. — Il existe presque toujours des lésions simultanées de la région ciliaire et de l'iris caractérisées par l'infiltration de cellules épithélioïdes volumineuses bourrées de bacilles lépreux.

Pronostic. — Il n'y aucune conclusion à tirer, au point de vue général, de l'apparition d'une iritis chez un lépreux. Au point de vue visuel le pronostic est assez mauvais, car si une poussée peut guérir entièrement, il n'est pas rare de voir de nouvelles lésions se développer ultérieurement et entraîner l'occlusion pupillaire.

Traitement. — En dehors du traitement symptomatique, la thérapeutique est des plus décevantes. On sera autorisé à faire une iridectomie si la tension s'élève par suite de glaucome secondaire à la séclusion pupillaire.

IV. — TROUBLES PUPILLAIRES

La pupille constitue un orifice assez régulièrement arrondi, placé au centre de l'écran irien et dont le diamètre est constamment influencé par les muscles sphincter ou dilatateur de l'iris. Ceux-ci réagissent en effet, par suite d'actions réflexes, aux incitations lumineuses, aux mouvements de convergence, à certaines excitations douloureuses, etc. On comprend sous la désignation de mouvements réflexes, ou simplement de réflexes pupillaires, les modifications de diamètre qui apparaissent sous l'influence de ces causes. Dans les conditions normales, les deux pupilles offrent à chaque instant un diamètre égal.

En raison de la très grande importance séméiologique que présente l'étude du diamètre et des réflexes pupillaires, il y aura toujours lieu, dans un examen médical, d'examiner les pupilles et d'en rechercher systématiquement les réflexes. Nous indiquerons rapidement la marche à suivre dans cet examen et nous exposerons ensuite les caractères et la signification des différents troubles pupillaires.

Technique de l'examen pupillaire.

L'examen direct de la pupille, le malade étant placé face au jour et à un éclairage modéré, permettra de noter :

a) La forme régulière ou irrégulière de la pupille ;

b) Le diamètre égal ou inégal des deux pupilles ;

c) L'état de resserrement extrême d'une ou des deux pupilles qui constitue le myosis ;

d) L'état de dilatation extrême d'une ou des deux pupilles, ou mydriase.

Pour se rendre compte exactement de la présence ou de l'absence de la réaction pupillaire à la lumière, il convient de placer le malade dans une chambre noire ou dans une demi-obscurité. On dispose la lampe à son côté et on en projette les rayons lumineux à l'aide d'un miroir ophtalmoscopique concave dans chacun des yeux successivement et séparément, tout en engageant l'observé à fixer un objet très éloigné afin de supprimer la réaction liée à la convergence. Dans les conditions normales, la pupille se rétrécit rapidement sous l'influence de l'excitation lumineuse.

Réciproquement, la pupille se dilate lorsque la lumière diminue ; son diamètre maximum est atteint lorsque l'observé est dans l'obscurité la plus complète.

On donne le nom de réflexe photomoteur ou de réaction pupillaire à la lumière à ce mouvement de contraction ou de dilatation produite par les variations de l'intensité lumineuse. L'absence de cette réaction, alors que la réaction à la convergence est conservée, constitue le signe d'Argyll-Robertson.

Nous avons vu que les deux pupilles présentaient constamment, dans les conditions normales, un diamètre égal. L'illumination d'un œil provoquera la même contraction du côté illuminé que du côté opposé : c'est le réflexe consensuel.

On a parlé indifféremment de réaction pupillaire à la convergence ou à l'accommodation alors qu'en réalité c'est surtout avec le mouvement de convergence qu'est liée la contraction pupillaire.

Ce réflexe de convergence se reconnaîtra même lorsque la pupille est fortement contractée par la lumière, aussi suffira-t-il, après avoir interrogé le réflexe photomoteur, comme nous l'avons indiqué plus haut, d'engager l'observé à fixer le miroir ophtalmoscopique ou un objet quelconque placé à 20 centimètres de ses yeux. Le rétrécissement pupillaire s'accusera encore plus.

Ces trois réflexes : photo-moteur, consensuel et réflexe de convergence, sont les plus importants à rechercher en raison de leur valeur séméiologique. On en a décrit d'autres, mais leur importance clinique n'est pas encore établie.

Il nous suffira de citer : le réflexe orbiculaire de la pupille consistant dans une contraction pupillaire accompagnant la contraction de l'orbiculaire; on le met en évidence en s'opposant à la fermeture des paupières par une traction sur elles à l'aide des doigts ou d'un blépharostat.

Le réflexe pupillaire à la douleur consiste dans une dilatation lente de la pupille. On peut le rechercher en piquant avec une épingle la région malaire ou temporale et en maintenant l'excitation pendant trente secondes.

Les réflexes corticaux sont d'une observation plus difficile encore. Si l'on attire l'attention d'une personne placée dans une chambre noire sur un objet éclairé, situé dans le champ visuel, tout en l'invitant à ne pas déplacer sa tête, on constate une légère contraction pupillaire : c'est le réflexe à l'attention de Haab. Le réflexe lié à la représentation mentale consiste dans une contraction ou une dilatation pupillaire en rapport avec la représentation mentale d'un objet lumineux ou sombre.

Irrégularité pupillaire.

Une série d'affections iriennes congénitales ou acquises peuvent entraîner une irrégularité du contour pupillaire : colobome, ectropion de l'uvée, iritis, plaies pénétrantes, luxations de cristallin, etc.

En dehors de l'irrégularité résultant d'affections oculaires, on a signalé depuis longtemps ce symptôme dans les affections nerveuses causées par la syphilis (tabes, paralysie générale). On sait aujourd'hui que cette irrégularité, le plus souvent persistante, a une importance très grande au point de vue du diagnostic de la syphilis avec ou sans manifestations nerveuses.

Inégalité pupillaire. Anisocorie.

Il faudra s'assurer tout d'abord que l'anisocorie n'est pas liée à une lésion cicatricielle (iritis), à une action médicamenteuse unilatérale, à un trouble paralytique, car en dehors de cette anisocorie occasionnelle il en est une à laquelle nous limiterons les considérations qui vont suivre; elle est essentiellement caractérisée par l'absence de toute cause oculaire ou nerveuse périphérique susceptible de l'expliquer.

Cette anisocorie peut être congénitale. Certains enfants, d'ailleurs normaux, présentent une inégalité pupillaire qui persistera toute la vie. Les cas en sont assez rares.

L'anisocorie acquise peut être transitoire ou persistante. La première s'observe au cours des méningites aiguës tuberculeuses ou non, au cours de l'attaque d'épilepsie. L'anisocorie persistante est un signe important de syphilis; elle paraît tout spécialement fréquente lorsque cette infection évolue suivant le type paralysie générale ou tabes.

On peut l'observer aussi dans les tumeurs intracrâniennes, en particulier celles qui siègent au niveau des tubercules quadrijumeaux.

Myosis. Resserrement pupillaire.

Le myosis peut être réalisé par une excitation de l'oculo-moteur commun (contraction du sphincter) ou par une paralysie du sympathique (paralysie des fibres dilatatrices). L'instillation de cocaïne produira une mydriase dans le second cas alors qu'elle restera sans effet dans le premier. C'est en réalité l'analyse des autres symptômes plutôt que les caractères du myosis qui permet de faire le diagnostic causal.

Avant de rechercher une cause nerveuse au myosis, on s'assurera qu'il n'a pas de *cause oculaire* : corps étranger de la cornée, iritis, instillation d'un myotique (pilocarpine ou ésérine).

La cause de beaucoup la plus fréquente est la *syphilis*, notamment dans les cas où elle affecte une localisation nerveuse (syphilis cérébro-spinale, tabes, paralysie générale). Le myosis peut être bilatéral ou coexister avec une inégalité pupillaire légère.

Toutes les causes susceptibles de provoquer une *paralysie du sympathique* entraînent le myosis du côté correspondant : section traumatique ou opératoire du sympathique cervical, paralysie radiculaire inférieure du plexus brachial, pachyméningite cervicale tuberculeuse ou syphilitique, syringomiélie, adénopathies cervicales, tumeurs du médiastin, certaines affections pulmonaires, cancer œsophagien, etc.

On a rencontré le myosis au début de certaines méningites aiguës, dans certaines formes d'amblyopie hystérique avec hyperesthésie oculaire.

Chez un malade comateux, l'existence d'un myosis indique habituellement que ce coma est lié à l'intoxication morphinique ou urémique.

On n'oubliera pas que les personnes âgées ont les pupilles beaucoup plus étroites que les jeunes sujets.

Mydriase. Dilatation pupillaire.

La mydriase est le plus souvent la conséquence d'une paralysie du sphincter irien, mais elle peut être réalisée aussi, à un plus faible degré il est vrai, par un spasme du dilatateur dû à l'excitation du grand sympathique. La cocaïne instillée reste sans action sur cette mydriase spasmodique.

La mydriase est un trouble beaucoup plus fréquent que le myosis et dont les causes sont plus nombreuses.

Parmi les causes périphériques, la première à envisager consiste dans l'instillation d'un *mydriatique* : atropine, homatropine, duboisine. La mydriase produite par ces substances s'accompagne toujours d'une paralysie accommodative. Il n'en est pas de même de la mydriase plus légère que produit l'instillation de cocaïne ou de certaines préparations impures de pilocarpine.

S'il existe des phénomènes d'irritation oculaire, même très légers, on devra explorer la tension et penser à la mydriase du glaucome aigu ou subaigu.

Nous avons vu plus haut que les traumatismes oculaires pouvaient provoquer la mydriase par paralysie de la musculature irienne.

Si aucune de ces causes ne peut être invoquée, on admettra la nature nerveuse de la mydriase. Toutes les causes traumatiques, néoplasiques, inflammatoires susceptibles d'intéresser le moteur oculaire commun dans l'orbite, le crâne ou la protubérance, pourront entraîner de ce fait la mydriase, qui n'est alors qu'un symptôme de la paralysie partielle ou totale de la troisième paire. Nous la retrouverons à propos de la description de ce type de paralysie.

La mydriase bilatérale peut être la conséquence de certaines intoxications. L'ingestion d'atropine ou de belladone, le botulisme (intoxication alimentaire spéciale), certains champignons vénéneux entraînent, en dehors des accidents généraux, la mydriase et la paralysie accommodative bilatérale.

La cécité complète par lésion des rétines (oblitération des vaisseaux centraux), par section des nerfs optiques ou des bandelettes, s'accompagne de mydriase et de perte des réflexes alors qu'une cécité corticale par lésion bilatérale des lobes occipitaux laissera les pupilles et ses réactions normales.

Dans l'atrophie des nerfs optiques des syphilitiques (paralytiques généraux, tabétiques ou non) il n'est pas rare de voir le myosis persister malgré la cécité complète, mais souvent aussi la mydriase et l'immobilité pupillaire précèdent la perte complète de la vision.

La mydriase s'observe encore dans certains cas de méningites aiguës, d'abcès du cerveau, d'apoplexie méningée, dans les attaques d'hystérie ou d'épilepsie, dans la syncope.

En l'absence de toute lésion nerveuse organique, peut-on voir une mydriase persistante se produire? Il semble bien que l'on ait observé des cas indiscutables de mydriase hystérique (succédant habituellement à des instillations d'atropine, mais se prolongeant des semaines ou des mois après la dernière instillation), mais on se souviendra que ces cas restent très exceptionnels.

Réflexe photomoteur de la pupille.

Le réflexe photomoteur prend naissance dans une excitation rétinienne. Nous ignorons quels éléments nerveux sont excités, mais on sait qu'ils sont en rapport avec des fibres pupillaires centripètes mélangées aux fibres visuelles du nerf optique; ces fibres subissent une décussation partielle au niveau du chiasma et gagnent à travers chaque bandelette le corps genouillé externe, qu'elles contournent pour pénétrer la substance du tubercule quadrijumeau antérieur et entrer en connexion avec le noyau de l'oculo-moteur commun. Ce noyau constituerait le centre réflexe (Bernheimer) d'où partent les fibres centrifuges ou fibres du sphincter pupillaire, qui gagnent la pupille par l'intermédiaire du nerf oculo-moteur commun et du ganglion ciliaire.

Les modifications que subit le réflexe photo-moteur ont acquis, en clinique, une valeur séméiologique de premier ordre.

Nous envisagerons d'abord la diminution du réflexe à laquelle on donne le nom de paresse pupillaire, la perte du réflexe, puis la réaction hémiopique et la réaction consensuelle qui appartiennent au réflexe photo-moteur.

a) La ***paresse pupillaire*** s'observe parfois dans les choriorétinites maculaires, dans l'amblyopie nicotino-alcoolique lorsque la recherche est faite à la lumière artificielle. Elle n'est pas rare chez les syphilitiques et dans les yeux atteints de glaucome aigu ou subaigu.

b) ***Perte du réflexe photo-moteur. Signe d'Argyll-Robertson.*** — Toute affection supprimant la fonction visuelle neuro-rétinienne aura pour effet de faire disparaître le réflexe photo-moteur du côté correspondant. Il faut, si la lésion est rétinienne, qu'elle intéresse toute la rétine : aussi n'observe-t-on la perte du réflexe photo-moteur que dans l'artérite des vaisseaux centraux de la rétine. Lorsqu'on couvre l'œil sain, on voit la pupille du côté atteint se dilater au maximum.

La section du nerf optique (par coup de couteau, projectile, fracture de la base) donnera lieu à des symptômes pupillaires identiques.

Le signe d'Argyll-Robertson (perte du réflexe photo-moteur avec conservation du réflexe de convergence) peut coexister avec du myosis ou un état de dilatation modéré d'une ou des deux pupilles. La présence de ce signe doit faire penser de suite à la syphilis acquise ou héréditaire. On l'observe plus particulièrement, comme les différents autres troubles pupillaires, dans le cours de l'infection syphilitique à localisation nerveuse, c'est-à-dire dans le tabes et la paralysie générale. Le signe d'Argyll-Robertson peut exister à l'état de symptôme isolé ou presque isolé chez des syphilitiques qui pendant des années ne présenteront pas d'autres manifestations. Dans le tabes confirmé, le signe d'Argyll-Robertson est extrêmement fréquent et constitue un trouble persistant. Exceptionnellement il a présenté des intermittences d'apparition et de disparition. L'absence du signe d'Argyll-Robertson ne constituera en aucun cas un argument suffisant contre le diagnostic de tabes. Il en est exactement de même dans la paralysie générale.

c) ***Réaction consensuelle.*** — Lorsque la réaction consensuelle est normale, l'illumination de chaque œil séparément entraîne une contraction de la pupille des deux côtés; inversement, l'occlusion d'un œil provoque une légère dilatation du côté opposé.

En cas d'amaurose monoculaire, la conservation de cette réaction indique qu'il s'agit d'une amaurose hystérique ou d'une amaurose simulée.

Si la pupille du côté illuminé ne se contracte pas, tout en donnant lieu à une réaction consensuelle, c'est qu'il existe une mydriase paralytique.

Si la pupille du côté illuminé ne se contracte pas et ne donne pas lieu à une réaction consensuelle, c'est qu'il y a du côté illuminé cécité complète par oblitération des vaisseaux centraux de la rétine ou par section du nerf optique. L'éclairage de l'autre œil provoque par contre de ce côté une contraction pupillaire consensuelle normale.

Il est enfin des cas où la réaction consensuelle ne se produit plus, quel que soit le côté éclairé. Il s'agit de lésions du système nerveux, d'origine syphilitique.

d) ***Réaction pupillaire hémiopique.*** — La mise en évidence de la réaction pupillaire hémiopique est le plus souvent si difficile que cela retire beaucoup d'importance à sa recherche. La valeur de cette réaction repose surtout sur les considérations théoriques suivantes : En supposant que les fibres pupillaires centrifuges aient une distribution semblable aux fibres visuelles, lorsqu'une lésion du nerf optique, du chiasma ou des bandelettes est la cause de l'hémiopie, l'éclairage de la moitié de la rétine anesthésiée ne doit plus entraîner de contraction pupillaire alors que, au contraire, cette contraction se produit si la lésion causale de l'hémiopie siège dans les hémisphères ou au niveau de l'écorce occipitale. Pour rechercher la réaction hémiopique, on placera le malade dans la chambre noire et l'on projettera un faisceau lumineux peu intense aussi obliquement que possible, de manière à n'éclairer que les parties périphériques de la rétine d'un côté. On comparera l'effet produit sur la pupille par l'éclairage successif des deux côtés, car, dans certains cas, on peut constater une réaction hémiopique relative.

Réflexe pupillaire de convergence.

L'incitation initiale part habituellement de la rétine, mais on est moins renseigné sur le trajet des fibres centripètes; en outre, la contraction pupillaire peut accompagner un mouvement de convergence produit par une impulsion volontaire sans but fonctionnel. C'est ce qui nous explique que, même dans la cécité complète, le réflexe pupillaire de convergence se produit lorsqu'on engage le malade à converger vers son nez. Le centre de réflexion est le noyau de l'oculo-moteur; les fibres centrifuges semblent être les mêmes que celles du réflexe photo-moteur.

L'immobilité de la pupille à la convergence est très rarement isolée. Elle accompagne habituellement la perte du réflexe photo-moteur et comporte la même signification que le signe d'Argyll-Robertson. Il va sans dire que, dans la mydriase paralytique, la perte du réflexe de convergence existe toujours.

Mobilité pupillaire anormale. Hippus.

Nous avons vu que, par suite des modifications incessantes des excitations périphériques ou centrales qui donnent lieu aux mouvements réflexes de la pupille, le diamètre de celle-ci est en état de variation constante; on donne à ces variations le nom d'oscillations pupillaires.

La cécité complète et absolue, sauf celle qui résulte de lésions corticales bilatérales, a pour effet de les supprimer.

Il en est de même des affections qui entraînent l'abolition des réflexes pupillaires.

D'autre part, les oscillations pupillaires peuvent dans certains états pathologiques être plus accusées ou plus fréquentes : c'est à ce symptôme que l'on donne le nom d'hippus. On l'a signalé au cours de la méningite tuberculeuse chez l'enfant, de l'ophtalmoplégie externe, du goitre exophtalmique, dans certaines paralysies de l'oculo-moteur commun en voie de guérison. Il a une signification pronostique assez grave.

V. — LÉSIONS CICATRICIELLES DE L'IRIS

Synéchies, séclusion de la pupille.

A la suite des inflammations de l'iris ou des plaies pénétrantes de la cornée, il se produit parfois des lésions cicatricielles dont la connaissance a une certaine importance pratique.

Les adhérences iriennes portent le nom de synéchies. L'adhérence à la cornée constitue une *synéchie antérieure*. Elle résulte le plus souvent d'une lésion cornéenne perforante (plaie, ulcère) et est étudiée avec les affections cornéennes. L'adhérence à la cristalloïde antérieure forme par contre la *synéchie postérieure*, si fréquente au cours de l'iritis; mais souvent aussi elle succède à une plaie pénétrante de l'iris. Lorsque le bord pupillaire de l'iris a contracté une adhérence circulaire au cristallin, on dit qu'il y a *séclusion pupillaire*. Cette lésion coïncide le plus souvent avec une *occlusion pupillaire* par une membrane fibreuse opaque, reliquat d'un exsudat plastique. La séclusion pupillaire se reconnaîtra à l'immobilité pupillaire. L'orifice pupillaire semble placé au fond d'un entonnoir résultant de la voussure des parties moyennes de l'iris, refoulées par l'accumulation de l'humeur aqueuse.

Le danger de ces lésions résulte uniquement des complications auxquelles elles peuvent donner naissance.

La synéchie antérieure devient, dans certains cas d'infection cornéenne, une voie de propagation vers l'iris et les membranes profondes.

Lorsqu'elle est limitée, la synéchie postérieure est inoffensive, mais s'il y a séclusion pupillaire, le danger de glaucome secondaire est très grand.

On préviendra cette complication en pratiquant une iridectomie anti-glaucomateuse. Il importe de savoir que, dans ces cas, l'instillation d'atropine et même de pilocarpine peut donner lieu à un accès aigu de glaucome.

VI. — TUMEURS DE L'IRIS

Les tumeurs de l'iris sont extrêmement rares.

Kystes de l'iris. — En dehors des kystes d'origine traumatique (kystes séreux ou kyste perlé, voir p. 233), on observe des kystes dermoïdes, des kystes séreux congénitaux et des cysticerques.

Sarcomes de l'iris. — Les sarcomes de l'iris sont le plus souvent pigmentés et forment des taches brunes ou noires qui siègent sur la face antérieure de l'iris et dont le développement, lent au début et pouvant passer inaperçu, ne tarde pas à devenir plus rapide et à entraîner un trouble visuel et des symptômes de glaucome secondaire. Les sarcomes non pigmentés ou leucosarcomes sont un peu plus rares. L'énucléation du globe, aussitôt le diagnostic posé, sera la seule thérapeutique rationnelle.

Nævi pigmentaires. — On trouve parfois de petites accumulations de pigments à la surface de l'iris formant une ou plusieurs taches brunâtres. On ne les confondra pas avec le sarcome mélanique ; pour cela, il suffira de les observer pendant quelques semaines. Elles n'ont pas de tendance extensive.

CHAPITRE IX

MALADIES DU CORPS CILIAIRE

La séparation des affections du corps ciliaire de celles de l'iris a quelque chose d'artificiel. Il est rare que les localisations métastatiques infectieuses n'atteignent pas simultanément l'iris et le corps ciliaire et ne prédominent même au niveau du corps ciliaire. Cette distinction est néanmoins légitime en raison de la fonction particulièrement importante dévolue aux procès et à la région ciliaire dans l'équilibre des liquides oculaires, et en raison de certains caractères particuliers qui signalent l'atteinte de la région ciliaire. En outre, il n'est pas exceptionnel de voir des infections affecter la région ciliaire principalement et laisser l'iris presque intact, en apparence du moins.

I. — TRAUMATISMES DE LA RÉGION CILIAIRE

La région ciliaire de la sclérotique est assez fréquemment le siège de solutions de continuité d'origine traumatique. Ce sont le plus souvent des plaies pénétrantes, produites par des instruments piquants ou contondants, par des projectiles, par des corps étrangers ou des plaies par éclatement, résultant d'une contusion du globe.

Plaies pénétrantes.

L'aspect des plaies pénétrantes de la région ciliaire varie suivant les caractères du corps vulnérant et l'étendue de la blessure. — Lorsqu'elle est très petite, ce qui est souvent le cas dans les plaies pénétrantes par corps étranger, elle peut passer inaperçue malgré un examen très attentif. Il arrive souvent qu'on méconnaisse la pénétration d'un fragment métallique dans l'œil par suite de l'absence de toute solution de continuité apparente. D'autres fois, on la reconnaît à une petite tache bleuâtre ou ecchymotique de la sclérotique. Lorsque la plaie scléroticale atteint une certaine étendue, ses lèvres s'écartent toujours plus ou moins et laissent saillir un liquide transparent, de consistance gélatineuse, qui est le corps vitré, ou une masse brunâtre ou noirâtre formée par l'iris ou le corps ciliaire.

Toute plaie de la sclérotique s'accompagne de la diminution de la tension oculaire. Les troubles subjectifs dépendent de l'hémorragie intra-oculaire et des modifications de tension du globe. Lorsqu'il n'y a pas d'infection, l'évolution de la plaie est indolore.

Complications. — L'infection est la plus sérieuse des complications des plaies de la région ciliaire, parce que le corps vitré se trouve directement atteint et que la panophtalmie qui en résulte abolit définitivement la vision et nécessite l'ablation du globe. En dehors de cette infection suppurée, les plaies de la région ciliaire exposent plus que toutes autres à l'infection sympathique qui, après avoir aboli la vision dans un œil, peut atteindre l'œil opposé ou rester une menace tant que l'ablation de l'œil traumatisé n'aura pas été faite. Lorsque la plaie de la région ciliaire a une certaine étendue, on peut voir, même en l'absence de toute infection, l'œil présenter de l'hypertension suivie après un temps variable de l'atrophie complète. La présence d'un corps étranger dans le globe viendra compliquer la plaie tout en favorisant l'infection ; elle pourra donner lieu aux phénomènes spéciaux que provoque la présence du fer ou du cuivre dans l'œil.

Traitement. — En présence d'une plaie pénétrante, il faudra se demander s'il y a ou non corps étranger dans l'œil (voir le chapitre consacré aux corps étrangers). Si ce diagnostic est écarté, on procédera, après aseptisation des membranes externes, à l'excision du prolapsus irien (ou à sa réduction s'il est limité). Si c'est le corps ciliaire qui fait hernie, on cherchera à le réduire, puis on placera un ou deux points de suture, passés dans les couches superficielles de la sclérotique ou dans la conjonctive seule si l'écartement des lèvres de la plaie est faible. On appliquera un pansement binoculaire aseptique et on prescrira le repos au lit. Il est de toute importance d'immobiliser les globes oculaires.

Si, malgré ces soins immédiats, l'infection se développe sous l'une des deux formes que nous avons indiquées plus haut, l'énucléation immédiate aura le double avantage de raccourcir de beaucoup la durée du traitement et des douleurs et de prévenir sûrement toute complication sympathique du côté opposé.

Plaies par éclatement de la région cilio-sclérale.

Les plaies par éclatement s'observent à la suite de contusions violentes du globe oculaire : coup de poing, coup de bâton, coup de corne, etc. Elles siègent de préférence à la partie supérieure du globe. La rupture siège à 1 ou 2 millimètres du bord cornéen et présente une disposition en arc. Sa longueur est variable; il n'est pas rare qu'elle occupe le tiers ou le quart de la périphérie de la région ciliaire et qu'elle présente une régularité qui peut faire croire à une section par un instrument contondant.

La conjonctive peut être intacte ou rompue au point correspondant à la sclérotique. Il y a souvent alors prolapsus du vitré ou de l'iris et des procès ciliaires. Il n'est pas rare que le cristallin se trouve dans la plaie ou sous la conjonctive. Il est parfois expulsé entièrement. L'état de la fonction visuelle est commandé par les lésions des membranes profondes. Le pronostic en est un peu moins grave que celui des plaies pénétrantes, en raison du risque d'infection qui est un peu moins grand. Il n'est pas exceptionnel de voir l'œil conserver un certain degré de vision malgré la rupture sclérale et la luxation hors du globe du cristallin. Il faudra corriger l'aphakie par un verre approprié.

Traitement. — Le traitement sera le même que dans les cas de plaies pénétrantes.

II. — Infections de la région ciliaire. Cyclite.

L'exploration directe du corps ciliaire étant impossible par le fait même de sa situation, on déduit le diagnostic de l'inflammation du corps ciliaire d'un certain nombre de symptômes que l'analyse clinique et anatomique a permis de lui attribuer. Le plus important est celui auquel on a donné le nom de *précipités* ou *précipitations* à la face postérieure de la cornée. C'est même aux cas où ces précipités coexistent avec les signes d'iritis que l'on réserve la désignation d'iridocyclite.

Voici en quoi consistent ces précipités qu'il faut souvent rechercher par l'éclairage oblique et avec la loupe : on voit, dans une aire triangulaire, dont le sommet correspond à peu près au centre de la pupille et dont la base siège au bord cornéen inférieur, une série de petites taches grisâtres ou brunâtres qui semblent siéger dans les couches profondes de la cornée, alors qu'elles sont placées en réalité sur la face postérieure de la cornée (on les désignait autrefois du nom de descemétite ou d'aquocapsulite).

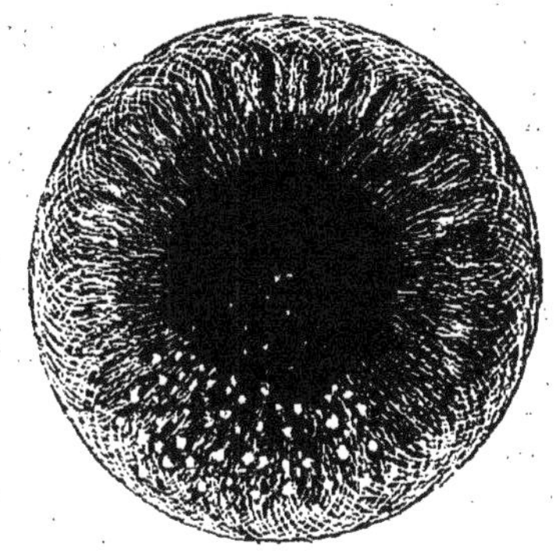

Fig. 160. — Cyclite. Disposition demi-schématique des précipités à la face postérieure de la cornée

Ces précipités sont habituellement punctiformes, mais, dans certaines infections violentes du corps ciliaire, on peut les voir atteindre le diamètre d'une ou de deux têtes d'épingle. Parfois aussi ils s'accompagnent d'un hypopion dans l'angle irido-cornéen inférieur; ce dernier se différencie souvent de l'hypopion ordinaire par un volume moindre et une consistance plus grande qui lui fait affecter une forme pyramidale.

L'examen anatomique a montré que ces précipités sont constitués par des lymphocytes fixés sur l'endothélium de Descemet dont une rangée de cellules a pu disparaître. Ces lymphocytes contiennent en quantité plus ou moins considérable du pigment provenant de la région ciliaire. C'est à la présence de ce pigment qu'est due la teinte brunâtre de certains précipités. Après la mort du lymphocyte, le pigment persiste au niveau de la lésion et on peut le retrouver des mois et des années après la poussée de cyclite.

A cette exsudation très particulière dans la chambre antérieure correspond, presque toujours, une exsudation plus ou moins manifeste dans le corps vitré; en raison des difficultés qu'on éprouve à la constater, elle acquiert beaucoup moins d'importance diagnostique que les précipités.

Les phénomènes réactionnels sont extrêmement variables. Dans les cas légers on n'observe qu'une photophobie modérée avec larmoiement et un trouble très accusé de la vision. Il y a presque toujours un peu d'injection périkératique et une sensibilité manifeste lorsqu'on exerce sur la région ciliaire de la sclérotique une légère pression soit directement, soit au travers des paupières. Ces différents symptômes peuvent, cela va sans dire, acquérir plus d'acuité dans les cas intenses; ce ne sont pas eux néanmoins, mais certaines complications non constantes, il est vrai, qui impriment à l'affection son caractère de gravité.

Ces complications résultent des modifications de tension oculaire produite par l'inflammation de la région ciliaire. L'hypertonie est fréquente au cours de la cyclite ou de l'iridocyclite et le glaucome secondaire qui se développe, peut avoir tous les caractères d'un glaucome aigu. On a décrit ces cas sous le nom d'iritis glaucomateuse, mais l'iritis peut manquer, tandis que la cyclite est constante et la recherche minutieuse des précipités permettra toujours d'en constater la présence. Ce qui fait le danger de ces cas, c'est précisément la confusion avec une iritis simple et la prescription de mydriatiques, alors que les myotiques ont une action rapide et constante sur les phénomènes produits par l'hypertension.

Dans d'autres cas, l'hypertonie se produit lentement, d'une manière insidieuse, affectant les allures du glaucome secondaire subaigu ou chronique. Là encore, il importe de faire un diagnostic complet et de ne pas se contenter d'un examen superficiel. Lorsque l'atteinte du corps ciliaire est plus profonde, c'est la diminution de la tension oculaire, l'hypotonie, qui se produit, soit comme symptôme passager, soit le plus souvent comme symptôme durable aboutissant à la phtisie du globe, c'est-à-dire à un affaissement du kyste oculaire dont tous les diamètres deviennent plus petits et dont les membranes profondes et les milieux transparents subissent une atrophie marquée. Cette hypotonie s'observe notamment à la suite des traumatismes de la région ciliaire, des cyclites ou iridocyclites suppurées graves.

Étiologie. — La cyclite est toujours la conséquence d'une infection exogène ou endogène de la région ciliaire. L'infection exogène est réalisée par le traumatisme, notamment par les plaies opératoires, par les plaies pénétrantes avec ou sans corps étranger. On peut en différencier deux types : 1° une infection suppurative le plus souvent causée par le pneumocoque, le streptocoque ou un certain nombre de microorganismes pyogènes.

2° Une infection à évolution moins rapide, à exsudations plastiques dont le microorganisme nous est inconnu, mais dont les caractères cliniques et anatomiques sont d'autant mieux connus qu'elle est susceptible de se transmettre au second œil en donnant lieu à des lésions analogues décrites, depuis Mackenzie, sous le nom d'ophtalmie sympathique. Bien que débutant presque toujours par le corps ciliaire, nous laisserons de côté pour l'instant ce type d'infection oculaire auquel nous consacrerons un chapitre spécial.

L'infection endogène de la région ciliaire est au moins aussi fréquente. Elle peut être produite par la localisation des agents pathogènes d'une infection générale causée par le pneumocoque ou le streptocoque. Ces cas sont souvent désignés sous le nom d'ophtalmie métastatique. Nous y reviendrons lorsque nous étudierons les affections de la choroïde, car il se produit le plus souvent une localisation simultanée du pneumocoque ou du streptocoque dans les vaisseaux de la choroïde et dans ceux de la région ciliaire. D'autres fois, la région ciliaire ou la région choroïdienne sont l'une ou l'autre plus particulièrement atteintes ou même seules atteintes.

Dans la plupart de ces cas, l'exsudat purulent est déversé dans la chambre antérieure sous forme d'hypopion et les précipités passent au second plan ou sont même absents.

D'autres infections endogènes peuvent se localiser dans le corps ciliaire. La plus fréquente paraît être la syphilis à toutes les périodes de son évolution : parfois, au moment de la généralisation secondaire, d'autres fois, des années après le chancre initial.

Nous ne reviendrons pas sur ce que nous avons dit à propos des localisations ciliaires de la tuberculose et de la lèpre. Il est probable que d'autres germes infectieux peuvent donner naissance à la cyclite. Après les poussées de bronchite aiguë et en particulier au cours de l'influenza, on peut voir se produire une cyclite légère qui se signale uniquement par quelques précipités et un peu de photophobie. L'affection guérit en quinze jours ou trois semaines. S'agit-il d'une localisation ciliaire du bacille de Pfeiffer? Il est impossible de se prononcer à cet égard, faute d'examens directs. On connaît des cas de cyclite dans le typhus récurrent causé par le développement dans l'appareil circulatoire du spirille d'Obermeyer.

L'étiologie de ces cyclites présente donc la même complexité que celle des inflammations iriennes. Il importe néanmoins de ne pas perdre de vue que parmi les infections humaines, c'est l'infection par le spirochète de Schaudinn, la syphilis, qui donne lieu le plus souvent à l'inflammation de la région ciliaire et de l'iris.

Diagnostic. — L'examen attentif de la cornée et surtout de sa moitié inférieure, chaque fois que l'on constate des phénomènes d'irritation oculaire ou des symptômes d'hypertension ou d'hypotonie, permettra toujours de reconnaître l'existence des lésions qui indiquent une atteinte particulièrement grave du corps ciliaire.

On ne se laissera pas influencer par la constatation des symptômes glaucomateux aigus, par le dépoli de la cornée pouvant rendre plus difficile la recherche des précipités.

Si le diagnostic de la réaction du corps ciliaire n'offre pas en général de difficultés, il n'en est pas de même du diagnostic de la cause qui l'a produite. Ce diagnostic est particulièrement délicat lorsque la cyclite existe seule et que l'étude des commémoratifs ne fournit aucune indication précise. C'est dans ces cas que l'on invoque l'arthritisme, le rhumatisme et autres termes permettant de dissimuler notre ignorance.

Pronostic. — Le pronostic de la cyclite, quelle qu'en soit la nature, est toujours grave, et bien qu'il y ait nombre de cas légers suivis d'une guérison complète, il faut toujours redouter les complications possibles et surveiller les malades pendant longtemps. Certaines formes de cyclites affectent une allure chronique avec des rechutes continuelles que l'on ne parvient pas à empêcher

Traitement. — Le traitement local sera symptomatique. S'il y a iridocyclite, l'instillation d'atropine ne sera faite qu'après s'être assuré que la tension oculaire est normale. On surveillera l'œil malade chaque jour et, si l'on constate après l'instillation une aggravation des symptômes ou l'existence d'une hypertonie manifeste, on remplacera l'atropine par l'ésérine ou la pilocarpine.

Il sera très important de faire un traitement général lorsqu'il s'agit d'une infection sur laquelle on peut avoir quelque action. Le traitement mercuriel donne très souvent des résultats excellents.

III. — TUMEURS DE LA RÉGION CILIAIRE

La région ciliaire est un des sièges de prédilection de certaines tumeurs primitives ou secondaires ; ce sont néanmoins des affections rares que l'on ne devra pas confondre avec les lésions hyperplasiques produites par la syphilis ou la tuberculose.

Symptômes. — Il est rare que ces tumeurs soient reconnues au début. C'est le cas néanmoins lorsque la tumeur a son point d'origine au voisinage de l'insertion irienne au corps ciliaire et refoule en avant le tissu irien.

C'est le plus souvent à un stade plus avancé que les modifications de la vision engagent le malade à consulter. On constate alors une saillie anormale derrière le cristallin.

Cette saillie peut avoir une coloration brunâtre (sarcome mélanique) ou rougeâtre (cas de myôme de Badal et Lagrange).

Après un temps variable la tension oculaire augmente et le glaucome secondaire vient confirmer le diagnostic.

Types anatomo-cliniques. — Le *sarcome mélanique* ou *non*

pigmenté est la forme néoplasique la plus fréquente là comme d'ailleurs dans les autres parties de l'uvée. Il forme sur les coupes antéro-postérieures de l'œil une surface ovalaire ou discoïde qui repousse la racine de l'iris en avant et soulève ou envahit les procès ciliaires. Le plus souvent la tumeur fait saillie dans le corps vitré; exceptionnellement elle soulève la sclérotique et donne lieu à un staphylome du limbe.

Le caractère histologique de ces tumeurs est d'être formé par des éléments cellulaires sphériques (sarcome à cellules rondes), fusiformes (sarcome fuso-cellulaire) ou de l'un et l'autre de ces éléments avec des cellules géantes (sarcome à myéloplaxes). Ces cellules sont disposées autour d'un riche réseau vasculaire formant de véritables lacunes ou des canaux dont les bords sont limités par une seule rangée de cellules sans paroi propre.

Pour ne pas nous répéter, nous renvoyons à la description du sarcome de la choroïde pour tout ce qui touche à l'évolution de cette tumeur et aux complications métastatiques à distance, qui entraînent la mort. Il n'y a pas de différence à ce point de vue entre le sarcome choroïdien et le sarcome de la région ciliaire.

Les cas de *myôme du corps ciliaire* sont exceptionnels. La tumeur est constituée par des fibres musculaires lisses divisées en faisceaux et irriguées par des vaisseaux à paroi propre. Il ne semble pas, d'après le très petit nombre d'observations publiées, que la tumeur récidive localement ou à distance après ablation du globe, comme c'est, par contre, le cas habituel pour les sarcomes.

Traitement. — L'énucléation du globe, aussi hâtive que possible, est la seule thérapeutique efficace. Même lorsqu'elle ne prévient pas les métastases, elle évite au malade la période pénible causée par les douleurs liées au glaucome secondaire.

CHAPITRE X

MALADIES DU CRISTALLIN

Le cristallin est formé par une stratification de cellules lamellaires maintenues dans une enveloppe continue, résistante, la capsule du cristallin ou cristalloïde; cette capsule est tapissée, dans sa moitié antérieure seulement, d'un épithélium régulier situé entre la capsule antérieure et le tissu du cristallin proprement dit. Aucun vaisseau ne pénètre ce kyste épithélial qui reçoit ses éléments nutritifs par diffusion au travers de la capsule. Cette absence de vaisseaux et les conditions particulières de nutrition du cristallin, impriment à la pathologie de cet organe un caractère tout particulier. Les causes qui produisent les affections du cristallin sont encore fort mal connues, malgré les recherches faites dans ces dernières années pour pénétrer le mécanisme de l'affection la plus fréquente et la plus importante, la cataracte.

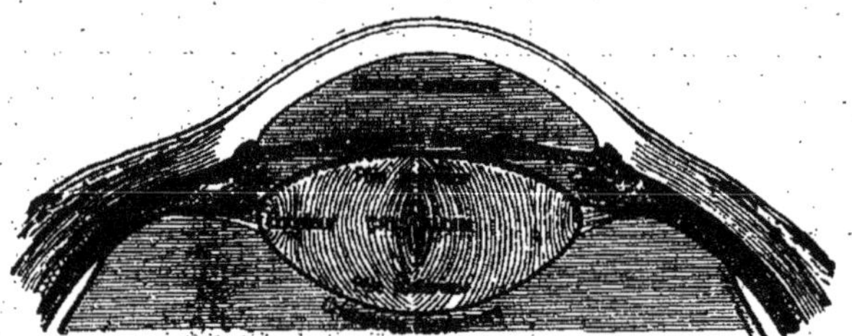

Fig. 161. — Schéma des rapports du cristallin.

Nous indiquerons, tout d'abord, les procédés d'examen particuliers à l'exploration du cristallin, puis nous en étudierons les affections congénitales, les affections traumatiques et les affections acquises.

Procédés d'examen.

Comme le cristallin se trouve placé derrière l'iris, l'exploration ne peut en être faite qu'au travers de l'orifice pupillaire. C'est d'ailleurs fort souvent à une modification de la teinte de la pupille que se reconnaît l'affection cristallinienne. Mais l'inspection directe, même complétée par l'examen à l'éclairage oblique (voir fig. 128, p. 181), ne nous permettra d'explorer que les parties du cristallin correspondant au champ pupillaire ; ces parties découvertes ne représentent que le tiers ou le cinquième du diamètre du cris-

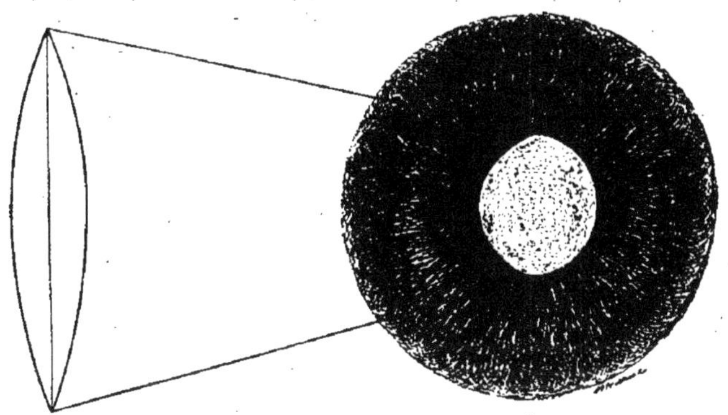

Fig. 162. — Ombre portée de l'iris sur le cristallin cataracté. Vue de face. La lentille placée à la gauche de l'œil fait converger les rayons lumineux sur le champ pupillaire.

tallin, suivant l'état de la pupille. Il sera donc toujours nécessaire de la dilater par instillation d'homatropine ou d'eumydrine.

L'exploration directe de l'aire pupillaire révélera la transparence, l'opalescence ou l'opacité du tissu cristallinien ; à l'épaisseur de tissu cristallinien transparent qui séparera la cristalloïde de l'opacité, on pourra juger approximativement de son siège dans l'épaisseur du cristallin. On donnait autrefois une assez grande importance à cette recherche, pour l'appréciation du degré de maturité d'une cataracte. On déterminait l'étendue de l'ombre portée de l'iris sur le cristallin en plaçant au côté du malade une source lumineuse. A l'état normal le champ pupillaire paraît uniformément noir. S'il est opacifié dans ses couches moyennes, on verra un croissant d'ombre plus ou moins large dans la partie de la pupille située du côté de la lumière. Le restant de la pupille paraîtra grisâtre ou blanchâtre. Lorsque la totalité des fibres cristalliniennes est dégénérée (cataracte mûre), l'ombre portée est réduite à une ligne.

L'éclairage de la pupille à la lumière transmise fournira aussi des renseignements très importants. On se servira de l'ophtalmoscope à miroir plan ou concave et on projettera la lumière dans le champ pupillaire ainsi qu'il sera exposé plus loin (voir p. 316). Si le cristallin est transparent le champ pupillaire apparaît comme un disque rouge. S'il y a des opacités du cristallin, elles trancheront,

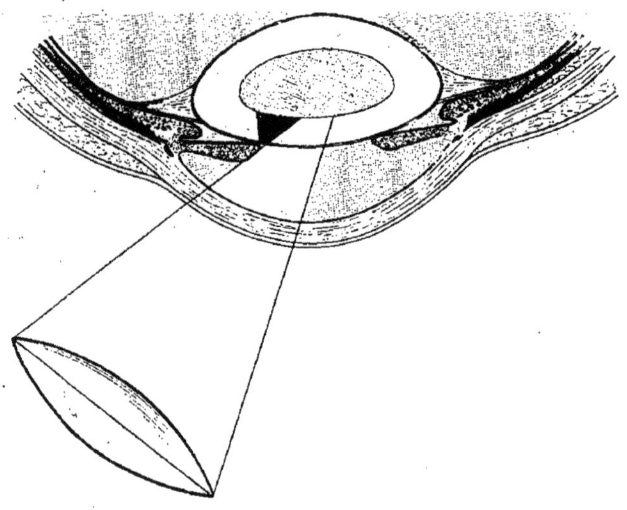

Fig. 163. — Ombre portée de l'iris sur le cristallin cataracté. Vue de profil. Le noyau cristallinien est opacifié tandis que les couches superficielles sont encore transparentes. Le triangle sombre correspond à l'ombre portée vue de face.

suivant le cas, en noir ou en gris, et si le cristallin est entièrement opaque, on n'obtiendra aucune lueur pupillaire même après dilatation de la pupille.

La différence qui existe dans l'indice de réfraction de la cornée, de l'humeur aqueuse, du cristallin et du corps vitré donne lieu, lorsqu'on éclaire la pupille d'une certaine manière, à une série d'images réfléchies qui ont été étudiées par Young, puis par Purkinje. On les dénomme souvent images de Purkinje, mais c'est Sanson qui eut le premier l'idée de les utiliser dans l'étude des troubles du cristallin.

Pour rechercher les reflets pupillaires, l'observé sera placé dans une chambre noire, de manière à n'avoir au-devant de lui aucune autre surface éclairante que la source lumineuse servant à l'examen. La pupille sera dilatée par un mydriatique; une bougie, dont un petit écran protégera l'observateur, servira de source lumineuse. On la placera à une petite distance, à la hauteur de l'œil du malade et un peu latéralement, tandis que l'observateur se placera en face de la pupille, de manière à faire avec le rayon lumineux allant de la lumière à la cornée de l'observé un angle de 20 degrés. On voit alors très nettement 3 ou 5 images.

1° La première image est de beaucoup la plus brillante. Elle est droite : c'est l'image cornéenne.

2° La deuxième image, plus petite, est droite aussi, mais moins nette.

3° La troisième est encore moins grande et renversée, c'est l'image réfléchie par la face postérieure du cristallin.

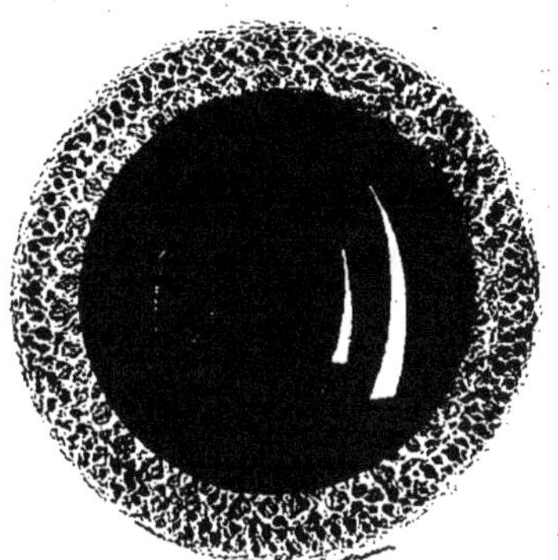

Fig. 164. — Images de Purkinje ou reflets pupillaires. — *a*, image droite cornéenne; *b*, image droite de la face antérieure du cristallin; *c*, image renversée de la face postérieure du cristallin; *d*, image renversée de la face postérieure du noyau.

4° et 5° Les parties centrales du cristallin ont presque toujours, et même chez de jeunes sujets, une valeur réfringente différente de celle des parties périphériques. C'est ce qu'on appelle le noyau du cristallin. Il est facile, en y prêtant un peu d'attention, de voir, même en explorant avec une bougie, deux images, l'une droite, l'autre renversée, correspondant à la face antérieure et à la face postérieure du noyau.

Si l'on avait quelque difficulté à les reconnaître, il suffirait de déplacer légèrement la source lumineuse de haut en bas. On verra les trois images droites (1, 2 et 4) se déplacer dans le même sens, mais le mouvement apparent de la 2e sera plus rapide que celui de la 4e.

On comprend, sans qu'il soit nécessaire d'insister longuement, quel intérêt sémiologique peut présenter la recherche des images 2, 3, 4 et 5 et en particulier les 2e et 3e.

L'absence des reflets pupillaires (le reflet 1 mis à part, puisqu'il se produit à la face antérieure de la cornée) indiquera l'absence du cristallin. C'est même le seul moyen certain de diagnostiquer l'aphakie ou la luxation du cristallin. Le reflet 3 manquera dans les cas où une opacité cristallinienne atteint les parties moyennes ou profondes du cristallin. Sa présence empêchera par contre de confondre une cataracte noire avec des lésions du fond de l'œil telles que les hémorragies du vitré, le décollement total, etc.

A ces procédés directs d'examen du cristallin viennent s'ajouter les procédés indirects basés sur l'étude objective ou subjective de la réfraction cristallinienne.

C'est à la présence du cristallin qu'est liée la propriété que possède l'œil de modifier sa réfraction et de se mettre au point pour des distances variables.

Cette accommodation sera étudiée plus loin, mais nous devons dire ici que la suppression du cristallin supprime la propriété accommodative. Ce n'est pas là son seul effet sur la réfraction oculaire. Lorsqu'on supprime le cristallin d'un œil emmétrope on le place au point de vue visuel dans des conditions telles que la vision des détails à distance n'est possible qu'avec un verre de 11 à 12 D. La valeur réfractive dont on a diminué l'œil n'est pas la même chez un œil myope. Si la myopie atteint 18 dioptries, la suppression du cristallin rendra l'œil emmétrope et permettra la vision nette à distance sans aucun verre.

Les altérations du cristallin et en particulier les modifications séniles se traduisent souvent par un changement de réfraction. Il n'est pas rare de voir des personnes ayant dépassé la soixantaine et qui jusque-là avaient eu une vision à distance parfaite, ne plus voir nettement et ne recouvrir une perception nette qu'à l'aide d'un verre concave de — 2 à — 8 D. Il s'est développé une myopie dite cristallinienne parce qu'elle est produite par une modification de réfringence du tissu cristallinien, en particulier de son noyau.

I. — LÉSIONS CONGÉNITALES DU CRISTALLIN

La cataracte mise à part, les lésions congénitales du cristallin sont extrêmement rares. Nous les signalerons rapidement.

Aphakie congénitale.

L'arrêt de développement du cristallin est mis en doute par beaucoup d'auteurs. L'absence du cristallin doit toujours être considérée comme la conséquence de la résorption du cristallin et non pas de son absence de développement. Les yeux où on l'a constatée sont généralement atteints de microphtalmie ou d'autres lésions ayant évolué pendant la vie intra-utérine.

Lenticône antérieur ou postérieur.

Le lenticône antérieur est beaucoup plus rare que le postérieur. Il consiste dans une conformation particulière de la face antérieure ou postérieure du cristallin. La courbure de ces surfaces est plus accusée qu'à l'état normal.

L'affection se traduit par un trouble de l'acuité visuelle ; celle-ci est parfois améliorée par des verres concaves.

Il y a presque toujours des opacités cristalliniennes à siège postérieur et parfois aussi une persistance de l'artère hyaloïdienne.

A l'examen skiascopique, les parties périphériques du cristallin ont une réfraction inférieure à celle des parties centrales. On voit souvent se produire dans le champ pupillaire des ombres en croissant ou en demi-lune.

La troisième image pupillaire paraît très petite, ce qui permet de distinguer le lenticône postérieur vrai, affection congénitale du faux lenticône, maladie acquise et due aux modifications du noyau cristallinien.

Si les verres concaves n'améliorent pas la vision, on procédera à l'extraction du cristallin (voir p. 472).

Colobome du cristallin.

On donne le nom de colobome du cristallin à une malformation caractérisée par la présence d'une dépression du bord cristallinien. Cette dépression en général peu profonde est creusée en forme de selle, de cœur ; elle peut être irrégulière.

La zonule existe ou fait défaut à son niveau. Le colobome du cristallin correspond souvent à un colobome irien ou choroïdien (voir fig. 156, p. 227). Il n'en résulte aucun trouble fonctionnel.

Ectopie du cristallin.

L'ectopie ou luxation congénitale du cristallin s'observe souvent chez plusieurs membres de la même famille.

Elle est presque toujours bilatérale et symétrique, le sens du déplacement étant le même dans les deux yeux.

C'est le plus fréquemment vers le bord supérieur de la pupille que se produit le déplacement.

Le déplacement du cristallin par rapport à la pupille peut être léger ou très accusé. Dans ce dernier cas le bord cristallinien correspond au centre ou au tiers de la pupille et, par la skiascopie, on reconnaît l'existence d'une réfraction différente suivant les points explorés.

La chambre antérieure est ordinairement plus profonde ; l'iris et le cristallin offrent souvent un tremblotement manifeste dans les déplacements du globe ; en outre, la pupille peut occuper une position anormale.

Le cristallin ectopié peut rester indéfiniment transparent ; il peut aussi s'opacifier ou se luxer complètement.

Si le trouble visuel est trop accusé, on aura recours à l'extraction du cristallin ; nous en indiquerons la technique à propos des luxations acquises.

Cataractes congénitales.

L'opacité partielle ou totale du cristallin est fréquemment constatée dès la naissance ou au cours des premiers mois de la vie.

L'attention des parents est attirée par une coloration grise anormale de la pupille ou par le développement visuel insuffisant qui se manifeste lorsqu'on sollicite le regard de l'enfant.

Nous décrirons les différentes modalités anatomiques de la cataracte congénitale tout en reconnaissant d'emblée que ces différentes formes ne correspondent nullement à des maladies distinctes ayant une étiologie ou une évolution différentes.

Dans les familles où la cataracte congénitale est héréditaire, on peut voir, par exemple, la cataracte zonulaire atteindre une génération, alors que, dans la suivante, ce sera la forme nucléaire qui dominera. On a signalé d'autre part des malades dont un des cristallins présentait une cataracte zonulaire et l'autre une cataracte fusiforme.

Cataracte zonulaire.

La cataracte zonulaire consiste dans une opacité partielle du cristallin, intéressant les couches intermédiaires entre le noyau et la partie périphérique des couches corticales qui restent parfaitement transparentes. A l'examen direct à travers la pupille dilatée, on constate un trouble grisâtre plus ou moins profond et saturé qui n'atteint pas la périphérie cristallinienne et se limite à ce niveau par un contour net. L'étendue de la zone opaque offre un diamètre qui varie de 3 à 8 millimètres. Il n'est pas rare que les parties centrales de l'opacité paraissent plus transparentes. On trouve souvent aussi, dans la périphérie transparente du cristallin, de petites opacités formant un anneau ou même deux anneaux concentriques à l'opacité zonulaire.

Les cas où la cataracte zonulaire est très opaque et constitue une gêne très marquée pour la vision sont les plus nombreux. Il n'est cependant pas rare de rencontrer des malades chez lesquels la cataracte zonulaire n'est représentée que par un semis de petites opacités punctiformes formant un véritable anneau grisâtre autour du noyau lorsqu'on pratique l'éclairage de la pupille; c'est ce que l'on a appelé la cataracte zonulaire rudimentaire.

La cataracte zonulaire est habituellement bilatérale et également développée dans chaque œil. Les faits où elle est monoculaire ou inégalement développée sont l'exception. Le nystagmus est fréquent.

Un certain nombre de malades (un tiers environ) atteints de cataracte zonulaire sont améliorés par des verres concaves. Le plus souvent l'œil est emmétrope.

On a beaucoup discuté l'origine congénitale ou non de la cataracte zonulaire. Un certain nombre d'observateurs admettent qu'elle se développe dans les premiers mois après la naissance. La difficulté tient à ce que le trouble cristallinien peut ne se révéler qu'à l'examen ophtalmologique et qu'il est exceptionnel qu'on le pratique dans les premiers jours de la vie.

D'après tout ce que nous savons de la pathologie cristallinienne et en se basant notamment sur l'existence d'une cataracte zonulaire acquise ne différant en rien de la cataracte congénitale, il n'y a entre ces deux types cliniques aucune délimitation certaine.

La cataracte zonulaire est le plus souvent stationnaire, mais il est des cas où l'opacification gagne toute l'étendue du cristallin.

Cataracte centrale ou nucléaire.

Dans cette forme d'opacification congénitale, c'est le noyau qui est atteint. L'opacification forme au centre de la pupille, éclairée à l'aide de l'ophtalmoscope, une tache noire dont le diamètre ne dépasse guère 2 millimètres. Cette cataracte nucléaire peut coexister avec l'opacité zonulaire.

Elle est le plus souvent stationnaire et bilatérale.

Cataracte totale.

L'opacification totale des fibres cristalliniennes, existant dès la naissance, est plus rare que les cataractes partielles précédemment décrites. Elle est reconnue dès la naissance, car la pupille présente toujours une coloration blanchâtre, très apparente. Il s'agit d'une cataracte molle, parfois très diffluente et dont l'évacuation se fait très facilement et très complètement.

Il est très fréquent de voir le cristallin, atteint de cataracte totale, subir une modification de volume qui correspond souvent avec un changement dans l'aspect du cristallin. Cette diminution de volume, produite par une résorption lente du tissu cristallinien altéré, peut être déjà manifeste dans les premiers mois de la vie, mais le plus souvent on l'observe plus tardivement. La chambre antérieure paraît plus profonde; l'iris et le cristallin présentent dans les déplacements du globe un tremblotement caractéristique. Lorsqu'on instille de l'atropine, la pupille ne se dilate que très incomplètement. C'est à ces modifications secondaires du cristallin cataracté que l'on donne le nom de *cataractes régressives*. La cataracte aride siliqueuse n'est qu'une modalité de ce processus de régression. Le cristallin apparaît d'un blanc crayeux.

Cataracte fusiforme ou axiale.

Cette forme d'opacité est plus rare que les précédentes. Elle est caractérisée, à l'éclairage oblique, par une strie grisâtre paraissant réunir le pôle antérieur et le pôle postérieur et dont la portion médiane légèrement dilatée correspond à la région nucléaire. Vue à l'ophtalmoscope, elle forme une opacité centrale discoïde, ressemblant à une cataracte nucléaire.

Lésions. — L'étude histologique du cristallin montre, quelle que soit la forme de cataracte congénitale, un processus de dégénérescence des fibres cristalliniennes dont la localisation seule diffère. La fibre cristallinienne gonfle, perd son aspect homogène par le développement dans son épaisseur d'une série de gouttelettes ayant les réactions de la graisse. Les autres parties du cristallin peuvent conserver leur structure normale et il est même habituel que l'examen anatomique du globe ne révèle aucune lésion.

Étiologie. — Le mystère qui entoure encore la pathogénie des lésions cristalliniennes a permis de faire de nombreuses hypothèses relatives à leur étiologie. Nous ne songeons nullement à en faire l'énumération.

En étudiant attentivement les antécédents héréditaires des malades atteints de cataracte congénitale, en recherchant les troubles qu'ils présentent au cours de leur développement, soit du côté des os des membres, de la tête ou du tronc, soit du côté du système nerveux, il est impossible de ne pas être frappé par l'ensemble de ces troubles et de ne pas les rattacher à leur cause la plus fréquente, la syphilis héréditaire. C'est là tout ce que l'on peut dire à l'heure actuelle, car il n'est pas encore possible de soupçonner par quel mécanisme direct ou indirect le Spirochæte pallida intervient dans la production de l'opacité.

Diagnostic. — Le diagnostic des opacités cristalliniennes est des plus simples et la seule erreur possible consisterait à les confondre avec des opacités caspulaires dont nous indiquerons plus loin les caractères. Il est, par contre, assez difficile d'affirmer la nature congénitale des opacités, en l'absence de commémoratifs précis. Nous avons dit que des lésions acquises pouvaient présenter le même aspect. La bilatéralité du trouble permettrait dans tous les cas de les différencier d'une cataracte traumatique.

Traitement. — Le traitement médical est sans effet sur ces opacités. On comprend facilement que, même en admettant l'origine syphilitique de la cataracte congénitale, le traitement antisyphilitique soit sans action sur des cellules dégénérées. On se placera donc au point de vue visuel seul et l'on devra rechercher le moyen le plus propre à améliorer la vision dans chaque cas particulier.

Dans les cataractes zonulaires ou centrales, l'iridectomie est parfois préférable à l'extraction du cristallin, car elle permet de conserver l'accommodation. On cherchera à se rendre compte de l'amélioration visuelle produite par l'iridectomie en dilatant la pupille et en plaçant devant la pupille dilatée un écran correspondant à peu près à l'orifice pupillaire à réaliser. Si la vision n'est pas suffisante, on aura recours à l'extraction simple après discission. L'opération ne diffère pas de ce que nous exposerons à propos de l'extraction du cristallin transparent. Comme il arrive parfois que l'opacification complète du cristallin se produise, on devra en tenir compte dans l'emplacement à donner au colobome opératoire.

Les cataractes totales ne sont justiciables que de l'extraction simple. L'issue des masses cristalliniennes se fait sans difficultés et il est inutile de recourir aux procédés compliqués tels que la succion ou l'aspiration. Après la kératotomie à la pique et discission de la capsule, l'issue des masses se fait rapidement par simple introduction de la curette de Daviel. L'anesthésie générale est absolument nécessaire, car il est impossible d'obtenir des enfants une immobilité suffisante. Il est préférable de ne pas les opérer trop jeunes, surtout si l'on a une discission à faire avant l'extraction. Nous jugeons utile dans ces cas d'attendre la 4e ou la 5e année, ce qui est sans inconvénients pour le développement de la vision. Il va sans dire qu'une fois l'aphakie produite, il sera nécessaire de faire porter des verres correcteurs convexes.

Cataractes polaires ou capsulaires congénitales.

On peut séparer du groupe des opacités congénitales précédemment décrites les opacités qui se développent au pôle antérieur ou postérieur du cristallin. Leur étiologie est encore très obscure et il ne faut pas perdre de vue qu'elles peuvent coïncider avec les cataractes zonulaires ou nucléaires.

Formes cliniques. — On décrit deux formes principales : la cataracte polaire antérieure et la postérieure.

La *cataracte polaire antérieure congénitale* forme une tache d'un blanc intense, de dimension variée et occupant le centre de la pupille. Cette tache est arrondie ou présente des prolongements stellaires. A l'éclairage oblique, elle se résoud parfois en un certain nombre de grains. A l'ophtalmoscope, elle forme une tache noire sur le fond d'ailleurs absolument transparent de la pupille. La cataracte polaire reste habituellement stationnaire dans le plus grand nombre des cas, surtout si elle est de petite dimension. Elle ne provoque de gêne visuelle que si elle atteint une certaine étendue. On note alors des phénomènes nyctalopiques, la vision étant meilleure lorsque la pupille est légèrement dilatée.

Dans la *cataracte polaire postérieure congénitale*, l'opacité n'est décelable que par l'examen ophtalmoscopique. Il est rare qu'elle ait des caractères aussi nettement tranchés que la cataracte polaire antérieure. Certains cas décrits comme cataracte polaire postérieure rentrent dans la cataracte zonulaire. Dans le plus grand nombre des cas, les opacités sont produites par la persistance de l'artère hyaloïde, c'est-à-dire de l'artère nourricière du cristallin, qui normalement s'atrophie et se résorbe à la fin de la période intra-utérine. Cette variété de cataracte polaire se rencontre principalement dans des yeux microphtalmes ou porteurs d'autres anomalies de développement.

Lésions. — Le rôle de l'ulcération de la cornée ou de certaines lésions inflammatoires du segment antérieur de l'œil dans la cataracte polaire antérieure acquise a fait admettre que la cataracte polaire antérieure congénitale pourrait bien être en rapport avec une inflammation cornéenne intra-utérine. La démonstration en est encore à faire. L'identité des lésions peut à la rigueur être considérée comme un argument favorable à cette hypothèse. Au niveau de la lésion, on constate une prolifération cellulaire de l'épithélium capsulaire avec quelques altérations dégénératives des fibres cristalliniennes du voisinage. On voit souvent l'opacité nettement délimitée et comprise entre la capsule et la couche de l'épithélium capsulaire.

Traitement. — Lorsque l'opacité antérieure est suffisamment étendue pour gêner la vision, on améliorera notablement celle-ci par une petite iridectomie, qui n'aura pour effet que de réséquer une portion sphinctérienne de l'iris.

II. — AFFECTIONS TRAUMATIQUES DU CRISTALLIN

Les lésions traumatiques du cristallin sont assez fréquentes. La rupture du ligament suspenseur du cristallin, produite par la contusion de l'œil, peut donner lieu à un déplacement de l'organe, à une subluxation ou à une luxation véritable du cristallin. Les plaies pénétrantes de la capsule cristallinienne ou même une simple contusion un peu forte, sans plaie pénétrante, peuvent donner naissance à une opacification du cristallin; on lui donne le nom de cataracte traumatique. Enfin, des corps étrangers peuvent pénétrer dans le cristallin et y développer, en dehors de la cataracte, des lésions spéciales.

Luxations traumatiques du cristallin.

A la suite d'une contusion violente du globe oculaire on peut observer quatre types de luxation du cristallin :

a) La subluxation, correspondant à un déplacement léger du cristallin;

b) La luxation complète en arrière, caractérisée par la mobilité plus ou moins parfaite du cristallin dans le corps vitré;

c) La déchirure de la sclérotique avec luxation du cristallin sous la conjonctive ou expulsion au dehors;

d) La luxation complète en avant dans la chambre antérieure.

Nous indiquerons les différents symptômes et complications auxquels elles peuvent donner lieu.

Subluxation du cristallin.

Le cristallin occupe encore le champ pupillaire et a conservé sa transparence tout au moins pendant les premières semaines qui suivent le traumatisme. En dehors des autres lésions que la contusion a pu provoquer, on note une dilatation pupillaire avec déformation du contour pupillaire et plissements concentriques d'une partie de sa surface. Le cristallin et l'iris montrent souvent un léger tremblotement dans les déplacements du globe.

Si le bord du cristallin correspond à l'orifice pupillaire dilaté, on constate une différence de teinte très nette entre la partie de la pupille occupée par le cristallin et celle qui en est dépourvue. La première a, par rapport à la seconde, une teinte plus grise malgré la transparence parfaite du tissu cristallinien.

La vision est toujours gênée et la réfraction subit une modification résultant de la position oblique du cristallin. On constate en général de la myopie faible ou de l'astigmatisme.

En dehors du trouble visuel, la subluxation n'a le plus souvent aucune conséquence ultérieure. Il est néanmoins possible de voir l'opacification se produire tardivement. Les complications glaucomateuses sont rares dans cette forme alors qu'elles constituent un danger permanent dans les luxations complètes.

Luxation complète en arrière.

La luxation complète en arrière était autrefois réalisée volontairement dans l'opération de la réclinaison du cristallin. Cette opération n'est plus pratiquée qu'à titre exceptionnel, en raison des complications tardives que la luxation traumatique ou opératoire ne manque pas d'entraîner.

La pupille peut conserver une forme plus ou moins régulière, mais le plan irien est plus profond qu'à l'état normal et le tremblotement est manifeste. On ne retrouve plus de reflets pupillaires, et, à la skiascopie, on constate une modification considérable de la réfraction. Celle-ci est devenue hypermétrope et il faut placer devant l'œil un verre de 10 à 12 D pour obtenir une acuité visuelle relative. Les premiers jours qui suivent la contusion, les hémorragies du vitré peuvent rendre la recherche subjective impossible. L'examen ophtalmoscopique permettra en outre de se rendre compte de la situation du cristallin; cet organe apparaît sous forme d'une masse sombre très mobile ou fixée en un point de l'œil et ne subissant qu'un déplacement limité.

Des complications de la luxation complète, la plus fréquente et la plus grave consiste dans le glaucome secondaire. Par un mécanisme non élucidé, la tension intra-oculaire s'élève lentement, entraînant les conséquences habituelles de l'hypertonie chronique : excavation papillaire, trouble de la circulation rétinienne aboutissant à la cécité.

L'iridocyclite secondaire à la luxation du cristallin est beaucoup moins fréquente. Elle s'observe surtout dans les cas de luxation avec solution de continuité. Elle n'était pas rare dans les opérations de réclinaison du cristallin et résultait de l'infection apportée par les instruments.

Le cristallin luxé s'opacifie toujours après un temps variable. Dans quelques cas, exceptionnellement heureux, il peut subir une résorption progressive et complète.

Luxation du cristallin dans la chambre antérieure.

La luxation dans la chambre antérieure peut s'accompagner ou non de plaie pénétrante.

Le cristallin luxé occupe la chambre antérieure et donne au début l'impression d'une goutte d'huile. Le bord du cristallin forme un cercle continu dont une moitié devient brillante si l'on pratique l'éclairage oblique; c'est le bord opposé à la direction de la lumière qui s'illumine. Cette apparence se modifie bientôt, car l'opacification se développe assez vite sous forme de stries radiées, puis de trouble diffus. Le passage du cristallin dans la chambre antérieure est parfois incomplet.

Dans l'un et l'autre cas, on ne tarde pas à voir se produire des phénomènes d'irritation oculaire et d'hypertonie qui, lorsqu'on ne les combat pas de bonne heure, peuvent entraîner la perte de la vision par glaucome aigu.

Luxation sous-conjonctivale du cristallin.

La luxation sous-conjonctivale du cristallin suppose, cela va sans dire, la rupture sclérale, et nous avons déjà dit (voir p. 260) que cette rupture se produisait au voisinage du bord cornéen. Cette rupture et la luxation du cristallin succèdent à un traumatisme violent par force contuse. Les coups de corne de vache, par exemple, en sont souvent la cause.

Le cristallin forme sous la conjonctive soulevée une saillie de coloration jaunâtre. Il adhère assez rapidement à la conjonctive et à la sclérotique et il faut le disséquer pour l'enlever. Si on ne l'enlève pas, il peut ou se résorber ou s'enkyster.

Lorsque la rupture s'accompagne de plaie conjonctivale, le cristallin peut s'échapper du globe. Chez une malade qui, à la suite d'une chute sur le bord du trottoir, avait eu une plaie scléro-conjonctivale au voisinage du limbe, le résultat de la luxation traumatique du cristallin aurait pu faire croire à une extraction opératoire des mieux réussie. Avec le verre correcteur de l'aphakie, la vision était très satisfaisante.

Les complications auxquelles peut donner lieu la luxation sous-conjonctivale du cristallin consistent dans la hernie de l'iris ou du corps ciliaire et, en particulier, dans l'infection iridociliaire. On a pu voir une iridocyclite se développer et donner lieu à une ophtalmie sympathique de l'œil opposé, en l'absence d'une solution de continuité manifeste de la conjonctive.

Diagnostic. — Le diagnostic des différentes variétés de luxation du cristallin ne souffre pas de difficultés, et les données relatives au traumatisme subi permettront d'en préciser l'étiologie. On ne pourra confondre les luxations traumatiques qu'avec les luxations congénitales ou spontanées avec lesquelles elles offrent une très grande similitude de caractère. La difficulté n'existe d'ailleurs que si le traumatisme est déjà fort éloigné.

Traitement. — Lorsqu'il s'agit d'une subluxation, on peut essayer d'un traitement conservateur qui consistera dans l'instillation de pilocarpine et le repos visuel pendant les premiers jours qui suivent le traumatisme. On surveillera le malade ensuite, afin d'intervenir si l'on constatait soit une diminution de l'acuité, soit un rétrécissement du champ visuel.

Dans les luxations antérieures ou postérieures, l'extraction du cristallin luxé constitue la seule chance de conserver la vision de l'œil atteint. En cas de luxation dans la chambre antérieure, l'intervention ne sera pas différée.

Technique de l'extraction du cristallin luxé dans la chambre antérieure. — On la pratiquera dans l'anesthésie chloroformique, car les phénomènes d'irritation conjonctivale rendent le plus souvent l'anesthésie cocaïnique insuffisante. Il y a lieu d'éviter d'autre part l'issue trop grande du vitré qui se présentera dans la plaie aussitôt l'incision de la cornée pratiquée.

La paupière supérieure étant relevée à l'aide d'un petit écarteur

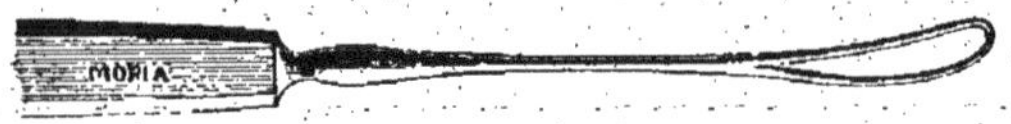

Fig. 165. — Anse de Snellen.

de Desmarres, maintenu par un assistant, on fait, avec un couteau de de Græfe, au bas de la cornée, une incision pas trop périphérique et suffisamment large pour que le cristallin la franchisse aisément. Par une légère dépression de la lèvre inférieure et une pression au bord supérieur de la cornée, exercées à l'aide de la curette de Daviel, il est facile de faire sortir le cristallin. Le mouvement sera rapidement exécuté pour limiter la sortie du corps vitré.

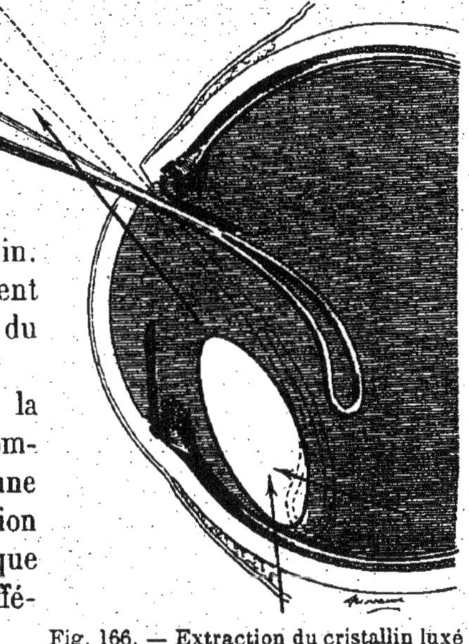

Fig. 166. — Extraction du cristallin luxé dans le corps vitré. Les flèches indiquent le sens des mouvements successifs de l'anse de Snellen.

Lorsque la luxation dans la chambre antérieure est incomplète ou lorsqu'il s'agit d'une subluxation ou d'une luxation dans le corps vitré, la technique opératoire sera un peu différente.

Technique de l'extraction dans la luxation en arrière. — Ici encore l'anesthésie générale sera préférable à l'anesthésie locale seule. L'écartement des paupières est obtenu par les doigts d'un aide ou par un petit écarteur de Desmarres.

Si le cristallin est immobilisé en un point, on repère exactement ce point et on pratique l'incision de la cornée au point opposé. L'incision cornéenne ne doit pas être trop périphérique, car il ne sera pas possible de faire une iridectomie; en plaçant l'incision un peu en avant du limbe, on évitera plus sûrement le pincement de l'iris. La plaie faite, et sans perdre de temps, car l'issue du vitré se produit aussitôt après l'incision cornéenne, on introduit une anse fenêtrée (anse de Snellen, anse de Millée) dans la pupille et jusqu'au point situé derrière le cristallin. Le bord inférieur de l'anse doit décrire un mouvement de circumduction pour venir se placer au bord inférieur du cristallin. Puis l'anse presse le cristallin contre la région ciliaire et la face postérieure de la cornée et en achève l'expulsion par un mouvement vertical vers la plaie (voir fig. 166).

Technique de l'extraction du cristallin luxé mobile. — Lorsque le cristallin luxé présente une mobilité telle qu'il est impossible de le repérer d'une manière durable, il devient indispensable de le fixer avant de procéder à l'extraction. La fixation à l'aide d'une aiguille à discision, d'un couteau de de Græfe ou d'une aiguille fourchue (bident d'Agnew), peut être réalisée par ponction de la cornée ou par ponction équatoriale de la sclérotique. La pointe embroche le cristallin, et l'amène au voisinage du champ pupillaire où l'anse de Snellen ira le saisir comme il a été dit précédemment.

Cataractes traumatiques.

Nous avons eu déjà l'occasion de dire qu'une contusion du globe oculaire pouvait, en l'absence de toute plaie pénétrante de la capsule cristallinienne, provoquer une opacité du cristallin. C'est ce que l'on appelle la cataracte par contusion, infiniment moins fréquente que la cataracte par blessure capsulaire.

Cataracte par contusion. — On observe deux types de cataractes par contusion suivant qu'il y a ou non rupture capsulaire.

La cataracte par contusion, sans rupture capsulaire, se développe en général tardivement, des semaines ou des mois après le traumatisme. Elle débute soit par de légères opacités des couches corticales antérieures, soit par des opacités rayonnées des couches corticales postérieures. L'opacification une fois commencée progresse assez rapidement et atteint la totalité du cristallin.

On a démontré expérimentalement que cette opacification pouvait se produire sans aucune rupture capsulaire. Il est probable qu'il y a lésion de l'épithélium capsulaire.

Lorsque la contusion donne lieu à une rupture capsulaire, c'est le plus souvent au niveau du pôle postérieur que se produit la rupture. Dans ces cas-là, l'opacification du cristallin débute immédiatement après le traumatisme.

Il s'agit en général, dans les deux cas, d'une cataracte molle qui peut être opérée par extraction simple si le sujet n'a pas dépassé la cinquantaine.

Cataracte traumatique par blessure capsulaire. — Cette forme de cataracte est identique à celle que l'on réalise opératoirement lorsqu'on se propose d'extraire un cristallin transparent (myopie forte) ou atteint d'opacités circonscrites (cataracte zonulaire). La cause la plus fréquente réside dans la pénétration accidentelle d'une pointe dans le cristallin au travers de la cornée : poinçon, aiguille, bec de plume, fil de fer, pointe de canif, etc. Le traumatisme peut être si bénin qu'il n'est pas rare d'observer des malades qui ne songent pas à en faire la cause de leur trouble oculaire.

L'opacification est toujours rapide si la blessure capsulaire a une certaine étendue. S'il s'agit d'une légère piqûre, l'opacification peut ne débuter que plus lentement. Si la plaie capsulaire dépasse 1 millimètre, le gonflement des masses cristalliniennes amène parfois une déchirure du sac capsulaire et l'on voit une partie de ces masses faire saillie dans la chambre antérieure ou même se déposer dans l'angle irido-cornéen inférieur.

Dans certains cas, et surtout lorsqu'il s'agit d'une blessure faite par la pénétration d'un corps étranger, on constate, au niveau du point transpercé du cristallin, une opacification en étoile qui ultérieurement se complète ou peut parfois disparaître.

L'opacification complète du cristallin, après blessure capsulaire, ne demande pas plus de 4 à 8 jours. Le cristallin offre toujours la teinte blanc grisâtre des cataractes molles. Lorsque le sujet est jeune et que des complications n'ont pas rendu une intervention nécessaire, on peut assister en quelques mois à la résorption lente et complète du cristallin cataracté. Au bout de ce temps, on ne trouve plus dans le champ pupillaire que le sac capsulaire plus ou moins transparent. Au delà de la 30ᵉ année, il est rare de voir cette résorption complète se produire.

Complications. — Les complications peuvent être de deux ordres : septiques ou glaucomateuses. L'instrument qui a produit la blessure peut avoir entraîné des germes dans le tissu cristallinien. L'*infection traumatique du cristallin* détermine des symptômes réactionnels du côté de l'iris. L'œil devient douloureux et on peut voir se développer un abcès du cristallin avec iridocyclite à hypopion. Ces infections sont toujours graves, mais leur pronostic est cependant bien moins mauvais que celui de l'infection rétro-cristallinienne.

Le *glaucome secondaire* au gonflement du cristallin (qu'il s'agisse d'une cataracte traumatique ou opératoire) constitue une complication bien connue et que l'on devra toujours redouter. C'est à cause d'elle qu'on recherchera attentivement le degré de tension oculaire les jours qui suivent le traumatisme. On sera d'ailleurs averti de la présence de cette complication par l'apparition de quelques douleurs périoculaires et par un larmoiement plus accusé. Le pronostic de cette complication est des plus favorables, nous en indiquerons plus loin le traitement.

Traitement. — Le traitement immédiat de la blessure cristallinienne ne diffère en rien du traitement de la blessure cornéenne : aseptisation du sac conjonctival, immobilisation de l'œil pendant les vingt-quatre ou quarante-huit premières heures, suivant l'étendue de la plaie cornéenne.

L'atropine stérile est indiquée si l'iris est lésé ou s'il y a des phénomènes réactionnels, mais on en usera discrètement et, s'il se produit la moindre menace d'hypertonie, on aura recours à la pilocarpine ou à l'ésérine stérile. S'il y a des phénomènes infectieux légers du côté de l'iris et si l'hypertonie cède aux myotiques, on attendra deux ou trois mois avant d'extraire le cristallin. Si la cataracte évolue sans complication, on attendra une huitaine de jours avant de faire l'extraction simple, mais si l'hypertonie apparaît avant ce délai, l'extraction des masses cataractées constituera le plus sûr moyen de la faire disparaître.

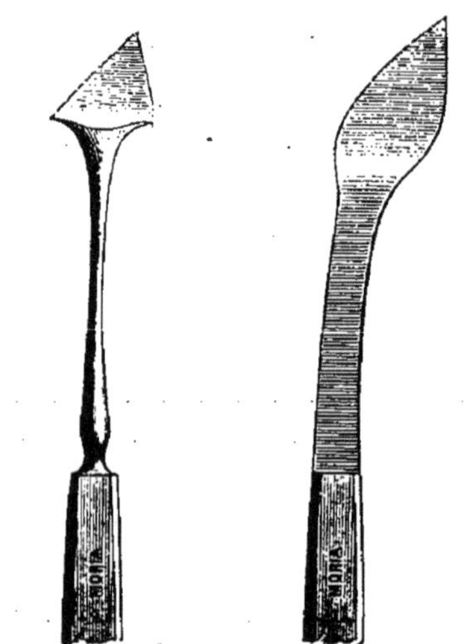

Fig. 167. — Couteau lancéolaire coudé. Fig. 168. — Lance de Landolt.

Technique de l'extraction simple. — Il est utile, sauf contre-indication fournie par l'hypertonie, de dilater la pupille par l'atropine instillée trente minutes au moins avant l'opération. Après aseptisation de la conjonctive, les paupières sont écartées avec le blépharostat et l'œil fixé avec la pince à fixation au point opposé de la cornée où aura lieu la section cornéenne. Celle-ci est faite de préférence avec le couteau lancéolaire, les plaies faites avec cet instrument se cicatrisant très rapidement. On fait l'incision au voisinage de l'extrémité supérieure du méridien vertical de la cornée ou à l'extrémité terminale du méridien horizontal. On ponctionnera avec la lance en plein tissu cornéen transparent, à 1 centimètre du limbe. La pointe de la lance est dirigée perpendiculairement au globe vers le centre de la pupille, puis, aussitôt entrée dans la chambre antérieure, la direction de la lance deviendra parallèle au plan irien de façon à ne pas blesser le cristallin ou l'iris. L'instrument est poussé plus ou moins loin suivant la dimension de la plaie à obtenir. Une plaie de 4 à 6 millimètres est en général très suffisante. D'un mouvement sec, on retire alors la lance sans évacuer l'humeur aqueuse. On introduit ensuite, par la plaie cornéenne, le kystitome ou la pince capsulaire pour ouvrir largement la capsule antérieure (voir fig. 184). Il suffit alors de déprimer légèrement la lèvre supérieure de la plaie cornéenne en comprimant sans brutalité le pourtour opposé du limbe, pour que les masses s'évacuent (voir fig. 188). Si

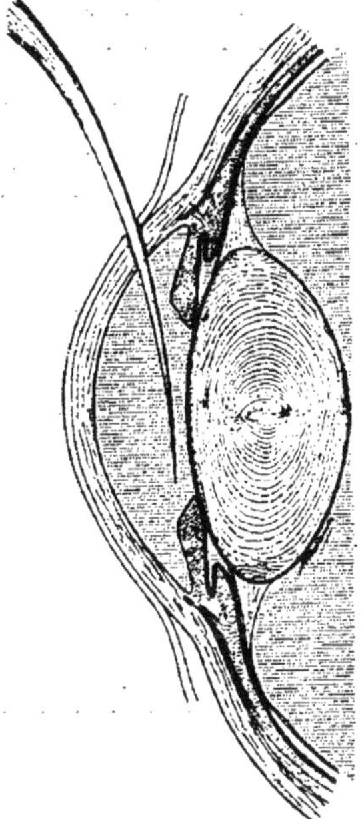

Fig. 169. — Kératotomie avec le couteau lancéolaire. Vue de profil.

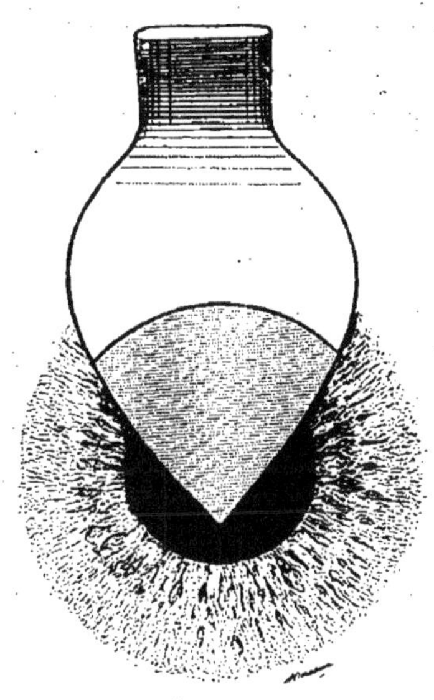

Fig. 170. — Kératotomie avec le couteau lancéolaire. Vue de face.

leur consistance en rend l'évacuation plus difficile, on la facilitera par l'introduction de la curette de Daviel. Lorsque toutes les masses sont évacuées, le champ pupillaire paraît noir. On peut s'arrêter là, sinon on enlève le blépharostat, on introduit la pince capsulaire de Terson et on va enlever d'un mouvement rapide un lambeau de la capsule postérieure, ce qui aura pour effet de donner un résultat visuel parfait (voir fig. 199).

Les yeux sont immobilisés pendant quarante-huit heures sous un pansement aseptique binoculaire, que l'on remplacera, passé ce délai et si la coaptation des lèvres de la plaie cornéenne est parfaite, par des verres fumés.

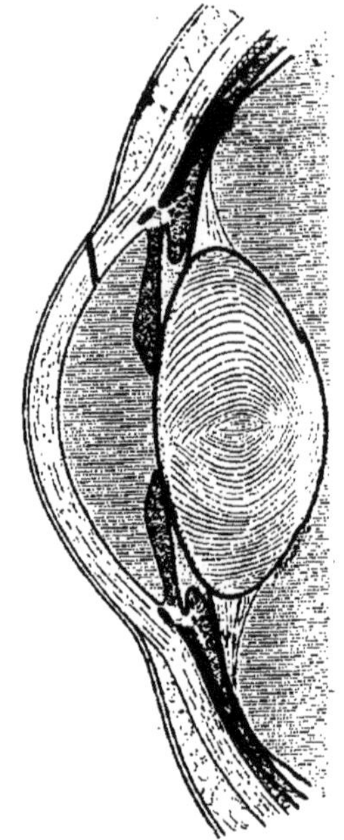

Fig. 172. — Kératotomie dans l'extraction linéaire. Vue de profil.

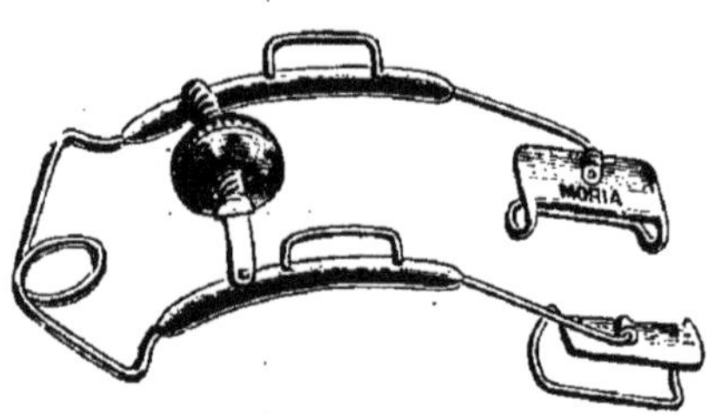

Fig. 171. — Blépharostat de Pley.

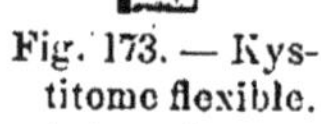

Fig. 173. — Kystitome flexible.

Corps étranger du cristallin.

Lorsqu'un corps étranger perfore la cornée, pénètre dans le cristallin et y séjourne, tout se passe le plus souvent comme s'il s'agissait d'une blessure capsulaire du cristallin. L'opacification se produit très rapidement, et, si les commémoratifs ne font pas penser à la possibilité de la présence d'un corps étranger, si celle-ci n'est pas mise en évidence par la radiographie ou la sidéroscopie (s'il s'agit, bien entendu, d'un corps étranger magnétique), il s'écoulera un certain temps (une à trois semaines) entre l'accident et le moment où d'autres troubles viendront indiquer la présence du corps étranger. Ces troubles ne s'observent d'ailleurs que si le corps étranger est constitué par du fer ou de l'acier. Dans ce cas la teinte de la pupille, c'est-à-dire du cristallin cataracté, après avoir présenté une coloration blanc grisâtre, se teintera de plus en plus en jaune rouille pâle. Cette teinte est due à l'oxydation lente du fer et à l'imprégnation du tissu cristallinien par le sesquioxyde de fer. Lorsque le fragment d'acier est très petit, si l'on réussit à le retirer de suite à l'aide de l'électro-aimant, on peut parfois empêcher le développement de la cataracte, mais le cas est relativement rare. Il sera néanmoins toujours utile d'en tenter l'extraction pour prévenir les accidents de sidérose cristallinienne, qui sont susceptibles de s'étendre à l'iris. L'extraction se fera avec le gros électro-aimant. S'il s'agit d'éclats non magnétiques on en fera l'extraction à la pince, au moment de l'extraction du cristallin cataracté; souvent même le corps étranger s'évacue, avec les masses molles, sans manœuvre spéciale.

III. — AFFECTIONS PRIMITIVES DU CRISTALLIN

En groupant dans ce chapitre les lésions du cristallin qui constituent ce que l'on appelle, tout court, la cataracte, nous ne prétendons nullement indiquer que ces lésions sont le résultat d'une altération en quelque sorte primitive et spontanée du cristallin. Nous voulons simplement les séparer des affections congénitales et traumatiques d'une part et, d'autre part, des affections du cristallin qui succèdent manifestement à des lésions des membranes profondes de l'œil; nous grouperons ces dernières dans le chapitre des cataractes secondaires ou compliquées.

On a l'habitude de différencier les nombreuses formes cliniques de la cataracte primitive, en un certain nombre de types correspondant à une évolution particulière des opacités; mais, comme on observe fréquemment toutes les formes intermédiaires entre ces différents types, il faut bien reconnaître d'emblée que leur différenciation a quelque chose de très artificiel. Nous indiquerons rapidement les caractères de la cataracte sénile, juvénile et de la cataracte diabétique.

Modifications du cristallin avec l'âge.

Le cristallin présente chez l'enfant une transparence parfaite et il ne se distingue par aucune teinte spéciale de l'eau dans laquelle on l'immerge. Si l'on mesure le pouvoir réfringent de ses différentes parties, on ne constate aucune différence manifeste entre les parties centripètes et les parties périphériques. D'assez bonne heure, souvent même entre la 15e et la 25e année, on peut constater à l'aide des reflets pupillaires une différenciation légère des parties centrales du cristallin : elle s'accuse par ce fait que l'on voit se former un 4e reflet à image droite et un 5e à image renversée (voir Examen du cristallin, p. 269). Avec les années, cette différenciation devient de plus en plus manifeste, mais elle ne se traduit par aucun trouble subjectif, sauf dans les cas où elle entraîne une modification de la réfraction (myopie cristallinienne). A partir d'un certain âge, ce noyau cristallinien acquiert la propriété de résister à la dégénérescence, qui atteint par contre les fibres cristalliniennes périphériques lorsqu'un traumatisme ouvre le sac capsulaire. C'est pour cette raison qu'il n'est pas possible d'appliquer au traitement de la cataracte sénile, ou à l'extraction du cristallin transparent des personnes âgées, des procédés utilisables chez les enfants.

On distingue souvent cette modification du cristallin par le nom de sclérose, alors qu'en réalité il ne s'agit nullement de la transformation fibreuse que l'on entend généralement par ce vocable. L'étude histologique ne révèle aucune modification perceptible par nos moyens d'analyse, mais l'examen du pouvoir réfringent montre un accroissement de ce pouvoir.

Cette modification cristallinienne, physiologique, ne comporte aucun traitement.

Cataracte sénile.

Le qualificatif de sénile, couramment employé pour la forme de cataracte qui apparaît sans cause provocatrice extérieure, sans lésion oculaire, sans diabète, chez les personnes ayant dépassé la quarantaine, ne sert qu'à dissimuler notre ignorance de son étiologie.

Symptômes. — Nous envisagerons tout d'abord les troubles fonctionnels par lesquels s'accusent les modifications du cristallin aboutissant à la cataracte complète.

Ces troubles peuvent manquer et l'on constate parfois fortuitement des opacités periphériques abondantes sans que le patient éprouve le moindre changement dans sa vision. Comme ces opacités périphériques peuvent rester des années stationnaires, on se gardera de créer des préoccupations au malade en l'en prévenant tant qu'il n'en est pas gêné.

Le plus souvent, les modifications cristalliniennes s'accusent par une gêne visuelle dont les caractères sont très variables. C'est parfois une diminution dans la netteté de la vision et dans la clarté des objets; les lumières vives donnent lieu à des sensations d'éblouissement assez gênantes. Chez certains malades, la réfraction subit une modification inverse de celle que la presbyopie a entraînée, en ce sens que les verres correcteurs pour la lecture deviennent trop forts et la vision à distance perd de sa netteté. Il se produit une myopie cristallinienne qui peut atteindre de 4 à 8 D. Parfois, et c'est le cas surtout chez les malades dont les opacités débutent dans les parties centrales du cristallin, la gêne visuelle est extrême lorsqu'ils se trouvent au soleil ou dans des salles très éclairées, alors que par un jour gris ou dans une pièce un peu sombre la vision est satisfaisante. D'autres patients ont une sensation de tache persistante dans le champ visuel ou une sensation de diplopie monoculaire.

C'est en général pour l'un ou l'autre de ces troubles que les malades viennent consulter.

L'examen objectif, pratiqué au début de l'opacification, révèle des aspects assez différents suivant les cas, et qui ont permis de décrire un certain nombre de types en rapport avec le siège sous-capsulaire, supra-nucléaire ou nucléaire des opacités.

La *cataracte sous-capsulaire* constitue le type le plus fréquent. Les opacités forment, à l'ophtalmoscope, des stalactites ou des aiguilles noires qui occupent surtout la périphérie du cristallin, alors que le noyau et les parties centrales sont indemnes.

Dans la *cataracte supra-nucléaire*, les opacités forment de petites stries disposées autour du noyau, de petits flocons irréguliers ou un voile grisâtre dans la région équatoriale.

La *cataracte nucléaire* est un peu moins fréquente et débute par un trouble diffus du noyau. Elle s'observe surtout chez les adultes de quarante à cinquante ans.

Ces différences anatomiques ne correspondent pas à des types évolutifs définis, aussi la distinction n'a-t-elle pas de valeur pratique.

A partir du moment où l'opacification est apparue dans une partie du cristallin, il est presque constant de lui voir suivre une marche extensive et progressive. Cette marche est des plus capricieuse et il est impossible de baser sur des caractères certains l'évolution d'une cataracte et de pronostiquer l'époque à laquelle elle sera arrivée à maturité. Parfois, en quelques semaines, ou même en quelques jours, l'opacification totale peut être réalisée. Lorsque l'opacification évolue aussi rapidement on note souvent un accroissement de volume du cristallin, qui refoule en avant le plan irien et diminue la profondeur de la chambre antérieure.

Quand les opacités ont gagné toute l'étendue du cristallin ou quand elles ont atteint les couches corticales antérieures, la pupille prend une teinte grisâtre ou blanchâtre qui, à l'œil nu, permet de faire le diagnostic.

On attachait autrefois une assez grande importance au diagnostic de la maturité de la cataracte. On disait une cataracte mûre lorsque l'opacification atteignait toutes les fibres cristalliniennes, y compris celles qui sont sous-jacentes à la capsule, ce que l'on reconnaît à l'étroitesse de l'ombre portée de l'iris sur le cristallin complètement opaque (voir fig. 162 et 163). Le trouble visuel peut être très accusé, mais le malade perçoit encore les objets en mouvement peu éloignés de l'œil, il compte même ses doigts à 20 ou 40 centimètres.

Évolution. — Lorsque la cataracte sénile est abandonnée à elle-même, c'est-à-dire lorsque l'extraction du cristallin n'est pas pratiquée, on observe trois modes distincts d'évolution : la cataracte persiste indéfiniment sans modification d'aspect; elle prend les caractères de la cataracte hypermûre ou morgagnienne : le sac capsulaire contient un liquide laiteux dans lequel nage le noyau que l'on voit parfois apparaître au pôle antérieur sous forme de corps jaunâtre. Le troisième mode évolutif est la résorption complète que l'on décrit parfois à tort sous le nom de guérison spontanée. Les cas en sont assez rares.

Lésions. — Les altérations des fibres cristalliniennes qui donnent lieu aux opacités ou à la cataracte complète sénile ne diffèrent en rien de celles que nous avons indiquées à propos des cataractes congénitales : modification de forme des fibres cristalliniennes, production de lacunes chargées de gouttelettes graisseuses entre les fibres. Dans ces dernières années on a étudié attentivement l'épithélium capsulaire et on a rencontré fréquemment des lésions dégénératives précoces de ses cellules. Aucune des lésions décrites ne présente cependant un caractère de constance permettant de lui attribuer une importance pathogénique.

Diagnostic. — L'aspect grisâtre de la pupille que présentent certains vieillards et qui s'observe aussi dans le glaucome pourrait faire croire à l'existence de la cataracte après un examen très superficiel. L'examen ophtalmoscopique permettra toujours de se rendre compte de l'état de transparence du cristallin.

Nous devons nous arrêter plus longuement au diagnostic de la nature primitive ou secondaire de l'opacification cristallinienne, au diagnostic de l'opportunité opératoire. Tant que l'opacité est partielle, l'examen ophtalmoscopique après mydriase atropinique permet encore de se renseigner sur l'état des membranes profondes. On complètera cet examen par la détermination de l'acuité visuelle et le relevé du champ visuel. Lorsque l'opacité est complète, l'appréciation de l'état des membranes profondes est plus difficile. On admet en général qu'un œil cataracté ayant une perception maculaire normale doit percevoir à 5 mètres la flamme d'une bougie. La recherche se fera dans la chambre noire; l'observateur couvrira et découvrira successivement la flamme avec un écran.

Pour se rendre compte de la perception périphérique de la rétine, on examine aussi le malade dans la chambre noire comme pour l'examen ophtalmoscopique. On dirige obliquement un rayon lumineux (image de la source lumineuse réfléchie sur le miroir ophtalmoscopique) dans la pupille d'un œil, l'autre étant recouvert. On engage le malade à indiquer du doigt la direction de la lumière et l'on note si cette indication est exacte ou non. On dit que la projection lumineuse est mauvaise dans ce dernier cas. Ce symptôme indique toujours une altération grave des membranes profondes et, sans contre-indiquer l'opération formellement, elle fait prévoir que le bénéfice visuel sera très relatif.

Au point de vue de l'opportunité de l'opération, les idées ont beaucoup changé depuis une vingtaine d'années. On attendait autrefois que la cataracte fût mûre pour intervenir parce que l'opacification complète des fibres cristalliniennes en rend l'issue plus parfaite et diminue un peu les chances de cataracte secondaire. Actuellement, l'intervention pour cataracte secondaire est beaucoup moins redoutée, car il est facile de prévenir les complications septiques qui en constituaient autrefois la gravité. D'autre part, certaines cataractes non mûres sortent aussi complètement que des cataractes mûres, surtout si le sujet a dépassé la soixantaine. Si bien que, aujourd'hui, la non-maturité d'une cataracte ne constitue jamais une contre-indication à l'extraction, si celle-ci est rendue nécessaire par les conditions défectueuses de la vision.

La seule contre-indication à une intervention opératoire réside dans l'état des voies lacrymales ou de la conjonctive oculaire. Aussi le médecin ne se contentera-t-il pas de poser le diagnostic de cataracte; il recherchera la perméabilité lacrymale, s'assurera qu'il n'y a pas de sécrétion conjonctivale. Il sera nécessaire, avant toute intervention, de combattre ces troubles qui pourraient devenir la cause d'une infection opératoire.

Traitement. — On a émis, à différentes reprises, l'hypothèse d'une guérison ou d'un arrêt de l'opacification du cristallin sous l'influence de médications internes ou locales. Badal a même préconisé les bains oculaires dans une solution d'iodure de potassium, mais aucun fait n'a justifié jusqu'ici les espérances basées sur ces hypothèses. L'irrégularité extrême dans l'évolution des opacités a pu seule fournir l'apparence de quelques résultats favorables. D'ailleurs, l'obscurité dans laquelle nous vivons à l'égard de l'étiologie de la cataracte ne nous permet même pas d'entrevoir le mécanisme par lequel l'intervention thérapeutique pourrait s'exercer.

Le traitement médical de la cataracte n'existe pas; mais, avant d'aborder le traitement chirurgical, seul efficace, nous devons dire quelques mots des petits moyens destinés à atténuer la gêne visuelle provoquée par les opacités cristalliniennes au début.

Lorsque les opacités siègent dans les parties médianes du cristallin, le port de verres fumés (n°s 2 ou 3) ou même la dilatation légère de la pupille produite par une instillation de cocaïne ou une instillation d'atropine tous les 3 ou 4 jours, pourra diminuer la gêne visuelle et améliorer un peu la vision.

Il n'y a aucun inconvénient à prescrire les verres correcteurs de la myopie cristallinienne lorsque celle-ci existe.

Lorsque la vision est réduite au point de rendre l'existence pénible, il faut recourir à une opération. La seule que l'on pratique aujourd'hui est l'extraction du cristallin cataracté. Lorsque les deux yeux sont atteints, on préfère, par prudence, n'opérer qu'un œil à la fois. Les procédés opératoires d'extraction, préconisés depuis Daviel, sont innombrables et leur énumération, légitime à une époque où l'on pensait que les complications opératoires étaient directement liées au procédé employé, ne présente plus aujourd'hui qu'un intérêt historique. L'asepsie a rendu possible une juste appréciation de ce qui, dans telle ou telle technique, peut présenter des avantages ou des inconvénients, aussi peut-on ramener tous les procédés opératoires à deux types principaux : l'extraction simple et l'extraction combinée avec l'iridectomie. Nous en indiquerons tout d'abord la technique.

Technique de l'extraction combinée. — Après aseptisation des téguments palpébraux et du sac conjonctival, on dispose un champ aseptique percé d'un orifice de 10 centimètres de diamètre.

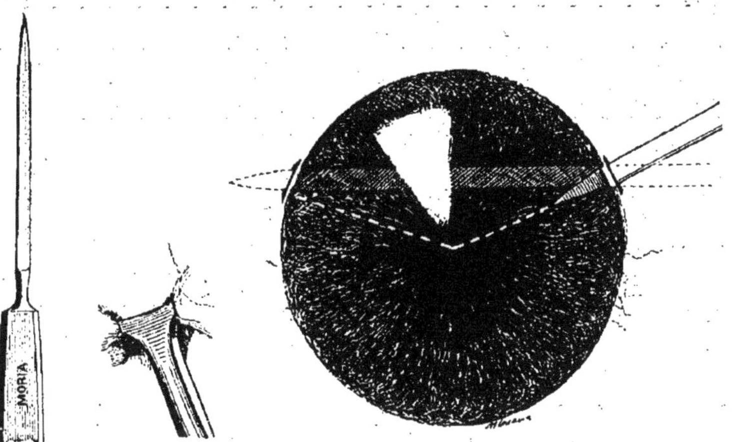

Fig. 174. — Couteau de de Græfe.

Fig. 175. — Saisie de la conjonctive par la pince à fixation.

Fig. 176. — Extraction du cristallin. Kératotomie avec le couteau de de Græfe. Vue de face.

L'anesthésie a été obtenue par l'instillation de 3 gouttes de solution de chlorhydrate de cocaïne au 1/30 stérilisée : une goutte avant le lavage des paupières, une seconde goutte avant l'irrigation du sac conjonctival et une troisième goutte aussitôt avant l'opération proprement dite.

Le blépharostat est mis en place, l'opérateur étant placé derrière la tête de l'opéré, s'il s'agit de l'œil droit, et à la gauche de son épaule gauche, s'il s'agit de l'œil gauche.

On engage le malade à diriger son regard un peu en bas et à tenir les deux yeux ouverts. On saisit avec la pince un pli de conjonctive au voisinage du limbe et au point opposé du méridien au niveau duquel a lieu la ponction (voir fig. 175).

Lorsque l'indocilité de l'opéré ou des contractions spasmodiques de l'orbiculaire font redouter l'emploi du blépharostat, on peut le remplacer par le relèvement de la paupière supérieure à l'aide de l'index d'un aide placé derrière le malade. La pulpe du médius de la main droite presse sur le bord ciliaire et le relève jusqu'à ce qu'il bute contre le bord supérieur de l'orbite ainsi que l'indique la figure 177. A ce moment l'index s'abaisse dans le sens de la flèche et, par une seule pression sur les cils et sur l'arcade orbitaire (fig. 178), il maintient le relèvement de la paupière sans exercer aucune pression sur le globe. Si une contraction orbiculaire se produit, il sera facile de suspendre l'écartement.

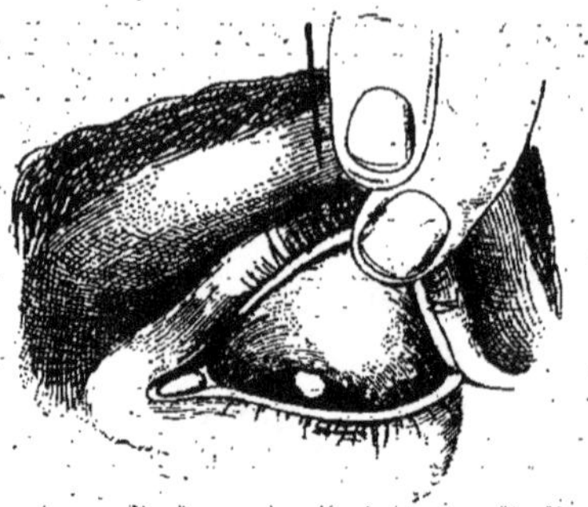

Fig. 177. — Écartement et fixation de la paupière supérieure par un aide. 1er temps. Le médius relève le bord ciliaire. L'index s'abaisse.

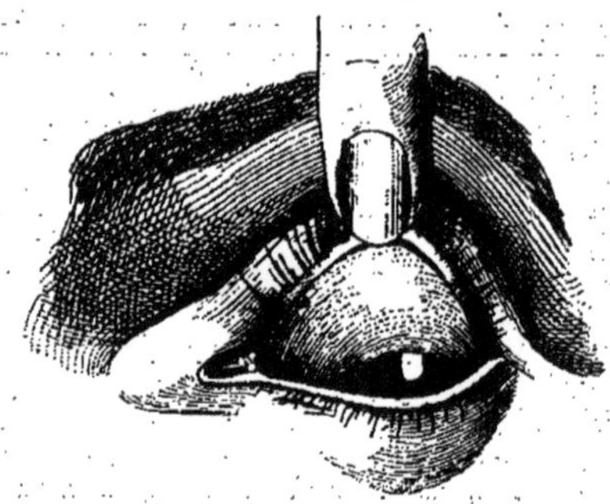

Fig. 178. — 2e temps. L'index fixe la paupière en pressant le bord ciliaire contre le bord orbitaire.

a) Section de la cornée. — Le couteau de de Græfe maintenu dans la main droite pénètre au niveau du limbe et dans un plan correspondant au bord supérieur de la pupille. La pointe doit être dirigée vers le centre de la pupille, puis elle se relève peu à peu de manière à atteindre le point du limbe exactement opposé au point de ponction dans le plan horizontal. Le tranchant dirigé en haut, il suffit de pousser légèrement le couteau en dedans, puis en dehors, pour sectionner le pont cornéen et soulever la conjonctive. Il est préférable de ne pas sectionner la muqueuse au niveau de la section cornéenne et de faire ce que l'on appelle un lambeau conjonctival. Pour cela, une fois la section cornéenne achevée, au lieu de continuer la section dans le plan vertical on dirige le tranchant un peu en arrière et on sectionne d'un mouvement un peu plus brusque en raison de l'élasticité plus grande de la conjonctive. La première partie de l'opération, la kératotomie, est achevée.

b) Iridectomie. — A l'exception de quelques indociles pour lesquels la fixation de l'œil est nécessaire, on se trouvera mieux, en général, de retirer la pince. Si la fixation est indispensable, il faudra alors, ou la confier à un aide, ou la conserver et faire exécuter par l'aide la section de l'iris.

Avant de saisir l'iris, on aura soin de renverser le lambeau conjonctival sur la cornée pour éviter de le sectionner. La pince à iris, saisie de la main gauche, est introduite fermée dans la chambre antérieure. On l'ouvre pour saisir le bord supérieur de la pupille que l'on attire facilement dans la plaie. La pince-ciseaux de de Wecker, tenue entre le pouce et l'index de la main droite, est placée de telle sorte que les branches des ciseaux soient tangentes à la plaie cornéenne et reçoivent dans le V formé par leurs deux branches le repli d'iris attiré au dehors. La pointe du V doit être dirigée en bas. D'un coup sec, la fermeture des ciseaux résèque ce repli. Si la section a été bien exécutée, on voit la pupille prendre une forme en trou de serrure très régulière. Une erreur fréquente consiste à placer les ciseaux latéralement <, ce qui donne lieu à un colobome moins régulier. Si l'anesthésie n'est pas très complète, ce temps de l'opéra-

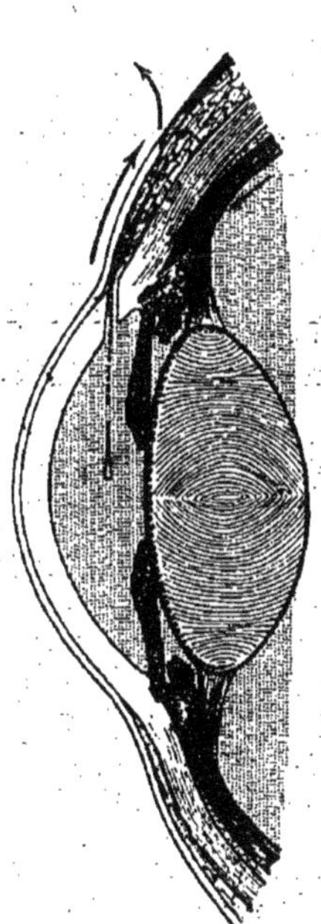

Fig. 179. — Section de la cornée et de la conjonctive (profil).

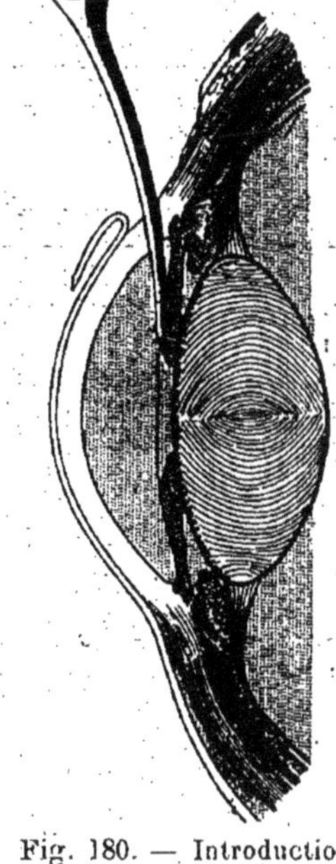

Fig. 180. — Introduction de la pince à iris après renversement du lambeau conjonctival.

Fig. 181. — Pince à iris.

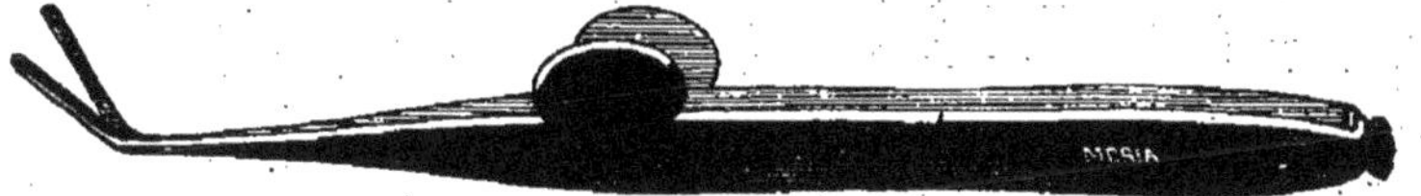

Fig. 182. — Pince-ciseaux de de Wecker.

tion est un peu douloureux et demande à être exécuté avec légèreté.

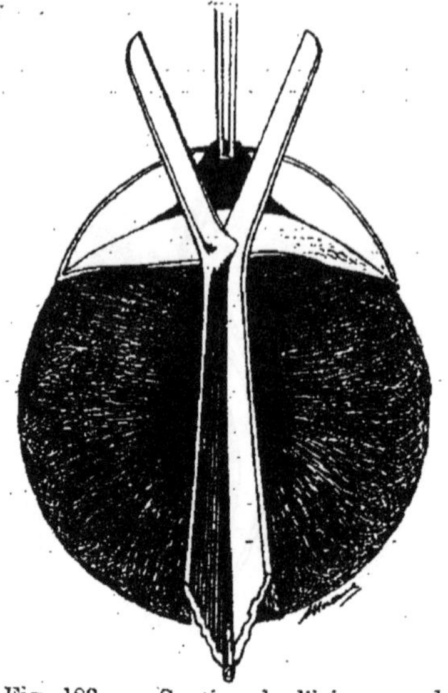

Fig. 183. — Section de l'iris avec la pince-ciseaux. Iridectomie dans l'extraction du cristallin. Le lambeau conjonctival est renversé sur la cornée.

c) Discission de la capsule antérieure. — Pour faire sortir le cristallin de sa capsule, il est de toute nécessité d'en sectionner la face antérieure ou d'en arracher un lambeau. La section ou discission se fait avec le kystitome. C'est le procédé le plus simple et le plus exempt d'aléas, aussi le recommandons-nous de préférence à l'arrachement, qui réclame plus d'habileté. Le kystitome en forme de pointe triangulaire ou de serpette est introduit à plat dans la chambre antérieure et jusqu'au bord inférieur de la pupille. Arrivé là on imprime au manche de l'instrument un léger mouvement de rotation destiné à diriger la pointe perpendiculairement à la face antérieure de la capsule. La pointe y pénètre facilement et si l'on retire l'instrument en haut on crée une déchirure dans la capsule. En répétant deux ou trois fois ce mouvement on dilacère la capsule, ce qui favorise la déhiscence du cristallin.

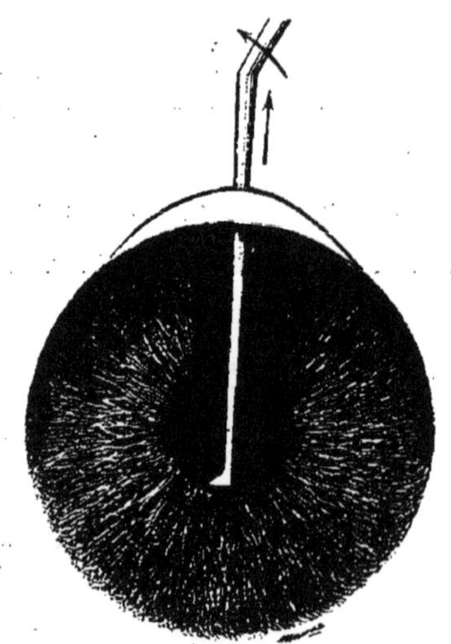

Fig. 184. — Introduction du kystitome. Vue de face. Les flèches indiquent le sens du mouvement : rotation sur l'axe pour placer la pointe perpendiculairement à la cristalloïde ; puis mouvement vertical pour déchirer la capsule.

Pour retirer le kystitome on aura soin de le tourner légèrement, de manière à ce que sa lame soit parallèle à l'iris et non plus perpendiculaire.

Lorsqu'on pratique l'arrachement capsulaire, on se sert d'un modèle de pince à capsule. La pince est introduite fermée et à plat. Lorsque les mors sont arrivés à la hauteur de la pupille, on laisse les branches s'écarter, puis, en exerçant une pression aussi modérée que possible sur le cristallin,

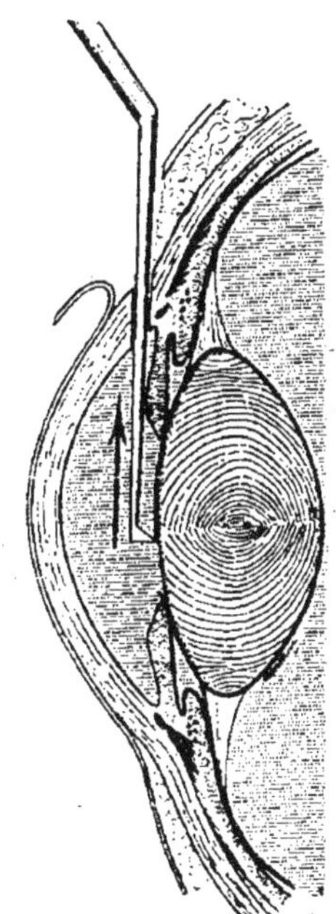

Fig. 185. — Déchirure de la cristalloïde avec le kystitome. Vue de profil.

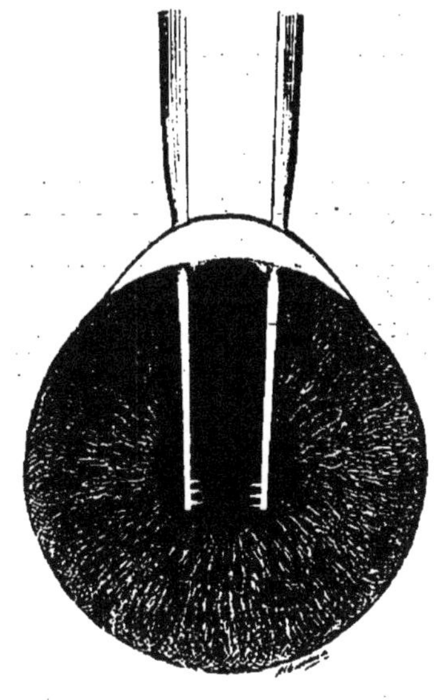

Fig. 186. — Déchirure de la cristalloïde avec la pince capsulaire.

on les rapproche un peu brusquement. On enlève ainsi un lambeau de capsule plus ou moins étendu.

d) *Expulsion du cristallin.* — Si l'on déprime légèrement la sclérotique au-dessus de l'incision avec une spatule ou une curette de Daviel, tout en exerçant au-dessous de la cornée une compression légère, on verra le bord supérieur du cristallin faire saillie dans la plaie. Par quelques pressions et contre-pressions on lui fera franchir aisément la plaie cornéenne. On cessera toute pression dès que le plus grand diamètre du cristallin aura traversé la plaie, car il ne faut pas perdre de vue qu'à ce moment la capsule postérieure et la zonule empêchent seules l'issue du corps vitré.

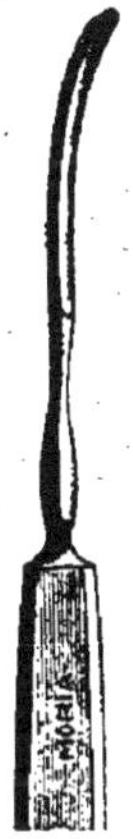

Fig. 187. — Curette de Daviel.

e) *Nettoyage de la pupille. Réduction des bords de l'iris.* — Si le cristallin est sorti dans sa totalité et si l'éclairage oblique ne décèle pas de masses cristalliniennes dans le champ pupillaire, on se contentera de nettoyer les bords de la

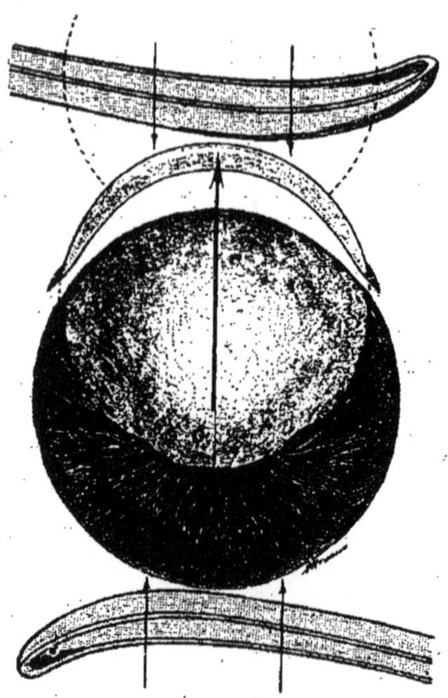

Fig. 188. — Extraction du cristallin. Pression et contre-pression avec la curette de Daviel. Vue de face.

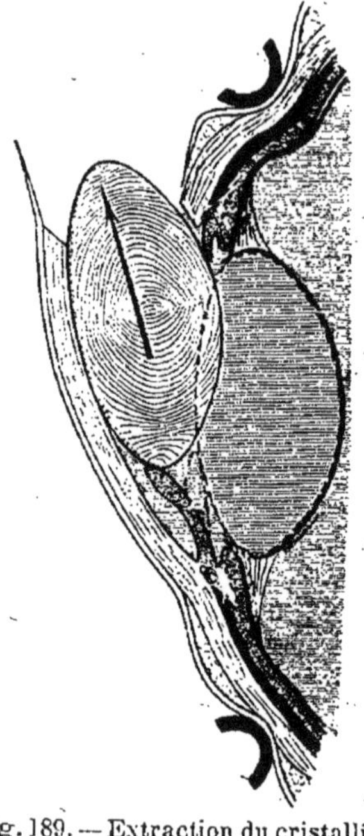

Fig. 189. — Extraction du cristallin. Pression et contre-pression avec la curette de Daviel. Vue de profil.

plaie en y passant délicatement la spatule. Avec celle-ci on ramènera les bords du colobome au centre de la pupille, ce qui aura pour effet d'empêcher le pincement de l'iris dans la plaie et la création d'une fistule sous-conjonctivale qui retarderait un peu la cicatrisation.

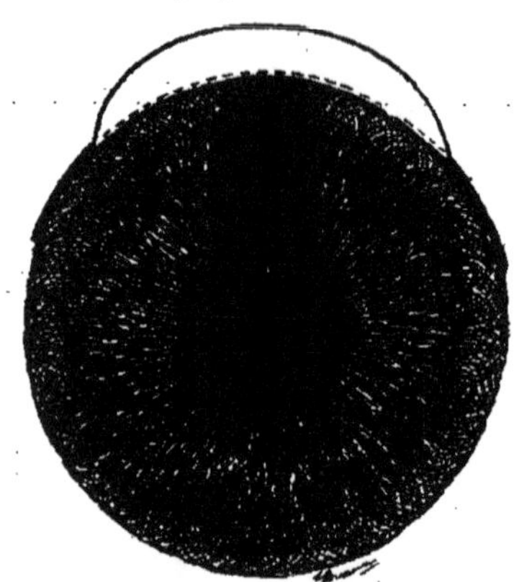

Fig. 190. — Schéma de l'incision cornéo-conjonctivale et de l'excision irienne dans l'extraction combinée.

S'il y a des masses cristalliniennes, on répétera la manœuvre faite pour faire sortir le cristallin ou, si l'issue ne se fait pas, on introduira une curette de Daviel dans la pupille.

Le lambeau conjonctival est remis en place avec la spatule et le blépharostat enlevé. Lorsque le malade est indocile ou lorsqu'on remarque des contractions de l'orbiculaire, il devient nécessaire ou de retirer le blépharostat ou de le faire maintenir par un aide; ce dernier devra l'attirer légèrement en avant, ce qui empêchera la contraction palpébrale de presser sur le globe par l'intermédiaire du blépharostat et de faire bâiller la plaie cornéenne. On enlèvera ensuite, avec la pince à caillots, les petites coagulations sanguines formées dans les bords de la plaie, puis on appliquera un pansement binoculaire aseptique. Ce pansement doit être léger et non compressif. Il a pour but l'immobilisation des globes par la fermeture des paupières.

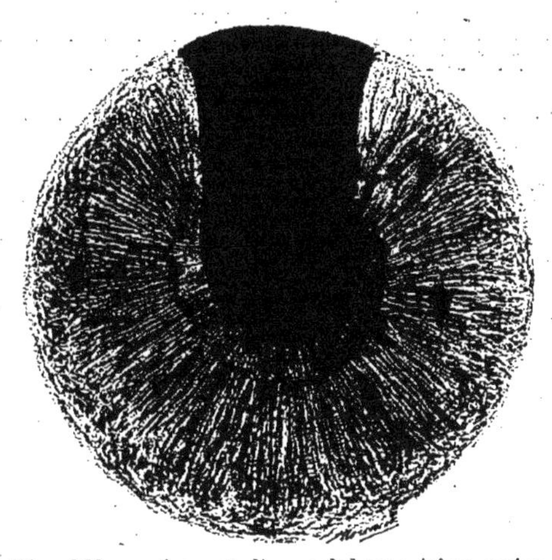

Fig. 191. — Aspect d'un colobome irien opératoire, dessiné à la loupe binoculaire.

L'opéré gardera de préférence le lit pendant 3 jours; néanmoins, s'il s'agit de vieillards pour lesquels l'immobilisation dans la situation horizontale est dangereuse, on pourra sans inconvénients les lever et les installer dans un fauteuil pendant quelques heures. Le pansement sera renouvelé au 3e ou 4e jour, sauf indications spéciales fournies par l'état des voies lacrymales ou de la conjonctive. Si la coaptation est parfaite, on pourra même supprimer le pansement et le remplacer par des verres fumés. Du 8e au 10e jour l'opéré peut, en général, faire sa première sortie.

Technique de l'extraction simple. — L'extraction simple a

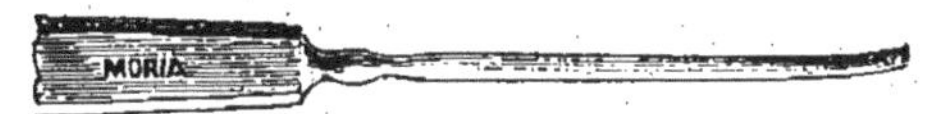

Fig. 192. — Spatule pour la réduction de l'iris.

le seul avantage de ne pas déformer la pupille par la création d'un colobome opératoire, car elle laisse l'iris intact. Elle a par contre l'inconvénient d'exposer l'œil opéré à une complication grave, la hernie de l'iris. Nous en parlerons plus loin. C'est la fréquence relative (6 à 8 p. 100) de cette complication qui a poussé le plus grand nombre des opérateurs à renoncer à l'extraction simple ou à n'y recourir que dans certains cas déterminés : cataractes dures,

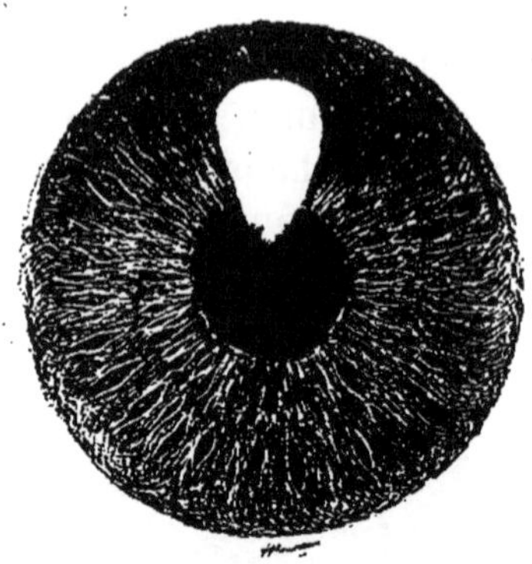

Fig. 193. — Kératotomie dans l'extraction simple. Vue de face.

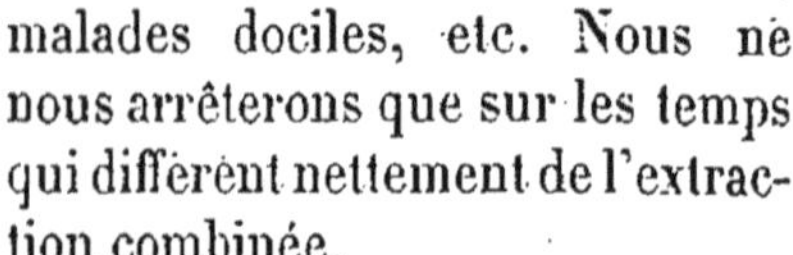

malades dociles, etc. Nous ne nous arrêterons que sur les temps qui diffèrent nettement de l'extraction combinée.

a) Incision de la cornée. — On comprend facilement que plus l'incision cornéenne se rapproche de l'insertion de l'iris, plus cette membrane aura de facilité à s'insinuer entre les lèvres de la plaie. C'est pour cette raison que l'on fait une incision plus antérieure que dans l'extraction combinée. On peut néanmoins faire une incision périphérique comme dans l'extraction combinée, à la condition de

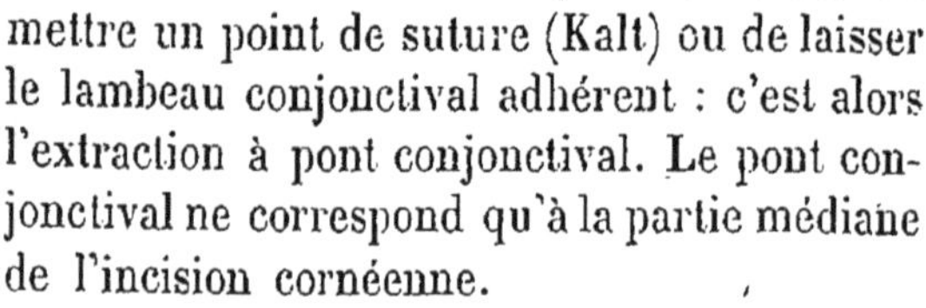

mettre un point de suture (Kalt) ou de laisser le lambeau conjonctival adhérent : c'est alors l'extraction à pont conjonctival. Le pont conjonctival ne correspond qu'à la partie médiane de l'incision cornéenne.

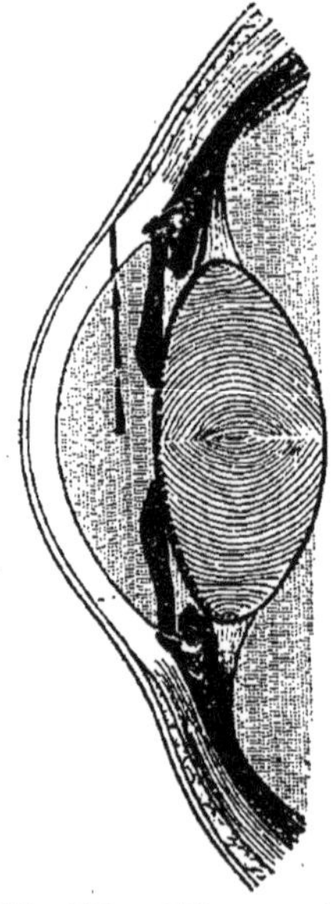

Fig. 194. — Kératotomie dans l'extraction simple à lambeau. On voit le profil du couteau qui se dirigera dans le sens de la flèche.

b) La *discission* ne diffère pas de celle de l'extraction combinée.

c) L'*extraction* n'est pas absolument semblable en ce sens que le bord du cristallin doit tout d'abord franchir la pupille et pour cela se présenter par le bord supérieur et par suite d'un mouvement de bascule. La pression à exercer avec les curettes sera un peu plus soutenue, mais ici encore on évitera toute brusquerie. Si le cristallin s'engage difficilement et se coiffe de l'iris, au lieu de franchir la pupille, on pourra favoriser l'engagement en refoulant l'iris avec la spatule.

d) Le *nettoyage de la pupille* et la *réduction de l'iris* devront être faits avec un soin tout particulier. Il est souvent utile d'instiller une goutte de collyre de sulfate d'ésérine stérile pour que l'iris se contracte et s'écarte des lèvres de la plaie.

Les soins consécutifs diffèrent de ceux que nous avons indiqués par quelques côtés : l'immobilité devra être beaucoup plus stricte et il sera particulièrement nécessaire d'éviter tout effort, tout mouvement brusque. Le pansement sera renouvelé chaque jour, car il importe de surveiller l'iris et d'intervenir le plus tôt possible si la hernie se produisait. On apportera une délicatesse toute particulière dans l'exécution des pansements, car pendant les premiers jours la cicatrisation cornéenne est si peu solide qu'il suffit souvent de peu de chose pour en provoquer la rupture, immédiatement suivie de l'enclavement irien.

Accidents opératoires. — On peut en faire deux groupes suivant que l'on envisage la part qui revient à l'opérateur et à l'opéré dans la cause de l'accident. Nous envisageons tout d'abord les accidents résultant d'une technique défectueuse.

Mauvaise introduction du couteau. — L'opérateur peut, par inattention, introduire le dos de son couteau tourné dans le sens où il comptait faire la section. Si l'humeur aqueuse s'est échappée, il retirera le couteau et attendra pour reprendre l'opération que la chambre antérieure se soit rétablie, ce qui ne demande pas plus de quelques heures.

Incision trop large. — Si l'incision est trop étendue, on préviendra le prolapsus irien possible en faisant une iridectomie un peu plus large que dans les conditions normales.

Section de l'iris avec le couteau. — Lorsque l'humeur aqueuse s'est évacuée un peu trop brusquement après la ponction ou la contre-ponction, il arrive que l'iris vienne faire saillie au-devant de la lame du couteau et que celui-ci en enlève un lambeau. On continuera l'incision sans se préoccuper de cet incident qui aura pour seule conséquence un colobome irien moins régulier que celui fait avec la pince-ciseaux.

Déchirure de l'iris. — Lorsque l'iris est saisi avec la pince à iris, il peut arriver qu'une traction un peu trop vive entraîne une déchirure partielle de l'iris au niveau de son insertion ciliaire. Elle aura pour conséquence une hémorragie assez abondante dans la chambre antérieure; cet incident ne devra pas empêcher l'opérateur de poursuivre l'extraction.

La *luxation du cristallin dans le vitré* est un accident plus sérieux qui se produit parfois au moment des tentatives d'expulsion du cristallin. On prendra l'anse de Snellen que l'on portera en arrière du cristallin et on fera l'extraction comme nous l'avons exposé à propos des luxations traumatiques du cristallin (voir fig. 166, p. 281).

L'*issue du corps vitré* se produit toujours avant la sortie du cristallin lorsqu'il y a luxation, mais elle peut aussi apparaître aussitôt après la sortie du cristallin. Elle tient en général à une contraction palpébrale du malade, ou a une pression trop prolongée sur le globe qui a amené la rupture de la zonule. Si la quantité de corps vitré écoulée est peu considérable, les conséquences en seront nulles. Souvent même, par suite de la rupture de la capsule postérieure, le résultat visuel est aussi parfait qu'après une discission de cataracte secondaire. On préviendra le plus possible l'issue du vitré car elle empêche la réduction des bords de l'iris et peut retarder la cicatrisation de la plaie, ce qui favorise l'infection secondaire.

La responsabilité directe de l'opérateur est beaucoup moins engagée dans les accidents que nous allons indiquer maintenant.

L'*hémorragie dans la chambre antérieure* est un accident assez fréquent, mais sans conséquence. Il s'observe surtout dans l'extraction combinée, chez certains sujets prédisposés ou lorsque l'incision a été faite un peu trop en arrière dans le tissu scléral. Elle se produit aussitôt après la section ou après l'iridectomie. Dans l'un et l'autre cas on n'en continuera pas moins l'opération. Si, après l'extraction du cristallin, il reste du sang dans la chambre antérieure, on ne fera pas de tentatives prolongées pour l'évacuer, car il se résorbe, en général, en six à huit jours.

Le *collapsus de la cornée* ou dépression de la cornée après l'issue du cristallin et l'ablation du blépharostat est un incident sans aucune importance en rapport avec l'hypotonie oculaire produite par l'instillation de cocaïne. Ce collapsus ne persiste jamais plus de quelques heures.

L'*hémorragie expulsive* est l'accident opératoire le plus désastreux. Il peut être indépendant de l'opérateur. Certains vieillards font une rupture vasculaire choroïdienne sous l'influence d'une dépression très légère. On l'évitera le plus souvent en anesthésiant très complètement le globe, en évitant toute pression ou toute dépression oculaire un peu brusque, c'est-à-dire en opérant avec légèreté. L'hémorragie expulsive est annoncée par un écoulement lent mais continu du corps vitré, bientôt suivi par l'apparition des membranes profondes dans la plaie, puis d'une hémorragie assez tenace. La vision est, cela va sans dire, définitivement compromise.

La *hernie immédiate de l'iris* ou, si l'on veut, l'irréductibilité de l'iris, distendue par le passage du cristallin, ne s'observe que dans l'extraction simple. L'exécution d'une iridectomie s'impose alors.

Complications post-opératoires. — Dans les conditions normales, si aucune complication ne survient, les suites opératoires sont des plus simples. Il y a souvent dans la première journée quelques légers élancements dans l'œil ou un peu de sensibilité péri-oculaire, mais ces troubles ont disparu le lendemain. S'il y a de la gêne oculaire ou des douleurs on devra faire le pansement avec les précautions aseptiques ordinaires (voir p. 4) et examiner l'état de la paupière supérieure, de la conjonctive, de la plaie et de la chambre antérieure. Un œdème plus ou moins marqué du bord libre de la paupiere supérieure, de la photophobie et une sensibilité vive à la pression avertissent déjà de l'existence de la complication la plus redoutable, l'*infection oculaire*. Avec une asepsie complète et une technique parfaite, l'infection opératoire devient exceptionnelle. Elle comporte des degrés et des localisations variables. Un très grand nombre d'opérateurs affirment ne plus avoir d'infections opératoires; ils veulent dire par là qu'ils n'ont plus la suppuration aiguë du globe, la *panophtalmie* ou *phlegmon de l'œil*. Cette infection suraiguë, produite le plus souvent par le pneumocoque, plus rarement par le streptocoque, s'accuse, dès les 24 ou 36 premières heures, par des douleurs oculaires plus ou moins vives, par un léger état fébrile, de l'insomnie. En enlevant le pansement, on trouve la paupière supérieure œdématiée, un peu de pus entre les paupières, la cornée trouble et la pupille occupée par un exsudat jaunâtre qui se continue avec un exsudat semblable faisant bâiller les lèvres de la plaie. La surface de l'iris est décolorée. Les phénomènes douloureux augmentent d'intensité en même temps que la vascularisation sclérale et conjonctivale augmente. On voit souvent le globe oculaire devenir plus volumineux.

Après deux ou trois semaines, l'état inflammatoire s'atténue, le globe diminue de volume et s'atrophie. La vue est définitivement abolie. Il est d'ailleurs souvent nécessaire, pour raccourcir la période douloureuse, de faire l'énucléation du globe ou l'évidement de la coque oculaire.

L'infection opératoire se présente plus fréquemment, de nos jours, avec des allures moins graves d'*iritis* ou d'*iridocyclite simple ou exsudative*. C'est dès les 3 ou 4 premiers jours ou à partir du 4ᵉ au 10ᵉ jour que l'on constate l'apparition de douleurs péri-oculaires, de sensibilité à la pression sur le globe, d'injection périkératique, de trouble de l'humeur aqueuse et de modifications de couleur de l'iris, indiquant l'infection irienne. Tout peut rentrer dans l'ordre après une durée de 8 à 15 jours. Dans les cas d'iridocyclite on voit à ces troubles s'ajouter la formation de précipités à la face postérieure de la cornée et quelquefois aussi d'un petit hypopion. Ces iridocyclites infectieuses post-opératoires sont souvent d'une gravité particulière par la longue durée des troubles qu'elles entraînent et par les exsudats dont elles déterminent l'apparition dans le champ pupillaire, dans l'iris ou dans le corps vitré ; mais, ce qui les rend particulièrement redoutables, c'est la propagation de l'infection à l'autre œil et l'évolution d'une *ophtalmie sympathique.*

Le traitement de ces complications infectieuses est purement symptomatique : instillations d'atropine, applications chaudes, repos visuel. S'il existe au début un point d'infiltration au niveau de la plaie, on y portera la pointe du galvanocautère, ce qui permet parfois d'enrayer l'infection. Dans ces dernières années on a fait des tentatives de désinfection intra-oculaire par introduction d'iodoforme. L'iodoforme est préparé sous formes de petits cylindres que l'on introduit dans la chambre antérieure et qui s'y résorbent lentement. Les résultats obtenus ne paraissent pas supérieurs à ceux que l'on peut attendre des seules forces bactéricides de l'organisme. Ils ont même souvent paru inférieurs et l'expérience a montré, depuis longtemps, les mauvais résultats obtenus en intervenant sur un œil infecté. Il faudra même attendre plusieurs mois avant de pratiquer la discission, l'iridotomie ou telle autre opération rendue nécessaire par l'iritis ou l'iridocyclite post-opératoire.

L'*hémorragie secondaire*, survenant de 3 à 8 jours après l'opération et occupant le tiers ou la moitié de la chambre antérieure n'est en réalité qu'une manifestation de certaines formes d'infections iriennes dont le pronostic est en général bénin, mais qui souvent retarderont la guérison de plusieurs semaines ou de quelques mois.

On ne confondra pas cette hémorragie secondaire spontanée avec celle qu'on provoque parfois par un pansement un peu brutal au 3ᵉ ou 4ᵉ jour. L'hémorragie apparaît sous les yeux de l'observateur, et se résorbe en 3 ou 4 jours.

Le *retard dans le rétablissement de la chambre antérieure* est toujours la conséquence d'un pincement léger de l'iris dans les lèvres de la plaie ou d'une coaptation défectueuse. Il suffit souvent d'instiller une goutte d'atropine ou de pilocarpine pour voir l'iris reprendre sa place normale.

La *hernie de l'iris* ne s'observe guère que dans l'extraction simple; dans l'extraction combinée, si l'incision a été très grande et très périphérique, on peut voir se produire un pincement des bords du colobome qui n'a ni la même gravité ni la même signification que le prolapsus de l'extraction simple. Ce dernier apparaît dans les 3 premiers jours. Lorsqu'on entr'ouvre l'œil, on voit les lèvres de la plaie écartées et un bourrelet noirâtre plus ou moins épais en remplissant l'écartement. Le danger de l'enclavement réside, d'une part, dans la réouverture d'une plaie et la chance d'infection qu'elle fait courir à l'œil, et, d'autre part, dans la cicatrisation défectueuse amenant la déformation cornéenne et pouvant être l'origine d'un glaucome secondaire.

Dès que le prolapsus irien est constaté, il faut, sans tarder, refaire la toilette aseptique des paupières et de la conjonctive, ouvrir la plaie et faire une large iridectomie comme on l'aurait pratiquée au moment de l'extraction. L'œil étant en général douloureux et l'anesthésie cocaïnique insuffisante, il faudra recourir à l'anesthésie générale pour avoir quelques chances de faire une opération régulière et de conserver à l'œil le bénéfice de l'extraction du cristallin. Lorsque le prolapsus est très limité et fait à peine saillie au-dessus du plan cornéen, on pourra essayer de le réduire avec la spatule et l'instillation des myotiques. Si le prolapsus date de quelques jours et s'il paraît déjà le point de départ d'accidents infectieux, on le cautérisera complètement avec le galvanocautère.

On voit parfois un état de *glaucome* se développer après l'extraction du cristallin. Il faut établir une distinction entre le cas d'un glaucome antérieur à l'extraction et se manifestant par une poussée aiguë à l'occasion de celle-ci, et le glaucome survenant dans un œil indemme jusque-là de toute manifestation hypertonique. Dans ce dernier cas il s'agit d'une hypertonie liée à une poussée d'iridocyclite (par infection) ou au gonflement rapide de masses cristalliniennes non évacuées. Nous avons dit plus haut que la cicatrisation irido-cornéenne vicieuse pouvait, elle aussi, devenir l'origine d'accidents glaucomateux qui sont plus tardifs. Ceux que nous avons en vue ici sont rapidement influencés par l'instillation de myotiques ou par la paracentèse suivie de l'évacuation des masses secondaires.

Cataractes secondaires

Les cataractes secondaires constituent, si l'on veut, une complications de l'extraction du cristallin, mais leur importance et leur fréquence valent qu'on s'y arrête un peu. Lorsqu'on extrait le cristallin, dans les conditions ordinaires décrites, on laisse en place la capsule; contrairement à ce que l'on pourrait croire, à cette capsule restent toujours adhérentes en plus ou moins grande abondance des fibres cristalliniennes. Lorsque les masses cristalliniennes transparentes et invisibles, aussitôt après l'extraction, se sont altérées au contact de l'humeur aqueuse, elles forment dans la pupille une masse grisâtre qui peut rendre celle-ci inéclairable. S'il n'y a pas d'infection opératoire, ces masses cristalliniennes se résorbent progressivement et le champ pupillaire peut devenir absolument clair après 2 à 6 mois. Pendant toute cette période, la vision est mauvaise et beaucoup d'opérés ne se résignent pas à attendre la résorption spontanée de cette cataracte secondaire.

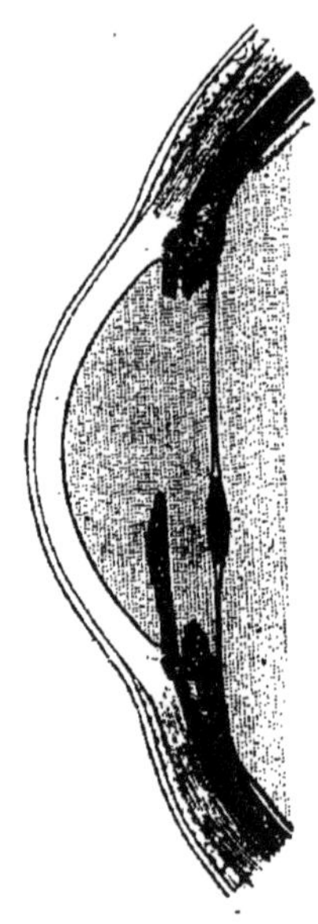

Fig. 195. — Reliquat de capsule et de cristallin dans l'extraction combinée.

Il est habituel de voir, à l'éclairage oblique et dans la pupille en apparence la plus parfaite, un léger réseau ressemblant à une toile d'araignée; il correspond à la capsule postérieure. L'opacité de cette capsule résultant soit de modifications de sa surface, soit de plissements, peut exister aussitôt après l'extraction, et il faut savoir qu'elle a une action très marquée sur l'acuité visuelle. Souvent aussi, la vision d'abord parfaite et demeurant telle pendant 6 mois ou un an, s'altère ensuite et de 5/10 ou 5/15 passe à 5/50. C'est à l'opacification tardive ou au plissement de la capsule postérieure qu'il faut rapporter, le plus souvent, cette altération secondaire de la vision qui nécessite une nouvelle intervention. Cette forme de cataracte secondaire n'est pas susceptible d'amélioration spontanée.

Il existe une troisième forme de cataracte secondaire résultant de l'adjonction d'exsudats inflammatoires à l'une ou l'autre forme déjà décrite. L'exsudat cicatrisé a eu pour effet d'établir des adhérences résistantes entre la capsule et l'iris : cet état peut créer une barrière complète aux rayons lumineux et réduire la vision à une simple perception quantitative de lumière.

Traitement. — Les cataractes secondaires ne sont justiciables que d'un traitemant chirurgical, qui diffère suivant les cas. On redoutait beaucoup autrefois les opérations secondaires, et un certain nombre d'oculistes ont aujourd'hui encore la crainte de la discission. Ces craintes étaient des plus justifiées il y a 30 ans, car l'introduction dans le globe, par une plaie étroite, d'un instrument non aseptisé constituait un moyen beaucoup plus sûr d'ensemencer le globe oculaire que l'exécution d'une kératotomie à lambeau dans les mêmes conditions.

Avec une technique rigoureusement aseptique, les opérations de cataracte secondaire n'exposent pas plus au danger d'infection que toute autre intervention sur le globe, aussi ne doit-on pas craindre d'y revenir chaque fois que l'acuité obtenue après l'extraction n'atteint pas un degré jugé satisfaisant par l'opéré.

S'il s'agit de masses secondaires, on procédera comme si l'on avait affaire à une cataracte traumatique (voir p. 284) : incision à la lance, extraction des masses à la curette et, une fois la pupille nettoyée, discission de la capsule avec le kystitome ou le couteau de de Græfe. Si la cataracte secondaire est formée par la capsule postérieure seule et que les adhérences à l'iris soient nulles ou légères, ce dont on s'assurera en dilatant la pupille, on pourra recourir à deux opérations un peu différentes, mais donnant toutes deux d'excellents résultats : la section de la capsule au couteau de de Græfe ou l'arrachement de la capsule avec la pince capsulaire.

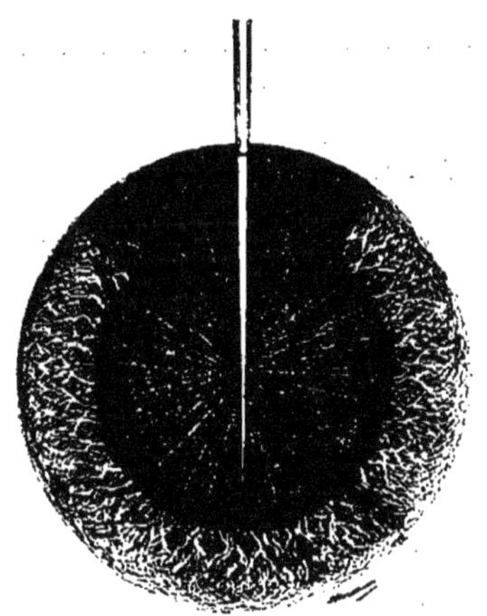

Fig. 196. — Discission de la cataracte secondaire avec le couteau de de Græfe. Vue de face.

Technique de la discission capsulaire. — On se servait autrefois d'une aiguille à tige arrondie, mais on a reconnu qu'il était préférable de lui substituer une lame étroite comme celle d'un couteau de de Græfe, car l'acollement des lèvres de la plaie linéaire est plus rapide que celui de l'orifice arrondi. Après dilatation atropinique de la pupille, instillation de cocaïne et écartement des paupières, on fixe le globe, puis on introduit le couteau de de Græfe à l'extrémité supérieure du méridien vertical de la cornée et dans le limbe, le tranchant tourné en arrière. La pointe du couteau est dirigée vers le centre du globe pour franchir la cornée, puis, une fois dans la chambre antérieure, elle chemine verticalement en bas jusqu'au bord inférieur de la pupille. Le manche du couteau est porté un peu en avant, de manière à faire pénétrer la pointe dans la membranule. En continuant ce mouvement, tout en retirant doucement le couteau, on sectionne verticalement la capsule. On crée ainsi une fente verticale fusiforme. Le traumatisme étant très léger, il suffit de vingt-quatre heures d'immobilité des globes, par un pansement occlusif, pour que la plaie cornéenne soit oblitérée.

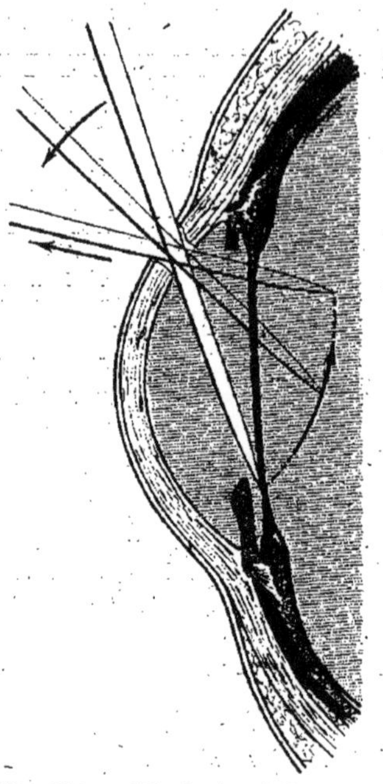

Fig. 197. — Discission de la cataracte secondaire avec le couteau de de Græfe. Vue de profil.

Il faut éviter de faire une section trop limitée de la capsule.

Technique de l'arrachement capsulaire. — La nécessité d'introduire une pince capsulaire dans la chambre antérieure

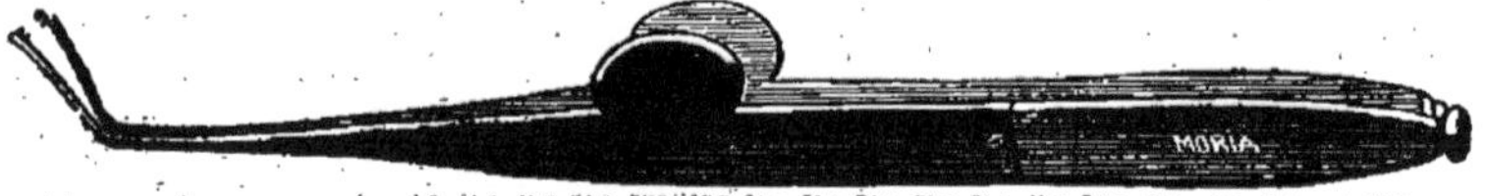

Fig. 198. — Pince capsulaire de Terson.

entraîne l'obligation d'une section cornéenne de 3 à 4 millimètres au moins. On l'exécutera avec le couteau lancéolaire, à 3 millimètres du bord cornéen, parallèlement à ce bord et en face du colobome irien. On introduit la pince les branches fermées, puis, lorsqu'elles se trouvent en face du plan horizontal médian de la pupille, on les écarte et, tout en déprimant légèrement la capsule, on en saisit un peu brusquement un repli sur lequel on exerce une traction délicate. La pince est retirée et, en l'agitant dans l'eau, on se rend compte aisément du lambeau capsulaire prélevé. D'ailleurs

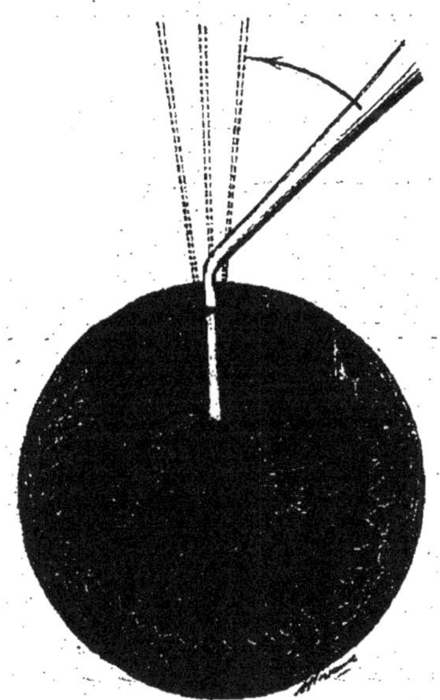

Fig. 199. — Extraction de la cataracte secondaire. La pince de Terson fermée pénètre à travers l'incision cornéenne. Le pointillé indique la position des branches avant le pincement de la capsule.

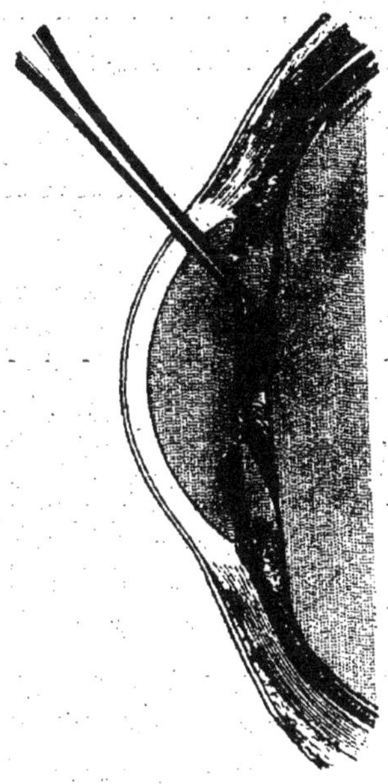

Fig. 200. — Extraction de la cataracte secondaire avec la pince de Terson. Les branches rapprochées saisissent un repli capsulaire. Vue de profil.

la pupille prend aussitôt après une couleur noire et il s'écoule parfois une gouttelette de corps vitré.

Une modification de ce procédé consiste dans l'emploi d'une pince dont une des branches est plate et l'autre pointue. Cette dernière transfixe la membranule et le rapprochement des

Fig. 201. — Pince à capsule de Panas.

deux branches a pour effet de saisir la membranule d'avant en arrière. Ce procédé a été préconisé par Panas.

Lorsque la cataracte secondaire a été compliquée par la formation d'exsudats inflammatoires, on attendra, ainsi que nous l'avons déjà dit, aussi longtemps que possible avant d'intervenir. L'opération de choix est l'irido-capsulotomie. Il est en effet toujours nécessaire de sectionner à la fois l'iris et la capsule qui lui est adhérente.

Technique de l'irido-capsulotomie. — On pratique une kéra-

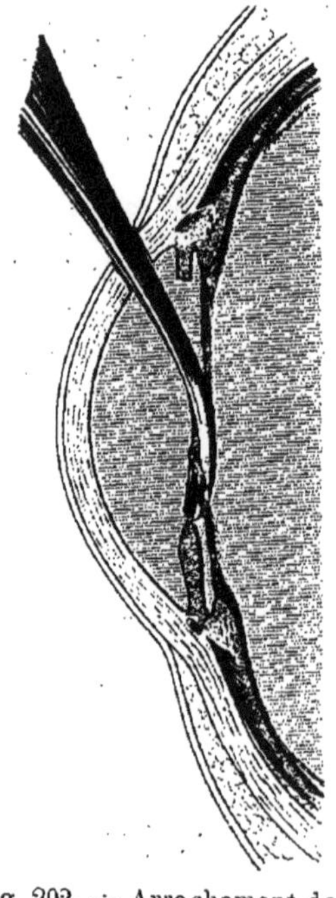

Fig. 202. — Arrachement de la cataracte capsulaire avec la pince de Panas.

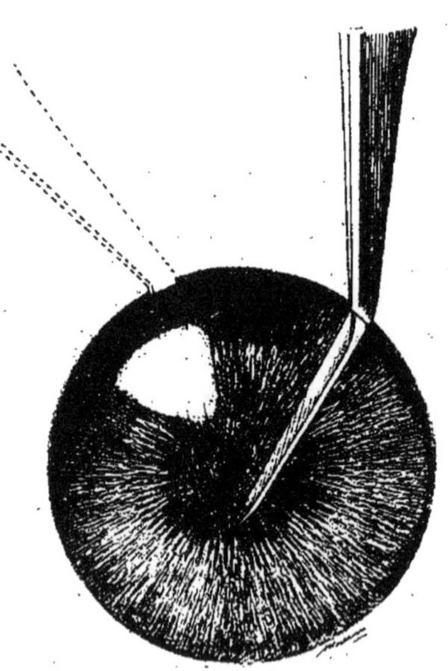

Fig. 203. — Irido-capsulotomie avec la pince-ciseaux pour séclusion pupillaire. La pince ciseaux est prête à faire la première section. Le pointillé indique la position qu'elle occupera pour la deuxième section.

totomie avec le couteau lancéolaire et on place l'incision assez près du limbe. Cette incision aura 6 à 7 millimètres de largeur. Dans les yeux dans lesquels la chambre antérieure est effacée, on remplacera le couteau lancéolaire par un couteau de de Græfe étroit. On introduit par un des angles de l'incision la pince-ciseaux de de Wecker dont une des branches est pointue. Cette branche perfore l'écran irido-capsulaire, tandis que la branche mousse est poussée dans la chambre antérieure jusqu'à atteindre le point le plus inférieur de l'orifice à créer. D'un coup sec, on referme les branches des

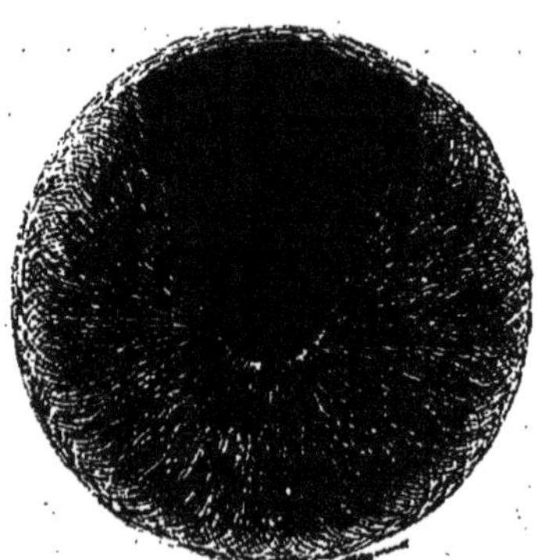

Fig. 204. — Résultat de l'irido-capsulotomie.

ciseaux, ce qui produit une section franche dans l'iris et la capsule. On répète la même manœuvre à l'autre angle de l'incision et l'on a circonscrit un triangle à sommet inférieur qu'il sera facile de saisir avec la pince à iris et de sectionner au voisinage de sa base.

Lorsque la membrane irido-capsulaire est peu épaisse, il suffit souvent d'un seul trait de section verticale pour obtenir une fente pupillaire verticale, dont l'effet au point de vue visuel est satisfaisant. Dans ces cas, l'incision cornéenne n'aura que la longueur nécessaire pour l'introduction de la pince-ciseaux. Celle-ci devra faire une incision verticale plus étendue et dépassant de 3 ou 4 millimètres le centre pupillaire.

Cataracte diabétique.

La fréquence relative de la cataracte, chez les diabétiques, a semblé justifier le rapport supposé entre l'opacification du cristallin et la glycosurie. On lui a décrit des caractères propres, un pronostic opératoire particulièrement grave, mais, à y regarder d'un peu plus près, on voit qu'aucun de ces caractères ne permet réellement de la séparer des cataractes juvéniles ni des cataractes séniles, non accompagnées de glycosurie. Le diabétique est moins résistant que l'homme sain aux différentes formes d'infection, mais, si l'opération de la cataracte est faite aseptiquement, les suites opératoires ne diffèrent en rien de ce qu'elles sont chez les opérés non glycosuriques.

IV. — AFFECTIONS SECONDAIRES DU CRISTALLIN

Cataractes compliquées.

Il n'est pas toujours facile d'établir une distinction entre une cataracte dite primitive et les cataractes produites par certaines affections du globe et auxquelles on donne le nom de cataractes compliquées. Les lésions irido-ciliaires, certaines chorio-rétinites avec ou sans décollement irien, certaines formes de glaucome, sont la cause habituelle de ces cataractes compliquées. Nous en envisagerons deux types : la cataracte noire et la cataracte compliquée proprement dite.

Cataracte noire.

La cataracte noire se rencontre chez des myopes de degré élevé, le plus souvent porteurs de lésions chorio-rétiniennes. Elle tire son nom de la coloration noirâtre ou plus exactement brunâtre qu'offre le cristallin extrait.

Symptômes. — Le trouble visuel est toujours très accusé et cependant la pupille conserve sa teinte noire. A l'éclairage oblique, le cristallin montre un reflet brun jaunâtre. L'examen ophtalmoscopique est habituellement très difficile à interpréter; néanmoins, avec une lumière un peu forte, on réussit souvent à obtenir une lueur pupillaire ou même à percevoir quelques détails. L'examen des images de Sanson montrera la très faible clarté ou l'absence de l'image corticale postérieure (voir p. 269, fig. 164).

Lésions. — Le cristallin est volumineux et la zonule très friable; aussi, lorsqu'on en pratique l'extraction, le cristallin sort-il presque toujours avec sa capsule. La coloration brunâtre n'est pas encore expliquée, car la présence de pigments hématiques n'a pu être démontrée.

Diagnostic. — Le diagnostic est souvent très difficile, si l'on ne dilate pas la pupille par l'atropine. La transparence apparente du cristallin, à l'éclairage oblique, peut faire croire à un trouble du corps vitré, à une hémorragie diffuse par exemple.

Pronostic. — L'intervention est un peu plus compliquée que dans l'extraction ordinaire en raison de la subluxation qui peut se produire et de la nécessité de faire l'extraction avec l'anse de Snellen. Au point de vue fonctionnel, les lésions profondes rendent l'acuité visuelle très inférieure à la normale. Ces réserves faites, on peut dire que les opérés retirent toujours un bénéfice visuel important de l'extraction de leur cataracte noire.

Cataracte compliquée proprement dite.

Avant l'asepsie, on évitait soigneusement d'opérer les cataractes compliquées; de là l'importance accordée au diagnostic de cette variété de cataracte. Il importe toujours de prévoir l'état des membranes profondes, de manière à ne pas promettre une bonne acuité visuelle à un malade atteint de décollement rétinien derrière sa cataracte; mais, au point de vue opératoire, il n'y a aucune différence pronostique entre une cataracte compliquée et une cataracte ordinaire.

Symptômes. — En dehors de l'opacité cristallinienne, on relève des symptômes variables suivant la nature de l'affection primitive. Lorsque la cataracte est secondaire à une affection irido-ciliaire.

on constate des synéchies plus ou moins étendues. La chambre antérieure sera plus profonde que normalement, si la cataracte a succédé à un décollement rétinien; elle sera au contraire un peu effacée si elle succède au glaucome. L'étude attentive de la projection visuelle, de l'acuité, en procédant comme nous l'avons indiqué plus haut, permettra de déterminer le degré relatif d'altération des membranes oculaires profondes.

L'aspect seul du cristallin cataracté permet parfois de diagnostiquer les lésions profondes. C'est ainsi qu'un cristallin dont la face antérieure est irrégulière et présente des taches crayeuses, blanches ou jaune citron, permet de soupçonner un décollement rétinien ancien. Souvent le cristallin est tremblotant ou même subluxé. C'est presque uniquement dans les cas de cataracte compliquée que l'on observe la luxation spontanée dans le vitré ou la chambre antérieure. Dans les yeux atrophiés, le cristallin est toujours cataracté; il peut même être incrusté de sels calcaires. Il va de soi que ce que nous avons dit plus haut au sujet de l'intervention dans les cas de cataracte compliquée, ne s'applique pas à cette forme de cataracte.

Traitement. — Lorsqu'on a affaire à un cristallin adhérent à l'iris, on cherchera à rompre les adhérences avec la spatule avant de faire la discission capsulaire. Si le globe est en état de glaucome, on opérera avec beaucoup de prudence; si même, le malade n'est pas absolument docile, on aura recours à l'anesthésie chloroformique. Il est de toute importance d'éviter la détente brusque qui pourrait provoquer une hémorragie rétro-choroïdienne.

Une large iridectomie est toujours indiquée. Si aucune complication ne se produit, le résultat de l'extraction combinée sur l'évolution du glaucome peut être très favorable. Quant à la conduite à tenir dans le cas de cataracte compliquée luxée nous renvoyons à ce que nous avons dit à propos des luxations traumatiques.

Choix des verres pour les opérés de cataractes.

L'aphakie ou absence du cristallin a des conséquences importantes au point de vue visuel. La plupart des opérés éprouvent une impression particulière de lumière bleuâtre; les objets leur paraissent éclairés par des rayons lunaires. Si l'opéré était emmétrope, hypermétrope ou myope de degré peu élevé, il est incapable de percevoir le détail des objets. Il voit assez difficilement pour s'orienter, mais reconnaît néanmoins les obstacles. Pour obtenir une vision nette des objets éloignés, il est nécessaire que le malade, privé de son cristallin, se serve de verres d'un pouvoir réfringent élevé. Pour un emmétrope, c'est en général un verre de + 10 à + 12 D. qui permet la vision des détails à distance. Comme l'aphakie a pour effet de supprimer la fonction accommodative, il sera indispensable d'augmenter le verre de 3 à 4 D., c'est-à-dire de prescrire un verre de + 13 à + 16 D. pour la vision nette à 30 centimètres, pour l'écriture par exemple.

Toute plaie de la cornée ou du limbe a pour résultat l'apparition d'un astigmatisme de courbure qui, d'abord très accusé, tend à s'atténuer dans la suite. Lorsque l'incision cornéenne a été faite au bord supérieur de la cornée, on trouve un astigmatisme dont l'axe est parallèle à la direction de l'incision, c'est-à-dire horizontal. Il peut atteindre 7 à 12 D. dans les premières semaines (surtout s'il y a eu pincement irien). Après 4 à 5 semaines, il ne dépasse plus guère 2,5 à 5 D. Après 3 ou 4 mois il est fixé à un degré inférieur et ne se modifiera plus dans la suite.

On attend en général 4 à 5 semaines pour faire le premier choix de verres. Les verres définitifs ne pourront être donnés que 3 à 4 mois après l'opération. On prescrira la combinaison sphéro-cylindrique qui donne la meilleure vision. Il est utile, au début surtout et si le malade est porteur d'un large colobome irien, de lui conseiller des verres de teinte fumée n°s 2 ou 3. Ces verres seront portés en lunettes, car, en raison de leur épaisseur et de leur pouvoir réfringent élevé, il est de toute importance qu'ils aient une stabilité parfaite devant les yeux.

Par suite de leur effet prismatique pour les objets qui ne sont pas situés dans l'axe visuel, les verres deviennent très gênants, surtout au début, lorsque l'opéré de cataracte descend un escalier ou suit un trottoir. Cette gêne disparaîtra dans la suite, mais dans les premiers mois on conseillera à l'opéré d'enlever ses lunettes lorsqu'il se déplace dans les conditions indiquées ci-dessus.

La correction de l'œil aphaque par un verre n'est utile que si l'œil opposé est atteint de cataracte ou si son acuité est inférieure à celle de l'œil opéré. Lorsque la vision de l'œil non opéré est parfaite, mieux vaut ne pas prescrire de verres : les images des deux yeux ne pouvant se fusionner, il en résulterait plus de gêne que de bénéfice fonctionnel.

CHAPITRE XI

PROCÉDÉS D'EXAMEN DU FOND DE L'ŒIL

I. — PROCÉDÉS OBJECTIFS

L'invention de l'ophtalmoscope par Helmholtz a rendu possible l'exploration directe des milieux oculaires et des membranes profondes et a permis de soumettre à un contrôle objectif un très grand nombre de troubles fonctionnels éprouvés par les malades.

Le principe de l'ophtalmoscope et de l'ophtalmoscopie se trouve exposé dans le précis de physique biologique et nous y renvoyons le lecteur. Nous nous contenterons d'indiquer ici la technique de l'ophtalmoscopie et les renseignements que l'on peut en obtenir.

Choix de l'ophtalmoscope.

Il fut un temps où les oculistes s'ingénièrent à modifier l'ophtalmoscope, si bien que le nombre des modèles est infini et que l'on peut hésiter dans son choix. Nous conseillons au début de choisir le modèle le plus simple, l'ophtalmoscope, dit de Follin, plan et concave, ou le modèle d'Essad où le miroir concave et le miroir plan sont disposés dos à dos et peuvent à volonté être utilisés. On se servira d'une loupe de 13 dioptries. Comme les rayures du verre sont très gênantes pour l'observation, on aura grand soin de la lentille qui sera protégée par un anneau métallique.

Le miroir plan sera utilisé pour la skiascopie, le miroir concave servira surtout pour l'examen du fond de l'œil à l'image renversée.

Pour l'examen à l'image droite, qui sera décrit plus loin, il est utile que le miroir soit incliné et que l'observateur puisse corriger sa réfraction et celle de l'observé. On se sert pour cela d'ophtalmoscopes un peu plus compliqués, dits ophtalmoscopes à réfraction,

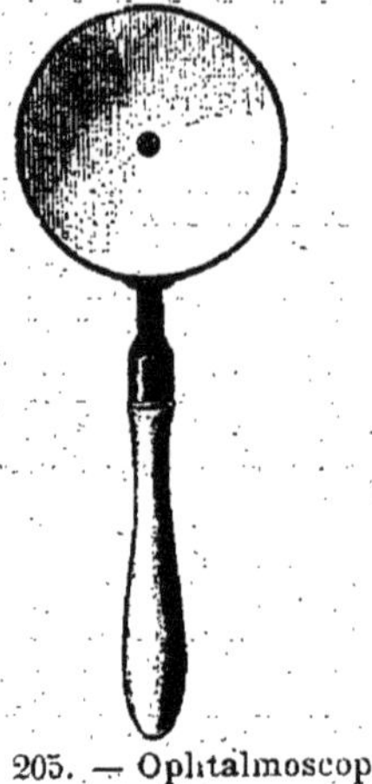

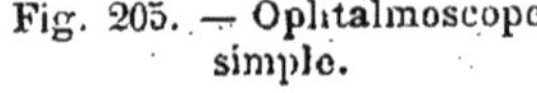

Fig. 205. — Ophtalmoscope simple.

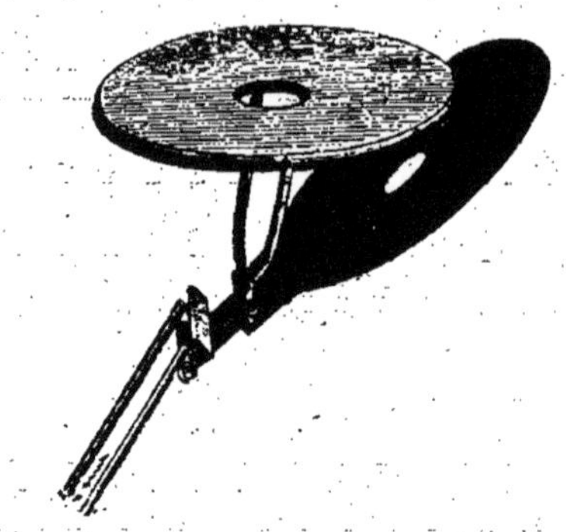

Fig. 206. — Ophtalmoscope à miroirs plan et concave.

et construits de telle sorte que l'on peut amener derrière le miroir des lentilles convexes ou concaves de valeur réfringente variée.

Examen ophtalmoscopique.

L'examen ophtalmoscopique comprend deux parties bien distinctes : l'examen des milieux, cristallin et corps vitré; l'examen du fond de l'œil.

Examen des milieux. — Le malade est placé dans la chambre noire. Il se tient assis, le corps droit, la tête droite, bien en face de l'observateur, les yeux largement ouverts sans raideur. Il faut bien placer le patient; il a toujours tendance à renverser la tête, à la pencher à droite ou à gauche, à la tourner de côté. Une fois la position donnée, on lui recommandera de ne plus déplacer sa tête et de ne remuer que les yeux lorsqu'on lui dira de regarder dans telle ou telle direction.

A sa droite est une table sur laquelle est placée la source lumineuse. Il va sans dire que la lumière peut être à la gauche du malade, mais on a l'habitude de la placer à droite pour que le bras gauche qui tient la lentille et qui est dirigé vers la tête de l'observé ne fasse pas ombre sur le miroir. La source lumineuse doit être au niveau de l'œil à observer. Elle peut être une lampe à gaz (avec manchon à incandescence de préférence), une lampe électrique avec verre dépoli du type dit lampe focale; mais on peut aussi se servir d'une vulgaire lampe à pétrole ou à huile, à la condition que la surface éclairante ne soit pas trop limitée.

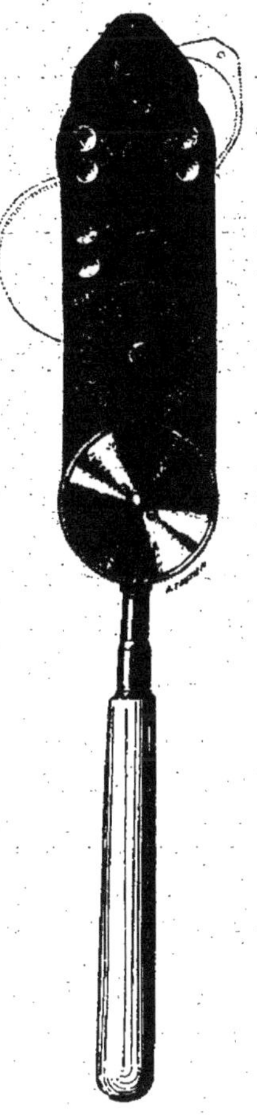
Fig. 207. — Ophtalmoscope à réfraction.

S'il n'y a aucun inconvénient à dilater la pupille, il est bon de le faire; l'examen en est grandement facilité. Sinon on recommande au malade de regarder dans le vague sans rien fixer; la pupille se dilate ainsi naturellement.

L'observateur se met en face du malade et lui indique la direction qu'il doit donner à son regard. Veut-on examiner l'œil droit, le malade regardera vers la droite de l'observateur et, pour l'œil gauche, vers sa gauche.

Pour bien examiner les milieux, il faut un faisceau lumineux peu intense. C'est dire que le miroir plan est l'instrument de choix. Sans doute on peut explorer les milieux avec un miroir concave; on peut voir ainsi des opacités du cristallin ou du vitré. Mais, si ces opacités sont minimes, elles seront traversées par la lumière trop vive et passeront inaperçues. Avec le miroir plan, au contraire, on perçoit de bien plus petites opacités. Pour diminuer l'éclairage parfois un peu fort du miroir plan, on n'a qu'à s'éloigner du malade; la lumière transmise devient encore plus faible et on peut voir des détails invisibles autrement. Si l'on veut faire un examen plus délicat encore, on se sert du miroir oblique de l'ophtalmoscope à réfraction et on s'éloigne plus ou moins du malade pour diminuer ou augmenter l'éclairage.

Pratiquement on se sert du miroir plan de l'ophtalmoscope de Follin. On se met à 20 ou 30 centimètres et on projette le faisceau lumineux sur l'œil. Après avoir fait l'examen dans cette position primaire, on demande au malade de regarder successivement dans tous les sens, et non seulement en haut et en bas, en dedans et en dehors, mais dans les directions intermédiaires.

Quelle que soit la position de l'œil, la pupille apparaît en rouge; normalement la lueur est étendue à toute la pupille, son intensité est la même partout; on n'y voit aucune strie sombre. Les milieux sont transparents.

Si, au contraire, les milieux ne sont pas absolument transparents, les opacités apparaîtront dans le champ pupillaire comme autant de points noirs, de stries sombres, mobiles ou immobiles.

Il faut se demander où siègent ces opacités. Est-ce dans le cristallin? Est-ce dans le corps vitré? Les troubles de la cornée et de la chambre antérieure sont en effet éliminés par l'examen à l'éclairage oblique qui doit toujours précéder l'examen ophtalmoscopique. La mobilité de ces opacités, l'examen du cristallin à l'éclairage oblique, enfin les déplacements parallactiques permettent de déterminer leur siège exact.

La recherche de la mobilité de ces opacités est facile. Au premier coup d'œil, parfois, on les voit descendre, puis disparaître en arrière du bord inférieur de l'iris. Dans ces cas le diagnostic est fait d'emblée mais il n'en est pas toujours ainsi. Lorsque la mobilité n'est pas nettement apparente, voici comment il faut procéder.

Le malade étant mis en place et regardant dans la direction primitivement indiquée, on lui demande de fixer en haut, puis brusquement en bas pendant que l'auriculaire gauche empêche la paupière supérieure de s'abaisser. Ces mouvements brusques d'élévation et d'abaissement ont pour but de mobiliser les corps flottants. Ceux-ci ont une tendance naturelle à descendre vers la partie inférieure du globe. Le mouvement d'élévation suivi aussitôt de l'abaissement de l'œil fait pour ainsi dire voler ces opacités à la partie supérieure, d'où elles descendent ensuite lentement comme une pluie de points noirs parfaitement visibles. Cette mobilité, au lieu d'être complète, peut être moindre ou se localiser à une partie seulement du corps flottant, comme cela peut arriver pour un filament adhérent par une de ses extrémités aux membranes profondes.

Il n'en est pas moins vrai qu'on peut conclure que tout corps mobile en totalité ou en partie est dans le corps vitré. On ne peut pas déduire d'une façon absolue que tout corps immobile est dans le cristallin. L'éclairage oblique et les mouvements parallactiques permettent de compléter le diagnostic.

L'éclairage oblique, surtout à travers une pupille largement dilatée, permet d'examiner complètement le cristallin et de localiser les opacités dans l'épaisseur de cet organe.

Les mouvements parallactiques permettent de déterminer exactement leur siège. L'œil de l'observé restant fixe, l'observateur se déplace latéralement et voit en même temps les opacités changer de situation. Lorsqu'elles siègent dans la cornée, l'humeur aqueuse, le cristallin, et les couches antérieures du vitré, c'est-à-dire en avant du centre de rotation de l'œil, elles se déplacent en sens inverse de l'observateur. Si elles sont en arrière, elles se meuvent dans le même sens. Si elles sont au niveau du centre de rotation, elles restent immobiles.

L'examen au miroir-plan nous permet donc non seulement de déceler des troubles des milieux, mais de fixer leur situation d'une façon précise.

Knapp a indiqué un procédé grâce auquel on peut avoir une image plus nette. On se sert d'une lentille de 18 à 20 dioptries et du miroir concave. On éloigne la lentille de l'œil suffisamment pour obtenir une image renversée de l'iris. On la rapproche de nouveau progressivement et on explore ainsi les différentes couches du vitré. Cette méthode est généralement inutile et l'examen avec le miroir plan permet de faire un diagnostic dans la majorité des cas.

Examen du fond de l'œil. — L'examen du fond de l'œil peut se pratiquer de deux manières différentes qui portent les noms de : procédé de l'image renversée et procédé de l'image droite.

Le procédé de l'image renversée est ainsi nommé parce que, dans l'image que l'on obtient des membranes profondes, la droite correspond à la gauche et réciproquement ; si l'on veut se représenter la chose plus facilement, l'image que l'on voit correspondrait à l'image du fond de l'œil vue dans un miroir. Pour réaliser ce procédé, l'ophtalmoscope est éloigné de l'œil de 30 à 40 centimètres et l'on interpose une lentille entre l'œil observé et le miroir ; ce procédé permet d'embrasser d'un seul coup une grande partie de la rétine, mais il ne donne qu'un faible grossissement.

Dans le procédé de l'image droite, l'image ophtalmoscopique est exactement celle que l'on aurait en enlevant le segment antérieur du globe et en regardant les détails de la papille et de la rétine à travers une forte loupe. Ce procédé ne permet d'embrasser qu'une minime partie du fond, mais il donne un grossissement bien plus fort que le précédent (voir fig. 211, p. 323).

Il ne faut pas être exclusif et n'utiliser que l'image droite ou que l'image renversée. Il faut examiner le fond de l'œil à l'aide des deux procédés. On commence par l'image renversée; on inspecte ainsi la rétine dans toute son étendue. Ce n'est que lorsqu'on l'a

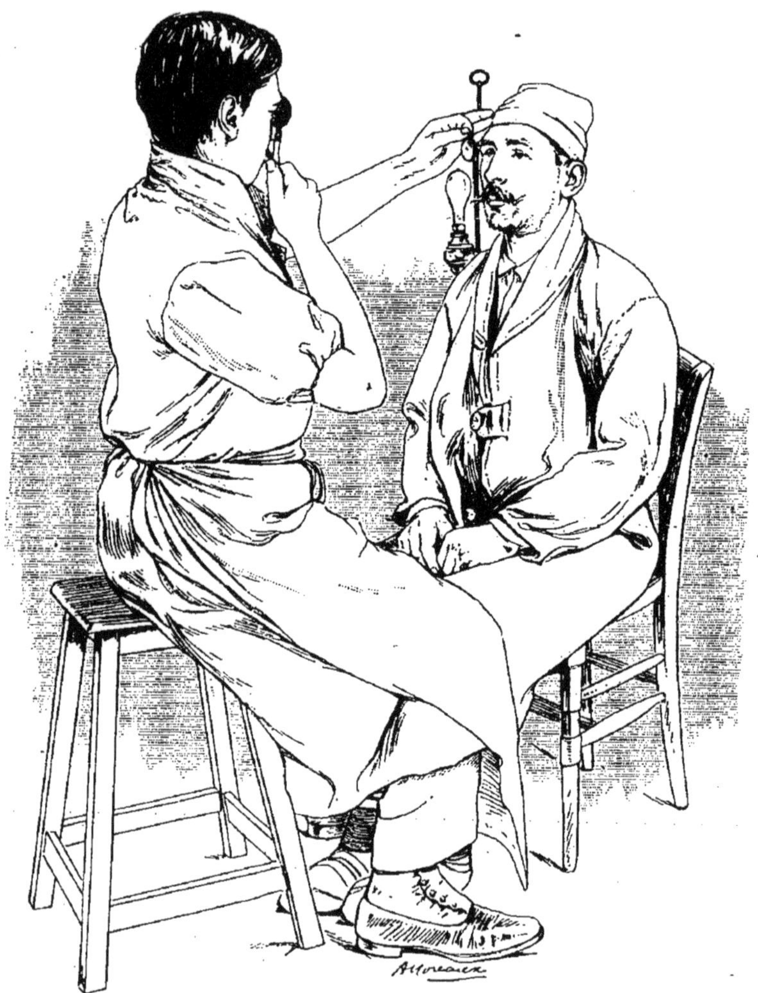

Fig. 208. — Position de l'observateur et de l'observé pour l'examen ophtalmoscopique à l'image renversée.

ainsi examinée qu'on étudie à l'image droite, pour mieux en apprécier les détails, chacune des lésions découvertes.

Image renversée. — Le malade, le médecin, la source lumineuse sont placés comme pour l'examen des milieux.

On commencera l'examen du fond de l'œil par la papille. Pour ce faire, on indiquera au malade le point précis qu'il doit fixer. S'il regarde bien le point indiqué, on tombe directement sur la papille. Pour examiner l'œil gauche, on demande au malade de regarder la partie supérieure du pavillon de l'oreille gauche de l'observateur. Pour l'œil droit, le malade doit regarder au même niveau dans le sens vertical, mais à 10 centimètres environ en dehors de l'oreille droite du médecin.

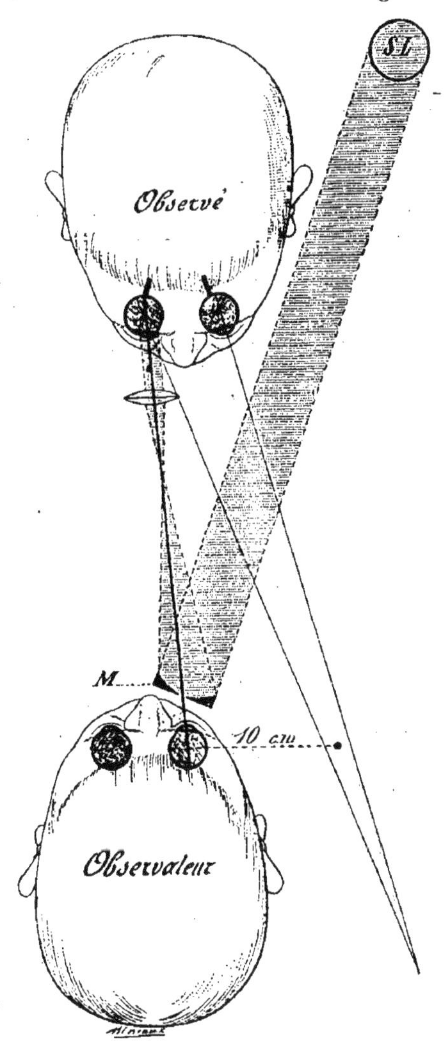

Fig. 209. — Schéma de la position de l'observateur et de l'observé dans l'examen ophtalmoscopique à l'image renversée. La direction du regard de l'observé est telle que l'observateur voit la région papillaire. *SL*, source lumineuse; *M*, ophtalmoscope

De la main gauche, l'observateur tient une lentille de 14 à 15 dioptries entre le pouce et l'index, tandis que le petit doigt et l'annulaire prennent point d'appui sur le front, un peu au-dessus de l'arcade sourcilière. Il éloigne la loupe de l'œil de 5 à 6 centimètres en veillant à ce que le plan de la lentille reste autant que possible parallèle à la tangente de la cornée.

De la main droite, il prend le miroir concave, l'inclinant un peu à sa gauche pour recueillir le faisceau lumineux. Il regarde par l'orifice percé au centre du miroir et dirige la lumière sur la pupille. Il fait coïncider l'axe de la lentille avec celui du faisceau lumineux.

Le reflet cornéen gêne beaucoup les débutants. On arrive peu à peu à en faire abstraction complète. Ce qu'il faut bien savoir, c'est qu'on ne doit pas chercher l'image dans le fond de l'œil, mais entre le miroir et la lentille. C'est une image aérienne pour laquelle il faut s'apprendre à accommoder.

La papille une fois trouvée, on examine sa forme, sa couleur, ses dimensions, la netteté de ses bords, ses vaisseaux et enfin la région péripapillaire.

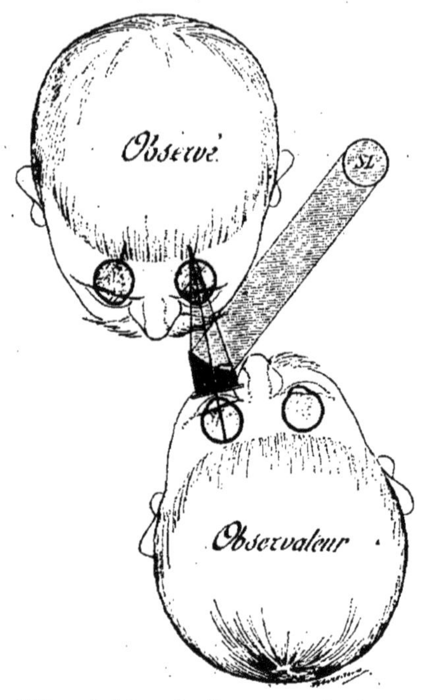

Fig. 210. — Schéma de l'examen ophtalmoscopique à l'image droite. L'observateur examine la papille. *SL*, source lumineuse.

Ceci fait, on inspecte toute la rétine. Pour cela, tenant toujours le miroir et la lentille de la même façon, on prie le malade de regarder successivement dans les différentes directions, non seulement en haut et en bas, en dedans et en dehors, mais dans les positions intermédiaires, comme on l'a fait pour l'examen des milieux. — On examine ainsi toute l'étendue du fond de l'œil.

Il reste à explorer la macula. Voir la macula est la partie difficile de l'examen. Le malade doit fixer le centre du miroir ou le milieu de la région inter-sourcilière de l'observateur. Ce qui explique la difficulté de cette partie de l'examen, ce sont le resserrement de la pupille et la présence du reflet cornéen. La lumière arrivant concentrée sur la tache jaune produit un rétrécissement intense de la pupille. De plus le reflet cornéen est très marqué; on arrive à le rendre moins gênant en inclinant légèrement la lentille de 30 à 40 degrés sur l'horizontale au lieu de la tenir verticalement. Si la macula se voit bien à travers une pupille dilatée, il faut une grande habileté pour la saisir à travers une pupille rétrécie. Elle apparaît sous la forme d'une petite tache rouge, présentant parfois au centre un point blanchâtre et entourée à distance, surtout chez l'enfant, par une espèce de collerette ovalaire d'un blanc chatoyant.

Image droite. — Le procédé de l'image droite est plus difficile à exécuter et demande un autre dispositif. Ainsi que nous l'avons dit plus haut, il faut un ophtalmoscope à réfraction avec un petit miroir oblique.

Le malade est installé comme il a été dit plus haut. La source lumineuse est placée à la droite du malade pour son œil droit, à sa gauche pour l'œil gauche.

L'observateur s'approche jusqu'à quelques centimètres de l'œil à examiner.

Pour examiner l'œil droit, la lampe étant à la droite du malade, le médecin tient son ophtalmoscope de la main droite et regarde avec son œil droit. Pour examiner l'œil gauche, la lampe étant à la gauche du malade, il tient son ophtalmoscope de la main gauche et regarde avec son œil gauche (voir fig. 210).

Il demande au malade de regarder dans la direction indiquée pour

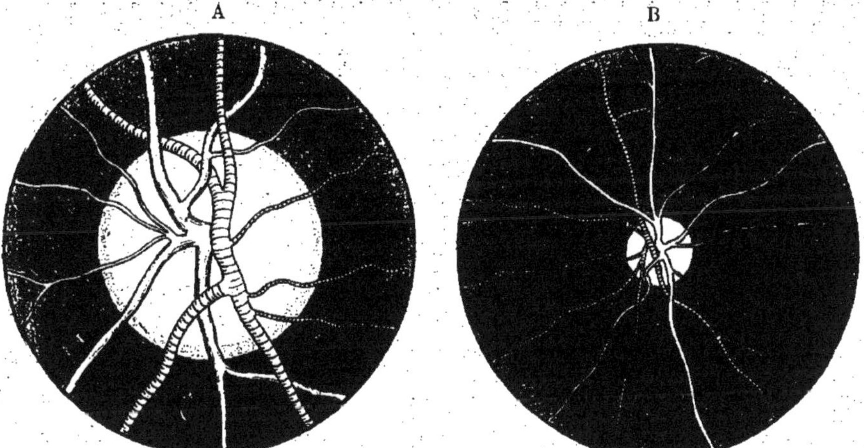

Fig. 211. — Aspect comparatif de la région papillaire dans l'examen à l'image droite (A) et dans l'examen à l'image renversée (B).

l'examen à l'image renversée et il projette le faisceau lumineux sur la pupille. Il tombe ou non sur la région papillaire. S'il ne la trouve pas du premier coup, il cherche un vaisseau et arrive à trouver la papille en suivant ce vaisseau. Il continue son examen comme il l'a déjà fait pour l'image renversée.

Pour voir le fond de l'œil à l'image droite, il faut que les deux yeux, observé et observateur, relâchent complètement leur accommodation, et cela nécessite, de la part de l'observateur surtout, une certaine habitude.

L'image est nette si les deux yeux sont emmétropes. Mais s'ils sont atteints d'un vice de réfraction, il faut le corriger. Cette correction se fait par des verres placés entre les deux yeux à l'aide de dispositifs variant avec les ophtalmoscopes. On peut ainsi mesurer le vice de réfraction du malade; ce procédé de mesure de la réfraction était même très employé autrefois; il l'est beaucoup moins depuis l'usage de la skiascopie.

L'image droite, outre la connaissance bien plus précise des lésions, permet encore de mesurer la profondeur d'une excavation glaucomateuse ou la saillie d'une papille de stase. On met au point pour avoir une image nette de la partie saillante de la papille; puis on fait de même pour la partie qui est sur le même niveau que la rétine. Pour y arriver on fait passer devant l'œil des verres de plus en plus forts. Si l'on se rappelle que trois dioptries représentent 1 millimètre de saillie ou d'excavation, on pourra ainsi apprécier la profondeur de l'excavation ou le degré de saillie de la papille.

Cet examen ophtalmoscopique, tel que nous venons de l'exposer, doit toujours être fait complètement, méthodiquement. De la comparaison entre les données de cet examen objectif méthodique et celles de l'examen subjectif découlera presque à coup sûr un diagnostic précis et exact.

II. — PROCÉDÉS D'EXAMEN SUBJECTIF DE LA SENSIBILITÉ RÉTINIENNE

Nous envisagerons successivement la mesure de l'acuité visuelle, la mesure de la vision périphérique ou périmétrie et la recherche du sens chromatique.

Mesure de l'acuité visuelle.

La mesure de l'acuité visuelle, c'est-à-dire du pouvoir de différenciation de la région maculaire de la rétine, est basée sur la lecture d'optotypes ou test-objets placés à une distance excluant l'intervention de la fonction accommodative. Dans la pratique ces optotypes sont placés à 5 ou 6 mètres de l'observé.

Le test-objet le plus commode est constitué par une lettre majuscule dont le dessin est formé par un trait plein uniforme et dont l'épaisseur correspond, pour une distance donnée, à une ouverture angulaire déterminée.

Bien que l'invention des optotypes fût bien antérieure à Snellen, on a adopté généralement l'unité préconisée par lui. L'acuité visuelle est considérée comme égale à 1 si l'observé reconnaît à 5 mètres une lettre dont le trait correspond à un angle d'une minute et dont la hauteur totale (égale à 5 épaisseurs de traits) soustend un angle de 5 minutes. Cette unité correspond à une moyenne et il ne faut pas s'exagérer l'importance de cette mesure, car il y a des yeux normaux dont l'acuité est un peu inférieure et d'autres yeux normaux dont l'acuité est le double de l'unité.

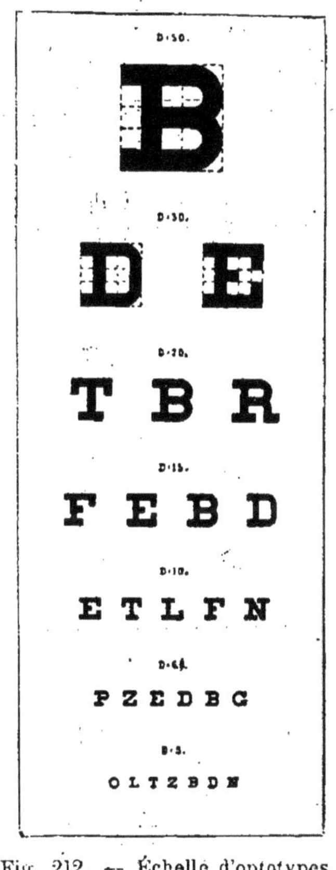

Fig. 212. — Échelle d'optotypes.

Pour obtenir une échelle d'acuités décroissantes, il suffit de disposer sur une feuille de papier une série de lettres dont la hauteur correspondra toujours à une ouverture angulaire de 5 minutes, mais pour une distance de 7,5, 10, 15, 20, 25, 50 mètres. Si notre malade ne reconnaît à 5 mètres que des caractères qui normalement devraient être vus à 50 mètres, nous inscrivons que son acuité est de 5/50 ou V (symbole de l'acuité) = 5/50

La détermination de l'acuité visuelle acquiert une importance particulière chez les malades atteints de certaines affections des membranes profondes. Pour apprécier les modifications survenues, on notera l'acuité visuelle, à chaque examen et, pour que la comparaison soit possible, il importera de se placer dans des conditions sensiblement égales d'éclairage : c'est pour cette raison qu'il est utile d'avoir recours à l'éclairage artificiel des optotypes. Le malade tournera le dos à la lumière, car l'éblouissement peut gêner la détermination.

La détermination de l'acuité visuelle sera faite pour chaque œil

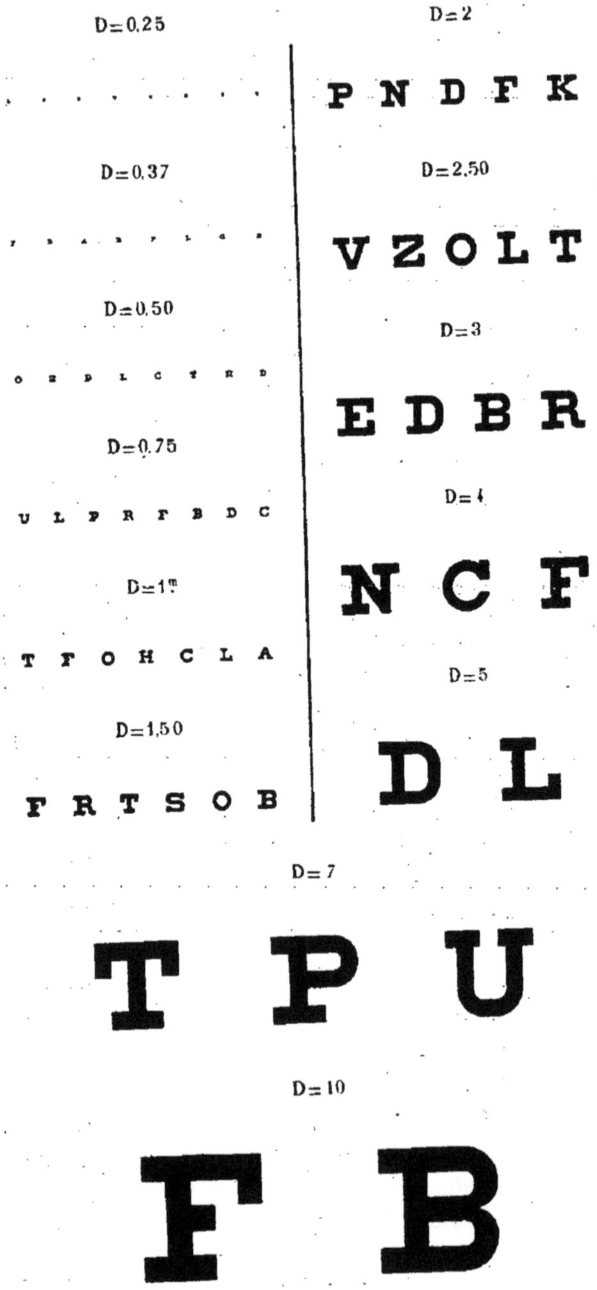

D=0,25

D=0,37

D=0,50

D=0,75

U L P R F B D C

D=1m

T F O H C L A

D=1,50

F R T S O B

D=2

P N D F K

D=2,50

V Z O L T

D=3

E D B R

D=4

N C F

D=5

D L

D=7

T P U

D=10

F B

Fig. 213. — Réduction de l'échelle d'optotype (Parinaud) pour le contrôle de l'acuité visuelle à courte distance. Le chiffre placé au-dessus des séries de lettres indique la distance de l'œil pour laquelle la dite série correspond à l'acuité 1.

séparément, puis pour les deux yeux simultanément, car il n'est pas rare de constater une légère différence, l'acuité binoculaire étant supérieure à chaque acuité monoculaire. On corrige toujours les défauts de réfraction, car lorsqu'on parle de l'acuité visuelle on suppose toujours que les amétropies ont été exactement corrigées.

Sémiologie. — En dehors des troubles des milieux (cornée, cristallin ,corps vitré) qui peuvent influencer l'acuité visuelle, ce sont surtout les affections chiorétiniennes, les lésions du nerf optique et le glaucome qui l'altèrent.

Périmétrie.

La mensuration de la vision périphérique a une valeur sémiologique au moins aussi grande que la mesure de l'acuité visuelle, et cependant on a quelque tendance à négliger ce procédé d'observation ou à l'appliquer avec trop peu de rigueur.

A l'état normal, chacun de nos yeux embrasse un champ d'une

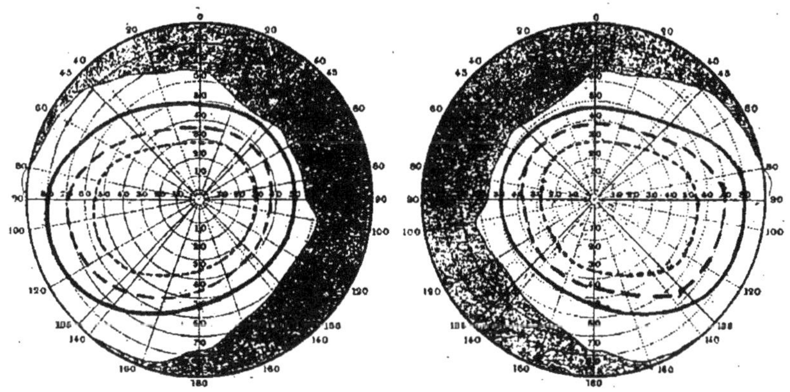

Fig. 214. — Projection plane des champs visuels.
La zone blanche correspond au champ visuel pour le blanc.
Le trait plein ▬▬ marque la limite de la perception du bleu.
Le trait ▬ ▬ ▬ ▬ — — rouge.
Le trait - - - - - - - - — — vert.

certaine étendue qui correspond a une ouverture angulaire de 150 degrés environ dans le sens horizontal et un peu moins dans le sens vertical. Le schéma ci-dessus montre le champ visuel normal moyen de chaque œil. Il signifie que lorsque l'œil droit fixe un objet placé devant lui (en 0°) il est susceptible de percevoir à 90° du côté temporal une surface blanche d'une certaine étendue sans déplacement de l'œil.

On se sert pour la mesure du champ visuel d'un appareil appelé *périmètre* et constitué essentiellement par un arc de cercle de 30 centimètres de rayon, mobile autour de son axe. La tête de l'observé peut se placer en face de la concavité de l'arc de cercle, de telle sorte que l'œil examiné corresponde exactement au centre de l'arc de cercle. Une mentonnière mobile, que l'on peut élever ou abaisser, permet d'obtenir ce résultat. Il importe, pendant l'examen périmétrique, que l'œil examiné fixe d'une manière continue le centre de l'arc.

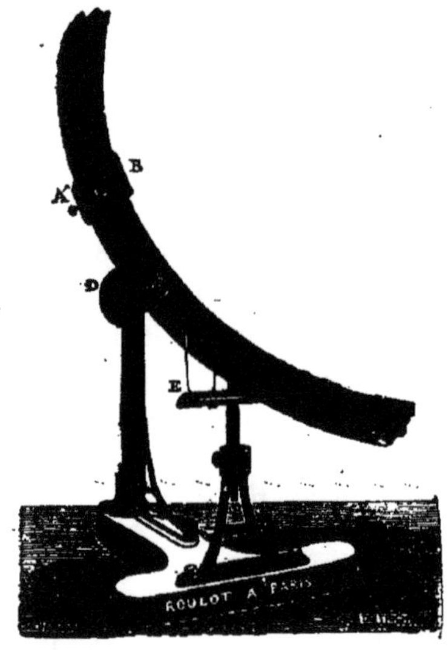

Fig. 215. — Périmètre de Foerster. E, appui-menton ; D, axe de rotation de l'arc périmétrique ; A-B, index mobile le long de l'arc auquel on préférera un index tenu à la main comme dans la fig. 216.

On aura soin d'examiner chaque œil séparément et de pratiquer l'occlusion de l'œil non examiné. Un examen périmétrique complet pourrait comprendre non seulement la recherche de la perception d'une surface blanche, mais de surfaces de dimensions et de clartés déterminées.

Pratiquement, on se servira d'un index circulaire de 2 centimètres de diamètre fixé à l'extrémité d'une baguette, et l'on cherchera à préciser exactement le point de l'arc de cercle où il commence à être reconnu.

On s'attachera tout particulièrement à déterminer la limite périphérique dans les méridiens principaux d'abord, puis dans des méridiens secondaires. Il faudra à chaque instant s'assurer que le malade se rend bien compte du renseignement qu'on lui demande ; dans ce but, on présentera successivement l'index devant et derrière l'arc, afin de contrôler la véracité de ses réponses.

On utilise le plus souvent le périmètre de Foerster ou l'une des nombreuses modifications qui en ont été faites. On en a compliqué le mécanisme (périmètres enregistreurs) ou augmenté la précision (orthopérimètres). Mais, pour la détermination courante, le modèle le plus simple rend encore les meilleurs services.

L'exploration du champ visuel peut montrer des limites normales (fig. 214) ou des limites anormales : dans ce dernier cas, on dit qu'il y a rétrécissement du champ visuel. Ce rétrécissement peut

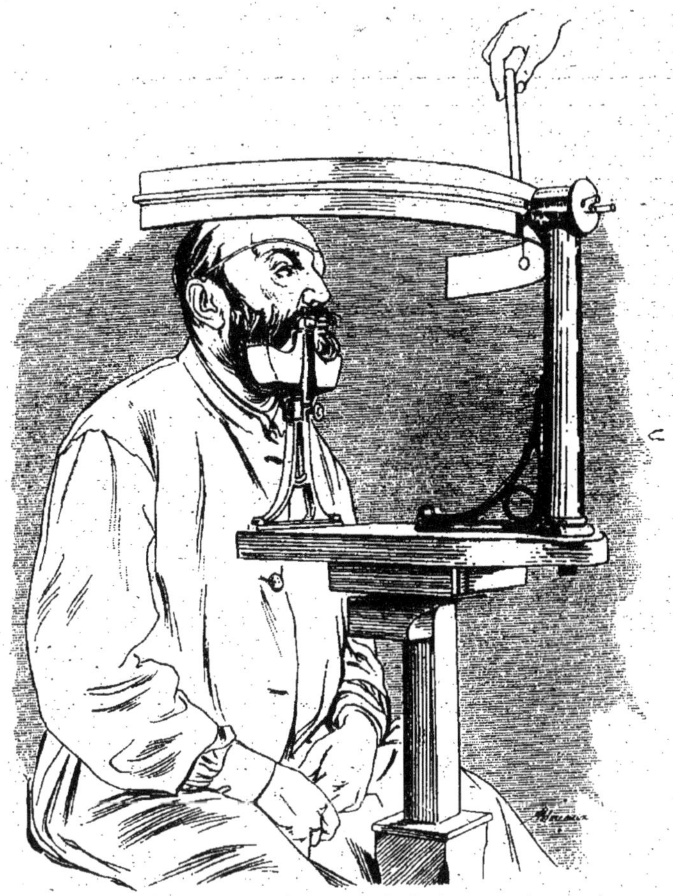

Fig. 216. — Position de l'observé par la détermination du champ visuel de l'œil droit. Le menton repose dans la mentonnière de gauche et l'œil gauche est recouvert.

être irrégulier (fig. 217) ou concentrique (fig. 218), c'est-à-dire sensiblement égal dans les différents méridiens. Lorsqu'il existe une zone où la vision est nulle dans le champ visuel, on dit qu'il y a un scotome : ce scotome peut être central (zone de fixation) ou périphérique ; une forme particulière de ce scotome périphérique est représentée fig. 219. On lui donne le nom de scotome en croissant ou annulaire. Nous envisagerons ailleurs la signification des rétrécissements hémianopsiques (voir fig. 289, p. 527).

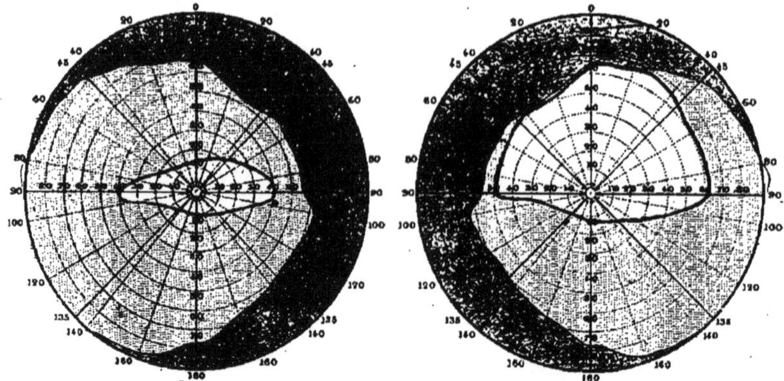

Fig. 217. — Rétrécissement irrégulier du champ visuel dans un cas d'atrophie des nerfs optiques chez un syphilitique tabétique.

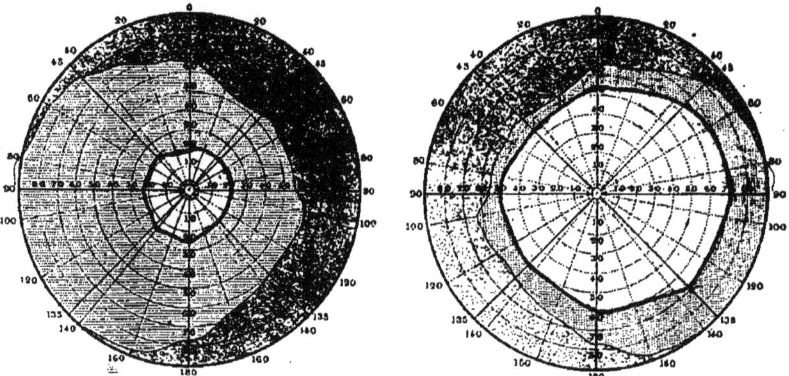

Fig. 218. — Rétrécissement concentrique du champ visuel dans un cas d'amblyopie hystérique.

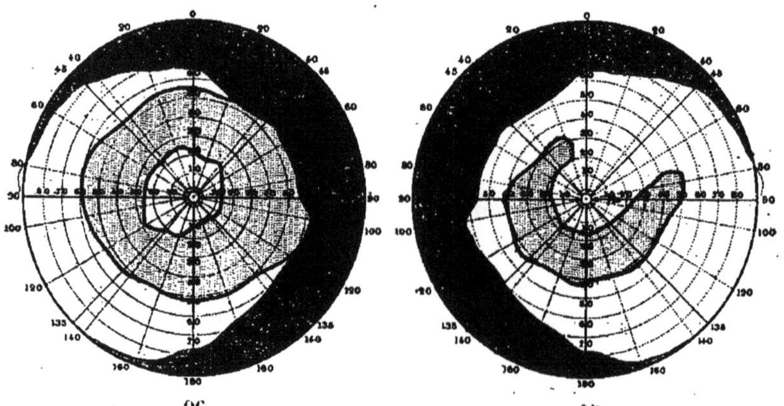

Fig. 219. — Scotome annulaire (OG) et scotome en croissant (OD) dans un cas de choriorétinite pigmentaire.

En dehors des affections choriorétiniennes et des manifestations nerveuses, l'examen périmétrique a une importance toute spéciale dans les différentes formes de glaucome (voir fig. 242, p. 415).

Détermination des scotomes centraux.

Il est souvent difficile de mettre en évidence, par l'examen péri-

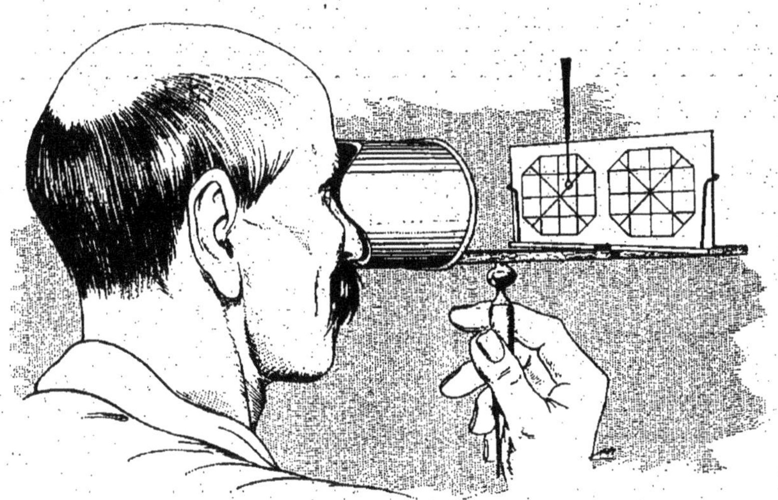

Fig. 220. — Détermination des scotomes centraux par le procédé de Haitz à l'aide du stéréoscope pour obtenir la fixation binoculaire.

métrique seul, la présence de scotomes centraux, c'est-à-dire d'une zone centrale du champ visuel où la perception est nulle, ou très affaiblie. La difficulté vient de ce fait que l'œil atteint de scotome central ne se dirige plus sur le point à fixer. Pour immobiliser l'œil, Haitz a indiqué un procédé parfait dans tous les cas où la vision binoculaire n'est pas abolie. Il consiste à se servir du stéréoscope et à présenter sur l'une, puis l'autre des figures vues par chaque œil, un petit index blanc ou de couleur (fig. 220).

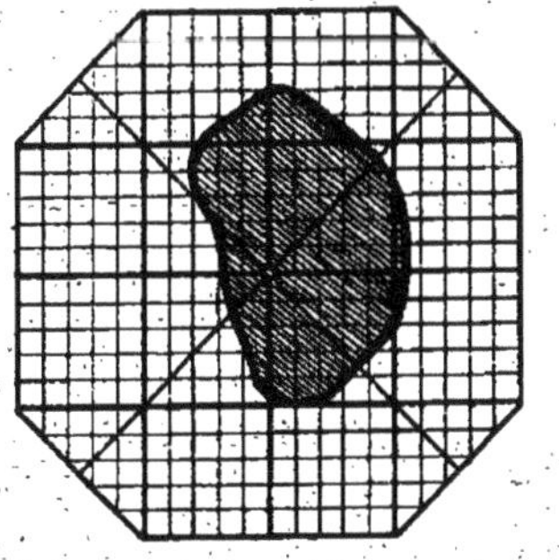

Fig. 221. — Inscription du scotome sur un schéma semblable à la figure stéréoscopique de Haitz et dont chaque division correspond à un angle de 5°.

On arrive ainsi à établir, avec la plus grande précision, la forme et l'étendue d'un scotome central dont on pourra faire le relevé sur un schéma correspondant à la figure stéréoscopique préconisée par Haitz (fig. 221).

Détermination du sens chromatique.

La propriété de différencier les couleurs peut être modifiée, en partie ou en totalité, dans toute l'étendue du champ visuel ou dans une zone déterminée. Quelle que soit la nature de l'altération du sens chromatique, c'est le plus souvent un trouble méconnu et qu'un examen systématique met seul en évidence. Cet examen se fait de deux manières différentes :

I. A l'aide du périmètre et en procédant comme nous l'avons dit pour la recherche des limites périphériques du champ visuel ou des scotomes centraux. Au lieu d'un index blanc on aura recours à un index coloré (rouge, vert, bleu ou jaune). Ce mode d'examen permettra de relever les modifications des limites du champ visuel pour les couleurs (altération des nerfs optiques, hystérie, etc.), les scotomes centraux pour les couleurs (névrite rétro-bulbaire), l'hémiachromatopsie ou abolition du sens chromatique dans une moitié de chaque champ visuel (lésion du centre cortical de la vision).

II. A l'aide de plusieurs méthodes qui ont pour but d'apprécier, non plus la topographie du sens chromatique, mais son développement qualitatif.

Nous nous contenterons de décrire la méthode dite des *laines colorées de Holmgren*, puisqu'elle représente encore la seule méthode réellement pratique. Elle est basée sur le classement que doit faire l'examiné d'un certain nombre d'écheveaux de laine d'après un échantillon qui lui est remis. Voici comment on procédera :

1° On donnera à l'observé un échantillon *vert clair* et on l'engagera à sortir de la collection tous les écheveaux de même couleur.

Si le sens chromatique est vicié, l'observé aura fait choix d'échantillons de tonalités variées en dehors des écheveaux de couleur verte (gris clair, jaune clair, brun clair).

2° On lui présentera ensuite un écheveau *pourpre* (mauve).

Si le sujet prend des écheveaux bleus ou violets en dehors des pourpres, il y a cécité pour le rouge.

Si les écheveaux confondus sont verts ou gris, il y a cécité pour le vert.

EXAMEN DU SENS CHROMATIQUE
d'après Holmgren

1re ÉPREUVE. — On présente à l'observé un échantillon de laine de la couleur ci-dessous et on l'engage à réunir tous les écheveaux de même tonalité.

I

S'il existe une altération du sens chromatique, l'observé réunira des écheveaux des différentes tonalités indiquées en 1 à 5.

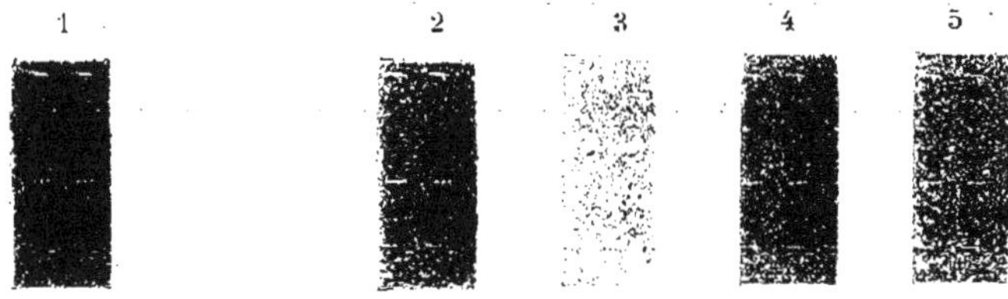

2e ÉPREUVE. — On donne à l'observé un écheveau de laine du ton mauve IIa en l'engageant à réunir les écheveaux de même couleur.

IIa

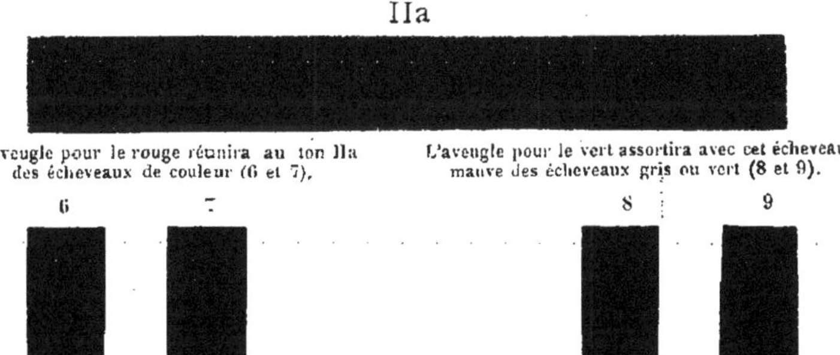

L'aveugle pour le rouge réunira au ton IIa des écheveaux de couleur (6 et 7).

L'aveugle pour le vert assortira avec cet écheveau mauve des écheveaux gris ou vert (8 et 9).

6 7 8 9

3e ÉPREUVE. — Un échantillon rouge IIb sera assorti par l'aveugle pour le rouge avec des écheveaux vert et marron (10 et 11).

IIb

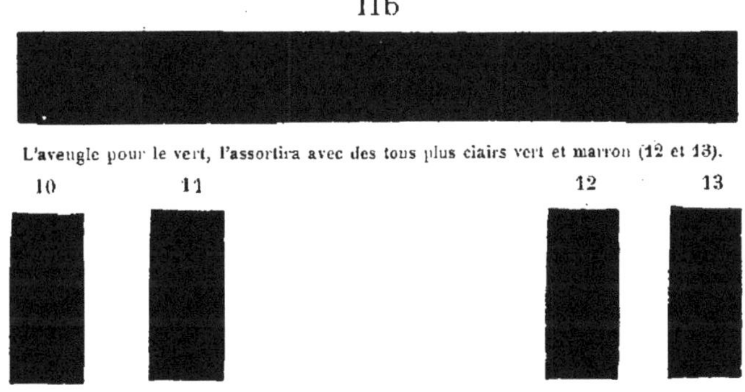

L'aveugle pour le vert, l'assortira avec des tons plus clairs vert et marron (12 et 13).

10 11 12 13

Masson et Cie, Éditeurs. Prieur & Dubois. — Puteaux.

Si la confusion porte sur le rouge et l'orangé, il y aurait cécité pour le violet.

3° Pour confirmer les résultats obtenus par la seconde épreuve, on présente un écheveau *rouge carmin*.

L'aveugle pour le rouge en rapprochera des écheveaux vert olive ou marron foncé ; l'aveugle pour le vert, des écheveaux verts, jaunes ou marrons plus clairs.

CHAPITRE XII

MALADIES DU CORPS VITRÉ

Le corps vitré, qui occupe l'espace compris entre la face postérieure du cristallin et la surface interne de la rétine, présente à l'état normal et pendant toute l'existence la limpidité et la transparence de l'eau. En dehors de certaines malformations congénitales, les maladies propres du corps vitré consistent surtout dans la pénétration de certains parasites (kystes hydatiques), de corps étrangers ou de germes infectieux venus directement du dehors. Nous aurons en outre à nous occuper de certaines lésions du vitré, de beaucoup les plus fréquentes et qui ne font que traduire, en réalité, l'existence d'une inflammation de la choroïde. Nous les retrouverons d'ailleurs encore à propos des affections choroïdiennes.

I. — MALFORMATIONS CONGÉNITALES

Ces malformations consistent surtout dans la persistance de vestiges d'organes qui existent dans le corps vitré pendant la vie intra-utérine et qui, dans les conditions normales, subissent une régression complète.

Persistance de l'artère hyaloïdienne.

Pendant la période fœtale, le cristallin est entouré d'un sac vasculaire dont une des artères afférentes, la plus importante, provient de l'artère centrale de la rétine dont elle se détache au niveau de la papille. Elle traverse le corps vitré d'arrière en avant, dans un espace qui porte le nom de canal de Cloquet, et, arrivée au pôle postérieur du cristallin, elle se ramifie autour de lui. Ce vaisseau et ses ramifications s'oblitèrent à la fin de la vie fœtale et subissent une atrophie, puis une résorption complète. Dans certains cas, on les voit persister à l'état de vestiges et c'est en particulier au niveau du pôle postérieur du cristallin, au devant de la papille qu'on peut en retrouver des traces.

L'anomalie se reconnaîtra à l'ophtalmoscope par la présence d'un filament ou d'un cordon grisâtre dont l'extrémité postérieure est en contact avec la papille et parfois même en contact direct avec un des vaisseaux centraux.

L'extrémité antérieure du cordon peut se déplacer légèrement dans le vitré. Elle se termine en ampoule, en cône, parfois en filaments ramifiés. Ce cordon est souvent entouré d'une gaine moins sombre. En dilatant la pupille et en pratiquant l'éclairage oblique, on peut habituellement vérifier les rapports du cordon avec la face postérieure du cristallin.

La présence de cette anomalie ne se traduit par aucun trouble fonctionnel, mais elle coïncide fréquemment avec d'autres malformations (colobomes iriens, cataracte, microphtalmie) qui peuvent affaiblir la vision.

II. — AFFECTIONS TRAUMATIQUES DU CORPS VITRÉ

On peut observer des hémorragies du corps vitré en rapport avec une contusion, des infections résultant de l'ouverture de la coque oculaire ou enfin le séjour de corps étrangers.

Hémorragie traumatique du corps vitré.

A la suite d'un traumatisme direct sur le globe oculaire, on peut observer parfois une diminution considérable de la vision, coïncidant avec l'impossibilité d'éclairer le fond de l'œil avec l'ophtalmoscope. On trouvera les symptômes et le diagnostic de ces hémorragies dans le chapitre consacré aux hémorragies spontanées.

Disons seulement que ces hémorragies traumatiques ont, en général, une évolution assez bénigne, en rapport, cela va sans dire, avec la gravité des lésions vasculaires choroïdiennes ou rétiniennes engendrées par le traumatisme. La résorption du sang épanché dans le corps vitré peut demander deux ou trois semaines. Elle est souvent suivie par la présence, pendant un temps assez long, de flocons du corps vitré.

Il n'est pas rare de rencontrer les hémorragies dans les coups de feu de la région orbitaire, lorsque le projectile a pénétré dans l'orbite tangentiellement au globe. C'est par la radiographie que l'on diagnostiquera la présence ou non du corps étranger dans le globe inéclairable.

Traitement. — Le repos visuel, l'instillation de pilocarpine, pour combattre l'hypertonie qui peut exister les premiers jours, constitueront la base du traitement.

Panophtalmies traumatiques.
Infections directes du corps vitré.

L'humeur vitrée constitue un excellent terrain de culture pour les différentes espèces microbiennes. Sa consistance visqueuse, l'éloignement des vaisseaux choroïdiens et rétiniens dans lesquels circulent les leucocytes chargés de la défense de l'organisme contre la prolifération microbienne, communiquent aux infections du corps vitré une gravité particulière et nous expliquent que des microbes qui ne sont pas infectants dans les conditions habituelles, puissent le devenir lorsqu'ils pénètrent dans le corps vitré. C'est là aussi la raison pour laquelle, à une époque où l'on ne connaissait pas ou imparfaitement l'asepsie opératoire, la pénétration dans le corps vitré d'un instrument quelconque était considérée comme un acte chirurgical des plus dangereux.

Symptômes. — La panophtalmie traumatique débute habituellement dans les 24 heures qui suivent une plaie pénétrante de la région cilio-sclérale ou équatoriale. La présence ou non du corps étranger intraoculaire ne modifie en rien la symptomatologie de l'infection. Lorsque l'on examinera le blessé peu d'heures après le traumatisme, on sera déjà frappé par le degré des symptômes réactionnels oculaires, par le trouble des milieux et, si la plaie est entrebâillée et qu'on y trouve une gouttelette de corps vitré, par son aspect louche parfois franchement purulent. L'examen microscopique direct de ce pus permettra de se renseigner immédiatement sur la nature de l'infection. Il est enfin un symptôme qui ne manque pour ainsi dire jamais au cours des infections traumatiques, c'est la douleur oculaire et surtout périoculaire qui apparaît déjà dans les premières heures et prend une acuité de plus en plus grande. Le blessé a presque toujours une légère ascension thermique. La temperature rectale vespérale atteint 38° à 38°5. Il a de l'insomnie, souvent des vomissements et des céphalées assez violentes.

Dès le lendemain, en enlevant le pansement, on est frappé par le gonflement des paupières qui s'entr'ouvrent difficilement à cause de l'œdème et de la photophobie. La conjonctive est injectée et forme souvent un bourrelet saillant entre les bords libres palpébraux. La cornée laisse encore voir le trouble de l'humeur aqueuse et la présence d'un exsudat purulent dans les parties déclives de la chambre antérieure. Les milieux oculaires sont inéclairables et la perception visuelle abolie. Si l'énucléation n'est pas pratiquée de suite, les différents symptômes s'exagèrent encore les jours suivants. Le globe oculaire, distendu par la suppuration, peut augmenter de volume et refouler les paupières tuméfiées en donnant lieu à une exophtalmie; celle-ci est moins accusée que dans le cas de phlegmon orbitaire qui ne complique que rarement la panophtalmie. Tant que le pus est contenu dans la coque oculaire, les phénomènes douloureux persistent. Ils disparaissent, par contre, aussitôt que l'évacuation provoquée ou spontanée du foyer purulent a eu lieu.

Dans certains cas exceptionnels on peut voir, après quelques jours d'évolution, les phénomènes inflammatoires cesser comme par enchantement. Les douleurs disparaissent, l'injection conjonctivale s'atténue, l'exsudat de la chambre antérieure peut même se résorber, mais la tension oculaire diminue de plus en plus et le globe subit un processus d'atrophie qui ne s'arrêtera que lorsqu'il n'offrira plus que le tiers ou le quart de son volume antérieur. Cette évolution paraît spéciale à certains cas d'infections par le pneumocoque. Le plus souvent, le siège de la blessure devient le point d'évacuation du contenu purulent du globe. Dans ce cas aussi, l'atrophie du globe succède à l'évacuation.

Complications. — Nous avons dit que le phlegmon orbitaire peut compliquer la panophtalmie traumatique. C'est surtout le cas lorsque le traumatisme infectant a atteint simultanément le globe et le tissu cellulaire de l'orbite.

L'infection générale consécutive à une infection du globe oculaire paraît exceptionnelle; nous ne l'avons jamais observée. Les complications méningées à la suite d'énucléation d'yeux panophtalmes doivent être portées à l'actif d'une chirurgie septique.

Il nous reste à envisager la question de l'ophtalmie sympathique. Ainsi qu'on le trouvera exposé au chapitre consacré à cette affection, il est exceptionnel qu'une panophtalmie traumatique se complique d'ophtalmie sympathique. Pour que pareil fait se produise il faut qu'à l'infection aiguë se superpose l'infection chronique spéciale qui lui donne naissance.

Lésions. — Lorsqu'on fait l'autopsie d'un globe atteint d'infection traumatique on constate que ses parois sont épaissies et comme recouvertes à l'intérieur d'un exsudat blanc jaunâtre qui infiltre une partie ou la totalité du corps vitré. Les parties liquides de ce tissu sont réduites à fort peu de chose. Cet exsudat est constitué par des leucocytes polynucléaires renfermant des éléments microbiens et des corpuscules de pigment. Les membranes oculaires sont plus ou moins infiltrées par les mêmes cellules.

Étiologie. — Les recherches bactériologiques ont montré que, contrairement à ce qu'on avait supposé tout d'abord, ce n'est pas le staphylocoque qui cause habituellement la suppuration du globe.

Le pneumocoque est un des agents les plus fréquents de la panophtalmie postopératoire. Il est la cause d'un certain nombre de panophtalmies accidentelles.

Le streptocoque joue un rôle moins important, mais les infections oculaires qu'il provoque ont une allure plus grave.

A côté de ces agents infectieux, on a trouvé parfois des microbes auxquels on avait refusé jusque-là toute action pathogène. C'est le cas pour le bacillus subtilis (Haab, Silberschmidt, Kayser), qui cause plus particulièrement les panophtalmies produites par des éclats de pioche souillés par la terre. Dans d'autres faits, il s'agissait de microbes anaérobies comme le bacillus perfringens (Chaillous). La différenciation de ces infections ne repose encore que sur l'examen bactériologique. . . . .

On ne discute plus guère l'origine des germes infectieux introduits par le corps étranger ou par l'instrument piquant. Le pneumocoque et le streptocoque pouvant être des hôtes du sac conjonctival et n'ayant qu'une vitalité très limitée loin des tissus humains, il est probable que, le plus souvent, le corps vulnérant ne fait qu'entraîner une souillure existant sur la muqueuse. Ces considérations s'appliquent peut-être aussi au bacillus perfringens, microbe asporulé et peu résistant. L'infection secondaire de la plaie paraît peu probable, tout au moins dans les cas où celle-ci n'est pas largement ouverte.

Il n'en est plus de même pour d'autres microbes infectants comme le bacillus subtilis, qui présente des spores très résistantes et qui se rencontre dans presque toutes les terres ainsi que dans les poussières.

Diagnostic. — La différenciation d'une panophtalmie traumatique avec une panophtalmie succédant à la localisation dans la choroïde ou la rétine d'une infection d'origine éloignée (voir

p. 362) se fera par les commémoratifs. Elle ne présentera de difficultés que dans les cas où la pénétration du corps étranger dans l'œil a passé inaperçue. On ne confondra pas les processus d'infection superficiels (conjonctivites, infections cornéennes, etc.) avec l'infection intraoculaire. En cas d'hésitation, l'analyse attentive de la vision supprimera toutes difficultés.

Pronostic. — Le pronostic est toujours très grave puisque la panophtalmie traumatique entraîne la cécité et rend presque toujours l'énucléation nécessaire.

Traitement. — On peut hésiter au début, dans les vingt-quatre premières heures, à intervenir par une opération radicale.

Après toilette aseptique des paupières et des membranes externes, on appliquera un pansement occlusif. On prescrira l'alitement et les opiacés pour calmer les douleurs. Dès que les signes de panophtalmie ne laisseront plus de doutes, l'indication de l'énucléation s'imposera et on y aura recours sans retard.

L'anesthésie générale est indispensable, car toute la région orbitaire présente une sensibilité douloureuse extrême. Nous préférons l'énucléation aux autres procédés d'évacuation du foyer purulent (incision du globe, ponction au thermocautère), parce qu'étant tout aussi inoffensive, si elle est pratiquée aseptiquement, elle amène une réparation plus rapide et une suppression immédiate des phénomènes douloureux : elle offre en outre l'avantage de supprimer toute menace possible d'affection sympathique.

Corps étrangers du corps vitré et du segment postérieur du globe.

La pénétration des corps étrangers dans le corps vitré et le segment postérieur du globe est bien plus fréquente que ne le laisseraient supposer la petite surface de l'œil exposée aux projections et la résistance des parois oculaires. Ce sont avant tout des éclats d'acier et de fer dont les arêtes plus ou moins tranchantes produisent une section souvent si rapidement cicatrisée qu'elle échappe à un examen attentif, ou se dissimule sous une ecchymose. Les projectiles de chasse, les éclats de capsules, les fragments de pierre s'observent aussi, mais beaucoup moins fréquemment.

Symptômes. — La symptomatologie est des plus variables et l'on peut établir une distinction entre les cas où le malade s'est rendu compte du traumatisme oculaire et ceux où il n'y a attaché qu'une minime importance. C'est alors l'apparition d'une complication immédiate ou tardive qui l'amène chez le médecin.

Dans le premier cas, il s'agit le plus souvent d'un ouvrier travaillant avec des instruments d'acier, qui ressent brusquement une sensation de choc oculaire et une douleur parfois très légère, qui lui fait croire à la présence d'un petit éclat sur la cornée. Il éprouve presque toujours l'impression d'une modification dans sa vision et se voit obligé d'abandonner son travail.

Dans le second cas, c'est l'apparition d'une inflammation oculaire, d'une cataracte avec sidérose irienne, d'un trouble visuel progressif qui font rechercher et préciser la nature du traumatisme initial.

L'examen objectif de l'œil traumatisé donne les indications les plus variables. Exceptionnellement, dans les cas où le corps étranger a franchi la sclérotique et n'a pas pénétré dans la rétine, on peut le voir directement à l'ophtalmoscope et observer son reflet brillant, s'il s'agit d'un éclat d'acier.

L'examen du champ visuel montre parfois la présence d'un scotome correspondant au point de fixation du corps étranger dans la rétine. Le plus souvent, l'hémorragie du vitré et le trouble des milieux empêche tout examen objectif ou subjectif méthodique du globe.

Dans les deux cas, la recherche et la localisation du corps étranger exigent la mise en œuvre de procédés de recherche spéciaux dont nous allons indiquer rapidement la technique; ce sont, par ordre d'importance : la radiographie et radioscopie, la sidéroscopie, l'application du gros électro-aimant.

Radiographie. — La radiographie des corps étrangers intra-oculaires fournit des indications extrêmement précises et permet une localisation exacte de fragments de très petit volume.

Le diagnostic de présence du corps étranger peut se faire par radioscopie si le corps étranger n'est pas trop exigu.

L'ampoule est placée latéralement, de telle sorte que les rayons X se dirigent tangentiellement au bord frontal du côté de l'œil examiné.

Le déplacement de l'ombre sur l'écran fluorescent, suivant les modifications du regard, permettra de dire si le corps étranger est dans le globe oculaire (ombre mobile) ou dans les tissus orbitaires (ombre fixe). Si l'ombre mobile se déplace sur l'écran parallèlement au déplacement du regard; si, par exemple, elle subit un déplacement de bas en haut lorsque le regard se porte en haut, c'est que le corps étranger siège dans le segment antérieur du globe. Il siège dans le segment postérieur lorsque le déplacement de l'ombre se fait en sens inverse du déplacement du regard.

La radiographie, faite dans les mêmes conditions de situation de l'ampoule et le malade ayant la plaque photographique appliquée sur la joue et la tempe, fournira des indications plus précises lorsque le corps étranger est de petit volume.

Il importe dans certains cas de localiser exactement un corps étranger orbitaire ou oculaire. On peut atteindre ce but de différentes façons, le principe général consistant à disposer des repères métalliques et à calculer la distance du corps étranger à ces repères (voir fig. 222). Holth fixe après cocaïnisation deux petits boutons à la conjonctive bulbaire. On peut aussi, ainsi que nous l'avons fait avec M. Beclère, se servir d'un blépharostat porteur d'un anneau métallique s'appliquant exactement sur le limbe cornéen et porteur de deux saillies correspondant aux méridiens vertical et horizontal du globe. L'exécution de deux radiographies successives, l'ampoule étant déplacée de 65 millimètres, permettra d'obtenir des radiographies stéréoscopiques qui, examinées au stéréoscope, permettront de localiser très exactement l'emplacement du corps étranger par rapport aux repères du limbe cornéen.

La radiographie a l'incomparable avantage de fournir des renseignements, quelle que soit la nature du corps étranger. Les procédés que nous allons envisager maintenant n'ont de valeur pratique que lorsque ce corps étranger est formé de fer ou d'acier.

Sidéroscopie. — Le principe de la sidéroscopie est le suivant : lorsqu'on approche d'une des extrémités de l'aiguille aimantée une masse de fer il se produit une déviation de l'aiguille ; la déviation est d'autant plus manifeste que la masse est plus rapprochée de l'aiguille.

On se sert en pratique de galvanomètres très sensibles : magnétomètre de Gérard ou sidéroscope d'Asmus. Nous nous contenterons de décrire ce dernier, qui constitue un perfectionnement des instruments antérieurs.

L'instrument est porté par une équerre fixée à la paroi à l'aide de vis de cuivre et orienté de telle manière que l'aiguille aimantée soit parallèle au méridien nord-sud.

La vis inférieure permet de tendre le fil de soie qui porte l'aiguille aimantée. Les trois vis de support permettent d'assurer la verticalité de l'appareil. Il faudra que l'observé, étant adossé au mur, puisse placer son œil au niveau d'une des tiges (voir fig. 223). L'observateur et les personnes présentes devront enlever de leurs poches tous les objets de fer ou d'acier.

L'œil traumatisé est cocaïné et ses différents méridiens sont

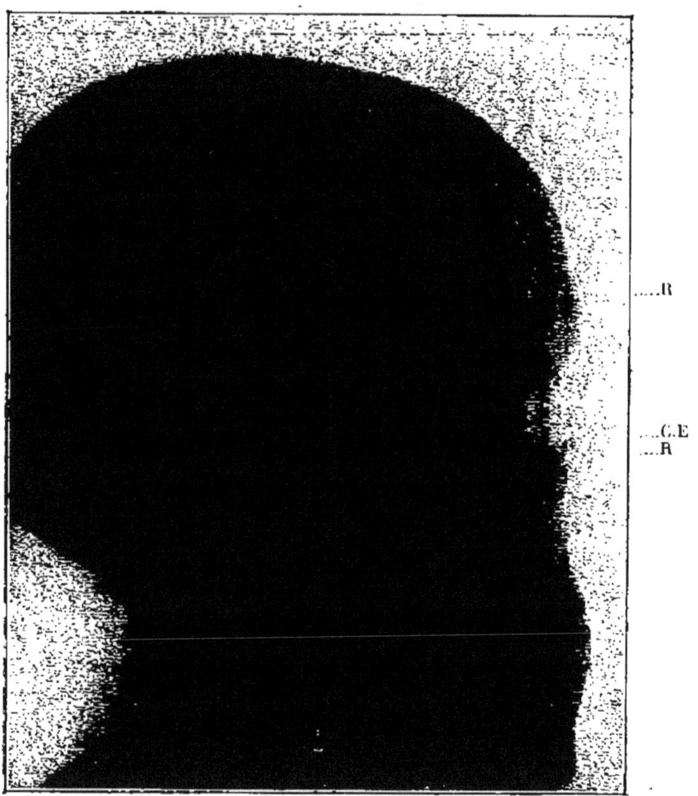

Fig. 222. — Radiographie orbitaire pour un corps étranger (grain de plomb). Deux petites lames de plomb ont été fixées avec du collodion au niveau du bord supérieur et inférieur de l'orbite (R, R). Le corps étranger (CE) était accolé à la sclérotique dans sa moitié postérieure, ce que démontrait la mobilité de son ombre (radioscopie) dans les mouvements d'élévation et d'abaissement du globe.

tour à tour rapprochés des extrémités de l'aiguille aimantée. Si l'aiguille est influencée par le voisinage d'une masse de fer, le petit miroir subira un mouvement de rotation visible directement, à l'aide d'une lunette (ou par réflexion d'un faisceau lumineux que le petit miroir projettera sur une échelle fixée à la paroi); trois cas peuvent se présenter : 1° le déplacement de l'aiguille se fait quel que soit le méridien du globe oculaire rapproché de la tige de l'appareil. — Il faudra dans ce cas diminuer la sensibilité de l'instrument à l'aide d'une aiguille supplémentaire dont le pôle nord correspond au pôle sud de l'aiguille ordinaire. — 2° Le déplacement de l'aiguille se produit surtout lorsqu'un méridien du globe se trouve rapproché de la tige du sidéroscope. Ce point correspond au siège du corps étranger. 3° Il n'y a pas de déplacement de l'aiguille. On pourra rendre l'épreuve plus sensible en approchant de l'œil le pôle du grand électro-aimant qui provoquera dans le corps étranger le développement d'un état magnétique, susceptible de renforcer son action sur le magnétomètre. Si, malgré cette sensibilisation,

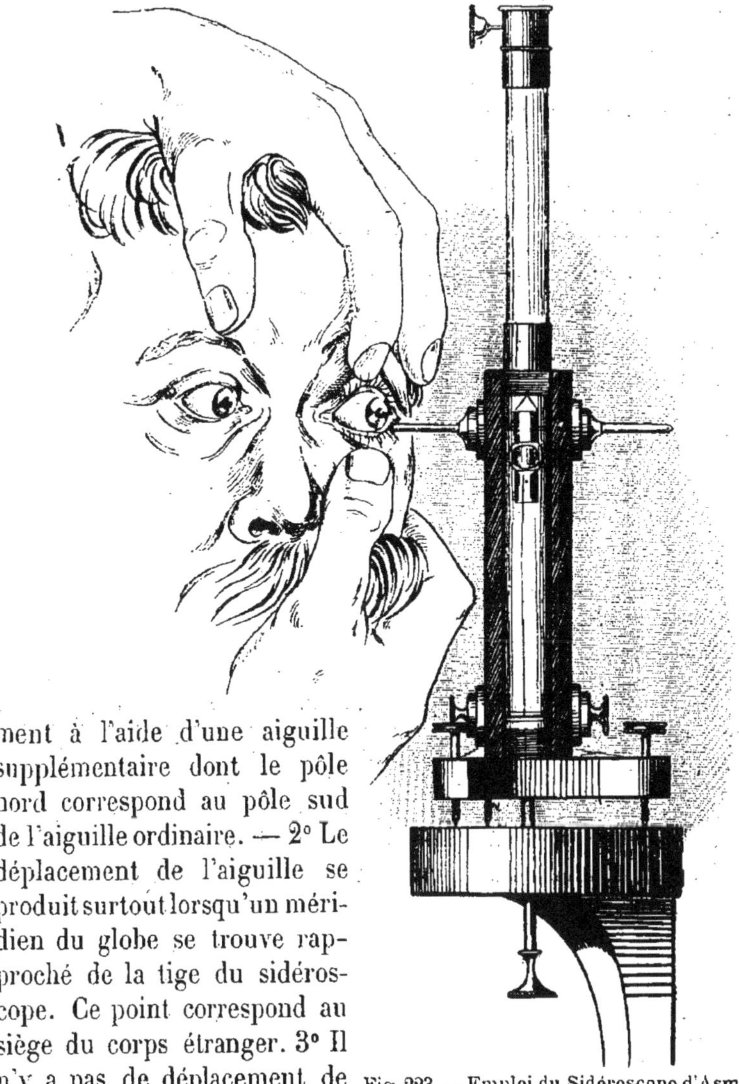

Fig. 223. — Emploi du Sidéroscope d'Asmus. L'appareil est supporté par une console fixée au mur. Le globe oculaire est rapproché de l'une des extrémités de l'aiguille aimantée.

aucun déplacement ne se produit, on pourra conclure à l'absence d'un corps étranger de fer ou d'acier.

On a pu, à l'aide du sidéroscope d'Asmus, déceler la présence de corps étrangers de 1 milligramme, siégeant dans la rétine et au pôle postérieur du globe.

Action de l'électro-aimant géant. — Le gros électro-aimant dont nous indiquerons plus loin les applications thérapeutiques, peut aussi fournir des indications diagnostiques. Il est fréquent, en effet, que l'approche du globe du pôle de l'électro-aimant provoque une sensibilité plus ou moins vive. Cette douleur légère se manifeste souvent lorsque le pôle magnétique est voisin du siège du corps étranger. Si celui-ci est voisin de la face postérieure de l'iris ou si l'action de l'électro-aimant a eu pour effet de l'attirer derrière l'iris, on se rendra facilement compte qu'à chaque passage du courant le plan irien se soulève et tend à se rapprocher de la cornée. Si le corps étranger présente une certaine masse on peut même voir le globe entier attiré par le pôle magnétique.

Complications. — Nous ne reviendrons pas sur les complications immédiates des corps étrangers intra-oculaires : hémorragies, lésions traumatiques des membranes, panophtalmie, etc. Nous devons par contre envisager les complications secondaires qui donnent à la présence des corps étrangers dans le globe oculaire une gravité toute particulière. Ces complications varient avec la nature chimique des corps étrangers : des fragments de pierre, de verre, de plomb, d'or peuvent séjourner indéfiniment dans le corps vitré ou les membranes oculaires sans déterminer de complications. Ce sont des *corps étrangers indifférents*. Il n'en est plus de même du cuivre, de l'acier et du fer qui provoqueront presque toujours des lésions secondaires.

Les corps étrangers de *cuivre*, même aseptiques, et à l'exception des cas où ils siègent dans le cristallin, déterminent une réaction inflammatoire assez circonscrite qui ne prend fin que lorsque le métal est éliminé. On assiste parfois à la perforation spontanée du globe sous l'influence de la réaction inflammatoire aseptique produite par le corps étranger.

Les fragments *de fer et d'acier* entraînent presque toujours, quel que soit leur siège intra-oculaire, une intoxication lente des tissus oculaires par les sels solubles de fer résultant de l'oxydation du corps étranger. C'est à cette intoxication, qui se traduit objectivement par la teinte rouille de l'iris et du cristallin et par la constatation microscopique des sels de fer dans les tissus, que l'on donne le nom de sidérose du globe oculaire.

Le *décollement rétinien* s'observe parfois à la suite de la pénétration d'un corps étranger intra-oculaire, mais nous ignorons les conditions particulières qui président à son apparition. On peut le voir survenir quelques semaines ou quelques mois après l'accident. On peut en dire autant de la *cataracte secondaire* avec pigmentation rouille qui peut se développer lorsque le corps étranger de fer ou d'acier n'a pas été extrait de suite. On admettait autrefois que la présence d'un corps étranger dans le globe oculaire constituait un danger d'*ophtalmie sympathique* pour l'œil opposé. Lorsque, à la suite de traumatisme ou d'intervention faites dans le but d'extraire le corps étranger, on a pu voir apparaître les symptômes de cette infection irido-choroïdienne particulière décrite sous le nom d'infection sympathisante (voir p. 402), il y aura danger d'ophtalmie sympathique et l'œil traumatisé devra subir l'énucléation. Par contre, si ces symptômes n'apparaissent pas, la présence du corps étranger en elle-même ne saurait en aucun cas provoquer des accidents sympathiques.

Pronostic. — Le pronostic des corps étrangers intra-oculaires est extrêmement variable et ne saurait tenir dans quelques formules. D'une manière très générale, il est grave surtout en raison des complications immédiates. Lorsque celles-ci ne se sont pas produites, on peut dire que le pronostic des corps étrangers magnétiques sera moins grave que celui des corps étrangers non magnétiques. L'extraction des premiers avec l'électro-aimant étant presque toujours possible, le pronostic s'en trouvera notablement amélioré. Mais, même après l'extraction, les cas où la vision persiste entière constituent de très grandes exceptions.

Traitement. — Au point de vue thérapeutique, les corps étrangers du vitré doivent être divisés en deux grandes classes : les corps étrangers non magnétiques, les corps étrangers magnétiques.

I. ***Corps étrangers non magnétiques.*** — L'extraction des corps étrangers non magnétiques est un des points les plus délicats et les plus difficiles de la chirurgie oculaire.

Deux cas peuvent se présenter : ou on peut localiser le corps étranger, ou celui-ci reste invisible et on n'est aucunement fixé sur sa position.

La situation du corps étranger ne peut être déterminée que lorsque les milieux sont transparents. Ce n'est que dans ce cas qu'il est permis d'en tenter l'extraction et voici comment il faut procéder.

Après cocaïnisation et toilette de l'œil, on incise la conjonctive, puis la sclérotique au point qui répond à l'emplacement du corps étranger, de préférence entre les muscles droits. Cette incision doit avoir de 6 à 8 millimètres. Si la porte d'entrée est au niveau du corps étranger, on suivra naturellement cette voie toute tracée en l'élargissant au besoin d'un coup de ciseaux. Si, au contraire, elle est loin, on n'en tient pas compte et l'on incise le plus près possible du corps étranger. L'incision une fois faite, on introduit une pince à mors creux, arrondis, mousses et on cherche à saisir le corps étranger que l'on retire lentement. On termine l'opération par une suture de la conjonctive.

Lorsque le corps étranger ne peut pas être localisé dans l'œil, et c'est le cas le plus fréquent, la conduite du chirurgien est plus délicate.

S'il y a des accidents infectieux, l'hésitation n'est pas permise. On ne peut songer à extraire le corps étranger. Il faut faire l'énucléation du globe. Cette intervention seule peut mettre à l'abri d'accidents sympathiques.

S'il n'y a pas d'accidents, si l'œil a une certaine acuité visuelle, on peut attendre, mais en recommandant au malade de revenir au premier trouble.

En somme, pour les corps étrangers non magnétiques, l'extraction est rarement indiquée, encore plus rarement exécutée.

II. ***Corps étrangers magnétiques.*** — L'extraction des corps étrangers magnétiques donne de bien meilleurs résultats.

Elle se fait à l'aide de l'électro-aimant. On en distingue deux variétés : le petit électro-aimant d'une forme minime qui doit être approché presque jusqu'au contact du corps étranger ; le grand électro-aimant qui a une force considérable et qui attire le corps à distance.

Le petit électro-aimant le plus employé est celui de Hirschberg. Parmi les modèles de grand électro-aimant, on peut utiliser le modèle de Haab, de Schlœsser ; mais on leur préfère aujourd'hui l'électro-aimant de Volkmann, plus maniable.

Les indications de l'extraction varient suivant l'ancienneté du traumatisme ; nous établirons une distinction entre cas récents et cas anciens.

1. Cas récents. — La technique à suivre varie suivant que le corps étranger a pénétré par la cornée ou la sclérotique.

Si le corps étranger a pénétré par la cornée, on a généralement recours au procédé d'extraction à l'aide des deux électro-aimants sans incision de la sclérotique.

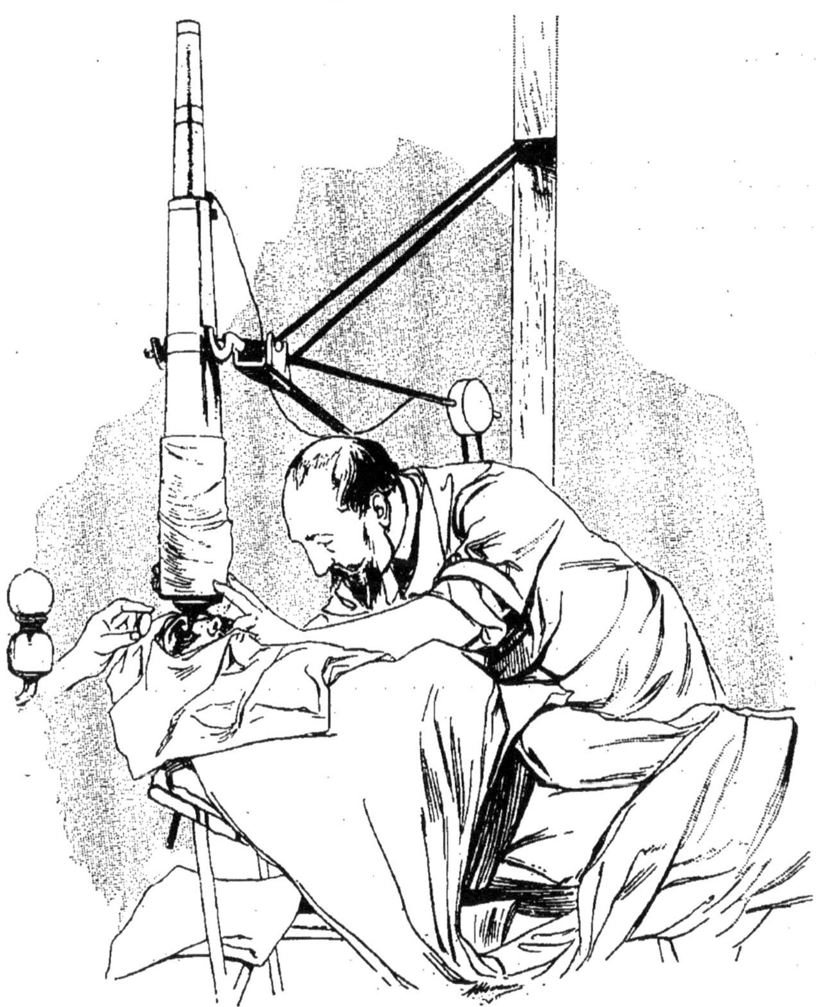

Fig. 224. — Électro-aimant de Volkmann disposé pour l'extraction d'un corps étranger du vitré. Une compresse stérile entoure l'extrémité inférieure de l'électro-aimant permettant à l'opérateur de manœuvrer l'appareil sans se souiller les doigts. Un aide fait l'éclairage focal de la chambre antérieure.

Dans un premier temps, on amène le corps étranger dans la chambre antérieure avec le grand électro-aimant et on l'extrait de la chambre antérieure avec l'électro-aimant de Hirschberg après kératotomie.

Le malade est couché sur la table d'opération ; on fait une toilette soignée des paupières et des culs-de-sac conjonctivaux comme pour une opération aseptique. Les pôles sont stérilisés. L'œil est cocaïné.

La partie de l'électro-aimant de Volkmann qui sera saisie par la

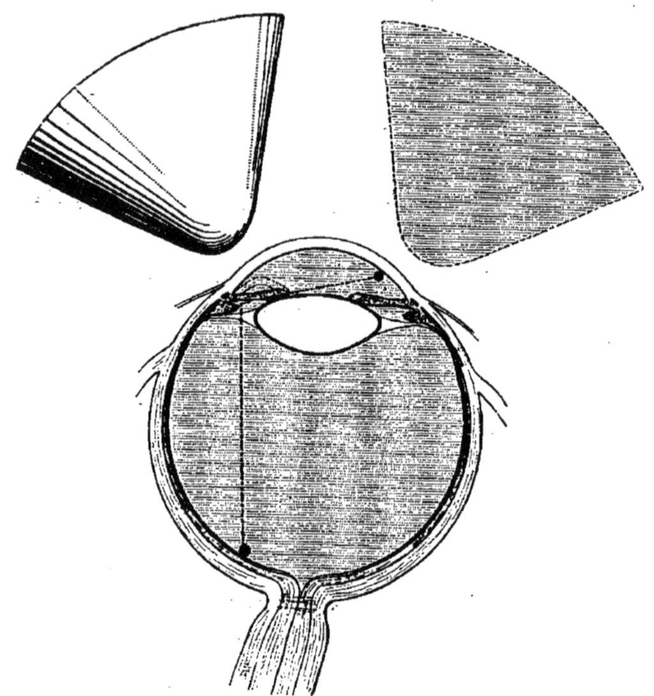

Fig. 225. — Indication schématique du trajet parcouru par le corps étranger du corps vitré dans la chambre antérieure. 1re et 2e positions du pôle de l'électro-aimant.

main de l'opérateur devra tout d'abord être entourée d'une compresse aseptique.

Le blépharostat, en cuivre doré, est mis en place.

On adapte le pôle conique et on dispose l'électro-aimant de telle sorte que le sommet de ce pôle affleure la conjonctive bulbaire sans la comprimer. Puis, le malade regardant en face de lui, c'est-à-dire en haut, on applique le sommet du pôle au niveau du limbe, de préférence du côté où l'examen ophtalmoscopique ou radiographique a montré le corps étranger, de manière à l'attirer en arrière de la portion périphérique de l'iris, sans lui faire traverser toute l'épaisseur du vitré. Un aide fait marcher le commutateur ; celui-ci est à la fois interrupteur et inverseur, il permet de suspendre le courant ou d'en changer la direction ce qui a pour résultat de renverser les pôles. Un autre aide éclaire le champ opératoire avec un photophore. L'aide ouvre ou ferme le courant au commandement.

Dès que le courant passe, le malade éprouve une sensation plus ou moins vive dans son œil, si celui-ci contient un corps étranger.

Suivant son adhérence aux milieux, le corps étranger se porte plus ou moins rapidement au point où on veut l'amener. Il faut alors surveiller attentivement l'iris. Le corps étranger vient en effet soulever l'iris, et ce soulèvement nettement visible indique que le corps étranger est derrière la membrane pupillaire, en dehors de l'équateur du cristallin, qu'il n'a pas touché (fig. 225).

Il faut l'amener dans un second temps dans la chambre antérieure. On change alors le pôle de place ; on le porte du côté diamétralement opposé de la cornée, entre le limbe et la pupille. Le courant passe et l'aimant attire le fragment d'acier dans le champ pupillaire en le faisant glisser entre la face postérieure de l'iris et la face antérieure du cristallin. Le corps étranger tombe dans la chambre antérieure. Ce second temps s'opère en général beaucoup plus rapidement que le premier ; le fragment a déjà été mobilisé et obéit plus facilement à l'aimant. Le grand électro-aimant est devenu inutile. Le petit électro-aimant de Hirschberg devient alors indispensable et termine l'extraction.

On pratique une kératotomie à la lance. Par la section cornéenne, on introduit le pôle que l'on rapproche le plus près possible du corps étranger et on fait passer le courant. Le fragment métallique adhère au pôle que l'on retire doucement.

L'opération est terminée.

Ce procédé est bien préférable à l'extraction par l'aimant de Hirschberg après incision de la sclérotique. Dans ce procédé, il faut introduire le pôle aimanté dans le vitré, c'est-à-dire créer un traumatisme qui peut plus tard provoquer des complications.

La méthode de choix est donc l'extraction à l'aide de deux électro-aimants.

Lorsque le corps étranger *a pénétré par la sclérotique*, on peut, comme nous venons de l'indiquer, tenter l'extraction par le petit aimant, que l'on introduit dans le vitré ; mais, ici encore, c'est l'électro-aimant de Volkmann qu'il vaut mieux employer. On applique le sommet du pôle contre la plaie et le corps étranger vient en général avec facilité.

2. CAS ANCIENS. — Dans les cas anciens, la conduite à tenir dépend de l'état de l'œil.

Si l'œil traumatisé présente des symptômes qui font craindre l'ophtalmie sympathique, il faut faire l'énucléation aussi hâtive que possible.

Il est bien plus difficile de se décider quand l'œil supporte bien le corps étranger et a conservé encore une certaine acuité visuelle. L'extraction risque de diminuer la vision. D'autre part, l'abstention laisse le malade sous le coup d'accidents possibles. Il est

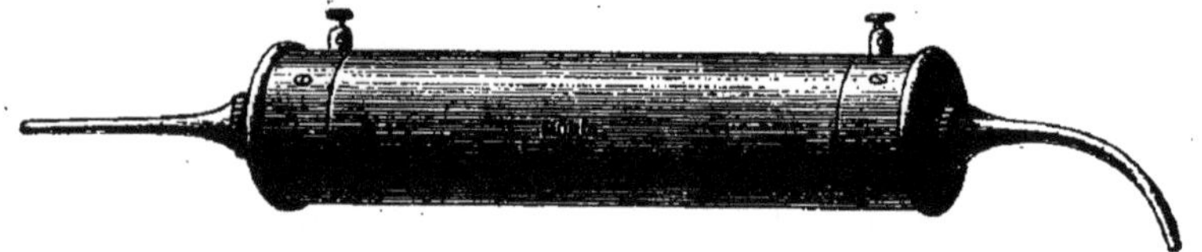

Fig. 226. — Petit électro-aimant de Hirschberg.

impossible de donner une règle fixe. Si l'on peut surveiller régulièrement le malade, on peut attendre et faire l'extraction à la moindre alerte; si le malade ne peut être examiné souvent, s'il habite loin de tout centre, il est plus prudent de tenter l'extraction pour mettre l'œil sain à l'abri d'accidents.

Ce qu'il faut retenir, c'est que l'extraction doit être tentée le plus souvent et *le plus hâtivement* possible. C'est de cette seule façon qu'on parviendra, non seulement à préserver l'œil sain, mais encore à conserver un peu de vision à l'œil traumatisé.

III. — LÉSIONS SYMPTOMATIQUES DU CORPS VITRÉ

Ainsi que nous l'avons déjà indiqué, le corps vitré présente souvent des lésions en rapport avec des affections des membranes profondes; ce sont elles que nous envisagerons dans ce chapitre et si nous les distrayons du chapitre des affections choriorétiniennes auquel elles appartiennent en réalité, cela tient à ce que le symptôme vitréen attire le plus spécialement l'attention et leur communique une physionomie clinique propre. Nous envisagerons successivement les corps flottants, les hémorragies, le synchisis, etc.

Corps flottants du corps vitré.

Il est très fréquent de rencontrer des malades se plaignant d'une sensation de mouche volante. Cette sensation ne coïncide pas forcément avec la présence d'un corps flottant, ce terme servant à désigner les opacités du corps vitré constatables à l'ophtalmoscope.

Symptômes. — C'est par l'examen ophtalmoscopique, pratiqué à l'aide du miroir et sans lentille, ainsi que nous l'avons indiqué plus haut (voir p. 316), que l'on se rendra le mieux compte de la présence ou de l'absence d'opacités du corps vitré.

Le champ pupillaire, qui dans les conditions normales apparaît d'un rouge uniforme, peut offrir des opacités de forme et de teinte variées. On désigne, sous le nom de poussières du vitré, de petites opacités formant un voile léger et diffus. On parle de corps flottant lorsque les opacités sont noires, opaques et présentent des contours plus ou moins nets : elles affectent la forme de flocons, de filaments, de voiles.

Un des caractères propres à ces opacités du vitré, c'est leur déplacement sous l'influence des mouvements du globe oculaire. Si l'œil est brusquement dirigé en haut, puis ramené dans le plan horizontal, on verra souvent une ou plusieurs taches noires apparaître dans le champ pupillaire et regagner plus lentement les parties inférieures de ce champ.

Ces opacités du vitré peuvent n'entraîner aucun trouble fonctionnel, mais il est rare qu'au début tout au moins, elles ne provoquent pas la sensation de mouche volante ou myodésopsie. Cette sensation est tout particulièrement manifeste lorsque le malade fixe une surface blanche (feuille de papier, nuage, etc.). Elle peut incommoder le malade au point de rendre toute application visuelle impossible à un éclairage ordinaire. Certains malades se plaignent de variations dans l'acuité visuelle, en rapport avec le passage des opacités devant la région maculaire.

Aux opacités du corps vitré peuvent correspondre des lésions de choriorétinite atrophique ou pigmentaire des plus manifestes, mais il est fréquent aussi que l'examen ophtalmoscopique ne révèle aucune lésion du fond de l'œil, ce qui d'ailleurs n'est pas suffisant pour en exclure la présence réelle. Ces opacités sont très fréquentes chez les myopes de degré élevé, dans les chorio-rétinites syphilitiques, etc.

L'évolution des opacités rétiniennes est essentiellement variable. On est cependant surpris, en général, par la très longue persistance d'opacités qui ne semblent subir aucune modification.

Lésions. — On est très peu renseigné sur la nature exacte de ces opacités du corps vitré. On admet qu'il s'agit le plus souvent de lésions exsudatives formées par conséquent de leucocytes mono- ou polynucléaires plus ou moins chargés de pigment chiorrétinien. On observe néanmoins aussi, à la suite d'hémorragies du corps vitré, des opacités d'apparence semblable, mais qui subissent une résorption beaucoup plus rapide que les premières.

Diagnostic. — On ne confondra pas la *sensation de mouche volante toute subjective* et si fréquente chez les neurasthéniques avec la myodésopsie liée à une opacité du corps vitré. L'opacité du vitré se différenciera des *opacités cristalliniennes* par sa mobilité par rapport au contour pupillaire. Si l'opacité siège dans les parties profondes du cristallin, elle peut paraître se déplacer dans des mouvements d'élévation du globe, mais en réalité sa position relative reste toujours la même et l'éclairage oblique montrera que l'opacité est dans le cristallin.

Lorsque les opacités du corps vitré n'ont pas succédé à une hémorragie, ou a une plaie pénétrante du globe, ils sont toujours l'indice d'une lésion choroïdienne : choroïdite syphilitique acquise ou héréditaire, choroïdite myopique, chorio-rétinite métastatique, tuberculose choroïdienne, artériosclérose choroïdienne, etc.

Traitement. — Le port de verres fumés, en atténuant l'intensité lumineuse, rendra le symptôme subjectif moins apparent et moins gênant. Le traitement causal s'adressera à l'affection choroïdienne.

Hémorragies spontanées du corps vitré.

Le corps vitré ne présente pas de vaisseaux, il s'agit en réalité toujours d'hémorragies choroïdiennes ou rétiniennes. Les lésions vasculaires qui leur donnent naissance sont quelquefois manifestes, mais le plus souvent invisibles à l'examen ophtalmoscopique le plus attentif.

Symptômes. — L'hémorragie diffuse du corps vitré se traduit toujours par un trouble visuel très accusé. La vision peut être réduite à la perception quantitative de lumière. Lorsque l'hémorragie ne s'est pas produite la nuit, ce qui est le cas fréquent, son apparition peut être accompagnée d'une sensation de flocons ou de nuages noirs augmentant graduellement.

A l'examen ophtalmoscopique, on constate l'inéclairabilité partielle ou complète de la pupille qui, malgré la projection lumineuse, conserve sa teinte noire.

L'éclairage oblique montre la transparence du cristallin et souvent aussi une teinte rouge des couches antérieures du corps vitré.

La projection lumineuse est normale et les réactions pupillaires sont conservées. La tension n'est augmentée que dans les cas de glaucome aigu, lié à des lésions vasculaires (thrombophlébite des vaisseaux centraux).

Formes cliniques. — En dehors des cas où l'hémorragie spontanée du corps vitré est très nettement secondaire à des affection de la rétine et de la choroïde et où elle survient au cours de l'évolution d'une *choriorétinite syphilitique, d'une rétinite hémorragique diabétique ou albuminurique, d'une artériosclérose des vaisseaux centraux*, on rencontre un groupe de faits présentant entre eux une certaine similitude et que l'on a réunis sous l'étiquette : *hémorragies récidivantes du corps vitré.* L'affection s'observe surtout chez de jeunes gens, de quinze à trente ans, dont la santé générale paraît absolument normale. La résorption des hémorragies se fait assez rapidement, en 8 à 15 jours. L'œil peut même reprendre son état normal et l'ophtalmoscope ne décèle aucune lésion profonde. Puis, après une période variable, une nouvelle hémorragie apparaît et cela jusqu'à 5, 6 ou 10 fois de suite. Certains observateurs ont rattaché ces hémorragies récidivantes à la syphilis héréditaire (de Gouvea).

Diagnostic. — L'hémorragie du vitré pourrait être confondue avec la cataracte noire (voir p. 311); avec le décollement total de la rétine ou l'envahissement du corps vitré par un néoplasme : on la différenciera de ces lésions par la conservation de la projection lumineuse, des réactions pupillaires et par l'examen de la tension oculaire.

L'exsudat inflammatoire du corps vitré s'en différenciera par la présence de symptômes réactionnels du côté de l'iris, de la région ciliaire ou des membranes externes du globe.

Pronostic. — Le pronostic est en général assez grave. Lorsque l'hémorragie accompagne une choriorétinite syphilitique, sa gravité est en général moins grande et l'on peut voir des guérisons parfaites succéder à un traitement mercuriel rigoureusement suivi.

Traitement. — Dans les hémorragies récidivantes du corps vitré, Abadie préconise une bonne hygiène générale, l'extrait de quinquina à la dose de 1 à 2 grammes par jour, la limonade sulfurique ou citrique; le perchlorure de fer à l'intérieur à la dose de 20 à 30 gouttes, enfin l'ergotine ou l'ergotinine à l'intérieur ou en injections sous-cutanées. On peut aussi prescrire pour une pilule :

Extrait d'hamamélis..........................	0,05 ctg.
Ergotine...................................	0,10 —

Prendre 3 à 4 pilules par jour. — On a conseillé les émissions sanguines à la tempe (ventouses de Heurteloup).

On s'inspirera, en outre, des indications fournies par l'étude des commémoratifs ou des lésions des membranes profondes. Si l'étiologie syphilitique est vraisemblable, on instituera un traitement mercuriel énergique, par injections intramusculaires.

Dans tous les cas d'hémorragie intra-oculaire, on engagera le malade à observer le repos le plus complet, à éviter les efforts, les mouvements brusques et à écarter de son alimentation tout ce qui peut provoquer la congestion céphalique, en particulier les boissons alcooliques. L'instillation de pilocarpine, en abaissant le tonus de l'œil, sera toujours d'un effet préventif utile.

Synchisis du corps vitré.

Le terme de synchisis s'applique à un état du corps vitré caractérisé anatomiquement par une consistance plus fluide. Dans le synchisis simple il y a toujours des opacités du corps vitré et des lésions choroïdiennes manifestes.

On donne le nom de synchisis scintillant ou étincelant à un aspect particulier de la pupille que l'on observe à l'ophtalmoscope dans certaines modifications du corps vitré dont l'étiologie n'est pas établie. La cause du phénomène à été rattachée à la présence de cristaux de cholestérine, de thyrosine et de phosphates dans le corps vitré.

En éclairant le fond de l'œil, on voit se détacher, sur le fond rouge, une pluie de points brillants qui se déplacent sous l'influence des mouvements de l'œil.

Ce symptôme n'entraîne par lui-même aucun trouble subjectif et peut se rencontrer fortuitement. L'intégrité des membranes profondes peut être complète. Mais on trouve dans certains cas des lésions de rétinite ou de choriorétinite.

Le symptôme objectif ne subit guère de modifications et n'est pas justiciable d'un traitement.

Cysticerque du corps vitré.

La localisation intra-oculaire du cysticerque est extrêmement rare, surtout en France.

Symptômes. — C'est habituellement un trouble de la vision qui attire l'attention du malade : sensation de voile, métamorphopsie, etc., suivant le siège de la lésion. Le trouble visuel peut augmenter rapidement d'intensité ou rester stationnaire. Il n'est pas rare de constater, au début, un léger degré d'irritation oculaire, mais tous ces troubles peuvent faire défaut.

L'examen ophtalmoscopique fournit des renseignements variables suivant que le cysticerque siège sur la rétine ou entre la choroïde et la rétine. Il est rare que, même dans ce dernier cas, il ne devienne pas sus-rétinien à un moment donné de son évolution.

Lorsque le cysticerque est sous-rétinien, il donne lieu à un soulèvement de forme arrondie, de coloration blanc bleuâtre, à contours nettement délimités et brillants. Au centre de la formation, on voit une tache sombre qui correspond à la tête de l'entozoaire. Si la vésicule est en plein dans le vitré, on le reconnaîtra à sa forme nettement arrondie ou ovalaire. Ses contours nets la différencient d'un décollement rétinien et le diagnostic se fera d'emblée si le cysticerque a fait saillir son cou et sa tête. La tête forme une tache blanche brillante et présente deux renflements latéraux. Le caractère le plus important consiste dans les mouvements spontanés de la vésicule, rappelant les contractions péristaltiques de l'intestin, et les oscillations de pendule du cou comparés aux mouvements des cornes des colimaçons (Liebreich). La présence du parasite dans le globe oculaire s'accompagne d'opacités plus ou moins abondantes du vitré.

La vitalité du cysticerque dans le globe oculaire paraît atteindre 3 ou 4 ans, lorsque l'affection est abandonnée à elle-même. L'évolution des lésions entraîne une réduction progressive de la vision. Elle peut se compliquer, en outre, par l'apparition d'une choroïdite suppurative ou d'une iridochoroïdite subaiguë, suivie d'atrophie du globe.

Étiologie. Lésions. — La fréquence du cysticerque celluleux intra-oculaire est en rapport direct avec la fréquence du tænia solium ou tænia armé et avec l'habitude de manger de la viande de porc crue. C'est néanmoins une affection très rare, qui atteint surtout les populations pauvres et peut se développer à tout âge. Le cysticerque parvient dans l'œil par la voie vasculaire. Son point de fixation peut donc être un capillaire rétinien ou choroïdien. Le kyste peut mesurer de 2 à 15 millimètres, suivant la période de développement où il se trouve. Dans la plupart des yeux énucléés pour cysticerque intraoculaire et qui ont rendu possible l'étude des lésions intraoculaires, il s'agissait de cas relativement anciens, où la présence du cysticerque se compliquait de lésions secondaires étendues : décollement rétinien partiel ou total, suppuration circonscrite autour du kyste, ossification de la paroi du kyste ou des tissus voisins. La présence du cysticerque produit en effet sur les tissus oculaires l'effet d'un corps étranger et provoque une réaction leucocytaire accompagnée dans certains cas de formation de cellules géantes.

Diagnostic. — Le diagnostic offre surtout de grandes difficultés lorsque le cysticerque est sous-rétinien. La forme du soulèvement rétinien, les caractères de son évolution permettront de le différencier de celui que produit les tumeurs de la choroïde. Si le cysticerque se développe chez un jeune sujet, on devra faire le diagnostic avec le gliome.

Pronostic. — Le pronostic est toujours très mauvais en cas d'évolution spontanée de l'affection. Lorsque l'extraction du cysticerque est possible avant l'époque où les lésions secondaires ont acquis un trop grand développement, le pronostic est un peu moins grave, mais même dans le cas où le kyste est extrait facilement, le résultat visuel n'est le plus souvent que très relatif. Sur 104 cas opérés (60 cas de cysticerque du corps vitré et 44 cysticerques sus-rétiniens) l'extraction du kyste ne réussit que 79 fois. 31 fois le résultat fut purement cosmétique, 13 fois le degré de vision existant au moment de l'intervention put être conservé et 28 fois seulement il se produisit une amélioration de l'acuité visuelle.

Prophylaxie. — L'inspection des viandes de porc et la cuisson de la viande sont les plus sûrs moyens de prévenir le développement de ce parasite chez l'homme. Ces mesures ont d'ailleurs considérablement réduit la fréquence du cysticerque intraoculaire.

Traitement. — Le traitement médical est sans effet. L'intervention chirurgicale peut seule donner quelques chances de suppression du parasite. Celle-ci consiste dans une incision méridienne de la sclérotique pratiquée au niveau de l'équateur et correspondant au siège présumé du cysticerque.

On incise la conjonctive et le tissu épiscléral, puis, avec un couteau de de Græfe, on incise lentement la sclérotique, puis la choroïde dans une étendue de 8 à 9 millimètres. Le cysticerque peut alors s'évacuer spontanément. Si ce n'est pas le cas, on le saisit avec une pincette et on l'attire dans la plaie. Lorsqu'il adhère à la rétine ou à la choroïde, l'extraction en est rendue plus difficile.

Si les lésions secondaires sont très accusées, l'énucléation du globe constituera la seule ressource thérapeutique.

CHAPITRE XIII

MALADIES DE LA CHOROIDE

La description séparée des maladies de la choroïde et des maladies de la rétine ne correspondrait que très imparfaitement avec la réalité si l'on considérait la localisation seule des lésions. La choroïde jouant pour une partie des couches rétiniennes le rôle de tissu nourricier, il en résulte que la plupart des affections choroïdiennes ont un retentissement sur la rétine. C'est donc essentiellement la localisation primitive de l'affection et aussi l'usage qui nous guidera dans cette classification des maladies des membranes profondes, en maladies de la choroïde et en maladies de la rétine.

Nous pouvons, ici encore, établir quatre groupes d'affections ou de symptômes : les affections congénitales, les lésions traumatiques, les inflammations choroïdiennes aiguës ou chroniques, les tumeurs.

Sémiologie générale des affections choroïdiennes.

A part quelques inflammations aiguës de la choroïde (choroïdites ou ophtalmies métastatiques), dont l'évolution s'accompagne de symptômes réactionnels extérieurs, les affections de la choroïde et de la rétine ne se traduisent guère que par des troubles subjectifs, si l'on excepte les modifications objectives que révèle l'examen ophtalmoscopique.

Les troubles subjectifs qui peuvent être provoqués par les affections choroïdiennes et rétiniennes sont avant tout des troubles de la perception visuelle, centrale ou périphérique, suivant le siège et l'intensité des lésions. L'altération de l'acuité visuelle, les modifications du champ visuel consistant dans des rétrécissements irréguliers, dans la présence de lacunes ou scotomes, devront toujours être recherchées à l'aide des méthodes d'examen que nous avons indiquées.

Dans un certain nombre de cas, l'exsudation produite dans le corps vitré sous forme de corps flottants donne lieu au symptôme mouches volantes. Enfin certaines formes de choriorétinite se traduisent par un trouble particulier de l'adaptation rétinienne dont le symptôme porte le nom d'héméralopie ou de cécité crépusculaire.

Les lésions ophtalmoscopiques seront décrites à propos de chacune des affections particulières de la choroïde.

I. — AFFECTIONS CONGÉNITALES DE LA CHOROIDE

Les affections congénitales de la choroïde sont rares. Elles ne sont guère représentées que par des colobomes.

Colobome de la choroïde.

Il existe deux types principaux de colobome de la choroïde : celui qui atteint la zone comprise entre la pupille et le bord inférieur de la choroïde : c'est le *colobome typique* ou du *plancher oculaire*; l'autre qui reste limité à une zone centrale comprenant la macula et siégeant au pôle postérieur : c'est le *colobome central* ou *maculaire*.

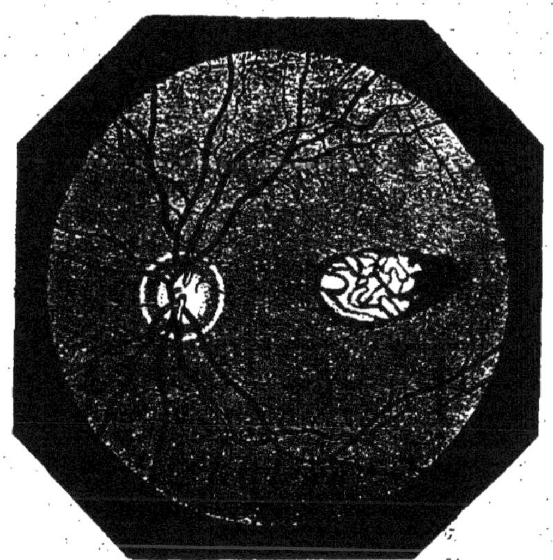

Fig. 227. — Colobome de la macula.

Symptômes. — La présence d'un colobome irien fait souvent découvrir l'existence d'un *colobome du plancher oculaire*. Ces deux anomalies de développement peuvent néanmoins exister indépendamment l'une de l'autre. C'est alors une acuité visuelle défectueuse, une hypermétropie très accusée, de la photophobie, du nystagmus, qui provoquent l'examen ophtalmoscopique. Celui-ci révèle un aspect des plus caractéristiques (voir Planche II, fig. 1).

Une zone blanche, nacrée, de forme vaguement triangulaire, s'élève de la périphérie inférieure vers la pupille, dont elle reste séparée par un pont de rétine normale ou avec laquelle elle se confond plus ou moins. Les vaisseaux rétiniens qui cheminent à la surface du colobome présentent des coudes correspondant aux dénivellations de la paroi oculaire. Le relevé du champ visuel montre toujours une absence de perception dans la zone correspondant au colobome.

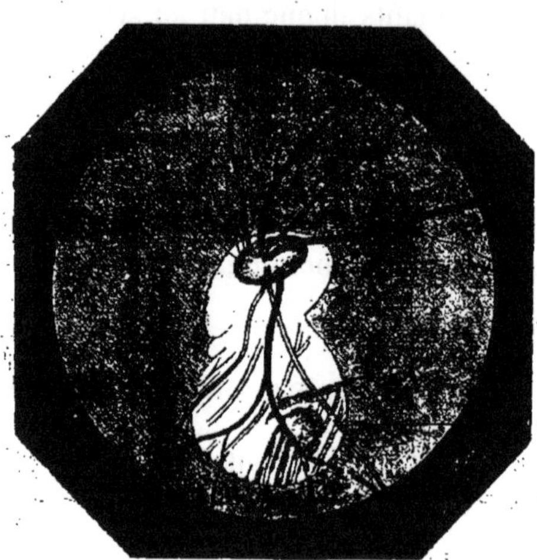

Fig. 228. — Colobome du plancher oculaire.

L'anomalie est assez souvent bilatérale.

Le *colobome central* entraîne presque toujours une amblyopie très accusée de l'œil qui en est atteint. A l'examen ophtalmoscopique, on aperçoit à un ou deux diamètres pupillaires de la pupille une surface arrondie, ovalaire ou irrégulière, de coloration blanc bleuâtre ou blanc jaunâtre. La dimension de la tache varie de un à dix diamètres pupillaires. Un liséré pigmentaire la sertit souvent. Les vaisseaux rétiniens qui passent sur le colobome présentent habituellement un coude indiquant une dénivellation qui peut être plus ou moins accentuée (voir fig. 227).

Lésions. Pathogénie. — L'examen anatomique d'yeux colobomateux montre une atrophie de la rétine et de la choroïde et souvent un amincissement de la sclérotique dans la région correspondante. Cette membrane présente même parfois une saillie extérieure manifeste.

Pour expliquer le colobome du plancher oculaire, on admet un arrêt de développement empêchant la réunion des deux lèvres de la fente fœtale, mais on ne peut supposer que cet arrêt de développement se produise sans une cause extérieure aux tissus. D'ailleurs, la présence de colobomes, dits atypiques parce qu'ils ne correspondent pas au siège de la fente fœtale, permet de supposer que l'arrêt de développement ne constitue qu'un épiphénomène et qu'il s'agit de lésions cicatricielles succédant à des lésions inflammatoires dont l'évolution s'est produite au cours de la vie intra-utérine.

II. — AFFECTIONS TRAUMATIQUES DE LA CHOROIDE

Les lésions choroïdiennes de cause traumatique sont très rares. On peut observer des lésions directes produites par un corps étranger ou un instrument piquant, ou des déchirures avec ou sans hémorragie, succédant à une contusion violente du globe. Nous laissons ici de côté les lésions choroïdiennes étendues accompagnant l'éclatement de la sclérotique.

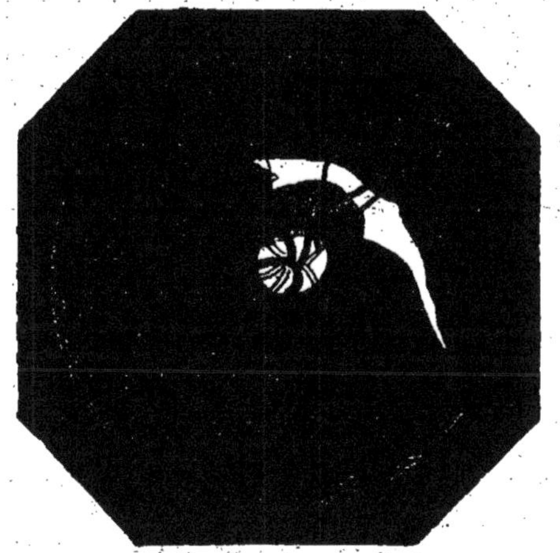

Fig. 229. — Déchirure de la choroïde

Lésions directes de la choroïde. — Un éclat métallique, une tige de fil de fer, un instrument piquant, un projectile, etc., peuvent atteindre la choroïde et la rétine à travers la sclérotique ou à travers le corps vitré.

En l'absence de toute complication septique, l'examen ophtalmoscopique montrera au niveau du point blessé une tache blanche entourée d'amas pigmentaires en quantité variable et ayant la plus grande ressemblance avec un ancien foyer de choriorétinite atrophique et pigmentaire. C'est là le seul point à en retenir.

Déchirures choroïdiennes. — La déchirure choroïdienne indirecte s'observe à la suite d'une contusion violente portant sur le pôle antérieur du globe oculaire. Lorsque l'hémorragie qui recouvre souvent les membranes profondes, au pôle postérieur, a disparu, on découvre à l'ophtalmoscope des taches blanches très réfringentes qui ont une disposition générale légèrement arquée et semi-lunaire, concentrique à la papille. Leur siège de prédilection est le côté temporal à un ou deux diamètres papillaires de la papille. Il y a souvent une réduction marquée de l'acuité et un scotome correspondant à la déchirure. Ces lésions ne sont pas susceptibles de modifications ultérieures.

III. — AFFECTIONS INFLAMMATOIRES DE LA CHOROIDE

Les affections inflammatoires de la choroïde qui résultent de la prolifération, dans le tissu essentiellement vasculaire de la choroïde, d'agents infectieux ayant pénétré dans l'organisme par un point éloigné de l'œil et qui y ont été amenés par la voie sanguine, peuvent se grouper en deux types principaux : l'un correspondant aux infections pyogènes aiguës et auquel on donne le nom de choroïdites ou d'ophtalmies métastatiques ; le second constitué par des infections à évolution chronique et dont les deux variétés les plus communes sont la choroïdite syphilitique et l'autre la choroïdite tuberculeuse.

Choroïdite métastatique.

L'ancienne désignation d'ophtalmie métastatique a été remise en honneur par Axenfeld. Ses recherches ont montré que la métastase ou, pour parler d'une manière plus précise, la prolifération microbienne et l'afflux leucocytaire qui en est la conséquence, pouvaient avoir pour point de départ soit les tissus de la choroïde, soit les tissus de la rétine ou encore les deux simultanément ; dans l'un et l'autre cas, il en résulte le plus ordinairement une inflammation étendue aux différents tissus oculaires et, par conséquent, moins circonscrite que ne le ferait supposer la désignation de choroïdite.

Symptômes. — L'ophtalmie métastatique survient au cours d'un état général infectieux plus ou moins grave. Le premier symptôme consiste dans un trouble très accusé de la vision, aboutissant en quelques heures ou en un jour au plus à la suppression complète de toute perception. En même temps que le trouble visuel, la conjonctive et la sclérotique s'injectent, la région oculaire devient sensible et l'examen ophtalmoscopique montre, lorsqu'il est pratiqué dès le début, un trouble diffus du corps vitré. Très rapidement, en effet, l'éclairage des tissus profonds n'est plus possible. L'iris s'épaissit et un hypopion plus ou moins abondant remplit une partie de la chambre antérieure. L'injection du globe, l'œdème des paupières et de la conjonctive bulbaire deviennent plus marqués. La cornée se trouble; elle est le siège d'une desquamation plus ou moins étendue qui permet encore de reconnaître la présence de pus blanc jaunâtre remplissant la chambre antérieure. Les douleurs peuvent être intolérables et l'on voit parfois la saillie de l'œil et des paupières s'accuser au point de faire croire à un phlegmon de l'orbite.

Après quelques jours, on remarque que la cornée offre en un point une opacité plus accusée. C'est le point qui va se perforer bientôt et permettre au pus oculaire de s'échapper. Quelquefois, les symptômes cornéens sont moins accusés; la cornée conserve sa transparence, mais on voit la conjonctive bulbaire se soulever en un point, puis laisser s'écouler du pus épais. Dans ces cas, la perforation s'est produite dans la sclérotique au voisinage de l'insertion des muscles droits.

Après évacuation du pus, les symptômes réactionnels diminuent rapidement; le globe s'affaisse et ne forme plus qu'un moignon très réduit. C'est le stade d'atrophie du globe, commun à toutes les lésions destructives étendues des membranes et des tissus intraoculaires.

Il importe de savoir que les globes, atrophiés à la suite d'ophtalmie métastatique, ne deviennent pas la cause d'une inflammation sympathique.

Dans certaines variétés de choroïdite métastatique, les symptômes réactionnels subissent, après huit à dix jours d'évolution, une atténuation assez rapide sans que la coque oculaire se perfore et sans issue de pus à l'extérieur. Cette évolution est plus particulière à l'ophtalmie métastatique causée par le pneumocoque ou le méningocoque, alors que celle que nous avons indiquée tout d'abord, s'observe surtout dans l'infection streptococcique.

Il n'est pas rare de voir l'aspect clinique subir quelques variations suivant la participation plus ou moins grande ou plus ou moins hâtive du segment antérieur du globe.

L'ophtalmie métastatique peut s'observer dans les deux yeux et entraîner une cécité définitive.

Etiologie. — La plupart des infections générales peuvent donner lieu à cette localisation oculaire qu'il importe de connaître, d'autant que son évolution particulière permettra de diagnostiquer la nature microbienne de l'infection générale.

L'*ophtalmie métastatique à streptocoques* était beaucoup plus fréquente autrefois, alors que sévissaient la septicémie chirurgicale et puerpérale. C'est encore à la suite des infections utérines qu'on l'observe le plus souvent, mais la porte d'entrée utérine n'a aucune influence particulière sur la localisation oculaire et l'on voit la choroïdite suppurative apparaître au cours d'une infection streptococcique qui a pour point de pénétration la peau, la muqueuse intestinale, la cavité buccale, etc., et qui peut rester localisée en apparence dans une articulation, dans le tissu cellulaire sous-cutané ou qui entraîne une septicémie mortelle avec endocardite végétante.

L'*ophtalmie métastatique à pneumocoques* a une évolution moins tumultueuse, ainsi d'ailleurs que les phénomènes généraux qu'elle accompagne. La porte d'entrée de l'infection générale passe souvent inaperçue. On donne parfois le nom de septicémie ou d'infection cryptogénétique à ce type d'infection générale qui peut ne se traduire que par de la fièvre ou des symptômes généraux. Elle succède fréquemment à des manifestations pulmonaires telles que bronchite aiguë, pneumonie, etc., mais peut aussi se rencontrer lorsque l'infection pneumococcique a débuté par l'utérus, la peau ou l'oreille.

L'*ophtalmie métastatique à méningocoques* est la moins fréquente. Les symptômes réactionnels extérieurs sont nuls ou très peu marqués et la perforation de l'œil ne se produit pas. Elle accompagne les symptômes de la méningite cérébro-spinale épidémique causée par le méningocoque.

En dehors de ces trois causes les plus fréquentes, on a rencontré exceptionnellement des ophtalmies métastatiques au cours de l'infection typhique, de l'infection par le staphylocoque, etc., causées par les microbes de ces infections.

Lésions. — Il est rare de pouvoir examiner, soit ophtalmoscopiquement, soit anatomiquement, les lésions initiales. Axenfeld et Goh ont pu étudier un cas et ont vu des foyers d'infiltration cellulaire circonscrite dans la choroïde et dans la rétine. Ils ont mis en évidence le pneumocoque dans les foyers en voie de développement alors que ce microorganisme avait disparu en d'autres points. A un stade plus avancé, une coupe antéro-postérieure du globe en montre les parois recouvertes par la présence d'un exsudat fibrino-purulent qui peut en tripler ou quadrupler l'épaisseur et fait une saillie irrégulière dans le corps vitré. Celui-ci est troublé et de teinte jaunâtre. L'exsudat peut être plus accusé au pôle postérieur et au niveau des procès ciliaires. L'infiltration est constituée, en majeure partie, de leucocytes polynucléaires dont un grand nombre contiennent des grains de pigment choroïdien ou rétinien. La structure de la choroïde et de la rétine n'est plus reconnaissable. On retrouve les agents infectieux, en grande abondance, dans l'exsudat et en particulier au niveau de sa face libre.

Diagnostic. — On différenciera facilement une ophtalmie métastatique d'une inflammation conjonctivale. On ne la confondra pas avec un glaucome aigu. La tension peut être momentanément élevée dans l'ophtalmie métastatique, mais il y a toujours alors un exsudat purulent dans la chambre antérieure ; un examen attentif, l'étude des commémoratifs sont suffisants pour prévenir toute confusion.

Pronostic. — Au point de vue visuel, le pronostic est toujours des plus mauvais pour l'œil atteint. Quant au pronostic général, l'ophtalmie métastatique unilatérale ne comporte aucune signification particulière. Par contre, son développement bilatéral rend le pronostic des plus graves et doit faire tout particulièrement redouter l'apparition de localisations méningées mortelles.

Traitement. — Lorsque l'ophtalmie métastatique à streptocoques s'est déclarée, l'énucléation du globe constitue le seul traitement ; nous l'appliquons dès que la perte de la vision et l'existence des phénomènes douloureux rendent facile au malade le sacrifice de l'œil. L'opération supprime toute douleur sans modifier autrement, cela va sans dire, les autres complications possibles résultant de l'infection générale. S'il s'agit d'une ophtalmie métastatique à pneumocoques ou à méningocoques, l'énucléation ne sera nécessaire que si les phénomènes douloureux sont aigus. Le plus souvent, l'atrophie du globe surviendra spontanément.

Pendant la période du début, on calmera les phénomènes douloureux par les applications glacées et par les opiacés et l'on appliquera le traitement de l'infection générale.

Choroïdite syphilitique.

L'infection syphilitique se localise très fréquemment dans la choroïde et la rétine et, ainsi que nous l'avons dit plus haut, il s'agit presque toujours de choriorétinite. Ces lésions peuvent s'observer à n'importe quelle époque de l'infection acquise ou héréditaire. Nous l'avons observée deux mois après l'apparition du chancre et il n'est pas exceptionnel de la voir se développer trente à quarante ans plus tard, en l'absence de toute autre manifestation syphilitique.

Symptômes. — Les symptômes fonctionnels de la choroïdite syphilitique sont des plus variables. Ils peuvent être nuls et c'est alors, à l'occasion d'un examen oculaire complet, que l'examen ophtalmoscopique pourra révéler l'existence de lésions circonscrites. Le plus souvent cependant, c'est une sensation de trouble visuel diffus, une sensation de mouches volantes ou encore un affaiblissement visuel progressif qui rendent le malade attentif ; dans quelques cas, il existe une sensation d'endolorissement particulier de siège rétro-oculaire. Ce qui prime tout néanmoins dans les symptômes de la choroïdite syphilitique ce sont les constatations ophtalmoscopiques. Celles-ci peuvent être extrêmement variées et l'on peut dire que la plupart des types de choroïdite dont on a cherché à faire des entités morbides ne constituent en réalité que des aspects différents de la syphilis choriorétinienne. Ces lésions, que leur étiologie comme leur thérapeutique nous forcent à réunir dans une même description, ont souvent une évolution un peu particulière, aussi en indiquerons-nous rapidement les types principaux.

Choroïdite diffuse. — L'examen ophtalmoscopique montre un trouble diffus et léger du corps vitré enlevant toute netteté aux détails des membranes profondes qui ne présentent nulle part de taches atrophiques ou pigmentaires manifestes. Cette forme peut être assez tenace surtout chez les sujets qui ont contracté la syphilis à un âge avancé. Elle s'observe plus fréquemment pendant les premières années de la syphilis. Elle guérit le plus souvent sans laisser de traces.

Choriorétinite circonscrite. — Dans la choriorétinite circonscrite les altérations apparaissent sous forme de taches jaunâtres, blanches, noires ou rouges, qui, suivant leur nombre ou leur combinaison, réalisent les apparences les plus diverses. On peut voir une tache unique brunâtre ou noirâtre se développer au niveau de la macula, constituant une *choroïdite maculaire* qui se traduira par un trouble visuel des plus marqués avec déformation apparente des objets (métamorphopsie). Traitée dès le début de son apparition, on peut voir la lésion disparaître entièrement et l'acuité visuelle normale se rétablir. Si la lésion a évolué spontanément ou n'a pas été enrayée par le traitement, on voit à la tache sombre succéder une tache blanche atrophique ou une suface noire produite par l'émigration pigmentaire.

La *choroïdite périphérique* peut siéger à la périphérie d'un secteur du fond de l'œil sous forme de larges taches blanches déchiquetées ou plus ou moins arrondies et bordées d'un liséré noir. D'autres fois, les taches atrophiques et pigmentaires sont inégalement réparties dans toute l'étendue de la choriorétine qu'elles transforment en une surface marbrée des plus caractéristiques.

Les foyers de choriorétinite peuvent se disposer en anneau plus ou moins régulier, à quelque distance de la macula ou autour de la papille, mais rien ne justifie la différenciation de ces formes-là des autres types où la distribution des lésions est moins régulière.

On décrit encore séparément une forme clinique où les lésions pigmentaires prédominent ou peuvent même exister seules. C'est la *rétinite pigmentaire* qui est en réalité une choriorétinite pigmentaire ainsi que les examens anatomiques l'ont établi. Il s'agit, le plus souvent, d'une affection survenant dans l'enfance et l'adolescence et pouvant avoir une évolution progressive dont l'aboutissement habituel est la cécité. Cette terminaison demande souvent vingt ou trente ans ou plus, mais on la voit parfois se produire après quelques années seulement. Au début, les taches noires qui dessinent sur le fond rouge de la pupille des étoiles irrégulières rappelant la forme en araignée des cellules osseuses, s'observent surtout à la périphérie. Ces taches gagnent les parties moins excentriques et parviennent finalement jusqu'au voisinage de la papille. Celle-ci prend souvent alors une couleur atrophique. C'est en particulier dans cette forme de choriorétinite pigmentaire que l'on observe l'héméralopie. Ce symptôme consiste dans la gêne considérable qu'ont les malades à se diriger lorsque le crépuscule survient; alors qu'à une lumière forte ou moyenne la fonction visuelle peut paraître intacte. L'examen du champ visuel montre souvent la présence d'une lacune semi-lunaire ou circulaire entre le centre et la périphérie. On a donné à cette forme de champ visuel le nom de scotome annulaire (voir fig. 219, p. 330). La zone périphérique conservée peut à son tour disparaître et l'on constate alors un rétrécissement concentrique ou irrégulier du champ visuel. On a attaché une certaine importance au caractère familial que présente souvent cette forme de choriorétinite pigmentaire. Plusieurs enfants d'une même famille peuvent en être atteints, mais il en est de même des autres variétés de choroïdites syphilitiques.

Nous devons signaler encore une forme de choriorétinite à foyers circonscrits, s'accompagnant d'hémorragies rétiniennes ou vitréennes. Il est probable que ce sont les altérations vasculaires qui prédominent dans ces formes-là.

Une forme rare de la syphilis choriorétinienne est caractérisée par le développement de lésions circonscrites et volumineuses, de véritables gommes de la choroïde qui soulèvent la rétine comme une tumeur, mais en s'accompagnant toujours d'un trouble assez marqué du corps vitré.

Au point de vue évolutif, les plus grandes variétés peuvent

s'observer dans la marche ainsi que dans la tendance aux récidives. Beaucoup de syphilitiques, présentant des lésions choroïdiennes, ont une tendance à faire de nouveaux foyers soit aux points occupés par les foyers primitifs, soit dans des points peu éloignés.

Lésions. — C'est la choriocapillaire qui paraît être le siège de la localisation initiale des lésions. C'est à son niveau que l'on constate une infiltration lymphocytaire diffuse ou à type nodulaire. On constate des lésions des artères et des capillaires. Ces lésions ont pour conséquence des formations conjonctives, des zones d'atrophie de la choroïde ou de la choriocapillaire, la production d'amas pigmentaires par suite de la dislocation de l'épithélium pigmentaire. Les lymphocytes bourrés de granulations pigmentaires pénètrent la rétine et y abandonnent leurs granulations, dont la présence persistante donnera lieu aux taches noires si caractéristiques.

Etiologie. — L'infection syphilitique est la seule cause efficiente des lésions choriorétiniennes et il est probable que, avant peu, la constatation des spirochètes de Schaudinn et leur topographie dans les tissus permettront de se faire une idée précise de la pathogénie des altérations. La localisation oculaire n'a nullement besoin de cause provocatrice. Dans un certain nombre de cas, néanmoins, la myopie forte semble créer une certaine prédisposition. Le surmenage résultant d'un travail visuel continu ne nous a jamais paru constituer une cause prédisposante et le relevé des choroïdites syphilitiques ne démontre pas que cette localisation soit plus fréquente dans les professions dont l'exercice entraîne un effort visuel plus considérable.

Diagnostic. — Le diagnostic de la choriorétinite syphilitique peut offrir certaines difficultés. Il se fera par l'évolution même des lésions et par l'examen général du malade.

Les aspects ophtalmoscopiques qui pourraient permettre la confusion sont les taches blanches, dites exsudatives, de certaines rétinites diabétiques ou albuminuriques, la scléro-choroïdite myopique, les lésions choriorétiniennes cicatricielles, la rétinite proliférante, la forme bénigne et circonscrite de la choriorétinite métastatique, etc.

Pronostic. — Le pronostic de la choriorétinite syphilitique comporte toujours une certaine gravité, mais celle-ci est en rapport avec le siège des lésions (la localisation maculaire compromettant toujours plus la vision par suite de l'altération de l'acuité visuelle) et avec leur type évolutif. La choriorétinite pigmentaire débutant dans l'adolescence est plus grave en général que celle qui se produit chez l'adulte.

Traitement. — Le traitement comportera, d'une part, le repos visuel, le port de verres fumés et, d'autre part, le traitement antisyphilitique. On aura recours aux injections intra-musculaires, de préparations mercurielles solubles ou insolubles, que l'on répétera avec les interruptions nécessaires pendant un certain nombre d'années, en les faisant alterner, suivant les opportunités, avec les frictions mercurielles ou l'ingestion de préparations solubles. Il importe de prescrire une hygiène générale : suppression des causes de fatigue, abstention des boissons alcooliques, du tabac, régularisation des fonctions intestinales, exercice physique modéré.

. . . .

Tuberculose de la choroïde.

L'infection tuberculeuse de la choroïde est toujours secondaire à une tuberculose viscérale, osseuse ou ganglionnaire. C'est une localisation très rare, surtout si on la compare à la fréquence de la choriorétinite syphilitique.

Symptômes. — Les symptômes sont extrêmement variables suivant la forme évolutive des lésions. On doit différencier deux types principaux : la tuberculose miliaire de la choroïde, la tuberculose circonscrite de la choroïde.

La *tuberculose miliaire* ne se révèle par aucun signe extérieur; c'est une constatation ophtalmoscopique, faite au cours de phénomènes généraux graves (méningite tuberculeuse, granulie, etc.) ou de tuberculoses subaiguës ou chroniques avancées des poumons, des os, des ganglions, etc. L'aspect du fond de l'œil est caractéristique; on voit, en nombre variable, des taches claires, arrondies, dont le centre est blanchâtre, alors que la périphérie est plus rosée et n'est pas entourée de dépôts pigmentaires. Ces lésions peuvent évoluer assez rapidement. Elles sont bilatérales dans la moitié des cas.

La *tuberculose circonscrite de la choroïde*, indépendante de toute localisation irido-ciliaire, est extrêmement rare. Elle est ordinairement unilatérale et se présente sous forme d'une saillie blanchâtre à surface irrégulière, parfois entourée de tubercules miliaires et dont le diamètre est supérieur au diamètre papillaire. Il y a presque toujours une saillie manifeste des lésions. Elle peut s'accompagner de symptômes hypertoniques aigus qui font croire à l'évolution d'une tumeur ou d'un glaucome aigu inflammatoire.

La régression et la cicatrisation des lésions tuberculeuses de la choroïde paraissent rares. Ce que nous savons de la tuberculose en général permet néanmoins de supposer qu'il est des cas où cette évolution se produit. On en a cité des observations sans apporter néanmoins une démonstration rigoureuse.

Lésions. — Les tubercules miliaires de la choroïde constituent de petits nodules d'infiltration leucocytaire formés par des cellules épithélioïdes avec ou sans cellules géantes et au niveau desquels la rétine, très légèrement soulevée, ne présente le plus souvent aucune altération.

Dans la tuberculose circonscrite, l'épaississement de la choroïde est très accusé et, en dehors de la structure folliculaire, on rencontre souvent des foyers de caséification. L'inoculation de ces lésions et la recherche directe montrent la présence de bacilles tuberculeux. Ceux-ci parviennent dans la choroïde par l'intermédiaire de la circulation sanguine.

Pronostic. — Le pronostic de la tuberculose choroïdienne est, d'une manière générale, aussi grave au point de vue local que général. Il est rare qu'une localisation méningée tuberculeuse ne succède pas à la localisation oculaire; on connait des faits où la survie a été néanmoins assez longue.

Traitement. — Lorsque la tuberculose choroïdienne s'accompagne de phénomènes glaucomateux, l'énucléation s'impose. Dans tous les autres cas, cette énucléation ne sera justifiée que si la perception visuelle est abolie et si l'état des autres foyers tuberculeux semble indiquer une guérison possible de l'infection bacillaire. Le traitement s'adressera à l'état général (repos, cure d'air, etc.).

IV. — TUMEURS DE LA CHOROIDE

A part quelques faits exceptionnels, dont nous ne tiendrons pas compte ici, les tumeurs de la choroïde sont représentées par le sarcome (mélanique ou non) et par l'épithélioma métastatique succédant à un épithélioma éloigné de la région oculaire.

Sarcome de la choroïde.

Le sarcome est la tumeur par excellence de la choroïde. On différenciait autrefois le mélano-sarcome ou sarcome pigmenté du leuco-sarcome, mais cette différenciation ne présente pas d'intérêt, l'évolution des deux variétés étant identique.

Symptômes. — C'est par un trouble visuel que le malade est averti de l'affection oculaire; il éprouve une sensation de voile dans une partie du champ visuel ou un affaiblissement progressif de l'acuité. Les lésions sont en général très développées lorsque le patient se soumet à un examen ophtalmoscopique. Celui-ci révèle la présence d'un soulèvement ou d'un décollement rétinien plus ou moins étendu et ne se différenciant pas d'un décollement inflammatoire de la rétine. Le diagnostic est souvent des plus délicats à cette période.

Si la lésion atteint le voisinage de l'équateur, on aura recours à l'éclairage de contact. Le malade étant dans la chambre noire et sa

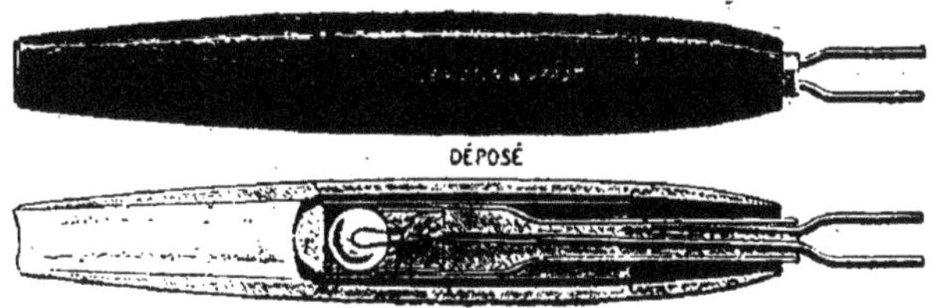

Fig. 230. — Éclaireur par contact de Rochon-Duvignaud.

conjonctive cocaïnée, on mettra en contact avec sa muqueuse bulbaire l'extrémité de l'appareil de Rochon-Duvigneaud. En allumant la lampe, on voit la pupille s'éclairer plus ou moins suivant l'épaisseur des tissus traversés par la source lumineuse. Si la choroïde est épaissie par la présence d'un sarcome, l'éclairage transcléral se trouvera très atténué.

A cette période de tranquillité relative, qui peut durer un ou deux ans, succède le plus souvent une *période d'irritabilité du globe*, conséquence du glaucome secondaire qui survient dans la majorité des cas, à un moment donné de l'évolution du néoplasme. Les symptômes irritatifs et douloureux, souvent très violents, ne distinguent pas cette hypertonie des autres formes de glaucome secondaire. Dans certains cas, la présence d'une tumeur intraoculaire se reconnaîtra, en l'absence d'un examen des membranes profondes, au développement très accusé des vaisseaux épiscléraux. La perception visuelle est alors abolie et le malade consent d'autant plus facilement au sacrifice de son œil qu'il est plus incommodé par des phénomènes douloureux.

Si l'énucléation n'est pas faite, la tumeur intraoculaire peut franchir la sclérotique et donner naissance à une tumeur extraoculaire qui, suivant son siège dans le segment antérieur ou postérieur, provoquera des bosselures apparentes de l'œil ou une propulsion du globe en avant. Les phénomènes douloureux cessent en général à ce moment, et à l'hypertonie peut succéder la diminution de tension intraoculaire et même un certain degré d'atrophie du globe.

La *généralisation* ne tarde pas à se produire. Les néoplasmes secondaires se développent tout particulièrement dans le foie, l'encéphale, les poumons, etc. On voit souvent, même après une énucléation du globe, faite dès les premiers symptômes de tumeur intraoculaire et en l'absence de toute récidive locale, le développement d'un sarcome hépatique entraîner la mort du malade, de 1 an à 15 ans après l'intervention.

Étiologie. — Le sarcome de la choroïde s'observe surtout entre quarante et soixante ans. Il survient, habituellement, sans cause provocatrice et dans un œil jusque-là normal. Dans certains cas, il a paru succéder à une contusion du globe; on l'a vu se développer dans des yeux atrophiés par suite d'affections antérieures.

Lésions. — Lorsqu'on fait l'autopsie d'un globe atteint de sarcome de la choroïde, on trouve le plus souvent sous la rétine, décollée en partie ou en totalité, une tumeur noire ou grisâtre dont la base repose sur la sclérotique, tandis que la surface libre, plus ou moins arrondie, est baignée par le liquide sous-rétinien. L'un des sièges de prédilection du sarcome est le voisinage de la papille, mais on peut le rencontrer en tout autre point. La tumeur est formée par un tissu compact de cellules polymorphes (fusiformes, arrondies, etc.) dont un certain nombre contiennent des amas de pigments. Ce tissu est traversé par des lacunes vasculaires en communication avec les vaisseaux choroïdiens. Il n'est pas rare de voir le sarcome pigmenté au niveau de la choroïde et non pigmenté dans ses noyaux secondaires extraoculaires. On décrit sous le nom de sarcome en nappe les cas où la néoformation infiltre la choroïde d'une manière presque uniforme sans produire cette saillie arrondie à sa surface.

Diagnostic. — Le diagnostic est très délicat au début. Lorsqu'on voit se développer un décollement rétinien en l'absence de toute explication possible (myopie forte, syphilis, traumatisme, etc.) il faut soupçonner un sarcome choroïdien.

Pronostic. — Le pronostic est toujours très grave même si l'énucléation est faite de bonne heure, car, même dans ces conditions-là, on peut voir une généralisation se produire 15 et 20 ans plus tard.

Traitement. — Dès que le diagnostic sera posé, on n'hésitera pas dans le traitement à appliquer. L'énucléation seule offre quelques chances de succès. Certains opérateurs pratiquent même l'éviscération orbitaire d'emblée, même dans les cas où la tumeur n'a pas franchi les limites du globe. On aura soin, dans tous les cas, de réséquer le nerf optique aussi loin que possible du globe.

Epithélioma métastatique de la choroïde.

Au point de vue symptomatique, l'épithélioma métastatique ne diffère guère du sarcome, mais ici la lésion oculaire a été précédée par l'évolution d'un épithélioma du sein, de l'utérus, etc., qui souvent même a nécessité une opération. L'apparition de la tumeur intraoculaire, dont l'évolution est assez rapide, sera du plus fâcheux pronostic puisqu'elle indique la généralisation du cancer. La tumeur présente les caractères de l'épithélioma.

CHAPITRE XIV

MALADIES DE LA RÉTINE

En dehors des lésions liées aux affections de la choroïde, la rétine peut être le siège de processus pathologiques spéciaux. Si l'on excepte certaines lésions produites par le traumatisme ou par les rayons lumineux, la plupart des symptômes rétiniens que nous étudierons sont sous la dépendance de maladies générales : albuminurie, diabète, leucémie, artério-sclérose, etc. Ce sont les modifications de l'aspect ophtalmoscopique jointes à l'étude des troubles généraux qui permettront d'établir le diagnostic.

Nous décrirons ici encore le décollement de la rétine, bien qu'il ne constitue le plus souvent qu'une manifestation d'une affection choroïdienne. On connaît enfin une tumeur spéciale à la rétine : le gliome rétinien.

I. — AFFECTIONS TRAUMATIQUES DE LA RÉTINE

Nous faisons rentrer dans ce chapitre la commotion de la rétine, les phototraumatismes et le décollement traumatique de la rétine.

Commotion de la rétine.

A la suite des contusions du globe oculaire, on observe assez fréquemment au pôle postérieur, c'est-à-dire au niveau de la région maculaire et dans son voisinage immédiat, un trouble laiteux qui voile les détails de la rétine et se traduit par une diminution de l'acuité visuelle.

Ce trouble, objectif et subjectif, s'atténue progressivement et disparaît en général complètement en une semaine. Il paraît dû à une transsudation siégeant entre la rétine et la choroïde. On le décrit sous le nom de trouble de Berlin, du nom de l'observateur qui l'a le premier étudié.

Il ne comporte aucun traitement spécial.

Phototraumatismes rétiniens.

L'action d'une lumière intense sur certaines parties de la rétine peut se traduire par des désordres passagers ou définitifs suivant le degré d'altération subi par les éléments percepteurs.

C'est plus particulièrement à la suite des éclipses de soleil qu'on observe des troubles visuels relevant de cette étiologie et causés par la fixation directe du soleil sans interposition d'un verre fumé suffisamment sombre. Une autre forme de phototraumatisme est réalisée par les courts circuits qui se produisent entre deux conducteurs électriques à voltage élevé.

Symptômes. — Dans les cas légers, le patient éprouve, aussitôt après l'impression lumineuse, une sensation de tache de coloration sombre ou violacée qui se superpose sur tous les objets qu'il fixe et qui donne lieu à une gêne visuelle d'autant plus marquée que très souvent l'observation a été faite avec les deux yeux. Après quelques jours, ou même quelques heures, cette sensation de tache (scotome subjectif) disparaît. Dans les cas plus intenses le scotome persiste des mois ou des années et l'on peut même mettre en évidence, par la méthode de Haitz, la présence d'un scotome objectif dans le champ de la vision centrale. L'acuité visuelle peut être un peu réduite, mais cette réduction est toujours limitée; la zone altérée, qui correspond à l'image du soleil sur la rétine, est toujours très inférieure à l'étendue de la fovea.

L'aspect ophtalmoscopique est habituellement normal. Haab a vu, dans un cas de phototraumatisme par court circuit, un trouble laiteux avec des taches blanc jaunâtre sur le contour supérieur de la macula.

Traitement. — La réparation des lésions se poursuit spontanément et n'est pas influencée par la thérapeutique.

Décollement traumatique de la rétine.

On observe parfois, à la suite d'une contusion du globe et

quelques jours à quelques semaines après le traumatisme, un décollement de la rétine présentant tous les caractères que l'on trouvera décrits plus loin (voir p. 387) à propos du décollement non traumatique. Dans quelques cas, ce décollement peut être attribué à un épanchement sanguin sous rétinien. Il est alors lié à des déchirures choroïdiennes qui ne deviennent visibles à l'ophtalmoscope qu'après résorption du sang épanché. Le pronostic du décollement rétinien traumatique est, d'une manière générale, plus favorable que celui du décollement non traumatique. Si la guérison spontanée ne se produit pas après quelques semaines, on pourra recourir au traitement indiqué pour le décollement spontané (voir p. 393).

II. — LÉSIONS DE LA RÉTINE LIÉES A DES AFFECTIONS GÉNÉRALES

Rétinite albuminurique.

Les différentes formes de néphrites (scarlatineuse, gravidique, saturnine, etc.) peuvent donner lieu à des lésions rétiniennes bilatérales, essentiellement caractérisées par la présence d'hémorragies et de taches blanches sur la rétine.

Symptômes. — C'est tantôt l'examen systématique d'un malade chez lequel on a constaté l'albuminurie, qui fait découvrir les lésions rétiniennes, tantôt aussi l'apparition d'un trouble visuel et la présence des lésions rétiniennes qui engage à faire l'examen des urines. Dans le premier cas, la lésion rétinienne n'a pas encore donné lieu à des troubles fonctionnels, ce qui s'observe pendant plusieurs semaines ou même plusieurs mois. Dans le second cas, les troubles oculaires constituent les premières manifestations de l'insuffisance rénale.

L'examen ophtalmoscopique montre des altérations très variables en intensité et en nombre, mais qui atteignent toujours les deux yeux. Il est exceptionnel que le second œil soit atteint longtemps après le premier. Les altérations rétiniennes ne sont cependant pas forcément symétriques et le trouble de la vision est souvent inégalement développé dans les deux yeux.

La papille présente souvent une rougeur anormale et un trouble de ses bords ; les veines sont dilatées et sinueuses et les artères rétrécies. Le voisinage de la papille offre une coloration grisâtre

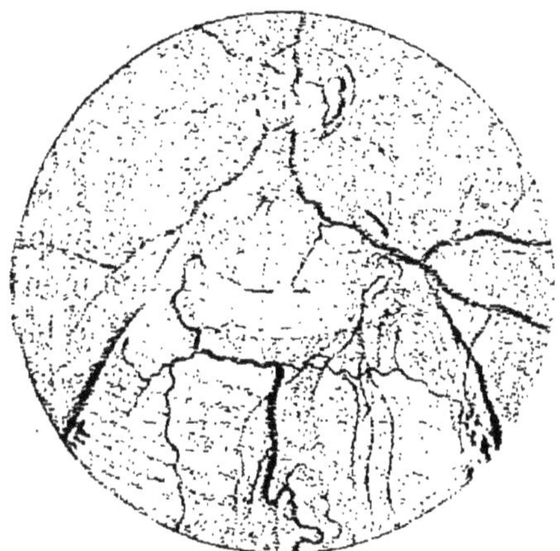

FIG. 1. — Colobome de la choroïde.

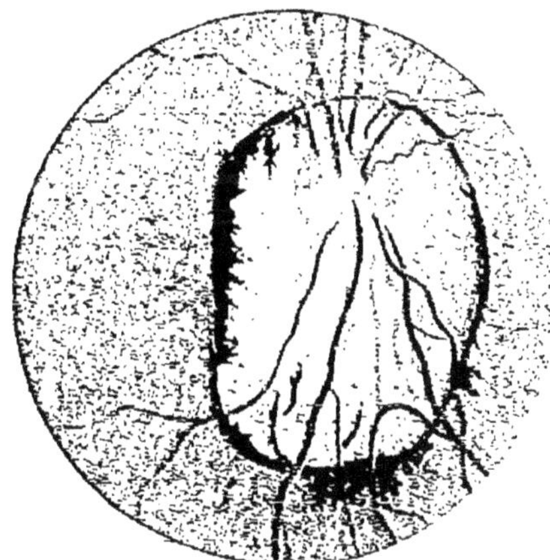

FIG. 2. — Colobome du nerf optique.

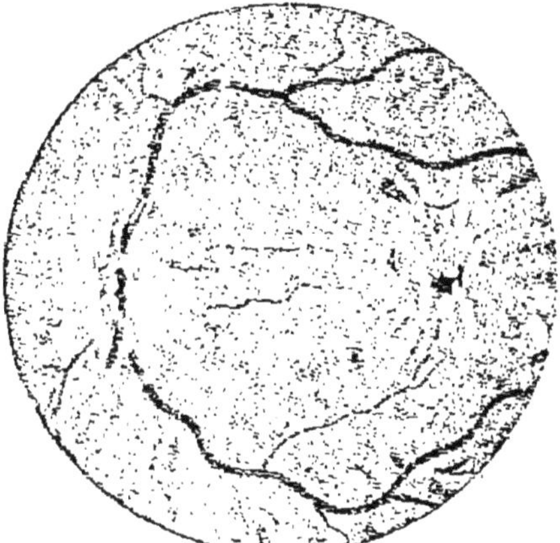

FIG. 3. — Neurorétinite albuminurique.

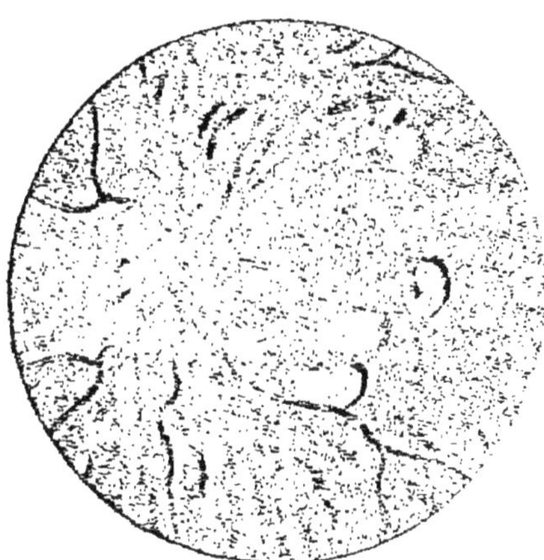

FIG. 4. — Rétinite diabétique.

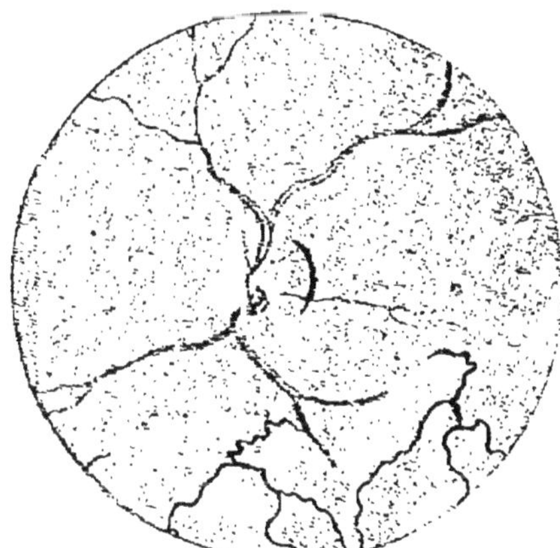

FIG. 5. — Décollement de la rétine.

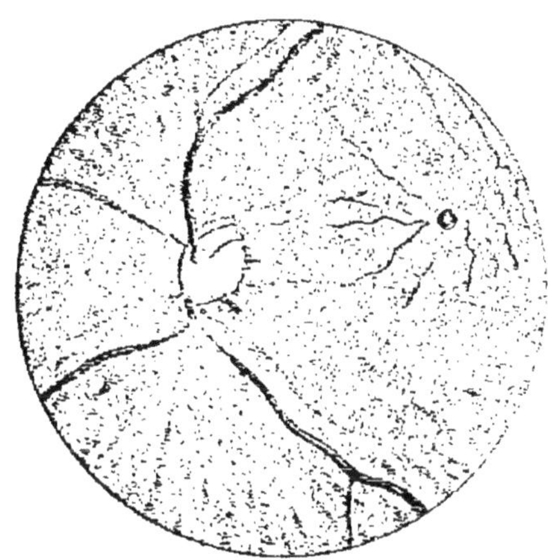

FIG. 6. — Thrombose de l'artère centrale de la rétine.

Masson et Cie, Éditeurs.

Prieur & Dubois. — Puteaux.

et présente souvent de petites hémorragies (voir Planche III, fig. 11). Cet aspect de névrite œdémateuse accompagne fréquemment les lésions rétiniennes proprement dites.

Celles-ci consistent dans des taches blanches et dans des taches rouges hémorragiques : les taches blanches font parfois directement suite à la papille et pourraient être confondues avec les fibres nerveuses à myéline. Leurs limites sont moins nettes et il est rare que de petites hémorragies ne se détachent pas sur leur fond blanc nacré. Ces taches blanches affectent souvent au niveau de la macula une disposition caractéristique. Elles forment autour de la tache rouge, correspondant à la fovea, une série de lignes blanches à disposition radiaire dessinant une figure étoilée plus ou moins parfaite.

Les taches hémorragiques offrent une coloration semblable à celles des vaisseaux et sont par conséquent d'un rouge plus sombre que le fond de la rétine. Elles ont une forme allongée et sont disposées parallèlement aux vaisseaux; d'autres fois, elles forment des taches irrégulières et de diamètre variable, mais néanmoins toujours assez limitées. Ce sont toujours de petites hémorragies capillaires (voir Planche II, fig. 3).

Dans certains cas de rétinite albuminurique, les moins nombreux, il est vrai, on ne trouve pas de taches blanches, mais seulement des hémorragies.

Les troubles visuels varient avec le siège et l'étendue des lésions. Ils consistent dans une diminution lentement progressive de l'acuité visuelle sans rétrécissement du champ visuel. On trouve parfois des scotomes centraux.

Les lésions rétiniennes sont susceptibles de guérison complète et dans les cas où l'affection rénale peut disparaître (dans la néphrite gravidique notamment) il est possible d'observer le retour à l'état normal de l'appareil visuel.

Lorsqu'il n'en est pas ainsi, la rétinite albuminurique peut présenter un certain nombre de *complications* : décollement rétinien, hémorragies du corps vitré, glaucome secondaire, obstruction partielle ou totale des vaisseaux centraux de la rétine.

Lésions. — Les taches blanches que montre l'examen ophtalmoscopique correspondent à des lésions exsudatives siégeant dans la rétine : Pour Kruckmann ces taches blanches seraient formées par des cellules à granulations graisseuses d'origine névroglique et analogues au corps granuleux que l'on observe dans les foyers de désintégration de la substance nerveuse centrale.

Les hémorragies sont surtout localisées dans les couches superficielles. On trouve, en outre de l'œdème rétinien et des altérations vasculaires. On a même fait dériver de l'endartérite les différentes lésions hémorragiques ou exsudatives de la rétine. Cette interprétation pathogénique a été contestée, en particulier par Rochon-Duvigneaud.

Étiologie. — Il y a lieu, au point de vue clinique, de séparer les cas de rétinite liés à l'albuminurie gravidique de ceux qui surviennent au cours des différentes formes de néphrites aiguës ou chroniques. On observe le plus fréquemment les localisations rétiniennes dans la néphrite interstitielle à petit rein où l'albuminurie n'est pas forcément très accusée et où les œdèmes sont rares ou légers.

On peut aussi voir les complications rétiniennes se développer dans la néphrite dite épithéliale où l'albuminurie est très accusée et les œdèmes très marqués. Elles sont rares dans l'albuminurie intermittente ou maladie de Pavy, ainsi que dans la dégénérescence amyloïde du rein.

La rétinite albuminurique gravidique s'observe dans la seconde moitié de la grossesse et coïncide presque toujours avec des œdèmes des membres.

Les lésions rétiniennes sont sous la dépendance de l'altération rénale dont l'albuminurie constitue un des symptômes cliniques, mais il est impossible de préciser actuellement le mécanisme par lequel l'affection rénale retentit sur la rétine.

Diagnostic. — La rétinite albuminurique est le plus souvent d'un diagnostic facile. On ne la confondra pas avec une chorio-rétinite syphilitique, avec une rétinite circinée.

Si le diagnostic de l'affection rénale est facile (albuminurie abondante) le diagnostic de la complication rétinienne le sera aussi. Les difficultés surgissent dans les cas d'artério-sclérose, de diabète, de syphilis où l'albuminurie est inconstante et peu abondante.

Pronostic. — Le pronostic visuel dépend du pronostic de l'affection rénale. Dans la rétinite gravidique, dont le pronostic est relativement bénin, on peut voir une acuité visuelle très basse (1/7e ou 1/10e) revenir progressivement au voisinage de la normale après l'accouchement.

Dans les néphrites non gravidiques, on peut également voir l'acuité s'améliorer sous l'influence du régime lacté, mais des rechutes se produisent et si la cécité complète est exceptionnelle, il n'est pas moins fréquent de voir la vision subir un dommage considérable.

Au point de vue de la survie et en mettant de côté la rétinite gravidique, l'apparition de lésions rétiniennes au cours d'une néphrite est d'un pronostic très grave. Les statistiques ont montré que la survie moyenne après l'apparition des lésions rétiniennes ne dépasse guère deux années

Traitement. — Nous devons envisager séparément le traitement de la rétinite gravidique et celui de la rétinite albuminurique non gravidique.

La première est susceptible d'un traitement prophylactique.

L'examen méthodique des urines au cours de la grossesse, en faisant reconnaître l'albuminurie et en permettant de soumettre les malades au régime lacté, constituera la meilleure prophylaxie.

Lorsqu'une femme albuminurique devient enceinte, il importera d'instituer dès les premiers mois le régime approprié et de surveiller très étroitement la malade. Si les lésions rétiniennes apparaissent dès les premiers mois, il y aura lieu d'interrompre la grossesse par un avortement provoqué : en effet, la mère court de grands risques de cécité et l'affection rénale sera certainement aggravée; d'autre part, le fœtus a peu de chance d'atteindre un développement suffisant.

On se basera sur l'intensité des troubles visuels pour intervenir si la rétinite ne survient, chez cette même catégorie de malades, que dans les deux derniers mois de la grossesse. Si les lésions sont modérées, on attendra la terminaison naturelle de la grossesse.

Lorsqu'on se trouve en présence d'une albuminurie gravidique avec rétinite, il sera le plus souvent nécessaire de recourir à l'accouchement provoqué, même si les troubles visuels sont d'emblée si accusés que l'on puisse craindre une cécité complète. On a vu, dans des cas semblables, une amélioration considérable se produire après l'expulsion de l'enfant; nous avons suivi des malades qui avaient récupéré une vision suffisante pour vaquer à leurs occupations.

La récidive de ces lésions rétiniennes peut se produire à chaque grossesse. Il n'y a cependant aucune règle absolue à cet égard. Le degré de fréquence de ces complications oculaires permet néanmoins de déconseiller une nouvelle grossesse.

Dans la rétinite non gravidique, le traitement s'adressera d'une part à l'affection rénale par un régime approprié et en particulier la diète lactée. Les émissions sanguines, sous forme de ventouses scarifiées dans la région lombaire, sont souvent utiles au moment des poussées rétiniennes, surtout si elles s'accompagnent de céphalées et de signes de névrite œdémateuse. On y adjoindra le repos visuel et général, les purgatifs salins, etc.

Rétinite diabétique.

Les lésions rétiniennes dans le diabète offrent la plus grande ressemblance avec celles de la rétinite albuminurique, au point que lorsque la glycosurie s'accompagne d'un certain degré d'albuminurie, ce qui n'est pas rare, il est impossible de dire à quel trouble se rattachent les altérations rétiniennes (voir Planche II, fig. 4).

D'une manière générale, l'aspect ophtalmoscopique de la rétinite diabétique diffère par la prédominance des hémorragies et le développement plus limité des taches blanches. Dans certains cas, on trouve dans la région maculaire et périmaculaire des groupes de taches blanches de petit diamètre de forme plus ou moins arrondie que Hirschberg, Nettleship, Sammelsohn considèrent comme caractéristiques du diabète. C'est la rétinite centrale ponctuée diabétique. Les hémorragies peuvent être assez étendues. Les complications sont à peu près les mêmes que dans la rétinite albuminurique et consistent surtout dans le glaucome secondaire et dans l'oblitération des vaisseaux rétiniens.

Le pronostic de la rétinite diabétique, au point de vue de la survie, paraît un peu moins grave que celui de la rétinite albuminurique. Le traitement ne peut que s'adresser à l'affection générale.

Rétinite leucémique.

Dans la leucémie chronique, essentiellement caractérisée par une augmentation considérable du nombre des globules blancs du sang, il n'est pas rare (1 fois sur 5) d'observer des lésions rétiniennes qui offrent avec celles de la rétinite albuminurique et diabétique des analogies très grandes : taches hémorragiques distribuées irrégulièrement dans toute la rétine ou taches blanches souvent entourées d'une zone hémorragique. Les veines rétiniennes sont sinueuses et dilatées, de teinte moins sombre, plus rosée que dans un fond d'œil normal, ce qui tient à la teinte plus pâle du sang. Les bords de la papille peuvent être un peu flous.

Les troubles fonctionnels sont relativement peu accusés.

On peut voir les altérations rétiniennes disparaître et récidiver.

La rétinite leucémique est une affection rare, dont l'intérêt réside surtout dans ce fait qu'elle peut faire le diagnostic de la leucémie.

Le traitement sera dirigé contre cette affection, qui semble heureusement influencée par la radiothérapie.

Lésions vasculaires de la rétine.

L'oblitération totale ou partielle du tronc ou des branches des vaisseaux centraux de la rétine est souvent décrite dans des chapitres distincts, suivant l'aspect ophtalmoscopique des lésions ou l'évolution des troubles fonctionnels. Il y a avantage à grouper ces différents aspects dans un même chapitre, tout en faisant remarquer qu'il ne s'agit que d'une question de sémiologie. Nous ne sommes pas encore assez avancés dans la connaissance de l'étiologie des altérations vasculaires pour pouvoir diagnostiquer autre chose que les conséquences de l'oblitération; la cause de la lésion vasculaire nous échappe le plus souvent.

Symptômes. — On décrit surtout deux types cliniques principaux : le premier est connu sous la désignation erronée d'embolie de l'artère centrale; le second, sous celle de thrombose de la veine centrale.

a) L'embolie, ou plus exactemement l'obstruction de l'artère centrale, peut s'observer à tout âge, surtout à partir de l'adolescence. Elle est un peu plus fréquente dans la vieillesse. Elle peut survenir au milieu de la santé la plus parfaite, en l'absence de tout symptôme général ou local; parfois cependant il s'agit de malades ayant eu déjà d'autres manifestations cardio-vasculaires.

Le malade éprouve brusquement, sans accompagnement de phénomènes douloureux ou autres, une suppression complète de toute perception visuelle dans un œil. Plus rarement, cette cécité monoculaire est précédée d'un ou deux accès passagers d'obnubilation visuelle.

L'examen des yeux montre que l'occlusion de l'œil sain est immédiatement suivie d'une dilatation extrêmement marquée de la pupille de l'œil malade. Cette pupille ne réagit plus aux incitations lumineuses directes.

L'examen ophtalmoscopique complète les renseignements en montrant un aspect du fond de l'œil assez caractéristique : les bords papillaires et les vaisseaux centraux se confondent plus ou moins dans un trouble nuageux jaunâtre ou blanchâtre qui empiète sur la rétine, d'un diamètre papillaire au moins dans tous les sens. Les artères paraissent effacées, filiformes; leur reflet central a disparu. Les veines offrent leur apparence ordinaire ou sont aussi plus étroites qu'à l'état normal. Enfin, la macula se détache souvent sous forme d'une tache rouge cerise, du fond pâle de la rétine (voir Planche II, fig. 6).

On a pu voir la circulation et la vision se rétablir, peu après l'obstruction, mais c'est là une exception à la règle; c'est en effet

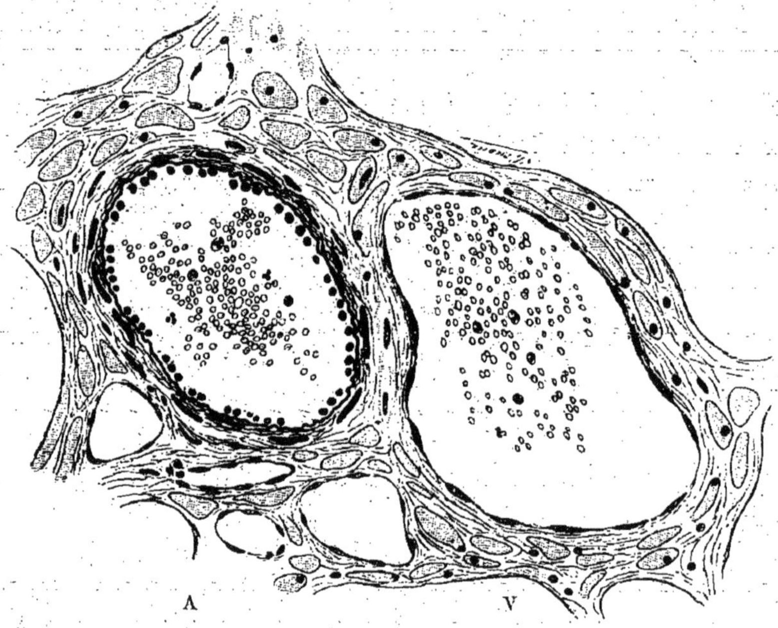

Fig. 231. — Coupe des vaisseaux centraux normaux à 1/4 de millimètre en arrière de la sclérotique. L'artère est tapissée d'un endothélium à noyaux arrondis au dessous duquel on voit la membrane élastique interne (trait noir ondulé, continu). Autour de cette membrane on reconnaît les noyaux allongés et en bâtonnets des fibres de la couche musculaire. La veine ne présente que deux couches : l'intima mince avec des cellules aplaties et la membrane adventice de structure conjonctive. A = artère. V = veine (d'après Harms).

la persistance de la cécité monoculaire que l'on observe communément. Dans un petit nombre des cas, on trouve, avec les symptômes objectifs indiqués, la conservation d'un faible degré de perception visuelle dans une partie très limitée du champ visuel. Cela est dû à l'existence d'une anomalie vasculaire, une petite région de la rétine étant irriguée par une artère cilio-rétinienne qui ne dépend pas du système de l'artère centrale de la rétine obstruée.

b) La thrombose de la veine centrale, ou apoplexie rétinienne, offre des caractères cliniques très différents.

Elle s'observe surtout chez des personnes âgées et se manifeste par un affaiblissement très marqué de la vision dans un œil. La vision est troublée, jamais abolie. On trouve l'acuité réduite à 1/10 au moins; le champ visuel conserve son étendue mais peut présenter des scotomes.

L'examen à l'ophtalmoscope révèle un aspect très particulier. La papille est d'une couleur rouge sombre, due à la présence de nombreuses hémorragies à dispositions radiées, qui débordent sur la rétine. Les veines sont fortement dilatées et très sinueuses. Au voisinage de leur trajet rétinien, on trouve en maints endroits des taches hémorragiques plus ou moins volumineuses qui peuvent même fuser dans le corps vitré. La région maculaire est souvent le siège d'hémorragies étendues.

Ces troubles de circulation veineuse persistent le plus souvent sans autre modification que l'apparition de nouvelles hémorragies qui réduisent encore l'acuité. Il n'est pas rare de voir apparaître, dans de tels yeux, des symptômes de glaucome secondaire pour lesquels l'énucléation constitue le seul traitement possible.

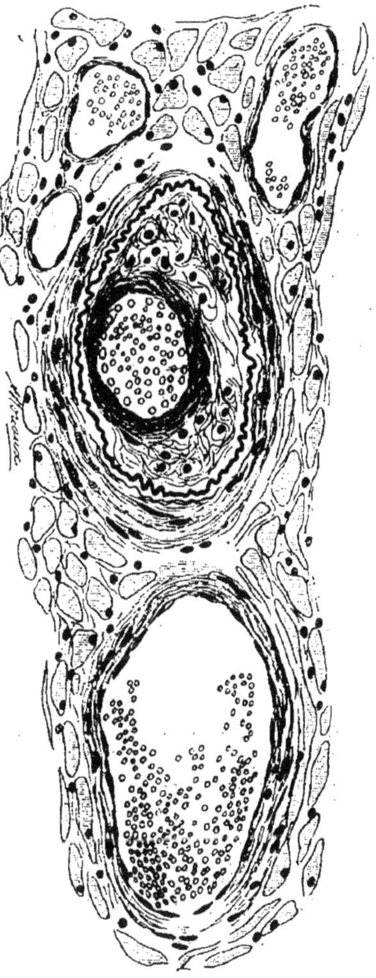

A

V

Fig. 232. — Coupe des vaisseaux centraux. Endartérite de l'artère centrale à 0,8 mm. en arrière de la sclérotique. Le calibre de l'artère est réduit au tiers de son diamètre normal (A). La veine est intacte (V) (d'après Harms).

c) En dehors du type obstruction artérielle et du type thrombose veineuse, on peut rencontrer des cas où les symptômes diffèrent par suite de la localisation des lésions artérielles ou veineuses à une branche de ces vaisseaux.

Lésions. — Les lésions qui donnent lieu à ces obstructions vasculaires siègent principalement dans le trajet des vaisseaux au centre du nerf optique et de la papille. On n'a pas pu démontrer jusqu'ici la réalité d'une véritable embolie de l'artère centrale. L'obstruction de l'artère est causée par une thrombose survenant par suite d'une affection de la paroi vasculaire (périartérite ou endartérite proliférante). Exceptionnellement, la thrombose se développe dans une artère centrale saine et succède à une thrombose de la carotide. On peut en dire

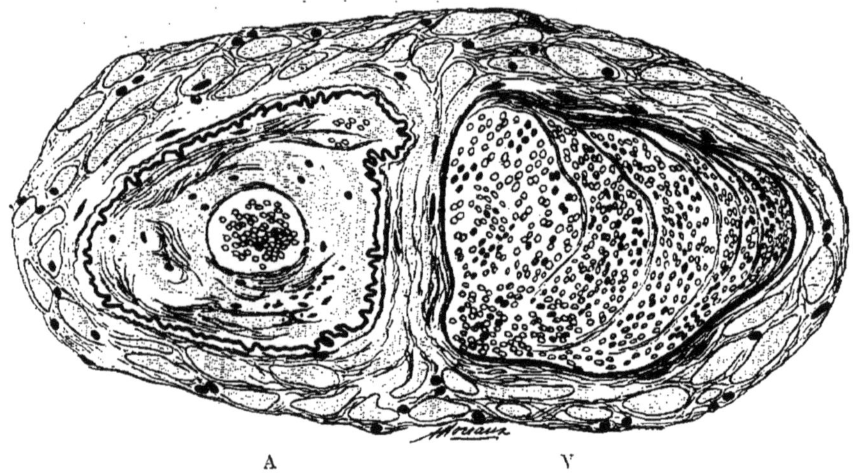

Fig. 233. — Coupe des vaisseaux centraux obstrués au niveau de la lame criblée. L'artère est occupée par un thrombus fibrineux (A). La veine est obturée par une masse formée de cellules endothéliales et de globules sanguins (V) (d'après Harms).

autant des obstructions veineuses. Ce sont surtout les périphlébites ou les endophlébites qui donnent lieu à la thrombose. Très souvent, les deux vaisseaux présentent des altérations simultanées. Le type clinique réalisé dépend du vaisseau le premier thrombosé. Le siège de la thrombose correspond presque toujours au trajet des vaisseaux, à travers la lame criblée ou à son voisinage immédiat (voir fig. 234).

Étiologie. — Rien n'est encore plus confus que l'étiologie des affections vasculaires. La syphilis en est une cause fréquente, mais on les observe aussi dans le diabète, dans l'albuminurie, dans ce type clinique mal caractérisé auquel on donne le nom d'artériosclérose.

Diagnostic. — Le diagnostic de la thrombose artérielle ou veineuse est facile. Il n'est par contre pas possible, jusqu'ici, de reconnaître cliniquement les lésions qui précèdent la thrombose, à l'exception de quelques cas où l'on a constaté des obnubilations visuelles passagères correspondant à un rétrécissement appréciable du calibre des artères.

Pronostic. — Le pronostic est toujours mauvais au point de vue de la vision de l'œil atteint. La signification de l'oblitération vasculaire au point de vue de la santé générale est nulle, sauf dans les cas où elle survient chez une personne âgée.

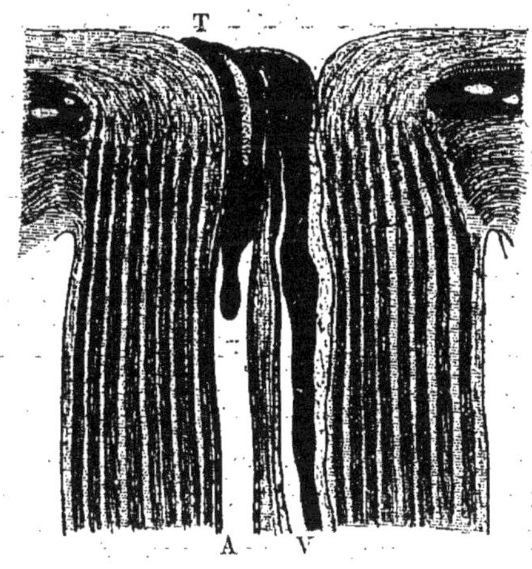

Fig. 234. — Coupe antéro-postérieure du nerf optique et de la papille. Schéma du siège habituel des lésions endovasculaires entraînant l'oblitération des vaisseaux centraux. L'artère (à gauche) est obturée par un thrombus. La veine présente des lésions d'endo- méso- périphlébite. T, thrombus; A, artère; V, veine.

Traitement. — Le traitement de l'obstruction vasculaire est des moins efficaces. On a préconisé le massage, les ponctions répétées de la chambre antérieure, l'inhalation de nitrite d'amyle, dans l'espoir de créer une dilatation vasculaire susceptible de rétablir la circulation. L'étude des lésions montre combien cet espoir est peu réalisable.

Le traitement préventif s'adressera à l'état général et consistera dans l'hygiène alimentaire, les laxatifs, l'exercice modéré, la suppression des boissons alcooliques, etc.

S'il s'agit d'un syphilitique, on aura recours au traitement mercuriel et ioduré.

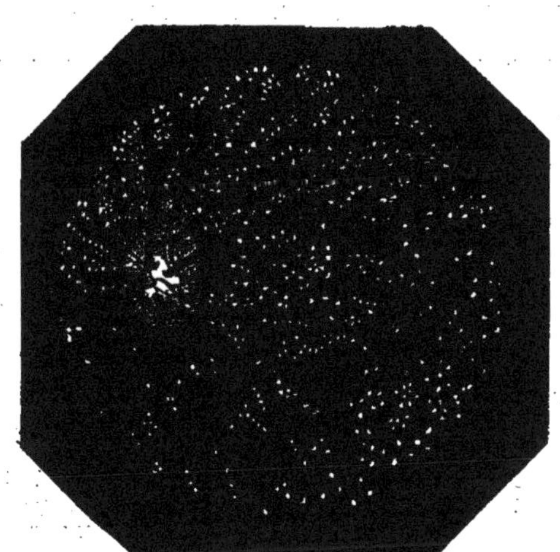

Fig. 235. — Rétinite ponctuée.

Rétinite ponctuée (Retinitis punctata albescens).

Cette désignation s'applique à un aspect ophtalmoscopique particulier, caractérisé par une série de petites taches blanches bien limitées, arrondies ou allongées, qui, très nombreuses à la périphérie rétinienne, deviennent moins confluentes à mesure que l'on se rapproche de la macula et de la papille. Les régions maculaires et péri-maculaires ne sont pas altérées. On trouve quelquefois à la périphérie des taches pigmentaires. L'affection s'accompagne de rétrécissement du champ visuel et d'héméralopie. Elle survient dans l'enfance ou l'adolescence et peut atteindre plusieurs membres de la même famille. Il est probable qu'il s'agit d'une affection analogue à la rétinite pigmentaire.

Rétinite proliférante.

Certaines lésions hémorragiques de la rétine sont suivies du développement de taches blanches réfringentes de forme allongée et faisant penser à de longs tractus fibreux. Ces taches recouvrent souvent la papille, mais peuvent siéger à quelque distance. Elles font une très légère saillie dans le corps vitré. Ces altérations cicatricielles paraissent surtout s'observer dans les lésions hémorragiques d'origine syphilitique. La vision est toujours fortement altérée et la lésion n'est pas susceptible de régression (voir Planche III, fig. 8).

Rétinite circinée.

On désigne sous ce nom une affection dont l'étiologie est encore insuffisamment établie et qui s'observe surtout à un âge avancé et chez les femmes.

La région maculaire est normale, ou offre un trouble grisâtre ou gris jaunâtre; on aperçoit, dans son voisinage immédiat ou à une distance variable, une ceinture de taches blanches de nombre et de diamètre variables. L'acuité visuelle est extrêmement réduite et l'on constate souvent la présence d'un scotome central. L'affection évolue lentement. Les taches peuvent disparaître, mais en général l'acuité visuelle reste réduite. La vision périphérique n'est pas altérée.

L'aspect ophtalmoscopique que nous avons indiqué ne saurait suffire à caractériser et à différencier une maladie; l'analyse des cas publiés sous le nom de rétinite circinée justifie suffisamment cette remarque.

On a admis que les taches blanches succédaient aux hémorragies et que celles-ci étaient la conséquence d'altérations vasculaires. Pour la plupart des auteurs cette rétinite circinée constituerait une manifestation d'artério-sclérose.

Rétinite maculaire atrophique.

On observe parfois, chez les vieillards, un affaiblissement visuel qui atteint le plus souvent les deux yeux et rend la lecture très difficile ou même impossible. L'acuité visuelle est réduite à 1/7 ou 1/10, et la recherche des scotomes par le procédé de Haitz montre une lacune centrale plus ou moins étendue. A l'examen ophtalmoscopique, on trouve au niveau de la macula des taches jaunâtres ou blanchâtres le plus ordinairement dépourvues d'accumulations pigmentaires. L'examen anatomique a montré, dans un cas (Harms), une atrophie des éléments rétiniens, l'épithélium pigmentaire excepté, dans l'étendue de la fovea. Les lésions ne rétrocèdent jamais.

Décollement de la rétine.

Le décollement de la rétine est essentiellement caractérisé par la présence d'une collection liquide au dessous de la couche des cellules visuelles de la rétine, dans une partie de l'étendue de ces membranes, comprise entre l'ora serrata et le nerf optique.

Symptômes. — Des affections variées peuvent donner lieu au décollement rétinien. Nous avons vu que les traumatismes, les corps étrangers intraoculaires, les tumeurs de la choroïde pouvaient produire cette lésion. En dehors de ces décollements symptomatiques, il en est une forme dite idiopathique et que seule nous envisagerons ici.

C'est le plus souvent, mais non nécessairement, chez un myope que l'affection apparaît. Elle débute d'une façon rapide, même subite. Plus rares sont les cas où l'évolution se fait lentement. Mais que ce début soit brusque ou lent, le trouble visuel est toujours l'unique symptôme subjectif. C'est toujours pour une diminution de l'acuité ou des troubles visuels subjectifs que le malade vient consulter. Il voit des mouches volantes, des éclairs, des objets brillants, devant son œil; il a souvent l'impression d'un voile noir occupant une partie du champ visuel, mais il est fréquemment inquiété par la déformation des objets et en particulier des lignes droites, des barreaux de fenêtres par exemple. Ces lignes droites lui paraissent coudées, brisées. Le plus souvent le malade se plaint d'un voile sombre qui lui cache une partie de l'objet qu'il regarde.

Ces symptômes fonctionnels sont, d'ailleurs, variables et moins importants que les symptômes objectifs.

Extérieurement, l'œil paraît sain. Tout au plus, peut-on remarquer une paresse plus ou moins prononcée de la pupille, une augmentation de profondeur de la chambre antérieure. A la palpation on trouve généralement une légère hypotonie. C'est surtout par l'examen ophtalmoscopique et périmétrique que l'on établira le diagnostic.

Avant d'examiner le fond de l'œil avec le miroir concave et la lentille, il faut toujours explorer l'œil à la lumière transmise avec le miroir plan. Ce procédé nous montre souvent d'emblée l'existence d'un décollement et nous en indique assez exactement la situation. Dans les conditions normales, la pupille, examinée à la lumière transmise, s'éclaire et offre une couleur d'un rouge uniforme, quelle que soit la direction du regard. Si, dans un œil atteint de décollement, nous examinons les différents secteurs de la rétine, nous voyons brusquement dans l'un de ceux-ci la pupille, de rouge qu'elle était, devenir gris blanchâtre, opalescente, et, par tâtonnements, en faisant mouvoir l'œil dans tous les sens, nous pouvons délimiter assez exactement l'emplacement de la lésion. Il est évident que cet examen ne nous permet pas, à lui seul, d'affirmer le décollement, mais, pour un œil exercé, cet aspect que prend la pupille est presque caractéristique.

On poursuivra l'examen par le procédé de l'image renversée. Ce qui frappe d'abord, c'est la coloration d'un blanc brillant ou bleuâtre que présente la rétine dans une étendue plus ou moins grande. Cette membrane, aux reflets soyeux, est parfois pendant l'examen animée de mouvements d'ondulation; elle flotte, tremble quand l'œil se meut. — Si l'on y regarde de plus près, on voit cette membrane former des replis, plus ou moins saillants, plus ou moins étendus, plus ou moins larges. La coloration, brillante au sommet du pli rétinien, est plus mate sur les deux versants et entre deux plis. Il est impossible de voir nettement en même temps et le sommet et la base d'un de ces replis. Il faut faire varier la position de la lentille pour voir successivement ces deux parties d'une manière distincte. Les mouvements parallactiques montrent eux aussi que ces plis font véritablement saillie dans le vitré (voir Planche II, fig. 5).

Pour réaliser le déplacement parallactique, il suffit, au cours de l'examen à l'image renversée, de déplacer légèrement la lentille dans le plan perpendiculaire au rayon visuel de l'observateur. De faibles oscillations de quelques millimètres sont suffisantes. On voit alors, sous l'influence de cet artifice, les différentes parties de l'image observée présenter des déplacements apparents, dont la vitesse est différente suivant les plans où ils se produisent. Les parties les plus rapprochées de l'observateur semblent se mouvoir plus rapidement que les parties plus éloignées. On juge ainsi assez facilement de la différence de plans qu'occupent les détails de l'image.

Les coudes formés par les vaisseaux rétiniens sont également très caractéristiques. On les voit venir de la rétine saine, aborder le décollement, gravir l'un des versants d'un pli rétinien, contourner le sommet en formant une courbe plus ou moins prononcée suivant la hauteur du repli, puis descendre l'autre versant. Ces coudes vasculaires sont tout à fait nets, et leur constatation est d'une importance capitale. Il est à noter que ces vaisseaux sont plus foncés que ceux qui parcourent la rétine normale; ce caractère a peu d'importance quand on est en présence d'un décollement typique et bien marqué, mais il en acquiert lorsque le décollement est tout à fait à son début et que les symptômes n'en sont pas encore bien nets.

Lorsque la lésion est peu accusée, ce qui est parfois le cas tout à fait au début, les caractères ophtalmoscopiques sont bien moins marqués; la rétine est légèrement trouble, elle a perdu sa transparence et, partant, ne permet plus d'apercevoir les vaisseaux choroïdiens. Elle forme çà et là quelques replis, mais peu accentués, qui ne revêtent pas cette coloration d'un blanc brillant spécial, mais sont simplement grisâtres. Enfin, à ce niveau, les vaisseaux sont plus foncés que dans les régions voisines de la rétine.

D'ailleurs, au début comme plus tard, l'étude du champ visuel et la constatation d'une diminution même légère de la tension intraoculaire, mettent sur la voie du diagnostic. Le champ visuel présente un rétrécissement répondant exactement au décollement; c'est par le relevé du champ visuel qu'on peut suivre pas à pas les progrès de la lésion. Il faut prendre le champ visuel à un éclairage moyen; la rétine, en effet, du moins dans les premiers temps, est dans un état de torpeur. Le champ visuel pris à un éclairage intense donnerait un scotome dont les dimensions seraient moindres en réalité que celles du décollement. Par contre, si le champ visuel était pris à un éclairage diminué, le scotome serait plus étendu que la lésion, les parties de la rétine voisines du décollement étant elles aussi dans le même état de torpeur.

A côté de la lésion primordiale, le décollement, il faut rechercher dans l'œil les lésions qui, de fait, coexistent souvent avec elle.

Parmi ces lésions, la plus importante consiste dans la présence des déchirures de la rétine. Ces déchirures, généralement périphériques, apparaissent sous la forme de croissants dont la base est tournée vers l'ora serrata. Les bords du croissant sont nets; le lambeau qui répond à la partie concave du croissant fait plus ou moins saillie dans le vitré. Dans l'aire de la déchirure, on voit la choroïde rouge. Il faut rechercher ces lésions avec soin et après dilatation atropinique.

On trouve également, dans le fond de l'œil, des lésions atrophiques ou pigmentaires de choriorétinite, des amas pigmentaires rétiniens, des stries de la rétine, qui marquent le plus souvent les étapes qu'a suivies un décollement en voie de guérison, enfin des corps flottants dans le vitré.

Complications. — Quand on examine un décollement d'étendue moyenne, remontant à quelques mois, on le trouve presque toujours à la partie inférieure de la rétine. Cette disposition n'est pas toujours en rapport avec la situation primitive; le décollement, en effet, débute souvent à la partie supérieure et ne gagne que secondairement la partie inférieure en passant par la région maculaire. Une fois en ce point, le décollement reste stationnaire,

Son évolution est variable. Si, dans quelques cas rares, la rétine peut reprendre sa place spontanément ou sous l'influence du traitement, en général, le décollement s'accentue progressivement jusqu'à ce qu'il devienne total. La rétine est alors décollée partout, sauf en deux points où elle est restée adhérente : la papille et l'ora serrata.

Le décollement rétinien peut progresser sans jamais amener de complications. Mais ce n'est pas toujours le cas.

La cyclite s'annonce par ses symptômes habituels et l'apparition d'une hypotonie en général très marquée. Le cristallin se cataracte souvent donnant lieu à une cataracte blanche laiteuse, quelquefois jaunâtre, assez caractéristique.

Enfin on peut voir une dernière complication, tardive et rare : le glaucome qui survient même dans des yeux qui ont présenté une hypotonie très marquée.

Diagnostic. — Au point de vue clinique, il faut distinguer deux cas : le décollement qui se voit à l'ophtalmoscope, ou celui qui se trouve caché, par exemple par une cataracte.

Le premier est facile à diagnostiquer. L'aspect plissé et la coloration plus foncée des vaisseaux rétiniens, l'effacement des vaisseaux de la choroïde, le rétrécissement du champ visuel, la diminution de tension de l'œil, sont autant de symptômes faciles à constater et qui emportent le diagnostic.

Dans le second cas, lorsqu'on se trouve en présence d'une cataracte, il faut penser à la possibilité du décollement rétinien. Il suffira de rechercher si l'œil a une bonne ou mauvaise projection. L'œil restant immobile, on interroge successivement les différents secteurs de la rétine en projetant sur eux le faisceau lumineux fourni par le miroir concave. La rétine décollée ne perçoit pas la lumière, ou, si elle la perçoit, elle ne peut la localiser exactement dans l'espace. L'absence de perception lumineuse, dans un territoire limité de l'œil, peut aussi être produite par une hémorragie rétinienne étendue ou une large plaque de choroïdite, mais, en règle générale, la présence d'une mauvaise projection, avec conservation partielle de la perception lumineuse, est presque synonyme de décollement rétinien.

Il ne suffit pas de diagnostiquer le décollement, il faut en trouver la cause.

Une première question se pose : s'agit-il d'un décollement symptomatique de tumeur choroïdienne ou d'un décollement dit spontané? La différenciation n'est pas toujours facile, surtout après un seul examen. L'étude attentive des antécédents du malade, les renseignements fournis par l'évolution des lésions acquièrent une très grande importance.

On n'acceptera le diagnostic de décollement traumatique que si l'on relève l'indication d'un traumatisme direct du globe. Après avoir éliminé ces deux causes on recherchera s'il existe d'autres signes permettant de soupçonner l'infection syphilitique..

Les caractères spéciaux des décollements par tumeurs de la choroïde, par cysticerque, sont exposés à propos de chacune de ces affections.

Pronostic. — En somme, le pronostic est très grave, car la guérison spontanée ou thérapeutique constitue une exception. Même dans les cas où le décollement est très limité au début, on voit presque toujours, dans la suite, la lésion s'étendre et l'œil perdre toute perception visuelle. Au trouble visuel viennent parfois se surajouter des lésions douloureuses qui peuvent nécessiter l'énucléation. Les plus bénins sont les décollements traumatiques dont la guérison complète est possible.

Étiologie. — Le décollement rétinien idiopathique se rencontre surtout chez l'adulte et le vieillard et sa fréquence augmente à partir de la cinquantième année. Il atteint surtout les myopes. Sur 99 cas de décollement idiopathique, Hertel en relève 69 dans les yeux myopes et 30 dans les yeux non myopes. 3 fois le décollement était bilatéral chez les myopes. Les 66 myopes atteints de décollement se répartissent de la manière suivante, au point de vue du degré de myopie.

Cas de myopie inférieure à 5 D.	21
— au-dessus de 5 D et au-dessous de 10 D.	17
— de 10 D et au-dessus	28

37 cas de décollement concernaient 9 hommes et 29 femmes.

Ces chiffres nous montrent que, contrairement à ce que l'on pourrait croire, le décollement rétinien n'est pas forcément l'apanage des myopies extrêmes. On peut aussi, ce me semble, en dégager la conclusion que la myopie ne fait que prédisposer à cette affection dont la cause première nous échappe encore.

Anatomie pathologique. — Les renseignements anatomo-pathologiques que l'on a sur le décollement de la rétine reposent presque exclusivement sur l'examen d'yeux atteints depuis longtemps de cette affection et présentant par conséquent un décollement complet ou à peu près. Nous ne savons rien des altérations initiales dont la connaissance seule offrirait quelque intérêt pour la pathogénie du décollement.

La rétine apparaît complètement détachée de la choroïde, n'adhérant plus aux membranes qu'au niveau de la papille et de l'ora serrata. Elle a la forme d'un cône à sommet papillaire et dont la base répond à l'ora serrata. C'est la rétine « en parapluie », « en entonnoir ». Fortement et irrégulièrement plissée, elle est épaissie, jaunâtre, jaune verdâtre. Au point de vue microscopique, elle est aussi dégénérée; les cônes et bâtonnets ont subi la dégénérescence colloïde.

En dehors de la rétine, entre elle et la choroïde, se trouve accumulé un liquide visqueux, jaunâtre, rarement sanguinolent : le liquide sous-rétinien, dont la constitution est identique à celle de l'humeur vitrée. Comme l'épithelium pigmentaire de la rétine reste adhérent à la choroïde l'épanchement est en réalité intrarétinien.

Dans les cas anciens, le corps vitré a perdu tous ses caractères. Il est épais, opaque, traversé par des travées fibreuses qui vont s'attacher sur la rétine.

Les autres parties de l'œil sont également atteintes. On trouve de nombreux foyers de choroïdite; le cristallin est souvent cataracté.

En somme l'œil est profondément altéré; seules, la coque fibreuse et la cornée semblent être restées normales.

Pathogénie. — La pathogénie du décollement spontané, idiopathique, est des plus obscures, et les théories qui ont été émises ne reposent que sur l'interprétation contestable de lésions anciennes; nous nous contenterons de les signaler.

On peut dire d'une manière générale que deux théories ont été successivement en honneur : celle du soulèvement rétinien, celle de l'attraction de la rétine par le corps vitré.

Dans la première, la rétine serait décollée par le liquide sous-rétinien dont on constate toujours la présence, mais dont on ne connaît ni la cause ni le mode de production.

Pour Leber et Nordenson, la rétine serait attirée par le vitré. Il se produirait une véritable dégénérescence du corps vitré; les travées fibreuses qui s'y forment décolleraient la rétine par leurs tractions continues, permanentes. La dégénérescence du corps vitré serait secondaire à des altérations choroïdiennes.

Pour De Wecker, les déchirures de la rétine joueraient un rôle capital. Par ces solutions de continuité, le corps vitré ramolli passerait sous la rétine et produirait son décollement. Dufour et Gonin attachent une importance toute particulière à la présence des foyers de choroïdite antérieure auxquels succéderaient les perforations rétiniennes.

Traitement. — En l'absence de notions pathogéniques et étiologiques précises, le traitement du décollement rétinien est purement symptomatique et empirique. Comme l'affection s'observe tout spécialement chez des syphilitiques (héréditaires ou non), il est indiqué d'essayer du traitement antisyphilitique. Les frictions mercurielles faisaient déjà partie du traitement médical; on peut les prescrire ou leur substituer les injections intramusculaires. Ce traitement général est à lui seul tout à fait insuffisant; il importe de le combiner avec un traitement local et certaines précautions générales.

On admet que les mouvements brusques de la tête, la station verticale ont une certaine tendance à augmenter la surface de rétine décollée : c'est pour cette raison que l'on prescrit le repos visuel et le décubitus horizontal.

Le traitement local proprement dit consiste, d'une part, dans la révulsion exercée sur la face extérieure de la sclérotique et, d'autre part, dans la ponction sclérale pour l'évacuation du liquide sous-rétinien.

Nous considérons que les injections sous-conjonctivales de sublimé (1/3 000), de chlorure de sodium (4 à 8 p. 100), les pointes de feu de la sclérotique agissent surtout en tant que révulsifs. Elles sont suivies d'assez vives douleurs et de phénomènes de vascularisation périscléraux en rapport avec la réaction caustique produite.

L'idée d'évacuer le liquide sous-rétinien est déjà fort ancienne, mais c'est surtout Parinaud qui en a vanté les effets et qui a obtenu avec elle un certain nombre de succès. Cette évacuation, pratiquée aseptiquement, est inoffensive; d'autre part, comme elle rétablit tout au moins temporairement le contact entre la rétine et sa membrane nourricière, la choroïde, il semble logique de fournir à la rétine cette chance de résistance à la désorganisation. Pour être efficace, la ponction sclérale, évacuatrice du liquide sous-rétinien, doit être faite au niveau du décollement. C'est là une des difficultés de sa bonne exécution, la limite antérieure du décollement se trouvant en général beaucoup plus en arrière qu'on ne le suppose.

Ponction sclérale. — On se sert d'un couteau de de Græfe très acéré et étroit. Il est préférable de ne pas utiliser d'écarteur. Il est, par contre, souvent nécessaire d'attirer la cornée fortement en haut ou en dedans pour pouvoir ponctionner en arrière de l'équateur. La paupière inférieure est alors déprimée avec un crochet à strabisme, pour gagner quelques millimètres. Le couteau est tenu perpendiculairement à la surface scléroticale. Il pénètre, sans brutalité, de 3 à 4 millimètres à travers la conjonctive, le tissu épiscléral, la sclérotique et la choroïde. A ce moment, on fait tourner légèrement le couteau autour de son axe de manière à écarter les lèvres de la plaie sclérale. On retire le couteau et l'on applique pendant 24 heures un pansement légèrement compressif.

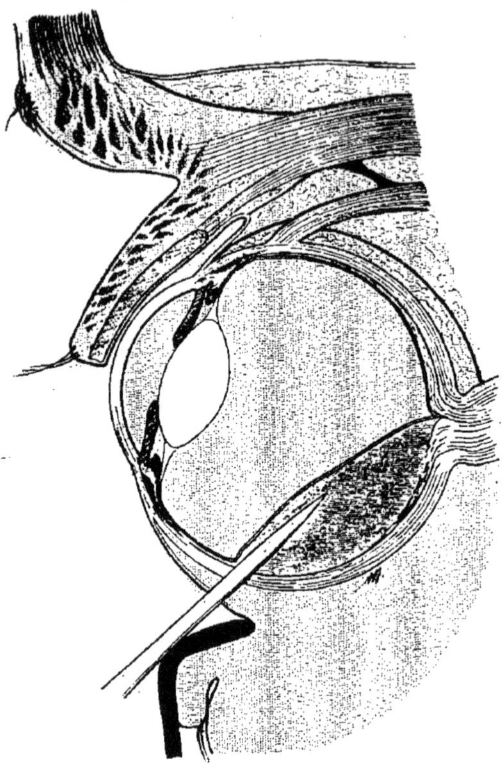

Fig. 236. — Ponction sclérale à l'aide du couteau de de Græfe dans un cas de décollement de la rétine. La paupière inférieure est abaissée avec un crochet à strabisme. La pointe pénètre dans la poche sous-rétinienne.

La seule complication opératoire (en dehors de l'infection qui doit être évitée) peut résulter de la section d'une veine choroïdienne. Le sang se résorbe en général facilement.

Le résultat d'une ponction n'est souvent que temporaire. Après 8 ou 15 jours, le liquide se reproduit et la rétine se soulève à nouveau. Il faut alors renouveler la ponction. Nous avons vu après 1 à 7 ponctions des résultats excellents se maintenir pendant plusieurs années.

Une des conditions de succès dans le traitement du décollement, c'est que le début de l'affection ne remonte pas à plus de quelques jours ou de quelques semaines. Quoi qu'il en soit néanmoins, les insuccès sont encore les plus nombreux.

Gliome de la rétine

Sous le nom de gliome de la rétine on décrit une tumeur maligne, de consistance molle, analogue à celle du gliome de la substance cérébrale, et survenant toujours dans le jeune âge.

Symptômes. — Le gliome de la rétine débute d'une façon insidieuse et peut passer inaperçu dans tout ou partie de sa première période. Il n'y a aucun autre symptôme fonctionnel que l'abaissement de la vision et l'enfant est en général trop jeune pour s'en rendre compte. Cependant, dès cette période, les parents remarquent souvent dans certaines incidences de la lumière naturelle un reflet particulier de la pupille. La pupille prend une teinte blanchâtre, chatoyante rappelant celle que prend la pupille de certains animaux dans les conditions analogues d'éclairage. C'est pour cette raison qu'on lui a donné le nom d'œil de chat amaurotique.

Lorsqu'on a l'occasion d'examiner le fond d'un œil atteint de gliome à son début, ce qui est exceptionnel, on voit une tache d'un blanc brillant, à bords flous, sans vaisseaux, d'aspect cotonneux. Puis cette tumeur grossit progressivement. La rétine se décolle partiellement ou en totalité suivant que la tumeur gagne en profondeur ou seulement en surface. A côté des parties décollées de la rétine et revêtant l'aspect classique du décollement, on en voit d'autres dégénérées, n'ayant plus aucun des caractères de la rétine. Parfois le décollement cache tout.

Cette période de latence dure un temps variable. L'extensibilité relative de la coque oculaire chez les jeunes sujets semble être la cause d'un certain retard dans l'apparition de la *période glaucomateuse*. Ces symptômes glaucomateux ne diffèrent pas de ceux que l'on observe au cours des sarcomes de la choroïde.

Ils cessent lorsque le gliome a perforé la coque oculaire, lorsque, d'intra-oculaire, il devient extra-oculaire. On voit alors se former des petits nodules gliomateux sous la conjonctive. Ces nodules progressent rapidement et se réunissent pour former une seule masse bourgeonnante.

Enfin, la tumeur se généralise. Elle gagne en arrière le long du nerf optique et arrive au cerveau. Elle atteint les cavités de la face, les ganglions préauriculaires et sous-maxillaires. On voit naître des lésions à distance jusque dans le canal rachidien.

Il va sans dire que l'état général du malade, qui avait pu se maintenir bon pendant un temps relativement long, décline rapidement. Le sujet meurt rapidement de cachexie, d'infection purulente ou d'une complication intercurrente.

Diagnostic. — Le diagnostic du gliome doit être fait dans ses deux périodes de tumeur intra-oculaire et de tumeur extra-oculaire. Tout à fait au début, on pourrait confondre le gliome avec une rétinite albuminurique. Cependant la saillie de la lésion, l'examen des urines, l'évolution progressive rapide dans le gliome, permettent de faire le diagnostic.

Les tubercules de la choroïde ne se montrent, en général, qu'au cours d'une tuberculose généralisée. Ils forment de petits nodules grisâtres situés au-dessous de la rétine qu'ils soulèvent.

Le sarcome de la choroïde détermine un décollement, d'aspect classique, qui cache la tumeur. Dans le gliome, au contraire, la rétine est malade, et, à côté des parties saines de la rétine, on voit d'autres parties malades, modifiées par l'infiltration néoplasique floconneuse, faisant des saillies irrégulières dans le vitré.

On ne confondra pas le gliome avec l'ophtalmie métastatique ou ses reliquats. Le seul point commun consiste dans la présence d'un reflet blanchâtre de la pupille. C'est à tort que l'on a créé pour ces lésions le terme de pseudo-gliomes. Il s'agit simplement d'erreurs de diagnostic. Il existe fréquemment dans ces cas une hypotonie manifeste. L'étude des commémoratifs montre que l'enfant a eu une rougeole, une méningite, une infection broncho-pulmonaire, au cours de laquelle les troubles oculaires se sont développés. En cas de doute, le diagnostic se basera sur l'évolution des lésions et l'absence constante d'hypertonie dans l'ophtalmie métastatique.

Lorsque l'affection est devenue extra-oculaire, le diagnostic s'impose, de par l'âge du malade, de par les antécédents, enfin par le développement rapidement considérable que prennent les tumeurs (voir fig. 335, p. 621).

Étiologie. — La fréquence du gliome par rapport aux autres affections oculaires est très faible. C'est une affection de l'enfance débutant surtout entre un et quatre ans, inconnue après douze ans. On ne connaît pas encore sa véritable cause.

Anatomie pathologique. — Lorsqu'on ouvre un œil atteint de gliome, on le voit rempli par une tumeur molle, blanchâtre ou jaune rougeâtre.

Mais, ce qui frappe surtout, c'est l'aspect hétérogène de la lésion. — A côté des parties molles, on voit des parties plus dures parfois même atteintes de dégénérescence calcaire; à côté des parties claires translucides, on voit une matière amorphe ramollie.

Cette tumeur peut évoluer soit en dedans vers le vitré, c'est le gliome endophyte, soit vers l'extérieur, gliome exophyte. Dans le premier cas on suppose qu'elle a pris son point de départ dans la couche des fibres nerveuses; dans le second, elle aurait débuté par la couche des grains de la rétine. Mais quelle que soit la variété, le gliome finit toujours par perforer la sclérotique et par former une tumeur extra-oculaire.

La création de deux types cliniques, correspondant à cette évolution, n'offre aucun intérêt, car on peut voir dans un même cas les deux évolutions se produire sur des points séparés de la rétine.

L'étude histologique du gliome, faite à nouveau dans ces dernières années à l'aide des méthodes de Weigert, de Golgi et de Cajal, a montré que la caractéristique essentielle du gliome consistait dans la prédominance des cellules et des fibrilles névrogliques. On trouve de grosses cellules à grand noyau et des cellules plus petites. Dans certains cas, la disposition des cellules peut donner lieu à des figures particulières. On les voit, notamment, se grouper autour d'une lacune vasculaire et former des masses cellulaires arrondies séparées les unes des autres par un tissu conjonctif lâche et par des zones nécrosées. A côté de ces cellules névrogliques, on trouve parfois des amas de cellules disposées en cercle ou en spirale et pouvant faire croire à la coupe d'une glande. Ce sont les rosettes de Wintersteiner qui paraissent dériver des couches externes de la rétine.

Pronostic. — Abandonnée à elle-même, la maladie a donc un pronostic fatal. Autrefois, on a considéré le gliome comme mortel à coup sûr. Aujourd'hui on admet que, pratiquée à temps, c'est-à-dire d'une façon aussi précoce que possible, l'énucléation peut prévenir l'extension de la tumeur.

Traitement. — Il n'y a pas de traitement médical du gliome. Le seul traitement consiste dans l'énucléation ou l'éviscération orbitaire aussi précoce que possible. D'après Hirschberg, le pronostic serait fâcheux lorsque l'énucléation ne peut être pratiquée que plus de 3 mois après la constatation de l'œil de chat amaurotique. Lorsque le gliome en est encore à sa première période, à la période des troubles visuels sans glaucome, on fait l'énucléation en allant sectionner le nerf optique aussi loin que possible dans le fond de l'orbite.

Dès que le gliome est arrivé à sa période glaucomateuse, il faut pratiquer non pas l'énucléation mais l'exentération de l'orbite avec enlèvement du périoste. Il va sans dire que c'est à la même opération que l'on aura recours lorsque le gliome a traversé la coque oculaire.

CHAPITRE XV

AFFECTIONS DU GLOBE OCULAIRE

Nous envisagerons dans ce chapitre des affections intéressant l'ensemble du globe oculaire ou dont la cause, dans l'état de nos connaissances, ne peut être rattachée à l'altération de telle ou telle région des membranes oculaires. C'est le cas du glaucome par exemple.

I. — AFFECTIONS CONGÉNITALES

Les affections congénitales portant sur le développement général du globe oculaire ne sont pas très rares, depuis celles qui entravent complètement ce développement et donnent lieu à l'anophtalmie jusqu'à celles qui le limitent simplement et donnent lieu à l'hypermétropie. Nous devrions classer ici cette dernière affection, mais nous préférons la décrire, ainsi que la myopie et l'astigmatisme, dans le chapitre spécial consacré aux troubles de la réfraction.

Anophtalmie.

Le terme d'anophtalmie ne doit pas être pris dans son sens absolu, car il n'est pas prouvé que dans une cavité orbitaire d'apparence normale, tout vestige de globe oculaire puisse faire défaut lorsqu'on pratique l'examen anatomique. On parle néanmoins d'anophtalmie, lorsque le globe oculaire paraît absent. Le malade semble avoir subi l'énucléation du globe ; la cavité conjonctivale est cependant plus étroite et l'on sent au doigt dans le fond du cul-de-sac une petite masse arrondie du volume d'un pois. Lorsque l'anophtalmie est unilatérale, il est en général nécessaire de faire une autoplastie de la cavité conjonctivale pour rendre possible le port d'un œil artificiel.

Microphtalmie.

La microphtalmie est moins rare que l'anophtalmie. Le globe oculaire présente une conformation générale semblable à celle de l'œil normal, mais les différents éléments en sont moins développés. Le volume du globe représente la moitié ou les deux tiers d'un globe normal.

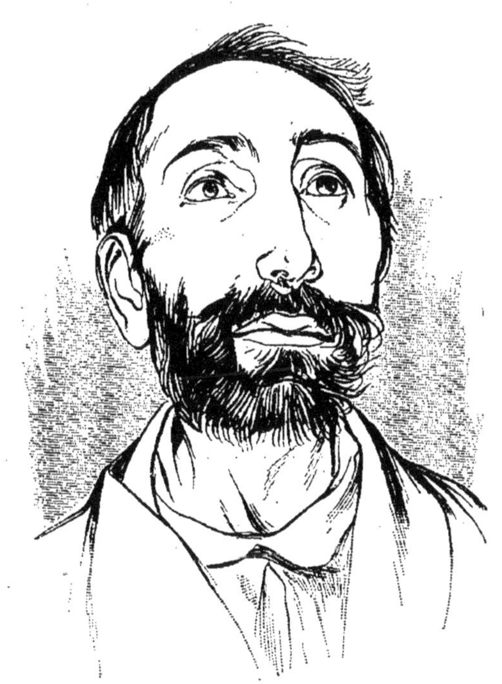

Fig. 237. — Microphtalmie congénitale de l'œil droit avec légère déviation du globe en haut et en dedans.

La cornée peut offrir une transparence normale ; sa saillie est en général moins accusée. La vision peut exister, mais elle est toujours considérablement réduite, et comme il existe une hypermétropie très accusée, il faut un verre correcteur pour améliorer un peu la vision. L'œil microphtalme est souvent dévié ; il n'est pas rare de constater du côté de l'iris ou des membranes profondes des malformations congénitales. La cavité orbitaire correspondante et la saillie du sourcil ont subi, en général, un arrêt de développement assez manifeste.

II. — AFFECTIONS TRAUMATIQUES DU GLOBE OCULAIRE

Certaines lésions traumatiques du globe ont été envisagées à propos des affections de la sclérotique, du corps vitré ou de la rétine. Nous n'envisageons ici que la luxation du globe ou son avulsion.

Luxation du globe.

Le globe oculaire peut subir à la suite d'un traumatisme violent un déplacement manifeste. Il peut se luxer en avant de la boutonnière palpébrale, ou se luxer en arrière et en bas dans le sinus maxillaire, ce qui suppose toujours alors des lésions traumatiques étendues du squelette facial.

La *luxation en avant* a pour cause habituelle un traumatisme, volontaire ou non. Certains aliénés la provoquent par une pression des doigts dans l'orbite dans le but de s'aveugler; on l'observe parfois après une lutte. Elle peut aussi être réalisée par la pénétration brusque d'un corps mousse dans l'orbite (corne de vache, manche de parapluie, etc.). Certains sujets, atteints d'un degré élevé d'exophtalmie, peuvent présenter une luxation en avant sous l'influence d'un effort. Les tumeurs de l'orbite ont souvent pour effet de provoquer cette luxation en avant.

La luxation se reconnaîtra à la saillie démesurée du globe hors des paupières, dont la boutonnière se resserre un peu en arrière de l'équateur s'opposant à une réduction spontanée. Suivant la cause qui l'a produite, la luxation s'accompagne d'ecchymoses et de trouble visuel.

Pour faire la réduction, il suffira d'écarter les paupières à l'aide d'écarteurs de Desmarres, enduits d'huile ou de vaseline, et d'exercer une légère pression sur le globe.

La *luxation en arrière* est beaucoup plus rare. Chez un malade présenté par Kalt le globe avait disparu dans le sinus maxillaire. L'enophtalmie qui se produit dans les cas de ce genre, accompagne généralement une fracture de la paroi orbitaire inférieure ou interne.

Avulsion du globe.

On dit qu'il y a avulsion du globe lorsqu'à la luxation du globe en avant s'ajoute la déchirure des muscles, des aponévroses ou du nerf optique. Il n'est cependant pas nécessaire, quoique l'on puisse parler d'avulsion, que le globe oculaire soit complètement désinséré. Les ruptures musculaires atteignent de préférence les muscles droits. L'amaurose est habituellement complète et résulte de la déchirure du nerf optique ou de son arrachement de la sclérotique.

Chaque fois que cela sera possible, et la seule contre-indication sérieuse résiderait dans le fait que les tissus traumatisés ont été souillés par de la terre ou par un pansement septique, on fera la réduction du globe comme il a été dit pour la luxation et on procédera à la suture des muscles déchirés. La conservation du globe même amaurotique sera préférable à son énucléation. Celle-ci sera néanmoins nécessaire si la désinsertion musculo-aponévrotique est très étendue.

III. — OPHTALMIE SYMPATHIQUE

On décrivait autrefois un certain nombre d'affections oculaires sympathiques et l'on voulait indiquer par ce qualificatif qu'il s'agissait de troubles ou de lésions développés dans le second œil sous l'influence de la maladie du premier. A une époque où l'on croyait qu'une action réflexe pouvait déchaîner toute une série de troubles fonctionnels ou organiques, il paraissait tout naturel d'admettre que les lésions inflammatoires agissant sur les nerfs ciliaires d'un œil pussent déterminer des troubles dans l'œil opposé.

On rangeait sous le nom d'*irritation sympathique* les troubles purement fonctionnels qui apparaissaient parfois chez des malades dont un œil a été blessé : ces troubles sont essentiellement caractérisés par des douleurs, de la photophobie avec larmoiement et blépharospasme, de la gêne visuelle avec ou sans rétrécissement du champ visuel. On considérait cette irritation sympathique comme le premier degré ou le prélude de l'*ophtalmie sympathique véritable*. Une analyse plus stricte des faits montre que les caractères cliniques de cette irritation sympathique se superposent entièrement avec ceux de l'amblyopie hystérique. Nous avons appris d'autre part combien sont fréquentes, à la suite des traumatismes de tous ordres, les manifestations hystériques générales ou locales. Nous n'hésitons pas à ranger dans l'amblyopie hystérique les troubles dits d'irritation sympathique et à renvoyer le lecteur à ce chapitre (voir p. 540).

On a parlé aussi de *glaucome sympathique*, c'est-à-dire d'un glaucome développé dans le second œil par suite de l'état glaucomateux du premier. La bilatéralité habituelle du glaucome enlève à cette conception toute valeur. Nous verrons que l'inflammation sympathique peut se compliquer de glaucome secondaire et cela dans les deux yeux, mais ce n'étaient pas ces cas-là auxquels on faisait allusion en parlant de glaucome sympathique.

Il nous reste donc à définir l'ophtalmie ou l'inflammation sympathique vraie qui sera décrite dans ce chapitre. C'est une infection chronique affectant plus spécialement le tractus uvéal (iris, corps ciliaire, choroïde), pénétrant le plus habituellement dans le premier œil à l'occasion d'une plaie de la région ciliaire et pouvant atteindre le tractus uvéal du second œil par propagation vasculaire.

Cette infection, dont l'agent pathogène est encore inconnu, donne lieu à des lésions inflammatoires du type chronique et à des exsudations plastiques qui se différencient aisément, au point de vue histologique, des lésions causées par les microorganismes pyogènes.

Un caractère très important de l'ophtalmie sympathique réside dans l'analogie des lésions dans les deux yeux. Il est nécessaire d'ajouter que dans l'œil blessé cette analogie peut être masquée par les lésions traumatiques elles-mêmes ou par la présence de lésions relevant d'une autre infection associée.

Ce qui donne à l'ophtalmie sympathique son caractère de gravité particulière, c'est que l'œil traumatisé est ordinairement privé de toute perception visuelle et que l'œil secondairement atteint ne récupère que rarement une acuité visuelle suffisante.

On appelle œil sympathisant, l'œil primitivement atteint; œil sympathisé, l'œil affecté secondairement.

Symptômes. — Nous envisagerons tout d'abord les lésions et symptômes observés dans l'œil sympathisant; nous examinerons ensuite les conditions dans lesquelles l'affection atteint le second œil et les caractères cliniques qu'y revêt l'inflammation.

Ce sont les plaies pénétrantes et les affections du globe donnant lieu à une perforation des membranes externes qui sont le plus souvent suivies d'inflammation sympathique. Nous avons déjà dit combien les plaies du limbe et de la région ciliaire exposaient le globe à l'apparition de ces accidents. Au lieu d'une cicatrisation rapide et régulière, on remarque, après trois ou quatre jours, que la pupille se dilate moins complètement, l'œil larmoie, se vascularise, devient sensible à la lumière. L'iris présente les signes de l'iritis : on voit se produire un exsudat grisâtre peu abondant, mais adhérent au tissu irien et pouvant occuper tout l'espace pupillaire. La pression sur la région ciliaire est douloureuse. La chambre antérieure diminue de profondeur, la tension oculaire s'abaisse et le globe offre bientôt les caractères de l'atrophie avec perte complète de la fonction visuelle.

Lorsque pareils symptômes succèdent à une plaie pénétrante avec ou sans corps étranger, on doit tout particulièrement craindre l'éclosion d'une inflammation sympathique de l'autre œil. Cette inflammation sympathisante à caractère subaigu peut parfois être masquée par une suppuration aiguë juxtaposée, mais on peut admettre d'une manière très générale que le phlegmon aigu de l'œil n'est qu'exceptionnellement suivi du développement d'une ophtalmie sympathique.

Ce que nous venons de dire des plaies pénétrantes, s'applique également aux plaies opératoires ou même à certaines ulcérations perforantes de la cornée.

A côté de ces lésions de l'œil sympathisant, qui sont de beaucoup les plus habituelles, les affections non perforantes de l'œil pouvant donner lieu à l'ophtalmie sympathique sont extrêmement rares : ce sont certaines tumeurs intra-oculaires avec ou sans ruptures du globe, certaines ruptures sous-conjonctivales d'origine traumatique. Le chiffre des cas de cet ordre ne dépasse guère une vingtaine. Dans tous, on a constaté, à côté des lésions néoplasiques ou traumatiques, l'existence d'une irido-choroïdite à exsudat fibrineux absolument analogue à celle que nous avons décrite dans les globes porteurs de plaies pénétrantes. Il est rationnel d'admettre que c'est à la présence de ces lésions inflammatoires superposées à la tumeur ou au traumatisme, et dont l'origine sera discutée plus

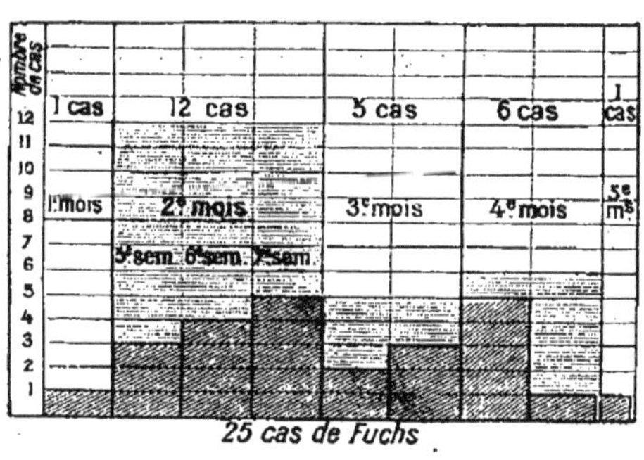

Fig. 238. — Graphique du début de l'ophtalmie sympathique après la blessure, établi d'après 25 cas apparus dans le premier semestre.

loin, que l'on doit de voir se produire l'inflammation sympathique.

Entre le début de l'inflammation sympathisante et l'apparition de l'ophtalmie sympathique dans le second œil, il existe toujours un intervalle qui, dans les cas les plus courts, a atteint quatorze jours, mais, dans certains faits, a pu être de vingt-huit (Vignaux) ou de quarante-deux ans (Weeks).

Les graphiques établis d'après les cas de Fuchs donneront une idée de l'intervalle moyen. On voit que c'est dans le cours du deuxième mois que l'apparition de l'ophtalmie sympathique est la plus habituelle (fig. 238 et 239).

Voici encore quelques chiffres empruntés au rapport de Nettleship et portant sur 200 cas d'ophtalmie sympathique :

18 cas apparurent avant l'écoulement du 1er mois
170 cas — — de la 1re année
12 cas — — après la 1re année.

Il est à remarquer que, lorsque l'ophtalmie survient si tardivement, l'œil sympathisant est toujours le siège de phénomènes irritatifs tels qu'injection légère, sensibilité spontanée ou à la pression.

Envisageons maintenant les symptômes observés dans l'œil sympathisé, ceux qui, à vrai dire, permettent de parler d'ophtalmie sympathique. Ces symptômes peuvent être les premiers en date, mais ils sont souvent précédés par de violentes douleurs occipitales ou péri-oculaires.

C'est habituellement le trouble visuel qui ouvre la scène, accompagné en général d'une légère injection ciliaire et de photophobie. L'examen attentif de l'œil montre que l'humeur aqueuse est un peu trouble, l'iris légèrement décoloré, mais que la pupille se dilate encore par l'atropine.

Si l'on inspecte, à la loupe, la face postérieure de la cornée, on y constatera toujours la présence de fins précipités. L'examen ophtalmoscopique encore possible, surtout après mydriase atropinique, permet de constater un trouble léger et diffus du corps vitré et un peu de confusion des bords de la papille pouvant en imposer pour de la névrite optique. La recherche de la tension oculaire montre toujours des modifications dans le sens de l'hypertonie ou de l'hypotonie. L'acuité visuelle est nettement réduite.

Malgré l'instillation de mydriatiques, la pupille ne tarde pas à se rétrécir, et il se forme dans le champ pupillaire des exsudats grisâtres plus ou moins épais. Ceux-ci peuvent même se produire dès le début et en même temps que des précipités à la face postérieure de la cornée.

C'est dans ces cas intenses et dont le pronostic est des plus graves que l'on voit parfois se produire dans l'angle irido-cornéen inférieur un petit exsudat fibrineux épais, faisant croire à un hypopion. Ainsi que nous l'avons indiqué à l'occasion des affections de la région ciliaire (voir p. 261) il ne se déplace pas ou peu par l'inclinaison de la tête et se distingue ainsi de l'hypopion véritable. L'injection périkératique devient plus marquée, la photophobie et les douleurs périoculaires peuvent acquérir une acuité plus grande, tandis que la vision baisse de plus en plus et peut se perdre complètement en l'espace de quelques semaines.

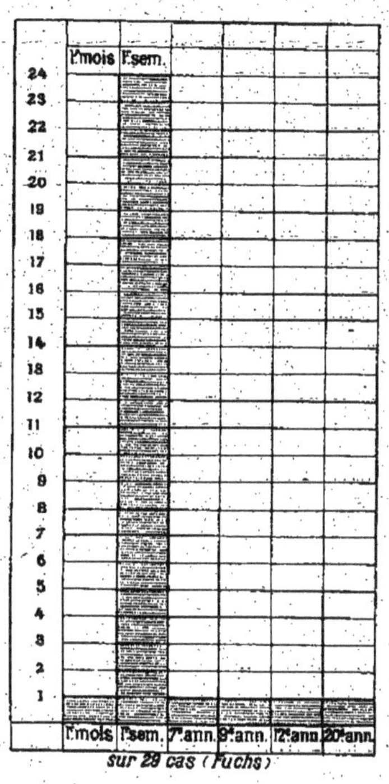

Fig. 239. — Graphique de la date d'apparition de l'ophtalmie sympathique établi d'après 29 cas apparus entre un mois et vingt ans.

Dans un certain nombre de cas de moyenne intensité, les symptômes irido-ciliaires tendent à disparaître après quelques semaines et la vision peut se rétablir progressivement jusqu'à atteindre le degré antérieur d'acuité. Ces cas à évolution favorable sont malheureusement les moins fréquents. Souvent, après un arrêt apparent qui fait croire à une guérison véritable, une nouvelle poussée d'iridocyclite se reproduit, s'arrête de nouveau, puis reprend. Nous avons vu des malades qui ont fait jusqu'à 6 ou 8 poussées successives, dans l'espace de six mois ou d'un an.

On a décrit différents types cliniques de l'ophtalmie sympathique. Les lésions atteignent toujours toute l'étendue du tractus uvéal, mais elles peuvent donner lieu à des symptômes prédominants soit du côté du segment antérieur : iris et corps ciliaire, soit du côté du segment postérieur : choroïde et cercle péripapillaire.

Le type antérieur ou type d'iridocyclite sympathique est de

beaucoup le plus fréquent. C'est celui que nous avons décrit jusqu'à présent. Il est beaucoup plus rare de voir la choroïdite sympathique évoluer sans symptômes iriens. Dans un certain nombre de cas on a pu voir, une fois l'inflammation sympathique arrêtée, des lésions choroïdiennes cicatricielles assez particulières. Ce sont des taches d'un blanc jaunâtre ou rougeâtre disposées à la périphérie rétinienne et n'atteignant que rarement le voisinage de la papille. Elles sont parfois encadrées par des taches brunâtres et peuvent offrir à leur centre des amas de pigments. Haab admet l'existence de lésions maculaires sympathiques caractérisées par des taches brunâtres ou noirâtres sans scotome maculaire. La papillo-rétinite sympathique, à laquelle on attachait une importance toute particulière à une époque où l'on croyait que l'infection se propageait d'un œil à l'autre par les nerfs optiques, n'est en réalité que l'indice d'une inflammation choroïdienne plus accusée au pôle postérieur. Les veines de la papille sont faiblement dilatées, les artères sont normales. Les contours papillaires sont peu nets, ce qui tient, en partie aussi, aux flocons nombreux du corps vitré.

L'évolution de l'ophtalmie sympathique peut se compliquer par le développement de certaines lésions secondaires. Le *glaucome* en est la complication la plus habituelle et son apparition est d'autant plus grave que les myotiques sont sans effet et que les interventions ne font que hâter l'évolution du glaucome.

L'*opacité cornéenne* peut apparaître en dehors de tout état glaucomateux et gagner toute l'étendue de cette membrane ou se limiter à son centre.

Lorsque l'iridocyclite sympathique a atteint une certaine intensité, il est très fréquent de voir le cristallin s'opacifier progressivement. On a soutenu qu'une lésion traumatique d'un œil pouvait entraîner une véritable *cataracte* sympathique, c'est-à-dire une opacification primitive du cristallin sans lésions uvéales manifestes.

Il n'est pas rare de voir, chez des personnes ayant perdu un œil, le cristallin s'opacifier dans le second œil, mais la lésion du premier œil n'est pour rien dans l'étiologie de l'opacité. Dans l'ophtalmie sympathique il s'agit toujours d'une cataracte secondaire.

La *durée* des accidents sympathiques est, ainsi que nous l'avons vu, des plus variables. Il s'agit toujours de manifestations à évolution prolongée, sujettes à rechutes, dont la durée peut s'étendre à plusieurs mois, ou même plusieurs années.

Lésions. — L'étude systématique des yeux sympathisants et sympathisés a révélé un fait des plus importants que la clinique aurait pu faire prévoir, mais qu'il était réservé aux recherches histologiques de nous démontrer : l'identité des lésions inflammatoires dans les deux yeux, en tenant compte, cela va sans dire, des lésions surajoutées résultant du traumatisme. Si l'on examine l'iris, le corps ciliaire, la choroïde, on trouve toujours et dans les différents points de ces organes une infiltration cellulaire particulière ayant les caractères des infiltrations inflammatoires chroniques; les leucocytes mononucléaires y prédominent et un grand nombre d'entre eux prennent les caractères des cellules épithélioïdes; il n'est pas rare de trouver au centre d'un amas de cellules épithélioïdes une ou plusieurs cellules géantes. L'analogie de ces lésions avec celles de la tuberculose peut être telle qu'elle avait fait admettre à certains observateurs qu'il s'agissait peut-être d'une infection tuberculeuse. Ce qui différencie nettement ces lésions de celles de la tuberculose, c'est leur répartition anatomique beaucoup plus diffuse que celle des lésions tuberculeuses. A côté des lésions histologiques des tissus, l'inflammation sympathique se caractérise par la formation d'exsudats fibrineux ayant une tendance à l'organisation et siégeant plus spécialement dans le champ pupillaire, à la face postérieure de l'iris ou à la surface des procès ciliaires. La constatation de lésions analogues, dans un globe oculaire énucléé, avant l'apparition de symptômes dans le second œil, permet de supposer que la menace d'ophtalmie sympathique était réelle. Fuchs a montré que ces lésions « d'inflammation sympathisante » étaient faciles à différencier des lésions inflammatoires résultant du traumatisme ou de complications infectieuses banales.

La recherche des microorganismes pathogènes dans l'inflammation sympathisante ou dans l'œil sympathisé n'a pas encore permis de découvrir l'agent pathogène de l'inflammation sympathique, mais les caractères mêmes de cette inflammation nous permettent d'écarter l'idée d'un microorganisme pyogène, comme on l'avait cru à un moment donné.

Pathogénie. — La question de la nature de l'ophtalmie sympathique a été tellement discutée, elle se pose encore d'une manière si pressante, qu'il est indispensable d'indiquer rapidement les étapes parcourues par nos conceptions relativement à cette maladie. Ces conceptions ont suivi d'ailleurs l'évolution qui s'est faite dans la pathologie générale.

On supposa, au début, qu'il s'agissait d'une *action nerveuse*, mais tandis que pour Tavignot, Muller, de Græfe l'excitation nerveuse se transmettait par les nerf ciliaires, Le Dran, Himly, Mackenzie admettaient une intervention du nerf optique. A ces théories purement nerveuses succèdent les *théories microbiennes* dont Deutschmann se fit tout d'abord le plus ardent champion. D'après ses conceptions, l'inflammation du premier œil est produite par des microorganismes pyogènes qui se propagent au second œil en suivant les nerfs optiques, en particulier les gaines de ces nerfs, et qui vont produire dans le second œil des lésions analogues à celles du premier. Il y a émigration de microbes, d'où le nom de théorie migratrice donnée à la théorie de Deutschmann.

Il ne reste plus rien de ces conceptions, car il a été établi que les microbes producteurs de l'inflammation sympathique n'ont rien de commun avec les microbes pyogènes dont Deutschmann s'était servi dans ses expériences; ces expériences ne prouvaient d'ailleurs nullement la justesse des théories de Deutschmann et la présence des microbes inoculés dans un œil n'a pu être constatée dans le second œil que dans les cas où il existait une infection généralisée et où tous les organes renfermaient des microorganismes. Enfin, l'examen histologique très complet de quelques cas d'ophtalmie sympathique a montré que les lésions inflammatoires du nerf optique ou de ses enveloppes n'existaient pas ou ne correspondaient pas à l'idée que l'on se faisait de leur importance.

Si l'infection ne suit plus les nerfs optiques, comment peut-on se figurer le transport des éléments infectieux d'un globe à l'autre? Mackenzie, Berlin, avaient parlé de métastase en se basant sur l'idée ancienne qu'on avait de la métastase. Arnold avait admis un transport par refoulement dans les veines, et Motais a cru pouvoir rajeunir cette conception en admettant une transmission par les anastomoses veineuses, faciales. Leber suppose enfin une propagation par les vaisseaux lymphatiques. Mais, dès l'instant que l'on admet un foyer infectieux, les notions bien établies de pathologie générale nous permettent de concevoir sa propagation facile par la circulation, et il importe peu que l'on suppose le transport par le sang veineux ou par le sang artériel. Ce qu'il convient d'expliquer, par contre, c'est la localisation dans l'uvée du second œil de cette infection uvéale de l'œil traumatisé. Pour Meyer, l'irritation ciliaire partie de l'œil malade rendrait virulents les microbes restés indifférents pour les autres organes ou tissus. Schmidt-Rimpler pense que l'irritation ciliaire prépare le terrain à la prolifération des microbes qui, après avoir atteint le globe traumatisé, circulent dans le sang. C'est une théorie semblable que développe Panas; les expériences faites dans le but d'étayer ces théories étaient des plus contestables. Je signale rapidement l'hypothèse d'une action toxique exercée d'un œil à l'autre par l'infection intraoculaire de l'œil sympathisant, hypothèse défendue par Rosenmayer, Gorecki, Bocchi, Praun. On ne peut concevoir des lésions inflammatoires identiques dans les deux yeux et produites dans un œil par la prolifération microbienne et dans l'autre par sa toxine. Mieux vaut supposer la présence du microorganisme dans les deux yeux. Roemer a émis l'idée qu'il s'agissait peut-être d'un de ces microbes invisibles dont l'étude a été faite dans ces dernières années. Jusqu'ici, l'impossibilité où l'on s'est trouvé de réaliser expérimentalement un processus pathologique semblable à l'infection sympathique empêche de se prononcer d'une façon plus précise. Nous avons appris à connaître un certain nombre de microorganismes qui n'exercent leur action pathogène que sur certains tissus, et nous pouvons fort bien admettre, sans nous écarter des notions acquises, que l'infection sympathique uvéale est spéciale à l'uvée comme l'infection trachomateuse est spéciale à la conjonctive et à la cornée; la propagation d'un œil à l'autre se ferait par l'intermédiaire de la circulation sanguine.

Diagnostic. — Le diagnostic d'ophtalmie sympathique déclarée ne présente pas de très grandes difficultés en raison des commémoratifs. Il ne faut pas supposer cependant que toute inflammation survenant chez un malade dont l'un des yeux a été blessé et présente des lésions inflammatoires est forcément de nature sympathique. C'est ainsi qu'on a attribué à un processus d'infection sympathique ce qui, réellement, relevait d'une infection syphilitique. C'est par l'examen attentif du malade et de ses antécédents que l'on établira le diagnostic.

Les données histologiques relatives à l'inflammation sympathique et que nous avons exposées plus haut pourront être utilisées pour le diagnostic dans les cas d'énucléation de l'œil traumatisé.

Pronostic. — L'ophtalmie sympathique est la complication la plus redoutable dans les blessures du globe, puisqu'elles risquent de produire la cécité complète dans une proportion élevée des cas. Sur 47 cas relevés par Gunn, il n'y eut que 17 guérisons, dont 5 avec une bonne acuité et 12 avec une acuité moyenne.

Prophylaxie. — Si nous avons accordé un tel développement à une affection pratiquement rare, c'est que la question de sa prophylaxie se pose fréquemment et qu'il est plus facile de prévenir l'ophtalmie sympathique que de la guérir. L'asepsie opératoire a rendu cette complication infiniment rare à la suite des interventions chirurgicales et, en ce qui concerne les plaies pénétrantes traumatiques, l'asepsie des pansements paraît avoir notablement diminué la fréquence de l'ophtalmie sympathique, mais il reste malgré tout un certain nombre de cas où la plaie se complique des lésions inflammatoires que nous avons décrites et où la seule prophylaxie réside dans la suppression de l'œil blessé. L'énucléation remplit le mieux et le plus sûrement ce but. Les opérations proposées pour la remplacer (exentération, neurotomie optico-ciliaire ou résection optico-ciliaire) se sont montrées insuffisantes pour prévenir l'ophtalmie sympathique. Il importe de savoir qu'en raison de la longue incubation de l'infection sympathique, l'énucléation préventive n'empêche pas toujours l'atteinte du second œil, mais le début de celle-ci est alors toujours compris dans les quatre semaines qui suivent l'énucléation. Une fois ce délai franchi, si l'ophtalmie sympathique n'est pas déclarée, le malade restera indemne toute sa vie durant. D'autre part, l'ophtalmie sympathique qui peut apparaître dans le mois qui suit l'énucléation a une évolution plus bénigne que celle qui survient dans les conditions ordinaires.

Traitement. — Les malades atteints d'ophtalmie sympathique déclarée doivent garder la chambre ou être hospitalisés. On procédera sans retard à l'énucléation de l'œil sympathisant (œil traumatisé). On instillera de l'atropine dans l'œil sympathisé pour obtenir une dilatation pupillaire et on prescrira des applications chaudes. Le traitement mercuriel (frictions ou injections intramusculaires d'huile grise) a été employé empiriquement et fait partie du traitement classique.

Plus récemment on a préconisé le salicylate de soude, les frictions de collargol, etc. L'évolution si capricieuse de l'inflammation sympathique et le petit nombre de cas suivis par le même observateur ne permettent pas de se faire une opinion précise sur l'efficacité de tel ou tel traitement général.

Ainsi que nous l'avons déjà dit, on sera très circonspect au point de vue des interventions. Si le cristallin s'est cataracté, il faudra laisser s'écouler plusieurs mois et même plusieurs années depuis la dernière manifestation inflammatoire avant de procéder à l'extraction; le résultat visuel de cette intervention est en général peu brillant.

IV. — GLAUCOME

On réunit sous la désignation commune de glaucome un certain nombre d'états pathologiques présentant, comme caractère commun, une élévation de la tension intra-oculaire ou les stigmates de cette hypertension.

En réalité, le symptôme d'hypertonie peut être la conséquence de lésions diverses; suivant l'importance de ces lésions, suivant les troubles qu'elles ont déjà provoqués, l'hypertonie semble constituer toute la maladie ou, au contraire, une complication de l'affection antérieure. De là, la distinction un peu théorique entre le glaucome dit primitif et le glaucome secondaire. Mais le symptôme d'hypertonie peut, à lui seul, avoir de telles conséquences sur la nutrition et la fonction des différentes parties du globe oculaire qu'il y a intérêt à le considérer isolément et à lui réserver dans la pathologie oculaire la place qui lui a été acquise depuis de Græfe.

Nous indiquerons, tout d'abord, les moyens par lesquels nous pouvons déterminer le degré de tension intra-oculaire; nous envisagerons ensuite les différents signes cliniques auxquels on reconnaît l'existence d'une hypertonie, puis nous décrirons les principales formes cliniques que revêt le glaucome.

Tension intra-oculaire.

L'examen de la tension intra-oculaire joue dans la pratique ophtalmoscopique un rôle considérable qui n'a été mis en évidence qu'au début du XIXe siècle par Himly, Beer, Ritterich, etc., et qui n'a acquis toute son importance qu'à partir de l'époque où le traitement de l'hypertonie fut indiqué par de Græfe.

Transcription de la tension oculaire. — La tension intra-oculaire peut être augmentée (hypertonie) ou diminuée (hypotonie) : l'œil est dur dans le premier cas, mou dans le second et il offre à la palpation une résistance que l'on peut, pour la rapidité de la description, ramener à 3 degrés au-dessus et 3 degrés au-dessous de la tension normale. Depuis Bowman, on a l'habitude d'inscrire :

T pour la tension normale.
T + 1 T + 2 T + 3 pour les 3 degrés d'hypertonie;
T — 1 T — 2 T — 3 — d'hypotonie.

Il va sans dire que ces divisions ne peuvent avoir qu'un caractère approximatif, puisqu'elles correspondent à des impressions individuelles non contrôlables. Nous devons néanmoins les conserver jusqu'au jour où l'invention d'une méthode instrumentale pratique permettra une détermination exacte de la tension intra-oculaire.

Détermination digitale de la tension. Tonométrie subjective. — Le malade sera assis et, de préférence, la tête appuyée. On l'engagera à regarder ses genoux de manière à ce que le muscle orbiculaire se relâche et que la pression s'exerce sur la sclérotique et non sur la cornée.

La pression digitale s'exercera au travers des paupières, au-dessus de l'arcade sourcilière, comme s'il s'agissait de rechercher la fluctuation. On peut rechercher simultanément la tension des deux globes ou procéder successivement. Dans le premier cas, l'observateur appliquera la pulpe de l'index et du médius de chaque main au-dessus du cartilage tarse des paupières supérieures et exercera des mouvements de pression alternative verticale sur les globes; ceux-ci se trouvent ainsi fixés entre les doigts de l'observateur et le plancher orbitaire qui offre une surface résistante. La pression d'avant en arrière ne saurait donner aucune indication parce qu'alors le globe oculaire déprime plus ou moins les parties molles de l'orbite. Les mouvements de pression s'exerceront avec une certaine délicatesse et en évitant de provoquer des douleurs. Celles-ci auraient pour effet de produire une contraction de l'orbiculaire et cette contraction nuirait à l'appréciation exacte de la tension.

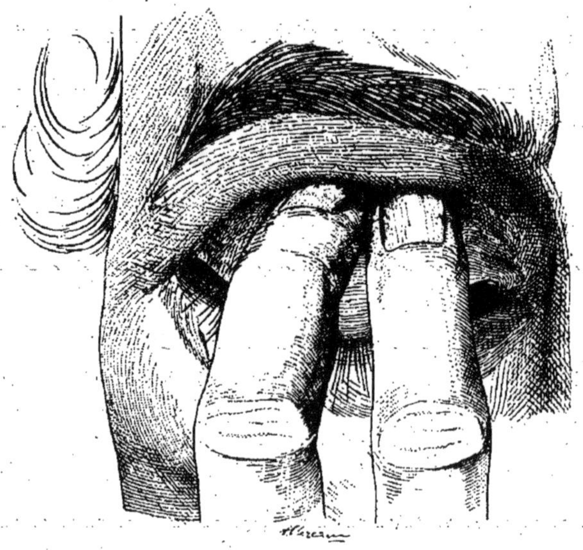

Fig. 240. — Détermination digitale de la tension oculaire.

Pour la recherche successive de la tension des deux yeux, on peut exercer la pression sur le globe non plus avec l'index et le médius, mais avec les deux index. C'est affaire d'habitude. Le seul point important est toujours de comparer l'état de la tension dans les deux yeux et de ne jamais perdre de vue que la détermination digitale de la tension n'a pas en elle-même de valeur absolue; on devra toujours s'enquérir des autres manifestations auxquelles l'hypertonie ou l'hypotonie peuvent donner lieu.

La détermination instrumentale de la tension ou tonométrie objective n'a pas encore acquis de valeur pratique. Plusieurs appareils ingénieux ont été réalisés, mais aucun n'a jusqu'ici justifié, par des résultats nouveaux, son adoption pour l'examen clinique.

Caractères cliniques de l'hypertonie.

Comme l'hypertonie paraît surtout résulter d'une rupture d'équilibre dans la circulation des liquides intra-oculaires, elle est sujette, surtout au début, à des oscillations qui font que les symptômes, au lieu d'être continus, surviennent par accès à l'occasion d'une cause susceptible d'agir sur la circulation générale.

Nous envisagerons d'abord les symptômes objectifs, puis les troubles fonctionnels que produit l'hypertonie.

Lorsque l'accès d'hypertonie est très accusé et se produit brusquement, il entraîne une vive *vascularisation oculaire* caractérisée par la dilatation des vaisseaux conjonctivaux et scléraux, par du larmoiement et souvent de l'œdème des paupières. On a décrit le cas de glaucome évoluant avec ces symptômes sous le nom de glaucome inflammatoire.

Le *trouble de la cornée* s'observe aussi lorsque l'élévation de tension est assez marquée. C'est une opalescence diffuse étendue à toute la cornée, mais permettant néanmoins l'examen de l'iris et de la pupille. La cornée est moins brillante et la surface épithéliale paraît légèrement dépolie ; il n'y a pas de perte de substance.

La *pupille* présente toujours un certain degré de dilatation par rapport au côté sain. La dilatation est en général modérée, mais, accompagnée de symptômes réactionnels qui font souvent penser au premier abord à une iritis, elle acquiert une importance sémiologique de premier ordre. Dans l'iritis, en effet, la pupille est, au contraire, contractée avant l'emploi des mydriatiques.

Les réactions pupillaires sont souvent affaiblies, mais il est rarement possible d'en constater la présence.

La *chambre antérieure* diminue de profondeur. Il n'est pas rare de constater une certaine voussure de l'iris en avant ; nous ne faisons pas allusion ici à l'aspect en entonnoir que revêt l'iris dans la séclusion pupillaire, si souvent compliquée d'hypertonie.

Les *milieux oculaires* sont habituellement troublés au moment d'une poussée aiguë, si bien que l'examen du fond de l'œil en est rendu impossible. Ils peuvent, au contraire, conserver toute leur transparence dans les cas où l'excès de tension est peu marqué.

En dehors de ces modifications des membranes antérieures et des milieux, plus particulières aux cas où l'hypertonie est aiguë ou subaiguë, il est un signe caractéristique de toute hypertonie ayant eu quelque durée : c'est *l'excavation de la papille*. Alors que l'hypertonie qui exerce son action sur un œil en voie de développement, un œil d'enfant par exemple, peut provoquer une distension de la totalité du kyste oculaire, cette même cause agissant sur un globe oculaire d'adolescent ou d'adulte n'entraînera guère qu'un refoulement d'une portion limitée de la sclérotique, celle qui correspond au passage du nerf optique et qui est représentée par la lame criblée. Cette excavation de la papille se voit assez facilement à l'examen ophtalmoscopique.

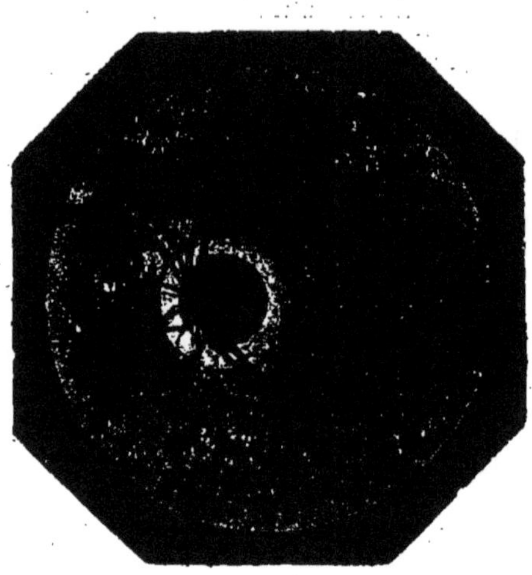

Fig. 241. — Aspect ophtalmoscopique de la papille excavée dans le glaucome.

Elle se reconnaîtra : au contour assez net et surplombant de la papille ; à la présence d'une légère ombre semi-lunaire ou circulaire située en dedans du contour papillaire ; à la disposition des vaisseaux qui, partis du centre ou des côtés de la papille, décrivent sur les bords un crochet manifeste. Ce crochet résulte de l'angle formé par les différents segments du vaisseau (sur le fond de la papille, sur les côtés de l'excavation, puis sur le plan rétinien). Il n'est pas rare de voir une veine rétinienne disparaître brusquement au bord de la papille comme si elle prenait son origine sur les contours du nerf optique. Lorsqu'on examine la papille à l'image renversée et qu'on déplace légèrement la lentille, on constate un chevauchement net du plan du contour papillaire sur celui du fond de la papille ; c'est ce que l'on appelle le déplacement parallactique. Enfin, il n'est pas rare de constater, autour de la papille, une légère décoloration de la zone rétinienne voisine, connue sous le nom de halo glaucomateux. Ajoutons enfin que la papille glaucomateuse excavée présente souvent une teinte blanche atrophique des plus manifestes.

Les symptômes fonctionnels sont eux aussi variables. Lorsque l'hypertonie se manifeste d'une manière aiguë ou subaiguë, le malade est habituellement prévenu par une altération de la vision. Dans les cas, au contraire, où l'hypertonie est latente et continue, il faut faire un examen systématique de la vision pour mettre en évidence l'altération fonctionnelle. L'un des troubles visuels les plus caractéristiques consiste dans l'apparition de *cercles irisés* autour des lumières. Le phénomène est ordinairement constaté le

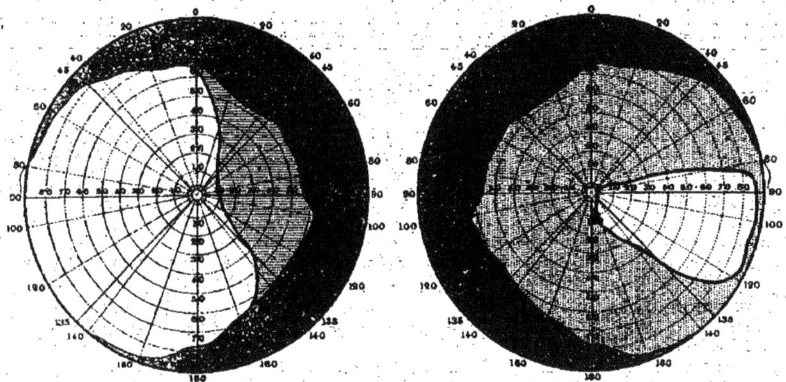

Fig. 242. — Rétrécissement du champ visuel dans un cas de glaucome bilatéral.

soir. Le malade remarque autour des flammes de réverbère un anneau complet plus ou moins éloigné de la source lumineuse suivant la distance du sujet. Cet anneau offre les couleurs du spectre et donne une impression analogue à celle que donne la lune vue au travers d'une atmosphère humide ou un point lumineux à travers un verre dépoli. Il correspond à une ouverture angulaire d'un peu plus de 8° (rayon de 4° 10′, Druault) et paraît être la conséquence d'une altération (œdème) des couches profondes de l'épithélium cornéen.

A la lumière du jour, un certain nombre de malades ont une impression de voile grisâtre, de nuage de suie s'interposant entre leurs yeux et les objets. D'autres éprouvent une diminution lente de la vision.

Des symptômes fonctionnels à rechercher, le plus important concerne l'étendue du *champ visuel*. Par suite de la gêne circulatoire apportée par l'hypertonie dans la circulation sanguine de la rétine, certaines zones d'irrigation sont plus particulièrement atteintes. C'est en particulier la région temporale de la rétine ou la région inférieure; il en résulte un rétrécissement du champ visuel qui porte le plus souvent sur la moitié nasale et dont le développement progressif est en rapport étroit avec la persistance de l'hypertonie (fig. 242). C'est par l'examen comparatif du champ visuel, mieux que par l'examen de l'acuité visuelle centrale que l'on sera à même de juger de l'effet de la thérapeutique sur l'évolution du glaucome.

La perte complète de toute perception visuelle est l'aboutissement forcé d'une hypertonie persistante.

L'hypertonie ne s'accompagne de *phénomènes douloureux* que lorsqu'elle apparaît d'une manière aiguë. Dans ces cas-là les sensations douloureuses peuvent être si violentes qu'elles dominent la scène et contribuent souvent à égarer le diagnostic. Les douleurs siègent autour de l'œil et dans l'angle interne de l'orbite, mais elles s'irradient dans le territoire de l'ophtalmique de Willis et du maxillaire supérieur et se compliquent d'une céphalée occipitale insupportable.

Dans les accès subaigus, la douleur se réduit souvent à un peu de sensibilité périoculaire avec *photophobie* et *larmoiement* abondant au moindre mouvement oculaire.

L'examen de la *sensibilité cornéenne* montre habituellement une anesthésie marquée et une suppression du réflexe palpébral.

V. — FORMES CLINIQUES

L'hypertonie ne présente pas la même évolution lorsqu'elle survient chez l'enfant ou chez l'adulte, lorsqu'elle est secondaire à des lésions manifestes de l'iris, du cercle ciliaire ou des vaisseaux ou lorsqu'elle débute dans un œil en apparence normal d'une manière brutale ou insidieuse. Nous sommes encore trop peu renseignés sur l'étiologie du glaucome pour pouvoir classer autrement que par leurs apparences cliniques, les aspects divers que revêtent les symptômes produits par l'hypertonie. Nous décrirons suivant la classification classique :

1° Le glaucome infantile;

2° Le glaucome primitif inflammatoire;

3° Le glaucome primitif simple ou chronique;

4° Les glaucomes secondaires.

Glaucome infantile. Hydrophtalmie.

Le glaucome infantile ou hydrophtalmie est une affection rare qui se manifeste dès la naissance ou dans les sept premières années. Elle peut atteindre plusieurs enfants d'une même famille.

L'affection est d'autant plus redoutable qu'elle intéresse habituellement les deux yeux. L'unilatéralité ne s'observe guère que dans le tiers des faits.

Lorsque l'hydrophtalmie existe dès la naissance, l'attention est souvent fixée par le trouble diffus ou même par l'aspect grisâtre d'une ou des deux cornées. Cette opalescence peut être telle qu'on hésite entre le diagnostic de kératite interstitielle et celui de glaucome infantile, d'autant que la tension oculaire n'est pas toujours facile à apprécier chez le nouveau-né.

D'autres fois, ce n'est pas l'opacité de la cornée, mais son diamètre exagéré qui frappe l'observateur. Au lieu de 10 millimètres le diamètre horizontal mesure parfois de 12 à 20 millimètres. C'est le symptôme que l'on désigne du nom de mégalocornée et auquel correspond en général une augmentation de volume de l'œil (buphtalmie ou mégalophtalmie). A l'éclairage oblique ou même par simple inspection directe, on reconnaît toujours une légère opalescence du tissu cornéen.

La sclérotique offre une teinte moins blanche que dans les conditions normales, par suite d'un amincissement qui laisse transparaître le pigment choroïdien.

Lorsque l'examen ophtalmoscopique est possible, on constate habituellement une excavation de papille.

Dans certains cas, l'œil présente quelques légers signes d'irritation : photophobie, larmoiement. L'injection périkératique est rare. Ces symptômes peuvent disparaître et se reproduire par accès.

L'évolution du glaucome infantile est continue et progressive et la cécité en est l'aboutissement ordinaire, après un temps variable compris entre quelques mois et quelques années. Dans un petit nombre de cas, l'hypertonie peut être enrayée par un traitement approprié. On rencontre néanmoins des faits exceptionnels où, malgré une distension du globe et de la cornée et une excavation de la papille, on constate la persistance d'un certain degré de vision.

Au cours de l'évolution de l'hydrophtalmie, on observe souvent des complications : relâchement de la zonule et tremblement du cristallin, opacification du cristallin. Il n'est pas rare qu'une hypotonie se manifeste subitement, indiquant en général la production d'un décollement de la rétine. Ce décollement survient le plus souvent sur des yeux dont toute perception visuelle a disparu. La chambre antérieure gagne en profondeur. Quelquefois même elle se remplit d'un épanchement sanguin qui ne se résorbe que très lentement. Le globe oculaire peut subir une diminution lente de volume, si bien qu'à la buphtalmie du début succède une atrophie marquée.

Diagnostic. — Le diagnostic de glaucome infantile ne présente guère de difficultés. Nous avons vu qu'au début le trouble de la cornée peut être confondu avec celui de la kératite interstitielle. Le diagnostic est parfois d'autant plus délicat que la kératite interstitielle peut évoluer en même temps que le glaucome infantile.

Lorsque l'affection est unilatérale, on pensera à la possibilité d'une hypertonie d'origine néoplasique (gliome rétinien).

Glaucome primitif inflammatoire.

Cette forme de l'hypertonie est celle que l'on observe communément chez l'adulte ou le vieillard. Il n'est pas rare de la rencontrer chez les femmes au moment de la ménopause. Elle est essentiellement caractérisée par l'apparition brusque de symptômes d'irritation oculaire, produits par l'élévation rapide de la tension. L'accès aigu est le plus souvent précédé des différents troubles décrits sous le nom de *glaucome prodromique* (sensations d'obnubilation visuelle, anneaux irisés, gêne accommodative), qui eux aussi apparaissent d'une manière passagère. Mais il n'est pas rare que ces troubles prodromiques passent inaperçus ou ne reçoivent pas l'attention qu'ils méritent.

C'est alors l'accès de glaucome aigu qui semble constituer la première manifestation pathologique du côté de la vision.

Le malade est pris, dans le cours de la nuit ou après un repas, d'une douleur violente qui, de l'œil et de la région périoculaire, s'irradie dans la tête jusque dans la région cervicale supérieure. En même temps, la vision se trouble, l'œil s'injecte et devient particulièrement sensible à la lumière. Des vomissements répétés, un malaise général, viennent ajouter à cet ensemble de symptômes, un caractère de réaction générale qui en fait trop souvent méconnaître l'origine oculaire. Cet accès d'hypertonie aiguë peut durer plus ou moins longtemps; l'intervention thérapeutique est pour beaucoup dans sa durée et il se passe souvent plusieurs jours ou des semaines avant qu'un traitement efficace soit institué. L'accès peut rester unilatéral ou atteindre les deux yeux d'emblée ou l'un après l'autre.

On parle d'accès de glaucome foudroyant lorsque, dans l'espace d'un ou deux jours, l'hypertension excessive a amené des désordres anatomiques irréparables contre lesquels tout traitement demeure impuissant.

L'accès de glaucome aigu peut être facilement enrayé par les myotiques ou par une iridectomie pratiquée d'emblée. Lorsque ce n'est pas le cas, les phénomènes aigus tendent néanmoins à s'atténuer, mais en laissant après eux une vision abolie ou considérablement réduite. De nouveaux accès d'irritation oculaire, avec douleurs, ne tardent pas à se reproduire et à créer au malade une situation extrêmement pénible.

Des complications sont d'ailleurs susceptibles d'aggraver cet état : ce sont surtout des altérations cornéennes, caractérisees par des érosions épithéliales qui parfois constituent le point de départ d'une infection pneumococcique du type ulcère serpigineux.

Lorsqu'on intervient de bonne heure dans cette forme de glaucome, l'évolution peut être modifiée dans le sens le plus favorable. Sans pouvoir en faire une règle absolue, on doit cependant reconnaître que c'est dans le glaucome aigu inflammatoire que l'iridectomie donne les résultats les meilleurs et les plus durables.

Glaucome chronique ou glaucome simple.

Cette forme de glaucome qui s'observe surtout chez les vieillards diffère de la précédente par l'absence de tout symptôme réactionnel et souvent même de tout symptôme subjectif incitant le malade à demander conseil.

Il n'est pas rare que l'on n'ait l'occasion de faire un examen qu'à une époque où l'un des yeux a déjà perdu toute perception visuelle et où la vision du second œil est déjà fortement compromise.

C'est, avant tout, par un examen complet des globes oculaires que l'on réussira à fixer le diagnostic.

Les membranes oculaires externes sont normales. La cornée conserve toute sa transparence. La pupille réagit normalement tant que subsiste une perception lumineuse. Les milieux restent clairs.

En recherchant la tension du globe par la palpation, on ne constate le plus souvent aucune différence entre les deux yeux. Il est même fort difficile d'admettre une tension supérieure à la normale.

Par contre, l'examen ophtalmoscopique montre une excavation papillaire plus ou moins profonde, suivant la durée du glaucome. Les yeux myopes sont parfois atteints de cette forme de glaucome; la présence d'un staphylome postérieur vient alors rendre un peu plus délicate la recherche de l'excavation.

La papille présente toujours une teinte blanche manifeste.

L'acuité visuelle peut rester normale pendant fort longtemps. On ne se contentera jamais d'un examen de l'acuité centrale; c'est la recherche attentive du champ visuel qui seule fournira des indications précieuses. La présence d'un rétrécissement dans le champ visuel nasal ou dans la moitié inférieure ou supérieure acquiert plus d'importance que les renseignements fournis par la palpation du globe. Lorsque le champ visuel est fortement rétréci, l'intégrité relative de l'acuité visuelle et surtout la conservation du sens chromatique dans l'étendue du rétrécissement, seront considérées comme des signes de glaucome simple et permettront de différencier l'excavation glaucomateuse de l'atrophie simple du nerf optique avec excavation.

En dehors de la diminution lente de la vision, qui se traduit surtout par une impression de gêne, le malade atteint de glaucome simple n'éprouve, comme nous le disions plus haut, que peu de troubles fonctionnels. Il y a parfois, au début, quelques anneaux irisés, mais le plus souvent ils font absolument défaut. Quelques malades se plaignent de sensations douloureuses vagues périoculaires ou hémicrâniennes, d'obnubilations visuelles partielles, se produisant dans la matinée ou vers le soir, après une journée de fatigue.

Il va sans dire que, entre le type que nous venons de décrire et le type inflammatoire, on peut observer tous les intermédiaires et qu'il est possible même de rencontrer des cas où, après une longue évolution suivant le type chronique, on peut voir brusquement se produire des symptômes d'irritation et de glaucome aigu.

Une complication assez fréquente et qui ne facilite pas le diagnostic consiste dans le développement d'opacités cristalliniennes. En l'absence d'un examen ophtalmoscopique, rendu impossible par la présence de ces opacités, ce sera encore la recherche du champ visuel qui fournira les éléments du diagnostic.

On devra toujours avoir présente à l'esprit la possibilité d'un glaucome chronique dans les cas de diagnostic difficile; c'est en effet une des affections qui donnent lieu au plus grand nombre de méprises et aux plus graves.

L'évolution du glaucome chronique est en général très lente. Il s'écoule souvent de nombreuses années entre le début du glaucome et la perte complète de la vision d'un œil.

La bilatéralité est constante, mais l'évolution du glaucome n'est pas forcément la même dans les deux yeux.

Un traitement approprié peut ralentir l'évolution du glaucome chronique, mais il ne l'enraye que rarement d'une manière définitive et complète.

Glaucome secondaire.

Le glaucome secondaire peut évoluer sous les apparences du glaucome inflammatoire ou chronique. La physionomie des cas emprunte ses particularités aux symptômes que le glaucome vient compliquer.

a) C'est surtout dans les lésions du segment antérieur du globe (cicatrices cornéennes avec large adhérence irienne, séclusion pupillaire, iridocyclite chronique) que l'on voit la tension s'élever lentement et entraîner, à la longue, les altérations du fond de l'œil et de la fonction visuelle sans symptômes d'irritation oculaire. Il n'est pas rare qu'une déformation de la cornée ou des régions voisines de la cicatrice accompagne les autres symptômes dus à l'hypertonie.

b) Dans les poussées d'iridocyclite aiguë, dans la cataracte traumatique (ou par discission), dans les lésions vasculaires de la choroïde et de la rétine (artériosclérose, rétinite albuminurique ou diabétique, etc.) l'hypertension affecte au contraire les caractères d'un accès aigu de glaucome. Cette évolution peut d'ailleurs s'observer aussi dans les cas de séclusion pupillaire, soit à l'occasion d'une poussée irienne nouvelle, soit par suite de l'instillation d'une goutte de pilocarpine ou d'atropine; dans certains cas même, on assiste à l'éclosion d'un accès d'hypertonie aiguë sans qu'on puisse trouver la cause occasionnelle qui lui a donné naissance. C'est aussi sous forme d'un accès aigu de glaucome que l'on voit l'hypertonie se manifester dans les tumeurs intra-oculaires.

Étiologie. — Il n'est pas possible d'envisager l'étiologie du glaucome considéré à un point de vue général puisque, ainsi que nous l'avons vu dès le début, c'est un symptôme et non une maladie particulière. Il semble que le symptôme soit surtout l'expression d'une modification du système vasculaire de l'œil ou des voies d'excrétion des liquides oculaires. Il paraît certain que l'infection syphilitique acquise et héréditaire, par les lésions qu'elle provoque si souvent du côté des vaisseaux, joue un rôle tout particulièrement important dans l'étiologie de l'hypertension oculaire, mais il est impossible actuellement de préciser davantage.

Lésions. — Il y aurait lieu de distinguer entre les lésions primitives, causes de l'hypertension, et les altérations qui sont la conséquence de cette hypertension. On connaît bien ces dernières, alors qu'on ignore presque complètement la nature et le siège des premières. Il est rare en effet que l'on puisse pratiquer un examen anatomique dans les conditions telles que les lésions constatées ne soient pas attribuables à l'hypertension. Les yeux dont l'examen a été fait le moins longtemps après le début de l'accès aigu avaient déjà subi l'effet de la tension depuis 5 à 7 jours. Quoi qu'il en soit, on constate un œdème cornéen siégeant surtout dans l'épithélium et les couches superficielles du parenchyme. L'iris et le cristallin sont refoulés en avant et la racine de l'iris s'accole à la périphérie de la cornée. Les procès ciliaires sont tiraillés en avant par la zonule. La choroïde et la rétine sont le siège d'une infiltration cellulaire ou séreuse modérée. On a constaté aussi des oblitérations partielles de quelques rameaux des veines vorticineuses ou du canal de Schlemm. Il est impossible, d'après ces constatations, de déterminer le siège ou la nature du processus qui entraîne l'hypertonie.

Lorsque l'hypertonie a duré longtemps, sous la forme subaiguë ou chronique, on trouve des lésions constantes et parmi celles-ci la plus importante est l'excavation de la papille du nerf optique. Elle affecte, sur une coupe parallèle à l'axe du nerf, une forme ampullaire dont le bord est formé par l'anneau scléral et dont le fond correspond à la lame criblée refoulée en arrière. Au niveau de la rétine, on constate une atrophie plus ou moins prononcée de la couche des fibres nerveuses et des cellules ganglionnaires. Les autres couches subissent également une diminution d'épaisseur et ces différentes altérations débutent tout d'abord par la région équatoriale. On relève la même atrophie générale du côté de la choroïde.

L'oblitération des espaces de Fontana par l'adhérence de l'iris à la cornée (aussi désignée sous le nom de soudure de Knies en raison du rôle que cet observateur a attribué à l'oblitération de cette voie d'excrétion dans la genèse de l'hypertonie) mérite une mention toute particulière. Elle peut être totale ou partielle et semble résulter d'un processus inflammatoire léger de l'iris qui s'accompagne de l'oblitération des vaisseaux dans la partie adhérente, de la dépigmentation et de l'atrophie du tissu irien.

Toute la région du plexus de Schlemm peut être le siège d'une infiltration cellulaire et d'une accumulation de grains de pigment. Ces lésions sont très fréquentes, mais il ne faut pas perdre de vue que l'on a décrit des cas de glaucome manifeste où il n'existait aucune lésion de l'angle irido-cornéen.

Traitement. — Nous indiquerons tout d'abord les données générales du traitement de l'hypertonie, puis nous reviendrons sur les indications spéciales à chaque forme clinique de glaucome.

Deux méthodes thérapeutiques principales nous permettent d'agir, dans une certaine mesure, sur la tension oculaire : l'un, médical, a pour base l'emploi d'alcaloïdes myotiques qui, instillés dans le sac conjonctival, semblent agir sur la circulation oculaire et abaissent le tonus, surtout lorsqu'il est supérieur à la normale. L'autre méthode est d'ordre chirurgical.

Elles ne sont pas exclusives l'une de l'autre, mais tout au contraire se complètent et doivent être mises en œuvre simultanément dans le plus grand nombre des cas.

Myotiques. — On n'utilise couramment que deux alcaloïdes, la pilocarpine et l'ésérine.

La pilocarpine est surtout employée à l'état de nitrate neutre. Il faut se servir de collyre à 2 p. 100 au moins pour obtenir le maximum d'effet. Cet effet n'est pas très durable et après quatre ou cinq heures il a pris fin ; d'où la nécessité, lorsqu'on a à lutter contre une tension persistante, de ne pas se contenter d'une ou deux instillations par jour, mais à faire de quatre à six instillations régulièrement espacées au cours des vingt-quatre heures. L'instillation longtemps prolongée de pilocarpine n'entraîne jamais d'inconvénients locaux et généraux. Certaines préparations sont un peu acides et peuvent alors donner une sensation de cuisson et quelques signes d'irritation qui ne doivent pas exister avec un sel neutralisé.

L'ésérine a une action plus énergique. On l'emploie soit en solution aqueuse et sous forme de sulfate neutre au 1/200ᵉ, soit en solution huileuse.

Eau distillée.....	10 grammes	Huile d'olive stérile...	10 grammes
Sulfate d'ésérine.	0,05 ctg.	Esérine...............	0,10 ctg.

L'ésérine a l'inconvénient de provoquer, après un certain nombre d'instillations, une inflammation folliculaire de la conjonctive qui peut devenir très gênante. On l'utilise en général au moment des poussées aiguës et pendant huit à dix jours ; puis, lorsqu'il ne s'agit plus que de continuer le traitement, on a recours à la pilocarpine.

On peut aussi associer la cocaïne aux deux myotiques et prescrire :

Eau distillée	10 gr.
Chlorhydrate de cocaïne	0,10 ctg.
Nitrate de pilocarpine	0,10 ctg.
Sulfate d'ésérine	0,03 ctg.

Procédés chirurgicaux. — De Græfe a montré les résultats que l'on peut obtenir de l'*iridectomie* qui reste, malgré tout, la plus sûre méthode thérapeutique contre l'hypertonie.

Quelle que soit l'intervention que l'on soit décidé à pratiquer, sur un œil atteint de glaucome avec phénomènes irritatifs, il importe de se souvenir que l'effet anesthésique de la cocaïne est insuffisant

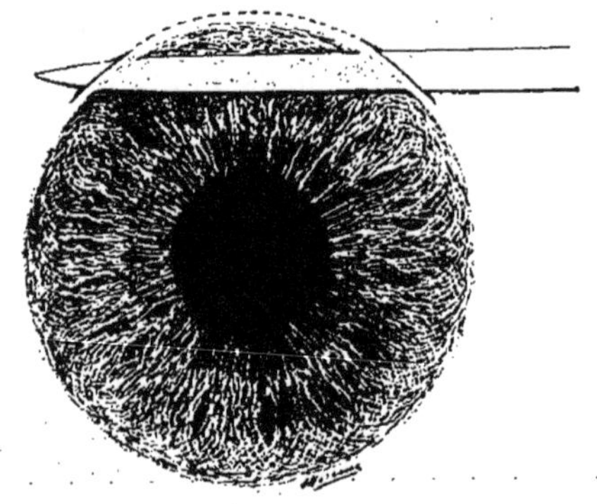

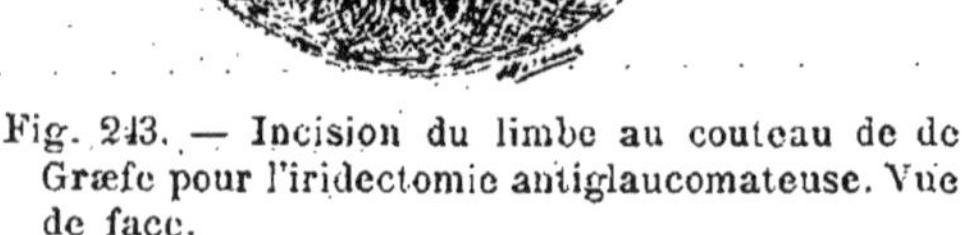

Fig. 243. — Incision du limbe au couteau de de Græfe pour l'iridectomie antiglaucomateuse. Vue de face.

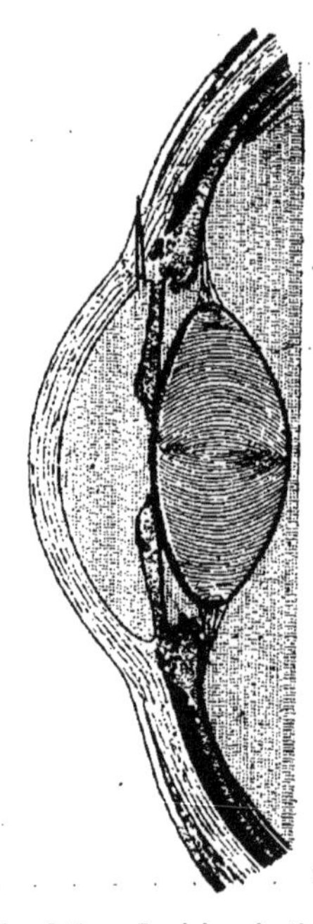

Fig. 244. — Incision du limbe pour l'iridectomie antiglaucomateuse. Vue de profil

et que, pour l'exécution régulière de l'opération, il importe que le sujet soit en état d'anesthésie générale. On aura recours au chloroforme, de préférence à l'éther, dont l'effet congestif serait fâcheux.

L'iridectomie antiglaucomateuse ne doit ressembler en rien à l'iridectomie optique ou à l'iridectomie de l'extraction combinée. On pratiquera l'ouverture de la chambre antérieure par une incision aussi postérieure que possible et, pour cela, il sera toujours utile de se servir non de la lance, mais d'un couteau de de Græfe très étroit. On aura soin que l'écoulement d'humeur aqueuse se fasse lentement pour éviter une décompression trop brusque, cause possible d'hémorragies intra-oculaires.

L'iris sera saisi entre le bord pupillaire et sa base d'insertion

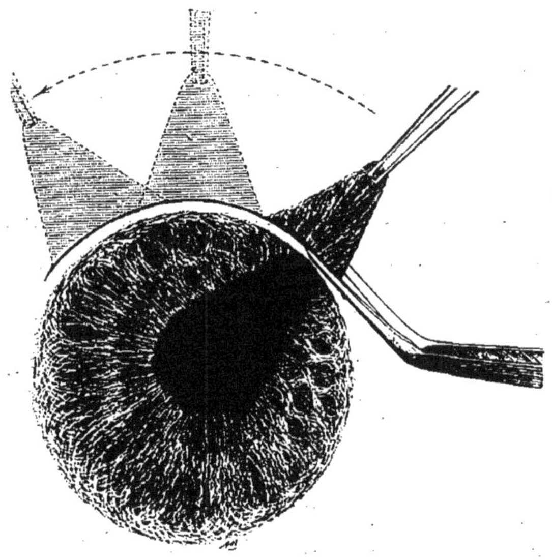

Fig. 245. — Section de l'iris en 3 temps dans l'iridectomie antiglaucomateuse.

et l'on exercera une légère traction pour pouvoir le sectionner au voisinage immédiat de sa racine. En trois ou quatre coups de ciseaux, on achèvera la section irienne. Le colobome obtenu doit autant que possible se rapprocher du triangle représenté dans la figure 246.

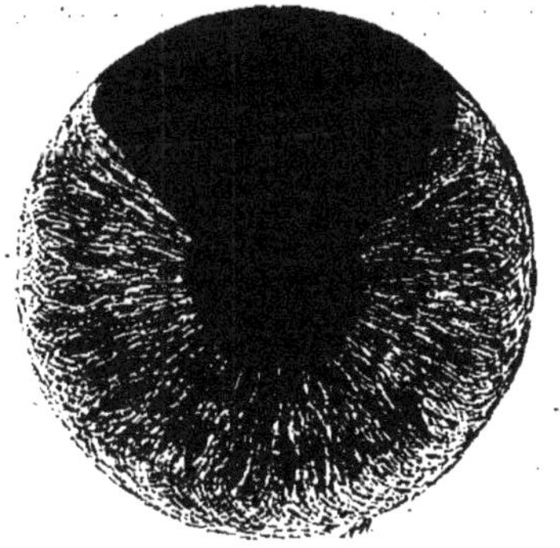

Fig. 246. — Large colobome d'iridectomie antiglaucomateuse.

On appliquera un pansement occlusif du côté opéré et l'on aura soin de faire du côté sain des instillations de pilocarpine, car il est arrivé souvent qu'un accès de glaucome atteigne l'œil non opéré pendant les suites opératoires du premier.

S'il y a le moindre indice d'hypertonie dans le second œil, nous avons l'habitude de faire l'iridectomie des deux côtés le même jour.

L'iridectomie antiglaucomateuse peut présenter des complications immédiates ou tardives. La blessure du cristallin doit être évitée, car en dehors de la cataracte traumatique qui en résulterait, le gonflement des masses augmenterait l'hypertonie.

L'hémorragie dans la chambre antérieure ne présente pas d'inconvénients si l'opération a été faite aseptiquement. Il faut savoir néanmoins que la résorbtion du sang peut être très lente.

Plus grave est l'hémorragie rétro-choroïdienne survenant dans certains cas de glaucomes avec altérations vasculaires étendues. Elle rend souvent l'énucléation nécessaire.

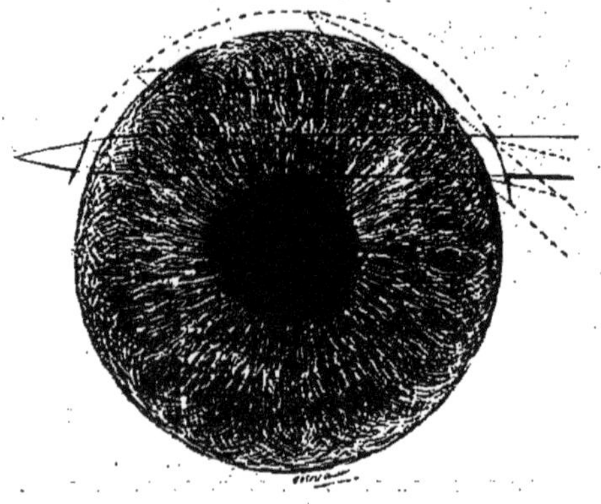

Fig. 247. — Sclérotomie de de Wecker. Vue de face.

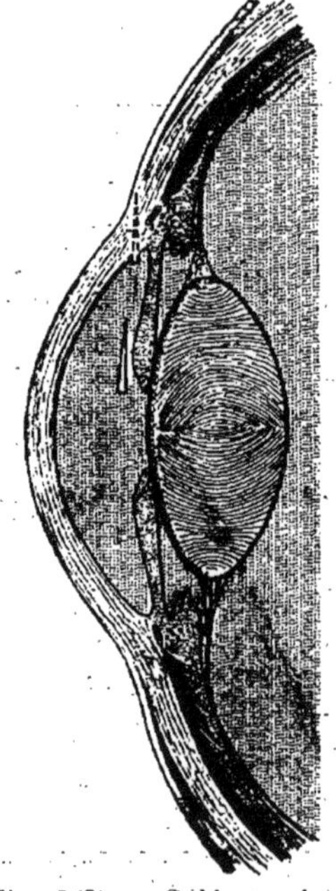

Fig. 248. — Sclérotomie de de Wecker. Vue de profil.

Les complications tardives sont celles de toute intervention faite dans des conditions d'asepsie insuffisantes. Nous ne nous y arrêterons pas.

Nous serons très brefs sur les différentes opérations proposées pour remplacer l'iridectomie.

La *sclérotomie* peut être exécutée de différentes façons.

On la fera précéder d'une instillation d'ésérine pour que l'iris contracté ne tende pas à se placer au-devant du couteau.

Dans le *procédé de de Wecker*, on se sert d'un couteau de de Græfe étroit. On ponctionne et on contreponctionne au niveau de la sclérotique immédiatement en avant du plan irien, puis, retirant un peu la pointe du couteau, on fait basculer le manche de telle sorte que la pointe de l'instrument incise la région scléro-cornéenne assez profondément pour qu'on en devine le mouvement sous la conjonctive. On retire l'instrument lorsqu'on a parcouru de la sorte le 1/3 ou les 2/5 de la circonférence cornéenne.

C'est un procédé analogue que réalise de Vincentiis par son incision de l'angle irien avec son instrument en forme de serpette tranchante.

Dans le *procédé de Galezowski*, on utilise un sclérotome qui est successivement introduit dans la sclérotique aux 4 points cardinaux (fig. 249). On pénètre aussi près que possible du plan irien, puis, d'un petit mouvement brusque, on retire l'instrument, ce qui permet d'éviter l'écoulement d'humeur aqueuse. Ce n'est qu'après la 4e ponction que l'on évacue l'humeur aqueuse.

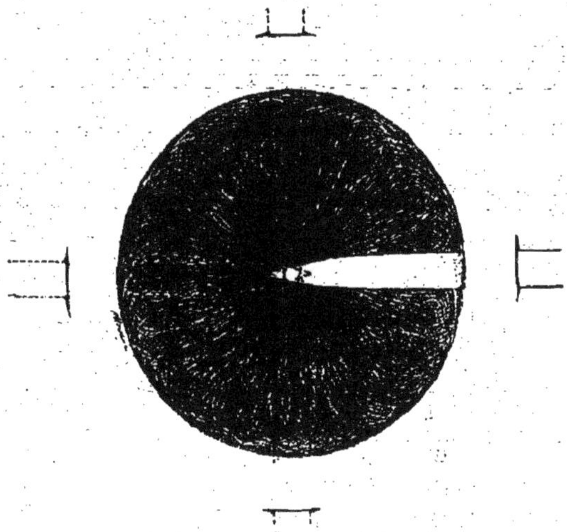

Fig. 249. — Sclérotomie équatoriale de Galezowski.

Pour quelques auteurs, les résultats de la sclérotomie ne seraient durables que si l'on a soin de maintenir la cicatrice béante, en procédant dès le premier pansement, soit vingt-quatre heures après l'opération, à une malaxation légère de l'œil, combinée avec l'emploi des myotiques. Ce massage serait répété pendant un certain nombre de jours (Dianoux).

Nous ne dirons rien des autres modifications apportées à la sclérotomie, pas plus que des opérations tentées sur le sympathique.

Dans les glaucomes douloureux, alors que toute perception visuelle a disparu, c'est à l'énucléation que l'on s'adressera pour obtenir une suppression complète de tous phénomènes irritatifs.

Traitement général. — Le traitement local, par les myotiques et les interventions, constitue une partie importante du traitement, mais il convient de lui adjoindre une hygiène sévère qui souvent contribuera beaucoup au maintien de la fonction visuelle. On conseillera la réduction au minimum de toute fatigue oculaire : correction de l'amétropie, limitation du travail et interruption fréquente de l'attention visuelle. On interdira toute fatigue générale, tout effort violent, toute émotion. Les boissons alcooliques, le tabac, seront limités ou supprimés. Une nourriture légère, l'usage répété des laxatifs, un exercice rationnel feront partie de la prescription.

Voyons maintenant quelles sont les indications particulières aux différentes formes cliniques de l'hypertension. Avant toute chose il faudra s'assurer qu'il n'y a pas de lésions oculaires susceptibles d'un traitement général et permettant d'admettre une forme de glaucome secondaire : foyers de choriorétinite syphilitique, précipités de cyclite, etc. Ici le traitement mercuriel constituera souvent la médication principale.

Dans l'hydrophtalmie, les résultats thérapeutiques sont relativement peu encourageants. C'est cependant encore à l'iridectomie et aux myotiques que l'on aura recours de préférence. On réussira ainsi, dans un petit nombre de cas, à conserver un certain degré de perception visuelle.

Dans le glaucome aigu, c'est par l'iridectomie faite le plus rapidement possible que l'on obtiendra les succès les plus complets et les plus durables. Il faudra, ici aussi, suivre longtemps les malades et ne supprimer l'effet adjuvant des myotiques que si l'examen prolongé de la tension (intégrité du champ visuel) permet d'admettre un retour complet à la tension normale.

On a beaucoup discuté l'utilité de l'iridectomie dans le glaucome chronique. Pour beaucoup d'observateurs, l'iridectomie pratiquée dans ces cas serait inutile, parfois même dangereuse. L'application systématique de l'iridectomie à tous les cas de glaucome chronique semble néanmoins avoir donné des résultats plus favorables que le traitement purement médical; aussi, lorsque nous constatons, malgré l'emploi régulier de la pilocarpine et l'observation des prescriptions générales, un progrès de la dégénérescence glaucomateuse, conseillons-nous toujours l'iridectomie.

Dans le glaucome secondaire à une séclusion de l'iris, les myotiques peuvent, comme les mydriatiques, élever la tension. Il n'y a pas à hésiter dans ces cas-là. C'est l'iridectomie seule qui donnera un résultat certain et un succès durable.

Si le glaucome est secondaire à une rétinite brightique ou hémorragique, on sera le plus souvent forcé de pratiquer l'énucléation.

CHAPITRE XVI

PROCÉDÉS D'EXAMEN DE LA RÉFRACTION

I. — SKIASCOPIE

La skiascopie ou méthode de Cuignet-Parent constitue le meilleur des procédés objectifs de détermination de la réfraction totale du globe oculaire. Il n'exclut nullement les autres procédés, mais c'est à lui qu'on aura recours tout d'abord. Il permet de se renseigner sur la réfraction des enfants ne connaissant pas encore l'alphabet ainsi que sur la réfraction d'yeux aveugles.

Technique. — La détermination de la réfraction par la skiascopie se fera de préférence dans la chambre noire.

Les instruments nécessaires sont : un miroir ophtalmoscopique PLAN (on peut le réaliser avec un morceau de glace étamée dont on enlèvera un peu le tain dans une petite aire centrale de 2 millimètres de diamètre), une série de verres convexes ou concaves, que l'on placera dans une monture de lunettes ou qui seront disposés dans une monture rectangulaire (règles de Parent, de Trousseau) ou circulaire (Hess, Coppez, etc.).

L'observé est assis le dos tourné à la source lumineuse, la même qui sert pour l'examen ophtalmoscopique (bec Auer, lampe à pétrole, lampe focale). On rendra le phénomène skiascopique plus apparent en plaçant devant la source lumineuse un écran percé d'une ouverture rectangulaire de 1 centimètre de largeur sur 4 centimètres de hauteur, limitant la plage lumineuse. L'observateur se place à 1 mètre au moins de l'observé. Il tient dans la main droite le manche du miroir plan dont le bord supérieur est appuyé sur le bord supérieur du contour orbitaire. L'inclinaison du miroir est

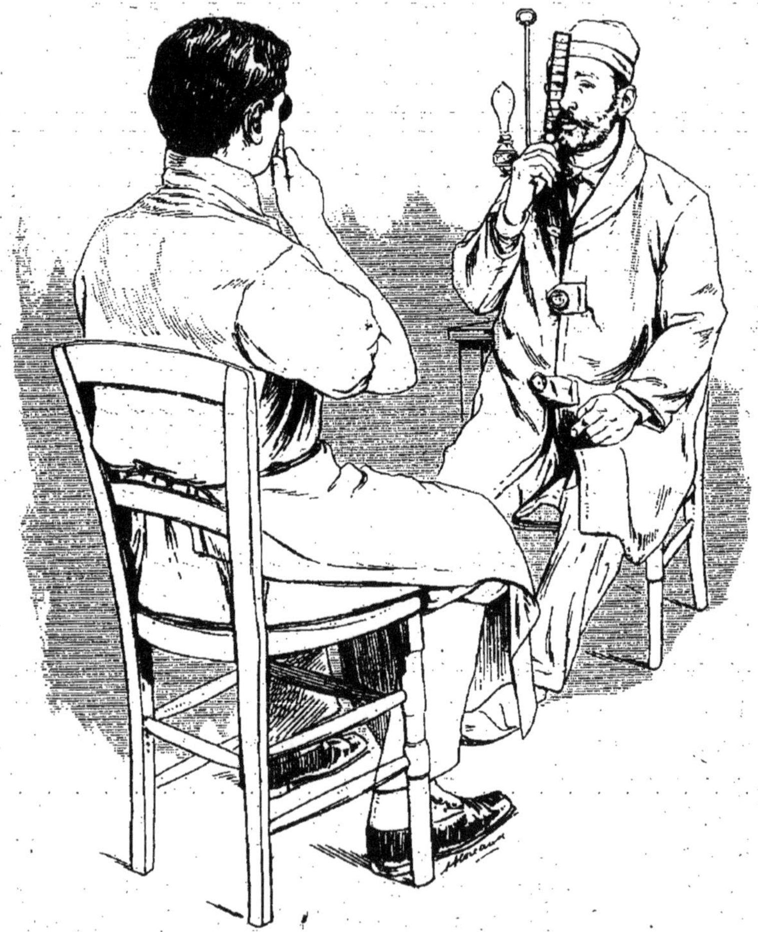

Fig. 250. — Position de l'observateur et de l'observé pour la skiascopie. L'observé tient au devant de son œil droit la règle de Trousseau.

telle que les rayons lumineux réfléchis soient projetés sur l'orbite du côté examiné. L'observé dirigera son regard non point sur le miroir, ce qui donnerait lieu à des reflets gênants pour l'observateur, mais très légèrement (angle de 5 à 10 degrés) au-dessus ou du côté nasal. La pupille présente à l'observateur l'aspect d'un disque rouge. Il déplacera légèrement le plan du miroir par un mouvement de rotation autour de l'axe du manche et verra alors se produire une ombre qui apparaîtra tantôt au côté correspondant de la pupille, tantôt au côté opposé (voir fig. 251). Le même déplacement du plan du miroir est exécuté autour du plan vertical. Lorsque la pupille de l'observé est étroite, la skiascopie est rendue par ce fait plus difficile. On aura recours à la dilatation artificielle de la pupille par un cristal de cocaïne ou une goutte d'homatropine introduits 25 à 30 minutes avant l'examen. Pour éviter l'erreur résultant d'une contraction accommodative de l'observé, on engagera celui-ci à diriger son regard au loin. Dans la chambre noire, on obtiendra facilement ainsi un relâchement parfait de l'accommodation. Chaque œil est examiné séparément. Après l'observation de la pupille, on place suivant le résultat de cette observation la règle des verres concaves ou des verres convexes, en commençant par le plus faible, et en engageant le malade à élever la règle d'un verre à chaque incitation.

Dans les conditions indiquées, l'observateur apercevra une projection lumineuse semblable comme forme à la forme du miroir et occupant la région palpébrale de l'observé. Avec un peu d'attention il reconnaîtra sur l'œil lui-même un point brillant : le reflet de la surface lumineuse du miroir sur la face antérieure de la cornée ; ce point s'accompagne de reflets moins intenses (figure de l'observateur, etc.). Il apercevra en outre le fond rouge lumineux au travers de la pupille. Très rapidement il apprendra à négliger la vue des reflets de surface, pour n'observer que les modifications produites dans le disque rouge pupillaire. Lorsqu'on imprime de légers mouvements de rotation au miroir, la projection lumineuse se déplace sur la figure de l'observé ; en ne s'attachant qu'à l'observation du disque pupillaire, on reconnaîtra vite un mouvement de déplacement dans ce disque ; ce mouvement résulte de l'apparition de zones plus sombres envahissant la pupille sous forme de croissants ou de bandes, et suivant une direction parallèle ou inverse du déplacement de la projection lumineuse, et par conséquent du miroir. C'est à ces zones sombres qu'on donne le nom d'ombres pupillaires (skia = ombre = skiascopie). On désigne par les termes « marche de l'ombre » le déplacement produit par le mouvement du miroir.

Les caractères particuliers que revêtent ces ombres permettent des déductions importantes au point de vue de la réfraction du globe examiné. Mais c'est avant tout *la marche de l'ombre* qui donne lieu aux conclusions les plus intéressantes.

Son *intensité* est variable, et lorsqu'on examine un œil amétrope, on voit, sous l'influence de la correction de l'amétropie,

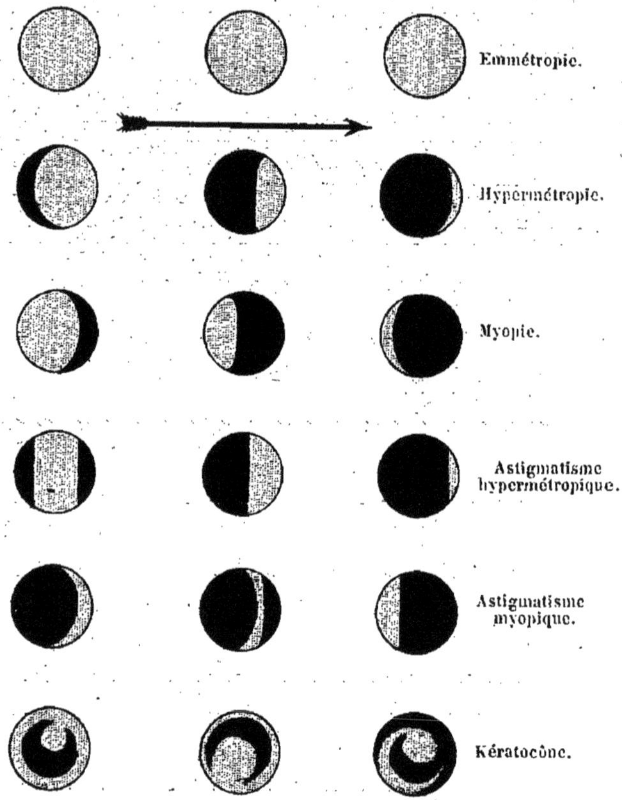

Fig. 251. — Aspect et marche de l'ombre skiascopique dans différents états de réfraction. La skiascopie est faite avec le miroir plan. La flèche indique le sens du déplacement du miroir. (Rotation autour de l'axe vertical de gauche à droite).

l'ombre devenir de plus en plus nette, puis, à un moment donné, être à peine perceptible. Si l'on augmente la force du verre correcteur, elle reparaît plus nette, mais sa marche est inverse de ce qu'elle était tout à l'heure. Lorsqu'on déplace le miroir en le faisant tourner autour de son manche, on n'explore que le méridien horizontal du globe. Pour explorer le méridien vertical, on inclinera le miroir autour de son plan horizontal. En général, il suffit d'explorer ces deux méridiens pour être fixé sur la réfraction totale.

Interprétation physiologique. — Pour nous rendre compte expérimentalement de ce qui se passe dans l'examen skiascopique, pratiquons les expériences suivantes :

Prenons un œil frais, de porc ou de bœuf, et enlevons au pôle postérieur une rondelle de sclérotique de 4 millimètres environ de diamètre en ayant soin de laisser en place la rétine et la choroïde. Fixons cet œil de telle sorte que l'axe optique soit horizontal et projetons à l'aide du miroir plan et dans les conditions ordinaires de la skiascopie, c'est-à-dire dans une chambre noire, l'image réfléchie d'une surface lumineuse rectangulaire. En regardant par la brèche sclérale l'image projetée sur l'écran rétinien, on verra cette image se déplacer dans le même sens que le miroir, quel que soit le verre convexe ou concave placé devant la cornée de l'œil ; en d'autres termes, quelle que soit la réfraction, myope, hypermétrope, emmétrope du globe examiné. Ce ne sont donc pas les rayons pénétrants qui subissent l'influence de la réfraction.

Suivons maintenant les rayons sortants.

Pour réaliser l'expérience, plaçons derrière le globe préparé une source lumineuse dont les rayons seront concentrés par une lentille convexe sur le plan rétinien mis à découvert. Le déplacement léger de la lentille dans un plan tangent à la rétine réalisera un déplacement correspondant du foyer lumineux. Si l'observateur se place à 1 mètre de l'œil et dans le prolongement de son axe optique, il percevra nettement le mouvement des rayons lumineux sortants. Il verra l'ombre succéder à la lumière. Si, au lieu de fixer directement la lueur pupillaire, on dispose un écran correspondant à la position de l'observateur, celui-ci lira les déplacements des rayons sortants et il pourra à volonté en changer le sens suivant le verre qu'il placera devant la cornée. Si l'œil est emmétrope ou s'il est rendu hypermétrope par diminution de sa réfraction (il suffit pour cela de placer un verre concave devant la cornée), l'image projetée se déplacera parallèlement au mouvement de l'image rétinienne. Elle se déplacera au contraire en sens inverse si l'œil est rendu myope par addition de réfraction, c'est-à-dire par adjonction d'un verre convexe devant la cornée. Ces quelques expériences rendront mieux compte de la nature du phénomène que de longs développements théoriques.

Valeur sémiologique. — Lorsque, dans les conditions susindiquées, on pratique la skiascopie, *si la marche de l'ombre est directe*, c'est-à-dire parallèle au déplacement du miroir, le méridien exploré est *emmétrope*, *hypermétrope* ou *d'une myopie inférieure à* — 1 D.

Si la marche de l'ombre est inverse, le méridien exploré est *myope* d'une myopie supérieure à — 1 D.

a) Pour déterminer le degré de l'amétropie, on placera dans les mains du malade *la règle de verres convexes si l'ombre est directe*. On commencera par le numéro le plus faible, et on engagera le malade à placer successivement les verres de plus en plus forts, jusqu'à ce qu'on constate le « renversement de la marche de l'ombre ». Le verre le moins fort qui produit ce résultat est d'une dioptrie plus élevé que l'amétropie. On en trouvera l'explication plus loin aux causes d'erreurs de la skiascopie.

1er Ex. : L'ombre est directe; elle est renversée par l'interposition d'un verre convexe de + 1 D. L'œil est emmétrope.

2e Ex. : L'ombre est directe; elle est renversée par un verre convexe de + 5 D. L'œil est hypermétrope de + 4 D.

b) *Si l'ombre est inverse*, on fera prendre à l'observé *la règle des verres concaves*, et l'on procédera comme il a été dit plus haut pour les verres convexes. Le verre le moins fort qui rend l'ombre directe, est inférieur d'une dioptrie au degré réel de la myopie.

1er Ex. : L'ombre est inverse; elle est rendue directe par l'interposition d'un verre de — 1 D. L'œil est myope de — 2 D.

2e Ex. : L'ombre est inverse; elle est rendue directe par un verre de — 8 D. La myopie est de — 9 D.

Nous avons supposé jusqu'ici que les deux méridiens perpendiculaires de la pupille donnaient un résultat semblable. Si c'est le cas, nous pourrons exclure la présence de tout astigmatisme.

Il est très fréquent, par contre, de noter une différence dans l'aspect ou la marche des ombres suivant les méridiens explorés. Si le plan de rotation du miroir ne correspond pas exactement à l'axe de l'astigmatisme, l'ombre subit une déformation et le sens de son déplacement paraît incliné. On modifiera le plan de rotation du miroir jusqu'à ce que l'ombre acquière sa netteté ordinaire. Ce plan correspondra à l'un des méridiens principaux, et il suffira d'explorer le méridien perpendiculaire pour connaître le degré de l'amétropie dans ces deux méridiens. La différence donnera le degré de l'astigmatisme.

1er Ex. : L'ombre est directe. Elle apparaît beaucoup plus nette et tranchée lorsqu'on explore le méridien horizontal que lorsqu'on explore le méridien vertical.

Un verre de + 4 D renverse l'ombre dans le méridien horizontal. Un verre de + 1 D renverse l'ombre dans le méridien vertical. Le méridien vertical est emmétrope; le méridien horizontal est hypermétrope de + 4 D — 1 D = + 3 dioptries.

L'œil est atteint d'un astigmatisme de + 3 D axe vertical.

2e Ex. : L'ombre est inverse. Elle est plus accusée dans le méridien incliné de 10° sur le plan horizontal que dans le méridien perpendiculaire à celui-ci.

Un verre de — 8 D renverse l'ombre dans le méridien incliné de 10° alors qu'un verre de — 5 D suffit à produire cet effet dans le méridien perpendiculaire. L'œil est atteint d'une myopie de — 6 D avec astigmatisme de — 3 D à axe placé à 10°.

3e Ex. : L'ombre est directe dans le méridien vertical. Un verre de + 3 D renverse l'ombre. Dans le méridien horizontal l'ombre est inverse et rendue directe par un verre de — 1 D. Le méridien vertical est hypermétrope de 2 D, l'horizontal est myope de — 2 D. L'astigmatisme est de 4 D.

Causes d'erreur. — Les causes d'erreur peuvent être dépendantes de l'inexpérience de l'observateur. Nous ne nous arrêterons pas sur ce point. On peut acquérir en quelques séances une expérience suffisante pour l'observation exacte de la marche des ombres; mais, en dehors de ces causes, il en est de deux ordres différents : l'une qui tient à l'observé et l'autre aux conditions mêmes d'observation.

Cause d'erreur provenant de l'observé. — Si l'accommodation n'est pas complètement relâchée, on comprend aisément qu'on attribuera à la réfraction totale statique ce qui relève de la réfraction dynamique. Pour l'éviter, on aura soin de répéter l'examen plusieurs fois de suite et en enjoignant chaque fois au malade la fixation éloignée. D'une manière générale, l'erreur provenant de la contraction accommodative est moins accusée à la skiascopie que dans les procédés subjectifs de détermination. L'erreur n'est pas possible s'il y a eu paralysie accommodative par instillation d'atropine ou d'homatropine. La seule cause d'erreur qui puisse encore se produire, dans les conditions de dilatation pupillaire avec paralysie accommodative, réside dans le fait que l'on mesure non plus seulement l'aire pupillaire de la cornée, mais une aire périphérique dont la réfraction peut être un peu différente de celle de l'aire centrale. Pour apporter plus de précision, on pourra faire tenir, immédiatement en avant de l'œil observé, un diaphragme percé d'un orifice correspondant au diamètre pupillaire normal.

Cause d'erreur provenant du mode d'observation. — En se plaçant à un mètre de l'observé, l'observateur projette des rayons légèrement divergents, au lieu que pour avoir un résultat absolument précis il devrait projeter des rayons parallèles. Mais, en pratique, l'erreur ne dépasse pas 1 dioptrie et nous avons dit que la marche directe de l'ombre pour un observateur placé à un mètre indique l'emmétropie, l'hypermétropie ou la myopie inférieure à 1 D. Dans la détermination de la réfraction par la skiascopie, on tiendra toujours compte de cette petite erreur en ajoutant 1 D au résultat obtenu, s'il s'agit de myopie; en en retranchent 1 D, si l'on a noté de l'hypermétropie.

La distance de la règle de verres à la cornée influence le résultat obtenu dans une certaine mesure, négligeable pour les verres faibles, mais très appréciable dès que le verre est supérieur à 10 D. On engagera l'observé à rapprocher le plus possible les verres de son œil et on n'acceptera qu'avec certaines réserves les résultats obtenus pour les myopies ou hypermétropies dépassant 10 D.

II. — OPHTALMOMÉTRIE

Bien que ce terme, qui remonte à Pourfour du Petit, comprenne toutes les mesures qui concernent l'œil, on en limite pratiquement la signification à la mesure de la courbure cornéenne à l'aide de l'ophtalmomètre de Javal-Schioetz. Cet instrument permet la détermination extrêmement rapide de l'astigmatisme cornéen. Ici encore je répéterai ce que j'ai dit à propos de la skiascopie : l'ophtalmométrie n'exclut nullement les autres procédés de mesure de la réfraction, mais elle apporte une mensuration précise et partant de très grande valeur.

Technique. — Le seul instrument nécessaire est l'ophtalmomètre de Javal-Schioetz, dont il existe plusieurs modèles ou modifications de détail.

L'examen se fera de préférence à la chambre noire, ce qui rendra la lecture des images cornéennes plus facile en supprimant les nombreux reflets cornéens qui se produisent dans une chambre éclairée. L'accommodation étant sans action sur la courbure cornéenne et l'état de la pupille n'intervenant pas, l'examen peut se faire sans aucune instillation de mydriatique. Les résultats seront identiques d'ailleurs, si l'observé est sous l'influence d'un collyre d'atropine.

L'ophtalmomètre est composé de deux parties :

Un *appui-tête* fixé sur le plateau portant la lunette et reposant sur un pied à crémaillère ou sur une table. Le pied à crémaillère est préférable, car il permet de mettre l'appui-tête à la hauteur de tous les observés, quelle que soit leur taille. Cet appui-tête avec appui-menton est destiné à immobiliser la tête de l'observé (voir fig. 253).

Une *lunette*, montée sur un trépied dont un des pieds porteur d'une vis calante permet de varier l'inclinaison de la lunette.

Cette lunette porte un arc gradué sur lequel peuvent se déplacer deux surfaces appelées mires : l'une de ces mires est découpée en escalier ou en quadrilatères disposés de manière à ce que la surface soit divisée en une série de tranches verticales de largeur égale. Les deux mires sont mobiles sur l'arc, mais une disposition spéciale permet d'en immobiliser une au degré 20. Une tige crénelée rend les deux mires solidaires. Une molette correspondant à une roue dentée permet de les éloigner ou de les rapprocher l'une de l'autre. En réalité, l'une étant fixe, l'autre seule se déplace. Ce sont les images réfléchies de ces mires sur la cornée qui seront examinées à l'aide de la lunette.

La lunette porte souvent un disque sur lequel sont disposés des cercles concentriques blancs sur fond noir.

Voici maintenant un schéma de la disposition intérieure de la lunette proprement dite :

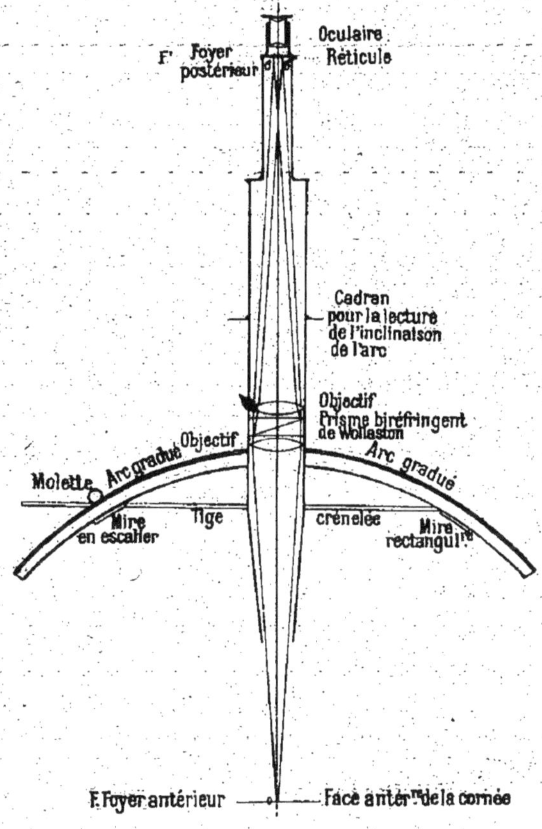

Fig. 252. — Disposition schématique de la lunette de l'ophtalmomètre.

En partant de l'observateur, on trouve *un oculaire muni d'un réticule*, c'est-à-dire d'un fil fin destiné à la mise au point. Celle-ci s'obtient par un mouvement de rotation de l'oculaire. L'observateur devra relâcher son accommodation et obtenir par le déplacement de l'oculaire une image nette du réticule qui se trouve dans le plan F'. L'oculaire porte une échelle dont le 0 est au centre et qui de chaque côté va jusqu'à 5. Le 0 correspond à l'emmétropie de l'observateur. La moitié placée vers la lunette correspond à la myopie, et la moitié tournée vers l'observateur correspond à l'hypermétropie. Chaque degré équivaut à 2 D. Connaissant sa réfraction, l'observateur pourra d'emblée placer l'oculaire à la distance voulue du réticule.

A l'autre extrémité de la lunette est disposé l'*objectif*, constitué par deux lentilles achromatiques entre lesquelles est placé un prisme de Wollaston. Le prisme de Wollaston est lui-même formé par deux prismes égaux juxtaposés. Il a un pouvoir biréfringent et a pour effet de produire le dédoublement de l'image réfléchie par la cornée.

Chacun des objectifs a une distance focale de 270 millimètres. Un objet placé en O à 270 millimètres du premier objectif donnera naissance à des rayons parallèles qui traverseront le prisme P en se dédoublant, puis qui franchiront le second objectif dédoublés et iront former à 270 millimètres de ces objectifs deux images *o* et *o'* distantes l'une de l'autre de 3 millimètres (pour l'épaisseur du prisme employé dans l'ophtalmomètre de Javal-Schioetz).

Pour procéder à la mesure, le premier point consiste à installer l'observé. Grâce à la crémaillère, l'appui-tête est mis à hauteur

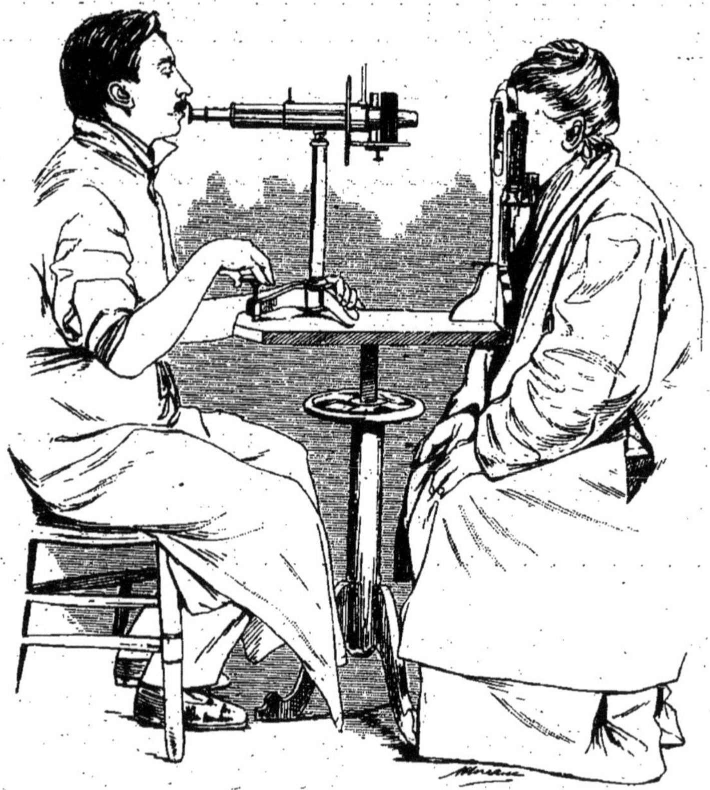

Fig. 253. — Ophtalmométrie avec l'ophtalmomètre de Javal. L'observateur vise la cornée.

convenable pour que le menton repose sur l'appui et que le front se trouve en contact avec l'appui-front. Pour les enfants il sera toujours nécessaire de relever la mentonnière.

L'axe de la tête doit être vertical ou, plus exactement, le plan passant par les deux pupilles doit être perpendiculaire à la verticale. Il est facile de s'en assurer, après avoir relevé le volet mobile, en fixant les deux yeux au travers de la fente horizontale

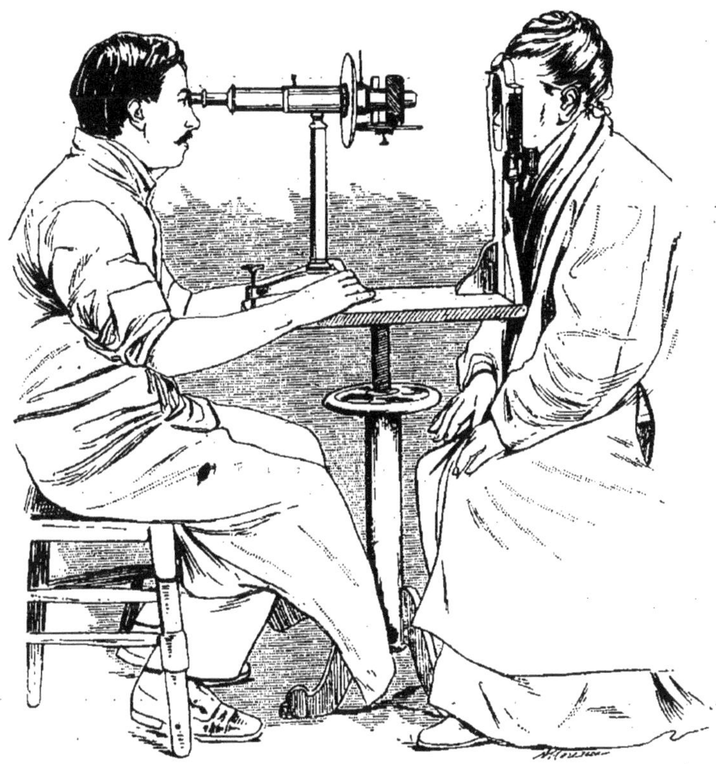

Fig. 251. — L'observateur met au point l'ophtalmomètre en le faisant glisser d'arrière en avant.

que porte le disque de la lunette. Si ce n'est pas le cas, on engagera l'observé à modifier sa position.

Cela fait, on rabat le volet devant l'œil gauche de l'observé et on l'engage à fixer le centre de l'objectif où il apercevra l'image réfléchie de son œil.

Il ne reste plus alors qu'à orienter la lunette de telle sorte que l'image des mires sur la cornée soit vue à travers l'oculaire. L'observateur s'assied en face de l'oculaire. La partie supérieure de la lunette porte deux encoches permettant la visée rapide. Il faut, pour mettre la lunette en place, que les deux encoches et le bord convexe inférieur de la cornée se correspondent (fig. 253).

Pour cette mise au point, on déplace les deux pieds antérieurs du trépied en les faisant glisser latéralement. La vis calante permettra le déplacement dans le sens vertical.

On arrive très vite à se rendre compte de la position à donner à la lunette pour cette mise en place. Il ne restera plus qu'à chercher la distance de la lunette à la cornée donnant l'image nette. Pour cela, l'observateur saisit de chaque main l'un des pieds antérieurs du trépied et les fait glisser en avant ou en arrière sans toucher à l'oculaire (fig. 254).

Lorsque la distance convenable est trouvée, l'observateur doit distinguer simultanément et avec netteté le réticule et l'image cornéenne dédoublée.

Il est de toute importance que les mires soient bien éclairées, et

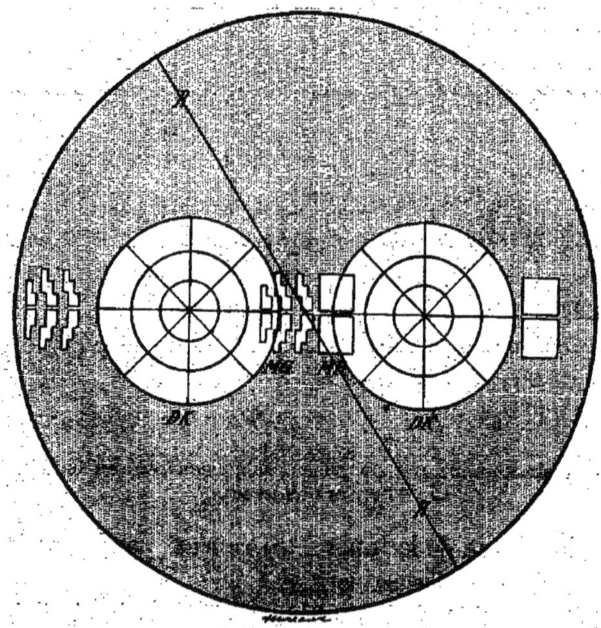

Fig. 255. — Image ophtalmométrique. R, réticule de l'oculaire; DK, DK, images réfléchies du disque kératoscopique que l'on peut négliger; MG, image de la mire à gradins; MR, image de la mire rectangulaire. Les images extérieures sont négligées.

l'emploi de l'ophtalmomètre de Javal-Schioetz n'est devenu réellement pratique que depuis l'époque où on a renoncé à se servir de l'appareil à la lumière naturelle.

L'éclairage des mires peut se faire par lumière transmise (mires lumineuses : la lampe électrique est placée dans une petite lanterne derrière la mire en opaline) ou par lumière réfléchie (dans ce cas les sources lumineuses, lampes à gaz ou lampes électriques, sont placées de chaque côté de l'appui-tête).

Il faut indiquer maintenant les renseignements fournis par l'observation de l'image cornéenne.

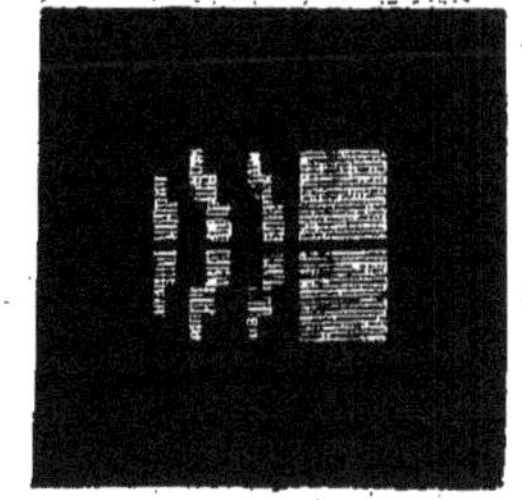

Fig. 256. — Le contact des mires est imparfait, mais les lignes de foi se correspondent, ce qui indique que l'on examine un des méridiens principaux.

Ainsi que l'indique la figure 255, on voit deux disques et quatre mires. Les deux mires les plus éloignées du centre de la figure apparaissent avec moins de netteté que les deux mires centrales comprises dans l'intervalle qui sépare les deux disques.

Ces deux disques ne fournissent que des renseignements généraux. S'il y a de l'astigmatisme, les cercles concentriques apparaîtront moins nets dans le méridien correspondant à la plus forte courbure. S'il y a de l'astigmatisme irrégulier, les cercles ne dessineront plus leurs anneaux régulièrement concentriques. Mais, ce qui importe plus que l'examen des deux disques, c'est la position des deux mires centrales. Il faudra tout d'abord les amener en contact l'une de l'autre en tournant la molette placée sur la mire de droite. Si les deux mires se superposent, on tournera en sens inverse jusqu'à ce que le bord de la mire rectangulaire affleure le premier échelon de la mire à gradins.

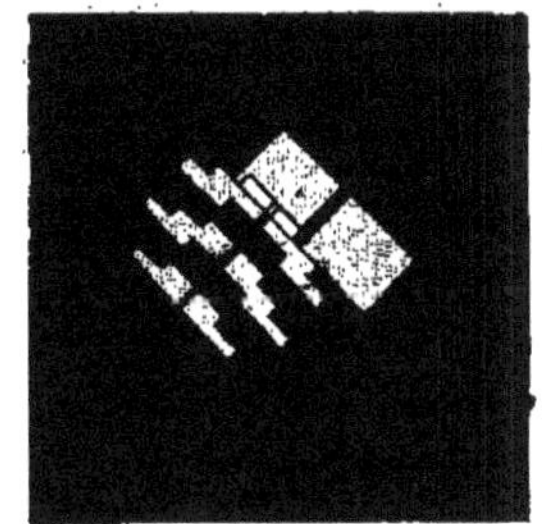

Fig. 257. — Dénivellation des mires. Les lignes de foi ne se correspondent pas

Les deux mires sont traversées en leur milieu par deux lignes horizontales dites *lignes de foi*. Si le plan des mires correspond exactement à l'un des méridiens principaux de courbure de la cornée, les deux lignes de foi se correspondent (fig. 256). Dans le cas contraire (fig. 257), on inclinera l'arc de l'ophtalmomètre jusqu'à ce qu'on ait trouvé le plan dans lequel les deux lignes de foi semblent le prolongement l'une de l'autre.

A ce moment on notera la distance des mires. Si la mire gauche est immobilisée au degré 20, il suffit de relever le degré où se trouve la mire droite. Supposons-la au degré 22, nous inscrirons 20 + 22 = 42. Ce chiffre correspond, en dioptries, à la valeur réfringente de la cornée mesurée dans ce premier méridien. Un autre chiffre placé sur le bord concave ou convexe de l'arc (suivant les modèles) indique en millimètres la longueur du rayon de courbure de la cornée. En face du degré 45 nous trouvons une ligne marquée 7,5. Si c'est à ce point que les mires entrent en contact, cela signifie qu'au niveau de ce méridien la cornée correspond à un arc dont le rayon est de 7 mm. 5, et qu'étant connu le pouvoir réfringent du tissu cornéen, la valeur dioptrique équivaut à celui d'une lentille de 45 dioptries.

Après s'être assuré du contact des mires et de la correspondance exacte des lignes de foi, on imprimera au corps de la lunette

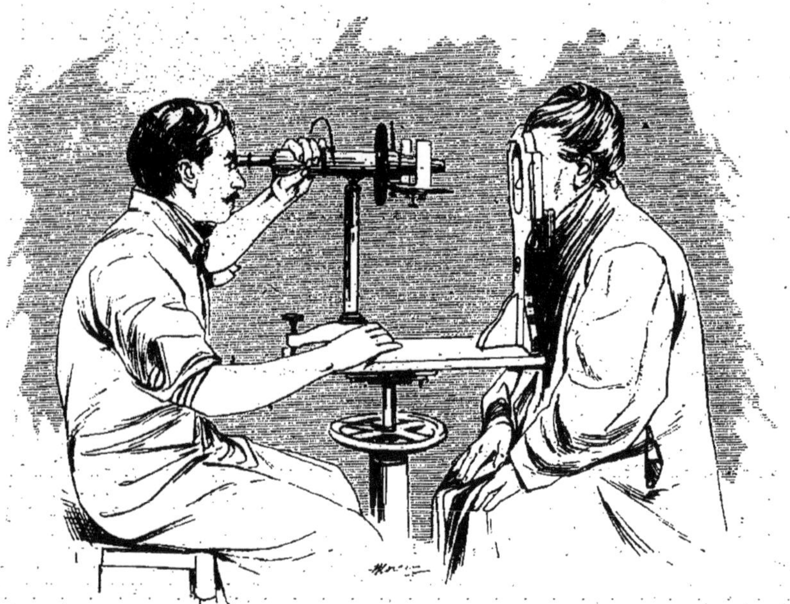

Fig. 258. — Ophtalmométrie. L'observateur fait exécuter une rotation de 90° à l'arc ophtalmométrique pour la détermination du second méridien principal.

un mouvement de rotation de 90°, qui aura pour effet de rendre l'arc vertical, d'horizontal qu'il était précédemment. Pour réaliser ce mouvement, on saisira le corps de la lunette et non l'arc qui pourrait se fausser. Dans ce mouvement, on évitera de déplacer le pied de la lunette pour que l'image réfléchie de la cornée n'ait pas subi de déplacement (fig. 258).

On observera alors les modifications produites dans cette image : quatre modifications principales peuvent se produire.

Les deux mires sont restées en contact. C'est un cas peu fréquent. Il indique que la courbure du méridien vertical est la même que celle du méridien horizontal : en d'autres termes, qu'il n'y a pas d'astigmatisme de la surface antérieure de la cornée. Il serait néanmoins erroné de conclure à l'absence d'astigmatisme total ; le plus souvent les yeux dont les cornées ont une surface antérieure très régulière sont en réalité atteints d'astigmatisme inverse léger que corrige un verre cylindrique concave (à axe vertical) ou convexe (à axe horizontal).

Les deux mires se sont superposées d'une quantité variable. La mire rectangulaire recouvre les trois quarts du premier

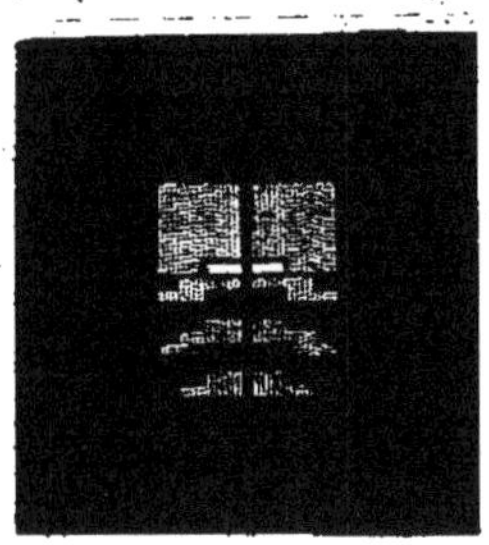

Fig. 259. — Empiétement d'un gradin correspondant à une dioptrie.

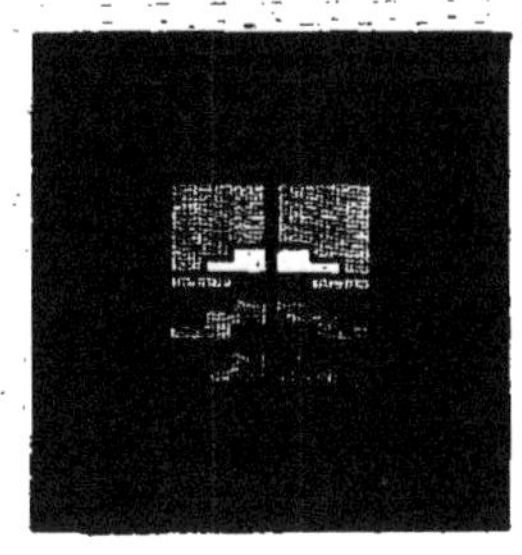

Fig. 260. — Empiétement de 2 gradins correspondant à 2 dioptries.

échelon, ce qui se reconnaît à la teinte plus blanche qu'offre la partie recouverte (fig. 259).

Chaque échelon correspondant à 1 dioptrie, on dira que la différence de réfraction du méridien vertical par rapport au méridien horizontal équivaut à 0,75 D. Cet empiétement partiel de la première mire ou, si l'on veut, cet astigmatisme de 0,50 à 0,75 D est de beaucoup le cas le plus fréquemment observé. Il correspond à une vision normale et n'exige pas, dans la grande majorité des cas, le port de verres correcteurs.

S'il y a deux échelons couverts, la différence de réfraction est de 2 dioptries (fig. 260), et ainsi de suite.

Lorsque l'astigmatisme atteint un degré élevé, on peut contrôler le résultat de la lecture directe, en replaçant de nouveau les mires en contact et en lisant l'écartement des mires sur l'arc gradué. La différence entre les deux écartements correspondra à l'astigmatisme. Si l'on trouve 42 pour le premier méridien et 48 pour le second, la différence de 6 D indique le degré de l'astigmatisme.

Les deux mires se séparent. Il s'agit alors d'un astigmatisme dit inverse, et c'est alors dans la position verticale ou dans une position voisine de la verticale qu'il faut commencer la détermination en rapprochant les mires.

Les deux mires, plus ou moins nivelées au départ, se dénivellent dans les positions intermédiaires de l'arc ou dans la position perpendiculaire à la première. Il s'agit alors d'astigmatisme irrégulier non susceptible d'une correction optique basée sur la détermination ophtalmométrique.

L'inclinaison de l'arc par rapport au plan horizontal ou vertical peut être lue sur un cadran qui est gradué de 0 à 180°. Le 0° est placé à droite et le 180° à gauche, aux deux extrémités du méridien horizontal. Lorsque l'arc est horizontal, ce qui correspond à la détermination du méridien horizontal, l'index indique 90°. Il correspond à 0° lorsque l'arc est vertical.

Dans la notation on peut, cela va sans dire, inscrire le premier méridien trouvé ou le méridien perpendiculaire. Javal inscrit le méridien de plus forte courbure, c'est-à-dire celui dans lequel on observe l'empiétement des mires.

1er exemple : Les mires étant au contact lorsque l'arc est horizontal, il s'est produit un empiétement de 1 échelon lorsque l'axe est devenu vertical. On inscrira

$$0° \pm 1 \text{ D.}$$

Ce ± indique que le méridien correspondant à 0° = méridien horizontal, a une différence de réfraction en plus ou en moins de 1 D par rapport au méridien vertical.

Cet astigmatisme peut être corrigé : par un cylindre — 1 D axe 0° (horizontal), ou par un cylindre + 1 D axe 90° (vertical).

2e exemple : Les mires étant au contact lorsque l'arc est incliné à 45° sur l'horizontale et que l'index marque 135°, en tournant l'arc de 90° il se produit un empiétement de 2 D (fig. 261). On inscrira

$$45° \pm 2 \text{ D.}$$

Cet astigmatisme peut être corrigé par un cylindre de — 2 D axe 45° ou par un cylindre de + 2 D axe 135°.

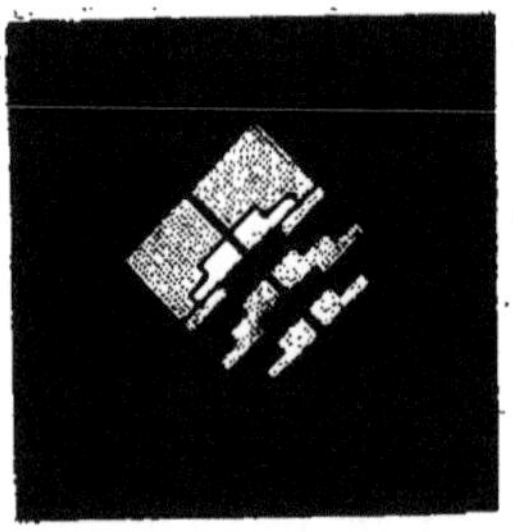

Fig. 261. — Position oblique des mires indiquant l'obliquité de l'astigmatisme de 2 dioptries.

Il est préférable de ne pas prescrire les cylindres, sans contrôler ces résultats objectifs par la skiascopie et par l'examen subjectif dont nous parlerons plus loin. D'ailleurs, il importe de déterminer la réfraction totale du globe dont l'examen ophtalmométrique ne permet pas de préjuger.

III. — DÉTERMINATION DE LA RÉFRACTION A L'AIDE DES VERRES D'ESSAI (MÉTHODE SUBJECTIVE DE DONDERS)

Chez les très jeunes enfants, les procédés objectifs de détermination de la réfraction sont seuls applicables, mais dès que le sujet est à même d'analyser ses sensations, les procédés objectifs doivent toujours être contrôlés et complétés par les procédés subjectifs.

Les boîtes de verres d'essai sont des boîtes à rainures où des séries de verres sphériques et de cylindres concaves et convexes sont disposés suivant une échelle de valeur dioptrique croissante qui commence à 0,25 D pour aller à 20 D pour les verres sphériques et qui s'arrête en général à 6 D pour les cylindriques.

La valeur réfringente d'un verre s'apprécie par la longueur de son foyer. Cette longueur était autrefois mesurée en pouces.

Un verre n° 1 avait 1 pouce de foyer. Le verre n° 36 avait son foyer à 36 pouces. Actuellement on compte en dioptries : un verre d'une dioptrie est un verre dont le foyer est à un mètre. Le verre de 2 dioptries a un foyer de 0,50 centimètres. Le verre de 20 D a un foyer de $\frac{1 \text{ mètre}}{20} = 5$ centimètres.

Les verres sphériques sont en général biconvexes ou biconcaves : les deux surfaces offrent une courbure semblable. Il semble préférable d'avoir des verres plans convexes et plans concaves, ce qui permet de rapprocher davantage les verres d'essai lorsqu'on a à combiner un sphérique avec un cylindrique.

Les verres cylindriques sont formés d'une surface plane, tandis que l'autre est cylindrique, convexe ou concave. L'axe du cylindre est indiqué par un petit trait gravé sur le bord du verre. La surface cylindrique est souvent limitée par des parties dépolies. L'axe est toujours perpendiculaire au plan de courbure.

Le malade est placé devant l'échelle d'optotypes à 5 ou 6 mètres suivant la distance pour laquelle ils ont été établis. On évitera autant que possible que les yeux de l'observé reçoivent des rayons lumineux obliques. Chaque œil est examiné séparément. Pendant l'examen d'un œil, l'autre est recouvert d'un bandeau ou de la main appliquée à plat. Les malades ont fréquemment la tendance à presser des doigts sur les paupières, ce qui aurait pour effet de gêner la détermination de cet œil pendant quelques minutes.

On engage le malade à lire l'échelle visuelle. S'il s'agit d'un illettré, on lui demandera soit de compter les lettres placées sur une ligne, soit d'indiquer la direction de tel trait d'une lettre ou l'emplacement de la coupure dans une figure en C.

3 cas principaux peuvent se présenter.

a. Le malade lit correctement toutes les lettres : il s'agit d'un œil emmétrope ou hypermétrope.

On placera devant l'œil un verre convexe de + 0,50 D, puis de + 1 D. Pour plus de rapidité on préfère tenir le verre à la main, mais on peut aussi le placer dans une monture d'essai. Si

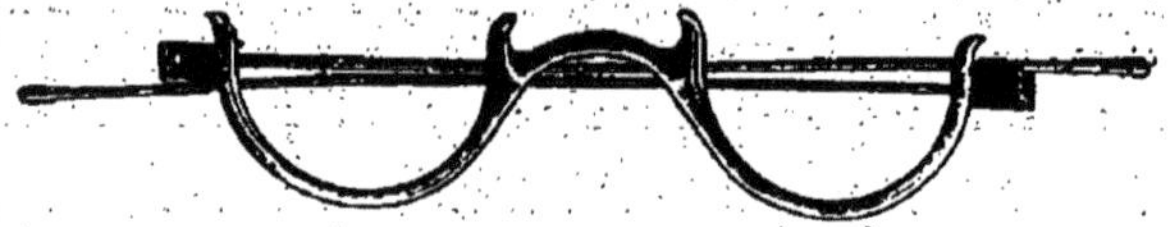

Fig. 262. — Lunettes d'essai. Les verres sont placés dans la rainure de l'arc.

l'un et l'autre verre provoquent une diminution de netteté des optotypes, c'est qu'il s'agit d'*emmétropie*.

Si le verre convexe ne trouble pas la vision, c'est qu'il s'agit d'*hypermétropie*. On placera successivement des verres de degré de plus en plus élevé. Le numéro du verre le plus fort ne troublant pas la vision donne le degré de l'hypermétropie manifeste (Hm).

b. Le malade ne lit pas les lettres : il s'agit de myopie, d'hypermétropie forte ou d'astigmatisme.

On place des verres concaves devant l'œil et l'on en augmente progressivement la valeur dioptrique jusqu'au moment où l'on obtient le maximum d'acuité visuelle. Le verre le plus faible qui donne la meilleure acuité visuelle indiquera le degré de *myopie*.

Ex. : Supposons que 4,5 nous donne une acuité de 0,9, 5 D une acuité 1 ; les verres de 6 D, 7 D, nous donneront encore une acuité 1, grâce à l'effet compensateur de l'accommodation. Il s'agit d'une myopie de — 5 D.

Si les verres concaves n'améliorent pas, on essaie des verres convexes comme il a été dit plus haut et on détermine le degré d'hypermétropie de la même façon.

c. Le malade lit les lettres, mais fait un certain nombre de confusions. L'U est lu O ou le R, B, etc. Il s'agit vraisemblablement d'astigmatisme.

Si la détermination de l'astigmatisme cornéen a été faite avec l'ophtalmomètre, il est facile d'en faire le contrôle par l'examen subjectif et avec les échelles visuelles.

Ex. : Nous avons trouvé un astigmatisme de 1,50 D conforme à la règle. Nous prenons le cylindre de — 1,5 D que nous plaçons dans la monture d'essai, l'axe dirigé dans le plan horizontal, puis nous engageons le malade à recommencer sa lecture. Si elle est correcte, nous placerons un verre sphérique convexe de + 0,5, de + 1 D, etc., tant que la vision ne sera pas troublée. Il se peut en effet que l'astigmatisme soit combiné à l'hypermétropie (astigmatisme hypermétropique). Le verre sphérique convexe le plus fort qui combiné au cylindre ne trouble pas la vision fournira, ici encore, le degré d'hypermétropie. Si le résultat n'est pas parfaitement satisfaisant, on pourra faire varier le cylindre et essayer de le combiner avec un cylindre concave de — 1,25 ou de — 1 D, l'axe du cylindre restant le même.

Dans le cas où le cylindre concave ne donne pas une vision nette, on le combinera avec un verre sphérique concave jusqu'à ce que l'on trouve le verre combiné le plus faible qui donne la meilleure acuité.

CHAPITRE XVII

TROUBLES DE LA RÉFRACTION

On dit que le pouvoir réfringent (ou la réfraction tout court) de l'œil est normal lorsque les images d'objets situés à 5 mètres ou au delà viennent se former dans le plan des éléments percepteurs rétiniens, permettant ainsi à l'observateur d'avoir une perception nette des détails de l'objet, et cela sans modification active de son accommodation. Un tel œil est dit *emmétrope*. Le foyer du système réfringent, que forme le globe oculaire emmétrope, correspond dans ce cas avec le plan des cônes de la macula; il ne faut pas perdre de vue que tout ce que nous dirons de la réfraction de l'œil ne correspond, en réalité, qu'à la réfraction des parties centrales de la cornée et du cristallin d'une part, et, d'autre part, à la région maculaire de la rétine.

Dans cet œil normal, les objets placés en deçà de 5 mètres pourront encore former une image nette dans le plan maculaire, à la condition d'une modification active de la réfraction oculaire. Cette modification n'est possible qu'au niveau du cristallin dont le pouvoir réfringent peut subir une élévation de 1 à 10 dioptries suivant l'âge. Il est le plus développé entre la première et dixième année et subit depuis cet âge une diminution graduelle, si bien qu'entre 60 et 70 ans il est tombé à 1 dioptrie ou moins. Cette modification de la réfraction cristallinienne, en rapport direct avec l'activité du muscle ciliaire, porte le nom d'*accommodation*. Pour qu'un objet placé à 30 ou 40 centimètres de la cornée forme une image nette dans le plan maculaire d'un œil normal, il faut que l'accroissement de la réfraction cristallinienne soit équivalent à 4 dioptries environ. Dans les conditions ordinaires, c'est entre 45 à 50 ans que le pouvoir d'accommodation du cristallin n'équivaut plus qu'à 3 ou 3,50 dioptries. Il en résulte un déficit d'accommodation et la nécessité de le combler par un verre convexe de 0,50 à 1 dioptrie. C'est à cette insuffisance de pouvoir accommodateur du cristallin pour les objets rapprochés que l'on réserve le nom de *presbytie*. Cette insuffisance est masquée dans la myopie, exagérée dans l'hypermétropie. Elle existe en réalité toujours, sensiblement la même, à un âge déterminé et est indépendante de la réfraction totale.

A côté de l'œil emmétrope ou normal, on décrit l'œil anormal ou *amétrope*.

La réfraction totale peut être modifiée en ce sens qu'il y a un excédent de réfraction. C'est ce qu'on observe dans l'œil dit myope. L'œil est hypermétrope lorsque la réfraction subit une modification en moins. Enfin, si la modification n'atteint que la réfraction d'un plan de l'œil, laissant la réfraction du plan perpendiculaire intacte, ou si, dans les deux plans perpendiculaires, le caractère des modifications de réfraction est inégal, on donne le qualificatif d'astigmate à l'œil atteint de cette manière.

On peut envisager ces différents états en se plaçant au point de vue de la réfraction seule, et c'est le plus souvent ainsi que l'on étudie les troubles de la réfraction. Mais cette manière de faire, souvenir du rôle considérable joué par les mathématiciens en ophtalmologie, est trop éloignée de nos conceptions biologiques.

L'étude anatomo-clinique nous a appris en effet que la myopie et l'hypermétropie étaient toujours en rapport avec la longueur de l'axe antéro-postérieur de l'œil. Nous avons eu l'occasion de signaler les rares cas de myopie cristallinienne, et nous ne faisons que les rappeler en passant. Dès l'instant que l'on parle de myopie sans qualificatif, c'est de l'exagération de l'axe antéro-postérieur de l'œil, c'est-à-dire d'un excès de réfraction dû à la longueur de l'œil, que dépend la myopie : c'est la myopie dite axile.

L'hypermétropie correspond à un développement insuffisant du globe oculaire. L'axe est plus court que dans l'œil normal et que dans l'œil myope.

Enfin l'astigmatisme correspond toujours à une modification de courbure de la surface antérieure ou postérieure de la cornée.

Nous envisagerons dans les chapitres qui vont suivre l'astigmatisme, l'hypermétropie, puis la myopie et la presbytie. Nous consacrerons également un chapitre aux troubles de la réfraction produits par la paralysie ou la contracture de l'accommodation.

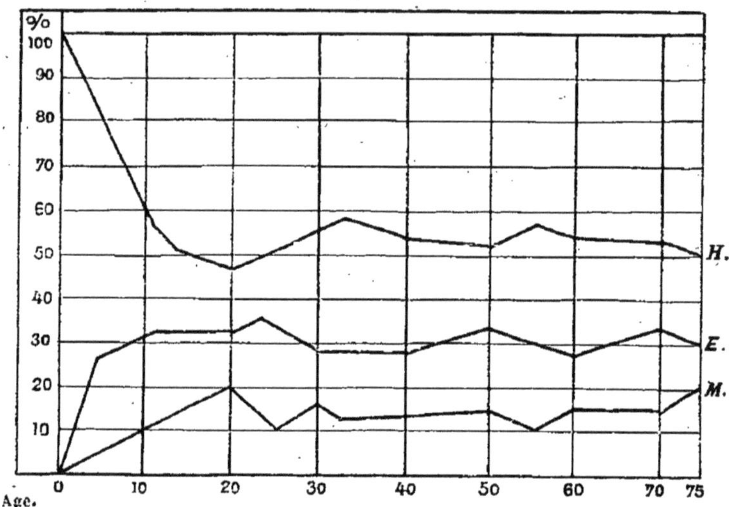

Fig. 263. — Graphique de la proportion des différents états de réfraction suivant les âges :
H, courbe de l'hypermétropie qui diminue avec l'âge.
E, courbe de l'emmétropie.
M, courbe de la myopie.

I. — L'ASTIGMATISME

L'astigmatisme relève, comme nous l'avons dit plus haut, d'une anomalie de courbure de la cornée, anomalie existant à la naissance, affectant ordinairement les deux yeux d'une manière symétrique et ne subissant pas de modifications ultérieures. A côté de cet astigmatisme congénital, on peut voir un astigmatisme acquis produit par certaines blessures ou lésions inflammatoires de siège excentrique. Nous laissons de côté l'astigmatisme dit irrégulier résultant de lésions cicatricielles centrales de la cornée ou d'une altération particulière du tissu cornéen, le kératocône. L'astigmatisme est dit simple lorsqu'il correspond à un développement normal du globe, c'est-à-dire lorsqu'un des plans de réfraction est emmétrope. L'astigmatisme est composé lorsque la longueur du globe est anormale (œil myope ou hypermétrope).

L'astigmatisme régulier peut être corrigé par les verres cylindriques.

Symptômes. — L'astigmatisme n'est le plus souvent révélé que par un examen méthodique de la réfraction. Un très grand nombre d'astigmates ne sont nullement incommodés par leur anomalie de réfraction ; c'est en particulier le cas lorsque l'astigmatisme est peu développé, c'est-à-dire inférieur à 1,50 D, à l'exception d'une des formes cliniques particulières, l'astigmatisme dit inverse, que nous étudions plus loin.

Lorsque l'astigmatisme est supérieur à 1,50 D la vision est presque toujours un peu moins nette à distance. Lorsque l'astigmate n'exerce pas une profession nécessitant une vision très précise, l'imperfection de sa sensibilité visuelle lui échappe presque toujours. Ce sont, par contre, ces imperfections qui ont fixé l'attention des physiologistes et des astronomes et leur en ont fait rechercher la cause. Sous l'influence de l'effort visuel, il se développe souvent assez vite des sensations de pesanteur frontale, de gêne oculaire lorsque l'astigmate fait un effort accommodatif soutenu. Enfin, dans les degrés très élevés d'astigmatisme, la gêne visuelle peut être extrême et rendre tout effort visuel continu et tout travail impossibles. Ces troubles sont d'autant plus marqués que le diaphragme pupillaire est moins resserré ou que l'amplitude accommodative est moins grande ; ils apparaîtront donc tout particulièrement si la lumière est peu abondante et si le sujet a dépassé la trentaine. Lorsqu'il s'efforce de travailler sans verres correcteurs, la conjonctive s'injecte légèrement, les paupières se vascularisent et il se produit une sensation de gêne oculaire qui disparaît par le repos. Chez certains nerveux, l'astigmatisme non corrigé est la cause de céphalées récidivantes.

Ces troubles subjectifs font défaut, nous le répétons, chez de nombreux astigmates qui n'en ont pas moins un bénéfice visuel à avoir leur amétropie corrigée. Il faut espérer que, à l'exemple de ce qui a été fait dans certains pays, l'habitude d'une détermination exacte de la réfraction de chaque écolier entrera dans la pratique régulière et évitera aux amétropes beaucoup de fatigue.

La détermination de l'astigmatisme se fera objectivement par la skiascopie ; nous renvoyons à ce que nous avons dit à propos de ce mode d'examen. Elle peut se faire aussi à l'aide de l'ophtalmomètre de Javal, dont nous avons indiqué le maniement. Ces deux procédés de détermination ne s'excluent pas, mais se complètent bien au contraire. Il ne faut pas oublier que l'ophtalmométrie ne renseigne que sur la face antérieure de la cornée (il est vrai, la plus importante) et que la skiascopie permet de mesurer la réfraction totale du globe dans ses différents méridiens. A l'état normal l'ophtalmométrie indique un astigmatisme de 0,50 à 0,75 D, alors que la skiascopie montre l'égalité de réfraction des différents

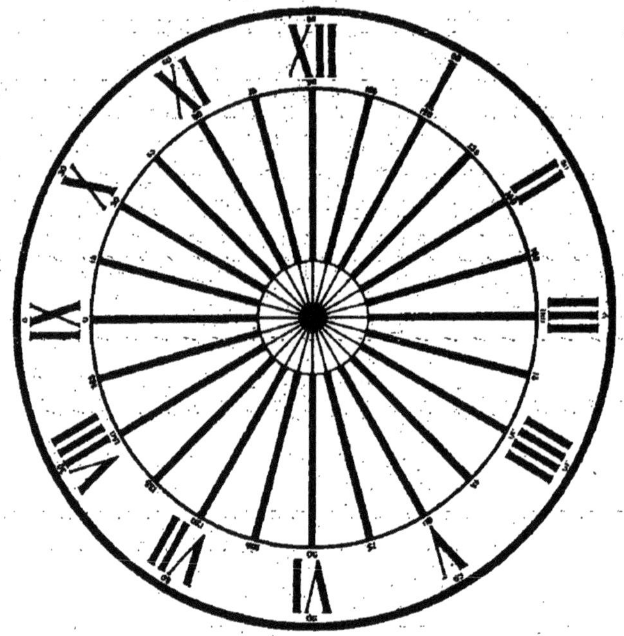

Fig. 264. — Cadran horaire (Green) pour la détermination de l'astigmatisme.

méridiens oculaires. On admet que cet astigmatisme de la face antérieure de la cornée est en réalité compensé par un astigmatisme en sens inverse de la face postérieure de la cornée.

L'examen subjectif avec les verres d'essai constitue le complément indispensable de toute détermination de l'astigmatisme. Il permet, en outre, la prescription exacte des verres correcteurs. La détermination subjective de l'astigmatisme ou, si l'on veut, le contrôle de l'examen objectif par l'épreuve subjective est basé sur les phénomènes particuliers à la vision des astigmates.

Pour la détermination subjective de l'astigmatisme on peut se servir de figures spéciales, comme le cadran horaire de Green, représenté fig. 264. Ce tableau est disposé, comme les échelles visuelles, à 5 mètres de l'observé. L'examen de la figure 265, qui montre l'image qu'un astigmate de 3 D a de cette figure, fait tout de suite saisir le parti que l'on en peut tirer.

Sans entrer dans la théorie de la vision des astigmates, il nous suffira de dire que l'œil astigmate ne verra qu'un certain nombre des rayons sous forme de lignes noires à bords nets (fig. 265). Ce

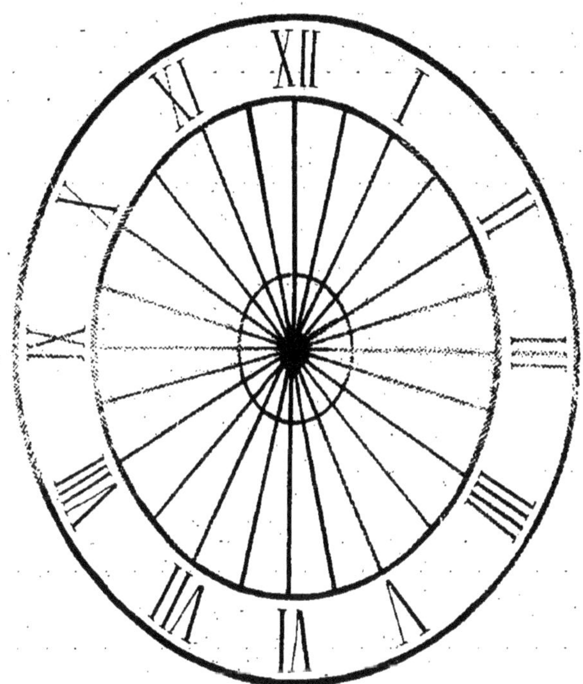

Fig. 265. — Le cadran horaire vu par un œil atteint d'un astigmatisme de 3 D à axe vertical.

groupe de rayons, perçu nettement, est compris dans un même plan correspondant à la position verticale ou horizontale 12 h. 30, 9 h. 15, ou à une position oblique. Les autres rayons sont perçus confusément et c'est en particulier le cas pour les groupes de rayons perpendiculaires à ceux perçus avec netteté. Si nous choisissons le cas d'un astigmate, de degré assez élevé, qui voit avec netteté les rayons 12 h. 30, 1 h. 35 et 11 h. 25, il verra d'une manière extrêmement floue et confuse les rayons correspondant à 9 h. 15, 8 h. 10, 10 h. 20. Les rayons compris entre les deux extrêmes présentent une netteté intermédiaire (fig. 265). Un emmétrope voit au contraire avec la même précision les différents rayons de l'étoile. Nous aurons donc rendu notre astigmate emmétrope lorsque nous aurons trouvé la position de l'axe et la valeur dioptrique du cylindre correcteur qui lui permet de voir nettement tous les rayons du cadran.

La détermination de l'astigmatisme par l'examen subjectif seul est beaucoup plus compliquée que ne le laisserait croire ce rapide exposé. C'est qu'en effet, suivant l'état de son accommodation, le même astigmate pourra indiquer d'abord qu'il distingue nettement les rayons verticaux, puis l'instant d'après les rayons horizontaux. Il est souvent impossible de supprimer cette intervention de l'accommodation.

L'instillation d'atropine, qui paralyserait l'accommodation, dilatera la pupille et modifiera un peu les conditions normales de la vision. Mieux vaut déterminer objectivement l'astigmatisme, puis ne se servir de la méthode subjective que comme contrôle. C'est sur les indications fournies par elle que l'on se basera néanmoins pour prescrire les verres correcteurs.

L'ophtalmomètre et la skiascopie nous ont indiqué l'axe du méridien de plus forte courbure et le degré de l'astigmatisme. Nous avons trouvé par exemple :

OD astigmatisme de 3 dioptries, le méridien le plus réfringent étant le vertical et le méridien horizontal étant emmétrope.

Nous prendrons un verre cylindrique concave de — 3 D et nous le placerons au-devant de l'œil droit de l'observé, l'axe du cylindre étant placé horizontalement. Si l'observé voit tous les rayons d'une intensité égale, on pourra considérer l'astigmatisme comme corrigé, mais si certains rayons paraissent encore plus pâles, on lui présentera successivement un verre cylindrique de — 2,75, de — 3 et de — 3,25 D, l'axe restant horizontal. On essaiera ensuite, si le résultat cherché n'est pas obtenu, d'incliner légèrement l'axe du cylindre par rapport au méridien horizontal. Si le méridien trouvé subjectivement diffère nettement du méridien fourni par l'examen objectif, on s'assurera qu'il n'y a pas eu d'erreur dans la détermination ophtalmométrique, erreur produite notamment par l'inclinaison légère de la tête de l'observé au cours de l'examen. Si ce n'est pas le cas, et si le malade a subi un examen un peu prolongé, il sera utile, avant de formuler les verres, de refaire un nouvel examen. L'axe et le cylindre trouvés subjectivement seront alors prescrits, même s'ils diffèrent de l'examen objectif.

Types cliniques. — Lorsque l'axe du méridien le plus réfringent est vertical ou très voisin de la verticale (et que le verre cylindrique concave qui le corrige est horizontal ou voisin de l'horizontale), on dit l'*astigmatisme direct ou conforme à la règle*. C'est le type le plus habituel d'astigmatisme. Son degré peut osciller de 0,25 à 6 ou 7 D sans lésions pathologiques apparentes de la cornée.

L'*astigmatisme inverse ou contraire à la règle* est celui où le méridien le plus réfringent est l'horizontal au lieu d'être le vertical. Son degré est en général beaucoup moins prononcé que celui de l'astigmatisme conforme à la règle, mais la gène qu'il entraîne et les troubles subjectifs auxquels il peut donner lieu sont beaucoup plus accusés, même lorsqu'il ne dépasse pas 0,25 à 0,75 D.

Dans la plupart des cas où l'ophtalmomètre indique une courbure des plus régulières de la face antérieure de la cornée, la skiascopie et l'examen subjectif révèlent un astigmatisme inverse de 0,75 à 1 D que l'on suppose produit par la face postérieure de la cornée. Lorsque la face antérieure de la cornée présente à l'ophtalmomètre un astigmatisme inverse de 2 D par exemple, il faudra un cylindre de 2,50 à 2,75 D pour corriger l'astigmatisme inverse total.

L'*astigmatisme à axe oblique* est moins fréquent que les précédents. Il est habituel de voir l'inclinaison de l'axe par rapport au plan médian du corps présenter une symétrie parfaite. Il arrive parfois que l'axe indiqué par l'ophtalmomètre ne corresponde pas exactement avec celui que donne la skiascopie ou l'examen subjectif.

L'*astigmatisme régulier lié aux lésions de la cornée* n'est pas rare. Nous nous contenterons de signaler celui qui succède aux plaies opératoires de la cornée et du limbe. Après une kératotomie pour extraction de cataracte, il peut atteindre 6 à 10 D pendant le premier mois pour s'atténuer dans la suite progressivement. Après 6 à 12 mois, l'astigmatisme définitif ne dépasse pas 1 à 2 dioptries. Le méridien de plus forte courbure est perpendiculaire à l'incision ; l'incision cornéenne a déterminé un applatissement du méridien qui lui est parallèle.

Dans certaines lésions marginales de la cornée, l'astigmatisme régulier des parties centrales peut atteindre 10 dioptries et plus.

Traitement. — L'étude clinique de l'astigmatisme et les facilités apportées à son diagnostic par l'ophtalmomètre de Javal et la skiascopie, ont montré sa fréquence et porté beaucoup d'oculistes à voir, dans la présence de cette amétropie, la cause des troubles les plus divers. Il y a là une exagération dont l'esprit médical est coutumier, mais il n'en est pas moins certain qu'un nombre considérable de personnes sont grandement améliorées dans leur vision et facilitées dans leur travail par le port continu de verres correcteurs.

La question qui se pose est celle-ci : Est-il utile de corriger tout astigmatisme quel qu'en soit le degré? Quelques oculistes répondent affirmativement et prescrivent systématiquement les cylindres à tout astigmate. Nous croyons qu'il importe surtout de faire porter la correction lorsqu'il y a amélioration manifeste de l'acuité visuelle, lorsqu'il existe des troubles subjectifs pouvant être rattachés à l'astigmatisme, et enfin lorsque l'astigmatisme accompagne l'hypermétropie ou la myopie.

La prescription de verres cylindriques peut être faite de différentes manières. Si nous trouvons un astigmatisme direct de 2 D, nous pouvons le corriger avec un cylindre concave de — 2 D à axe horizontal ou un cylindre convexe de + 2 D à axe vertical. Il est préférable de suivre le conseil de Javal, et de n'utiliser que les cylindres concaves que l'on combinera s'il y a lieu à des sphériques convexes. Supposons un œil atteint de 2 D d'hypermétropie avec + 3 D d'astigmatisme direct. Nous le corrigeons avec un verre sphérique convexe de + 5 D combiné avec un cylindre concave de — 3 D à axe horizontal. Dans la prescription de l'axe du cylindre correcteur, on aura soin, pour éviter les erreurs, d'indiquer graphiquement la position des axes (fig. 266).

Les verres cylindriques seront portés de préférence en lunette ou en pince-nez, monture américaine. Il est indispensable que la position du cylindre soit toujours la même par rapport à la cornée, et que les deux verres soient réunis par une tige plus ou moins rigide.

Lorsque le sujet est jeune, la correction astigmatique entière peut être prescrite d'emblée. Chez l'adulte, et en particulier s'il s'agit de névropathes, il sera souvent nécessaire de commencer par une correction incomplète et d'entraîner peu à peu l'astigmate à la correction complète.

Nous avons signalé l'effet produit sur la cornée par les incisions. On avait pensé trouver dans cette intervention un traitement curatif de l'astigmatisme. Le résultat n'en est pas assez durable pour que l'on soit tenté de recourir à une intervention de cette importance.

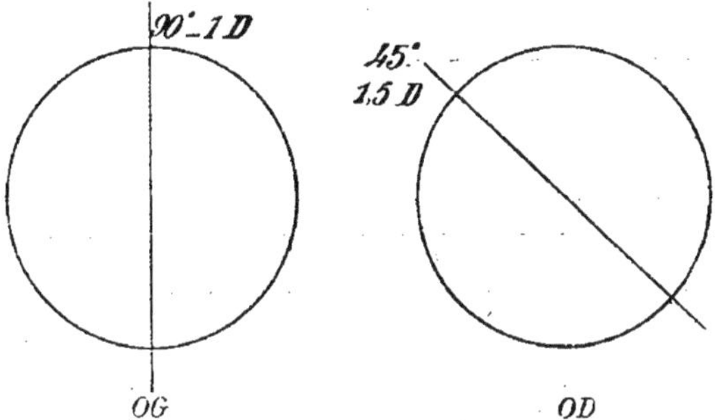

Fig. 266. — Schéma de la prescription des verres cylindriques.

Notation de l'astigmatisme. — Il n'a pas été possible de s'entendre sur l'unification de la notation de l'astigmatisme, et les tentatives faites au Congrès de Lucerne en 1904 ont malheureusement échoué.

La notation américaine adoptée par Parent (1887) est celle qui paraît avoir la majorité et qui, vraisemblablement, finira par l'emporter. La généralisation de l'ophtalmomètre de Javal en rendra l'emploi plus facile, puisqu'il suffira de transcrire les indications fournies par la lecture de l'angle d'inclinaison de l'arc.

Suivant le conseil de Javal, nous inscrivons de gauche à droite d'abord la prescription de l'œil gauche, puis celle de l'œil droit. L'observateur peut se supposer astigmate et porteur des verres de l'observé. On inscrit d'abord l'inclinaison du cylindre concave, sa valeur et le verre sphérique combiné, s'il y en a un. Puis on fait suivre de la prescription de l'œil droit.

$$0° - 2\,D + 4\,D \qquad 30° - 2\,D + 4\,D.$$

Cette prescription se lira : œil gauche = cylindre concave de — 2 D à 0° (axe horizontal), avec sphérique convexe de + 4 D; œil droit = cylindre concave de — 2 D axe 30°, avec sphérique convexe de + 4 D.

En supposant les verres devant les yeux de l'observateur, celui-ci regardera au travers des verres figurés dans le schéma 266, le trait large correspondant à l'axe du cylindre.

II. — HYPERMÉTROPIE

L'hypermétropie résulte d'un trop faible développement en longueur de la coque oculaire. Elle est corrigée par des verres convexes. On a constaté que l'hypermétropie vraie était plus fréquente chez les enfants en bas âge que chez l'adulte. Cela tient à ce que le globe est susceptible de développement et d'extension après la naissance. On ne devra pas conclure, par conséquent, de la présence d'une hypermétropie légère, constatée à l'âge de quelques mois, à sa persistance durant les années qui suivront. Si le degré d'hypermétropie dépasse 2 à 3 dioptries, il est néanmoins probable qu'il ne subira pas de modifications dans la suite.

Symptômes. — La petitesse de l'œil et de la fente palpébrale, l'enfoncement du globe dans l'orbite peuvent faire soupçonner l'hypermétropie, mais il ne faut pas attacher d'importance à ces signes extérieurs qui se trouvent souvent en défaut.

Dans les premières années de la vie, jusque vers l'âge de 6 à 7 ans, l'attention des parents n'est guère attirée sur la vision de leurs enfants hypermétropes. Il est un trouble qui doit néanmoins faire penser à l'existence d'une hypermétropie, c'est l'apparition d'un strabisme.

Lorsque l'enfant hypermétrope apprend à lire, on est souvent frappé par la faiblesse de sa vision ou par la gêne qu'il éprouve à soutenir la fixation.

Adolescent ou adulte, l'hypermétrope est sujet à des céphalées, à un sentiment de fatigue ou de pesanteur frontale qui se développe à la suite d'une fixation prolongée, de l'application à un travail délicat, à une lecture par un éclairage défectueux. Il n'est pas rare néanmoins que, malgré une certaine gêne visuelle, l'hypermétrope attende la trentaine pour réclamer des verres correcteurs.

L'examen de l'hypermétrope fournira presque toujours des indications précises.

A la skiascopie, les ombres sont directes et le verre le plus fort qui ne change pas la marche de l'ombre est d'une dioptrie supérieur au degré d'hypermétropie. Placé à 5 mètres des optotypes. le verre le plus fort *ne troublant pas* la vision indiquera le degré de l'hypermétropie.

Il importe de savoir que la détermination objective et subjective de l'hypermétropie n'est pas toujours aussi simple que le ferait croire la précision de ces formules. La difficulté provient de la contraction accommodative inconsciente par laquelle l'hypermétrope remédie à l'insuffisance de sa réfraction totale. Cette contraction accommodative fait que la mesure de son amétropie est, toutes choses égales d'ailleurs, fort différente suivant que l'on procède à la détermination avec ou sans paralysie de son muscle ciliaire.

Quand on parle d'*hypermétropie manifeste*, on parle du degré d'hypermétropie déterminé par l'examen subjectif avec les verres d'essai. L'*hypermétropie latente* correspond à la différence entre cette mensuration et celle obtenue après instillation d'atropine qui donne l'*hypermétropie totale* ($Hm + Hl = Ht$).

Chez les hypermétropes jeunes, il sera indispensable d'instiller de l'atropine pendant trois ou quatre jours consécutifs, pour pouvoir exécuter une détermination objective et subjective précise. On verra parfois, sous l'influence de l'atropine, une myopie apparente de 2 à 3 D se transformer en hypermétropie réelle de 3 à 5 D. La myopie apparente résultait d'une contraction exagérée de l'accommodation.

Chez l'adulte, l'instillation d'atropine est trop gênante; mieux vaudra ne pas y recourir pour un choix de verres. Voici comment on pourra se rendre compte du degré d'hypermétropie totale.

Après avoir trouvé le verre convexe le plus fort qui est supporté, + 3 par exemple, on présente au malade un verre de 1 D plus élevé, soit + 4 D, et on l'engage à fixer de façon suivie malgré le trouble de la vision. Après quelques instants on remplace ce verre par un verre de 3,50 D, pour lequel l'observé aura la même acuité que précédemment. En recommençant l'épreuve avec un verre de + 4,50 on pourra lui faire accepter + 4 D, et ainsi de suite.

Il est toujours utile, après avoir déterminé la réfraction de chaque œil séparément, de placer devant les deux yeux ouverts des verres supérieurs de + 0,50 ou + 1 D à ceux trouvés. On verra souvent qu'ils donnent une bonne correction alors que, placés devant un seul œil, ils paraissaient surcorriger l'amétropie.

L'examen du fond de l'œil de l'hypermétrope ne décèle aucun caractère particulier, offrant une constance relative. Dans l'hypermétropie excessive, on a décrit souvent une apparence de névrite optique : papille rougeâtre légèrement saillante avec légère stase vasculaire, mais sans troubles fonctionnels et sans modification ultérieure de la papille : c'est la pseudo-névrite des hypermétropes.

L'hypermétropie ne semble pas créer de prédisposition particulière à d'autres manifestations oculaires. Il y a lieu de noter cependant que le glaucome est plus fréquent chez les hypermétropes que chez les myopes ou emmétropes.

Chez les hypermétropes neurasthéniques, l'asthénopie accommodative pourra acquérir une intensité telle qu'elle peut devenir la principale manifestation névropathique.

L'amblyopie d'un œil n'est pas rare dans l'hypermétropie. Elle atteint l'œil dont l'hypermétropie est la plus élevée, mais ne paraît pas produite par l'amétropie elle-même. Nous aurons l'occasion d'y revenir à propos de l'amblyopie congénitale.

Nous avons déjà dit que l'hypermétropie constatée dans l'adolescence ou chez l'adulte ne subissait pas de modifications sensibles avec les années.

L'augmentation apparente du degré de l'hypermétropie ne repose le plus souvent que sur une détermination inexacte : le degré d'hypermétropie manifeste ayant été confondu avec celui de l'hypermétropie totale.

Traitement. — Lorsque l'hypermétropie est supérieure à 1 dioptrie, il est le plus souvent utile de la corriger par le port continu de verres convexes.

Chez les enfants on prescrira le numéro correspondant au degré d'hypermétropie constaté après atropine moins 0,5 D, et l'on pourra faire accepter pour chaque œil, le verre correcteur correspondant à ces indications.

Chez l'adulte, non encore habitué aux verres correcteurs, il sera nécessaire de commencer par des verres inférieurs à l'hypermétropie totale, surtout si cette hypermétropie est très élevée et s'il s'agit de verres que le sujet devra porter continuellement. Pour la vision de près on pourra par contre prescrire des verres corrigeant l'hypermétropie totale et la presbytie s'il y a lieu.

III. — MYOPIE

Nous n'envisagerons, ici, que la myopie axile due à un allongement de l'axe antéro-postérieur de l'œil. Cette amétropie n'existe qu'exceptionnellement à la naissance et apparaît le plus souvent pendant la période comprise entre 6 et 12 ans. Elle subit fréquemment un accroissement progressif et continu pendant l'adolescence et peut rester stationnaire pendant le reste de la vie ou s'exagérer encore, mais dans des proportions inférieures à celles qui s'observent entre 10 et 20 ans. Les myopes remédient à leur vice de réfraction par l'emploi de verres concaves.

Symptômes. — C'est le plus souvent pendant la période scolaire que se manifestent les premiers signes de la myopie. L'enfant se plaindra de ne pas voir le tableau et sera obligé de s'en rapprocher pour lire comme ses camarades. Les parents sont souvent frappés par le changement produit dans la physionomie du jeune myope qui cligne fortement pour reconnaître les personnes ou fixer les détails à distance. La vision rapprochée s'exécute par contre des plus normalement.

L'examen de l'œil fournira toujours des signes importants. La skiascopie montrera les ombres marchant en sens inverse (ou en sens direct si la myopie est inférieure à 1 D) et le renversement de la marche de l'ombre sera obtenu par un verre concave.

L'examen subjectif montrera la vision très inférieure à la normale pour la distance de 5 mètres des optotypes. Même avec un degré faible de 1 à 2 D, le myope ne lit que les optotypes correspondant à 0,2 ou 0,1. Il réussit parfois en clignant à lire quelques caractères plus fins. Le verre concave détermine toujours une amélioration très marquée de la vision. Celle-ci peut être absolument normale avec le verre correcteur de l'amétropie ou des verres qui lui sont supérieurs de 1 à 3 ou 4 D. C'est pour cette raison que l'on prendra pour mesure de la myopie le verre concave le plus faible qui donne la meilleure acuité visuelle.

La recherche du punctum proximum montrera qu'il est plus rapproché de l'œil que chez un emmétrope ou un hypermétrope. Ce symptôme devra toujours être recherché, car il permettra de différencier le myopie vraie du spasme accommodatif que l'on observe chez de jeunes hystériques et qui peut simuler la myopie. Dans ces cas-là, on trouve le punctum proximum à sa distance habituelle de la cornée ou même un peu plus éloigné.

Caractères somatiques. — Contrairement à ce qu'on observe dans l'hypermétropie et l'astigmatisme, l'œil myope présente presque toujours des caractères ophtalmoscopiques spéciaux : ces caractères concernent la papille du nerf optique et son voisinage immédiat et la région maculaire. L'anomalie la plus fréquente consiste dans la présence d'un croissant ou d'un anneau de couleur plus pâle que la papille qu'il borde du côté temporal ou qu'il entoure complètement : on lui donne le nom de *croissant* ou de *conus*. Le terme de staphylome postérieur, souvent usité pour le désigner, devrait être réservé aux cas où il existe un véritable staphylome, c'est-à-dire une dépression sclérale en dehors de la papille. Lorsque la myopie est faible et à ses débuts, le bord temporal de la papille ne présente souvent qu'une légère décoloration avec parfois de petites accumulations de pigment noir. Les vaisseaux rétiniens cheminent à la surface du croissant sans subir de modifications d'aspect ou d'incurvations manifestes. Lorsque le croissant prend la forme annulaire, la partie temporale de l'anneau est presque toujours plus large que la partie nasale. La constatation de ces croissants n'a aucune signification pronostique et n'implique pas forcément l'idée d'une myopie progressive. On les rencontre aussi, exceptionnellement il est vrai, dans des yeux emmétropes ou hypermétropes.

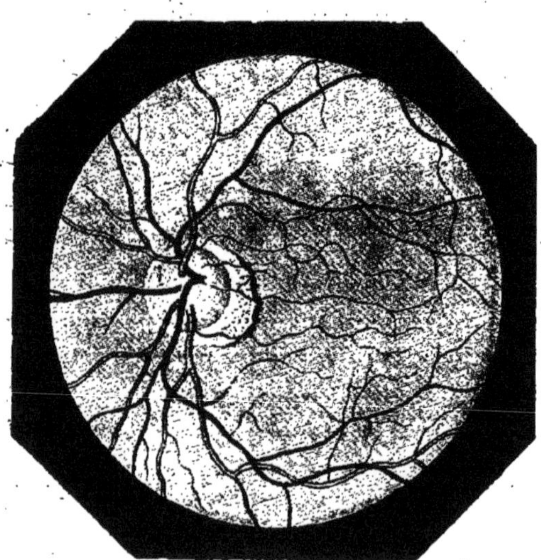

Fig. 267. — Croissant myopique.

Le *staphylome postérieur* ne fait presque jamais défaut dans les myopies supérieures à 6 ou 10 D. Il semble bien n'être qu'un degré plus marqué du croissant. Comme lui, il forme une tache bleuâtre dont la partie la plus large est située du côté temporal de la papille qu'elle semble continuer. Le contour périphérique du staphylome, dont le diamètre peut atteindre 2 diamètres papillaires ou plus, est nettement tranché ou irrégulier et bordé de taches noires pigmentaires ou de zones rouges ressemblant à des hémorragies. La dénivellation du staphylome, par rapport au plan rétinien et papillaire, est indiquée par une très légère incurvation des vaisseaux rétiniens.

Les membranes profondes présentent souvent, dans toute la région correspondant au pôle postérieur, une teinte rosée plus pâle que celle des membranes normales. On remarque fréquemment aussi une transparence plus grande de la rétine qui se manifeste par la netteté avec laquelle apparaît le réseau vasculaire choroïdien.

Nous laissons de côté, pour l'instant, les lésions que nous décrirons plus loin comme des complications de la myopie.

Formes cliniques. — En se plaçant au point de vue du degré de la myopie, on peut distinguer des myopies faibles, moyennes et fortes.

Il va de soi que cette division est absolument arbitraire. Il y a néanmoins un certain rapport de fréquence entre la myopie élevée et certaines complications, mais ce rapport n'a rien d'absolu.

On a établi une distinction entre la myopie typique et la myopie atypique, cette dernière comprenant les cas où à la myopie proprement dite se surajoutent des lésions du globe oculaire.

On a également décrit, en se plaçant au point de vue de l'époque d'apparition de la myopie : une myopie congénitale et une myopie acquise ou myopie de travail, myopie scolaire.

Si l'on envisage l'évolution de la myopie, on peut reconnaître deux catégories de faits : ceux où la myopie est stationnaire ; ceux où elle est progressive. Parmi ces derniers on pourrait encore séparer les cas où la progression n'existe que pendant un petit nombre d'années et ceux où elle se poursuit durant tout le cours de l'existence. Ce sont ces derniers cas qui offrent le plus de dangers de complications.

Ces classifications servent à grouper un certain nombre de faits, mais ne correspondent pas à des divisions utiles, comme le feraient celles qui seraient basées sur une étiologie précise.

L'évolution seule nous permet de faire rentrer dans telle ou telle catégorie le myope observé et nous ne pouvons jamais, par avance, pronostiquer la marche que suivra la myopie ou les complications qui se produiront. C'est pour avoir méconnu cette observation que nous avons vu trop souvent des médecins affoler des myopes par l'annonce de complications qui ne se produisirent jamais.

Evolution — Nous avons dit que la myopie n'apparaît le plus souvent qu'entre 6 à 12 ans. Si l'on suit des myopes en déterminant chaque année le degré de leur myopie, on constate un accroissement graduel de leur réfraction que l'on apprécie d'une manière très approximative à 1 D par année. Nombreux sont les cas cependant où l'accroissement n'atteint pas 0,50 D. En outre il ne se poursuit pas forcément pendant le même nombre d'années. Alors que chez certains myopes, la réfraction reste plus ou moins fixée après 4 à 6 ans d'accroissement, chez d'autres elle continue à s'accroître jusqu'à la 20 ou 22 année. C'est entre 8 et 20 ans que le globe oculaire tend le plus à s'allonger. Après cette période il y a bien encore des cas de progression de la réfraction, mais ils ne constituent plus que des exceptions.

Un préjugé fort répandu chez les myopes consiste à croire qu'à un certain âge leur myopie diminuera ou disparaîtra même s'il s'agit d'un degré peu élevé. Ce préjugé paraît uniquement basé sur ce fait que le myope n'a pas à recourir aux verres convexes pour la lecture à l'âge où la presbytie commence à se manifester chez les emmétropes ou hypermétropes de son entourage.

Complications. — La fréquence très grande des complications dans l'œil myope différencie la myopie des autres amétropies au point de vue du pronostic. Il y a lieu d'établir une distinction entre les complications que l'on peut observer : les unes semblent faire partie intégrante du processus myopique proprement dit (staphylome postérieur, affaiblissement de l'acuité visuelle); les autres ne sont que des affections superposées et pour lesquelles la conformation myopique de l'œil crée une prédisposition (asthénopie de convergence, choroïdite maculaire, décollement de la rétine, etc.).

Nous ne reviendrons pas sur le *staphylome postérieur* si ce n'est pour dire que la rétine et la choroïde étant modifiées à son niveau, la perception visuelle ne se produit pas, ce qui a pour effet un agrandissement de la tache aveugle, appréciable par un examen attentif du champ visuel.

Dans les degrés élevés de myopie, il est fréquent de trouver l'*acuité visuelle inférieure* à la normale et de n'obtenir, même par correction parfaite de l'amétropie, qu'une acuité de un tiers ou un quart en l'absence de lésions apparentes de choroïdite maculaire. C'est dans ces conditions que l'on a pu obtenir après l'extraction du cristallin transparent une amélioration de l'acuité visuelle.

Il n'est pas rare de voir se produire chez les myopes un léger *strabisme divergent périodique* qui apparaît plus spécialement lorsque leur attention n'est pas attirée sur un objet et lorsqu'ils sont privés de leurs verres correcteurs.

L'*asthénopie nerveuse* complique fréquemment la myopie. Elle se traduit souvent par un spasme accommodatif qui peut faire croire à un accroissement rapide de la réfraction. La différence de réfraction peut atteindre 2 à 4 D. Chez d'autres myopes c'est le symptôme « mouches volantes » qui prédomine. Chez quelques-uns enfin, l'insuffisance de convergence vient s'ajouter à ces autres troubles, dont le caractère transitoire et l'origine névropathique sont faciles à établir.

Beaucoup plus graves sont les complications choroïdiennes et rétiniennes. Les *corps flottants du vitré* s'observent souvent dans les myopies un peu élevées. Ils indiquent une altération choroïdienne discrète, ou coexistent avec des foyers manifestes de choroïdite. Les *choroïdites* atteignant la macula ou la région périmaculaire sont particulièrement fréquentes. Elles affectent la forme hémorragique, exsudative ou atrophique, et peuvent compromettre rapidement et définitivement l'acuité visuelle. Dans un assez grand nombre des cas, on peut les rattacher à la syphilis héréditaire ou acquise. Il en est de même des foyers de choriorétinite périphérique, alors que les lésions choriorétiniennes voisines du staphylome postérieur relèvent d'un processus différent. Le *décollement rétinien* non traumatique est assez fréquent chez le myope. Il paraît en rapport avec une choroïdite superposée et comporte un pronostic tout particulièrement grave.

La *cataracte* dite sénile ne paraît pas compliquer plus fréquemment la myopie que les autres états de réfraction, mais nous avons déjà dit que l'on n'observait guère que dans la myopie cette forme de cataracte compliquée : la *cataracte noire*.

Lésions. — Lorsqu'on compare un globe oculaire myope énucléé avec un globe emmétrope, on constate certaines différences de conformation : le globe myope a la forme d'un ovoïde plus ou moins allongé alors que le globe emmétrope se rapproche de la forme sphérique régulière. Les gaines du nerf optique paraissent avoir une insertion plus large à la coque sclérale et leur extrémité périphérique présente une dilatation en entonnoir. Ces conformations sont encore plus apparentes lorsqu'on fait une coupe antéropostérieure passant par le nerf optique, le méridien horizontal du globe et de la cornée. On voit alors que l'agrandissement du globe myope porte uniquement sur la moitié postérieure de la sphère oculaire. Alors que le segment antérieur ne se distingue en rien du segment antérieur normal, la sclérotique subit, à partir de l'équateur, un amincissement des plus manifestes qui peut la réduire à la moitié de son épaisseur normale et qui atteint son degré maximum au voisinage de l'insertion du nerf optique. Il s'agit d'un véritable processus atrophique portant sur tous les éléments de la sclérotique et non pas sur tous les éléments élastiques, comme l'avait prétendu Lange.

Le croissant myopique est constitué par ce fait que l'épithélium pigmentaire de la rétine, au lieu d'atteindre la papille, cesse à une certaine distance de celle-ci, laissant apparaître les tissus sous-jacents. Si la choroïde n'est pas atrophiée, on verra (à l'ophtalmoscope) un croissant jaunâtre ou brunâtre; si c'est par contre le cas, le croissant a une couleur blanche parce que c'est la sclérotique ou le canal scléral du nerf optique qui réfléchit les rayons lumineux.

Étiologie. — Les causes de la myopie sont encore des plus obscures et les nombreuses théories émises n'ont eu d'autre résultat que d'augmenter la complexité du problème. Nous nous contenterons de rapporter les faits observés, puis de rendre compte de l'interprétation, le plus souvent erronée, qui en a été donnée.

La myopie est fréquemment héréditaire en ce sens que la moitié au moins des myopes ont eu des ascendants myopes. Il s'agit d'un caractère héréditaire homochrone, c'est-à-dire survenant à une période déterminée de l'évolution.

L'influence du sexe n'apparaît que pour la myopie forte; elle est beaucoup plus fréquente chez la femme que chez l'homme. Quant à l'influence des races, elle semble impossible à dégager, en raison du mélange extrême des races actuelles. La différence de fréquence de la myopie entre les races germaniques et les races latines n'est qu'apparente; les statistiques comparées ne montrent pas de différence manifeste.

L'apparition de la myopie au cours de la période scolaire a fait admettre que le travail de l'écolier intervenait directement dans la modification de son pouvoir réfringent. Nous nous trouvons en présence d'un certain nombre de théories qui cherchent à expliquer le mécanisme de cette action.

Les mauvaises attitudes de l'enfant, liées notamment à l'écriture penchée, seraient la cause de la myopie. Il y aurait lieu d'adopter l'écriture droite qui éviterait ces inconvénients (Javal-Gariel).

Pour d'autres, c'est la congestion céphalique résultant de l'attitude penchée, ou l'effort exagéré d'accommodation produit par le travail rapproché qui causent la myopie.

Quelques auteurs incriminent la convergence exagérée, l'astigmatisme non corrigé, l'éclairage insuffisant des salles de cours, etc.

Prophylaxie. — Des conceptions énoncées précédemment, on a déduit des mesures prophylactiques qui font partie de l'hygiène scolaire. Les salles de travail seront fortement éclairées, de manière à ce que dans les différentes parties de la salle, la lecture puisse se faire à la distance normale de 35 à 40 centimètres. On veillera à ce que l'enfant tienne le corps droit, le livre ou le cahier étant placés sur un pupitre incliné, afin que les différents points de l'écriture ou de la lecture soient également distincts des yeux. L'écriture droite a été recommandée pour obvier à l'inclinaison du papier et à celle du corps.

L'application de ces mesures, qui nous paraissent répondre surtout à des désidérata d'hygiène générale, ne semble pas avoir jusqu'ici, modifié la proportion des myopes ni empêché le développement de la myopie chez les sujets prédisposés. Depuis une vingtaine d'années quelques oculistes ont préconisé la correction totale de la myopie à titre non seulement thérapeutique, mais aussi prophylactique. L'accord paraît être unanime sur l'utilité qu'il y a à donner aux myopes jeunes des verres corrigeant complètement leur amétropie. Les avantages d'une vision nette à distance, pendant la période scolaire, ne sont pas discutables. On discute par contre l'effet préventif de la correction totale au point de vue de la progression de la myopie. Ce qui se dégage en tous cas de l'ensemble des recherches faites à cet égard c'est que, contrairement à ce que l'on pensait autrefois, le port des verres correcteurs de la myopie totale ne peut avoir aucun inconvénient et se trouve facilement supporté d'emblée chez les jeunes myopes. On a attiré l'attention sur l'importance de la correction de l'astigmatisme même léger, au point de vue de la production et du développement de la myopie. Les mêmes observations que nous avons faites à propos de la correction totale pourraient être répétées ici. Nous prescrivons néanmoins la correction sphéro-cylindrique, mais à titre thérapeutique et nullement dans l'espoir d'un effet prophylactique.

Traitement. — L'excès de réfraction dont est pourvu un œil myope peut être neutralisé par un verre négatif, c'est-à-dire un verre concave. Lorsque cet excès de réfraction atteint un degré tel qu'il équivaut ou dépasse le pouvoir dioptrique du cristallin dans l'œil myope, on peut, en supprimant le cristallin, corriger la myopie : c'est ce que nous envisagerons plus loin sous le titre de traitement opératoire de la myopie forte.

Le choix des verres chez le myope ne saurait contenir dans une formule simpliste et il y a lieu d'envisager l'âge du myope, ses occupations et les conditions de vision auxquelles il a été habitué.

Chez l'enfant et l'adolescent, les verres qui corrigent complètement la myopie (et l'astigmatisme s'il y a lieu) seront prescrits et portés d'une manière aussi continue que possible. Les mêmes verres serviront pour la vision éloignée et rapprochée, il en résultera un développement régulier de l'accommodation et de la convergence et une vision nette. On évitera seulement de prescrire les verres d'un pouvoir dioptrique supérieur à la myopie réelle. Il sera souvent utile de recourir à la paralysie accommodative par l'atropine (en remédiant à la dilatation de la pupille par l'interposition d'un diaphragme) pour que le diagnostic du degré de la myopie soit exact.

Les myopes qui ont pris l'habitude de porter leur correction totale dès l'enfance peuvent continuer, pendant l'âge adulte, à porter continuellement leurs verres correcteurs, même s'il s'agit d'une myopie de degré élevé. Cependant, à partir de la quarantaine, il est utile de diminuer d'une, deux ou trois dioptries, la force des verres correcteurs dont ils feront usage pour la lecture ou le travail rapproché.

Lorsqu'un adulte myope, qui n'a pas porté de verres correcteurs, ou ne s'est servi que de verres très inférieurs au degré de sa myopie, vient réclamer une prescription de verres, il est de toute importance de tenir compte des modifications que va entraîner, dans l'exercice régulier de la fonction visuelle, le port des verres correcteurs.

L'accommodation du myope d'un degré supérieur à 4 D et non corrigé n'ayant pas eu à entrer en jeu, la fonction de convergence s'est en quelque sorte dissociée de la fonction accommodative à laquelle l'unissait une innervation commune. Dans les conditions normales, chez le myope corrigé ou l'emmétrope, un effort accommodatif déterminé entraîne forcément une convergence définie. Si l'on vient à corriger complètement un myope adulte, chez lequel ces conditions anormales de convergence et d'accommodation se sont développées, mais qui en a pris l'habitude, on verra, sous l'influence du changement fonctionnel produit, apparaître un état de malaise visuel qui chez les sujets nerveux peut acquérir une intensité fort inquiétante pour le patient. Ce malaise ne se produira pas ou n'existera qu'à un plus faible degré si l'on procède à un entraînement progressif et si l'on a soin de ne pas prescrire des verres beaucoup plus forts que ceux antérieurement portés. Supposons une myopie de 10 D qui n'a été corrigée que par des verres de 4 D. Nous prescrivons 6 ou 7 D, puis quelques mois après 8 D, et ainsi de suite. On pourra cependant donner d'emblée, en face à main, les verres donnant la correction totale. La face à main n'est maintenue devant l'œil que pendant quelques instants et n'entraîne pas la même incommodité que les verres portés en pince-nez ou en lunettes d'une manière continue.

Pour la vision rapprochée, la prescription des verres ne devra pas dépasser au début le tiers ou la moitié de la myopie totale.

Dans les degrés élevés de myopie, il y a souvent utilité à décentrer légèrement les verres, de façon à diminuer l'effort de convergence par l'effet prismatique léger obtenu par la décentration. Le décentrement se fera dans le sens d'un écartement plus grand des centres des deux verres que l'écartement des pupilles.

Il nous reste à envisager le cas d'une myopie inégale des deux yeux. Ici encore, l'âge du sujet, l'habitude qu'il a des verres correcteurs, doivent être pris en considération. Chez l'enfant et l'adolescent, il sera possible et utile de prescrire pour chaque œil le verre correcteur de la myopie, même si la différence correspond à 4 ou 5 D. Chez l'adulte et en exceptant les cas où la différence ne dépasse pas 0,50 à 2 D, cette correction totale de chaque œil n'est le pas souvent pas supportée même après un entraînement prolongé. Le mieux dans ces cas sera de prescrire pour chaque œil le verre correcteur de l'œil le moins myope.

Nous devons dire quelques mots du traitement des complications de la myopie. Le repos visuel complet, le port de verres coquilles teinte fumée, l'hydrothérapie constituent le meilleur traitement de l'asthénopie névropathique si fréquente chez les myopes. Il sera utile de les rassurer sur l'état de leurs yeux et de les distraire de leurs préoccupations par des exercices manuels, des voyages, etc. Les complications choroïdiennes seront combattues par le repos visuel et général, par une hygiène alimentaire et intestinale et par les préparations mercurielles. Les injections sous-conjonctivales de sublimé (quelques gouttes de solution à 1/3000) répétées tous les 5 jours pendant quelques semaines sont souvent d'un très heureux effet. Elles ne dispenseront pas d'un traitement mercuriel général par injections intra-musculaires

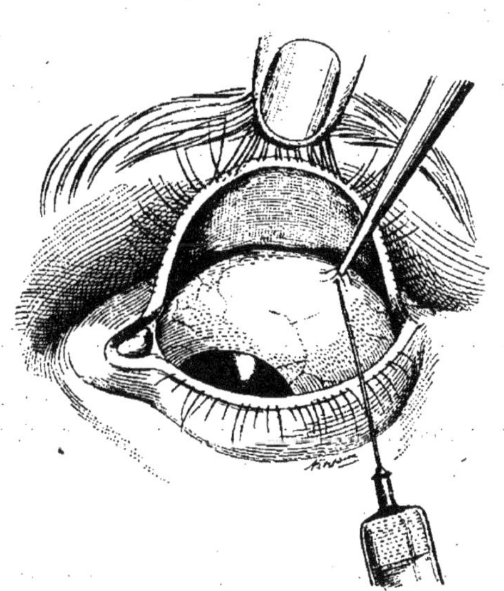

Fig. 268. — Injection sous-conjonctivale. La pince soulève un repli conjonctival et l'aiguille pénètre tangentiellement à la sclérotique. On peut se dispenser de l'emploi de la pince.

(huile grise à 40 p. 100; un cinquième de centimètre cube par semaine, 6 injections dans l'espace de 2 mois) ou par frictions à l'onguent napolitain. C'est pour ces malades qu'une hygiène ocu-

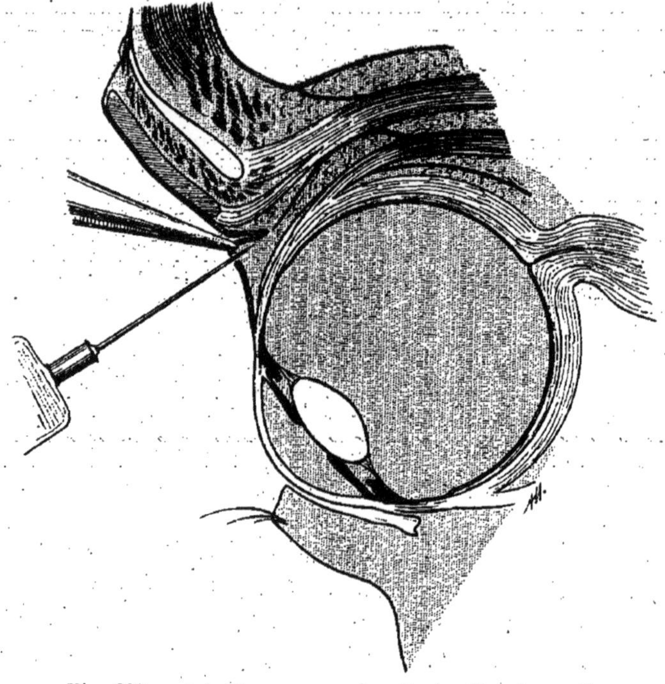

Fig. 269. — Injection sous-conjonctivale. Vue de profil.

laire est utile. On leur recommandera de modérer autant que possible le travail du soir, de se servir d'un pupitre pour leurs lectures ou écritures, de s'abstenir de tout ce qui dans l'alimentation peut amener un peu de congestion céphalique (boissons alcooliques, repas copieux, aliments d'une digestion difficile, etc.).

Traitement opératoire de la myopie forte. — Les conceptions théoriques de nos prédécesseurs les avaient amenés à tenter différentes opérations destinées à empêcher le développement de la myopie. L'idée que l'allongement du globe était la conséquence d'une pression exercée par le grand oblique ou les droits externes fit admettre que l'on enrayerait le développement de la myopie par une ténotomie de ces muscles. Beaucoup d'autres interventions ont été préconisées, puis sont tombées dans l'oubli parce qu'elles n'avaient réellement aucune efficacité. Nous n'en parlerons pas, mais il n'en est pas de même d'une intervention, dont l'idée est ancienne puisqu'elle remonte à l'abbé Des Monceaux (1775), mais qui n'est devenue pratique qu'à une époque où l'asepsie a rendu presque nulles les chances d'une infection oculaire (Fukala, Vacher) : cette opération est l'extraction du cristallin transparent. Avant d'en décrire le manuel opératoire, nous en fixerons les indications.

Alors que chez l'emmétrope, la suppression du cristallin a pour conséquence une hypermétropie de 11 à 12 D, chez le myope l'aphakie produit un effet optique très différent en ce sens qu'elle équivaut à une diminution de 16 à 18 D de la réfraction du globe. Pour être plus précis, nous devons dire que ce n'est guère que chez les myopes de 16 à 20 D que l'ablation du cristallin aura pour conséquence l'emmétropie ou un état de réfraction très voisin. Si l'on voulait limiter les indications de l'extraction du cristallin aux cas où l'emmétropie doit en être la conséquence, le nombre de ces cas serait en réalité très limité. On a constaté d'ailleurs que certains myopes, dont la réfraction est inférieure à 16 D, et qui par conséquent deviennent légèrement hypermétropes après l'extraction, bénéficient néanmoins de l'opération et ont intérêt à remplacer leurs verres concaves forts par des verres convexes faibles.

En outre, chez les enfants atteints d'une myopie de degré élevé on pourra faire l'opération si le nombre de dioptries de myopie est égal au chiffre d'années. Chez un enfant de 13 ans atteint de 13 D de myopie, il est vraisemblable qu'à 18 ou 20 ans l'allongement de l'œil équivaudra à 18 ou 20 D de myopie. Comme l'extraction du cristallin n'agit nullement sur l'évolution du processus myopique, on peut admettre que l'effet optique produit par l'extraction du cristallin à l'âge de 13 ans ne fera que s'améliorer avec les années.

Il y a avantage à opérer des sujets jeunes, n'ayant pas dépassé la trentaine, parce que le processus d'opacification et de liquéfaction du cristallin se poursuit plus uniformément ; mais l'âge adulte n'est pas une contre-indication à l'intervention. La durée du traitement est un peu plus longue que chez le jeune sujet. Les complications choriorétiniennes de la myopie ne constituent pas une contre-indication absolue à l'opération, mais il est bien évident qu'un myope, atteint de choroïdite maculaire avec scotome central, ou de décollement de la rétine, ne retirera qu'un très mince avantage de l'intervention. Si l'état des paupières ou des voies lacrymales fournit des chances d'infection opératoire (larmoiement, blépharite, etc.) on s'abstiendra de toute intervention, tant que ces troubles n'auront pu être combattus.

Il importe, en effet, de ne pas perdre de vue que le principal danger auquel est exposé l'œil myope, soumis à l'extraction du cristallin transparent, est l'infection opératoire, et que le chirurgien devra prendre toutes les précautions qu'exige une intervention sur le globe oculaire.

Il sera nécessaire de prévenir l'opéré que l'évolution de sa myopie ne sera nullement influencée par l'extraction du cristallin, et qu'il restera exposé, après comme avant, aux lésions chriorétiniennes qui compliquent si fréquemment les myopies supérieures à 10 ou 15 D.

Après une dizaine d'années d'applications, l'enthousiasme des ophtalmologistes pour l'extraction du cristallin transparent s'est transformé en une crainte excessive. Les insuccès dus à une technique défectueuse, les complications myopiques rapportées par les opérés à l'intervention elle-même, ont ralenti l'ardeur des opérateurs. Ils avaient trop espéré d'une opération qui doit rester une opération d'exception, susceptible d'apporter des avantages visuels indiscutables à un certain nombre de myopes.

Technique opératoire. — La technique généralement adoptée consiste essentiellement dans la production d'une cataracte traumatique et dans l'extraction ultérieure de cette cataracte. L'acte opératoire comprend plusieurs interventions.

La première est la discission. Les précautions d'usage étant prises, la pupille dilatée par l'atropine et le globe anesthésié par l'instillation de cocaïne, on place le blépharostat, on fixe l'œil avec la pince et on introduit un couteau de de Græfe à lame étroite dans le limbe cornéen à l'extrémité supérieure du méridien vertical, le tranchant tourné vers l'iris. La pointe du couteau chemine dans la chambre antérieure au devant de l'iris et gagne la face antérieure du cristallin au niveau du bord inférieur de la pupille. Arrivée là, une inclinaison en avant du manche du couteau fait pénétrer la pointe dans le tissu cristallinien. Cette incision des parties antérieures du cristallin (en aucun cas le couteau ne doit sectionner de part en part le cristallin) est continuée dans toute la hauteur de la pupille. Il suffit de quelques inclinaisons latérales de l'instrument pour déchirer plus complètement la cristalloïde antérieure et favoriser l'évolution de la cataracte traumatique. L'instrument est alors retiré et l'on place un pansement occlusif bilatéral qui pourra être retiré après 48 heures, si la petite plaie cornéenne est fermée. On instillera de l'atropine en surveillant la tension du globe. La cataracte traumatique produite peut, en effet, provoquer un accès de glaucome secondaire; le glaucome sera rapidement enrayé par une instillation de pilocarpine ou d'ésérine ou, s'il se produit au 5e ou 6e jour, par l'extraction des masses cataractées.

C'est d'ailleurs cette extraction des masses cataractées qui constitue la seconde intervention. Si rien n'oblige à y recourir plus tôt, on attendra 8 à 15 jours pour la pratiquer. Nous ne décrirons pas à nouveau cette intervention, que nous avons indiquée précédemment (voir p. 284). S'il n'existe pas d'astigmatisme, la kératotomie est faite dans la partie supérieure de la cornée. Si la cornée est astigmate, on fera la kératotomie perpendiculairement au méridien de plus forte courbure, afin de corriger, par l'astigmatisme opératoire, l'astigmatisme préexistant. L'extraction sera aussi complète que possible. On évitera avec soin l'issue du corps vitré.

Pansement binoculaire pendant 3 jours.

Si, un mois après l'extraction, la pupille n'est pas complètement transparente, il faudra faire une nouvelle extraction (si les masses sont très abondantes) ou une discission de la cristalloïde postérieure (s'il s'agit d'une cataracte capsulaire secondaire). Ici encore on évitera autant que possible l'issue du vitré.

Dans un peu plus du tiers des cas, il suffira d'une discission et d'une extraction pour supprimer le cristallin transparent. Dans les autres cas, une ou deux discissions secondaires seront indispensables pour l'obtention d'une bonne pupille.

Il faut compter un minimum de 4 à 6 semaines et un maximum de 3 à 4 mois de surveillance médicale régulière pour l'extraction du cristallin d'un seul œil. Le résultat définitif ne pourra être apprécié que 2 à 3 mois après la dernière intervention, par suite des modifications cicatricielles qui se poursuivent dans la cornée et dans l'œil lui-même. Il ne restera plus alors qu'à déterminer la réfraction de l'œil opéré et à prescrire les verres correcteurs convexes ou concaves. L'accommodation n'existant plus, il faudra au moins deux paires de verres l'une pour la vision à distance et l'autre pour la vision des objets rapprochés. Si l'opération a rendu l'œil emmétrope, ces derniers verres seront seuls nécessaires.

Nous avons insisté sur l'importance qu'il y a à éviter l'issue du corps vitré dans les différentes interventions sur l'œil myope.

Bien que la démonstration rigoureuse n'en ait pas été faite, il semble cependant que l'issue du vitré ait créé une prédisposition pour les complications myopiques (choroïdite, décollement rétinien) qui se produisirent dans un certain nombre de cas opérés.

Otto a comparé la fréquence du décollement rétinien chez les myopes forts, opérés ou non, et a trouvé une fréquence égale. C'est aussi l'opinion de de Hippel et Voigt. Fröhlich et Fischer donnent des statistiques moins favorables en ce sens que la proportion des complications est plus grande chez les opérés que chez les myopes non opérés.

Après avoir préconisé l'opération des deux yeux myopes on en est revenu à l'opération d'un seul œil, l'autre conservant sa myopie forte et servant pour la vision rapprochée, tandis que l'œil aphaque permet la vision à distance et l'orientation.

CHAPITRE XVIII

TROUBLES DE L'ACCOMMODATION

Le pouvoir d'accommodation de l'œil peut être modifié de différentes manières. Nous avons vu qu'il subissait l'influence de l'âge et nous aurons tout d'abord à envisager l'altération, en quelque sorte physiologique, qui porte le nom de presbytie.

Nous nous occuperons ensuite des troubles paralytiques ou spasmodiques. Il importe, avant de décrire les troubles de la fonction, d'exposer les moyens cliniques permettant de la mesurer.

Le trouble principal résultant de la diminution ou de la suppression de l'accommodation chez un sujet dont les yeux sont emmétropes, hypermétropes ou d'une myopie très faible, consiste essentiellement dans l'impossibilité de voir nettement les objets rapprochés alors que la vision des objets éloignés conserve d'une manière générale toute sa netteté. C'est ce désaccord entre la vision éloignée et rapprochée qui doit faire soupçonner un trouble de l'accommodation; mais pour s'assurer de la présence de ce trouble il ne suffit pas d'une appréciation grossière, d'autant que l'accommodation est justiciable d'une mesure précise.

Cette mesure exige, d'une part, la détermination exacte de la réfraction oculaire et, d'autre part, la recherche du point le plus rapproché de la vision monoculaire distincte (c'est le punctum proximum, indiqué par l'abréviation p).

La réfraction totale ayant été déterminée par la skiascopie, puis par l'examen subjectif, nous examinerons chaque œil séparément en ayant soin de recouvrir l'œil non examiné.

Pour rechercher le punctum proximum on peut se servir d'un optomètre à fils. Les deux ou trois fils sont extrêmement ténus et tendus parallèlement dans un cadre métallique. A ce cadre est fixé un ruban métrique qui sert à mesurer la distance de l'œil au cadre, au moment où les fils rapprochés de plus en plus de l'observé commencent à perdre leur netteté. La distance trouvée indique l'éloignement du proximum de l'œil observé.

Chez un emmétrope de 20 ans, on trouvera par exemple que le punctum proximum est à 10 centimètres de l'œil. Si l'on rapproche de plus de 10 centimètres les fils de l'optomètre, ceux-ci perdent la netteté de leur contour et l'observé le signale aussitôt. Chez un hypermétrope de même âge nous pourrons trouver que le punctum est à 30 centimètres, alors que chez un myope il se trouverait situé à 5 centimètres.

Il n'y a pas lieu de tenir compte de la valeur absolue de ces chiffres, mais de leur rapport avec la réfraction totale du globe ou si l'on veut avec le punctum remotum (R).

Le punctum remotum est le point le plus éloigné vu distinctement par l'œil, l'accommodation étant au repos. Contrairement au punctum proximum toujours susceptible d'une mesure exacte, le punctum remotum constitue en réalité une abstraction, sauf chez le myope où on pourrait en déterminer l'emplacement. Le punctum remotum se déduit de la réfraction.

Dans l'œil emmétrope qui, à l'état de repos, se trouve mis au point pour les rayons parallèles venant de l'infini, le punctum remotum est à l'infini, $R = \infty$.

Dans l'œil myope, le punctum remotum est variable avec le degré de la myopie. Pour une myopie de 2 D : $R = +0{,}50$ centimètres, on dit le remotum positif par rapport à ce qui se passe dans l'œil hypermétrope, où le remotum supposé en arrière de l'œil est considéré comme une valeur négative variable également avec le degré de l'hypermétropie. Pour une hypermétropie de $+2$ D : $R = -0{,}50$ centimètres, et ainsi de suite.

Ceci dit, nous pouvons nous rendre compte ou de l'effet dioptrique produit par l'acte accommodatif, ou de l'intervalle qui sépare le proximum du remotum. Cela correspond à deux mesures très différentes. La première porte le nom d'*amplitude d'accommodation*. Elle se traduit par des dioptries et se déduit de la formule de Donders :

$$\frac{1}{A} = \frac{1}{P} - \frac{1}{R}.$$

A = amplitude d'accommodation.
P = punctum proximum.
R = punctum remotum.

Un emmétrope dont $R = \infty$ et $P = 20$ centimètres aura une amplitude de $A = 5$ D, ce qui veut dire que l'effet de son accommodation équivaut à une lentille convexe de 5 D placée devant son œil et ramenant le foyer à 20 centimètres du globe.

Un myope de 1 D dont $R = 1$ mètre et $P = 10$ centimètres, a une amplitude d'accommodation de + 10 D — 1 D = 9 dioptries. Son accommodation équivaut à l'adjonction d'une lentille de 9 dioptries.

La deuxième mesure est celle du *parcours de l'accommodation*. Elle correspond à la distance linéaire qui sépare le remotum du proximum et n'offre aucun intérêt pratique.

On peut réaliser facilement un optomètre d'une valeur pratique suffisante en se servant d'un texte composé de caractères très fins, comme ceux que nous reproduisons ici et qu'on trouvera dans toutes les échelles visuelles.

On se servira pour la détermination du proximum des plus fins caractères de l'Échelle visuelle.

On cherchera le point le plus rapproché de l'œil auquel les mots sont encore reconnus, en ayant soin de corriger tout d'abord l'amétropie par des verres correcteurs. La distance à laquelle la lecture est possible, est mesurée en centimètres et il est facile de transformer cette distance en valeur dioptrique (1 D = 1 m. 2 D = 0,50. 3 D = 0,33. 4 D = 0,25. 5 D = 0,20. 10 D = 0,1, etc.). Cette valeur dioptrique correspondra à l'amplitude d'accommodation.

Si le sujet examiné et dont l'amétropie est corrigée, ne reconnaît pas à 20 centimètres les caractères dont est formé le texte ci-dessus, on interposera des verres de force croissante jusqu'à ce qu'il les reconnaisse nettement, La force dioptrique du verre donnant ce résultat indiquera approximativement le déficit d'accommodation que présente l'observé.

Il ne faut pas oublier que l'accommodation étant le résultat d'une contraction musculaire ne peut être mesurée d'une manière absolue. Il y a une assez grande différence entre le fait d'exécuter à un moment donné et pendant de courts instants une contraction accommodative déterminée et le fait de maintenir cette contraction d'une manière prolongée comme cela est nécessaire pour la lecture.

I. — PRESBYTIE

Nous avons vu que l'amplitude d'accommodation subissait une diminution progressive, et que, de 14 D environ à l'âge de 10 ans, elle tombe insensiblement à 0,50 ou même 0 D à un âge avancé.

Voici d'ailleurs le graphique classique représentant la décroissance de l'accommodation avec l'âge (fig. 270). Il a été établi par Donders d'après une moyenne d'observations et ne fournit que des indications générales. Nous voyons qu'entre 40 et 45 ans l'amplitude d'accommodation devient inférieure à 4 D. C'est vers cette époque que les personnes qui lisent beaucoup ou se livrent à un travail rapproché éprouvent une certaine gêne visuelle. Celle-ci devient particulièrement apparente si la lumière est faible ou si le livre n'est pas absolument fixe. Beaucoup de sujets s'aperçoivent du changement de leur vision en voulant lire en chemin de fer ou en tramway. A partir de ce moment, la difficulté de la vision rapprochée va en s'accentuant et l'on peut approximativement se rendre compte du déficit accommodatif, qui se produira avec les années pour une distance de 25 centimètres (exigeant chez un emmétrope un effet accommodatif de 4 D) en établissant le tableau suivant d'après la graphique de Donders.

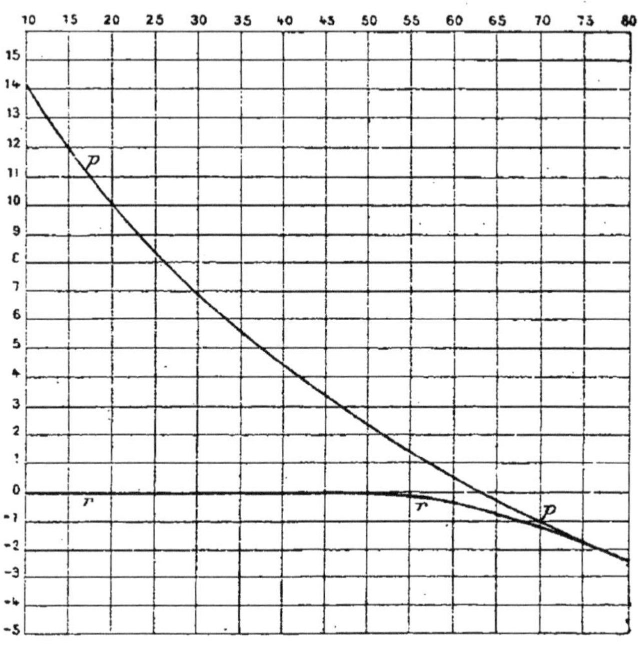

Fig. 270. — Modification de l'amplitude accommodative avec les années (Donders). A gauche, les dioptries; en haut, les années.

Age.	Amplitude d'accommodation.	Déficit d'accommodation.
—	—	—
45 ans	3,5 D	0,5 D
50 —	2,5	1,5
55 —	1,5	2,5
60 —	1	3,0
65 —	0,5	3,5
70 —	0,25	3,75
75 —	0	4

Bon nombre de personnes se contentent d'éloigner leur livre ou leur travail de quelques centimètres, ce qui a pour effet de soulager d'autant l'effort accommodatif; c'est pour cette raison que bien que l'insuffisance accommodative soit déjà accusée chez la plupart des emmétropes à quarante-cinq ans, un très grand nombre attendent encore quatre ou cinq ans avant de faire usage de verres.

Il importe de savoir que les conditions défectueuses de vision qui en résultent sont souvent la cause de céphalées, de gêne visuelle, ou de craintes injustifiées que le port de verres correcteurs suffit à dissiper.

Chez les hypermétropes non corrigés, la presbyopie apparaîtra bien avant l'âge habituel. On est néanmoins souvent surpris par la faculté qu'ont certains hypermétropes de continuer à lire sans verres à un âge où, d'après l'échelle de Donders, toute lecture devrait être impossible.

Chez les myopes de degré faible, la presbyopie n'apparaîtra que très tardivement. Un myope de — 2 D pourra devenir presbyte entre cinquante et cinquante-cinq ans. Vers cet âge, l'emploi d'un verre de + 0,50 D rendra la vision rapprochée plus parfaite.

Il n'est pas rare de voir se produire, assez rapidement, un changement dans l'amplitude d'accommodation, chez des adultes de quarante à cinquante ans qui ont été atteints de troubles généraux (glycosurie), de maladies aiguës ou de neurasthénie. Cette presbyopie à développement plus rapide peut en imposer quelquefois pour une parésie accommodative. Elle n'en a ni les caractères, ni la signification.

Etiologie. — L'étiologie et la pathogénie de la presbytie sont encore des plus obscures. On peut invoquer soit un changement d'activité du muscle ciliaire, soit une modification dans l'élasticité du cristallin. Il est probable que c'est à cette dernière cause qu'il faut attribuer ces modifications.

Traitement. — Le seul traitement consiste à suppléer à l'insuffisance de l'accommodation par l'emploi de verres convexes. Il ne suffit pas, en pratique, de se baser sur le déficit accommodatif ci-dessus indiqué, et de prescrire le verre correspondant à ce déficit et à l'âge du sujet.

Si le sujet n'a pas porté de verres, on lui conseillera des verres de + 0,75 ou de + 1 D au plus pour commencer, même si son âge lui donnait le droit de prétendre à + 2 ou + 2,5 D. Mieux vaudra prescrire des verres faibles, et les faire changer après quelques mois, que de conseiller des verres forts, auxquels les presbytes ne s'habituent que très difficilement. Il en sera de même pour les modifications à apporter aux verres forts.

II. — PARALYSIE DE L'ACCOMMODATION

On entend par paralysie de l'accommodation, la suppression totale ou partielle de l'amplitude accommodative, liée à un trouble de l'innervation. La paralysie accommodative se différencie des autres troubles accommodatifs par son apparition brusque.

Symptômes. — La gêne visuelle est le principal symptôme de la paralysie accommodative ; son intensité varie avec la réfraction du globe : un emmétrope continuera à voir nettement à distance, alors que la lecture et la vision distincte des objets rapprochés lui deviendra impossible. Un hypermétrope constatera un trouble même pour la vision des objets éloignés, alors qu'un myope ne sera que fort peu incommodé, surtout si sa myopie est supérieure à 4 D. L'examen méthodique de l'amplitude accommodative révélera chez lui le trouble fonctionnel. Chez l'emmétrope, l'interposition d'un verre convexe de + 4 D et, chez l'hypermétrope, d'un verre convexe de + 4 additionné au verre correcteur de l'hypermétropie, permettra à nouveau la lecture à 25 centimètres.

Les symptômes objectifs sont nuls, mais en raison de l'innervation commune aux muscles pupillaires et à une partie de la musculature externe du globe, il est fréquent de voir la paralysie accommodative s'accompagner de symptômes pupillaires, la mydriase notamment, ou de symptômes oculo-moteurs tels que la paralysie de la troisième paire.

Diagnostic. — On ne confondra pas la paralysie de l'accommodation avec la presbytie (voir plus haut), avec l'hypermétropie forte, ou avec les troubles accommodatifs produits par le déplacement (luxation ou subluxation) ou l'absence du cristallin. L'examen direct permettra toujours de ne pas commettre cette erreur.

Sémiologie. — Les caractères et l'évolution de la paralysie accommodative sont en rapport avec les causes qui la produisent, et à ce point de vue on peut établir une distinction entre la paralysie accommodative isolée, et la paralysie accommodative accompagnée d'autres troubles oculaires. La cause de beaucoup la plus commune de *paralysie accommodative isolée* est l'intoxication diphtérique. C'est le plus habituellement de trois semaines à un mois après l'évolution d'une angine, dont la nature diphtérique a même pu passer inaperçue tant elle semble bénigne, que le malade constate assez brusquement, au réveil, qu'il ne peut plus lire. Extérieurement les globes oculaires offrent leur aspect et leurs mouvements normaux. Les pupilles ont leur diamètre et leurs réactions habituelles. La paralysie est toujours bilatérale. C'est souvent la seule manifestation apparente de l'intoxication diphtérique, mais elle peut aussi accompagner, ou suivre une paralysie du voile du palais ou des membres. Elle peut s'observer dans des cas de diphtérie traités par le sérum antidiphtérique; une fois développée, elle n'est nullement influencée par de nouvelles injections de sérum. Son évolution est d'ailleurs toujours bénigne. Après quatre à six semaines de durée, le pouvoir accommodateur se rétablit progressivement et reprend son amplitude antérieure.

La cause de la paralysie paraît résider dans une action de la toxine diphtérique sur les neurones moteurs du muscle ciliaire.

Il suffira pendant la durée de la paralysie de laisser les malades (ce sont habituellement les enfants) prendre un repos complet. S'il était nécessaire que le sujet puisse lire ou écrire, on lui prescrirait des verres convexes de + 4 D.

Dans la forme d'intoxication alimentaire connue sous le nom de botulisme et produite par l'absorption, avec la viande, d'une toxine liée au développement d'un microbe anaérobie, les malades présentent une paralysie accommodative isolée en tous points semblable à la paralysie diphtérique. Elle se termine aussi par la guérison après quelques semaines de durée.

La syphilis peut donner lieu parfois à un symptôme semblable, mais il est plus souvent unilatéral ou inégalement développé dans les deux yeux. Il est rare que des troubles pupillaires ne s'y associent pas, si ce n'est d'emblée, au moins ultérieurement.

Les causes de *paralysie accommodative accompagnée de troubles pupillaires* sont beaucoup plus nombreuses.

C'est en dehors de causes locales ou de certaines actions médicamenteuses, toutes les causes susceptibles de provoquer une paralysie du nerf oculo-moteur. Nous ne nous y arrêterons pas puisqu'il suffira de se reporter à la description de ce syndrome (voir p. 566). A propos de l'ophtalmoplégie interne, nous indiquerons les cas de paralysie irienne et accommodative se développant sous l'influence d'une cause centrale, sans participation à la paralysie des autres muscles, innervés par le nerf de la troisième paire crânienne.

En dehors de ces cas, la forme la plus habituelle de paralysie accommodative est causée par l'action d'un mydriatique. Un malade est affolé parce qu'après une instillation intempestive ou voulue, sa vision s'est subitement troublée. L'activité des alcaloïdes (atropine, homatropine, duboisine) sur la fonction accommodative est telle qu'il suffit parfois d'une dilution extrêmement faible, pour que l'effet se produise. La paralysie accommodative atropinique s'accompagne toujours de dilatation de la pupille par paralysie du sphincter de l'iris; l'action est la même que l'atropine soit introduite par instillation dans le sac conjonctival ou absorbée par la voie digestive, sous forme d'extrait de belladone ou d'atropine. La dose ingérée doit, cela va sans dire, être de beaucoup supérieure à la dose instillée pour un effet semblable.

Une goutte de collyre de sulfate d'atropine au 1/200e commence à modifier l'accommodation après vingt-trois minutes. La paralysie devient complète deux heures plus tard et persiste telle pendant dix-huit heures; le retour au fonctionnement normal de l'accommodation exige en moyenne de deux à quatre jours. Les mêmes observations s'appliquent à l'instillation de collyre au sulfate de duboisine. Avec l'homatropine, la durée de la paralysie accommodative ne dépasse pas vingt-quatre heures, et c'est pour cette raison que l'on a recours à cet alcaloïde, lorsqu'on veut dilater la pupille dans le seul but de pratiquer un examen ophtalmoscopique plus complet.

Le traumatisme oculaire, par une force contuse, peut entraîner une paralysie accommodative complète persistant pendant un temps assez long, et s'accompagnant à un degré plus ou moins accusé de paralysie irienne, en l'absence de tout déplacement du cristallin. Un examen attentif évitera la confusion avec cette lésion.

Dans ce dernier cas, les instillations répétées d'un collyre de pilocarpine au 1/50e pourront être utiles en provoquant une contraction du sphincter irien et du muscle ciliaire.

III. — SPASME DE L'ACCOMMODATION

Le muscle ciliaire présente dans certaines conditions particulières un état de spasme qui se traduit par une modification de l'amplitude d'accommodation.

Symptômes. — Il s'agit toujours de sujets névropathes chez lesquels une cause prédisposante (hypermétropie) ou occasionnelle (un traumatisme) a provoqué un état visuel qui simule grossièrement la myopie. Ce sont habituellement des enfants qui, en classe, ne peuvent suivre de leur place les démonstrations au tableau noir. On rencontre parfois aussi ce spasme accommodatif dans la myopie. Les patients s'imaginent que leur myopie a subi une aggravation rapide, car les verres qui leur donnaient une bonne acuité à distance ne produisent plus le même effet.

Lorsqu'on détermine l'amplitude d'accommodation de ces malades, on est frappé de la difficulté qu'il y a à en préciser les limites. Les verres correcteurs à distance sont des verres concaves, mais, contrairement à ce que l'on pourrait croire, le punctum proximum ne se trouve pas plus rapproché de l'œil, comme cela devrait être le cas si le globe était atteint de myopie axile ou d'une myopie égale au verre correcteur pour la distance.

La skiascopie permettra souvent de déterminer plus exactement que l'examen subjectif le degré réel de la réfraction statique; mais on a exagéré en disant que le spasme accommodatif ne persistait jamais dans la chambre noire. Dans tous les cas où nous soupçonnons un spasme accommodatif, nous soumettons le malade à des instillations d'atropine répétées pendant quelques jours, pour pouvoir écarter toute intervention de la réfraction dynamique (accommodation).

Chez certains malades, le spasme accommodatif se complique d'un spasme de la convergence donnant lieu à une diplopie croisée ou homonyme, suivant que l'objet fixé se trouve en deçà ou au delà du point de convergence des globes.

Traitement. — Il suffit souvent de quelques instillations d'atropine pour faire disparaître le spasme accommodatif. La correction de l'hypermétropie ou de l'astigmatisme s'il existe, l'hydrothérapie et le repos visuel sont les seules indications thérapeutiques. Chez les myopes, le repos visuel, la suppression des verres correcteurs pendant 8 à 15 jours et le traitement de l'état névropathique auront rapidement raison de ces troubles.

PRESCRIPTION DES VERRES DE LUNETTES

Dans la prescription des verres de lunettes, il y a deux points à envisager : d'une part, l'indication des verres correcteurs et, d'autre part, le dispositif le plus en rapport avec les conditions dans lesquelles les verres seront portés. Il est préférable, en effet, de ne pas abandonner ce point à la décision de l'opticien. Nous allons donc les envisager successivement.

Après avoir déterminé la réfraction du sujet et fait le diagnostic de son amétropie, il ne suffit pas de transcrire purement et simplement le numéro des verres pour obtenir le traitement de son vice de réfraction. Les rapports établis entre l'accommodation et la convergence, chez l'amétrope, ne peuvent être modifiés d'une façon brutale sans entraîner une gêne plus ou moins forte. Lorsqu'on a affaire à des amétropes adultes n'ayant pas encore porté de verres, il faut procéder à un véritable entraînement.

D'une manière générale, chez l'enfant, la prescription peut être conforme au diagnostic. Il est rare qu'il en résulte un trouble même passager.

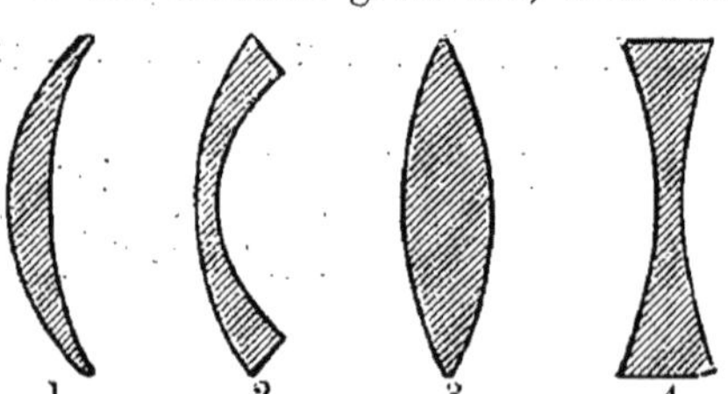

Fig. 271. — Coupe antéro-postérieure des différentes formes de verres de lunettes sphériques : 1, biconcave, 2, biconvexe; 3, ménisque divergent; 4, ménisque convergent.

Chez l'adolescent et surtout chez l'adulte, tout particulièrement s'il s'agit de sujets nerveux, il faudra toujours tenir compte des verres portés jusque-là, même si le diagnostic indique un changement de réfraction.

Détermination de la valeur réfringente des verres. — Pour reconnaître la nature et le degré des verres portés, on se basera sur la déviation que subit un barreau de fenêtre, par exemple, lorsqu'on déplace devant l'œil un verre plan, convexe, concave ou cylindrique.

Avec le verre plan, il n'y a aucun déplacement apparent de l'objet.

Avec le verre convexe, l'objet semble animé d'un mouvement rapide inverse de celui du verre.

Avec le verre concave, l'objet semble se déplacer dans le même sens que le verre.

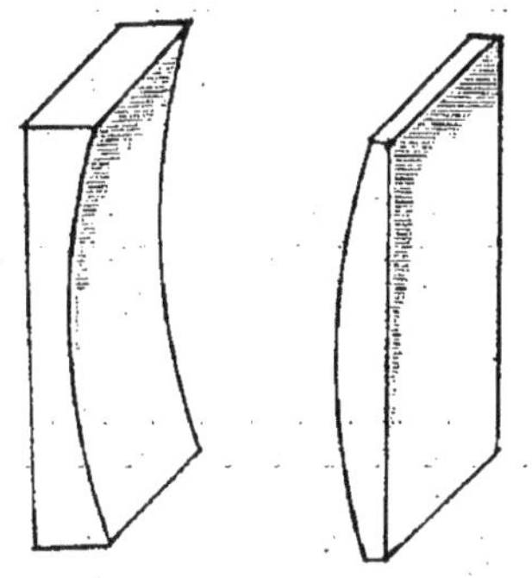

Fig. 272. — Verres cylindriques : 1, cylindre concave ; 2, cylindre convexe. L'axe du cylindre est horizontal.

Avec le verre cylindrique enfin le déplacement apparent se produit lorsque le verre est déplacé perpendiculairement à son axe, alors qu'il est moins accusé ou nul si le déplacement est parallèle.

En cherchant le verre qui neutralise ces effets, on détermine la valeur dioptrique des verres portés.

On peut faire une détermination plus rapide et plus exacte en se servant de l'appareil connu sous le nom de cylindro-sphéromètre.

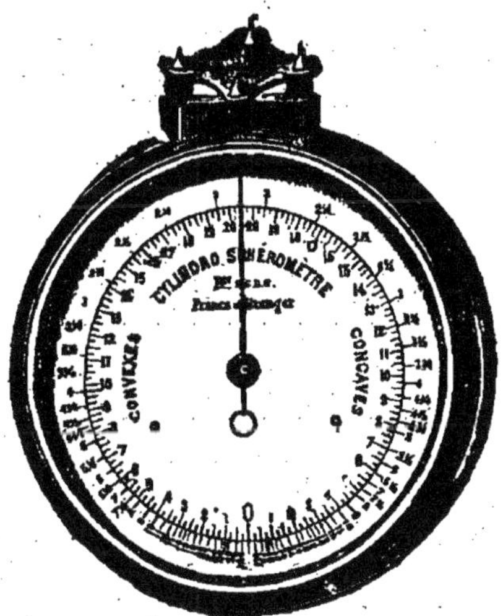

Fig. 273. — Cylindro-sphéromètre pour déterminer la courbure des verres de lunettes. Les 5 pointes sont appuyées sur la surface du verre dont on veut mesurer la courbure. On contrôle l'exactitude de l'instrument en appuyant ces pointes sur une surface plane. L'aiguille du cadran doit marquer le 0. Si ce n'est pas le cas, on règle l'appareil en tournant, à droite ou à gauche, la pointe centrale avec une clef de montre.

Le verre à déterminer étant maintenu à plat, on applique sur sa surface, en pressant légèrement, les 5 pointes du cylindro-sphéromètre. L'aiguille marque sur le cadran un chiffre correspondant à la courbure. En faisant exécuter à l'appareil un mouvement de rotation de 90° on s'assure qu'il s'agit d'une surface sphérique ; dans ce cas, le résultat indiqué par l'aiguille est le même que la première fois. S'il s'agissait d'une surface cylindrique, on trouverait un plan de la surface où l'aiguille marquerait le 0, alors que dans le plan perpendiculaire elle marquerait une courbure de 0 à 6 dioptries. On peut donc aussi déterminer l'axe du verre cylindrique porté.

L'instrument est gradué de telle sorte que le chiffre indiqué par l'aiguille correspond au double de la valeur réfringente de la surface examinée. Les verres sphériques étant le plus souvent constitués par deux surfaces convexes ou concaves de valeur semblable, il s'ensuit que l'indication de l'instrument par l'examen d'une seule face donne le pouvoir réfringent total. S'il s'agit d'un verre plan convexe ou d'un ménisque, il faudra examiner chaque surface avec le cylindro-sphéromètre et diviser par deux le résultat numérique obtenu.

Ex. : nous obtenons + 4 pour une surface et 0 pour l'autre; il s'agit d'un verre plan convexe de + 2 D. Un autre verre nous donne — 6 D pour une surface et — 2 D pour le plan vertical de l'autre; il s'agit d'un verre sphéro-cylindrique de — 3 D concave combiné à — 1 D cylindrique concave à axe horizontal.

Après avoir déterminé la nature des verres portés, on recherchera le numéro intermédiaire entre ceux-ci et la réfraction réelle qui donnera au malade plus de satisfaction visuelle. Trois ou six mois plus tard, on pourra se rapprocher davantage de la correction totale. A l'aide du diploscope de Rémy, on se rendra compte facilement du fonctionnement de la vision binoculaire après correction et on trouvera une solution relativement satisfaisante pour l'accommodation et la convergence.

Nous examinerons maintenant le second point dont nous avons parlé au début de ce chapitre : la position des verres par rapport aux pupilles et la forme de monture indiquée dans chaque cas particulier.

Centrage et décentration des verres. — Le centre des verres devra le plus souvent correspondre au centre pupillaire. Pour cela il suffit de mesurer l'écartement pupillaire dans le parallélisme des yeux. On a construit un très grand nombre d'instruments pour cette détermination, qui pourra d'ailleurs se faire à l'aide d'une règle divisée ou d'un compas dont les branches seront appuyées sur le bord orbitaire supérieur.

Dans certaines conditions, on peut conseiller une décentration des verres. Des verres décentrés sont ainsi qualifiés parce que l'axe ou centre du verre ne correspond pas avec l'axe visuel.

En pratique, la décentration ne porte guère que sur le plan horizontal ; elle est obtenue par une augmentation ou une diminution de l'écartement des verres par rapport à l'écartement pupillaire. La décentration a pour résultat un léger effet prismatique. Au lieu de combiner un prisme avec le verre sphérique, comme il est indiqué de le faire dans certaines conditions spéciales (asthénopie de convergence), on pourra recourir à la décentration. Voici quelques chiffres indiquant en millimètres la décentration nécessaire pour obtenir un effet prismatique de 1 à 4° (d'après Triepel).

	Numéro du verre.	Décentration en millimètres pour un effet produit de : 1°	2°	3°	4°
biconvexes	+ 2	4,2	8,4	12,6	16,9
	+ 2,5	3,3	6,6	10	13,3
	+ 3	2,7	5,5	8,2	10,8
	+ 4	2,0	4	6	8
	+ 5	1,6	3,1	4,7	6,3
biconcaves	— 2 D	4,5	9,1	13,6	18,2
	— 2,5 D	3,7	7,3	11	14,7
	— 3	3,1	6,2	9,3	12,3
	— 4	2,4	4,7	7,1	9,4
	— 5	1,9	3,8	5,8	7,7
	— 6	1,6	3,3	4,9	6,5
	— 8	1,3	2,5	3,8	5,1
	— 10	1	2,1	3,1	4,2

Des verres convexes dont l'écartement sera plus grand que l'intervalle pupillaire augmenteront l'effort de convergence nécessaire à la fusion binoculaire, alors que si l'écartement est moins grand, l'effort de convergence en sera diminué. L'inverse se produit pour les verres concaves.

Nous pouvons encore faire comprendre ce phénomène en disant que la décentration d'un verre concave en dehors ou d'un verre convexe en dedans équivaut à la combinaison de ces verres sphériques avec un prisme dont la base est tournée vers le nez.

Il importe que le plan des verres soit suffisamment distant de l'œil, pour que les cils ne viennent pas à frotter sur le verre, ce qui est souvent une cause de gêne.

Formules de prescription des verres. — Pour les verres sphériques, l'indication comporte l'inscription du numéro du verre correcteur précédé du signe + ou — suivant qu'il s'agit de verres convexes ou concaves. Ces verres sont habituellement prescrits de formes biconvexes ou biconcaves ; cependant pour les verres convexes faibles et pour tous les verres concaves on peut aussi conseiller les ménisques ou verres périscopiques. On donne le nom de ménisques convergents ou divergents (fig. 271) à des verres qui présentent une surface antérieure convexe et une surface postérieure concave. La différence entre la valeur réfringente de ces deux surfaces correspond à la valeur dioptrique du verre. Les avantages optiques de ces verres sont plus théoriques que pratiques, mais ils ont une certaine supériorité cosmétique.

La prescription des verres cylindriques prête souvent à la confusion si l'on se contente d'indiquer l'axe du cylindre sans accompagner cette indication d'un schéma. Nous renvoyons au chapitre de l'astigmatisme où nous avons traité cette question (voir p. 456 et fig. 266, p. 457).

Pour simplifier la prescription des verres cylindriques, Javal a préconisé l'emploi presque exclusif des cylindres concaves auxquels on combinera un sphérique convexe si la réfraction totale de l'œil est hypermétrope. Dans ce cas la surface cylindrique est tournée vers la cornée, tandis que la surface sphérique convexe est disposée en avant.

Monture des verres. — La monture des verres prescrits ne doit pas être laissée au libre choix de l'amétrope ou à l'inspiration de l'opticien.

Chez les enfants, on conseillera toujours des lunettes. Comme les

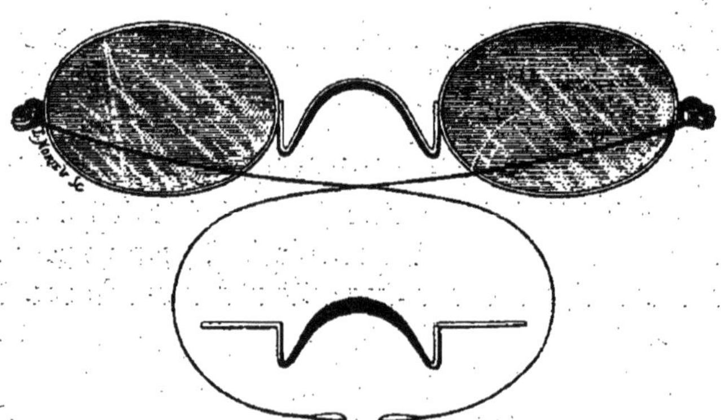

Fig. 274. — Lunettes à nez selle, branches recourbées.

lunettes doivent être très stables, on prescrira les branches cordées recourbées qui sont élastiques et viennent contourner le pavillon de l'oreille sans le blesser. Pour éviter l'excoriation du dos du nez, le pont de la lunette sera de forme dite chinoise, c'est-à-dire formé par une lame aplatie dont la direction sera parallèle au plan du dos du nez.

Chez l'adolescent ou l'adulte, le pince-nez peut presque toujours se substituer aux lunettes. Néanmoins, pour un travail continu, la stabilité des lunettes en rend le port plus agréable. Il ne sera pas nécessaire de recourir aux branches cordées recourbées, sauf s'il s'agit de verres d'un certain poids (convexes ou concaves de degrés élevés). Il existe un très grand nombre de formes de pince-nez La forme dite américaine jouit actuellement d'une faveur très légitime. Une lame demi-rigide réunit les deux verres qui sont séparés des faces latérales de la base du nez par de petites plaquettes en Y, dont l'inclinaison et la courbure peuvent être facilement modifiées avec une pince et adaptées à chaque sujet. Ce pince-nez peut être utilisé pour les verres sphéro-cylindriques et remplace très avantageusement le pince-nez dit correcteur. Comme il importe que les verres cylindriques conservent leur position par rapport à la cornée, il n'est pas possible de les faire monter dans un pince-nez à ressort flexible, car la mise en place de ce pince-nez n'offre aucune constance.

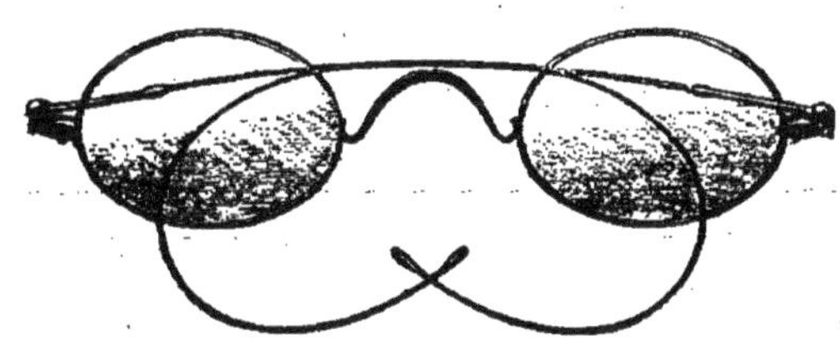

Fig. 275. — Lunettes à branches cordées recourbées, nez chinois.

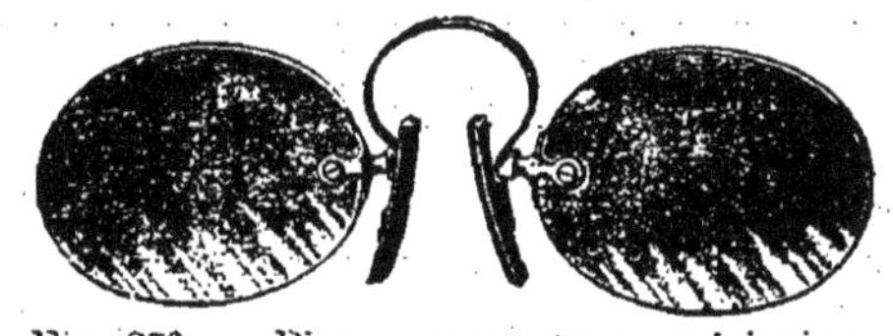

Fig. 276. — Pince-nez monture américaine.

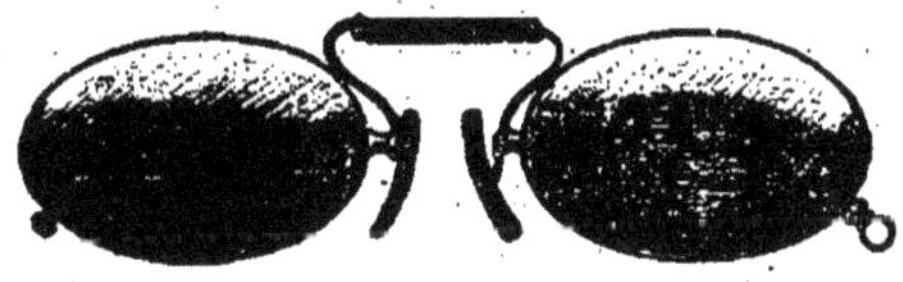

Fig. 277. — Pince-nez correcteur.

La face à main est surtout utilisée par les femmes. Le monocle n'est que très rarement indiqué. La forme demi-lune des verres de lunettes trouve son utilité chez les hypermétropes ou presbytes. Dans la vision à distance l'axe visuel passe au-dessus des verres de lunettes.

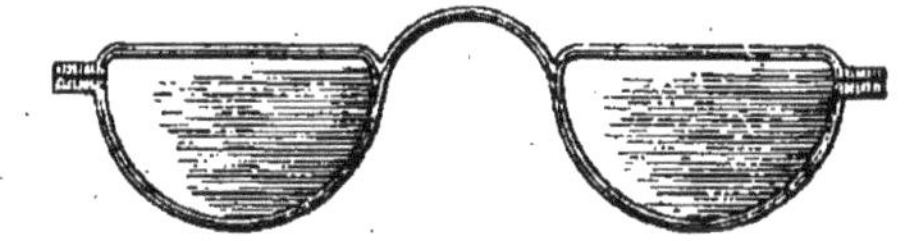

Fig. 278. — Lunettes à verres demi-lunes nez C.

Dans certains états de réfraction et en particulier chez les personnes dont les occupations exigent tour à tour la fixation rapprochée et à distance (peintres, architectes, etc.) le changement continuel des verres serait pénible ; on combine alors les deux verres dans la même monture et l'on obtient ce que l'on appelle des verres à

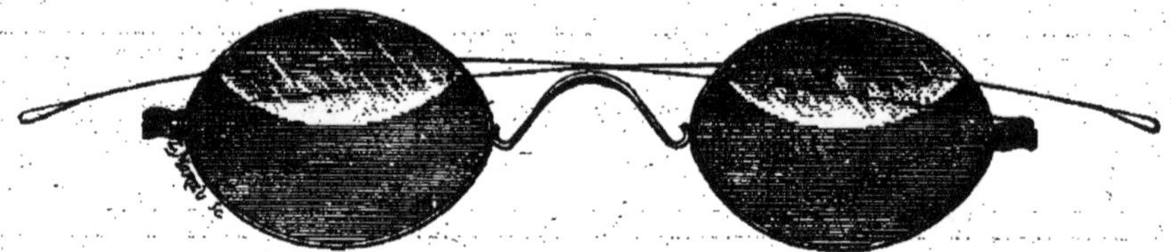

Fig. 279. — Lunettes avec verres à double foyer, branches simples.

double foyer. Au début, les verres à la Franklin, qui en ont été le premier type, étaient formés de deux demi-verres réunis par un bord horizontal. La figure 255 représente un autre type de verres bifocaux. En général la partie supérieure du verre ou foyer supérieur est moins réfringente que la partie inférieure. On a réalisé aussi des verres bifocaux en collant à la surface du verre ou entre deux coques de verres juxtaposés une petite lentille, placée au-dessous du centre du verre. Dans la vision à distance le sujet regarde par le centre du verre. Dans le travail ou la lecture son regard s'abaisse et il regarde à travers la partie inférieure plus réfringente.

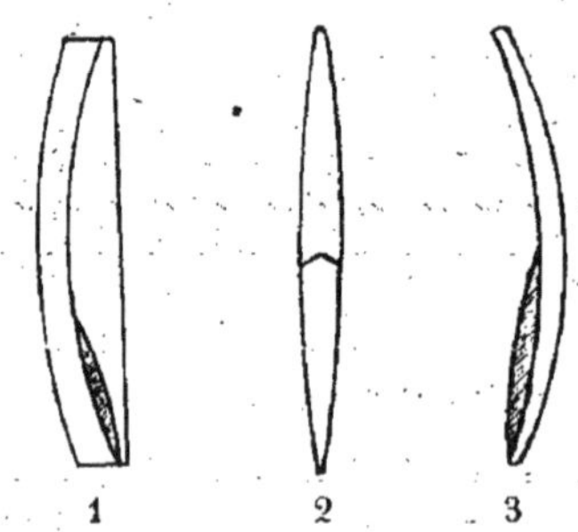

Fig. 280. — Différents types de verres à double foyer vus de profil : 1, lentille de flint collée entre les deux verres ; 2, la demi-lune inférieure est encastrée dans la lentille ; 3, la demi-lune est collée sur le ménisque.

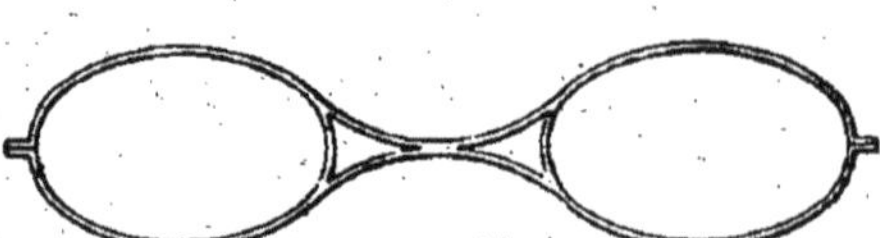

Fig. 281. — Lunettes à nez en X permettant le retournement.

Accoutumance aux verres. — Nous avons déjà signalé la difficulté qu'éprouvent beaucoup de sujets à supporter d'emblée des verres qui correspondent cependant très exactement à l'amétropie de chacun des yeux. Nous avons dit qu'il fallait, pour surmonter cette gêne, un certain entraînement. Il conviendra, lorsqu'un sujet porte des verres pour la première fois, ou que la force réfringente de ses verres a été modifiée, de l'engager à ne les utiliser que pendant d'assez courts espaces de temps au cours des 8 à 15 premiers jours. Il sera prudent de l'informer de la gêne qu'il pourra éprouver. Lorsque cette période d'accoutumance est passée, si la gêne subsiste, il conviendra de vérifier les prescriptions et les verres.

CHAPITRE XIX

AFFECTIONS DU NERF OPTIQUE

Le nerf optique comprend, au point de vue clinique, deux segments dont la symptomatologie présente des différences très tranchées :

1° Le segment antérieur, qui s'étend du point de pénétration de l'artère centrale de la rétine dans le nerf optique à la papille du nerf optique. Les troubles produits par une lésion inflammatoire ou autre se traduisent d'emblée par une modification d'aspect de l'image ophtalmoscopique de la papille. Lorsqu'on parle de névrite optique tout court, de papillite, c'est habituellement aux lésions de ce segment du nerf optique que l'on fait allusion.

2° Le segment postérieur du nerf optique s'étend du point de pénétration des vaisseaux centraux de la rétine au chiasma. L'état de souffrance de cette partie du nerf se traduit tout d'abord par des troubles fonctionnels non accompagnés de modifications ophtalmoscopiques de la papille. Lorsque ces modifications se produisent, elles sont tardives et affectent le type de l'atrophie. On groupe généralement les affections du segment postérieur sous l'étiquette commune de névrite rétro-bulbaire.

On peut séparer de ces deux grands groupes d'affections du nerf optique, des affections qui intéressent la fibre nerveuse optique dans sa totalité et qui rentrent dans ce que l'on a désigné dès longtemps par le terme d'atrophie primitive ou descendante du nerf optique. Les modifications ophtalmoscopiques évoluent parallèlement aux troubles fonctionnels et correspondent, ici aussi, au type de l'atrophie de papille.

Si l'on envisage la pathologie du nerf optique au point de vue étiologique, on constate qu'en dehors de certaines anomalies congénitales et de lésions traumatiques dont la fréquence est très limitée, les causes les plus habituelles de névrite optique résultent de la localisation vasculaire ou interstitielle d'infections chroniniques parmi lesquelles la syphilis occupe une place prépondérante.

La névrite rétrobulbaire peut être causée par la localisation rétrobulbaire d'une infection aiguë ou chronique, mais elle est assez fréquemment la conséquence de certaines intoxications chroniques.

Quant aux atrophies primitives, on sait aujourd'hui qu'elles relèvent toujours de la syphilis.

Nous indiquerons, à propos de chaque affection en particulier, les symptômes qui lui sont propres, mais nous insisterons ici sur l'importance qu'il y a à ne pas se contenter d'un seul mode d'examen, mais de compléter toujours les renseignements fournis par l'examen objectif par ceux que donne l'examen fonctionnel. Ce n'est que de l'ensemble des symptômes que l'on pourra déduire avec quelque certitude l'existence et la nature des altérations du nerf optique.

I. — AFFECTIONS CONGÉNITALES DU NERF OPTIQUE

Ce sont surtout les malformations de l'extrémité intraoculaire du nerf optique que nous devons signaler ici. L'absence ou l'aplasie du nerf optique est extrêmement rare et coïncide avec des lésions encéphaliques étendues (anencéphalie, hydrocéphalie, cyclopie, etc.).

Les anomalies papillaires sont par contre assez fréquentes et doivent être connues parce que leur méconnaissance pourrait les faire confondre avec des affections acquises.

Colobome à l'entrée du nerf optique.

Le colobome à l'entrée du nerf optique coïncide habituellement avec le colobome du plancher oculaire. Il est en rapport avec des lésions graves au cours du développement et s'accompagne de troubles de la réfraction et de diminution très marquée de la vision (voir Planche II, fig. 2).

La papille paraît agrandie et entourée d'un anneau blanc avec des cercles pigmentés. La disposition des vaisseaux est assez particulière. Ils sortent au bord inférieur et non au centre de la papille et présentent toujours un crochet manifeste en raison de l'excavation profonde formée par le plan papillaire.

Conus inférieur.

On désigne ainsi un croissant bordant la papille et qui ne diffère que par son siège inférieur du croissant myopique (voir p. 462).

Malformations papillaires.

Il n'est pas très rare de rencontrer des papilles de direction oblique par rapport à la coque oculaire.

Fibres myéliniques de la papille.

Dans les papilles normales, les fibres optiques perdent leur revêtement de myéline en traversant l'anneau scléral, mais il n'est pas rare de rencontrer des groupes de gaines myéliniques qui franchissent la lame criblée et recouvrent les fibres nerveuses à un ou deux diamètres papillaires du bord de la papille. Grâce à la réfringence de ces gaines, le fond de l'œil offre, à leur niveau, une teinte blanche éclatante et les vaisseaux semblent disparaître ou pâlir dans toute la zone des fibres à myéline. L'aspect ophtalmoscopique réalisé par ces fibres à myéline est des plus variables. Les taches blanches sont en général en continuité directe avec le tissu papillaire. Le bord opposé de la tache semble se fondre insensiblement et s'effilocher en houppe.

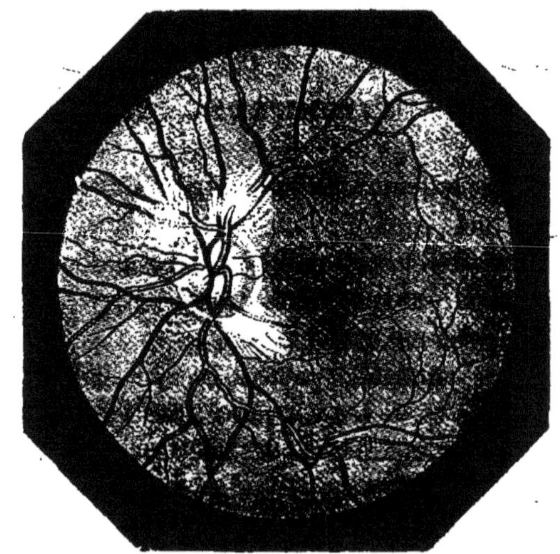

Fig. 282. — Fibres à myéline.

Cette anomalie se traduit par un élargissement de la tache de Mariotte correspondant à l'étendue des plaques de fibres à myéline.

Anomalies vasculaires.

On voit parfois une artère de la papille se porter en avant dans le vitré, puis se recourber en anse, s'enrouler sur elle-même et reprendre son trajet régulier à la surface de la papille et de la rétine. On donne le nom d'*anse artérielle prépapillaire* à cette anomalie.

La *tortuosité des vaisseaux centraux* (artères et veines) en diffère nettement, car cette tortuosité, qui pourrait faire croire aux sinuosités des vaisseaux dans la névrite optique (pseudo-névrite), se poursuit à une assez grande distance du bord papillaire.

Dans les conditions les plus habituelles, les ramifications de l'artère et de la veine centrales de la rétine apparaissent au centre de la papille et au voisinage immédiat de sa surface. On décrit, sous le nom de vaisseaux cilio-rétiniens, les vaisseaux qui franchissent la papille sur ses bords et résultent d'une ramification anormale des vaisseaux ciliaires de la sclérotique ou de la choroïde venant irriguer un petit territoire rétinien. Les artères cilio-rétiniennes siègent en général au côté temporal de la papille, leur existence explique la persistance d'un petit champ de vision dans certains cas d'oblitération pathologique des vaisseaux centraux de la rétine.

II. — AFFECTIONS TRAUMATIQUES DU NERF OPTIQUE

Les lésions du nerf optique constituent une complication assez fréquente des plaies pénétrantes de l'orbite, des coups de feu de la région temporo-frontale et des fractures de la base du crâne.

En dehors de l'arrachement de la papille, qui correspond à des traumatismes graves et rares du globe oculaire et qui se traduit par des lésions ophtalmoscopiques immédiates, la plupart des lésions traumatiques du nerf optique évoluent suivant le type des affections rétro-bulbaires. Nous devons cependant faire une exception pour certaines lésions du nerf optique pouvant accompagner les fractures de la base du crâne.

Au point de vue de la nature du traumatisme, on peut établir une différenciation entre les traumatismes directs et les traumatismes indirects. C'est la classification que nous adoptons.

Plaies directes du nerf optique.

Les plaies directes sont celles qui résultent de la pénétration d'un instrument piquant ou contondant ou encore d'un projectile dans l'orbite.

Symptômes. — Les troubles provoqués par la plaie orbitaire peuvent être peu accusés, mais ce qui signalera la lésion du nerf optique c'est le trouble visuel toujours très développé et constaté par le blessé aussitôt après le traumatisme.

La cécité monoculaire est presque toujours complète et la pupille ne réagit plus à l'excitation lumineuse directe alors que la réaction consensuelle persiste.

L'examen du fond de l'œil montre deux aspects très différents suivant le siège de la lésion et l'altération ou l'intégrité des vaisseaux centraux de la rétine ainsi que des vaisseaux ciliaires.

Le plus souvent (dans la proportion de 3 à 1) on trouve le fond de l'œil normal aussitôt après le traumatisme, alors que 2 à 3 semaines plus tard on voit la papille se décolorer et prendre les caractères de l'atrophie sans modification des vaisseaux. Cet aspect persiste alors indéfiniment.

Dans le reste des cas, l'examen ophtalmoscopique montre aussitôt après le traumatisme des apparences variables; c'est parfois l'aspect filiforme des vaisseaux centraux avec œdème rétinien et rougeur de la macula comme dans les cas de thrombose de l'artère centrale de la rétine. Dans d'autres cas, la papille disparaît sous une hémorragie ou constitue une tache grisâtre ou brunâtre faisant croire à l'existence d'un véritable trou, entouré d'hémorragies rétiniennes. Dans quelques cas plus rares, on a constaté un trouble de la rétine au pôle postérieur, suivi quelques semaines plus tard de l'apparition de dépôts pigmentaires dans la région correspondante. Ces lésions indiqueraient une section des artères ciliaires postérieures.

Toutes ces lésions directes du nerf optique offrent le même caractère de gravité au point de vue de la vision; elle ne se rétablit que partiellement et dans des cas très exceptionnels. Encore ne peut-on plus compter sur une amélioration quelques semaines après le traumatisme.

Traitement. — Aucun traitement n'est susceptible de rétablir la fonction visuelle. Il importe de savoir que la blessure d'un nerf optique ne peut pas retentir sur le nerf du côté opposé.

Traumatismes indirects du nerf optique.

Nous envisagerons ici les lésions traumatiques du nerf optique consécutives à une fracture de la base du crâne et succédant, le plus souvent, à une chute sur le sommet de la tête ou sur la région fronto-temporale.

Symptômes. — Au point de vue clinique on en connaît deux types distincts. Dans le premier type qui succède en général à une contusion orbitaire, la cécité monoculaire est immédiate et complète, et la pupille du côté correspondant ne réagit plus aux incitations lumineuses. L'examen ophtalmoscopique montre le fond de l'œil normal aussitôt après le traumatisme ; l'atrophie papillaire ne devient manifeste que quelques semaines plus tard et n'est plus susceptible de guérison. Il est exceptionnel que la lésion du nerf optique soit bilatérale.

Le second type clinique correspond à des traumatismes crâniens plus graves (chute sur la tête le plus souvent) pouvant déterminer la mort dans un délai assez court.

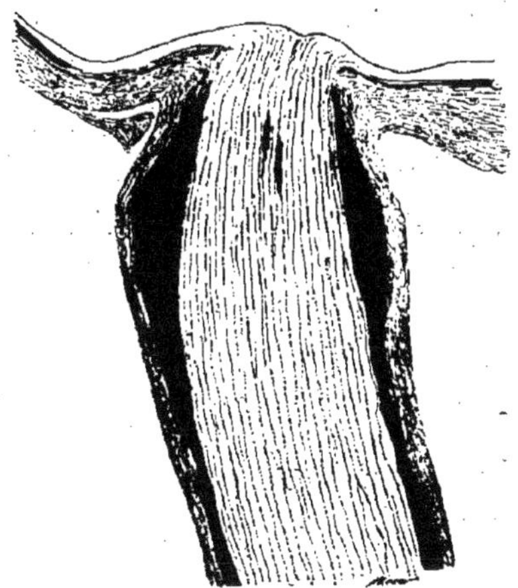

Fig. 283. — Hémorragie des gaines du nerf optique. Coupe horizontale de la partie orbitaire du nerf optique et de la papille (Uhthoff).

Les troubles fonctionnels immédiats ne sont pas appréciables en raison de l'état comateux. L'examen ophtalmoscopique montre par contre une saillie de la papille dont les bords sont mal limités et les veines dilatées. La papille et la rétine dans son voisinage immédiat présentent en outre des hémorragies radiaires. C'est en somme l'aspect ophtalmoscopique de la névrite avec hémorragies nombreuses; ce qui la caractérise aussi c'est sa bilatéralité. Lorsque le malade ne succombe pas aux lésions endo-crâniennes, les troubles visuels sont susceptibles d'amélioration et l'apparence de névrite optique peut disparaître sans laisser de traces très accusées.

Lésions. — Le premier type clinique correspond aux fractures du canal optique. C'est dans son trajet au travers du sphénoïde que le nerf optique est lésé.

Le second type clinique se caractérise anatomiquement par la présence d'hémorragies des gaines du nerf optique. L'épanchement sanguin distend l'espace vaginal situé entre la pie-mère du nerf optique et la gaine durale et détermine immédiatement en arrière du globe une dilatation ampullaire. Ces hémorragies vaginales peuvent résulter du refoulement d'un épanchement sanguin intracrânien sans fractures du canal optique. Elles peuvent aussi être la conséquence d'une fracture de ce canal.

Pronostic. — Le pronostic est particulièrement grave au point de vue vital dans les traumatismes du second type. Par contre, lorsque les blessés échappent au danger de mort rapide, ils ont plus de chances de recouvrer partie ou totalité de leur vision que lorsqu'il s'agit des traumatismes du nerf optique par fracture du sphénoïde. Dans ces cas-là, en effet, la perte de la fonction est définitive.

III. — AFFECTIONS INFLAMMATOIRES ET TOXIQUES DU NERF OPTIQUE

Le terme générique de névrite optique a créé certaines confusions parce qu'on lui a donné successivement une signification trop large ou trop restreinte. En se plaçant au point de vue opthalmoscopique pur, on a opposé l'aspect de la papille dans la névrite optique avec celui qu'elle offre dans l'atrophie du nerf optique; puis on a rapproché des lésions très différentes au point de vue pathogénique parce que l'aspect ophtalmoscopique présentait d'assez grandes analogies. C'est ainsi que la névrite optique produite par une inflammation syphilitique du nerf ou de ses gaines a pu voisiner avec la névrite des tumeurs intra-crâniennes, alors que, dans ce dernier cas, il ne s'agit nullement de lésions infectieuses du nerf optique. D'autre part, on sépare de la névrite optique l'atrophie optique résultant d'un processus inflammatoire siégeant soit dans le canal optique, soit entre celui-ci et le chiasma. Il s'agit cependant ici encore d'une inflammation du nerf, d'une névrite, mais c'est l'aspect de la papille qui fait parler d'atrophie.

Ces confusions seront facilement évitées si l'on ramène les renseignement ophtalmoscopiques à leur juste valeur et si l'on tient compte de l'ensemble des symptômes pour baser la différenciation des maladies du nerf optique. Dans ce chapitre des affections inflammatoires du nerf optique, nous écarterons les lésions liées à des intoxications ou à des troubles circulatoires que nous décrirons plus loin. Nous y ferons rentrer par contre l'atrophie simple du nerf optique. Avant de donner un résumé de chaque type d'inflammation du nerf optique, il est nécessaire d'en indiquer la sémiologie générale.

Sémiologie des affections inflammatoires du nerf optique.

C'est presque toujours un *affaiblissement de l'acuité visuelle* qui marque le début de l'inflammation du nerf optique. Cet affaiblissement peut être d'emblée très accusé, c'est le cas habituel dans les infections aiguës du nerf optique. Il peut, au contraire, se développer progressivement.

La détermination régulière de l'acuité visuelle fournira les éléments d'appréciation les plus nets de la marche de l'inflammation et des effets thérapeutiques.

En même temps que l'acuité visuelle centrale, la *perception visuelle périphérique* peut être plus ou moins affectée. Dans certaines névrites du type rétro-bulbaire le champ visuel périphérique est normal alors que les parties centrales ont perdu toute sensibilité (scotome central). L'inverse peut s'observer dans d'autres inflammations du nerf optique.

L'*examen de la perception colorée* périphérique et centrale fournira aussi des renseignements très utiles au point de vue du diagnostic.

L'*examen ophtalmoscopique* constitue une source d'information des plus importante même s'il montre l'intégrité de la papille et des vaisseaux centraux.

Dans les conditions habituelles, la papille se détache sous forme de tache rosée circulaire d'un ton plus pâle que les membranes qui l'entourent. Les papilles de chaque œil présentent presque toujours une parfaite symétrie d'aspect. Trois aspects principaux peuvent s'observer dans les inflammations du nerf optique : l'aspect dit de névrite optique, l'aspect d'atrophie névritique, l'atrophie simple.

Aspect de névrite optique: la papille est grisâtre rougeâtre, par suite d'une hyperhémie capillaire, ses bords perdent de leur netteté au point qu'on saisit à peine les limites entre la papille et la rétine. On voit souvent la zone péri-papillaire présenter dans une certaine étendue une striation radiée d'un gris jaunâtre qui semble doubler ou tripler le diamètre apparent de la papille. La saillie de la papille est augmentée, ce qui se reconnaîtra d'emblée à l'aspect des vaisseaux centraux. Ceux-ci décrivent un arc du point d'émergence à leur point de contact avec les parties saines de la rétine. Les veines sont dilatées et fluxueuses ; les artères paraissent normales ou légèrement rétrécies (voir Planche III, fig. 11).

Cet aspect de névrite optique comporte des degrés. Il indique un processus intéressant le segment antérieur du nerf optique et en voie d'activité.

Lorsque ce processus ne se termine pas par guérison complète, ce qui est possible, on peut voir se produire l'*aspect d'atrophie névritique*. La papille offre une coloration blanche ou bleu grisâtre dans une partie ou la totalité de son étendue, mais ses bords conservent une certaine irrégularité ; le contour circulaire est interrompu par de très fines dentelures, surtout visibles à l'image droite. Les vaisseaux ont repris leur aspect normal ou conservent un certain degré de flexuosité (voir Planche III, fig. 10).

L'aspect d'atrophie névritique ne comporte pas forcément une diminution de la vision. Il indique seulement l'existence antérieure d'une inflammation du nerf optique.

L'*aspect d'atrophie simple* se caractérise par la teinte uniformément blanche de la papille qui tranche d'autant plus fortement sur le fond rouge de la rétine. Ses contours sont nets et les vaisseaux ne présentent aucune modification de leur calibre. Il n'est pas rare que la papille paraisse un peu moins saillante qu'à l'état normal. Il peut même exister une légère dénivellation de la surface papillaire n'atteignant jamais le degré d'excavation de la papille glaucomateuse (voir Planche III, fig. 9).

Cet aspect ophtalmoscopique se développe plus ou moins rapidement, en même temps que les troubles fonctionnels dont nous avons parlé plus haut.

L'étude des commémoratifs, l'évolution des lésions et des symptômes permettront seules de rattacher ces différents troubles à la maladie du nerf optique dont ils sont l'expression.

Névrite optique syphilitique.

L'infection syphilitique est la cause de beaucoup la plus fréquente des inflammations du nerf optique.

Symptômes. — La névrite optique s'observe à toute période de l'infection syphilitique acquise ou héréditaire. Nous l'avons vue souvent apparaître en même temps que la généralisation secondaire. Mais elle peut survenir chez un syphilitique qui n'a pas eu de manifestations depuis plus de 20 ans. Elle est unilatérale ou bilatérale.

Elle revêt le plus souvent le type de *papillite*. Le trouble visuel peut être très léger au début et il n'est pas rare qu'à une gêne visuelle, assez marquée pour rendre la lecture continue difficile, corresponde une acuité visuelle normale. Dans d'autres cas, la diminution de la vision est très manifeste d'emblée ou après une période de progression de quelques jours. Ces troubles sont parfois accompagnés de céphalées frontales ou occipitales. L'examen ophtalmoscopique montre habituellement l'aspect de névrite optique plus ou moins accusé.

L'évolution de la névrite est subaiguë ou chronique et, en l'absence de traitement, elle peut aboutir à une atrophie complète. Elle est presque toujours manifestement influencée par le traitement anti-syphilitique. Ce n'est cependant qu'après 2 à 3 semaines de traitement que l'amélioration se manifeste. Il faut savoir que la névrite optique est sujette à récidives comme beaucoup de localisations syphilitiques.

Le type de *névrite syphilitique rétro-bulbaire* est un peu plus rare. Il accompagne parfois des manifestations ostéo-périostiques du sommet de l'orbite et peut se compliquer de paralysies oculomotrices. Les douleurs sont presque constantes et prédominent souvent pendant la nuit. Le trouble visuel est d'emblée très accusé par suite de la présence d'un scotome central. L'examen ophtalmoscopique ne révèle aucune altération au début. L'évolution est souvent beaucoup plus grave que dans le type précédent en ce sens que la perception centrale peut rester définitivement compromise malgré l'application d'un traitement énergique.

Le type d'*atrophie primitive*, de beaucoup le plus fréquent, est aussi le plus grave, car il atteint successivement les deux yeux et entraîne toujours la cécité. Le trouble fonctionnel évolue parallèlement à la décoloration de la papille, mais peut offrir des variations très marquées. C'est tantôt une limitation du champ visuel sans modification de l'acuité ; tantôt une diminution simultanée de la vision périphérique et centrale ; tantôt enfin, et cela plus rarement, une disparition rapide et complète de la vision centrale sans rétrécissement du champ visuel au moins au début.

Cette atrophie, dite primitive, peut exister seule sans autres troubles du système nerveux. Elle est fréquemment accompagnée de modifications des réflexes pupillaires (signe d'A. Robertson, perte des réflexes pupillaires, etc.) et compliquée assez souvent des syndromes nerveux tels que le tabes ou la paralysie générale, qui, comme elle, sont causés par l'infection syphilitique. Son évolution est des plus variables en ce sens qu'entre les premiers symptômes de l'affection dans un œil et la destruction totale des fibres nerveuses il peut s'écouler une période allant de un an à quelques années au plus. Ce qui est constant, c'est l'évolution régulièrement progressive et qu'aucun traitement n'a réussi jusqu'à présent à enrayer.

A ces trois types principaux on pourrait en ajouter d'autres plus rares, entre autres celui qui résulte du développement dans la papille de gommes faisant saillie dans le corps vitré.

Étiologie. Lésions. — L'infection syphilitique est la seule cause de ces affections, et il est probable que la constatation directe du spirochæte pallida dans les tissus nous permettra bientôt d'en pénétrer plus avant le mécanisme.

Les lésions syphilitiques actives du nerf optique sont relativement mal connues, et, dans le petit nombre de cas examinés, on a vu que l'infiltration inflammatoire cellulaire pouvait atteindre le tissu nerveux et les gaines soit à son extrémité papillaire, soit dans le segment postérieur; il en résulte un élargissement du nerf. On connaît mieux les lésions des nerfs dans le type atrophie simple : leur diamètre est réduit parfois de moitié. A la place des fibres nerveuses dont il ne reste que quelques éléments on voit du tissu conjonctif. La gaine piale du nerf optique est épaissie, et presque tous les vaisseaux montrent des parois sclérosées. Il s'agit en quelque sorte d'une méningite chronique des nerfs optiques, accompagnée de sclérose vasculaire du tissu nerveux (Léri).

Diagnostic. — Le diagnostic étiologique d'une névrite optique est souvent des plus difficiles. En cas de doute et en l'absence d'une cause précise à laquelle la névrite pourra être attribuée, on soumettra le malade au traitement mercuriel.

Il n'est pas rare de voir, chez un syphilitique, une maladie aiguë (fièvre typhoïde, grippe, rougeole) ou une modification de l'état général (lactation, grossesse) créer une prédisposition à une localisation névritique de l'infection latente. Ainsi s'expliquent un certain nombre de cas de névrites rattachés à tort à l'infection aiguë, qui n'a joué que le rôle de cause prédisposante.

Dans les cas très légers de névrite syphilitique, le diagnostic ne pourra être posé que par un examen répété du malade. Lorsqu'il y a des troubles des deux yeux, il y aura lieu de rechercher s'il ne s'agit pas d'une lésion syphilitique intra-crânienne provoquant des troubles secondaires du côté des nerfs optiques (voir Névrite œdémateuse).

Pronostic. — Le pronostic est le plus grave dans le type atrophie simple. La cécité est constante dans un délai plus ou moins éloigné. Dans les autres types, le pronostic dépend du moment où peut être appliqué le traitement et de l'état général du sujet. Si les nerfs présentent déjà des signes d'atrophie secondaire, les chances d'amélioration seront très réduites.

Traitement. — On prescrira un traitement mercuriel énergique (par injections intra-musculaires : 2 injections de cinq centigrammes de calomel par semaine ou 1 injection d'huile grise à 40 0/0, 1/4 cc. par semaine, etc.). Ce traitement sera poursuivi avec le repos nécessaire pendant plusieurs mois, puis espacé. Dans l'atrophie simple, il est sans action sur l'évolution des lésions nerveuses, mais il semble néanmoins utile au point de vue général.

On conseillera en outre la suppression de toutes les causes d'intoxication (alcool, tabac), le repos visuel et général et une hygiène alimentaire régulière.

Névrite infectieuse aiguë.

Sous cette désignation un peu vague, on peut ranger un certain nombre de faits où, à la suite d'une infection locale ou générale (angine, otite, érysipèle, grippe, méningite cérébro-spinale, etc.), on voit apparaître une inflammation du nerf optique à évolution aiguë.

Symptômes. — Cette névrite infectieuse peut évoluer suivant le type de papillite ou de névrite rétrobulbaire.

Le trouble visuel survient assez brusquement et atteint rapidement un degré très accusé. Il peut exister un scotome central très étendu et l'intégrité du champ visuel périphérique, ou un rétrécissement avec diminution de la vision centrale. Le malade éprouve dès le début une sensation douloureuse profonde qui apparaît surtout dans les mouvements de latéralité des yeux.

L'examen ophtalmoscopique montre un aspect de papillite plus ou moins manifeste ou l'intégrité parfaite du fond de l'œil. Dans certains cas, à l'intégrité de la papille des premiers jours fait suite un léger degré de rougeur et de saillie papillaire avec stase veineuse.

Après une à deux semaines ou plus, la vision centrale complètement abolie se rétablit progressivement et l'on voit, chez un certain nombre de malades, l'acuité visuelle revenir à la normale. C'est en particulier le cas dans les névrites infectieuses rétrobulbaires unilatérales.

La névrite infectieuse bilatérale qui peut résulter d'une propagation d'une méningite infectieuse (causée par le méningocoque, le pneumocoque ou le streptocoque) présente une évolution plus grave. Suivant l'intensité des lésions inflammatoires, l'atrophie secondaire est plus ou moins marquée et l'amélioration fonctionnelle ne se produit que si les fibres nerveuses n'ont pas été détruites.

Il persiste presque toujours une réduction de l'acuité visuelle, parfois même la cécité monoculaire ou binoculaire.

On peut compter sur une amélioration progressive pendant les deux ou trois premiers mois qui suivent le début de l'affection, mais si celle-ci ne s'est pas produite après un mois, il faudra craindre le *statu quo*.

Ces névrites infectieuses peuvent, dans certains cas, précéder des manifestations cérébro-spinales qui indiquent l'extension aux méninges du processus infectieux. Il faut savoir que l'apparition de ces symptômes ne comporte pas toujours un pronostic fatal.

Étiologie. Pathogénie. — Dans quelques faits d'infections orbitaires, il semble que l'affection du nerf soit le résultat d'une infection directe, mais ce n'est pas le cas le plus fréquent. Lorsque la névrite survient au cours d'une grippe, d'une angine ou d'une infection éloignée, on peut admettre qu'il y a eu transport par voie sanguine et localisation de l'agent infectieux dans le nerf optique ou ses gaines ; la démonstration du siège et de la nature de cette infection n'a pu encore en être faite. Lorsque la névrite bilatérale accompagne une méningite aiguë suppurée, il est possible que l'extension au nerf optique résulte d'une transmission par l'espace vaginal. L'hypothèse d'une sinusite sphénoïdale comprimant le nerf optique dans le canal optique n'a pu être confirmée, tout au moins pour la généralité des cas. L'examen du

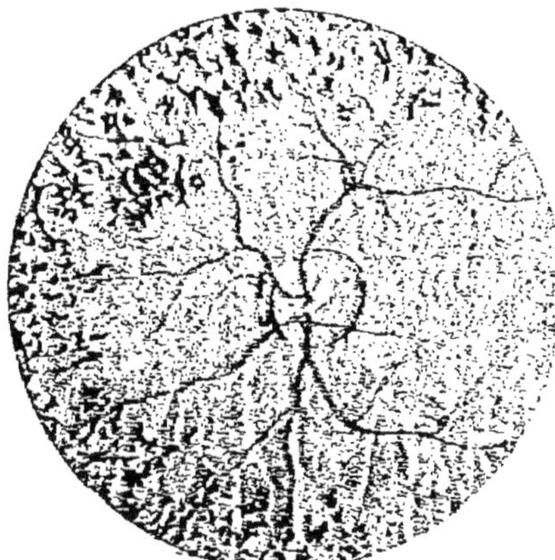

Fig. 7. — Rétinite pigmentaire.

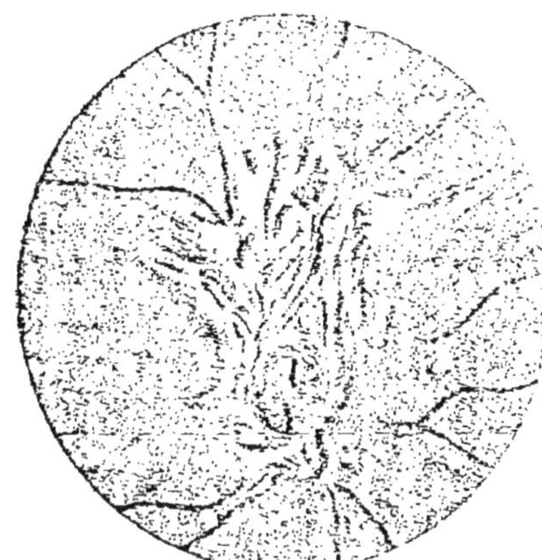

Fig. 8. — Rétinite proliférante.

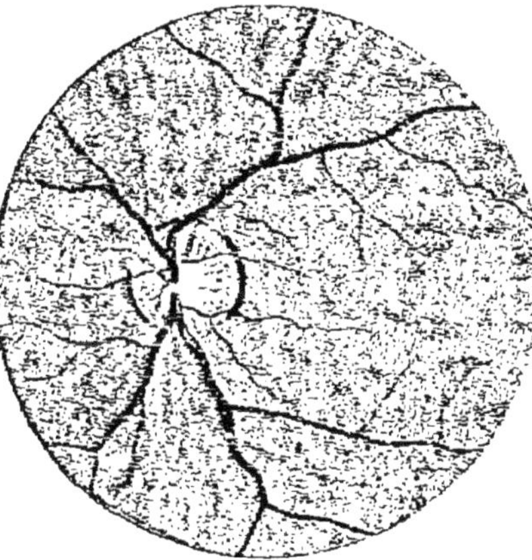

Fig. 9. — Atrophie de papille.

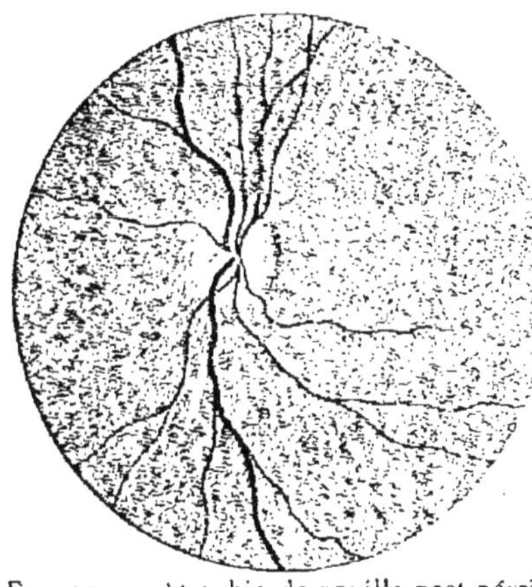

Fig. 10. — Atrophie de papille post névritique.

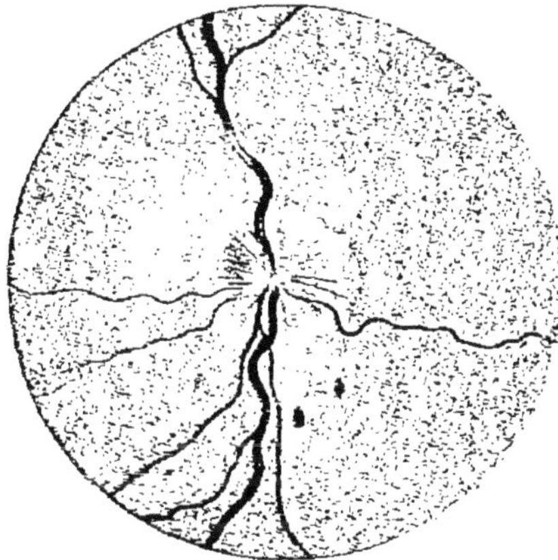

Fig. 11. — Névrite œdémateuse avec stase papillaire.

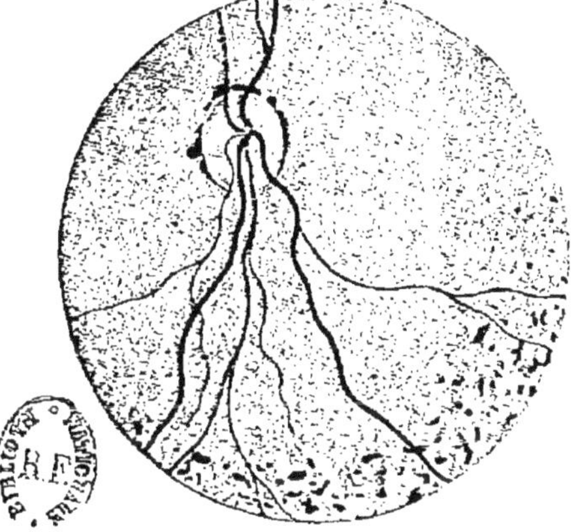

Fig. 12. — Choriorétinite syphilitique périphérique.

liquide céphalo-rachidien retiré par ponction lombaire permettra peut-être de préciser dans un certain nombre de cas la nature microbienne de l'infection.

Diagnostic. — Le diagnostic de ces formes de névrites ne peut se baser que sur une étude attentive des commémoratifs et de l'état général du sujet.

Traitement. — L'affection ne semble guère influencée par le traitement. L'évolution naturelle vers la guérison, qu'on observe dans un assez grand nombre de cas, a seule pu faire croire à l'efficacité de tel ou tel remède.

On conseillera le repos à la chambre et le traitement de l'état général. La ponction lombaire serait des plus justifiées dans les cas de névrite bilatérale.

Névrite optique oxycéphalique.

Ce type d'affection du nerf optique qui aboutit le plus souvent à la cécité, est caractérisé essentiellement par la conformation crânienne pathologique qu'il accompagne, et à laquelle on donne le nom de crâne en tour ou d'oxycéphalie.

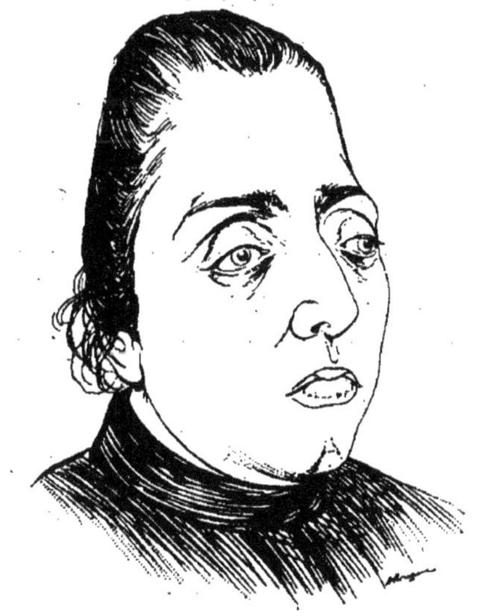

Fig. 284. — Crâne en tour avec atrophie post-névrotique des nerfs optiques et cécité.

Symptômes. — La malformation crânienne se produit dans les premières années, et le trouble visuel paraît contemporain. Les parents constatent la diminution ou même la suppression presque complète de la vision, mais l'examen ophtalmoscopique n'est pratiqué qu'à un moment où l'aspect de névrite a fait place à l'aspect d'atrophie névritique. L'affection atteint toujours les deux yeux. La cécité peut être complète, mais, dans la majorité des cas, il persiste une légère perception lumineuse. Le développement intellectuel peut se faire normalement et contraste avec la physionomie stupide de beaucoup de ces aveugles.

La déformation crânienne est caractérisée essentiellement par un allongement du crâne dans le sens de la hauteur correspondant avec l'étroitesse du front (fig. 284).

Étiologie. — La malformation crânienne paraît la conséquence d'une soudure précoce des sutures en rapport avec une affection duremérienne (Virchow). La névrite optique serait sous la dépendance de l'inflammation méningée (Virchow, Hirschberg), dont la cause première n'a pas encore été établie.

Il n'est pas rare de rencontrer des cas d'oxycéphalie sans aucune lésion des nerfs optiques.

Traitement. — Si l'on est consulté au moment du développement des lésions, on instituera un traitement mercuriel. A la période d'atrophie des nerfs, toute thérapeutique sera inutile. On conseillera les parents au sujet de l'enseignement spécial à donner à leur enfant.

Névrite nicotino-alcoolique.

Cette affection est souvent décrite sous le nom d'amblyopie toxique ou d'amblyopie nicotino-alcoolique, les lésions de la papille optique pouvant faire défaut si l'affection est légère, ou à ses débuts. Elle évolue suivant le type des névrites rétrobulbaires et offre comme caractère principal celui d'un développement symétrique dans les deux yeux. C'est là d'ailleurs un caractère général des localisations nerveuses toxiques.

Symptômes. — L'affection atteint surtout les adultes et s'observe beaucoup plus fréquemment chez l'homme que chez la femme. C'est le trouble visuel qui apparaît tout d'abord et présente des caractères indécis. La vision est moins nette et semble subir un affaiblissement graduel. Il n'est pas rare que le patient ne s'en préoccupe que le jour où la lecture n'est plus possible. On rencontre d'ailleurs des cas où l'impossibilité de lire se produit assez rapidement. Cette altération visuelle n'est accompagnée d'aucun autre trouble oculaire ou céphalique. Le sujet peut continuer à vaquer à ses occupations, sauf à celles qui comportent la lecture ou l'écriture. Il est parfois frappé par une modification dans la couleur (rouge ou verte) de certains objets. Mais, et c'est là un caractère clinique important, il est infiniment moins préoccupé de son état que ne l'est tout autre amblyope.

L'examen objectif pratiqué au début peut être entièrement

négatif alors que l'examen fonctionnel permettra toujours le diagnostic. Le diamètre des pupilles, leurs réactions à la lumière et à la convergence sont toujours normaux (à l'exception de rares cas où il y a coïncidence de troubles pupillaires syphilitiques). La papille a ses contours réguliers et sa coloration normale, au début tout au moins, mais il est habituel, lorsque l'intoxication se poursuit, de voir le segment temporal (côté nasal à l'image renversée) prendre une coloration blanche atrophique. Il est très rare que cette décoloration atteigne toute la surface papillaire; les vaisseaux conservent toujours leur aspect normal.

L'acuité visuelle a subi une réduction constante : de 1/3 à 1/10. L'abaissement au-dessous de 1/10 est exceptionnel, tout au moins pendant la période d'observation ophtalmologique. L'examen attentif du champ visuel central montre toujours l'existence d'un scotome central bilatéral tout d'abord relatif. Si l'on pratique la recherche avec le stéréoscope (voir p. 331), on constate aisément que l'index rouge ou vert pâlit ou disparaît dans une zone de 10° environ correspondant au point de fixation. L'index blanc peut être encore perçu. C'est ce que l'on appelle un scotome central relatif pour les couleurs. A un stade plus avancé, le scotome peut devenir absolu pour le blanc et les couleurs. En dehors de l'aire de 10° environ, la perception des couleurs peut être absolument normale.

Les malades atteints d'amblyopie toxique ne présentent pas toujours d'autre trouble apparent d'intoxication. Il va sans dire qu'en les recherchant, on constatera fréquemment le tremblement des mains, les troubles digestifs, l'état mental particuliers aux alcooliques.

Lorsque les troubles sont de date relativement récente (un à trois mois), il est presque constant de voir, sous l'influence de la suppression seule des causes d'intoxication, la vision se rétablir progressivement et intégralement. Si l'intoxication continue, des troubles mentaux apparaissent alors, ce qui explique que l'étude anatomique des lésions des nerfs optiques ait été faite principalement à l'aide de matériaux recueillis dans les asiles d'aliénés.

Lésions. — L'étude histologique des nerfs optiques de malades atteints d'amblyopie nicotino-alcoolique a démontré l'existence d'un processus de sclérose limité aux parties du nerf optique qui correspondent au trajet du faisceau maculaire, c'est-à-dire au passage des fibres qui s'articulent avec les cellules visuelles de la région maculaire. L'étude de ces lésions a même permis de suivre exactement le trajet de ces fibres depuis la papille jusqu'au chiasma. On discute par contre encore la pathogénie des lésions. Uhthoff admet l'existence d'un processus inflammatoire intéressant le tissu interstitiel et entraînant secondairement l'altération des fibres nerveuses. Nuel suppose au contraire une lésion primitive des fibres nerveuses et même des cellules nerveuses de la rétine. Ayant pu faire l'étude d'un cas d'amblyopie toxique dont le début ne remontait qu'à sept semaines avant la mort, Schieck démontre l'existence de lésions primitivement vasculaires atteignant la région du nerf comprise entre le canal optique et le chiasma et entraînant secondairement la dégénération des fibres maculaires.

Étiologie. — La cause première de ces altérations réside dans l'intoxication nicotino-alcoolique. Nous avons vu que la suppression de l'intoxication amenait la régression, puis la disparition des lésions. Il semble donc bien établi que c'est là le seul facteur important. Ce qui n'est pas encore expliqué c'est le fait que des buveurs-fumeurs habitués à l'ingestion d'une certaine dose de toxique puissent sans modifications dans leurs habitudes présenter brusquement une sensibilité particulière de leurs nerfs optiques à l'intoxication. Il n'est pas rare qu'une affection aiguë (grippe, bronchite) ou chronique (diabète) ait créé la prédisposition. L'affection s'observe beaucoup plus chez des sujets adonnés à une dose régulière d'alcool que chez des intempérants coutumiers de l'ivresse.

Diagnostic. — Le diagnostic de l'amblyopie toxique a une très grande importance : pour le malade d'abord, puisque le traitement est toujours efficace lorsque la cause de l'affection est reconnue de bonne heure. Elle a encore une très grande importance pratique lorsqu'il s'agit d'employés de chemins de fer, de marins obligés de reconnaître et de différencier des signaux colorés, et que le daltonisme acquis de l'amblyopie toxique peut rendre inaptes à l'exercice de leurs fonctions. Il a été démontré, par exemple, qu'un certain nombre de collisions en mer avaient eu pour cause unique la méconnaissance des signaux colorés par des pilotes atteints d'amblyopie nicotino-alcoolique.

On ne confondra pas cette amblyopie avec les cas de chiorioréti-nites maculaires ou de rétinites maculaires bilatérales. Le diagnostic se fera par l'examen ophtalmoscopique, la pupille étant dilatée. Il est, par contre, plus difficile de la différencier des troubles névritiques analogues produits par d'autres intoxications infiniment plus rares : intoxication par l'alcool méthylique.

Pronostic. — Le pronostic est grave lorsque le malade n'est pas étroitement surveillé, et qu'on ne peut lutter contre ses fâcheuses habitudes. Il est grave non seulement en ce qui concerne la vision centrale, mais aussi au point de vue des fonctions cérébrales qui ne tardent pas à subir les effets des toxiques.

Traitement. — On renseignera exactement le malade et sa famille sur les causes de l'affection. On lui prescrira la suppression *complète* de toute boisson alcoolique, la suppression du tabac sous toutes ses formes, et on le mettra au régime lacté relatif. C'est là la partie essentielle du traitement, auquel on pourra adjoindre la noix vomique à l'intérieur. Il importe de suivre attentivement ces malades et de les encourager dans l'abstinence afin de prévenir les récidives.

Atrophie héréditaire du nerf optique.

L'affection du nerf optique, différenciée par Leber et décrite sous le nom d'atrophie héréditaire, évolue suivant le type de la névrite rétrobulbaire et apparaît le plus souvent à l'époque de la puberté. Elle peut atteindre plusieurs membres des générations successives d'une même famille.

Symptômes. — L'affection se manifeste par un trouble visuel à début brusque ou progressif, essentiellement caractérisé par une altération marquée de l'acuité visuelle centrale sans modification de la vision périphérique. Il y a parfois des céphalées à ce moment seulement. L'acuité visuelle s'abaisse à 1/2 ou à 1/10 et l'épreuve stéréoscopique montre un scotome central pour les couleurs qui ne tarde pas à exister aussi pour le blanc. Les pupilles ne présentent aucune altération de leurs réflexes. L'examen ophtalmoscopique ne révèle pas d'altérations manifestes au début. Après quelques semaines ou quelques mois la pâleur papillaire devient très apparente et peut rester limitée à la moitié temporale ou s'étendre à toute la surface de la papille.

L'atteinte des deux yeux est constante, mais elle n'est pas toujours simultanée ou égale en intensité. Il peut s'écouler quelques jours ou quelques mois entre le début de l'affection et l'atteinte du second œil.

Après une période de 3 à 6 mois, pendant laquelle les troubles fonctionnels peuvent s'accentuer ou s'atténuer dans une certaine mesure, l'état de la vision centrale ne subit plus de modifications et la vision périphérique demeure intacte.

Étiologie. — L'affection atteint surtout les hommes alors qu'elle est

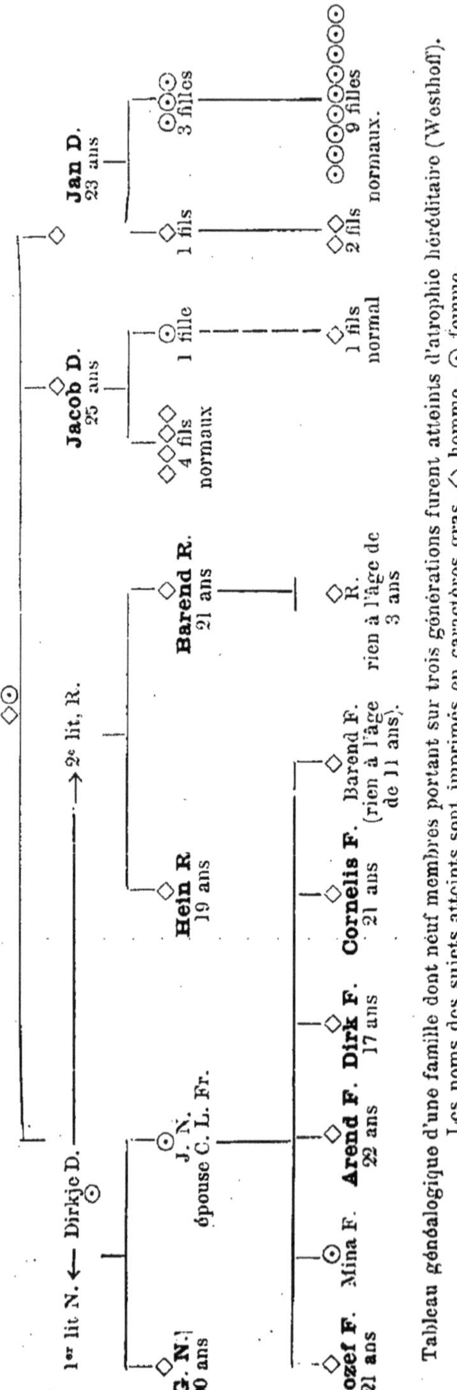

Tableau généalogique d'une famille dont neuf membres portant sur trois générations furent atteints d'atrophie héréditaire (Westhoff).
Les noms des sujets atteints sont imprimés en caractères gras. ◇ homme, ⊙ femme.

le plus souvent transmise par la ligne maternelle. Les descendants mâles de pères atteints de névrite restent habituellement indemnes et ne transmettent pas l'affection.

L'âge de début varie entre seize et vingt-trois ans et présente une constance relative dans la même famille. Le tableau généalogique de la famille dont Westhoff a publié l'histoire, mettra en évidence ces différents caractères; on aurait tort néanmoins de leur accorder une valeur absolue.

On ignore quels sont le siège et la nature des lésions donnant lieu à ces différents troubles et il serait sans intérêt de faire connaître les hypothèses pathogéniques émises.

Traitement. — La thérapeutique est absolument impuissante. Néanmoins, sauf contre-indications absolues, on aura recours aux injections mercurielles si l'on voit le malade au début de son affection, car on peut confondre cette atrophie héréditaire avec certaines névrites hérédo-syphilitiques rétro-bulbaires.

Névrite œdémateuse. Névrite par stase.

L'aspect de névrite optique de la papille peut être réalisé par des lésions du nerf optique qui ne correspondent pas à un état d'inflammation du nerf lui-même ou de ses gaines, mais qui sont la conséquence de lésions intra-crâniennes accompagnées d'œdème cérébral. Cette névrite œdémateuse est toujours bilatérale.

Symptômes. — La névrite œdémateuse doit être recherchée, car le plus souvent, surtout au début, elle ne se traduit par aucun trouble fonctionnel.

L'examen ophtalmoscopique est indispensable pour en reconnaître l'existence et cet examen devra être pratiqué chaque fois que l'on se trouve en présence d'un malade atteint de troubles cérébraux, quelle qu'en soit la nature et même si la vision n'a pas subi d'altération manifeste.

On a décrit sous le nom de papille étranglée ou de papille de stase (Stauungspapille) l'aspect particulier qu'offrent les papilles dans cette forme d'affection. A la saillie de la papille, à l'aspect flou et strié de ses bords s'ajoute une stase veineuse des plus accusées, transformant les veines en d'épais rubans sinueux. Il n'est pas rare de voir de petites hémorragies sur la papille ou au voisinage de ses bords. Cet aspect n'est le plus souvent pas très différent de celui que l'on observe dans la névrite optique syphilitique ou infectieuse et le diagnostic n'est possible que par l'examen fonctionnel.

Celui-ci montre, surtout au début, une intégrité complète ou relative de l'acuité visuelle et du champ visuel qui contraste avec les lésions ophtalmoscopiques. Ce contraste peut s'atténuer avec le temps, mais alors qu'une névrite entraîne en quelques jours ou quelques semaines au plus une altération grave de la fonction visuelle, il s'écoule souvent des mois avant que l'œdème papillaire retentisse notablement sur le fonctionnement des fibres visuelles. Néanmoins, ce moment survient toujours, après un temps variable, si la cause première intra-crânienne continue à agir. La papille prend peu à peu une coloration blanche et l'aspect d'atrophie papillaire s'accuse de plus en plus. Finalement c'est l'aspect de l'atrophie postnévritique qui prédomine et la vision périphérique et centrale peut alors être complètement abolie.

La guérison parfaite de la névrite œdémateuse est possible dans les cas où la lésion intra-crânienne qui la provoque est susceptible de guérison (abcès cérébraux, syphilis, etc.).

Lésions. — L'examen macroscopique des nerfs optiques montre constamment en arrière du globe une dilatation ampullaire qui correspond à un épanchement liquide dans l'espace vaginal. L'examen histologique révèle une infiltration œdémateuse du nerf, qui prédomine au niveau de son extrémité intraoculaire. La portion rétrobulbaire est relativement intacte.

Les lésions intracrâniennes susceptibles de donner naissance à la névrite œdémateuse sont très variées et peuvent correspondre à des processus néoplasiques ou inflammatoires. Le seul caractère anatomique commun à ces différentes affections consiste dans une exsudation séreuse qui se traduit par une augmentation du liquide céphalo-rachidien.

Étiologie. — La névrite œdémateuse n'est pas, comme on l'a cru longtemps, la conséquence d'une action directe exercée sur les nerfs optiques ou leurs émanations nerveuses. Il est établi que des lésions de siège des plus variés peuvent la provoquer : les lésions siégeant à la base de l'encéphale en sont néanmoins la cause la plus fréquente parce que plus que toutes autres lésions, elles sont susceptibles d'entraîner les troubles circulatoires, l'œdème notamment, qui semble l'intermédiaire obligé entre l'affection intracrânienne et l'atteinte des nerfs optiques.

Voici, d'après la statistique de Kampherstein, la fréquence des lésions ayant provoqué la névrite œdémateuse dans 200 cas.

Tumeur cérébrale	134	cas
Syphilis	27	—
Tuberculose	9	—
Abcès cérébral	7	—
Hydrocéphalie	3	—
Méningite	2	—
Néphrite chronique	3	—
Cysticerque intracrânien	2	—
Thrombose des sinus	2	—
Affections diverses	10	—

Pathogénie. — Ce que nous avons dit des lésions nous dispense d'insister longuement sur la pathogénie de cette névrite œdémateuse, tour à tour envisagée comme la conséquence d'une propagation de l'inflammation méningo-céphalique, comme une manifestation infectieuse ou comme la conséquence de l'œdème cérébral et de l'hypertension du liquide céphalo-rachidien. C'est cette dernière théorie, défendue par Parinaud, qui semble jusqu'à présent donner l'explication la plus complète des troubles constatés.

Diagnostic. — Il est souvent difficile de se prononcer entre une névrite et l'œdème papillaire. La bilatéralité des lésions, leur développement lent, le désaccord entre l'aspect ophtalmoscopique et les troubles fonctionnels plaideront en faveur de la névrite œdémateuse, surtout si l'examen général indique la présence de troubles cérébraux.

Pronostic. — Le pronostic en est très grave, car les cas de guérison sont peu nombreux. Dans la statistique citée plus haut il n'y eut que huit fois une guérison parfaite. Le pronostic dépend évidemment de l'affection intracrânienne.

Traitement. — La névrite œdémateuse a bénéficié des méthodes palliatives dirigées contre les lésions intracrâniennes et que l'asepsie chirurgicale a rendues possibles. La ponction lombaire, la trépanation amèneront souvent une amélioration momentanée de la stase papillaire ainsi que de l'ensemble des troubles liés à l'augmentation et à l'hypertension du liquide céphalo-rachidien. Mais ce ne sont là que moyens palliatifs et, ainsi que nous l'avons dit, la guérison réelle n'est obtenue que par la suppression de la lésion intracrânienne.

Sémiologie de l'atrophie de papille.

En dehors des affections des nerfs optiques que nous avons indiquées, il en est un certain nombre d'autres dont la description isolée nous eût entraîné trop loin et n'eût pas été en rapport avec la rareté de leur apparition. Nous les signalerons dans ce chapitre de sémiologie en rappelant les caractères différentiels des autres types d'atrophies de la papille.

La pâleur de la papille qui caractérise l'atrophie peut être partielle ou totale, c'est-à-dire limitée à un secteur ou étendue à toute la surface de la papille.

Atrophie partielle. — L'atrophie partielle peut être l'expression d'une lésion oculaire (*a*) ou d'une affection des nerfs optiques isolée ou reliée à des troubles du système nerveux général (*b*).

a) Dans certaines lésions vasculaires circonscrites, telle que la *thrombose d'une branche de l'artère centrale*, dans certaines *infiltrations gommeuses* circonscrites de la papille, on pourra également constater une atrophie partielle. Il en est de même parfois lorsqu'il existe un foyer de *choriorétinite maculaire*.

b) L'atrophie du segment temporal de la papille s'observe dans la *névrite nicotino-alcoolique*. Elle est toujours symétrique et la teinte atrophique n'empiète qu'exceptionnellement sur la moitié nasale de la papille. Les *lésions traumatiques partielles du nerf optique* peuvent provoquer une atrophie partielle, mais le cas n'est pas fréquent. Dans la *sclérose en plaques*, cette atrophie partielle est rarement symétrique et peut persister indéfiniment. Il n'en est pas de même de l'atrophie partielle qui s'observe parfois au début d'une *atrophie papillaire tabétique* et à laquelle succède très rapidement l'atrophie totale.

On ne confondra pas avec une atrophie partielle le croissant myopique, les foyers de choroïdite atrophique juxtapapillaire, les houppes de fibres nerveuses à myéline ou certaines anomalies congénitales de la papille décrites par Masselon sous le nom de prolongements anormaux de la lame criblée. Ce sont des formations d'aspect membraneux ou fasciculé de coloration très blanche et paraissant recouvrir les vaisseaux centraux.

Atrophie totale. — L'atrophie de la totalité de la papille peut être réalisée par des processus très divers : l'oblitération des vaisseaux centraux de la rétine, la rétraction cicatricielle consécutive à une inflammation du tissu papillaire ou à l'action exercée par une pression intraoculaire prolongée. A ces causes en quelque sorte intraoculaires, on peut opposer les causes nerveuses proprement dites résultant d'une lésion des fibres optiques dans leur trajet orbitaire ou intracrânien. C'est de l'examen des membranes profondes, des vaisseaux, de la dénivellation papillaire, de l'état des contours papillaires, que l'on pourra déduire l'origine périphérique ou nerveuse de l'atrophie totale.

Nous envisagerons tout d'abord les causes périphériques et intraoculaires.

a) L'atrophie de papille liée au *glaucome chronique primitif* ou *secondaire* présente toujours une excavation très marquée qui se reconnaît, entre autres, au coude que font les vaisseaux centraux pour passer du plan papillaire au plan rétinien. L'excavation qui accompagne une atrophie primitive est rarement aussi nettement accusée. S'il y a quelque hésitation ce sera l'examen fonctionnel (le champ visuel en particulier) qui permettra de différencier l'atrophie primitive de l'atrophie secondaire glaucomateuse.

L'*oblitération des vaisseaux centraux* qui évolue suivant deux types cliniques distincts (type embolie de l'artère centrale et type thrombophlébite de la veine centrale) entraîne une atrophie très accusée de la papille accompagnée le plus souvent d'une réduction considérable du diamètre des vaisseaux, en particulier des artères. Cette oblitération est parfois indépendante, en apparence, de tout état général ou se rattache à l'albuminurie, à l'artério-sclérose, à la syphilis, etc.

Un certain nombre d'*intoxications* peuvent réaliser un type clinique d'atrophie de papille assez semblable à celui que nous venons d'indiquer : ce sont les *intoxications par la quinine*, *l'extrait de fougère mâle* (acide filicique) ou *l'écorce de grenadier* (pelletiérine). C'est en général à la suite d'une absorption exagérée de sulfate de quinine (la dose minima dont l'absorption a provoqué une amaurose chez une jeune fille était de 0,75 centigrammes ; dans le plus grand nombre des cas les doses atteignent 10 à 100 grammes) que l'on voit en quelques heures la vision s'obscurcir. Mais les phénomènes d'intoxication générale (vertiges, céphalées, convulsions, coma) empêchent souvent l'observation des premiers troubles visuels. L'amaurose peut être complète, car les deux yeux sont intéressés au même degré. Dans un certain nombre de cas, il existe une diminution très accusée de l'acuité avec rétrécissement du champ visuel. La papille présente une teinte blanche et des contours nets. Les vaisseaux sont extrêmement rétrécis et paraissent même vides de sang dans certains segments. Les veines et les artères offrent le même aspect. Parfois même on ne voit presque plus de traces des vaisseaux. La macula peut présenter une couleur rouge cerise, comme dans l'image typique de l'embolie. Malgré cet aspect, la vision peut se rétablir, lorsque l'intoxication a été modérée, mais on a vu fréquemment l'amaurose totale et l'aspect d'atrophie persister.

L'extrait de fougère mâle est employé comme vermifuge. Les doses qui ont provoqué les troubles visuels oscillaient entre 3 et 10 grammes d'extrait. Ces troubles sont d'autant plus graves qu'ils sont persistants dans les trois quarts des cas. Les troubles visuels surviennent dès le lendemain de l'absorption ou parfois après quelques jours, lorsque l'ingestion d'extrait a été répétée. L'amaurose peut être complète. L'aspect ophtalmoscopique ne diffère de celui de l'amaurose quinique que par un rétrécissement moins marqué des vaisseaux.

Les lésions ophtalmoscopiques et les troubles visuels sont identiques dans les intoxications par l'écorce de grenadier ou par son alcaloïde, la pelletiérine.

Lorsque l'atrophie de papille a succédé à une névrite, ce qui se reconnaît aux contours pupillaires mal définis, à la persistance parfois d'une légère dilatation des veines rétiniennes, on parle d'*atrophie névritique*. Cet aspect peut succéder à la névrite œdémateuse des néoformations intracrâniennes, aux névrites infectieuses, à la névrite syphilitique, à la neuro-rétinite albuminurique, à la névrite oxycéphalique. L'étude des commémoratifs, la bilatéralité ou l'unilatéralité des lésions, l'état de la fonction visuelle permettent toujours de déterminer rétrospectivement la nature du processus qui a produit l'atrophie papillaire.

Il nous reste à envisager les cas où la papille présente une décoloration atrophique totale, sans modification des vaisseaux ou des contours papillaires. Les contours sont extrêmement bien arrêtés. Parmi les nombreux processus qui peuvent donner lieu à cette *atrophie simple*, il en est que nous avons déjà décrits et sur lesquels nous ne reviendrons pas. Ce sont les *lésions traumatiques du nerf optique* dans son trajet intraorbitaire, intrasphénoïdien ou préchiasmatique (plaies pénétrantes, projectiles, fractures). C'est l'*atrophie primitive* des syphilitiques indemnes d'autres localisations nerveuses ou atteints de symptômes de tabes ou de paralysie générale. La prétendue distinction entre l'atrophie grise tabétique et l'atrophie blanche ne repose pas sur des caractères constants. L'atrophie est toujours bilatérale, mais il peut s'écouler un temps variable entre l'atteinte des deux yeux.

L'*atrophie papillaire de la sclérose en plaques* peut offrir des caractères ophtalmoscopiques identiques à l'atrophie syphilitique; son évolution est par contre très différente et les troubles fonctionnels qu'elle entraîne ne sont pas forcément progressifs. Un certain degré d'acuité visuelle est compatible avec une atrophie de papille très accusée. L'étude des réflexes pupillaires (habituellement normaux) et les autres troubles oculaires permettront de faire le diagnostic.

Il est fréquent de voir chez l'enfant le *développement hydrocéphalique du crâne* s'accompagner d'atrophie papillaire bilatérale et de cécité.

Les *lésions néoplasiques ou inflammatoires du chiasma* entraînent toujours une atrophie papillaire totale. C'est à ce groupe de faits qu'il faut rattacher certains cas d'acromégalie par tumeur hypophysaire.

Par contre les lésions hémorragiques ou nécrosiques des bandelettes ou des centres cérébraux de la vision n'entraînent, qu'à la longue, une décoloration papillaire extrêmement légère et qu'on ne confondra jamais avec l'atrophie primitive.

CHAPITRE XX

TROUBLES DE L'APPAREIL NERVEUX INTRACRÂNIEN DE LA VISION

Nous étudierons, dans ce chapitre, les différents syndromes réalisés par des altérations organiques ou fonctionnelles du chiasma, des bandelettes optiques, des radiations optiques et des centres corticaux (pariéto-occipitaux) de la vision.

Pour l'étude de ces syndromes qui ne se traduisent par aucun symptôme objectif, par aucune modification ophtalmoscopique spéciale, c'est avant tout l'étude de l'acuité visuelle et du champ visuel, l'examen du sens chromatique, l'analyse des fonctions du langage qui fourniront les principaux éléments de différenciation. Ces symptômes oculaires seront toujours rapprochés des symptômes cérébraux s'il en existe.

Au point de vue de la classification de ces syndromes, nous suivrons celle que nous avons adoptée jusqu'ici, nous envisagerons certains troubles congénitaux, puis les lésions traumatiques et enfin les affections acquises. Ces dernières peuvent se ranger dans deux groupes : un premier qui comprend les syndromes résultant de lésions organiques (rupture ou thrombose vasculaire, tumeurs, abcès, inflammation méningée, etc.) ; un second groupe qui comprendra les syndromes réalisés par des modifications fonctionnelles et qui correspondent aux névroses telles que l'hystérie, la neurasthénie, le goitre exophtalmique, etc. La cause initiale, l'étiologie vraie des lésions qui peuvent provoquer les syndromes du premier groupe ne se dégage le plus souvent que de l'étude des commémoratifs, du mode d'évolution des symptômes ou d'un examen général approfondi. C'est pour cette raison qu'il serait fastidieux de suivre pour l'étude de ces syndromes la classification étiologique.

I. — AFFECTIONS CONGÉNITALES DE L'APPAREIL NERVEUX CENTRAL

Quelques-unes de ces affections se révèlent dès les premiers jours de la vie, d'autres ne deviennent manifestes que plus tard, lorsque l'enfant est en état de faire part de ses sensations. Ce n'est cependant le plus souvent que par une analyse attentive des différentes fonctions visuelles que l'on réussit à les mettre en évidence.

Amblyopie congénitale.

Il n'est pas rare de rencontrer, surtout chez les strabiques, une réduction considérable de la vision dans l'œil dévié. On a voulu y voir successivement la cause, puis la conséquence de la déviation oculaire. C'est en raison de cette dernière hypothèse qu'on la désigne parfois du nom d'amblyopie par anopsie. Elle est le plus souvent unilatérale.

Symptômes. — Il est fréquent de trouver à l'œil amblyope de l'hypermétropie (supérieure à 3 D), ou de l'astigmatisme. L'examen du fond de l'œil ne révèle aucune lésion maculaire ou papillaire. Nous établissons en effet une distinction entre l'amblyopie congénitale proprement dite et la diminution de l'acuité résultant d'une lésion maculaire congénitale.

L'acuité visuelle est réduite à 1/7 ou 1/10, plus rarement à un taux inférieur. Le champ visuel périphérique est normal, mais on trouve presque toujours un scotome central (Heine). La recherche de ce scotome est rendue plus difficile par suite de l'habitude contractée de toujours fixer par la région périmaculaire. Il faudra recourir, pour en déterminer la présence, au procédé de Haitz.

Cette amblyopie congénitale ne subit aucune modification, même après correction du strabisme.

Pathogénie. — Nous ne sommes pas encore renseignés sur la nature et le siège du trouble qui donne lieu à l'amblyopie congénitale. Son unilatéralité, l'arrêt de développement du globe (hypermétropie), le trouble moteur qui l'accompagne souvent paraissent plaider en faveur d'une lésion exerçant son action entre le chiasma et le globe, mais dans l'état actuel de la question il n'est pas possible de préciser davantage. Cette amblyopie peut exister en l'absence du strabisme, ce qui prouve que la déviation n'est qu'un symptôme superposé et non la cause même de l'amblyopie.

D'après ce que nous venons de dire, nous aurions dû décrire cette amblyopie dans le chapitre des affections du nerf optique, mais il s'agit, je le répète, de simples hypothèses.

Traitement. — Nous n'avons jamais observé aucun effet favorable des divers traitements préconisés, tels que le port du verre correcteur, l'emploi d'une louchette, la correction opératoire du strabisme, etc.

Amaurose congénitale.

Certains enfants, dont les globes oculaires offrent un développement normal, présentent parfois une cécité complète ; elle se manifestera aux parents et à l'entourage par ce fait que le regard ne se dirige pas sur les objets brillants ou en mouvement qui, dans les conditions normales, sollicitent la fixation.

Les réflexes pupillaires à la lumière peuvent être conservés, ce qui indique que dans ces cas tout au moins la lésion ou l'arrêt du développement congénital porte sur les centres corticaux de la vision ou sur les voies optiques allant de ces centres à la région pédonculaire.

Cécité verbale congénitale.

Il est un autre trouble, produit par une lésion congénitale partielle des centres corticaux qui est d'un diagnostic plus délicat et dont la connaissance ne remonte qu'à ces dernières années (Hinshelwood).

Il s'agit de sujets d'ailleurs intelligents, mais qui présentent des difficultés particulières pour la lecture, alors que la réfraction et l'acuité visuelle sont normales. Cette difficulté de lecture des mots, en particulier des mots polysyllabiques, les met en retard dans leurs études. La lecture des chiffres peut être normale, ainsi que l'écriture sous dictée ou par copie.

Les sujets peuvent lire à la condition d'épeler à haute ou basse voix les lettres qui composent le mot ou de les retracer avec un doigt. Hinsdelwood admet qu'il s'agit d'un trouble congénital du gyrus angulaire gauche, siège du centre de la mémoire visuelle des mots.

Daltonisme.

Le terme de daltonisme comprend tous les troubles de la perception colorée d'origine congénitale ; il a son origine dans la dyschromatopsie congénitale dont était atteint le physicien anglais qui a donné de ce trouble la première description précise et complète.

Il y a des types très variés de daltonisme et des degrés dans l'altération de la perception colorée.

L'absence de toute perception colorée constitue l'achromatopsie. L'absence de perception de certaines couleurs porte le nom de dyschromatopsie.

Achromatopsie. — L'achromatopsie est relativement rare et s'accompagne habituellement d'une amblyopie assez marquée sans lésions des membranes profondes. Elle est un peu plus fréquente dans le sexe masculin et peut atteindre plusieurs membres de la même famille.

L'examen de la sensibilité chromatique montrera que le sujet est incapable de différencier les couleurs les unes des autres. Chaque couleur ne provoque que l'impression correspondante à sa clarté. Les couleurs voisines du rouge sont plus sombres que celles qui sont voisines du violet. Un rouge saturé correspondra à un gris très sombre. Le jaune vert donne l'impression la plus claire. Les limites du spectre sont les mêmes que dans l'œil normal et, n'était l'altération concomitante de l'acuité visuelle, les achromatopes auraient des sensations visuelles aussi délicates que celles des yeux normaux ; on peut comparer leurs impressions visuelles à celle que donne à un œil normal une photographie orthochromatique.

L'acuité visuelle oscille entre 1/5 et 1/10. Il y a toujours de la photophobie et fréquemment du nystagmus.

Le champ visuel est habituellement d'étendue normale, mais il n'est pas rare de trouver un scotome central dans les cas où l'acuité visuelle est de 1/10.

Dyschromatopsie. — La dyschromatopsie est essentiellement caractérisée par l'impossibilité de reconnaître certaines couleurs ou certaines nuances de couleurs, alors que les autres sont perçues normalement. Cette altération de la perception colorée peut exister seule en l'absence de toute modification de l'acuité visuelle.

Le plus habituellement, le trouble de perception porte sur le rouge et le vert et, dans la pratique, c'est la dyschromatopsie pour ces couleurs qui seule offre de l'intérêt.

Pour un dyschromatope de ce type, le rouge et le vert se ressemblent au point que la recherche des fraises devient très difficile, la fraise et son feuillage présentant à ses yeux la même coloration et ne différant que par des nuances de clarté. En général le rouge paraît plus foncé que le vert.

L'examen au spectroscope montre que ces sujets ont une sensibilité très faible pour le rouge. On les désigne du nom de *protanope* : ils sont atteints de cécité pour le rouge ou *anérythropsie*. D'autres sujets placent la partie la plus sombre du spectre dans la zone verte, ce sont les *deutéranopes*; on dit qu'ils sont atteints de cécité pour le vert ou d'*achloropsie*.

On ne connaît qu'un très petit nombre de cas de *tritanopes*. Cette catégorie de dyschromatopes comprend les sujets aveugles pour le bleu et le jaune et qui ne perçoivent par conséquent que le rouge et le vert.

Il nous reste à signaler une dernière catégorie de sujets atteints de troubles de la perception colorée. Ce sont les *trichromates anormaux*, c'est-à-dire ceux qui perçoivent les différentes couleurs du spectre, mais n'en différencient pas toutes les nuances.

Pratiquement, les protanopes et deutéranopes seuls offrent un intérêt diagnostique.

Étiologie. — Tandis que le nombre des achromatopes est si limité que le chiffre des observations publiées n'atteint pas la cinquantaine, la fréquence de la dyschromatopsie est si grande que sur mille personnes examinées on trouve une trentaine de dyschromatopes (environ 20 deutéranopes pour 10 protanopes).

Le daltonisme est infiniment plus fréquent chez les hommes que chez les femmes. Il se transmet surtout par les femmes, ce qui fait qu'en réalité l'anomalie saute une génération. C'est là du moins un caractère très habituel mais non absolu.

Diagnostic. — On ne confondra pas une dyschromatopsie ou une achromatopsie acquise avec un état congénital. Lorsque le trouble est acquis, comme dans la névrite nicotino-alcoolique (c'est le cas le plus souvent observé), l'examen montre l'existence d'un scotome central, l'intégrité relative du sens chromatique dans la périphérie du champ visuel et l'affaiblissement constant de l'acuité visuelle.

De même un examen complet de la fonction visuelle empêchera de confondre les troubles congénitaux avec l'achromatopsie de l'atrophie tabétique ou de l'hystérie.

Traitement. — Le trouble est définitif et échappe à toute rééducation. Le dyschromatope réussit néanmoins, en se basant sur les différences de clarté, à reconnaître les couleurs, mais il ne parvient jamais à les voir en tant que couleurs.

II. — *Syndromes cérébraux.*

Il importe, dans l'analyse des syndromes cérébraux visuels, d'avoir présents à l'esprit le trajet des fibres visuelles et leur rapport avec les rétines, d'une part, et, d'autre part, avec les différents organes ou cordons nerveux qu'elles croisent ou accompagnent. C'est en effet de l'atteinte simultanée de ces autres organes ou cordons nerveux que l'on déduira le diagnostic de localisation de la lésion, deuxième étape qui pourra conduire au diagnostic étiologique.

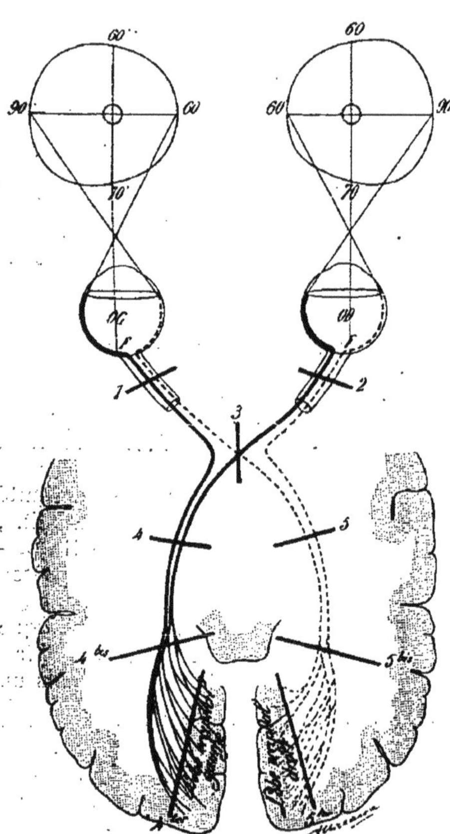

Fig. 285. — Trajet des fibres et radiations optiques, de la rétine (région maculaire exceptée) au centre visuel (circonvolution de la face interne du lobe occipital). — Au haut de la figure se trouve indiquée la projection des champs visuels normaux. Les lésions correspondant au siège des traits numérotés de 1 à 5 *ter* donnent lieu aux modifications du champ visuel indiquées, fig. 286.

Quelques schémas nous permettront de rappeler rapidement ces rapports.

Si l'on en excepte les régions maculaires (régions de la rétine correspondant à l'extrémité postérieure de l'axe optique et au siège de la vision des détails) qui reçoivent une innervation spéciale sur laquelle nous reviendrons, les fibres visuelles nées dans la moitié gauche de chaque rétine vont, après un trajet compliqué, aboutir à l'hémisphère gauche correspondant; les fibres visuelles nées dans la moitié droite se rendront par un chemin semblable à l'hémisphère droit (voir fig. 285). La ligne qui sépare ces deux moitiés de la rétine se trouve dans le plan vertical passant par la macula, mais, ainsi que nous l'avons dit, l'aire proprement dite de la macula donne naissance à des fibres d'un trajet plus compliqué.

Chaque nerf optique contient des fibres visuelles de la moitié gauche, des fibres de la moitié droite et des fibres de la macula.

Au niveau du chiasma, nous voyons les fibres visuelles de la moitié gauche de l'œil gauche continuer directement leur trajet en arrière dans la bandelette optique correspondante, alors que les fibres de la moitié droite du même œil traversent le chiasma obliquement, pour gagner la bandelette optique droite. C'est l'inverse de ce qui se produit pour les fibres venues de l'œil droit. Quant aux fibres maculaires de l'œil gauche, la moitié continue son trajet direct alors que l'autre moitié traverse le chiasma pour gagner la bandelette opposée (voir fig. 287).

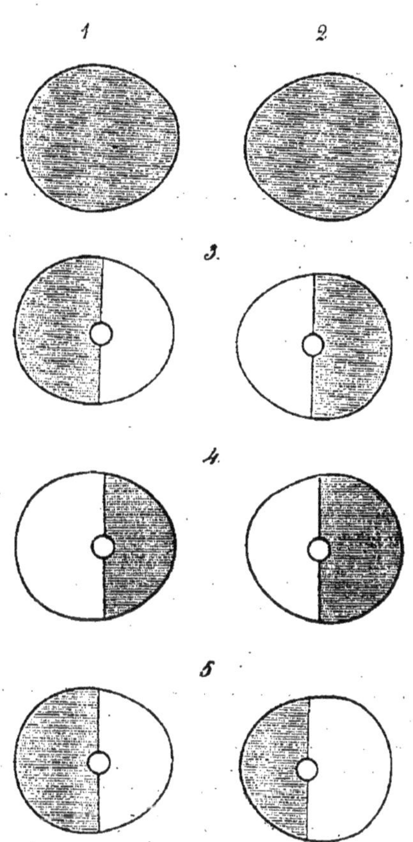

Fig. 286. — Modifications du champ visuel produites par des lésions atteignant les fibres visuelles en 1, 2, 3, 4 ou 4 *bis* et 5 ou 5 *bis* (voir fig. 285). — 1 et 2 = cécité; 3 = hémianopsie bitemporale ; 4 = hémianopsie homonyme droite; 5 = hémianopsie homonyme gauche.

Le résultat de ces décussations partielles c'est que chaque bandelette optique contient les fibres visuelles de la moitié correspondante des deux rétines et la moitié des fibres maculaires de chaque œil.

Cette même disposition se retrouvera encore au niveau des corps genouillés puis au niveau des radiations optiques dans leur trajet en arrière de la capsule interne et jusqu'au niveau des lobes occipitaux, à la face interne desquels elles se terminent. C'est, en effet, au niveau du cunéus, des lobes lingual et fusiforme que siège le centre cortical de la vision (voir fig. 291, p. 530).

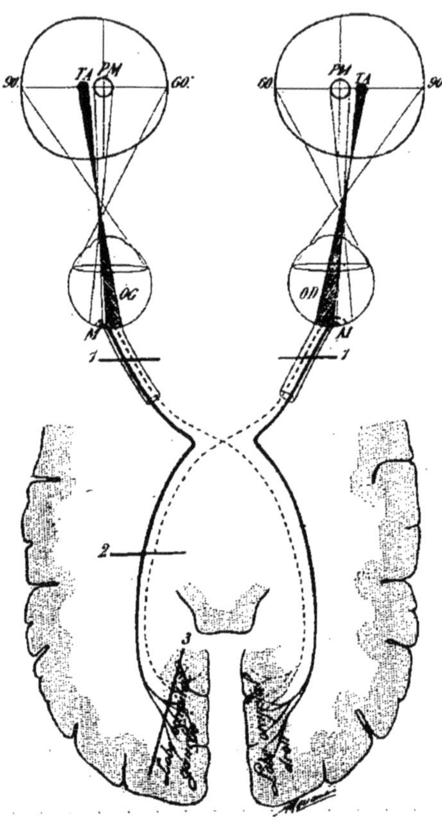

Fig. 287. — Trajet des fibres et radiations optiques, de la région maculaire au centre visuel. Au haut de la figure se trouve la projection de la papille (*TA*, tache aveugle) et de la région maculaire (*PM*, projection maculaire). Les lésions du faisceau maculaire correspondant au siège des traits 1 donnent lieu aux modification du champ visuel indiquées sur la fig. 288. Les lésions situées en 2 ou en 3 n'entraînent aucune modification de la vision maculaire.

D'autre part, les fibres visuelles affectent des rapports directs de contiguïté avec les fibres pupillaires centripètes, et l'expérience a montré que ces fibres pupillaires, dont l'excitation par la lumière donne lieu à une contraction irienne, subissent la semi-décussation et paraissent contiguës aux fibres visuelles des moitiés correspondantes de chaque rétine. Au niveau des corps genouillés elles perdent contact avec les fibres visuelles pour gagner le voisinage du noyau de l'oculo-moteur commun, centre des fibres pupillaires centrifuges.

Nous connaissons le syndrome réalisé par les lésions du nerf optique (cécité complète du côté correspondant et perte du réflexe pupillaire à la lumière) ; nous allons indiquer tout d'abord le syndrome produit par les lésions du chiasma, nous indiquerons ensuite les syndromes causés par des altérations des bandelettes, des radiations optiques et des centres visuels.

Syndrome chiasmatique. Hémianopsie hétéronyme.

En raison de la décussation partielle des fibres visuelles au niveau du chiasma, les lésions de cet organe se traduisent par des troubles caractéristiques portant surtout sur les champs visuels qui subissent des rétrécissements particuliers (voir fig. 286, n° 3).

Bien que la topographie de ces rétrécissements ne corresponde que rarement au type parfait du rétrécissement hémiopique, on a l'habitude de les décrire sous le nom d'*hémianopsie hétéronyme*. On constate en effet dans chaque champ visuel l'absence de perception dans une moitié de nom différent : moitié gauche pour l'œil gauche, moitié droite pour l'œil droit ou inversement. L'hémianopsie hétéronyme (opposée à l'hémianopsie homonyme que nous décrirons plus loin) peut être bitemporale lorsque le trouble porte sur les moitiés temporales, ou binasale lorsque les deux moitiés nasales des champs visuels sont altérées.

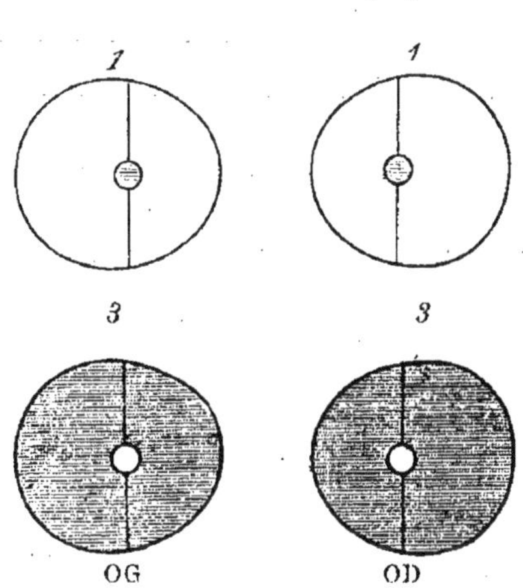

Fig. 288. — Modifications produites dans le champ visuel par les lésions atteignant les fibres maculaires au niveau du nerf optique (voir fig. 287 : lésion 1, 1). La destruction partielle des deux centres occipitaux (fig. 285 : lésions 4 *ter* et 5 *ter*) donne parfois lieu à une modification inverse (double hémaniopsie avec conservation de la vision maculaire 3, 3).

Dans l'hémianopsie bitemporale, qui est d'observation plus commune, il est rare que la ligne de démarcation entre le champ visuel aboli et la zone conservée présente une verticalité parfaite.

L'éclairage de la moitié rétinienne anesthésiée ne devrait théoriquement pas provoquer de contraction pupillaire. Mais nous avons dit combien pratiquement la recherche de cette réaction hémiopique était inconstante et difficile.

Il est fréquent de constater, en dehors de l'hémianopsie, un trouble très accusé de l'acuité visuelle, car il est exceptionnel que les lésions chiasmatiques se limitent à la portion médiane et réalisent une section antéro-postérieure idéale. Ce trouble de l'acuité dépend des lésions du chiasma et des nerfs optiques ou de la névrite optique œdémateuse, secondaire aux lésions basilaires.

Étiologie. — Le syndrome chiasmatique avec hémianopsie bitemporale peut être la conséquence d'une fracture de la base du crâne, d'un anévrisme basilaire, de l'hypertrophie de la glande pituitaire qui provoque l'acromégalie (affection caractérisée par le développement exagéré des extrémités des membres et du squelette facial).

On observe encore ce syndrome dans certaines lésions gommeuses syphilitiques de la base du crâne. Sous le nom d'hémianopsie bitemporale oscillante, Oppenheim a décrit des cas de cette nature où le rétrécissement hémianopsique subissait des variations d'un examen à l'autre.

Quant à l'hémiopsie binasale, beaucoup plus rare, on a pu la rattacher dans un cas à l'athérome du cercle de Willis et des deux artères communicantes postérieures, dans un autre cas à un processus méningitique.

Hémianopsie homonyme.

Les lésions du chiasma peuvent seules réaliser une hémianopsie hétéronyme ; l'hémianopsie homonyme a par contre une signification beaucoup moins étroite, car elle peut être réalisée par toute interruption des fibres visuelles, siégeant entre le chiasma et le centre visuel cortical, ou par toute lésion de ce centre.

Symptômes. — Un très grand nombre de malades ne se rendent pas compte du trouble dont ils sont atteints. D'autres éprouvent une gêne visuelle qu'ils localisent dans un seul œil (celui dont la moitié temporale du champ visuel est absente). Un nombre restreint de sujets indiquent la limitation de leur champ visuel ; ce sont ceux qui ont remarqué qu'en fixant une personne ils n'en aperçoivent que la figure et la moitié du corps. Dans tous les cas, l'hémianopsie est un symptôme à rechercher par un examen périmétrique ; si l'emploi du périmètre est rendu difficile par l'existence de troubles du langage, on aura recours à une exploration plus grossière avec la main ou un index volumineux.

Nous indiquerons tout d'abord les symptômes périmétriques de l'hémianopsie avant d'en signaler les caractères évolutifs ou les troubles associés.

Les deux caractères généraux de toute hémianopsie homonyme

consistent dans l'intégrité du territoire visuel central correspondant à la macula et dans le fait que le rétrécissement de chaque champ visuel atteint les moitiés de même nom.

On distingue deux types d'hémianopsie homonyme : l'hémianopsie totale et l'hémianopsie en secteur.

Dans l'hémianopsie totale, la projection du champ visuel est semblable à la figure 289, la limite du champ conservé correspond plus ou moins exactement à la ligne verticale passant par le point de fixation mais, parvenue à 10° au-dessus ou au-dessous de ce point, elle décrit une courbe dont le sommet est à 5 ou 10° environ

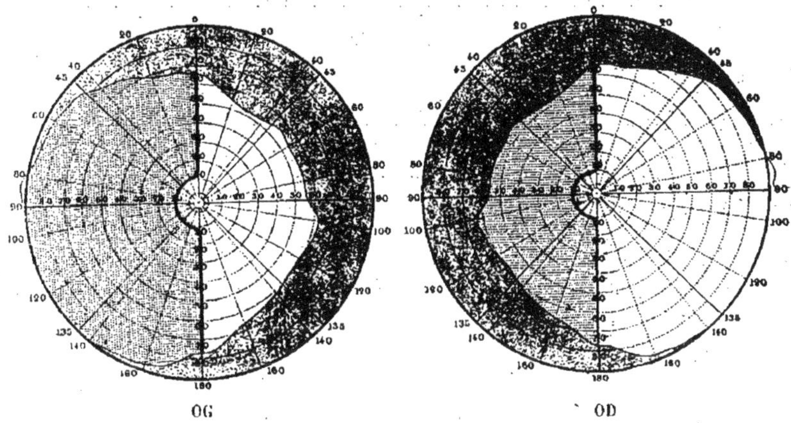

Fig. 289. — Schéma du champ visuel dans un cas d'hémianopsie homonyme gauche totale.

du côté temporal. L'hémianopsie totale peut être complète ou relative : l'absence de perception dans la moitié du champ visuel peut être étendue aux index blancs et colorés ou être limitée à certaines couleurs (hémiachromatopsie), leur signification est la même.

Dans l'hémianopsie en secteur, la lacune du champ visuel se présente, en projection, sous forme d'un triangle dont la base tournée vers la périphérie correspond souvent à la limite du champ visuel, et dont le sommet tronqué n'est séparé du point de fixation que par la zone maculaire toujours intacte (voir fig. 290).

En dehors du trouble fonctionnel, l'hémianopsie ne se traduit par aucun autre signe oculaire. Les membranes profondes sont intactes. La réaction hémiopique de la pupille devrait théoriquement permettre de différencier les hémianopsies homonymes de siège basilaire (par lésion des bandelettes) des hémianopsies par lésions hémisphériques, mais ce symptôme est malheureusement trop inconstant.

Diagnostic. — Le diagnostic de l'hémianopsie en elle-même

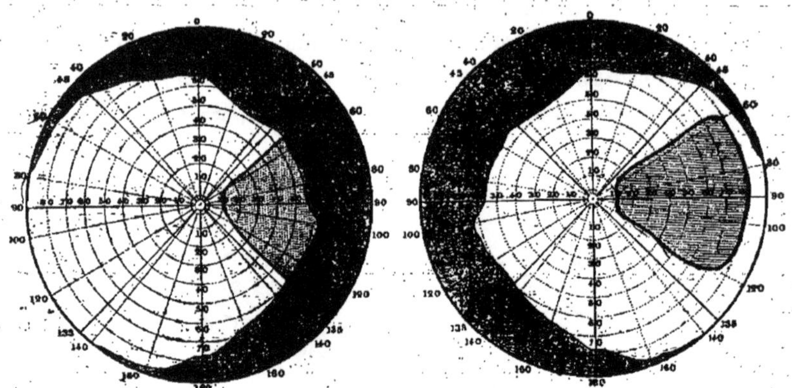

Fig. 290. — Schéma du champ visuel dans un cas d'hémianopsie homonyme droite en secteur.

n'offre pas de difficultés, à la condition d'y penser. Dans la migraine ophtalmique, il se produit parfois une hémianopsie dont le caractère principal est d'être transitoire.

Le diagnostic de siège et de cause de la lésion produisant l'hémianopsie ne sera par contre pas toujours possible. Le *début* de l'hémianopsie peut fournir quelques indications. L'absence de signes tranchés et de troubles cérébraux associés fera penser à une lésion vasculaire circonscrite de la face interne du lobe occipital et produisant un foyer de ramollissement. Dans d'autres cas, au contraire, le début est marqué par un ictus apoplectique. C'est le cas fréquent lorsque l'hémianopsie est produite par une hémorragie.

Exceptionnellement, le début coïncide avec une intoxication oxycarbonée, avec un traumatisme ou avec une affection fébrile, et il semble probable que la lésion siège alors dans le centre cortical.

En dehors des caractères du début, les symptômes cérébraux associés peuvent fournir des éléments de différenciation. L'existence d'une *aphasie sensorielle* (surdité et cécité verbale) ou d'une *cécité verbale pure*, qui ne s'observent qu'avec une hémianopsie droite, indiquent toujours une lésion des radiations optiques du pli courbe.

L'*hémiplégie* ou les *monoplégies* de même nom que l'hémianopsie peuvent n'exister qu'au début ou persister indéfiniment. Elles correspondent généralement à des lésions vasculaires dans le domaine de l'artère sylvienne. Il n'est pas rare d'observer des *troubles pupillaires* (inégalité, signe d'Argyll-Robertson). Ces troubles sont sous la dépendance de la syphilis, qui est également la cause fréquente des lésions vasculaires ayant provoqué l'hémianopsie.

Il est le plus souvent impossible, en l'absence de ces symptômes associés indiquant des lésions corticales ou sous-corticales, de décider s'il s'agit d'une lésion du centre ou des bandelettes. S'il s'agit d'hémianopsie en secteur, on admettra avec vraisemblance une lésion du centre visuel occipital.

Évolution. — L'hémianopsie homonyme est dans le plus grand nombre des cas un trouble définitif non susceptible d'amélioration. On voit quelquefois l'hémianopsie en secteur succéder à une hémianopsie complète.

Traitement. — Le traitement n'offre quelques chances de succès que lorsqu'il s'agit de lésions syphilitiques et que le traitement hydrargyrique est institué dès le début.

Hémianopsie homonyme double. Cécité corticale.

Si les lésions d'un hémisphère qui ont donné lieu à l'hémianopsie homonyme se reproduisent dans l'hémisphère opposé, on verra s'établir un trouble visuel beaucoup plus considérable. Suivant la persistance ou non de la vision maculaire, le trouble portera le nom d'hémianopsie homonyme double ou de cécité corticale.

Symptômes. — Il est exceptionnel que les lésions soient d'emblée bilatérales. Le plus souvent, une hémianopsie homonyme a précédé de quelques semaines ou de quelques mois la perte complète de la vision qui caractérise la cécité corticale.

Cette cécité complète peut persister indéfiniment (c'est la cécité corticale typique) ou disparaître après quelques jours; la vision se rétablira dans une zone centrale très limitée (c'est alors l'hémianopsie homonyme double). Dans ce dernier cas, l'étendue du champ visuel central varie de 2° à 5°, mais l'acuité visuelle peut être presque normale. La gêne visuelle résultant de l'exiguïté du champ visuel est néanmoins toujours très marquée. Les réflexes pupillaires photomoteurs sont normaux, même lorsque la cécité est complète, si l'on excepte les cas où la syphilis a produit l'immobilité pupillaire. On constate très souvent, en même temps que l'hémianopsie double ou la cécité corticale, un trouble très accusé de l'orientation.

Le pronostic de ces troubles est grave, car il est exceptionnel que les malades survivent plus d'un an ou deux et que de nouvelles lésions cérébrales ne provoquent la mort.

L'hémianopsie double et la cécité corticale indiquent toujours

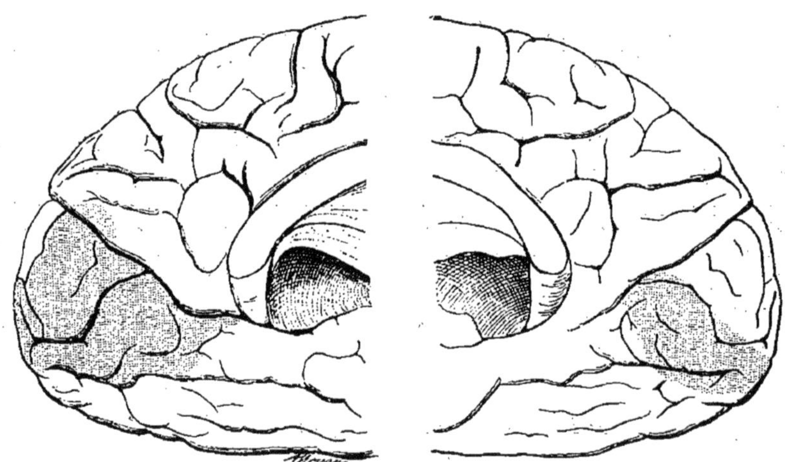

Fig. 291. — Lésions occipitales dans un cas de cécité corticale (Wehrli). Face interne de la moitié postérieure de chaque hémisphère. La zone ombrée correspond aux lésions; à gauche, elle atteint le cuneus et le lobule lingual; à droite, le lobule lingual seul.

une lésion bilatérale. La figure que nous reproduisons montre l'emplacement de foyers de ramollissement dans un cas de cécité corticale.

Aphasie sensorielle et cécité verbale pure.

La cécité verbale est un trouble du langage qui a pour conséquence de rendre la lecture des mots impossible. Beaucoup de malades atteints de ce trouble viennent consulter l'oculiste parce qu'ils supposent que leur gêne fonctionnelle est d'origine oculaire.

Dans l'acte de la lecture, on peut reconnaître deux phénomènes superposés : d'une part, la vision de traits, pouvant être perçus, en tant que dessin linéaire, sans éveiller d'idée particulière; d'autre part, l'évocation par la vision des lettres constituant un mot, de l'idée contenue dans ce mot.

Nous savons que le siège de perception des lettres en tant qu'image visuelle est situé dans le centre cortical à la face interne et postérieure de chaque hémisphère. D'autre part, le centre de représentation mentale visuelle des idées est situé dans le lobule du pli courbe de l'hémisphère gauche. La destruction de ce centre entraînera un trouble du langage auquel on donne le nom d'aphasie sensorielle et qui comprend, entre autres symptômes, la cécité verbale. La destruction des fibres réunissant les centres visuels occipitaux avec le lobule du pli courbe de l'hémisphère gauche donnera, par contre, naissance à la cécité verbale pure (Déjérine).

Symptômes. — Le début du trouble est toujours assez brusque et peut être accompagné de symptômes d'ictus et de phénomènes paralytiques. Aussitôt les phénomènes généraux atténués, l'impossibilité complète de la lecture attirera l'attention du malade.

Dans la *cécité verbale pure*, la compréhension de la lecture fait seule défaut. En suivant du doigt le contour des lettres, le malade réussit parfois à en saisir la signification. Le malade écrit spontanément ou sous dictée d'une manière normale. Il n'y a aucun trouble de la parole spontanée. L'hémianopsie homonyme droite est constante.

Dans l'*aphasie sensorielle*, le malade ne peut lire ni se relire (au cas où l'écriture est encore possible), mais cette cécité verbale se complique toujours de surdité verbale caractérisée par ce fait que le malade ne comprend pas la signification des mots prononcés devant lui. L'hémianopsie homonyme droite n'est pas constante; sa présence dépend de l'étendue en profondeur des lésions qui ont amené la destruction de la région du pli courbe.

Il existe des modalités très diverses de ces deux types d'aphasie qui peuvent persister indéfiniment, s'atténuer après quelques semaines ou quelques mois, ou même guérir complètement.

Migraine ophtalmique. Amblyopie transitoire. Scotome scintillant.

La description de la migraine ophtalmique, après les troubles cérébraux de la vision, n'a pas pour but de préjuger d'une manière absolue de la nature centrale de cette affection, mais de la rapprocher des symptômes avec lesquels elle pourrait être confondue.

Il s'agit de troubles visuels survenant brusquement dans les deux yeux, et s'accompagnant ou non de phénomènes douloureux du type migraineux. Leur évolution est toujours de courte durée (amblyopie transitoire). Ils peuvent se traduire par des phénomènes lumineux (scotome scintillant).

Symptômes. — La migraine ophtalmique s'observe surtout à partir de l'adolescence. Les premiers accès impressionnent toujours fortement les sujets qui en sont atteints, aussi importe-t-il de savoir les reconnaître.

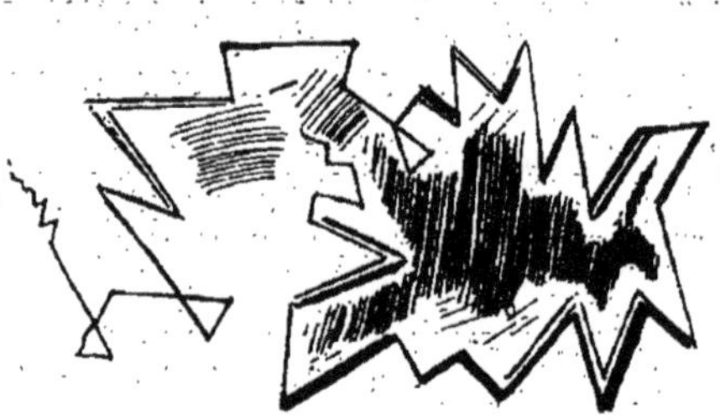

Fig. 292. — Aspect du scotome scintillant figuré par un malade.

L'accès débute dans le cours de la journée par une impression visuelle mal définie qui revêt les formes les plus diverses : sensations de buée, de vapeur interposée entre l'œil et les objets et occupant la périphérie du champ visuel, ou se rapprochant du point de fixation. Le sujet décrit souvent une tache sombre au centre et dont les contours plus ou moins lumineux, et présentant les couleurs du spectre, font des angles saillants et rentrants que l'on a comparés aux fortifications à la Vauban (fig. 292). La tache sombre, située un peu latéralement par rapport au point de fixation, augmente peu à peu d'étendue, et le contour paraît animé de vibrations; certains malades parlent d'un serpent de feu.

D'autres fois, c'est par une absence de perception visuelle dans une moitié du champ visuel que se manifeste l'amblyopie transitoire.

Pendant l'accès, l'examen du fond de l'œil ne révèle aucune altération. L'examen périmétrique montre que les scotomes, ou l'hémianopsie partielle, présentent toujours le type homonyme, c'est-à-dire intéressent les moitiés de même nom des champs visuels.

Quelle que soit la nature du trouble visuel, qui peut d'ailleurs changer de caractère dans les accès successifs, l'accès d'amblyopie est toujours d'assez courte durée et dépasse rarement une demi-heure à deux heures. Il peut s'accompagner d'un léger état vertigineux.

La fin du trouble visuel peut marquer la fin de l'accès, mais celui-ci se complète souvent par l'apparition de la céphalée ou par d'autres troubles cérébraux.

La céphalée est fronto-occipitale et siège habituellement du côté opposé au trouble visuel. Elle dure, en général, beaucoup plus longtemps et peut s'accompagner de pâleur, de nausées, de vomissements, d'un état vertigineux comme une forte migraine. Il n'est pas rare qu'elle se prolonge pendant un jour ou deux.

On a décrit sous le nom de *migraine ophtalmique accompagnée* (Charcot), les cas où l'accès d'amblyopie s'accompagne de troubles moteurs, tels que dysarthrie, hémiparésie, etc.

La répétition des accès est des plus variables. Certains sujets n'en ont qu'un à deux accès par an. D'autres en ont plusieurs accès par mois.

Les accès sont souvent provoqués par les veilles, par un trouble digestif, par un travail inaccoutumé.

Diagnostic. — L'étiologie de la migraine ophtalmique n'est pas encore établie. On l'a souvent décrite comme un symptôme précurseur du tabes et de la paralysie générale. Mais la fréquence de ce syndrome est telle qu'il n'y a aucune déduction à tirer du fait qu'on l'a rencontré chez des sujets atteints dans la suite de manifestations cérébro-spinales.

Il importe, par contre, de différencier de la migraine ophtalmique ordinaire, des troubles analogues qui surviennent chez des syphilitiques et précèdent ou non des phénomènes convulsifs.

L'amblyopie transitoire s'accompagne alors d'une sensation de fourmillement dans un bras, de troubles de l'articulation ou des différents caractères de l'épilepsie sensorielle. La différenciation est d'autant plus importante que, dans ces cas, la guérison peut être obtenue par un traitement mercuriel.

Traitement. — L'accès d'amblyopie n'est que rarement influencé par le traitement immédiat : on a conseillé le décubitus horizontal, le massage de la région frontale, l'absorption d'infusions chaudes. Le repos et la chaleur constituent en général les meilleurs calmants.

L'hygiène générale, l'exercice physique seront préconisés en tant que moyens préventifs. On supprimera les causes d'intoxication (alcool, tabac, etc.), et on combattra la constipation.

Si les accès sont très rapprochés, on pourra recourir à la médication bromurée (2 à 3 grammes par jour de bromure de potassium dans du sirop d'écorces d'oranges).

Neurasthénie oculaire.

On décrit souvent, sous le nom d'asthénopie nerveuse, les troubles que nous grouperons dans ce chapitre, et qui rentrent dans la catégorie des troubles fonctionnels sans lésions organiques.

Nous écartons donc de ce chapitre les manifestations asthénopiques liées à l'astigmatisme, à la fatigue accommodative par déficit accommodatif, etc., tout en rappelant que la gêne produite par ces troubles peut, chez un neurasthénique, acquérir une importance qu'elle n'aura jamais chez un sujet normal.

Symptômes. — Les troubles qui traduisent la neurasthénie oculaire présentent une variété telle qu'ils échappent à une description complète ; leur caractère dominant consiste dans l'absence de lésions et de troubles objectifs perceptibles, à l'exception des cas où la neurasthénie oculaire se développe chez un sujet porteur de lésions oculaires qu'elle vient alors compliquer.

Ce sont donc les troubles ressentis par le malade et décrits longuement par lui qui constituent les symptômes de la neurasthénie oculaire. On peut les répartir en deux groupes principaux : les symptômes douloureux, les symptômes de fatigue.

Les symptômes douloureux échappent à toute définition précise : c'est tantôt une pesanteur palpébrale, une douleur sourde oculaire ou orbitaire, une barre frontale, une névralgie sus-orbitaire sans point douloureux à la pression au niveau de l'émergence du nerf sus-orbitaire ; tantôt enfin, ce sont des céphalées fronto-occipitales que le malade éprouve au moindre effort visuel. Il n'est pas rare que le malade se plaigne d'une vive sensibilité à la lumière, d'une sensation pénible d'irritation palpébrale ou de cuisson.

Les symptômes de fatigue atteignent les différentes fonctions mises en jeu par l'acte visuel. Parmi les plus fréquemment touchées, il faut citer tout d'abord la fonction musculaire de convergence et d'accommodation.

Le sujet se plaint de ne pouvoir se livrer à une lecture attentive ou à une fixation prolongée, sans que les lettres ou les objets ne lui semblent se dédoubler, entraînant un malaise qui l'oblige à suspendre tout effort visuel.

Ce trouble se produit d'emblée, après quelques secondes, contrairement à ce qui se passe chez les sujets dont l'asthénopie est liée à l'hypermétropie ou à la presbytie. Chez ces derniers, la gêne n'apparaît qu'après une demi-heure ou une heure.

La mesure de l'accommodation et de la convergence peut donner des résultats normaux, mais on note fréquemment des modifications assez particulières.

On a décrit autrefois sous le nom d'insuffisance des droits internes ce qui est en réalité une insuffisance relative de l'innervation de convergence. Stevens et, après lui, nombre d'ophtalmologistes américains, ont attaché une importance considérable aux varations de l'équilibre musculaire des globes oculaires si fréquentes chez les neurasthéniques. Ils ont créé autant de troubles qu'il y a de déviations latentes possibles (Hétérophorie).

L'orthophorie correspond à l'état normal. Dans l'exophorie les axes visuels tendent à diverger; c'est le contraire qui se produit dans l'ésophorie. Enfin, dans l'hyperphorie, l'une des lignes visuelles tend à se tourner sur un plan plus élevé que l'autre et ainsi de suite.

Pour se rendre compte de l'insuffisance de convergence on peut se servir d'un prisme de 10° à base supérieure ou inférieure placé devant l'un des yeux. On engage l'observé à fixer un point noir tracé au milieu d'une ligne verticale. Le point est vu double grâce au prisme. Si la convergence est normale, la deuxième image correspondra à la ligne verticale au-dessus et au-dessous de l'autre image. S'il y a insuffisance de convergence, les deux images ne se trouveront plus dans le même plan vertical.

On peut aussi se servir de la baguette de Maddox. C'est un petit cylindre de verre fixé sur un disque opaque percé d'une fente et pouvant se placer comme un verre dans la monture d'essai. La flamme d'une bougie vue au travers de cet appareil disposé horizontalement apparaît sous forme d'une étroite ligne verticale. La position de ce trait lumineux, par rapport à l'image vue par l'autre œil, permet de se rendre compte de l'équilibre neuro-musculaire des yeux.

Dans les conditions normales de fixation, il se produit un état de contraction des différents muscles oculaires, et il n'est pas rare de rencontrer des faits où la fatigue musculaire se produit dans les mêmes conditions, que l'objet fixé soit très éloigné ou très rapproché. Certains malades paraissent surtout affectés par un état de fatigue du releveur palpébral. Ils ont dès le réveil la sensation qu'on éprouve lorsqu'on a un besoin impérieux de sommeil.

Ces symptômes oculaires peuvent constituer la totalité des

manifestations cliniques d'un neurasthénique. Fort souvent, ils alternent avec d'autres manifestations générales ou locales.

L'évolution de ces différents troubles est toujours très lente, et il se passe des mois ou des années, avant que le malade soit à même de reprendre ses occupations régulières.

Étiologie. — La neurasthénie oculaire s'observe surtout à partir de l'adolescence; elle est un peu plus fréquente chez les oisifs et dans le sexe féminin. Elle apparaît le plus souvent à la suite d'épreuves morales, de craintes, d'un surmenage intellectuel, de préoccupations financières. Il n'est pas rare qu'un traumatisme oculaire ou général ait été la cause provocatrice de l'accès de neurasthénie oculaire.

Diagnostic. — Un examen approfondi, tant au point de vue oculaire qu'au point de vue général, sera toujours indispensable, d'autant qu'il donnera au malade confiance en son médecin et permettra à ce dernier de formuler son diagnostic certain en éliminant les lésions organiques susceptibles d'entraîner des troubles analogues.

Pronostic. — L'évolution de la neurasthénie oculaire est toujours favorable, quelle qu'ait été la durée de l'accès. Ces symptômes douloureux et de fatigue disparaissent toujours à un moment donné en ne laissant après eux aucune lésion organique.

Traitement. — Le traitement de la neurasthénie oculaire sera celui de la neurasthénie en général; il comprendra une hygiène physique et morale : occupations régulières et limitées, distractions, isolement dans les cas plus graves; hydrothérapie, hygiène gastro-intestinale, etc.

Au point de vue oculaire, on cherchera à soulager la fonction la plus troublée et à la mettre au repos. Le travail visuel sera limité et régularisé; on corrigera les défauts de réfraction par le port en lunettes de verres appropriés. Les verres convexes faibles (+ 0,75 D ou + 1 D) de teinte fumée légère (n° 2) facilitent souvent l'effort accommodatif et diminuent la sensation gênante produite par la lumière. On augmente parfois l'effet favorable en leur adjoignant des prismes de 2° à base nasale qui diminuent d'autant l'effort de convergence. Les lotions oculaires avec des liquides indifférents (infusions de camomille, de fenouil, etc.) calment la gêne palpébrale.

Il importe de savoir varier ces petits moyens dont l'effet est trop souvent rapidement épuisé.

Goitre exophtalmique.

Bien que cette affection ne fasse pas partie des affections oculaires, l'importance et la fréquence des symptômes oculaires font que l'oculiste est souvent consulté le premier, et qu'il est habituel de consacrer à ce syndrome une brève description dans les manuels spéciaux.

Nous le plaçons à la suite des affections d'origine centrale, sans pour cela vouloir préjuger de sa nature encore très peu élucidée.

La maladie de Basedow, ou maladie de Graves, ou goitre exophtalmique, est caractérisée par l'apparition d'un certain nombre de troubles, parmi lesquels l'exophtalmie, la tachycardie et la saillie du corps thyroïde sont les plus fréquents.

Symptômes. — L'exophtalmie constitue souvent le premier trouble qui attire l'attention du malade ou de son entourage. Elle est ordinairement bilatérale, mais dans un certain nombre de cas, elle reste unilatérale au début ou même pendant un certain temps. On observe tous les degrés de l'exophtalmie, depuis la saillie très modérée entraînant un élargissement de quelques millimètres de l'ouverture palpébrale jusqu'à l'exophtalmie extrême rendant l'occlusion palpébrale impossible, en exposant le malade aux complications cornéennes du lagophtalmos.

L'exophtalmie du goitre exophtalmique est axile et réductible. Dans les degrés légers ou modérés, elle n'entraîne par elle-même aucun trouble fonctionnel. Dans les degrés élevés, il n'est pas rare qu'elle s'accompagne d'une certaine asthénopie de convergence. On ne confondra pas cette asthénopie avec les symptômes superposés d'une ophtalmoplégie hystérique. Cette complication a été observée dans un petit nombre de cas (Ballet).

L'exophtalmie peut constituer l'unique symptôme oculaire du goitre exophtalmique. Il n'est pas rare cependant de rencontrer d'autres signes : l'absence ou la rareté du clignement palpébral (signe de Rosenbach), donnant au regard une fixité particulière; l'absence du parallélisme entre l'abaissement du regard et l'abaissement du bord libre de la paupière supérieure (signe de de Græfe). Pour rechercher ce signe, on engagera le malade à fixer un objet placé à 30 centimètres de l'œil, et que l'on élèvera au-dessus du plan horizontal, puis qu'on abaissera lentement. On verra, soit dans l'abaissement, soit dans l'élévation, l'espace de sclérotique, visible entre le bord supérieur de la cornée et le bord libre de la paupière supérieure, subir des variations au cours des mouvements du globe, ce qui n'est pas le cas dans les yeux normaux.

Il existe même parfois une rétraction légère de la paupière

Fig. 293. — Malade atteinte de goitre exophtalmique (Dejerine).

supérieure, entraînant un agrandissement de la fente palpébrale (signe de Stellwag).

Du côté des annexes de l'appareil visuel, on a signalé la pigmentation très accusée des paupières; la dépigmentation rapide des cils (poliose ciliaire). Dans certains cas où l'exophtalmie n'existe pas, on a observé un gonflement diffus des paupières qui paraissait devoir être rattaché à une vaso-dilatation du réseau veineux antérieur de l'orbite.

La maladie de Basedow n'entraîne jamais de lésions des membranes profondes, de trouble des milieux ou de modifications et réactions pupillaires.

Nous nous contenterons de rappeler brièvement les autres troubles que l'on peut observer, mais qui ne sont pas nécessairement constants. La tuméfaction du corps thyroïde est assez fréquente, elle porte sur la totalité de la glande.

L'éréthisme cardiaque et la tachycardie sont parmi les troubles les plus habituels. Il en est de même du tremblement des mains et du corps. On observe presque toujours des troubles de dénutrition caractérisés par un amaigrissement rapide, des modifications de l'état mental, une sensation continue de chaleur, des troubles sécrétoires (hypersécrétion lacrymale, polyurie, débâcles intestinales), etc., etc.

Le début du goitre exophtalmique peut être assez brusque. Il succède parfois à une émotion, à un traumatisme, à un surmenage physique ou intellectuel, à la grossesse. D'autres fois, il s'installe progressivement. Sa durée est essentiellement variable, mais elle est rarement inférieure à 4 ou 6 mois.

Il est fréquent de voir les symptômes se prolonger pendant plusieurs années, ou de nouveaux troubles se surajouter à ceux du début. Les phénomènes généraux peuvent atteindre une acuité telle que la mort par cachexie en est la conséquence.

Diagnostic. — Nous ne nous occuperons ici que du diagnostic des troubles oculaires sans revenir sur le diagnostic de l'exophtalmie exposé ailleurs. On différencie l'exophtalmie compliquant une dégénérescence du corps thyroïde (goitre basedowifié) de celle qui accompagne la maladie de Basedow proprement dite. L'exophtalmie a pu être réalisée dans des cas extrêmement rares par l'anévrisme de l'artère basilaire, mais il y avait alors de la névrite optique et d'autres troubles en rapport avec les lésions basilaires.

Étiologie. — Ce syndrome est beaucoup plus fréquent chez la femme que chez l'homme. Rare avant la puberté et après la ménopause, il atteint la femme pendant sa vie génitale. L'hérédité, similaire ou non, est fréquemment notée. Les affections générales aiguës peuvent marquer le début d'un goitre exophtalmique. Mais ce qui semble jouer le plus grand rôle, c'est la prédisposition nerveuse.

Pathogénie. — On a épuisé toutes les hypothèses possibles pour expliquer les symptômes de la maladie de Basedow, et on en a fait tour à tour une névrose pure (Charcot, Rendu), une névrose bulbaire (Filehne), une affection du sympathique (Rosenthal, Friedreich, Abadie), une intoxication par hyperthyroïdation (Mœbius) ou par dysthyroïdation (Gauthier de Charolles, Joffroy, Renaut), une affection liée au fonctionnement des glandes parathyroïdes (Gley et Moussu). L'abondance des hypothèses prouve qu'aucune d'elles ne peut se baser sur des faits ou des expériences indiscutables.

Traitement. — Les hypothèses pathogéniques ont eu pour résultat l'essai de traitements variés, et chacun de ces traitements a donné lieu à un certain nombre de succès qui ont fait oublier les insuccès aussi nombreux. Nous ne pensons pas que le traitement chirurgical (thyroïdectomie partielle, exothyropexie, sympathisectomie, etc.) puisse être justifié. Au point de vue oculaire, on sera quelquefois obligé de combattre l'exophtalmie extrême par une blépharorraphie partielle. L'hygiène générale, le repos, l'hydrothérapie, l'isolement semblent encore les seules indications thérapeutiques précises. On a préconisé dans ces dernières années l'injection de sérum ou l'ingestion de lait d'animaux privés de leur corps thyroïde (Ballet et Enriquez).

Hystérie oculaire.

Les troubles fonctionnels provoqués par l'hystérie peuvent atteindre les différentes parties de l'appareil visuel; nous avons eu à en parler au cours des chapitres précédents. Nous envisagerons ici l'*irritation oculaire hystérique* qui était autrefois considérée comme une forme de l'ophtalmie sympathique, puis les troubles de la fonction visuelle proprement dite, qui peuvent exister à l'état latent, se manifester sous forme d'*amblyopie* ou d'*amaurose* unilatérale ou bilatérale.

Irritation oculaire hystérique.

Cette affection est essentiellement caractérisée par des phénomènes irritatifs avec vascularisation légère de la conjonctive, sans aucune autre lésion objective.

Symptômes. — L'affection peut se développer spontanément sans cause provocatrice. Le plus souvent elle succède à un traumatisme ou à une affection grave d'un œil; elle atteint alors le second œil, et c'est pour cette raison qu'on l'a rangée pendant longtemps dans le cadre des manifestations sympathiques.

La photophobie est un des symptômes les plus constants et les plus apparents. L'impression lumineuse provoque le clignotement et la flexion de la tête, et le blépharospasme qui se produit peut revêtir les caractères que nous avons décrits au blépharospasme hystérique. Le larmoiement est souvent des plus accusés. Les malades se plaignent en outre de douleurs oculaires ou périoculaires vagues et n'éprouvent de soulagement que par le repos dans l'obscurité.

L'examen objectif ne révèle, en dehors de la légère hyperhémie conjonctivale, aucune lésion de la cornée, de l'iris ou des milieux oculaires.

L'examen fonctionnel de l'œil est rendu le plus souvent impossible. L'inaptitude au travail peut être partielle ou complète. Lorsque les phénomènes irritatifs sont moins accusés, on met parfois en évidence un état de spasme accommodatif ou un rétrécissement du champ visuel.

L'instillation de cocaïne amène souvent une cessation temporaire de l'état irritatif mais ce n'est point là un phénomène aussi constant que dans les cas où l'irritation oculaire est causée par une lésion cornéenne ou conjonctivale.

L'état mental des sujets atteints de ces troubles est rarement normal. Il s'agit souvent de personnes qui sont obsédées par la crainte de perdre la vision; c'est en particulier le cas lorsqu'elles ont déjà subi un trouble fonctionnel grave dans un œil.

L'évolution de ces troubles est très variable : on les voit parfois disparaître brusquement sous l'influence d'une suggestion heureuse ou de la solution de démêlés judiciaires; chez certains sujets elle peut devenir extrêmement tenace. Il n'est pas rare qu'une erreur de diagnostic du médecin soit la cause de cette persistance des troubles oculaires. Quelle que soit d'ailleurs leur durée, ils ne provoquent jamais d'altérations organiques des membranes ou milieux oculaires.

Étiologie. — L'irritation oculaire hystérique s'observe à partir de la seconde enfance et surtout chez l'adulte. Elle est un peu plus fréquente chez la femme, mais on sait aujourd'hui que l'homme est presque aussi exposé aux manifestations hystériques. Nous en avons dit les causes provocatrices. Quant à la cause première, à l'hystérie, elle a pu se révéler antérieurement par d'autres manifestations; dans l'irritation oculaire, dite sympathique autrefois, il s'agissait souvent d'une hystérie traumatique. On n'a pas pratiqué l'examen anatomique d'yeux atteints d'irritation oculaire, mais l'examen de l'œil traumatisé a montré à Fuchs qu'on ne trouvait jamais dans le tractus uvéal les lésions inflammatoires caractéristiques dont nous avons donné la description à propos de l'ophtalmie sympathique (voir p. 407).

Diagnostic. — Le diagnostic se fera avec l'ophtalmie sympathique par l'absence de toute lésion oculaire et par la disproportion entre les troubles accusés par le malade et l'état de l'œil.

Il sera toujours nécessaire de faire un examen minutieux des membranes externes et internes des deux yeux.

Pronostic. — Le pronostic est toujours favorable et il sera toujours nécessaire d'insister sur ce point devant le malade.

Traitement. — On cherchera à agir par persuasion et on aura recours à toutes les influences suggestives médicamenteuses ou morales. A ce point de vue, l'ablation d'un globe atrophié a souvent une action des plus heureuses.

Amblyopie hystérique.

On décrit sous le nom d'amblyopie hystérique le rétrécissement du champ visuel unilatéral ou bilatéral que n'explique aucune lésion périphérique ou centrale. En raison de sa signification diagnostique, l'amblyopie hystérique est souvent décrite comme un des stigmates de la névrose au même titre que l'anesthésie des muqueuses ou des téguments. On l'a d'ailleurs décrite aussi sous le nom d'anesthésie de la rétine. C'est en quelque sorte l'opposé de l'irritation oculaire où prédominent les phénomènes d'hyperesthésie.

L'amblyopie constitue le plus souvent un état latent qu'un examen méthodique seul permettra de mettre en évidence.

Symptômes. — Le rétrécissement du champ visuel qui caractérise l'amblyopie hystérique est assez régulièrement concentrique. Il ne faut cependant pas attribuer à ce qualificatif une signification trop étroite. Il est d'abord appréciable du côté temporal où normalement le champ visuel est le plus étendu. Quand il s'accuse, il reste souvent un peu plus pronononcé à la partie nasale ou supérieure. Le champ visuel présente souvent une certaine mobilité qui en rend le relevé impossible par un examen prolongé. Le degré du rétrécissement est des plus variable : il peut subir des variations d'un examen à l'autre.

Il n'y a aucun rapport obligé entre le degré du rétrécissemen dans chaque œil et le siège de l'hémianesthésie.

Dans l'hémiplégie avec hémianesthésie hystérique il n'est pas rare que le rétrécissement soit plus accusé du côté paralysé, mais l'inverse peut se rencontrer.

Un fait presque constant c'est que la présence de ce rétrécissement, manifeste à l'examen périmétrique, ne se traduit par aucune gêne pour l'orientation, contrairement à ce qu'on observe dans les rétrécissements du champ visuel produits par une lésion organique (glaucome, choriorétinite).

Nous n'avons envisagé jusqu'ici que l'examen du champ visuel à l'aide d'un index blanc. L'examen du champ visuel des couleurs fait avec des papiers colorés montre parfois l'existence d'une dyschromatopsie particulière caractérisée par ce fait que le champ de vision du rouge est plus étendu que celui du bleu, contrairement à ce qu'on observe dans les conditions normales.

L'acuité visuelle est en général normale. Assez souvent cependant elle peut paraître diminuée, mais il s'agit en réalité de l'adjonction des troubles de contracture accommodative (voir p. 483) qui accompagnent fréquemment l'amblyopie hystérique.

Nous avons dit que, contrairement à l'irritation oculaire, il s'agissait, dans l'amblyopie hystérique, d'une anesthésie rétinienne. Cela n'est cependant pas toujours le cas et il n'est pas rare que ces amblyopies présentent une légère photophobie qui n'atteint jamais le degré observé dans l'irritation oculaire.

Cette amblyopie hystérique peut se superposer à des lésions oculaires organiques, de même que les symptômes hystériques peuvent se combiner à des affections organiques du système nerveux, central ou périphérique. Il importe alors de ne pas confondre les symptômes de la lésion organique avec ceux qui relèvent du trouble fonctionnel.

Si l'on met de côté ces cas particuliers, l'amblyopie hystérique ne s'accompagne jamais de troubles pupillaires ou de lésions des milieux ou du fond de l'œil.

Amaurose hystérique.

L'amaurose est un degré plus marqué de l'amblyopie hystérique. Elle peut atteindre un œil ou les deux yeux; dans ce dernier cas elle entraîne la cécité complète.

Symptômes. — Contrairement à l'amblyopie, qui est latente, l'amaurose, même unilatérale, est perçue par le malade. Les conditions de son apparition sont aussi assez particulières : c'est souvent à la suite d'un traumatisme même léger (contusion, corps étranger). Le malade couvre l'œil sain et constate qu'il n'y voit plus avec l'œil traumatisé. Il n'est pas rare cependant que l'amaurose ne se produise pas aussitôt après le traumatisme, mais soit manifeste dès le lendemain.

Cette amaurose hystérique unilatérale a des caractères particuliers. Elle est indépendante de toute lésion ophtalmoscopique et n'entraîne aucune modification des réactions pupillaires. Alors que l'absence de perception est complète lorsque l'œil sain est fermé (vision monoculaire), il arrive souvent que dans la vision binoculaire on puisse constater le fonctionnement normal de l'œil amaurotique. Pour cela, il suffira de recourir au stéréoscope ou de créer une diplopie par l'interposition d'un prisme à base inférieure.

Ce caractère, qui a été bien souvent considéré comme une démonstration de la simulation, n'est pas rare dans l'amaurose hystérique.

Dans l'amaurose bilatérale ou cécité hystérique, la vision est complètement abolie et le malade se conduit comme un aveugle. Ici encore, les réactions pupillaires à la lumière sont intactes.

La durée de l'amaurose hystérique est essentiellement variable. Sa disparition peut être aussi brusque que son début.

Dans certains cas, la cécité ne dure qu'un ou deux jours et peut être suivie d'une amblyopie de même nature. On a observé le fait à la suite d'une attaque d'hystérie convulsive. Chez quelques malades, la cécité a persisté des années, malgré tous les traitements.

Diagnostic. — Le diagnostic de l'amaurose unilatérale est relativement facile; il n'en est pas de même de l'amaurose hystérique bilatérale qui ne se distingue par aucun caractère de la *cécité corticale*. Ce sont les conditions dans lesquelles s'est développé le trouble visuel, l'âge du sujet, ses antécédents qui rendront le diagnostic possible.

Il n'est pas rare qu'une poursuite en dommages-intérêts soit engagée et que l'amaurose ne prenne fin que le jour où l'indemnité est accordée. Le diagnostic entre une amaurose simulée et une amaurose hystérique est un des plus délicats qui soit, et ce n'est que par une étude approfondie du sujet que l'on peut se faire une conviction.

Traitement. — Le traitement s'adressera à l'état général. On s'efforcera de découvrir l'idée, consciente ou inconsciente, qui a présidé à l'éclosion de l'amaurose; on la combattra au moyen de la suggestion ou des moyens empruntés à la thérapeutique.

CHAPITRE XXI

AFFECTIONS DE L'APPAREIL NEURO-MOTEUR DU GLOBE OCULAIRE

Les muscles droits et obliques, au nombre de 6 pour chaque globe, qui commandent les différents mouvements du regard ne sont que très rarement atteints directement. Les affections musculaires proprement dites de l'appareil moteur de l'œil constituent des raretés, alors que les altérations des nerfs qui régissent leur contraction sont d'une fréquence très grande. Ce sont ces dernières qui rempliront la majeure partie des pages de ce chapitre. Avant de les décrire, nous indiquerons les méthodes d'examen qui permettent de mettre en évidence les troubles de l'appareil neuro-moteur de l'œil puis la sémiologie générale de ces troubles.

Les muscles oculo-moteurs déterminent par leur contraction un mouvement de rotation de l'œil et d'excursion de la pupille qui peut être assez exactement mesuré. L'étendue des excursions pupillaires ou champ de regard ne subit que de faibles variations d'un sujet à l'autre. Dans les états pathologiques il peut être au contraire très nettement limité et la recherche du sens et du degré de cette limitation constitue un moyen précieux de diagnostic.

Chez un sujet normal les pupilles occupent, par rapport à la fente palpébrale et au plan vertical médian passant par la base du nez, une situation symétrique dans la position de repos ou dans le regard en face. Lorsque l'équilibre musculaire est modifié par suite d'un trouble nerveux, l'altération se traduit par une asymétrie de situation des pupilles à laquelle on donne le nom de déviation strabique. Nous indiquerons les procédés de mesure linéaire ou angulaire applicables à cette déviation.

On réserve, en général, pour le diagnostic des troubles neuromoteurs une place prépondérante à l'étude du symptôme fonctionnel dominant, à la diplopie. Sans vouloir en atténuer l'importance, il nous semble néanmoins nécessaire de ne pas faire reposer sur ce seul symptôme toute l'étude des troubles neuromoteurs oculaires.

I. — PROCÉDÉS D'EXAMEN

Détermination du champ de fixation monoculaire.

Le champ de fixation monoculaire comprend l'étendue des points que l'œil peut fixer, la tête restant immobile.

Il s'agit ici de la fixation centrale, de la vision maculaire. On

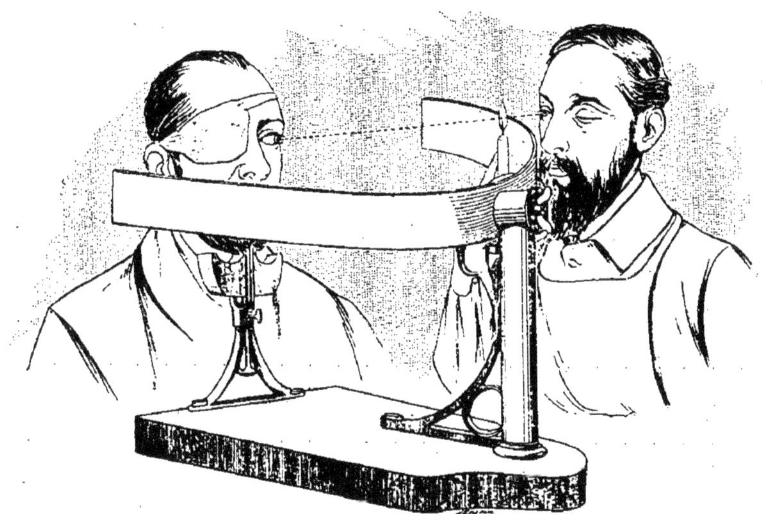

Fig. 294. — Détermination du champ de fixation monoculaire avec le périmètre. La ligne de visée passe par le sommet de la bougie et son image réfléchie au centre de la cornée.

donne le nom de position primaire à la position occupée par l'œil lorsque la tête est verticale et le regard horizontal. Le point fixé dans cette position primaire constituera le centre du champ de fixation monoculaire.

Pour mesurer le champ de regard monoculaire nous nous servons du périmètre. L'œil non examiné est recouvert d'un écran. L'œil à examiner doit correspondre à la hauteur du centre de l'arc périmétrique, ce qui s'obtient en réglant la position de la metonnière. Il est utile qu'un aide maintienne la tête par l'application des mains de chaque côté des tempes, afin d'empêcher les déplacements instinctifs du malade lorsqu'on sollicite la fixation latérale.

La détermination du point limite de l'excursion du globe peut

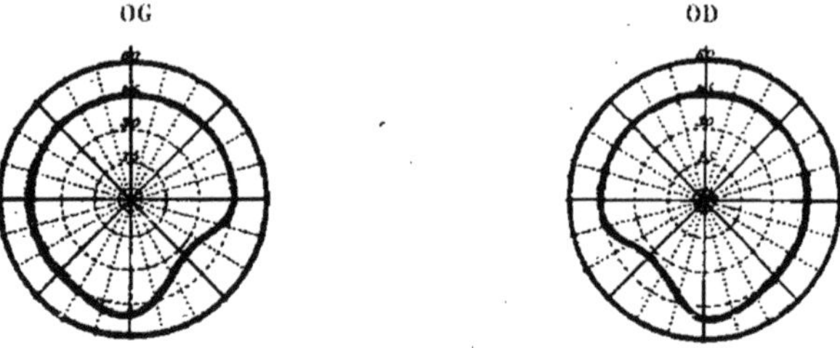

Fig. 295. — Champs de fixation monoculaires dans les conditions normales de mobilité oculaire.

être obtenue par un procédé subjectif et par un procédé objectif.

Procédé subjectif. — La tête étant placée et maintenue

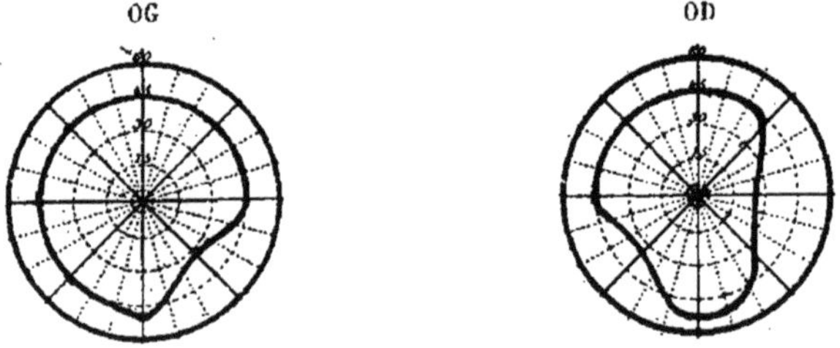

Fig. 296. — Champs de fixation monoculaires dans un cas de parésie de l'abducteur (6e paire), œil droit.

comme nous l'avons dit, on place un index avec des caractères lisibles à 30 ou 40 centimètres et on cherche le point latéral où

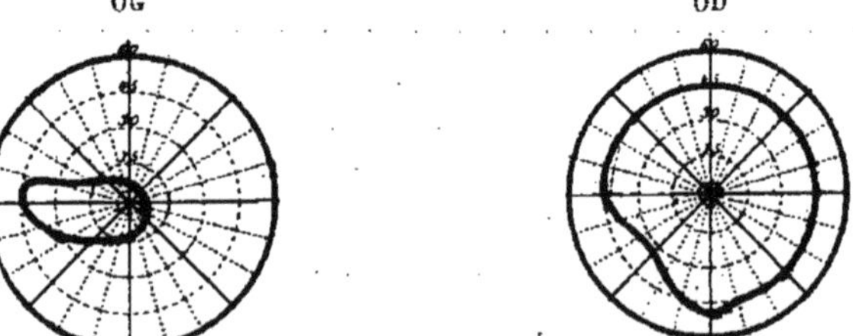

Fig. 297. — Champs de fixation monoculaires dans un cas de paralysie de la 3e paire (oculo-moteur commun) du côté gauche.

le malade peut les lire. On trouve que, dans les conditions normales, la limite s'étend à 40 ou 45° du centre du champ de fixation, sauf en bas et en dehors où il atteint 45 à 50°.

Procédé objectif. — Au lieu de demander au malade de lire ou de reconnaître un index, on sollicite sa fixation latérale en lui faisant suivre une flamme (ou une petite lampe électrique), promenée devant le périmètre, alors que l'œil de l'observateur vise simultanément le sommet de cette flamme et son image réfléchie au centre de la cornée de l'observé. La précision de ce procédé est un peu moins grande et les champs trouvés sont de 3 à 5° plus étendus que ceux obtenus par le procédé subjectif.

Détermination de la déviation strabique. Strabométrie.

On se servait autrefois d'un petit instrument appelé strabomètre,

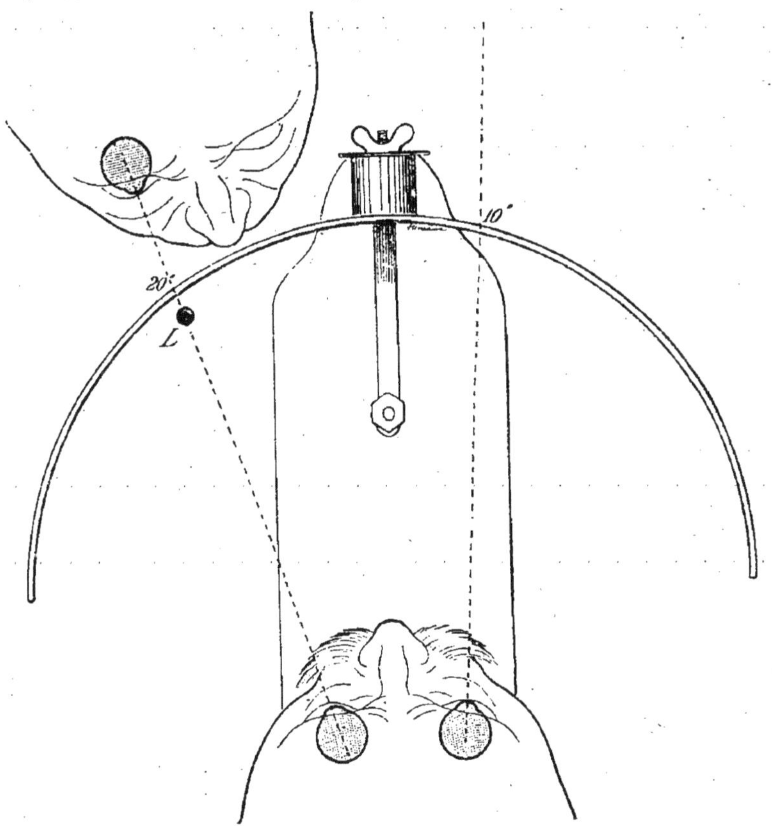

Fig. 298 — Détermination de l'angle de déviation strabique avec le périmètre. L'observé est au bas de la figure. L, lumière promenée le long de l'arc périmétrique comme dans la fig. 294. L'observé dirige son regard à distance dans le cas figuré ; la déviation est de 30° puisque l'axe optique de l'œil droit passe à 10° et celui de l'œil gauche à 20°.

que l'on appliquait sur la paupière inférieure et qui permettait de lire en millimètres le degré de déviation de la pupille par rapport à l'autre œil. Un millimètre de déviation correspond approximativement à 5°.

Il est préférable de recourir à la méthode périmétrique. Le procédé ne diffère que par de petits détails de celui que nous avons indiqué pour la mesure du champ de fixation monoculaire.

Le menton doit occuper le centre de la mentonnière (et non la partie latérale), de manière à ce que ce soit non plus l'un des yeux qui soit au centre de l'arc, mais la base du nez. Les deux yeux sont tenus ouverts et fixent tantôt le milieu de l'arc (distance de 30 centimètres), tantôt au-dessus de l'arc et à une distance éloignée. Il y aura lieu en effet de tenir compte, dans la détermination de la déviation, du fait que la convergence entre ou non en jeu.

On déterminera la direction de l'axe optique de l'œil dévié en cherchant le reflet sur la cornée d'une surface lumineuse promenée devant l'arc périmétrique. Si l'œil droit fixe le milieu de l'arc, on trouvera que l'œil gauche est dévié de 10°, 15°, 30° ou plus par rapport à la direction de l'œil droit.

Détermination des caractères de la diplopie binoculaire.

Nous avons vu que l'un des symptômes les plus constants des troubles de la motilité oculaire consiste dans la vision double, ou diplopie, qui apparaît plus particulièrement le soir aux lumières et qui entraine fréquemment un malaise ou un vertige des plus gênants. L'occlusion de l'œil paralysé fait disparaître ces troubles en même temps que la diplopie. Lorsqu'un malade se plaint de voir double, on l'engagera tout d'abord à fermer l'un des yeux pour savoir s'il s'agit de diplopie résultant de modifications de la réfraction d'un œil (diplopie monoculaire) ou d'un déséquilibre moteur des deux yeux (diplopie binoculaire).

Il est rare que l'on puisse tirer parti des caractères assignés par le malade à sa diplopie. Le plus souvent, d'ailleurs, il sera nécessaire de la rechercher systématiquement, et de procéder à une analyse minutieuse des modifications de position et de rapport des deux images.

Le contraste des objets rendra la perception des deux images plus nette. C'est pour cette raison qu'il est préférable de rechercher la diplopie dans la chambre noire, en présentant au malade une surface lumineuse. Comme l'écartement linéaire des images de projection augmente avec la distance du sujet à l'objet lumineux, on placera ce dernier à 4 ou 5 mètres de l'observé, qui se tiendra debout ou qui sera assis sur un siège très élevé. Pour reconnaître à quel œil correspond chacune des images perçues, il suffit de placer au devant de l'un des yeux du sujet un verre coloré, de préférence un verre rouge, qui marquera nettement la différence des deux images : l'observé percevra une image rouge vue par l'œil recouvert du verre rouge, et une image blanche vue par l'autre œil.

Il est d'usage de parler de la vraie et de la fausse image. La vraie image correspond à l'objet lumineux, la fausse est celle qui est projetée en dehors, en dedans, au-dessus ou au-dessous de l'objet lumineux. En réalité les deux images sont vraies ; ce sont toutes deux des images de projection : l'une formée au niveau de la macula (image nette et précise), l'autre, la fausse, moins précise mais aussi lumineuse, est formée par un point excentrique de la rétine.

Après avoir recherché l'existence et les caractères de la diplopie dans la position primaire, on en fera autant pour les différentes directions du regard. Voici comment nous avons l'habitude de procéder :

La tête de l'observé restant immobile (il est quelquefois utile de l'immobiliser par l'application des mains d'un aide) et le verre rouge étant maintenu devant un des yeux (nous le plaçons volontiers sur l'œil droit), on commencera par lui faire percevoir l'existence et les caractères particuliers des deux images. Dans ce but on couvre l'œil droit : le malade voit l'image couleur naturelle perçue par l'œil gauche. On couvre ensuite l'œil gauche, et le malade reconnaît l'image rouge vue de l'œil droit. On réitère une fois encore cet artifice, puis on découvre les deux yeux en demandant au malade s'il voit ou non deux images distinctes et séparées. Il n'est pas rare qu'une diplopie légère ou extrême soit mise en évidence par ce moyen.

Après s'être assuré de l'existence de la diplopie, on en fera préciser les caractères. L'image colorée peut être à droite ou à gauche de l'image naturelle (pour l'observé). Si nous avons placé le verre rouge sur l'œil droit, et si l'image rouge est à droite, on dit la diplopie de même nom : *diplopie homonyme*. Si l'image rouge est à gauche de l'image naturelle, on dit la *diplopie croisée*. Enfin, si le niveau des deux images n'est pas le même, si le déplacement se fait surtout en hauteur, on parle de *diplopie verticale*, et suivant que l'image rouge est à droite ou à gauche par rapport au plan vertical passant par l'image blanche, on dit la *diplopie verticale homonyme ou croisée*. Ce caractère homonyme ou croisé établi (nous verrons tout à l'heure son importance séméiologique), on cherchera à préciser la mesure de l'écartement linéaire

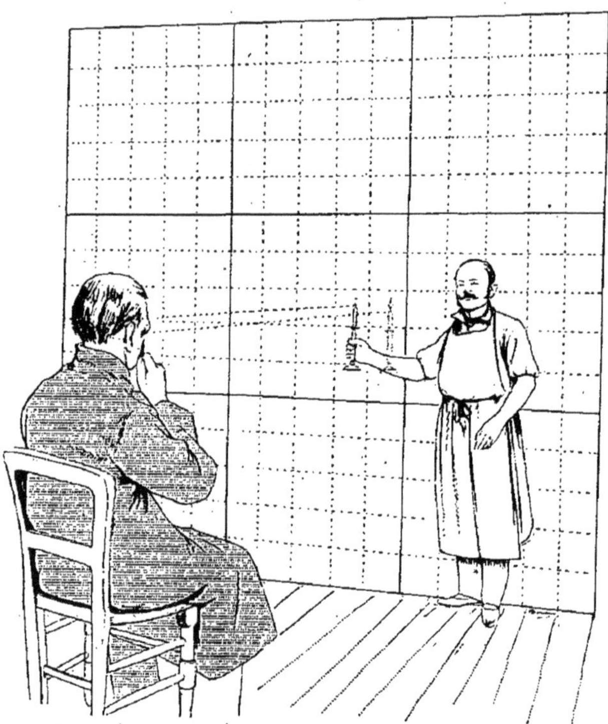

Fig. 299. — Recherche de la diplopie avec le verre coloré. La paroi de la pièce est divisée en neuf carrés d'un mètre (traits noirs) et chacun des carrés est subdivisé en carrés de 20 centimètres (lignes pointillées). Dans le cas figuré, le verre rouge étant sur l'œil droit, il s'agit d'une diplopie homonyme. L'écartement des images est de 25 centimètres environ dans la position primaire.

des images, mesure approximative, cela va sans dire, et qui peut être facilitée par le tracé, sur la paroi de la pièce où se fait l'examen, de lignes horizontales et verticales circonscrivant des carrés de 20 centimètres.

Suivant le cas, l'écartement des images dans la position primaire des yeux atteindra 10, 20, 100 centimètres. Cette mesure n'a pas de signification absolue, mais elle en acquiert une par la comparaison avec les mesures faites dans les différentes positions du regard.

Après avoir placé la source lumineuse en face de l'observé, on déplace celle-ci dans le sens horizontal, à 2 mètres du plan médian à droite ou à gauche, puis dans le plan vertical, en haut ou en bas. Il suffit en général d'explorer ces deux plans. On posera au malade les mêmes questions au sujet de la position respective des images et de leur écartement. On recherchera avec soin si l'écartement des images augmente ou diminue dans tel ou tel déplacement de la source lumineuse.

Pour mieux fixer les idées et pour se rendre un compte exact des caractères de la diplopie, on aura recours à la transcription graphique de la diplopie sur des schémas semblables au dessin ci-joint (fig. 300) et qui représentent la projection des images sur la paroi. Les lettres D et G correspondent à la droite et à la gauche de l'observé qui est supposé regardant son schéma. En figurant l'image colorée par un trait de couleur ou un pointillé, et l'image naturelle par un trait plein, en les inscrivant sur les schémas à l'écartement indiqué par l'observé (chaque subdivision des carrés de 1 m. correspond à 20 cm.), on aura une représentation complète des caractères de la diplopie, ce qui en facilite considérablement l'analyse. Voici par exemple comment on lira le schéma ci-joint (fig. 300) qui est fourni par un cas de paralysie de la 6e paire : Diplopie homonyme; l'écartement des images augmente dans la moitié droite du champ de regard. Nous verrons que c'est ce caractère qui permet de diagnostiquer le côté atteint. Dans le cas particulier il s'agit d'une paralysie de la 6e paire (oculomoteur externe, muscle droit externe) du côté droit.

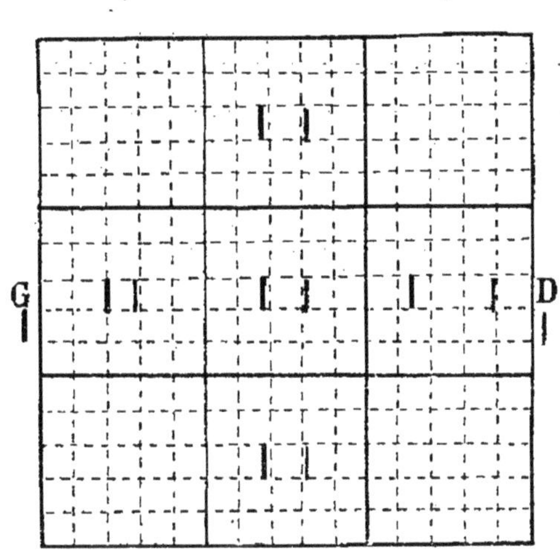

Fig. 300. — Schéma pour la transcription graphique de la diplopie. Les indications figurées se rapportent à une diplopie homonyme diminuant dans la moitié gauche et augmentant dans la moitié droite du champ de regard (Paralysie de la 6e paire du côté droit).

Avant de décrire les caractères de la diplopie propre à chaque type de paralysie oculo-motrice, nous en indiquerons rapidement la signification générale.

Les muscles oculaires peuvent être groupés en adducteurs et abducteurs.

Les *muscles adducteurs* sont le droit interne, les droits supérieurs et inférieurs, tous trois innervés par la 3e paire ou oculomoteur commun. *Toute paralysie de l'adduction se traduira par une diplopie croisée.*

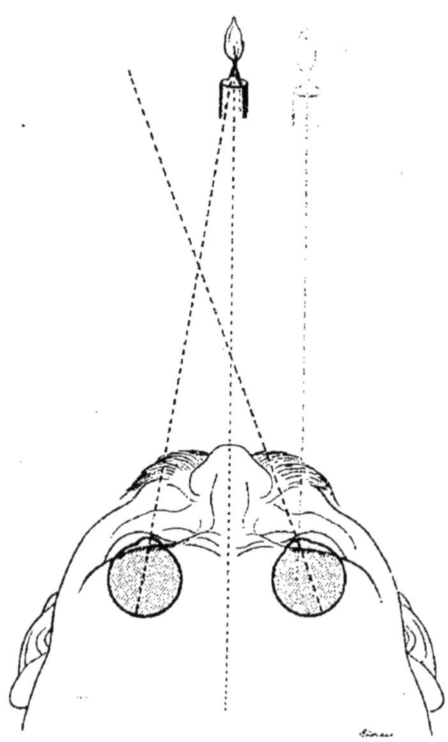

Fig. 301. — Paralysie de la 6e paire (abducteur). Diplopie homonyme. Schéma de la projection. Les lignes pointillées noires correspondent aux axes visuels. La ligne pointillée rouge indique le sens dans lequel l'œil dévié projette l'image. Axes visuels croisés : images décroisées.

Les *muscles abducteurs* sont principalement le droit externe innervé par la 6e paire ou oculo-moteur externe, et accessoirement le grand oblique innervé par la 4e paire ou pathétique, et le petit oblique innervé par une branche de la 3e paire.

Toute paralysie de l'abduction se traduira par une diplopie homonyme.

Si l'on envisage la direction de l'axe optique dans une paralysie de l'abduction (6e paire par exemple), on constate qu'au lieu de converger sur l'objet, il croise l'axe optique de l'œil opposé au-devant de l'objet. C'est l'inverse qui se produit dans le cas de paralysie de l'adduction. Desmarres donnait comme moyen mnémotechnique la formule suivante : lorsque les axes optiques se croisent, les images se décroisent (diplopie homonyme des paralysies des abducteurs) et réciproquement les images se croisent lorsque les axes optiques se décroisent. Les figures 301 et 302 font saisir ce que l'on entend par le croisement et le décroisement des axes optiques figurés en lignes noires.

Les lignes pointillées rouges indiquent le sens de la projection de l'image perçue par l'œil paralysé. Pour l'œil non paralysé, cette ligne n'est pas indiquée parce qu'elle se confond avec l'axe optique. L'image est projetée sur l'objet lui-même.

D'une manière générale, on peut encore accepter comme vraie la formule suivante : *l'écartement des deux images s'exagère lorsque le regard se porte du côté paralysé.*

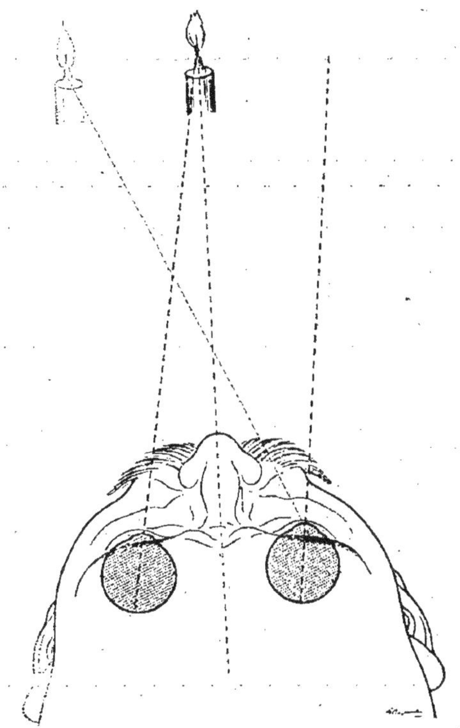

Fig. 302. — Paralysie de la 3e paire (abducteur). Schéma de la projection. Axes visuels décroisés : images croisées.

Nous avons groupé les muscles en adducteurs et abducteurs, en ne tenant compte que de leur rôle dans les mouvements horizontaux du regard. Si l'on envisage leur rôle dans les mouvements verticaux, on constate que l'on peut établir deux autres groupements : les *abaisseurs*, représentés par le droit inférieur et le grand oblique ; les *élévateurs*, représentés par le droit supérieur et le petit oblique. Pour les uns et les autres, le caractère principal de la diplopie résidera dans la dénivellation des images, c'est-à-dire dans le caractère vertical de la diplopie.

Lorsqu'il s'agit de préciser le siège droit ou gauche de la paralysie et le muscle atteint (oblique ou droit), on se heurte à des difficultés souvent assez grandes, d'autant plus que le caractère d'abducteur ou d'adducteur des obliques ou des muscles droits, supérieurs et inférieurs, ne paraît pas absolument identique chez tous les sujets. On avait attaché beaucoup d'importance au fait de l'obliquité de l'image de l'œil paralysé, et on en avait espéré tirer des renseignements diagnostiques. Pratiquement, il est fort difficile d'obtenir des malades des indications précises sur ce point. Mieux vaut recourir à l'analyse d'un autre caractère de l'action des muscles obliques ou droits, inférieurs et supérieurs.

Ainsi que Nagel l'a fait remarquer, l'inclinaison de la tête à droite ou à gauche provoque une rotation compensatrice des globes oculaires autour de l'axe optique. Cette rotation est produite par l'action simultanée du grand oblique et du droit supérieur pour l'œil de même nom que l'inclinaison de la tête, et par le petit oblique et le droit inférieur pour l'œil du côté opposé. Le schéma ci-joint fera saisir la nature de ce mouvement compensateur des globes oculaires qui, dans les mouvements de latéralité, tend à maintenir verticaux et parallèles les méridiens verticaux de la cornée. C'est l'analyse de cette rotation compensatrice qui constitue, ainsi que Hoffmann et Bielschowsky l'ont montré, un moyen précis de diagnostic du côté et du muscle paralysé.

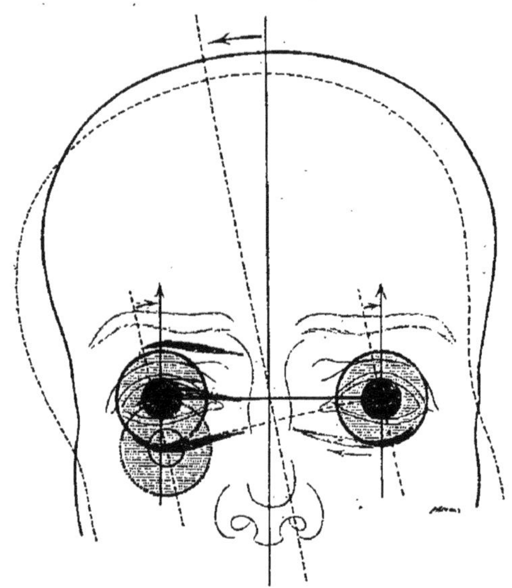

Fig. 303. — Schéma montrant l'action des obliques dans le redressement du méridien vertical de la cornée dans les mouvements de flexion latérale de la tête à droite.

Dans ce but, on fixe à l'extrémité d'une planchette de 20 centimètres de longueur et de 2 centimètres de largeur une lame de carton de 20 centimètres de hauteur perpendiculaire à la planchette. On a dessiné au centre de ce carton et à la hauteur des yeux un trait vertical noir. L'observé saisit entre les dents l'extrémité libre de la planchette et on l'engage à fixer le trait vertical médian. Après avoir fait décrire la position des images dans la position verticale de la tête, on engagera l'observé à pencher latéralement la tête à droite, puis à gauche. Dans une certaine inclinaison de la tête les images se rapprochent ou même se fusionnent alors qu'elles apparaissent ou s'écartent davantage dans la position inverse. Les images se rapprochent dans le mouvement d'inclinaison où le muscle paralysé a la moindre action à exercer.

Supposons, par exemple, que l'inclinaison de la tête à droite fasse diminuer l'écartement des images, alors que l'inclinaison à

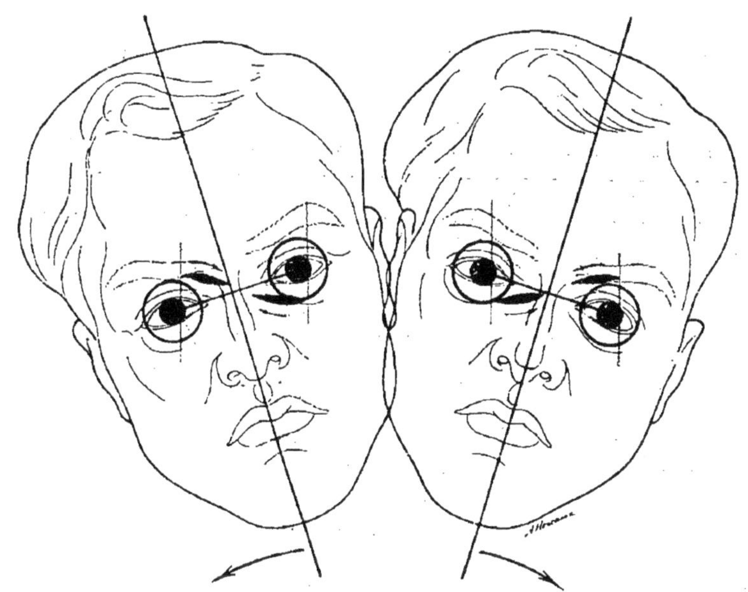

Fig. 304. — Schéma indiquant quels sont les muscles actifs lorsque l'inclinaison de la tête se produit à droite ou à gauche. Dans l'inclinaison à droite on voit que ce sont le grand oblique droit et le petit oblique gauche qui entrent en jeu. Les muscles intervenant dans le mouvement sont figurés en rouge.

gauche l'exagère. Nous en conclurons que le trouble paralytique porte sur le petit oblique droit ou sur le muscle droit inférieur.

Recherche de la localisation monoculaire.

Les troubles paralytiques des muscles oculaires donnent souvent lieu au phénomène dit de fausse localisation et qui consiste en ceci : lorsque le malade fixe un objet de son œil paralysé et qu'on lui demande d'indiquer la direction de cet objet en interposant un écran horizontal entre la tête et la main de l'observé, on constate qu'il se produit une erreur de localisation de 5 à 15°. L'appareil de Landolt (fig. 305) permet de faire cet examen dont les renseignements n'ont qu'une valeur sémiologique très relative. On engagera le malade à fixer, de l'œil découvert, la ligne médiane V, puis à indiquer rapidement de l'index de la main droite, puis de la main gauche, le plan vertical qu'il suppose en prolongement de la ligne blanche.

D'une manière générale, l'effet d'une paralysie oculo-motrice est de localiser faussement l'objet fixé du côté du mouvement

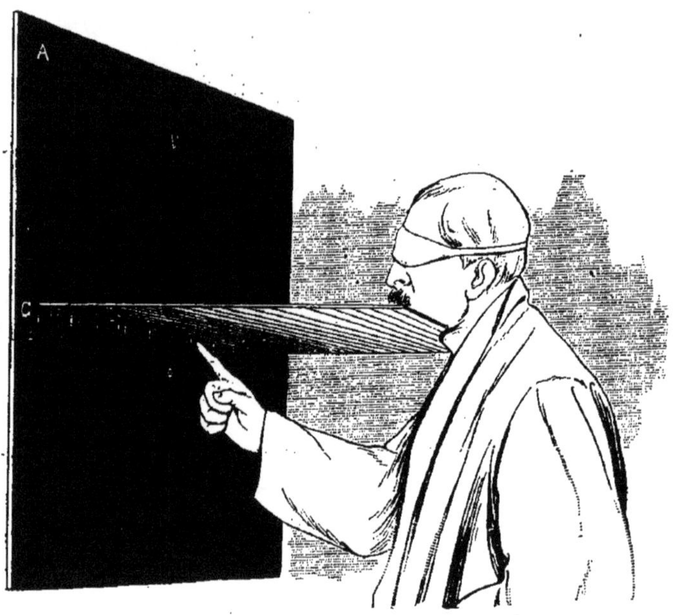

Fig. 305. — Tableau de Landolt pour la détermination de la projection monoculaire.

défaillant. L'effet d'une contracture ou d'un spasme sera exactement l'opposé.

Ce trouble de fausse localisation est surtout manifeste au début des maladies oculo-motrices.

Recherche de la fusion et de la vision binoculaire.

Chaque œil nous donne, des objets fixés, une image un peu différente en raison de l'écartement moyen de 6 centimètres qui sépare les deux pupilles. Dans les conditions normales de vision, les deux images se confondent en une nouvelle image, l'image de fusion binoculaire, qui nous donne l'impression du relief.

Un grand nombre de personnes dont les yeux sont ou non en situation normale et dont la fonction musculaire est intacte ou altérée, n'ont que la vision monoculaire alors même que les deux yeux sont ouverts et que l'examen particulier de chaque œil démontre l'intégrité de la perception visuelle monoculaire.

Il est donc nécessaire, lorsqu'on veut s'assurer de l'existence ou non de la vision binoculaire, de recourir à certains procédés dont nous allons indiquer la technique.

Recherche de la fusion binoculaire à l'aide du stéréoscope.

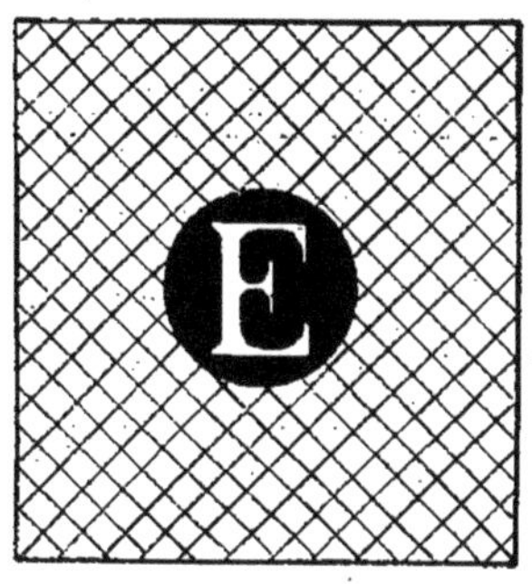

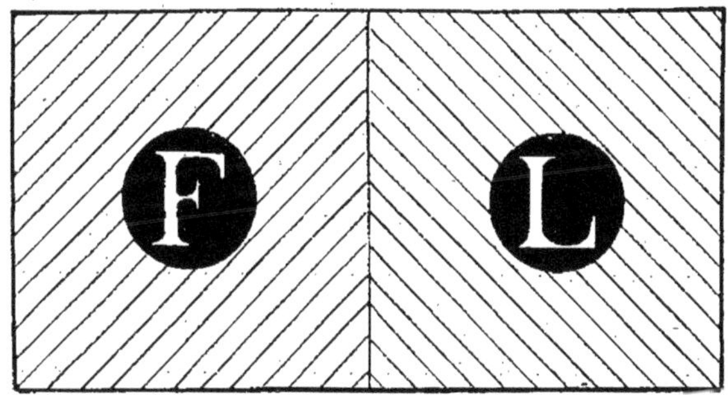

Fig. 306. — Figure de Green pour la recherche de la fusion binoculaire avec le stéréoscope. En bas le carton stéréoscopique. En haut le résultat de la fusion.

— On donne le nom de stéréoscope à un appareil destiné à faciliter la fusion de deux images distinctes qui correspondent à la représentation d'un même objet vu sous un angle différent ou qui figurent deux objets distincts réalisant des sujets variés.

Il existe de nombreux types de stéréoscopes; nous ne décrirons ici que le type le plus commun, connu sous le nom de stéréoscope mexicain. L'appareil optique de ce stéréoscope est constitué par deux verres formés par une combinaison de prismes à base temporale avec des verres de + 5 D; c'est le modèle figuré page 331 pour la recherche des scotomes par le procédé de Haitz. Lorsqu'on examine avec le stéréoscope les images représentées par exemple dans la figure 306, on verra la lettre E si la fusion est normale, alors que si la fusion ne se produit pas, le malade verra la lettre L ou F.

On donne le nom de vision simultanée à ce type d'anomalie caractérisé par l'absence de fusion des deux images stéréoscopiques qui sont vues cependant simultanément. Dans ces cas, le malade voit à la fois les lettres L et F, mais ces deux lettres ne se fusionnent pas pour donner naissance à l'image de fusion qui est la lettre E.

Ainsi que Parinaud l'a montré, dans la vision stéréoscopique (tout au moins avec le modèle de stéréoscope dont nous parlons), les conditions musculaires qui régissent la position des globes et la direction du rayon visuel sont très différentes de ce qu'elles sont dans les conditions de vision ordinaire. Aussi l'épreuve de la fusion stéréoscopique nous permet-elle seulement de nous assurer si la fusion binoculaire existe ou n'existe pas.

Recherche de la vision binoculaire par la lecture contrôlée et par le diploscope. — Le fonctionnement normal de la vision binoculaire suppose, en effet, non seulement la fusion des deux images, mais un certain équilibre de convergence qui fait que l'axe visuel de chaque œil est dirigé sur l'objet.

Le procédé de la lecture contrôlée n'exige aucun appareil instrumental. Il suffit de placer l'observé devant une page d'impression d'un caractère moyen (9 ou 10) et d'interposer entre les yeux et la page une tige verticale de 1 ou 2 centimètres de largeur. Si le sujet lit couramment sans déplacement de la tête c'est que sa vision binoculaire est normale. Dans le cas où l'un des yeux ne prend pas part à la lecture, la tige verticale cache quelques mots à l'œil qui fonctionne et l'observé ne peut voir qu'en déplaçant latéralement sa tête.

Le diploscope de Rémy est composé essentiellement par un écran perforé placé à une certaine distance des yeux, et au travers des orifices duquel on examine un second écran sur lequel des lettres sont imprimées. Nous figurons une des modifications de l'appareil (Bourdeaux), l'observé étant en place, le menton appuyé dans la mentonnière pour assurer la fixité de la tête. Sans entrer dans l'exposé théorique de l'appareil, nous indiquerons les résultats pratiques qu'on peut lui demander.

Les deux orifices, dont l'écartement est de 6 centimètres, étant disposés dans le plan horizontal (premier dispositif), on engage le malade à fixer l'écran porte-test. Celui-ci se compose des lettres GARE par exemple.

Dans les conditions normales de vision binoculaire, l'observé aperçoit ces quatre lettres comme au travers de quatre orifices. Il a aussi l'illusion de voir toutes les lettres binoculairement. Il est facile de s'assurer, en recouvrant successivement chaque œil, que l'œil droit ne voit que les consonnes. . . . G R
tandis que l'œil gauche ne voit que les voyelles. . . . A E

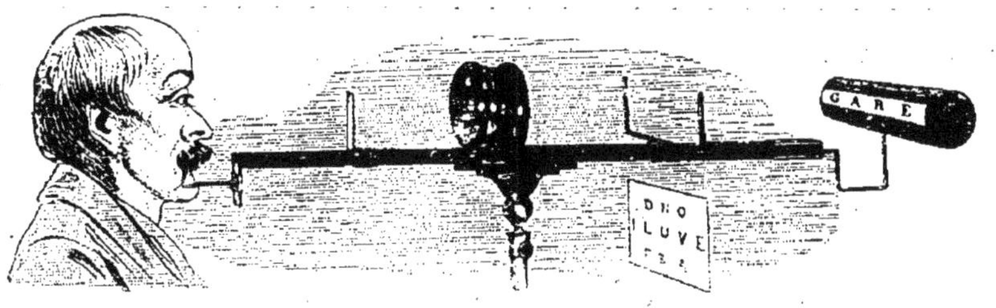

Fig. 307. — Épreuve de la vision binoculaire avec le diploscope de Rémy (modèle Bourdeaux). L'écran perforé présente une série de combinaisons d'orifices permettant de multiplier les expériences. Les orifices non utilisés sont fermés par de petits opercules. Un châssis recevant les cartons et objets peut être déplacé le long de la tige. Le rouleau placé à l'extrémité de la tige renferme une série de test de dimensions variées permettant l'appréciation de l'acuité visuelle chez les simulateurs.

Si donc les quatre lettres sont vues à la fois, on peut affirmer que la vision binoculaire est normale, c'est l'expérience n° 1.

Le diploscope peut également servir pour la recherche de la simulation et permettra de déterminer l'acuité de l'œil prétendu amblyope. Il suffit pour cela de faire une série d'épreuves de confusion que nous allons indiquer d'après Rémy et de varier la dimension des lettres des test-objets.

a. Si l'observé a lu les quatre lettres, on place devant chaque œil un prisme de 5° à arête nasale. Il lira :

GRAE

b. Avec un prisme de 10° à arête temporale l'observé lit :

AGER.

c. Avec un prisme de 20° à arête temporale l'observé lit :

AEGR.

On peut multiplier les expériences de confusion en se servant des orifices dont l'écartement est de 33 millimètres et en plaçant à 20 centimètres au devant de l'écran perforé la barrette mobile. Dans la figure cette barrette mobile, placée entre le disque perforé et le sujet, se trouve précisément relevée alors que, pour l'expérience n° 1, elle devrait être abaissée.

II. — AFFECTIONS CONGÉNITALES DE L'APPAREIL NEURO-MOTEUR

A l'exception de quelques types très caractérisés, les troubles congénitaux de l'appareil neuro-moteur sont encore très mal connus et peu différenciés.

On connaît le nystagmus, certaines ophtalmoplégies et quelques formes de paralysie oculo-motrice.

Nystagmus congénital.

On donne le nom de nystagmus à un trouble de l'équilibre des globes oculaires qui se traduit par des mouvements oscillatoires, le plus souvent continus.

Symptômes. — Nous envisagerons plus loin les différentes formes de nystagmus acquis, dont il y a lieu de séparer le nystagmus congénital. Ce dernier peut exister indépendamment de toute altération des globes oculaires et même de toute modification apparente de la fonction visuelle. Il est binoculaire et continu, mais est susceptible de s'exaspérer sous l'influence d'une émotion. Il est fréquent de constater l'absence de fusion binoculaire. Il s'accompagne souvent d'un tremblement de la tête qui, comme le nystagmus, persiste sans modification pendant toute l'existence.

Étiologie. — La nature et le siège de la lésion qui produit le nystagmus congénital sont encore inconnus; il n'est pas possible d'établir s'il s'agit d'une lésion survenue pendant la vie intra-utérine ou pendant l'accouchement. On observe parfois le nystagmus chez plusieurs membres d'une même famille.

Traitement. — Ce trouble n'est justiciable d'aucun traitement.

Paralysies oculo-motrices congénitales.

Il est fréquent d'observer chez les nouveau-nés, pendant les premiers mois, un certain degré de strabisme convergent. On ne le confondra pas avec une paralysie oculo-motrice véritable, car il n'en a nullement la signification.

Les paralysies oculo-motrices congénitales passent d'ailleurs souvent inaperçues dans les premiers mois de la vie.

Ces troubles congénitaux persistent pendant toute la vie sans modifications.

Symptômes. — Nous signalerons tout d'abord quelques symptômes auxquels on reconnaîtra certains types de paralysie congénitale, même en l'absence d'une constatation des troubles à la naissance.

C'est entre autres la persistance possible de la convergence alors que les mouvements de latéralité font défaut.

Les globes oculaires occupent les directions les plus variées et on constate tantôt un parallélisme, tantôt un strabisme des plus variés. Le fait du parallélisme des yeux à l'état de repos coïncidant avec une paralysie, constitue une preuve de la nature congénitale du trouble.

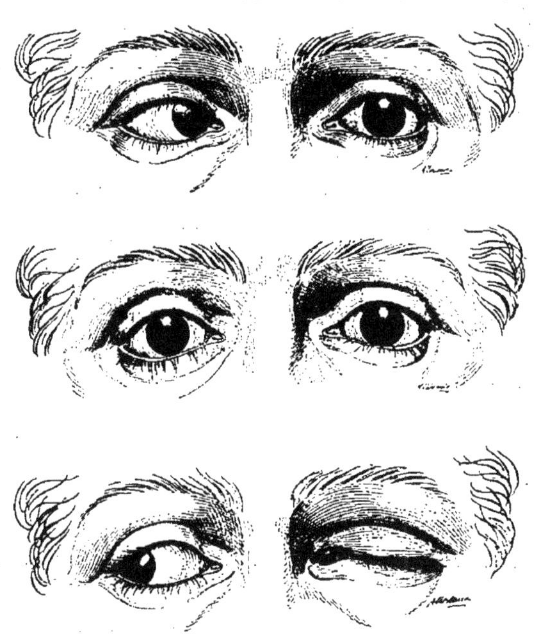

Fig. 308. — Paralysie congénitale de l'abduction s'accompagnant d'un mouvement de rétraction du globe avec occlusion des paupières. De haut en bas : 1, sollicitation du regard à gauche ; 2, regard en face ; 3, regard à droite.

On observe, souvent aussi, des mouvements associés des paupières, des lèvres, des troubles de développement de la musculature faciale. Il n'est pas rare de constater une diminution de l'acuité visuelle.

Les types cliniques les plus fréquemment observés sont caractérisés par l'absence bilatérale ou unilatérale de l'abduction ; l'absence d'élévation combinée avec le ptosis ; l'ophtalmoplégie externe totale ; la paralysie unilatérale de l'abduction avec mouvement de rétraction du globe. Ce mouvement de rétraction se produit du côté paralysé lorsqu'on sollicite le mouvement d'adduction (regard dirigé du côté non paralysé). Ce mouvement de rétraction se traduit par la diminution de la fente palpébrale et par un léger enfoncement du globe (voir fig. 308).

Étiologie. Lésions. — Leur étiologie vraie est encore obscure. On les a rencontrés souvent chez plusieurs membres d'une même famille. Les cas d'ophtalmoplégie externe familiale et congénitale ne sont pas rares.

Au point de vue de l'état des muscles, on a constaté tantôt l'intégrité absolue, tantôt la transformation en une bande fibreuse; il est probable qu'il s'agissait de troubles d'étiologie différente. On a admis, sans preuves suffisantes, qu'il s'agissait de lésions nucléaires. Cette pathogénie est encore du domaine de l'hypothèse.

Traitement. — Le traitement ne peut être que cosmétique en ce sens que, s'il existe une déviation du globe, il sera possible par une ténotomie et un avancement d'y remédier.

III. — TROUBLES NEURO-MOTEURS DE L'ŒIL D'ORIGINE TRAUMATIQUE. PARALYSIES TRAUMATIQUES.

Le traumatisme peut atteindre directement ou indirectement l'appareil neuro-moteur de l'œil. Les muscles oculaires ou leurs nerfs sont parfois lésés *directement* dans leur trajet orbitaire, mais les lésions *indirectes* sont bien plus fréquemment observées. C'est en particulier le cas du nerf oculo-moteur externe exposé à l'action indirecte du traumatisme dans la fracture de la base du crâne. Dans certains cas enfin, les troubles paralytiques sont causés par des lésions bulbo-protubérantielles, conséquence indirecte d'un traumatisme grave.

Nous nous occuperons tout d'abord des lésions directes des muscles oculaires. Les autres types paralytiques ne diffèrent en rien de ceux que réalisent les lésions inflammatoires des nerfs ou des enveloppes crâniennes; nous indiquerons seulement les particularités de leur évolution et les lésions qui les provoquent.

Lésions traumatiques des muscles oculaires.

Les plaies pénétrantes de l'orbite produites par des instruments contondants peuvent sectionner les muscles droits au niveau de leur insertion tendineuse. Le cas en est relativement rare. Il s'agit le plus souvent du droit interne.

On constate une impotence musculaire complète et une diplopie en rapport avec le muscle paralysé.

D'autre part, certaines lésions des parois osseuses de l'orbite peuvent entraîner une désinsertion du tendon osseux du petit oblique qui correspond, comme on sait, à la partie la plus interne du bord orbitaire inférieur. Les traumatismes de l'angle supéro-interne de l'orbite peuvent, par contre, léser la poulie de réflexion du grand oblique et entraîneront une limitation de l'abaissement du globe avec diplopie verticale.

La section d'un muscle droit est fréquemment réalisée, de propos délibéré, dans certaines interventions sur l'orbite, principalement dans les tumeurs orbitaires. La section même suivie de suture et de réunion parfaite du muscle entraînera toujours pendant quelque temps (2 ou 3 mois au moins) un certain degré d'impotence et de diplopie.

Traitement. — Lorsque la section est récente, on recherchera les deux bouts du muscle et on les réunira par quelques points de suture. La recherche du bout postérieur est parfois un peu difficile par suite de la rétraction très accusée qui se produit. Si cela est nécessaire, on agrandira la plaie conjonctivale pour saisir plus facilement le tissu musculaire avec une pince à griffe. Si la section est à quelque distance de l'insertion tendineuse, on se servira de catgut fin pour la suture. Lorsque la section est ancienne, on pourra remédier au strabisme par la ténotomie de l'antagoniste ou par un avancement capsulo-musculaire.

Lésions traumatiques des nerfs oculo-moteurs.

Les lésions directes sont assez rares : elles sont la conséquence de plaies pénétrantes de l'orbite atteignant la fente sphénoïdale (coup de pointe de parapluie, chute sur une pointe de crayon, etc.); nous n'y reviendrons pas. Elles sont souvent passagères et peuvent guérir complètement, ce qui dépend, cela va sans dire, du degré de lésions des fibres nerveuses.

La paralysie de la sixième paire, consécutive à une chute sur la tête ou à un traumatisme crânien grave, est d'observation relativement fréquente. On peut même la voir se produire des deux côtés dans les cas de compression latérale de la tête (Panas).

La paralysie de la 6e paire est la conséquence d'une fracture de la base, dont le trait suit longitudinalement le rocher et entraîne un arrachement du sommet du rocher. Il y a habituellement hémorragie auriculaire et écoulement de liquide céphalo-rachidien.

Ces paralysies de la 6e paire sont complètes et persistantes. Elles ne sont justiciables d'aucun traitement.

Dans quelques cas plus rares, on a vu la paralysie de la 3e ou 4e paire compliquer la paralysie traumatique de l'oculo-moteur externe.

IV. — SYNDROMES OCULO-MOTEURS

Nous envisagerons, tout d'abord, l'ensemble des troubles qui caractérisent la paralysie totale ou partielle des différentes branches nerveuses, atteintes dans leur trajet de l'origine basilaire au muscle, par des lésions inflammatoires ou néoplasiques. Nous indiquerons de même les caractères cliniques des lésions nucléaires de ces nerfs, puis les syndromes provoqués par des lésions pédonculaires ou hémisphériques.

Lorsqu'un tronc nerveux est seul paralysé on dit qu'il y a paralysie oculo-motrice, quel que soit le siège de la lésion causale : à la périphérie, au niveau de l'origine apparente ou réelle des fibres nerveuses. On réserve par contre le terme d'ophtalmoplégie à un complexus symptomatique, correspondant à la paralysie de plusieurs ou de toutes les branches nerveuses oculo-motrices. Nous lui consacrerons un chapitre spécial.

Paralysie de la 3e paire (*Oculo-moteur commun*).

Le nerf oculo-moteur commun est constitué dès son origine apparente par des fibres centrifuges motrices se rendant à la musculature interne de l'œil (sphincter irien et muscle ciliaire), à la musculature externe (droit interne, droit supérieur, droit inférieur, petit oblique) ainsi qu'au releveur de la paupière. Le syndrome résultant de la *paralysie totale* des fibres nerveuses comprendra donc non seulement des troubles de la motilité du globe et des paupières, mais encore des troubles de la pupille et de l'accommodation. Quel que soit le siège de la lésion, de l'origine apparente à la fente orbitaire, les symptômes seront les mêmes, si toutes les fibres sont lésées, mais inversement une lésion inflammatoire ou compressive, quel que soit son siège, peut n'entraîner que des troubles dans une partie des fibres du nerf. Ces *paralysies partielles* sont tout aussi fréquentes, et leur présence n'indique pas forcément, comme on le croyait autrefois, que la lésion causale a atteint les fibres paralysées dans leur trajet terminal ou dans leur origine nucléaire.

Symptômes de la paralysie totale de la 3e paire. — Le trouble s'installe rapidement. Il est rare que la paralysie soit partielle d'abord, puis totale ensuite.

Le symptôme le plus frappant pour le malade et son entourage réside dans le ptosis. La chute de la paupière supérieure est complète et empêche le symptôme diplopie d'être perçu.

Lorsqu'on relève la paupière cette diplopie apparaît et devient très gênante. Il existe une déviation strabique de l'œil du côté temporal, et le mouvement d'adduction est impossible tant dans l'acte de convergence que dans la direction latérale du regard. La pupille est largement dilatée et ne se contracte pas par la convergence.

La diplopie avec le verre rouge est croisée et verticale. L'écartement des images augmente lorsqu'on porte la lumière du côté opposé à la paralysie. Le champ de regard est très réduit du côté nasal ainsi qu'en haut et en bas.

L'accommodation est nulle du côté paralysé.

L'évolution de la paralysie, très variable, est en rapport avec la cause qui l'a produite. En général, c'est le ptosis qui diminue et même disparaît bien avant la paralysie des muscles oculaires. La gêne ressentie est bien plus accusée à ce moment qu'au début.

Symptômes de paralysie partielle de la 3e paire. — Il n'est pas rare de voir la paralysie partielle de la 3e paire atteindre surtout le droit interne, respectant le releveur palpébral et l'innervation de la musculature intrinsèque (muscle ciliaire, iris). La diplopie sera d'emblée le symptôme le plus gênant. Elle aura, cela va sans dire, des caractères identiques à ceux que nous venons d'indiquer à propos de la paralysie totale.

On peut rencontrer aussi des paralysies partielles où un seul des muscles est intéressé (releveur palpébral, droit inférieur, interne ou supérieur, petit oblique). Nous devons dire un mot des caractères de la paralysie des droits inférieurs ou supérieurs et du petit oblique.

Dans ces différentes formes de paralysies partielles la déviation oculaire est à peine marquée et l'inspection directe seule ne permet souvent pas de constater une différence dans l'excursion du globe sain et du globe paralysé. L'examen du champ de regard fournira des indications utiles, mais c'est l'analyse de la diplopie et le procédé de Hoffmann et Bielschowski qui permettront le mieux de déterminer la localisation du trouble musculaire.

Dans la paralysie du droit supérieur, on constatera une diplopie verticale et croisée. L'écartement des images augmentera dans l'élévation du regard.

Dans la paralysie du droit inférieur, la diplopie verticale et croisée subira une modification analogue dans l'abaissement du regard.

Quant à la diplopie produite par la paralysie du petit oblique, nous en avons déjà indiqué l'un des caractères (p. 556). Contrairement aux prévisions théoriques, la diplopie verticale est tantôt homonyme, tantôt croisée. Pour rechercher quel est le côté paralysé, on aura recours à l'épreuve de Hoffmann et Bielschowski. Si l'inclinaison ou l'écartement des images diminue par l'inclinaison de la tête à droite, on en conclura que c'est le petit oblique du côté droit qui est paralysé.

Une des formes assez fréquentes de paralysie partielle de la 3ᵉ paire est caractérisée par l'immobilité de la pupille et de l'accommodation, sans aucun trouble paralytique de la musculature extérieure du globe. On a donné à ce syndrome le nom d'ophtalmoplégie interne ; nous en reparlerons à propos des ophtalmoplégies.

. . . .

Paralysie de la 6ᵉ paire (oculo-moteur externe).

Le nerf oculo-moteur externe n'innerve que le muscle droit externe ou abducteur, de telle sorte que les caractères de sa paralysie sont constants et ne donnent pas lieu aux dissociations symptomatiques que nous venons d'indiquer pour la 3ᵉ paire.

Symptômes. — Le début de la paralysie se traduit toujours par une gêne très accusée, conséquence de la diplopie et de la fausse projection. La sensation de vertige qui en résulte et qui peut entraîner des vomissements, est parfois si marquée que le malade ne se rend pas compte de l'origine oculaire de son malaise.

Il y a presque toujours un certain degré de déviation de la cornée en strabisme convergent et le mouvement d'abduction est complètement aboli. Le champ de regard subit une limitation caractéristique. La diplopie est constante; les images homonymes s'écartent lorsque le regard se porte du côté paralysé.

Paralysie de la 4e paire (nerf pathétique).

Le nerf pathétique innerve le muscle grand oblique, muscle abaisseur et légèrement abducteur du globe.

Symptômes. — Les symptômes de cette paralysie sont relativement peu apparents, alors que la gêne est toujours très manifeste.

On constate souvent néanmoins une limitation très nette de l'abaissement de la cornée et une légère déviation du globe en haut.

La diplopie verticale est presque toujours homonyme. L'écartement des images augmente dans l'abaissement du regard. Pour reconnaître le côté paralysé, on se basera sur l'épreuve de Hoffmann et Bielschowski. L'écartement des images ou leur inclinaison diminue lorsque le malade incline la tête du côté opposé au côté paralysé.

Les troubles fonctionnels semblent persister bien plus longtemps dans les paralysies à diplopie verticale.

Diagnostic étiologique des paralysies oculaires.

Nous avons vu que la paralysie oculo-motrice résultait toujours d'une lésion nerveuse. Nous pouvons en effet négliger les cas exceptionnels où la lésion était primitivement musculaire. L'étiologie des lésions des nerfs oculo-moteurs est en somme relativement simple, et si l'on recherche systématiquement la cause des paralysies qui se présentent à la consultation d'un service d'ophtalmologie, on constate que de beaucoup la plus fréquente est la *syphilis*. Cette infection peut, il est vrai, atteindre les fibres nerveuses par deux processus essentiellement distincts et qui offrent cliniquement des caractères évolutifs et symptomatiques très différents. L'un de ces processus consiste dans une lésion primitive des méninges basilaires entraînant secondairement l'altération des fibres nerveuses. Uhthoff a montré la fréquence des lésions gommeuses étendues de la base et la réalisation d'une paralysie partielle par des lésions qui semblaient devoir atteindre la totalité des fibres nerveuses. Ces constatations anatomiques ont rendu beaucoup moins simple la distinction que l'on croyait pouvoir faire autrefois entre les paralysies périphériques et les paralysies par lésion des noyaux d'origine des nerfs. Les paralysies liées à la syphilis cérébrale s'accompagnent souvent d'autres symptômes produits par cette localisation : céphalées, vertiges, etc. Le traitement antisyphilitique a le plus souvent une action très marquée sur l'évolution de ces différents troubles.

Le second processus, non moins fréquent, par lequel la syphilis atteint les fibres nerveuses oculo-motrices, est moins bien connu dans sa pathogénie et dans son siège. C'est le processus général des lésions nerveuses dans le tabes, dont l'origine syphilitique ne fait plus aucun doute. Les paralysies oculo-motrices du type tabétique et qui accompagnent ou non d'autres manifestations tabétiques, se reconnaîtront souvent à certains caractères, en particulier aux troubles pupillaires qui ne correspondent pas à ce qu'on observe normalement dans une paralysie de la 3ᵉ paire. On constatera, par exemple, du myosis ou de l'immobilité pupillaire à la lumière au lieu de la mydriase, le caractère partiel de la paralysie, etc. Ces paralysies tabétiques sont parfois fugaces; elles peuvent récidiver, devenir permanentes et s'accompagner d'une déviation strabique excessive.

Ce sont des paralysies tabétiques qui étaient décrites autrefois comme des paralysies rhumatismales. Depuis qu'on connaît mieux le tabes, l'étiologie rhumatismale de certaines paralysies oculo-motrices n'a pu encore être démontrée.

En dehors de la syphilis, d'autres infections méningées ou périostées, aiguës ou chroniques peuvent entraîner des troubles oculo-moteurs. Parmi celles qu'il faudra tout d'abord rechercher, citons les *infections d'origine sinusienne ou auriculaire*, la *tuberculose* surtout chez les enfants; ajoutons à cela les *lésions néoplasiques* (tumeurs primitives ou secondaires de la base du crâne) et rappelons l'action spéciale du traumatisme dont nous avons déjà indiqué les effets.

Pronostic. — Le pronostic général d'une paralysie oculomotrice est toujours assez sérieux parce que ce trouble indique presque constamment une lésion intra-crânienne. Au point de vue de la vision, le pronostic est beaucoup moins sérieux. Même dans les cas où le trouble moteur persiste, la gêne résultant de la diplopie tend à s'atténuer avec le temps.

Traitement. — Le traitement est en rapport avec la cause de la paralysie, car c'est à la lésion du nerf et non pas au trouble musculaire, qui en est l'expression, que la thérapeutique doit s'adresser.

Lorsque la syphilis est en cause, deux cas peuvent se présenter, ainsi que nous l'avons dit plus haut. S'il s'agit d'une paralysie liée à la syphilis cérébrale le traitement hydrargyrique se montrera des plus efficaces. On aura recours aux injections de préférence. S'il s'agit d'une paralysie du type tabétique, le traitement hydrargyrique, que l'on prescrit aussi habituellement, n'aura pas d'inconvénients, mais sera en réalité sans efficacité réelle. L'évolution de ces paralysies, qui souvent guérissent rapidement, n'est pas différente, que le malade soit ou non soumis au traitement antisyphilitique.

Les autres causes de paralysies oculo-motrices ne pouvant guère être atteintes directement ou par un traitement spécial, il n'y aura guère qu'à attendre du temps ou de la réparation naturelle des éléments nerveux altérés, une atténuation du trouble fonctionnel et de la gêne qu'il entraîne.

Quelle que soit la variété de paralysie et de diplopie, le malade se trouvera mieux de pratiquer l'occlusion de l'œil paralysé par un verre dépoli ou par un opercule en celluloïd. Il n'est nullement démontré que l'électrisation, sous ses différentes formes, exerce une action favorable quelconque. Tout ce qu'on peut en dire, c'est qu'elle est inoffensive.

Ophtalmoplégies.

Nous avons vu que le terme d'ophtalmoplégie servait à désigner des syndromes caractérisés par la paralysie de plusieurs nerfs oculo-moteurs. Il eût été préférable de réserver le nom d'ophtalmoplégie aux paralysies produites par des lésions nucléaires, mais il n'est plus temps de vouloir lui donner une signification aussi étroite. Nous nous conformerons à l'usage et ne demanderons au mot d'ophtalmoplégie que l'évocation d'un type clinique qui peut être réalisé par des lésions périphériques, nucléaires ou sus-nucléaires. On dit l'*ophtalmoplégie externe* (extérieure, extrinsèque) lorsque ce sont les muscles droits et obliques qui sont paralysés. L'*ophtalmoplégie interne* (intérieure, intrinsèque) comprend la paralysie de la musculature intérieure (iris et muscle ciliaire). L'*ophtalmoplégie totale* correspond à la paralysie des musculatures extérieure et intérieure du globe oculaire.

Symptômes. — Nous décrirons les types cliniques les plus habituels dont les variations portent surtout sur le caractère évolution ou bilatéralité.

L'*ophtalmoplégie nucléaire* (type d'Hutchinson) est habituellement bilatérale et peut débuter dans le très jeune âge. Tantôt

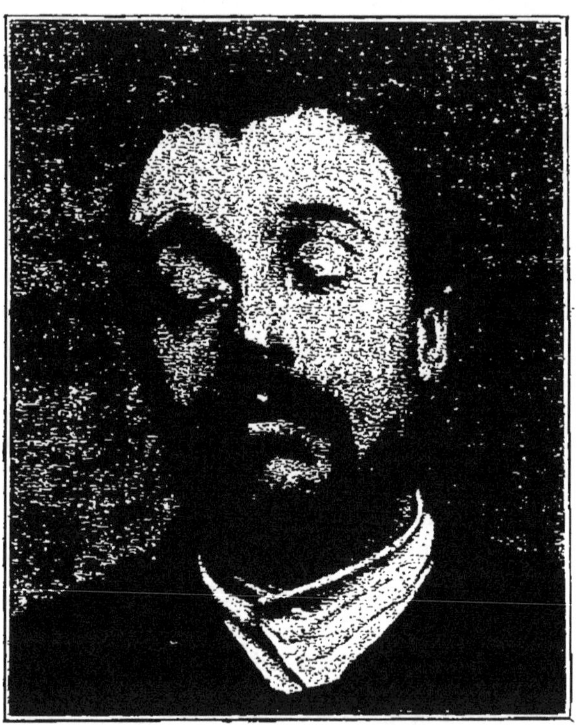

Fig. 309. — Facies d'Hutchinson dans l'ophtalmoplégie externe (Déjerine).

elle s'installe progressivement et lentement et se complique même de symptômes indiquant une extension des lésions à d'autres noyaux bulbaires ; tantôt, au contraire, l'évolution des symptômes est assez rapide et l'état demeure définitivement stationnaire.

Le facies des malades atteints de cette forme d'ophtalmoplégie, connu sous le nom de facies d'Hutchinson, est des plus caractéristiques. Les paupières à moitié fermées et recouvrant les cornées donnent au malade un aspect endormi. Le malade renverse la tête en arrière, contracte ses muscles frontaux pour remédier à l'obturation pupillaire partielle par la paupière supérieure. Le regard est fixe, les globes oculaires semblent figés dans de la cire. Il n'y a habituellement pas de strabisme, mais les mouvements de latéralité sont extrêmement réduits ou complètement abolis. Il n'est pas rare de constater un léger degré d'exophtalmie. La diplopie n'est pas constante et, lorsqu'elle existe, ce qui indique une inégalité de développement des troubles paralytiques dans les deux yeux, ses caractères ne correspondent plus aux indications que nous avons données relativement aux paralysies des nerfs oculo-moteurs.

Les réflexes pupillaires sont conservés et l'accommodation a son amplitude normale.

Le plus souvent cette ophtalmoplégie nucléaire extérieure ne subit plus aucune modification. Elle n'est pas susceptible de guérison. Dans certains cas elle se complète par la participation à la paralysie de la musculature intérieure.

Ajoutons à ces indications cliniques que l'ophtalmoplégie de ce type est souvent familiale et héréditaire et qu'elle ne se différencie que par une évolution plus tardive de l'ophtalmoplégie congénitale.

Les complications qu'on observe parfois consistent surtout dans l'apparition d'autres symptômes bulbaires ou spinaux : glycosurie et polyurie, paralysie labio-glosso-laryngée, atrophie musculaire progressive. On a donné à ces syndromes bulbo-spinaux le nom de polyencéphalo-myélite.

Ophtalmoplégie du type tabétique. — Il n'est pas rare de voir se produire, au cours du tabes, une ophtalmoplégie extérieure ou totale d'un type un peu particulier. Cette ophtalmoplégie peut d'ailleurs constituer aussi le symptôme initial et même, pendant longtemps, le symptôme unique du tabes.

L'ophtalmoplégie du type tabétique est souvent unilatérale. Son début est assez brusque et les symptômes paralytiques peuvent être d'emblée très marqués. Le ptosis est complet et tout mouvement oculaire est suspendu. Il existe un léger degré d'exophtalmie. Elle s'accompagne habituellement de troubles des réflexes pupillaires (signe d'Argyll-Robertson ou immobilité pupillaire à la lumière et à la convergence), et c'est à la présence de ces troubles, en l'absence d'une mydriase manifeste, que l'on pourra différencier, même au début et si le trouble est bilatéral, l'ophtalmoplégie du type tabétique de l'ophtalmoplégie du type d'Hutchinson.

Ophtalmoplégie interne. — La dilatation pupillaire et la paralysie accommodative caractérisent ce type d'ophtalmoplégie qui est unilatéral ou bilatéral et se traduit presque toujours, dès son apparition, par une gêne visuelle en rapport avec l'âge et la réfraction du sujet. On l'observe surtout dans les formes nerveuses de la syphilis (syphilis cérébrale, tabes, paralysie générale) et on lui attribuait autrefois une signification pronostique extrêmement grave. Il est incontestable que son apparition a précédé souvent l'évolution d'une ataxie grave ou d'une paralysie générale, mais dans un assez grand nombre de faits, il n'y a pas eu d'autres manifestations nerveuses.

Ophtalmoplégie hystérique. — On observe parfois une dissociation particulière des mouvements oculaires, les mouvements soumis à la volonté ne se produisent plus, alors que les mouvements réflexes continuent à s'exécuter normalement.

Si l'on commande au malade de porter son regard de tel ou tel côté, il sera dans l'impossibilité d'exécuter le mouvement commandé alors que les mouvements inconscients de latéralité ou de convergence s'exécutent sans difficultés. Ces troubles susceptibles de guérison complète et rapide ont pu être rattachés à l'hystérie.

Ophtalmoplégies par lésions basilaires ou orbitaires. — Nous ne nous arrêterons pas à leur description. Il va sans dire qu'une lésion gommeuse, qu'une plaie pénétrante dans la fente sphénoïdale pourront provoquer une paralysie de tous les nerfs oculo-moteurs. Il en serait encore ainsi dans certains processus infectieux (méningite cérébro-spinale, etc.), entraînant des lésions bulbo-protubérantielles étendues. Les commémoratifs et les symptômes associés empêcheront de confondre ces cas avec ceux que nous avons décrits et dont la pathogénie est moins précise.

Étiologie. — Nous avons signalé en passant le rôle prépondérant de la syphilis dans l'étiologie de ces différents syndromes. On a pu constater dans quelques faits la réalité des altérations nucléaires. L'idée que l'on se faisait autrefois d'un processus primitivement cellulaire et localisé aux cellules nerveuses des noyaux oculo-moteurs, ne cadre plus avec les notions acquises sur la pathologie générale. Il est plus vraisemblable d'admettre des altérations primitives des vaisseaux nourriciers des noyaux ou des processus infectieux circonscrits.

Diagnostic. — Le diagnostic de l'ophtalmoplégie ne présente pas de difficultés. On ne se hâtera cependant pas de conclure au siège nucléaire des lésions lorsqu'on constate une ophtalmoplégie externe ou interne; il a été établi par Uhthoff, Marina, etc., que des lésions basilaires pouvaient donner lieu à ces dissociations. On se basera plutôt sur les caractères généraux d'évolution et sur les autres symptômes nerveux coexistants.

Traitement. — L'étiologie syphilitique des ophtalmoplégies n'en rend pas le traitement plus favorable. Il s'agit le plus souvent d'altérations sur lesquelles le traitement antisyphilitique ne manifeste aucune action.

Paralysies oculo-motrices associées.

Nous décrirons rapidement quelques syndromes cliniques résultant de l'association d'une paralysie oculo-motrice avec d'autres troubles moteurs ou sensitifs. Ces syndromes sont en rapport avec des localisations particulières de lésions d'étiologie variée (tubercule cérébral, syphilome, tumeur, etc.).

Hémiplégies alternes. — On désigne par ce nom l'hémiplégie ou hémiparésie associée à une paralysie d'un nerf crânien du côté opposé. Ce nerf crânien est le plus souvent le nerf facial, le nerf oculo-moteur externe ou le nerf oculo-moteur commun. Nous ne nous occuperons que des hémiplégies alternes, avec troubles oculo-moteurs. On en connaît deux types : 1° le type inférieur ou *syndrome de Millard-Gubler*, qui est caractérisé par une paralysie de l'oculo-moteur externe d'un côté (côté de la lésion) et par une hémiplégie du côté opposé à la lésion : il indique une lésion siégeant au niveau de la protubérance et dans ses couches antérieures; 2° le type supérieur ou *syndrome de Weber*, qui consiste dans une paralysie de l'oculo-moteur commun d'un côté (côté de la lésion) associé avec une hémiplégie du côté opposé. Ce syndrome est la conséquence d'une lésion siégeant au niveau des pédoncules.

Paralysie conjuguée latérale. — Foville a décrit très exactement ce syndrome, qui consiste dans une déviation des deux yeux dans le même sens, déviation persistant, quel que soit le mouvement du regard que l'on sollicite du sujet. Cette paralysie conjuguée latérale s'accompagne de paralysie faciale du côté correspondant à la paralysie de l'oculo-moteur externe. Ce syndrome correspond à une lésion de l'eminentia teres intéressant le noyau de la 6ᵉ paire, ainsi que Féreol, Duval, Laborde et Graux l'ont établi.

Paralysie protubérantielle. — On donne parfois le nom de paralysie associée à cette forme de paralysie pour la différencier de la paralysie conjuguée, avec laquelle elle présente comme caractères ou symptômes communs : la déviation des yeux dans le même sens à l'état de repos ; l'existence d'une paralysie faciale du même côté que la paralysie de l'oculo-moteur externe. Ce qui différencie ce syndrome du précédent c'est que, lorsqu'on sollicite le regard du côté de la paralysie, les deux globes se mettent en convergence manifeste.

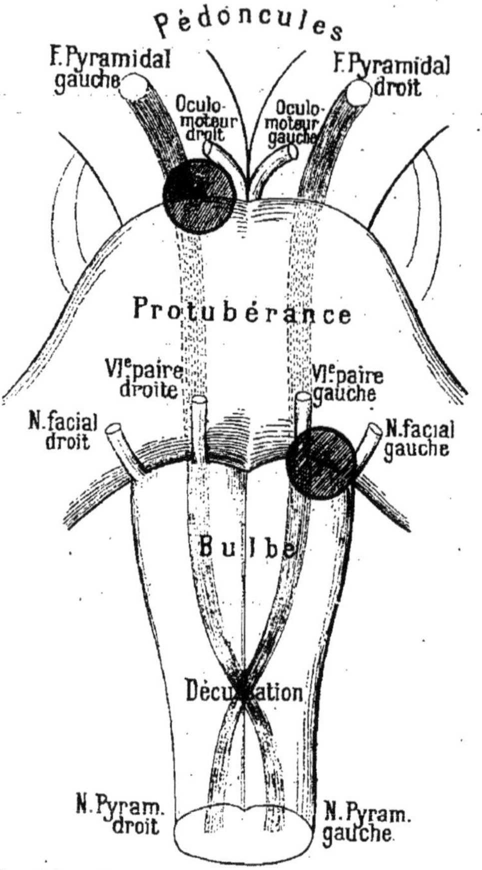

Fig. 310. — Schéma montrant la situation de lésions pouvant donner lieu à une hémiplégie alterne. I, siège d'une lésion donnant lieu au type inférieur (Millard Gubler). S, siège d'une lésion donnant lieu au type supérieur (Weber).

La lésion qui donne lieu à ce syndrôme siège au niveau de la protubérance et atteint les fibres radiculaires du facial et de l'oculo-moteur externe d'un côté.

Migraine ophtalmoplégique.

Ce syndrome a reçu les noms de paralysie oculo-motrice récidivante ou périodique, ou de névralgies avec paralysies oculaires à retours périodiques. Il ne s'agit, en effet, ni de migraine ni d'ophtalmoplégie, mais de symptômes douloureux et de troubles oculo-moteurs en rapport avec une lésion simultanée du trijumeau et de l'oculo-moteur commun; nous conservons néanmoins cette désignation en raison de sa brièveté.

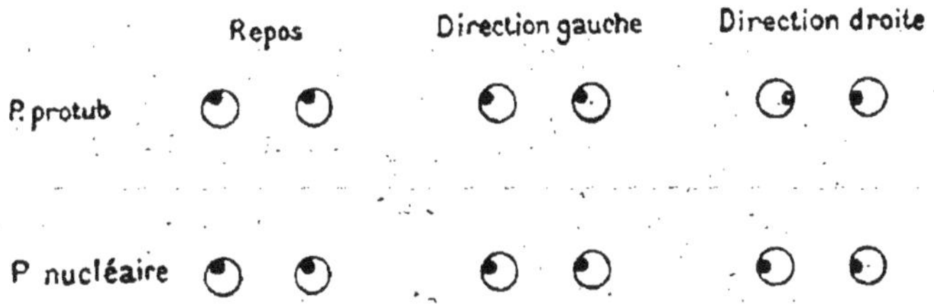

Repos — Direction gauche — Direction droite

P. protub

P nucléaire

Fig. 311. — Schéma de la déviation des yeux dans la paralysie conjuguée [paralysie nucléaire] et dans la paralysie associée [paralysie protubérantielle] (Blocq et Onanoff).

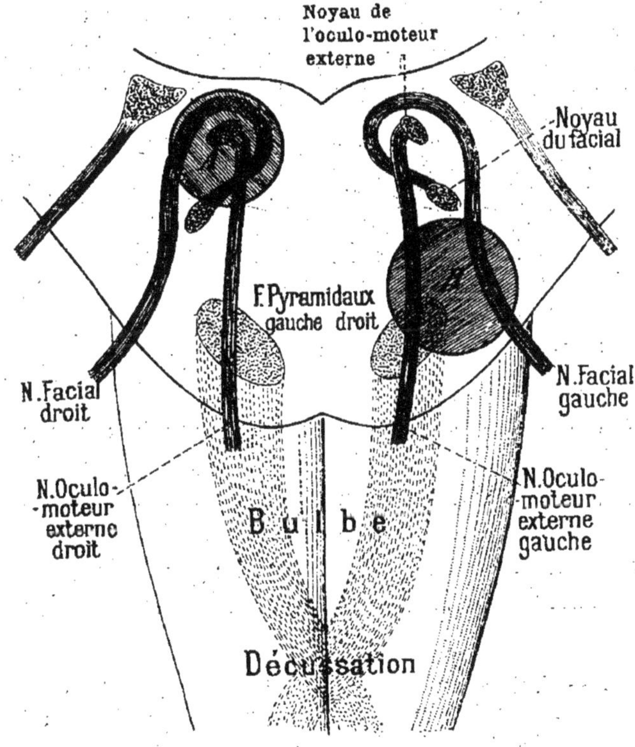

Fig. 312. — Schéma montrant la situation de lésions pouvant donner lieu à une paralysie conjuguée ou à une paralysie protubérantielle. La coupe, perpendiculaire à l'axe du bulbe, passe par le bord inférieur de la protubérance. A, Siège d'une lésion atteignant le noyau de la sixième paire et donnant lieu à une paralysie nucléaire. B, Siège d'une lésion donnant lieu à une paralysie protubérantielle.

Symptômes. — Les symptômes se produisent par accès; ils

débutent le plus souvent dans le jeune âge ou pendant la puberté et atteignent indifféremment les deux sexes.

C'est tout d'abord une douleur diffuse siégeant au niveau du sourcil et se propageant au front, à la tempe, à l'occiput et même jusqu'à la nuque. Cette douleur est sourde, continue, avec des exacerbations qui peuvent s'accompagner d'un peu de malaise, de nausées et de photophobie.

Un temps variable après la douleur, survient la paralysie de l'oculo-moteur commun. Cette paralysie est unilatérale et siège du côté où les phénomènes douloureux s'étaient manifestés. Elle est le plus souvent totale, c'est-à-dire qu'elle atteint tous les muscles innervés par la 3e paire. L'impuissance motrice est en général absolue. Il y a des cas, néanmoins, où certains rameaux nerveux ne sont que parésiés et même où la paralysie est partielle. Cette paralysie s'accompagne des troubles fonctionnels propres à la paralysie de la 3e paire.

Il y a parfois quelques symptômes associés relevant d'autres nerfs crâniens : parésie faciale, paralysie du droit externe, salivation, œdème palpébral.

L'accès peut être décomposé en une période douloureuse et en une période paralytique. Cette dernière succède à la période douloureuse après quelques heures, quelques jours ou exceptionnellement plusieurs semaines. La durée de la période paralytique varie de quelques heures à quelques mois.

Ces accès ont une tendance à se répéter une ou deux fois par an, ou tous les 3 mois, ou même toutes les semaines. Après un temps variable, les phases de paralysies deviennent plus longues et les intervalles de rétablissement complet qui, au début, peuvent séparer les accès, tendent à disparaître. La paralysie est continue avec des exacerbations. Il est exceptionnel de voir l'affection s'améliorer.

Lésions. — Trois autopsies ont permis de se renseigner dans une certaine mesure sur la nature des lésions macroscopiques : Gubler a vu le tronc de la 3e paire entouré d'un exsudat et d'un épaississement pie-mérien. Weiss a constaté des masses tuberculeuses dans le tronc de la 3e paire au voisinage de son origine apparente. Thomsen a décrit une tumeur fibro-chondromateuse du volume d'un pois dans le tronc de la 3e paire. Sans vouloir tirer de conclusions pathogéniques fermes de ces quelques cas, on peut admettre néanmoins qu'il s'agit toujours de lésions organiques basilaires.

Diagnostic. — On ne confondra pas ce syndrome d'étiologie incertaine avec les paralysies oculo-motrices récidivantes des tabétiques, accompagnées de phénomènes sensitifs dans la zone du trijumeau. On le différenciera également des symptômes paralytiques et douloureux à exacerbation que pourrait produire une tumeur de la fosse cérébrale moyenne.

Traitement. — On essaiera le traitement hydrargyrique pendant les premiers accès. Il a donné parfois de bons résultats. Charcot préconisait le bromure de potassium.

Troubles des mouvements associés binoculaires.

Les mouvements des globes oculaires sont tous des mouvements associés binoculairement et on peut les ramener à deux types de mouvements principaux :

1° Les mouvements parallèles caractérisés par ce fait que les yeux se déplacent dans le même sens par rapport à l'axe du corps (mouvements horizontaux à gauche et à droite; mouvements verticaux en haut et en bas).

2° Les mouvements non parallèles qui modifient les rapports des axes visuels entre eux, de manière à produire leur rencontre sur des objets fixés à des distances différentes (mouvements de convergence et de divergence).

Nous avons envisagé jusqu'ici les troubles fonctionnels et objectifs que la paralysie d'un muscle peut apporter dans l'exécution d'un mouvement parallèle ou non; mais avec la paralysie conjuguée (voir p. 575) nous avons décrit déjà une des formes de ces paralysies qui n'atteignent pas un muscle, mais un mouvement associé, dans le cas particulier, le mouvement parallèle horizontal. D'autres lésions que la lésion de l'eminentia teres peuvent donner naissance à des syndromes analogues en ce sens que leur caractéristique réside dans une limitation d'un mouvement binoculaire, et non dans un trouble de motilité monoculaire. On ignore encore exactement la localisation des lésions réalisant les syndromes dont nous allons donner une brève description clinique en envisageant tout d'abord les syndromes paralytiques, puis les syndromes spasmodiques ou tout au moins considérés comme tels. Disons de suite que l'étude de la diplopie dans ces cas-là ne permet pas de formuler un diagnostic précis comme pour les paralysies précédemment étudiées. C'est par contre l'inspection directe des mouvements oculaires ainsi que le relevé périmétrique du champ de regard qui constitueront les meilleurs procédés d'analyse.

Paralysie des mouvements horizontaux de latéralité. — La paralysie conjuguée en est le type le plus parfait. On observe fréquemment une parésie du mouvement de latéralité, et c'est en particulier le cas dans la *sclérose en plaques*, dans certaines tumeurs, gommes ou tubercules solitaires de la protubérance.

Paralysie des mouvements parallèles verticaux et de la convergence. — Ce syndrome clinique décrit par Parinaud débute ordinairement après un ictus et peut persister indéfiniment. Le mouvement d'élévation et surtout celui d'abaissement des deux globes est supprimé en partie ou en totalité et il peut en résulter une attitude particulière consistant dans une flexion de la tête avec élévation des globes (Babinski). Le mouvement de convergence est nul ou très limité, tandis que les mouvements de latéralité restent normaux.

Paralysie de la convergence. — Les mouvements de latéralité conservent leur amplitude et la gêne n'apparaît que dans la vision rapprochée. Les globes ne peuvent converger. On ne confondra pas cette paralysie vraie avec l'asthénopie de convergence de certains neurasthéniques. Cette forme de paralysie s'observe dans la sclérose en plaques et dans les tumeurs de la région pédonculaire.

Spasme de la convergence. Paralysie de la divergence. — On avait décrit, par opposition à la paralysie de la convergence, une paralysie de la divergence, caractérisée par l'impossibilité où se trouve le malade de laisser ses axes visuels revenir au parallélisme. Mais il s'agit en réalité non d'une paralysie, mais d'un spasme de la convergence qui s'accompagne souvent d'un spasme identique de l'accommodation et ne se rencontre que chez les hystériques. La diplopie a, dans ces cas-là, des caractères variables suivant qu'on la recherche en deçà ou au delà du point de convergence des lignes visuelles.

Il suffit en général de paralyser l'accommodation par l'atropine pour voir le spasme accommodatif et le spasme de la convergence disparaître d'une manière rapide et complète.

Déviations conjuguées de la tête et des yeux. — Certaines lésions hémorragiques des hémisphères cérébraux, du cervelet ou de la protubérance entraînent fréquemment, pendant la période de début, un syndrome caractérisé par une hémiplégie ou un état de contracture des membres et une déviation de la tête et des globes oculaires. Les deux globes oculaires sont déviés dans le même sens comme s'il existait une paralysie conjuguée (voir p. 575) ou un état spasmodique de l'innervation qui donne lieu au mouvement parallèle horizontal. La tête est tournée du même côté que les yeux (on peut regarder comme exceptionnelle la déviation des yeux de sens opposé à la déviation de la tête); mais la déviation conjuguée peut se faire du côté des membres paralysés ou contracturés, ou en sens contraire. Il s'agit toujours de phénomènes passagers qui s'observent surtout dans la période de coma qui fait suite à l'ictus apoplectique. Parfois cependant, ils peuvent persister quelque temps après le retour de la lucidité. Leur observation précise permet certaines déductions fort importantes sur le siège des lésions irritatives ou destructives (Landouzy et Prévost). Nous avons dit que les membres d'un côté étaient en état de contracture ou de résolution. Voici ce qui ressort de l'observation des faits.

Le malade qui tourne la tête et les yeux vers ses membres convulsés est atteint d'une lésion irritative siégeant au niveau de l'hémisphère opposé.

Le malade qui détourne la tête et les yeux de ses membres convulsés est atteint d'une lésion irritative de la protubérance.

Le malade qui tourne les yeux vers ses membres paralysés est atteint d'une lésion protubérantielle de nature paralytique. S'il les détourne, il s'agit d'une lésion hémisphérique destructive.

La déviation conjuguée peut également accompagner l'hémianopsie (Roux), c'est ce que l'on a désigné du nom de pseudo-déviation conjuguée (Marie).

Le mécanisme physiologique de ces différents troubles est encore très discuté et il est sans intérêt d'exposer les théories faites à ce point de vue.

V. — STRABISME

Le strabisme n'est pas une maladie, mais un symptôme caractérisé par la déviation d'un œil par rapport à l'autre. Cette déviation peut être la conséquence d'une paralysie oculo-motrice : on dit alors le *strabisme paralytique*. Le principal caractère qui différencie le *strabisme vrai ou concomitant* du précédent réside dans ce fait que le muscle dont la contraction ne se produit pas lorsqu'il s'agit d'un mouvement non parallèle, se contracte par contre normalement dans l'exécution d'un mouvement parallèle.

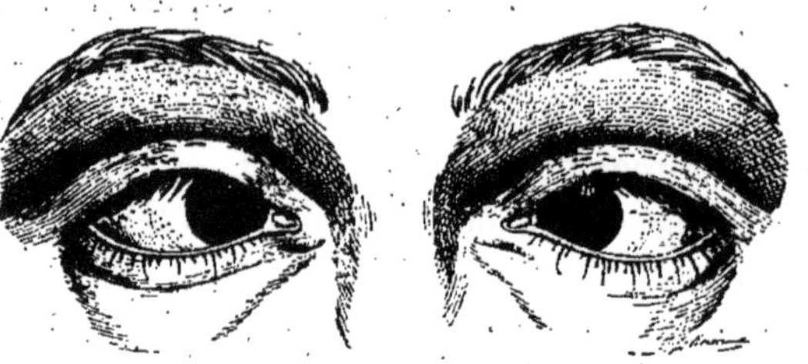

Fig. 313. — Strabisme convergent.

La limitation du mouvement n'existe donc que dans les mouvements binoculaires associés.

On dit le strabisme *convergent* lorsque la déviation équivaut à

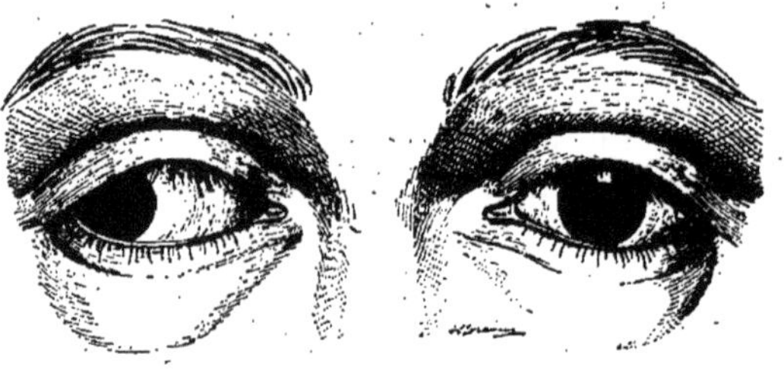

Fig. 314. — Strabisme divergent.

une convergence exagérée. Le strabisme est *divergent* ou externe lorsque les axes optiques divergent. L'un et l'autre peuvent être *fixes* : la déviation intéresse toujours le même œil. Le strabisme

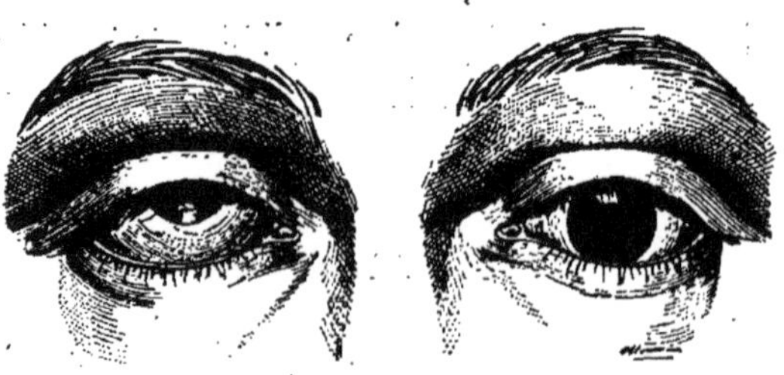

Fig. 315. — Strabisme sursumvergent.

est dit alternant lorsque c'est tantôt un œil, tantôt l'autre qui subit la déviation. Enfin on le dit périodique lorsqu'il n'apparaît qu'à l'occasion de certaines directions du regard.

Nous ne dirons que deux mots du strabisme vertical, dit *strabisme sursumvergent* lorsque l'œil dévié est plus haut que l'œil normal, et qui porte le nom de *strabisme deorsumvergent* lorsque l'œil dévié est abaissé. Ces variétés de strabisme se combinent parfois avec le strabisme divergent, beaucoup plus rarement avec

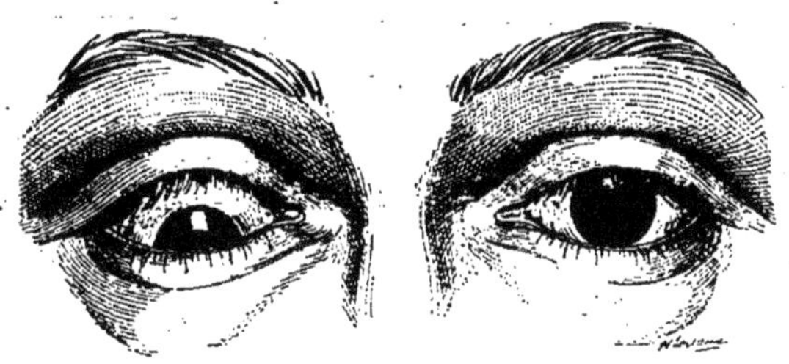

Fig. 316. — Strabisme deorsumvergent.

le strabisme convergent. Comme la déviation verticale, habituellement peu prononcée, n'entraîne guère de défiguration, il est exceptionnel que l'on soit appelé à y remédier.

Strabisme paralytique.

Dans les paralysies des nerfs oculo-moteurs, en particulier dans la paralysie des 3ᵉ et 6ᵉ paires, il est constant de voir une déviation oculaire d'un œil par rapport à l'autre apparaître dans la direction du regard qui nécessite la contraction des muscles paralysés. Ce n'est pas là, à proprement parler, le strabisme paralytique vrai, celui-ci n'accompagne pas forcément toute paralysie oculomotrice. La déviation oculaire strabique s'observe quelle que soit la direction du regard, sans qu'il soit possible de déterminer à l'heure actuelle sa signification. Le strabisme paralytique vrai est convergent pour une paralysie de l'oculo-moteur externe, divergent pour une paralysie de l'oculo-moteur commun. Il sera facile à différencier du strabisme concomitant, à la condition que le trouble paralytique ne date pas de plus de quelques semaines : l'existence de la diplopie (recherchée avec le verre coloré), la limitation du mouvement (constatée par l'examen périmétrique du champ de regard) ne laisseront aucun doute.

Ce strabisme paralytique peut disparaître lorsque la guérison de la paralysie oculo-motrice a été obtenue. Dans certains cas il peut persister indéfiniment malgré le retour en apparence complet des mouvements des globes, et la disparition de la diplopie. C'est en particulier le cas chez les enfants, si bien qu'il est souvent impossible de différencier un strabisme paralytique vrai ancien, d'un strabisme dit concomitant. Il nous a paru important, malgré l'obscurité qui règne encore dans l'étiologie et la pathogénie du strabisme, de signaler cette observation. Ne sait-on pas d'aillleurs que d'une manière générale les déviations paralytiques sont différentes chez les enfants de ce qu'elles sont chez l'adulte ?

Il est assez fréquent de voir chez les *tabétiques* et dans la *sclérose en plaques* des strabismes paralytiques très accusés.

Strabisme concomitant.

Le strabisme concomitant débute ordinairement dans l'enfance. Il est exceptionnel de le voir apparaître après 8 ans. On ne confondra pas, avec le strabisme persistant, un strabisme passager qui s'observe dans les premiers mois de la vie et qui affecte les caractères du strabisme convergent périodique. Il ne comporte aucune signification.

Symptômes. — Le début du strabisme concomitant est habituellement assez brusque et les parents le font remonter soit à des convulsions, soit à une affection aiguë. Je laisse de côté les interprétations fantaisistes qu'ils en donnent (position dans le lit, imitation d'une personne atteinte de strabisme, port d'un bandeau pour une affection oculaire aiguë, etc.). Parfois cependant on note que le strabisme est périodique pendant quelque temps avant de prendre les caractères du strabisme fixe.

On peut alors différencier plusieurs types cliniques de strabisme. Cette distinction, reconnaissons-le de suite, n'a qu'une valeur très relative, et si nous la signalons c'est qu'elle correspond souvent à des indications thérapeutiques différentes.

a) ***Strabisme convergent hypermétropique.*** — C'est une des formes les plus fréquentes de strabisme. Elle apparaît plus spécialement entre 4 et 6 ans, au moment où l'on apprend à l'enfant à fixer des images ou des lettres. Si l'on ne modifie pas les conditions de vision avec des verres correcteurs, on voit bientôt la déviation, qui peut atteindre 20° à 30°, persister dans la vision à distance comme dans la vision rapprochée.

Le degré d'hypermétropie est supérieur à 2 ou 3 dioptries et l'amétropie est presque toujours bilatérale.

L'acuité visuelle peut être la même dans les deux yeux. Nous séparons nettement du strabisme convergent hypermétropique les cas de déviation fixe mono-latérale datant de la naissance ou développée peu après, et coïncidant avec une hypermétropie unilatérale et parfois avec une amblyopie congénitale (voir p. 518).

Sous l'influence de la paralysie accommodative bilatérale par l'atropine, on voit, en général, la déviation strabique diminuer ou disparaître même complètement, tant que dure l'effet de l'alcaloïde. Il n'est pas rare qu'entre 16 et 20 ans ce strabisme convergent disparaisse spontanément et soit remplacé soit par le parallélisme des yeux, soit par un certain degré de strabisme divergent.

b) ***Strabisme divergent myopique.*** — A une époque où l'on pensait que le trouble de réfraction pouvait, à lui seul, être la cause de la déviation oculaire, on avait décrit, en opposition avec le strabisme convergent des hypermétropes, le strabisme divergent des myopes. Ce type clinique existe réellement, mais sa fréquence et son importance sont très inférieures à celles du type précédent. D'autre part, il est des myopes atteints de strabisme convergent. D'une manière générale, le strabisme divergent des myopes survient plus tardivement. Il a une tendance à s'exagérer avec les années et l'on n'observe jamais cette tendance spontanée vers la guérison que l'on rencontre parfois dans le type clinique précédent.

Dans ce type de déviation, c'est le plus souvent en favorisant l'action de l'accommodation par la correction de la myopie que l'on voit la déviation disparaître. Beaucoup de ces myopes ont la sensation qu'ils louchent lorsque la direction de leur regard n'est pas sollicitée par un objet.

c) En dehors de ces deux types, on observe un grand nombre de cas de strabisme convergent ou divergent où l'état de la réfraction oculaire ne peut être mis en cause. Nous sommes encore trop peu renseignés sur les lésions encéphaliques de l'enfance pour préciser l'étiologie de ces cas et nous devons nous contenter d'en faire un groupe distinct des deux précédents.

Complications. — La déviation strabique peut être le seul symptôme morbide, au point que la correction optique ou opératoire de la déviation peut avoir pour conséquence un rétablissement parfait de la fonction visuelle monoculaire et binoculaire. Nous sommes donc en droit de considérer comme des complications ou tout au moins comme des symptômes associés les modifications que l'on observe du côté de l'acuité visuelle ou de la vision binoculaire. Nous étudierons d'abord l'*amblyopie dite strabique*, bien que, d'après ce que nous venons de dire, elle ne soit pas la conséquence directe du strabisme.

Il n'est pas rare de constater dans l'œil strabique une diminution de l'acuité visuelle qui persiste même après correction complète de l'amétropie. Lorsque l'acuité visuelle réduite est comprise entre 1 et 1/6 ou 1/8 on peut dans certains cas obtenir une amélioration très marquée dans les mois ou les années qui suivent la correction de la déviation. Lorsque par contre elle est égale à 1/10, ce qui correspond à une absence de vision maculaire, l'amblyopie persiste malgré la correction de la déviation. Nous n'avons jamais observé d'exemples de progression de l'acuité dans ces conditions particulières.

La vision binoculaire est fréquemment altérée d'une manière définitive. Alors que chez certains strabiques la correction optique ou opératoire est suivie à courte échéance d'un rétablissement parfait de la vision binoculaire (fusion binoculaire, perception du relief, etc.), chez d'autres, au contraire, pareil résultat ne peut être obtenu malgré les exercices orthoptiques répétés. C'est en particulier le cas dans le strabisme divergent.

Étiologie. Pathogénie. — Nous ne craignons pas de le répéter, l'étiologie des différentes formes de strabisme est encore trop hypothétique pour qu'il soit possible de la ramener à quelques formules précises.

Donders, qui a montré les rapports de l'hypermétropie et du strabisme convergent, en donnait l'interprétation suivante : l'hypermétropie entraîne, dans la fixation rapprochée, un excès d'accommodation et, en vertu des rapports qui unissent l'accommodation à la convergence, un excès de convergence est la conséquence de cet excès d'accommodation. De fait, la paralysie accommodative réalisée par l'instillation d'atropine a très souvent pour conséquence immédiate la suppression de la déviation et vient, par conséquent, donner une base expérimentale à cette théorie; on peut cependant lui opposer le fait que tous les hypermétropes de 3 à 8 D ne louchent pas, même si la vision et l'amétropie sont égales dans les deux yeux. Il faut donc supposer l'intervention d'un autre facteur que celui de l'amétropie. Parinaud a invoqué l'intervention d'un trouble nerveux surajouté pour expliquer ce que l'amétropie seule ne saurait élucider complètement.

Pour le strabisme divergent c'est encore, d'après Donders, les rapports de l'accommodation avec la convergence qui peuvent expliquer la déviation oculaire. Mais on peut également adresser la même objection à cette interprétation et faire remarquer que tous les myopes ne divergent pas. Il est donc nécessaire d'admettre l'action d'un autre facteur.

Au point de vue de l'étiologie générale du strabisme on a souvent incriminé la prédisposition névropathique, surtout depuis que Parinaud a montré que le strabisme ne résidait pas dans un trouble musculaire proprement dit, mais dans un trouble d'innervation. Il est logique de supposer une lésion nerveuse à l'origine de tout strabisme. Ce que nous avons dit à propos du strabisme paralytique, nous dispense d'entrer dans de plus amples détails à ce point de vue.

E. Fournier a signalé la fréquence du strabisme chez les hérédo-syphilitiques. Étant donné le rôle de la syphilis dans les manifestations nerveuses, il est évidemment très probable que c'est à une lésion de cette origine que peut être rattachée, tout au moins dans un certain nombre de cas, l'apparition de la déviation oculaire. Il faut se garder néanmoins de généraliser.

Lésions. — Nous ignorons tout des lésions primitives qui peuvent être la cause du trouble fonctionnel, et nous ne voulons envisager ici que les lésions secondaires qui se développent parfois dans les muscles ou leurs expansions aponévrotiques.

On note parfois, en pratiquant la ténotomie, que le muscle opposé à la déviation est transformé en une lame fibro-conjonctive où les fibres musculaires font partiellement ou totalement défaut. Dans d'autres cas, on note dans le muscle correspondant à la déviation une rétraction cicatricielle portant sur le tendon et sur les expansions aponévrotiques. Ce sont là des lésions en quelque sorte exceptionnelles et que l'on a cherché à assimiler aux lésions qui se développent autour d'une articulation longtemps immobilisée par suite de contracture hystérique. La signification de ces lésions n'en reste pas moins des plus obscure. Il importe de les connaître parce qu'elles modifient un peu le traitement opératoire des cas de strabisme où elles existent. Il va sans dire, par exemple, que l'on ne pourra demander qu'un effet très relatif à l'avancement seul d'un muscle dont le plus grand nombre de fibres a disparu, et qu'une section tendineuse et capsulaire assez étendue devra être combinée avec l'avancement dans les cas où il existe de la rétraction capsulo-tendineuse.

Traitement. — Il n'y a pas un traitement du strabisme, mais des procédés divers de traitement, suivant le type de strabisme auquel on a affaire.

La première indication consistera donc à faire un diagnostic précis, à déterminer exactement la réfraction oculaire et le rôle de l'accommodation dans la déviation.

C'est dans ce double but qu'il est utile de réaliser pendant une semaine au moins une paralysie accommodative bilatérale par l'atropine. Il suffira pour cela de prescrire, pendant huit jours consécutifs, deux instillations par jour d'un collyre faible (3 centigrammes de sulfate d'atropine pour 10 grammes d'eau). Au bout de huit jours, on pourra déterminer la réfraction à la skiascopie et par l'examen subjectif, et se rendre compte de l'effet de la paralysie accommodative. Trois cas peuvent se présenter.

a) Le strabisme a disparu complètement sous l'influence de la paralysie accommodative. On peut alors prévoir à coup sûr que le port régulier et continu de verres correcteurs, pendant toute la période de croissance surtout, aura une action thérapeutique complète.

b) Le strabisme a diminué, mais la déviation persiste encore. Le résultat du traitement optique est des plus incertain. Il importera néanmoins de l'essayer pendant quelques années.

c) Le strabisme n'est nullement influencé, ou a paru même s'exagérer après la paralysie accommodative.

Il n'y a alors rien à attendre du traitement médical.

Ceci dit, deux points sont à envisager dans le traitement du strabisme :

1° La correction de la difformité créée par la déviation oculaire; c'est habituellement la seule préoccupation des malades ou des parents;

2° Le rétablissement de la vision binoculaire. La plupart des strabiques ne sont pas à même d'apprécier l'avantage fonctionnel résultant du rétablissement de la vision binoculaire; ce rétablissement a pour le médecin l'avantage d'assurer la perfection du résultat obtenu et le maintien certain de la guérison.

Nous décrirons successivement le traitement médical qui s'adresse à la fonction troublée et qui, suffisant dans quelques cas pour agir sur la déviation, est dans tous les cas utiles pour le rétablissement ou le développement de la fonction troublée.

Traitement médical. — Lorsqu'il existe une amétropie, le port continu de verres correcteurs en lunettes aura un effet certain, surtout s'il s'agit d'un strabisme hypermétropique vrai. Ce ne sera cependant qu'à partir de l'âge de 3 ou 4 ans que le port de lunettes deviendra possible. On prescrira la correction totale de l'hypermétropie. Les lunettes devront être bien adaptées, les branches cordées recourbées se fixeront derrière l'oreille; le pont aplati embrassera très exactement la base du nez (voir p. 489, fig. 275).

L'enfant portera ces verres du matin au soir. Pendant les premières années, l'effet produit par le port des verres sur le strabisme cesse sitôt les lunettes enlevées. Plus tard, il devient plus durable, mais on ne permettra la suppression momentanée des verres (en dehors du travail) que vers la fin de la puberté.

Lorsque la réfraction oculaire est normale, ou lorsque l'âge de l'enfant empêche le port de verres correcteurs, peut-on agir médicalement sur le développement de la fonction visuelle? On a préconisé l'occlusion momentanée (pendant une ou deux heures par jour) de l'œil non dévié, ou l'instillation d'atropine dans chaque œil pendant quelques jours consécutifs. L'utilité de ces moyens est difficile à démontrer; ils sont dans tous les cas inoffensifs.

Pour certaines formes de strabisme, et en particulier le strabisme divergent où la déviation paraît devoir être rattachée à un défaut de fusion binoculaire, on conseille les exercices stéréoscopiques.

Lorsque le malade n'a pas la vision simultanée, il sera utile, avant tout exercice stéréoscopique, de faire l'occlusion alternative des yeux avec une coquille non perforée (louchette), pour réveiller la perception des doubles images résultant de l'anomalie de situation des deux yeux.

Les doubles images une fois perçues, on cherchera à en provoquer le fusionnement. On peut se servir pour cela des cartons de Javal. On choisira les cartons blancs sur lesquels sont imprimés des disques noirs placés à des distances variables. S'il s'agit d'un strabisme convergent, on débutera par des cartons où les disques sont très rapprochés, ce qui en permet plus facilement la fusion. Pour s'assurer que la fusion est obtenue, ce qui peut demander quelques minutes d'attention visuelle, on demandera à l'observé de décrire ce qu'il voit. Chaque disque porte dans le prolongement de son diamètre vertical, en haut ou en bas, un point ou une flèche.

La perception d'un seul disque et des deux flèches sera la preuve que le fusionnement est normal. Lorsque le fusionnement a été obtenu pour une certaine distance, on passe à un autre carton sur lequel les disques seront plus distants.

Traitement chirurgical. — On peut toujours recourir au traitement chirurgical du strabisme pour corriger la déviation oculaire, mais, en général, il ne constituera qu'un complément du traitement médical. Nous avons vu que même dans le cas où il aura donné plein effet, il sera nécessaire, pour parfaire le résultat optique, de recourir au traitement médical. Les différents procédés opératoires, destinés à remédier au strabisme, peuvent être rattachés à deux interventions principales : la ténotomie ou reculement du muscle correspondant à la déviation, et l'avancement ou raccourcissement du muscle antagoniste.

La ténotomie seule permet d'obtenir un effet correcteur de 10 à 15 ou 20° au maximum. Combinée à l'avancement, elle peut donner jusqu'à 30 et 40° de correction. L'avancement unilatéral suffit à lui seul pour corriger 5 à 10° de déviation. Exécuté sur les deux yeux, il donnera un effet double. Le dosage de l'effet chirurgical peut être obtenu par la combinaison des deux procédés ou par de petites modifications de l'opération elle-même : débridement capsulaire s'il s'agit d'augmenter l'effet d'une ténotomie, ligature capsulo-musculaire comprenant une longueur variable de tissu musculaire s'il faut demander plus ou moins à l'avancement.

L'une et l'autre intervention peuvent être exécutées à la cocaïne. Il faut savoir cependant que l'avancement est plus douloureux que la ténotomie, et que, chez les jeunes sujets, l'indocilité résultant de la vue des instruments rend souvent le chloroforme indispensable.

L'âge auquel l'intervention opératoire devient nécessaire varie avec les caractères du strabisme. Si l'effet du traitement optique est partiel, on attendra en général la puberté pour intervenir. Si l'on ne peut rien obtenir du traitement médical, on pourra d'emblée intervenir, sauf si l'œil strabique est amblyope. Dans ce cas, et s'il s'agit d'un strabisme convergent on attendra aussi la fin de la puberté pour opérer. Dans tous les cas de strabisme divergent, on pourra intervenir sans inconvénient et à n'importe quel âge.

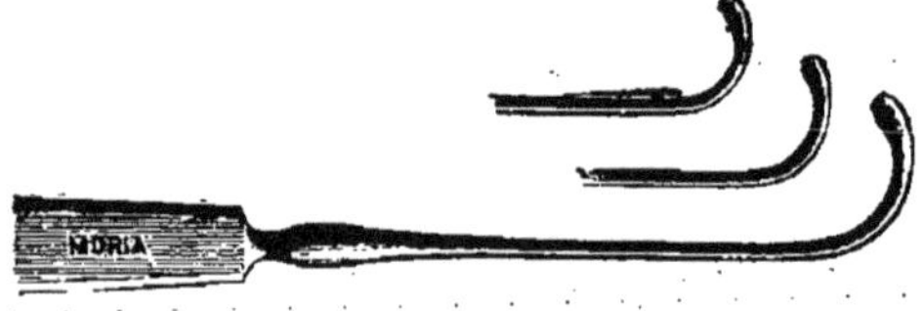

Fig. 317. — Crochet à strabisme.

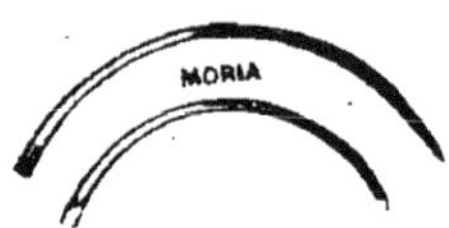

Fig. 318. — Aiguilles courbes à strabisme.

Ténotomie. — L'anesthésie à la cocaïne est obtenue par instillation d'un collyre à 3 0/0. On pourra, chez les sujets pusilla-

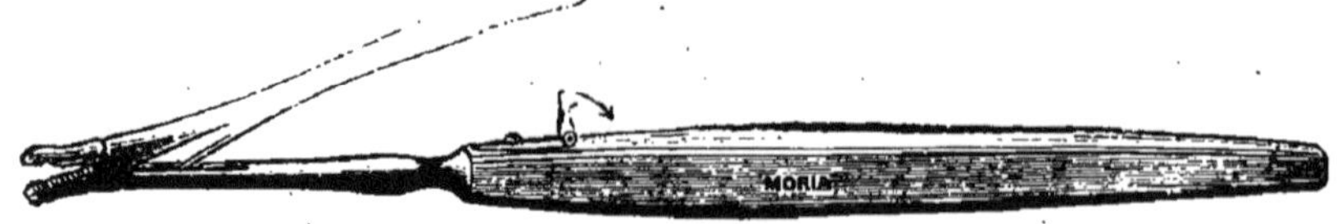

Fig. 319. — Porte-aiguille.

nimes, la compléter par une injection de quelques gouttes d'une solution à 1 0/0 au voisinage du tendon à sectionner.

Le blépharostat étant placé, à l'aide de la pince à griffes on soulève à 4 millimètres du bord cornéen un pli vertical de la conjonctive, que l'on incise de manière à faire une boutonnière verticale d'un centimètre environ en hauteur. On dissèque ensuite la lèvre de la plaie opposée à la cornée pour mettre à nu le tendon. Au niveau de son bord inférieur on donne un petit coup de ciseaux horizontal, pour pouvoir glisser entre ce bord et la sclérotique le bec du crochet à strabisme. Il ne reste plus qu'à sectionner le tendon entre son insertion et le crochet à strabisme qui le soulève. En introduisant à nouveau le crochet dans l'angle supérieur et inférieur de la plaie, on s'assure que toutes les fibres tendineuses ont été sectionnées. L'opération est terminée par l'application d'un point de suture qui réunira les deux lèvres de la plaie conjonctivale.

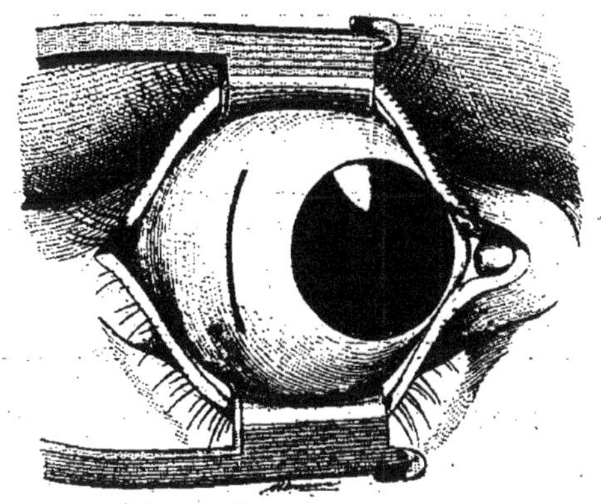

Fig. 320. — Incision conjonctivale pour la ténotomie du droit externe.

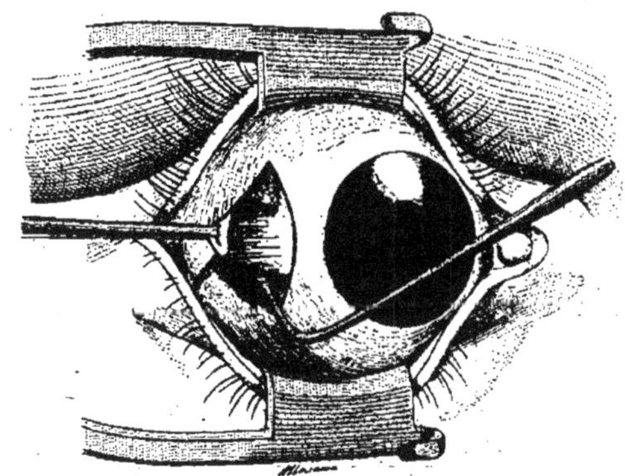

Fig. 321. — Introduction du crochet sous le tendon du droit externe.

Un pansement aseptique **appliqué** sur l'œil opéré sera laissé en place pendant 3 jours. Le fil sera alors retiré, et si la réunion conjonctivale est obtenue, on pourra [supprimer le bandeau. Le séjour au lit n'est nullement nécessaire.

Avancement musculaire. — Les paupières écartées par le blépharostat, l'opérateur soulève un pli vertical de la conjonctive comme pour une ténotomie, mais, au lieu de l'inciser simplement, il le résèque d'un coup de ciseaux, provoquant ainsi une perte de substance ovalaire de 4 à 5 millimètres de largeur sur 1 centimètre de hauteur dans la conjonctive bulbaire. Le tendon est mis à nu et chargé sur le crochet à strabisme comme dans la ténotomie, mais on aura soin de bien l'isoler dans ses adhérences latérales.

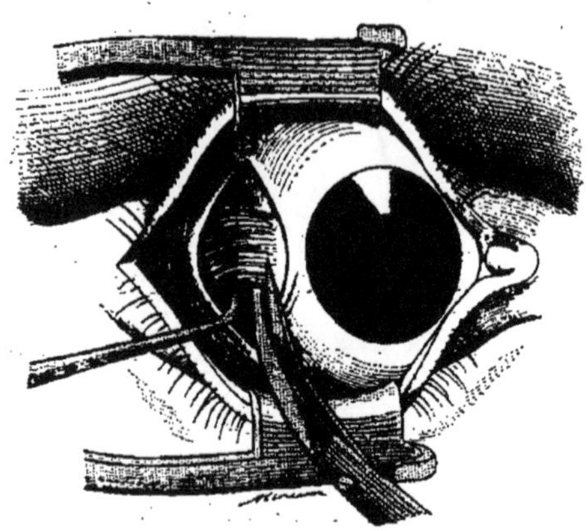

Fig. 322. — Section aux ciseaux du tendon du droit externe.

Cela fait, la technique diffère un peu suivant que l'on veut faire l'avancement avec résection tendineuse ou l'avancement par ligature capsulo-musculaire. Je laisse de côté de multiples variantes de ces deux procédés principaux.

Lorsqu'on fait la résection tendineuse, on place tout d'abord les deux points de suture dont l'effet sera de rapprocher le tendon

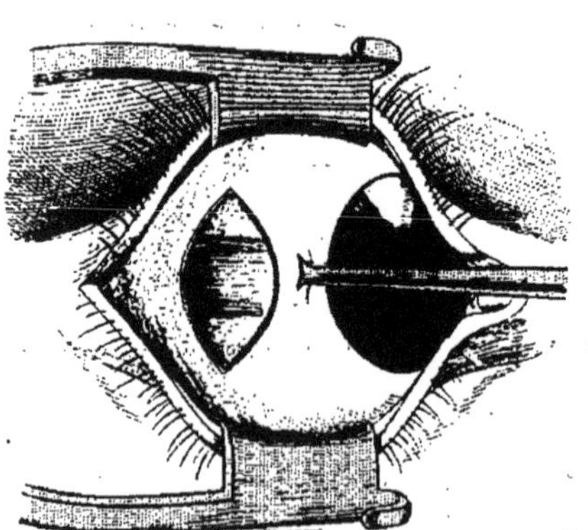

Fig. 323. — Excision conjonctivale dans l'avancement musculaire ou capsulo-musculaire (droit externe).

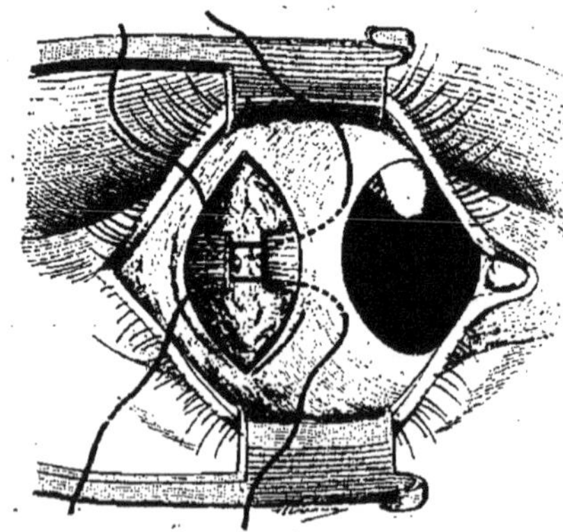

Fig. 324. — Avancement du droit externe avec résection musculaire.

réséqué du bord cornéen. Soulevant le muscle à une certaine distance de l'insertion tendineuse, on le transfixe de dedans en dehors avec une aiguille qui ressortira par le point correspondant de la conjonctive. L'autre chef de ce fil, chargé d'une aiguille courbe, sera dirigé obliquement sous la conjonctive bulbaire et dans le tissu épiscléral jusqu'au voisinage du prolongement du méridien vertical de la cornée. Un fil semblable est passé en bas. On détache alors le tendon et on le résèque dans une étendue variable, en évitant de sectionner les fils qu'il ne reste plus alors qu'à nouer. On aura soin, pendant qu'on serre les ligatures, de charger un aide d'attirer avec la pince à fixation le globe oculaire dans le sens de l'avancement.

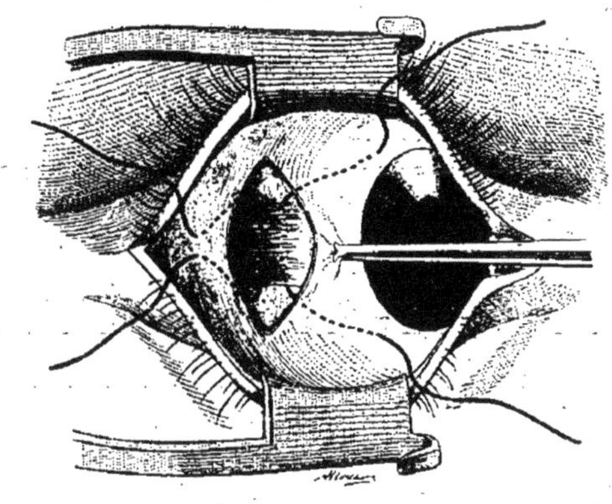

Fig. 325. — Ligature ou avancement capsulo-musculaire du droit externe. Vue de face.

Si l'on veut faire la ligature capsulo-musculaire, il suffit de procéder à un plissement musculaire par l'application des fils. Les figures 325 et 326 suffiront à montrer la manière facile d'obtenir ce plissement.

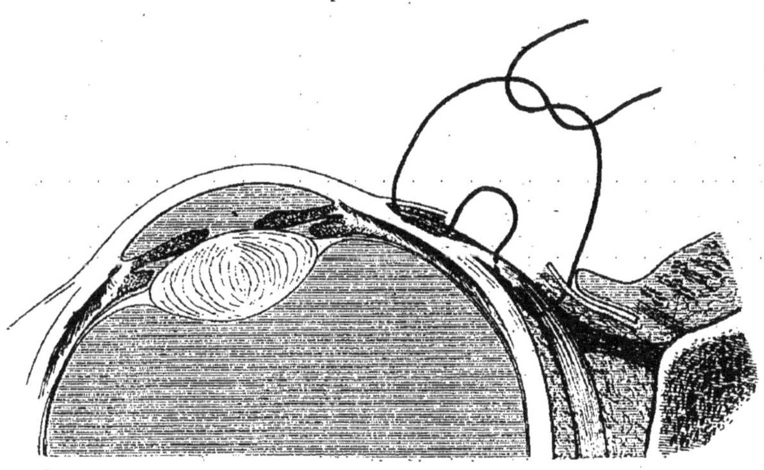

Fig. 326. — Ligature ou avancement capsulo-musculaire du droit externe. Vue de profil montrant le trajet de l'anse de fil produisant le plissement.

L'application d'un pansement binoculaire est indispensable, car l'immobilité des globes constitue une condition favorable à la réunion rapide des tissus sectionnés.

Le pansement sera renouvelé après 3 ou 4 jours, mais on attendra au 6e ou 8e jour pour enlever les fils. Si l'effet paraît un peu insuffisant, il y aura intérêt à les laisser quelques jours de plus. L'ablation des fils sera faite avec délicatesse et après instillation de cocaïne.

L'avancement a l'inconvénient de laisser à sa suite un léger épaississement avec vascularisation épisclérale, qui ne disparaîtra qu'après quelques semaines.

CHAPITRE XXII

MALADIES DE L'ORBITE

Le globe oculaire et ses annexes comblent, à l'état normal, la cavité orbitaire et, si l'on rencontre quelques variations individuelles dans la situation apparente du globe par rapport aux bords antérieurs de l'orbite, il n'en est pas moins vrai que toute lésion intra-orbitaire se traduira de suite par une modification dans la saillie oculaire et par une asymétrie de situation des yeux qui attirera l'attention du malade et de son entourage. On donne le nom d'exophtalmie à la saillie exagérée du globe ; l'enophtalmie correspond à l'enfoncement du globe dans l'orbite. Avant d'envisager les affections proprement dites de l'orbite, nous indiquerons les procédés d'examen particuliers à la pathologie orbitaire, tels que la mesure de l'exophtalmie, l'exploration digitale, la palpation et l'auscultation rendues nécessaires dans certaines lésions de l'orbite.

Nous consacrerons ensuite un chapitre à la sémiologie de l'exophtalmie.

I. — MÉTHODES D'EXAMEN DE L'ORBITE

Lorsqu'on met une règle en contact avec le bord supérieur et le bord inférieur de l'orbite, elle affleure la paupière supérieure au point où la cornée la soulève, mais les variations individuelles et l'asymétrie sont si fréquentes que l'on ne peut tirer aucune déduction de la mensuration absolue de la situation du globe par rapport à l'orbite.

Par contre, il y a souvent lieu de faire des mensurations comparées à des intervalles plus ou moins éloignés. La détermination de la situation des yeux ou ophtalmostatométrie se fait en établissant la distance qui sépare le pôle de la cornée de certains repères orbitaires. On choisira en général le milieu des bords externes des orbites.

De nombreux instruments ont été construits pour ces mesures, mais leur trop grande complexité n'est pas en rapport avec les indications relatives que l'on peut exiger d'eux. Aussi nous contenterons nous d'indiquer le statomètre de Snellen.

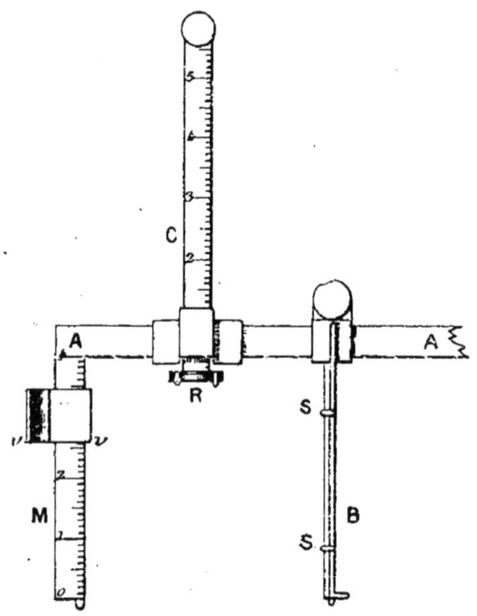

Fig. 327. — Statomètre de Snellen pour la détermination de l'exophtalmie.

Il est formé par une tige AA sur laquelle se fixent deux bras perpendiculaires M et B de même longueur. Leur écartement peut être modifié grâce à la mobilité de B, qui porte un miroir S, S. Une mire V, V, glisse le long de la tige M. Pour se servir de l'instrument, on écarte les deux bras M et B de telle sorte que l'extrémité libre de M repose sur le bord externe de l'orbite et que l'extrémité libre de B appuie sur le bord interne de l'orbite un peu en dedans de la commissure interne. Pour repérer le sommet de la cornée, il suffit de faire une visée avec *v*, *v*, et sa réflexion dans le miroir ou de mettre l'extrémité R de la tige mobile C en contact avec le pôle antérieur des paupières fermées. La distance du pôle cornéen au rebord orbitaire se lira en millimètres sur les tiges M ou C.

La comparaison de deux mesures faites à un ou deux mois d'intervalle pourra, dans certains cas, permettre de diagnostiquer le développement d'une tumeur située dans le fond de l'orbite. On ne peut pas demander davantage à l'ophtalmostatométrie.

La *palpation* et l'*exploration digitale* ont une certaine importance. En présence d'une exophtalmie, on engagera le malade à tenir les paupières fermées, puis on appliquera l'extrémité de l'index et du médius tangentiellement aux paupières. En exerçant une douce pression, on sentira si l'œil peut être ou non refoulé dans l'orbite : on dit alors l'exophtalmie réductible ou non réductible. Dans certaines tumeurs anévrysmales, la palpation révélera aussi le caractère pulsatile de l'exophtalmie ou encore donnera la sensation de thrill.

Dans les conditions normales, l'exploration digitale faite avec la pulpe de l'index ou du petit doigt ne permettra de palper que des lésions siégeant au voisinage du bord orbitaire, car le globe remplit presque complètement l'orbite. Lorsqu'il y a de l'exophtalmie, l'exploration devient parfois possible et permet d'apprécier le siège et la consistance de la tumeur.

C'est encore dans les lésions orbitaires que l'*auscultation* de la région orbitaire peut offrir un certain intérêt. Elle se pratique avec un sthétoscope appliqué sur les paupières fermées et de manière à n'exercer qu'une légère pression sur la cornée. Si, dans ces conditions l'on entend des bruits anormaux, on explorera de même manière la région temporale et frontale pour rechercher si les bruits anormaux se propagent vers ces régions. Un bruit de souffle continu permettra d'affirmer une tumeur pulsatile, surtout si la compression de la carotide, pratiquée pendant l'auscultation, fait disparaître le bruit anormal.

Malgré la complexité des plans osseux que les rayons de Rœntgen doivent franchir dans les examens de face ou de profil des os de la face, la *radiographie* peut fournir certaines indications utiles, en particulier dans les corps étrangers de l'orbite et certaines tumeurs osseuses (voir fig. 222, p. 342).

II. — SÉMIOLOGIE DE L'EXOPHTALMIE

La saillie anormale du globe a pour effet une ouverture exagérée de la fente palpébrale ; celle-ci est rendue très manifeste par la mise au jour d'une plus grande surface de sclérotique, notamment entre la cornée et la paupière supérieure. L'inspection de profil, les paupières fermées, mettra bien en relief la protrusion oculaire.

Malgré la saillie du globe, les mouvements peuvent s'exécuter d'une manière absolument normale. Dans les cas extrêmes d'exophtalmie, l'occlusion palpébrale peut devenir impossible. La cornée non protégée est alors exposée à des lésions épithéliales qui créent une porte d'entrée à certaines infections cornéennes.

La saillie des globes peut constituer un état permanent dû, soit au volume de l'œil comme dans la myopie forte ou dans la buphtalmie, soit à la conformation même de l'orbite, conformation liée à certaines anomalies crâniennes, l'oxycéphalie notamment.

L'évolution rapide ou lente de l'exophtalmie, ses caractères de réductibilité ou de non-réductibilité permettent de grouper dans un certain nombre de divisions, les affections pouvant donner lieu à ce symptôme.

A. **Exophtalmie à développement rapide.** — Le développement de la saillie oculaire en quelques heures ou en un ou deux jours fera penser à une lésion inflammatoire ou à un épanchement hémorragique de l'orbite.

Parmi les lésions inflammatoires qui s'accompagnent de symptômes aigus, fébriles, et ont pour point de départ le périoste orbitaire ou les sinus du voisinage, nous signalerons par ordre de fréquence : la *périostite suppurée de l'orbite*, l'*abcès de l'orbite* consécutif à une plaie pénétrante ou à un érysipèle, à l'ouverture d'une sinusite maxillaire, ethmoïdale ou frontale, la *thrombophlébite orbitaire.*

Les lésions non inflammatoires, susceptibles de produire une exophtalmie rapide, sont l'*emphysème de l'orbite* traumatique ou spontané, l'*hémorragie spontanée* ou traumatique de l'orbite. Parmi les raretés, nous rangerons l'*ophtalmoplégie totale* et certains cas aigus de *goitre exophtalmique.*

B. **Exophtalmie à développement lent et progressif.** — Si l'exophtalmie est *réductible* et bilatérale, on pensera tout d'abord au *goitre exophtalmique* et l'on en recherchera les autres symptômes. Certains *anévrismes de l'artère basilaire* peuvent réaliser un syndrome semblable, mais sont exceptionnels. Unilatérale, l'exophtalmie réductible peut être produite par un *angiome simple ou caverneux*, ou par un *anévrisme artério-veineux des sinus caverneux ou de l'orbite.* Dans ce dernier cas, on observe des pulsations.

L'exophtalmie *non réductible* peut être déterminée par des lésions inflammatoires chroniques de l'orbite ou du voisinage et par des tumeurs extra-ou intraorbitaires.

Parmi les premières, signalons la *périostite orbitaire syphili-*

tique, les *exostoses* de l'orbite, certaines *lésions sinusiennes* (mucocèle ethmoïdale ou maxillaire), les *ostéites* et *ostéopériostites tuberculeuses* de l'orbite.

Les *tumeurs du voisinage de l'orbite* qui envoient des prolongements dans sa cavité sont le sarcome vrai, l'épithélioma d'origine sinusienne, l'ostéome.

Si ces causes d'exophtalmie sont écartées il ne restera plus qu'à admettre l'existence d'une *tumeur de l'orbite* proprement dite. On peut diviser les tumeurs en quatre groupes principaux : les tumeurs kystiques, les tumeurs vasculaires, les tumeurs solides primitives et les tumeurs secondaires à une tumeur oculaire.

III. — AFFECTIONS CONGÉNITALES DE L'ORBITE

En dehors de l'anomalie de conformation des parois orbitaires, on peut encore observer certaines tumeurs ou malformations congénitales, mais il s'agit d'affections rares.

Anomalies de conformation de l'orbite.

On est encore peu renseigné sur les conditions particulières qui interviennent dans le développement anormal de la cavité orbitaire. Il semble, d'après les observations de Uhthoff, que l'étroitesse de la cavité puisse tenir soit à une dépression du toit de l'orbite (dans l'hydrocéphalie interne ou externe), soit à un défaut d'obliquité de la grande aile du sphénoïde. Ce serait en particulier le cas dans l'exophtalmie qui accompagne assez souvent l'oxycéphalie.

Tumeurs congénitales de l'orbite.

Ce sont surtout des lésions kystiques et nous envisagerons successivement : les kystes par inclusion des méninges, les kystes séreux congénitaux et les kystes dermoïdes de l'orbite. On observe aussi des tumeurs vasculaires.

Kystes par inclusion des méninges. Méningocèle. — Ces kystes, très rares, siègent de préférence dans la région interne de l'orbite sous forme d'une tumeur ovalaire rappelant l'ectasie du sac lacrymal. Ils peuvent occuper une situation plus profonde dans la région nasale de l'orbite.

Leur symptomatologie diffère suivant qu'il y a communication avec l'espace sus-arachnoïdien intra-crânien ou que la communication est oblitérée. Dans le premier cas, on trouve les symptômes classiques : la fluctuation, la réductibilité du kyste. Dans le second cas, le kyste peut être si tendu qu'il fait croire à une tumeur solide. La ponction aseptique avec la seringue de Pravaz permettra l'analyse du liquide contenu dans le kyste. Si ce liquide a les caractères du liquide céphalo-rachidien le diagnostic en sera facile.

L'autopsie des malades opérés avant la période aseptique de la chirurgie a montré que l'orifice osseux par lequel se produisait la hernie méningée présentait des variations assez marquées dans son diamètre. En dehors des cas où la hernie se produit au niveau de la glabelle, et que nous avons envisagés à propos des affections congénitales du sourcil, l'orifice osseux occupe l'ethmoïde, la suture ethmoïdo-sphénoïdale ou la fente sphénoïdale. La paroi du kyste est formée par la dure-mère, dont la vascularisation est souvent plus accusée. A sa face interne, on trouve des vestiges de l'arachnoïde et parfois de la pie-mère. On a comparé la méningocèle au spina bifida.

Lorsque l'orifice osseux est étroit, l'excision du kyste pourra donner un résultat définitif. Dans le cas contraire, le résultat n'est que momentané.

Kystes séreux de l'orbite. — Ces kystes siègent en généra- dans le moitié inférieure et antérieure de l'orbite et font sous la paupière inférieure une saillie bleuâtre. Leur volume varie d'un gros pois à une petite noix. Très fréquemment le kyste séreux congénital accompagne la microphtalmie.

Ces kystes contiennent un liquide séreux coloré en jaune ou en brun. Leur surface interne est tapissée par des cellules épithéliales et leur paroi fibreuse contient parfois quelques acini glandulaires. On admet que ces kystes résultent d'une inclusion fœtale de la muqueuse lacrymale.

Il est facile de les extirper complètement par une incision conjonctivale. Ils ne récidivent jamais.

Kystes dermoïdes de l'orbite. — Bien que ces kystes existent toujours à la naissance, ils subissent ultérieurement un accroissement de volume et ne sont souvent reconnus que plusieurs années après la naissance.

Les kystes dermoïdes siègent surtout à la base de l'orbite et dans les angles internes et externes. Leurs dimensions sont des plus variables, mais ils ne subissent jamais d'augmentation rapide de volume. Ils n'entraînent aucun trouble subjectif. La ponction faite avec la seringue de Pravaz ramènera un liquide huileux, jaunâtre ou blanchâtre, ou une masse blanchâtre plus ou moins épaisse. Dans l'un ou l'autre cas, il sera facile d'y reconnaître par les réactifs chimiques ou micro-chimiques, la présence de matières grasses (oléates, stéarates, etc.).

La paroi du kyste offre une épaisseur variable. Elle est constituée par du tissu fibro-élastique rappelant le derme et renfermant des glandes et des follicules pileux. Sa face interne est recouverte d'un épithélium pavimenteux ayant les caractères de l'épiderme cutané (voir fig. 11, p. 17).

Lorsqu'on incise le kyste, on y trouve parfois des poils en amas.

L'incision des téguments et la dissection du kyste est le seul traitement efficace.

Tumeurs vasculaires congénitales de l'orbite. — On observe parfois des taches bleuâtres ou violacées des paupières correspondant à une saillie anormale et même à une exopthalmie plus ou moins prononcée. Lorsque la tumeur empiète sur la paupière on constate souvent, à travers la conjonctive, la présence de boyaux enchevêtrés et distendus par du sang veineux. La tumeur peut augmenter lentement d'étendue. Il se produit parfois un accroissement rapide dû à une thrombose circonscrite et à une stase veineuse plus accusée.

L'évolution de l'affection est indolore. La réductibilité, complète au début, peut n'être que relative dans la suite lorsqu'un certain nombre de cavités se sont oblitérées et ont donné lieu à une masse fibreuse assez consistante. On ignore absolument la pathogénie de ces lésions. Sur les coupes, on voit des cavités pleines de sang contenues dans une gangue fibro-conjonctive d'épaisseur variable. Certaines cavités sont parfois transformées en kystes et contiennent un liquide séreux.

Si la tumeur est circonscrite, on aura recours à l'extirpation. Si la lésion est étendue et mal limitée il faudra la traiter par l'électrolyse, dont les séances doivent être répétées pendant assez longtemps.

IV. — TRAUMATISMES DE L'ORBITE

A côté des plaies pénétrantes et des corps étrangers de l'orbite nous envisagerons aussi les fractures des parois orbitaires.

Plaies pénétrantes et corps étrangers.

Le point de pénétration du corps vulnérant dans la cavité orbitaire peut siéger sur la peau ou dans le sac conjonctival.

On est parfois surpris de l'inocuité relative de certaines plaies pénétrantes. Nous avons vu une jeune fille qui était tombée sur la figure et s'était introduit dans l'angle interne de l'orbite un crayon pointu, dont l'extrémité avait pénétré à 10 centimètres des paupières, au delà par conséquent du sommet de l'orbite et qui, après extraction du crayon, ne présenta aucun trouble oculaire.

Complications. — En dehors des lésions directes et souvent définitives qu'il peut produire du côté des organes contenus dans l'orbite, le globe oculaire, le nerf optique, les muscles de l'orbite ou leurs filets nerveux, le corps vulnérant est surtout dangereux par les germes infectieux qu'il peut entraîner dans le tissu orbitaire. Ce danger existe surtout lorsqu'il y a séjour de corps étranger dans l'orbite.

Nous avons envisagé ailleurs les complications oculaires des traumatismes orbitaires.

Une complication fréquente consiste dans la lésion du nerf optique. On est souvent surpris par l'apparition brusque de la cécité dans l'œil correspondant, à la suite d'une plaie pénétrante en apparence insignifiante (coup de stylet, coup de pointe de parapluie, etc.). L'atrophie de la papille ne tardera pas à apparaître. Le trouble visuel est définitif, car il résulte de la section ou de l'altération profonde des fibres du nerf optique.

Traitement. — Le seul traitement à appliquer consistera dans la toilette de la plaie et l'application d'un pansement aseptique. On s'abstiendra de toute exploration au stylet, et si l'on soupçonne un corps étranger, on s'assurera de sa présence et de son siège par la radiographie. On n'ira à sa recherche que s'il est très superficiel ou s'il se produit des accidents infectieux orbitaires. Il faudra alors l'enlever avec une curette.

A la suite des coups de revolver tirés dans la région temporale (tentatives de suicide), il est extrêmement fréquent d'observer la section de l'un ou des deux nerfs optiques entraînant la cécité complète.

Fractures de l'orbite.

On observe trois types principaux de fracture orbitaire : 1° La fracture du rebord orbitaire produite par un projectile, un coup d'épée ou un écrasement violent. C'est la seule qui soit directement explorable.

2° La fracture de la paroi interne qui se révèle par l'apparition d'un emphysème orbito-palpébral dont nous avons déjà parlé (voir p. 35). Nous n'y reviendrons pas.

3° La fracture du sommet de l'orbite dont l'existence se déduit des complications produites du côté du nerf optique.

Symptômes. — La fracture du rebord orbitaire sera quelquefois reconnue à la mobilité du fragment déplacé ; la pression digitale provoque une douleur assez vive sur le trait de fracture, et c'est souvent à la saillie produite par le cal que se reconnaît la lésion osseuse.

La fracture du sommet de l'orbite ou du canal optique survient dans des conditions presque toujours identiques : traumatisme direct ou chute sur la région du sourcil ou sur la région frontale. Nous en avons vu un exemple chez un motocycliste projeté violemment sur le sol et qui, après une perte de connaissance de quelques minutes constata l'existence d'une plaie de la région fronto-sourcilière droite avec cécité complète du côté correspondant.

La cécité survient en effet immédiatement et persiste sans modifications. Elle offre les caractères de la cécité par section du nerf optique : elle est absolue, elle s'accompagne d'une absence de réaction de la pupille à la lumière. L'examen ophtalmoscopique, qui révèle un aspect normal pendant les premières semaines, fait reconnaître, après ce temps, une décoloration atrophique qui s'accentue de plus en plus. On admet, d'après l'examen de quelques cas anciens, qu'il s'agit d'une fracture du sphénoïde entraînant la compression, ou la section du nerf optique.

Traitement. — Dans les fractures du bord de l'orbite, on n'interviendra que si le fragment osseux est déplacé et gêne le fonctionnement des paupières ou du globe. Sinon on n'interviendra pas plus que dans les fractures du sommet de l'orbite. Il n'y a pas de moyens permettant d'agir sur les complications du côté du nerf optique.

V. — INFECTIONS ORBITAIRES

En dehors des infections orbitaires, consécutives aux plaies pénétrantes, on observe assez souvent des affections inflammatoires des tissus orbitaires qui ne s'accompagnent d'aucune solution de continuité des téguments, et qui résultent de la localisation d'une infection endogène dans la paroi osseuse ou le périoste orbitaire, dans le tissu cellulaire de l'orbite, dans l'espace de Ténon ou dans les veines orbitaires. Suivant la localisation initiale, on distingue l'ostéopériostite orbitaire, le phlegmon ou cellulite orbitaire, la ténonite, la thrombophlébite.

Ostéopériostite orbitaire aiguë.

Cette affection s'observe surtout chez les jeunes sujets et paraît correspondre à ces infections ostéomyélitiques que l'on rencontre si fréquemment pendant toute la période de développement du squelette.

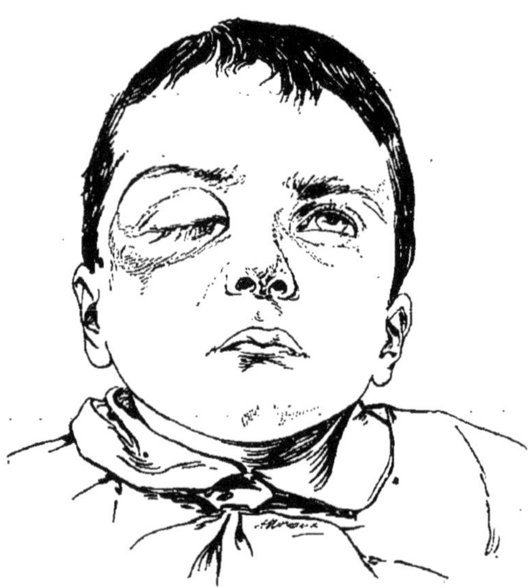

Fig. 328. — Ostéopériostite orbitaire suppurée à staphylocoques.

Symptômes. — L'affection peut apparaître sans cause provocatrice ou succéder à une légère contusion temporale. La région palpébrale devient le siège d'une tuméfaction considérable. Les paupières sont œdématiées, violacées et ne peuvent s'entr'ouvrir. On sent un empâtement qui s'étend à la région temporale. Le rebord osseux paraît plus mousse; le pression est douloureuse. La fièvre est plus ou moins accusée. Elle peut atteindre 40° ou osciller entre 38 et 39. Après quelques jours, on sent nettement la fluctuation. Une ponction à la seringue de Pravaz montrera la présence d'un pus épais dans lequel l'examen microscopique fera reconnaître la présence du staphylocoque.

Le foyer purulent paraît siéger sous le périoste au début, puis il envahit plus ou moins le tissu orbitaire sans cependant gagner en arrière et produire de l'exophtalmie.

Traitement. — Au début, on se contentera d'applications glacées, puis, aussitôt la suppuration collectée et reconnue, on devra lui créer une issue du côté de la peau et établir un drainage.

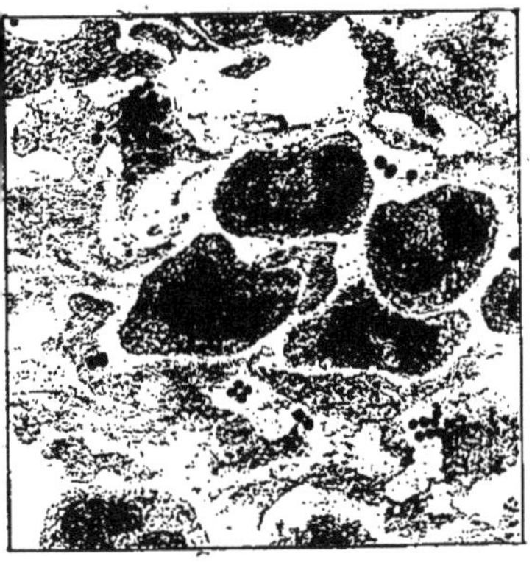

Fig. 329. — Pus de périostite orbitaire à staphylocoques. Obj. à immersion 1/12; Ocul. III.

L'anesthésie générale est nécessaire, mais peut être obtenue avec le chlorure d'éthyle. On incise au bistouri la peau et l'aponévrose orbitaire un peu en dehors des points correspondant au bord orbitaire inférieur et supérieur (1/3 externe), puis on remplace le bistouri par la sonde cannelée.

Si le foyer suppuratif siège au côté temporal de l'œil, on fera une incision supérieure et une inférieure et on introduira un drain qui réunira les deux orifices. On peut retirer les drains après 8 à 10 jours en moyenne.

Ostéopériostite chronique tuberculeuse.

Certains cas d'ostéopériostite aiguë, à caractère un peu torpide, peuvent simuler une lésion tuberculeuse. D'une manière générale ces dernières ont une évolution traînante, non douloureuse. Il peut exister néanmoins un peu d'endolorissement diffus. Les téguments présentent une coloration vineuse et la fluctuation est lente à se développer. Si elle se produit spontanément, il s'écoule un pus séro-caséeux.

Diagnostic. — L'inoculation du pus au cobaye permettra de faire le diagnostic certain de la nature de l'ostéopériostite. Bien que l'examen microscopique n'y fasse qu'exceptionnellement retrouver le bacille de Koch, l'inoculation sera toujours positive en cas de tuberculose.

Le trajet fistuleux peut rester ouvert des mois et des années en l'absence de traitement. L'exploration au stylet montrera la dénudation osseuse et des lésions d'ostéite destructive s'étendant souvent jusqu'aux cavités sinusiennes.

On observe parfois une lésion d'ostéite de l'angle inféro-externe de l'orbite qui laisse à sa suite une cicatrice déprimée au niveau de laquelle la paupière inférieure adhère à l'os malaire (voir fig. 330). Il s'agit de lésions inflammatoires dont la nature n'est pas clairement élucidée, mais qui sont liées à l'évolution des follicules dentaires de la seconde dentition. L'actinomycose est exceptionnelle. C'est l'examen microscopique qui en permettra le diagnostic.

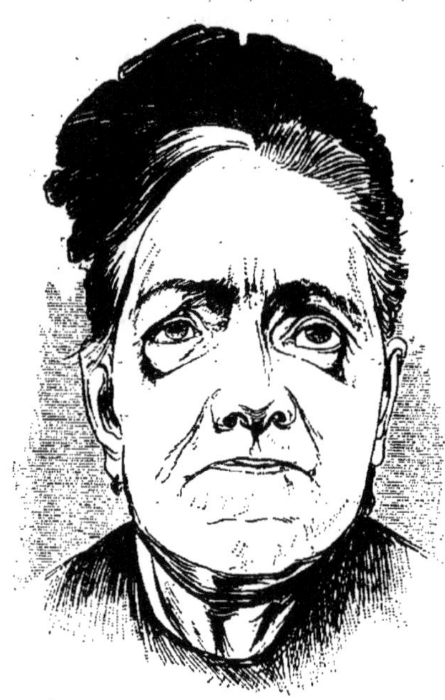

Fig. 330. — Cicatrices rétractiles symétriques du bord orbitaire inférieur datant de l'enfance.

Traitement. — Le traitement local consistera dans l'ouverture du foyer caséeux, le curettage accompagné d'une cautérisation au thermocautère. On conseillera en outre le traitement diététique de la tuberculose.

Ostéopériostite chronique syphilitique.

L'inoculation seule des produits caséeux permettra parfois de différencier l'ostéo-périostite tuberculeuse de l'ostéopériostite syphilitique. Les lésions d'hyperplasie périostée ou osseuse donnant lieu à des compressions nerveuses sont cependant plus fréquentes dans la syphilis que dans la tuberculose, et le diagnostic est plus particulièrement difficile dans la syphilis orbitaire, à forme gommeuse. Les douleurs sont assez fréquentes; elles peuvent même acquérir une intensité toute particulière et affecter le type nocturne.

Traitement. — Il est extrêmement important d'appliquer un traitement mercuriel intensif et rapide, car les syphilomes orbitaires sont souvent des plus graves. On prescrira donc des injections intramusculaires de sels mercuriels et on continuera le traitement assez longtemps, car les récidives sont fréquentes. Il importe de savoir que certaines syphilis orbitaires continuent à évoluer malgré le traitement le mieux suivi.

Phlegmon de l'orbite.

On dit qu'il y a phlegmon de l'orbite lorsqu'il se produit une inflammation suppurative du tissu cellulo-adipeux de l'orbite.

Symptômes. — Le phlegmon de l'orbite se manifeste dès le début par des symptômes locaux et généraux. Ces derniers peuvent être les plus apparents pendant le premier jour et consistent dans des frissons, de la fièvre et un malaise général. L'attention est néanmoins rapidement attirée du côté de l'orbite par une douleur gravative, irradiée dans la moitié de la tête, par le gonflement des paupières, par la saillie du globe, la limitation de sa mobilité et par l'apparition d'un bourrelet conjonctival de teinte jaunâtre ou rouge vif, avoisinant la cornée et faisant saillie à travers les paupières. La protrusion du globe se fait dans l'axe de l'orbite, alors que dans les affections ostéopériostiques, le

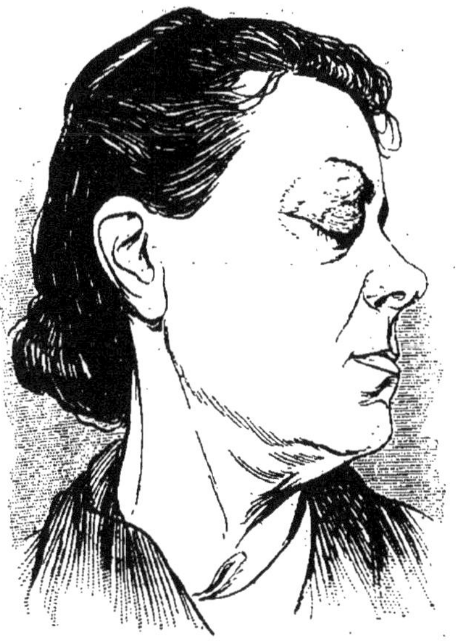

Fig. 331. — Phlegmon de l'orbite secondaire à une sinusite frontale.

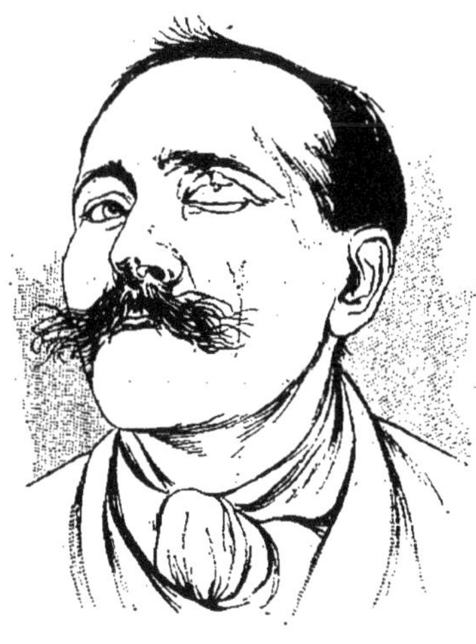

Fig. 332. — Fistule orbitaire de la paupière supérieure, secondaire à un phlegmon d'origine sinusienne.

siège latéral de la collection suppurée donne lieu à un déplacement latéral du globe avec ou sans exophtalmie.

La pression sur le globe est extrêmement pénible.

Après une période, variant de 4 à 8 jours, pendant laquelle les symptômes locaux et généraux vont en s'accentuant, si l'évacuation provoquée du pus n'a pas été pratiquée avant ce temps, on assiste à l'ouverture spontanée du phlegmon à la paupière supérieure ou inférieure. La guérison peut alors se produire. Elle peut être complète si quelque complication ne s'est pas développée, mais la tuméfaction de la paupière persiste encore assez longtemps. Dans le phlegmon succédant à un érysipèle de la face, on peut voir la résorption se faire sans suppuration extérieure.

Complications. — L'une des plus fréquentes est celle qui se produit assez souvent du côté du nerf optique et résulte d'une extension du processus infectieux aux gaines, aux vaisseaux ou au tissu propre du nerf optique. Au cours du phlegmon, l'examen ophtalmologique est rendu difficile par l'occlusion et la tuméfaction des paupières. La vision peut être partiellement ou complètement abolie. Lorsque, plus tard, on peut inspecter la papille, on la trouve décolorée et l'on note parfois une oblitération partielle de ses vaisseaux. Le trouble fonctionnel n'est pas toujours définitif et l'on a souvent constaté un retour graduel et progressif de la vision après 3 à 4 semaines de cécité.

La propagation de l'infection aux veines orbitaires constitue la complication la plus grave, car elle est fréquemment mortelle. La thrombo-phlébite orbitaire se propage en effet habituellement aux sinus caverneux.

L'infection et la suppuration du globe oculaire, secondaires à l'infection orbitaire, sont exceptionnelles.

Étiologie. — Lorsqu'il ne succède pas à une plaie pénétrante de l'orbite avec ou sans corps étranger (fleuret, projectile, cathétérisme septique et maladroit), ou s'il n'est pas la conséquence de la propagation d'une suppuration de voisinage (sinusite, périostiste orbitaire, etc.), le phlegmon de l'orbite peut succéder à un érysipèle de la face, à une dacryocystite suppurée, à une infection d'origine dentaire. On l'a vu se produire au cours d'une pyohémie sans qu'aucune cause extérieure pût expliquer la fixation orbitaire de l'infection générale.

Diagnostic. — On ne confondra pas les suppurations palpébrales, le gonflement des paupières accompagnant un processus oculaire ou lacrymal avec le phlegmon orbitaire.

La différenciation du phlegmon et de la thrombo-phlébite est plus difficile, car il existe en réalité des cas intermédiaires. Ce sont surtout la gravité des symptômes cérébraux, l'étiologie de l'infection qui permettent de faire le diagnostic.

Pronostic. — Le pronostic doit être très réservé, car, au début surtout, rien ne permet de croire que l'infection restera circonscrite à l'orbite et ne retentira pas sur l'appareil visuel.

Traitement. — Aux applications de vessies de glace faites au début, on fera succéder, dès que la suppuration sera manifeste, c'est-à-dire dès le 2ᵉ ou 3ᵉ jour, des incisions pratiquées au voisinage du bord orbitaire et une exploration du tissu cellulo-adipeux de l'orbite avec la sonde cannelée. Si le pus n'est pas encore collecté, ces incisions prépareront le chemin à l'évacuation du pus. Si l'état général est grave, on pourra recourir aux injections sous-cutanées de sérum physiologique.

Il ne faudra pas négliger le traitement de l'affection primitive que le phlegmon orbitaire a compliqué.

Thrombo-phlébite orbitaire.

L'infection thrombosante des veines orbitaires donne lieu à des manifestations cliniques très particulières, qui succèdent à des lésions infectieuses de la face (furoncle, anthrax, érysipèle), ou à une phlébite des sinus crâniens secondaire à une infection de l'oreille moyenne ou des sinus.

Symptômes. — Suivant le point de départ de l'infection, les symptômes qui précèdent la thrombo-phlébite sont très variables. Le furoncle, l'anthrax ou l'érysipèle peuvent avoir évolué sans caractères particuliers et les symptômes généraux graves coïncident avec les troubles orbitaires. Si l'infection des sinus crâniens les a précédés, on a pu constater des accès fébriles intermittents avec céphalées violentes, ou un état de méningite suraiguë avec hyperthermie très marquée.

Ce qui marque l'atteinte des veines orbitaires, c'est un œdème assez tendu des paupières, en particulier de la paupière supérieure, de la base du nez et empiétant plus ou moins loin sur la région fronto-temporale. On note en même temps une dilatation des veines péri-orbitaires et une sensibilité vive à la pression des troncs veineux les plus importants. Il y a de l'exophtalmie, et l'on voit toujours entre les paupières, qui ne s'entr'ouvrent plus spontanément, un bourrelet formé par la conjonctive bulbaire et présentant une coloration rouge.

Ces symptômes, d'abord unilatéraux, ne tardent pas à se manifester du côté opposé. Les troubles visuels sont variables, mais la cécité survient tôt ou tard, à moins que la mort ne se produise en 48 heures. La durée ne dépasse guère 5 à 8 jours. Les malades finissent dans le coma.

Étiologie. Lésions. — Il s'agit toujours d'infections pyogéniques dont la porte d'entrée seule peut varier. Nous avons vu une fois l'infection staphylococcienne succéder à une sinusite frontale à staphylocoques; dans un autre cas, l'infection mixte résultant d'une symbiose du streptocoque avec des microbes anaérobies avait son origine dans une otite moyenne ancienne.

Le tronc des veines orbitaires est thrombosé ou dilaté, rempli de pus et renferme en abondance l'agent infectieux. Lorsque les malades succombent après une huitaine de jours, on trouve de véritables abcès au niveau des veines dont les parois ont presque complètement disparu. On peut ainsi poursuivre le foyer purulent dans le sinus caverneux, le sinus transverse et souvent jusque dans les sinus latéraux. Ces sinus contiennent à la fois des thromboses et des collections suppurées.

Diagnostic. — Le diagnostic est assez difficile et, comme les cas de thrombo-phlébite sont relativement rares, on peut assez facilement les confondre avec le phlegmon de l'orbite ou avec une sinusite frontale.

Pronostic. — L'affection est extrêmement grave et on n'en connaît pas d'exemple de guérison.

Traitement. — Le traitement ne peut être que préventif. On soignera attentivement les infections faciales et on ne laissera pas sans traitement les lésions auriculaires datant de l'enfance. Une fois l'affection déclarée, les incisions de l'orbite ne produiront même pas de soulagement.

Ténonite.

L'inflammation circonscrite à la capsule de Tenon est une affection rare, qui s'observe parfois au cours de certains états infectieux et qui peut être identifiée aux localisations articulaires qui se produisent dans les mêmes conditions.

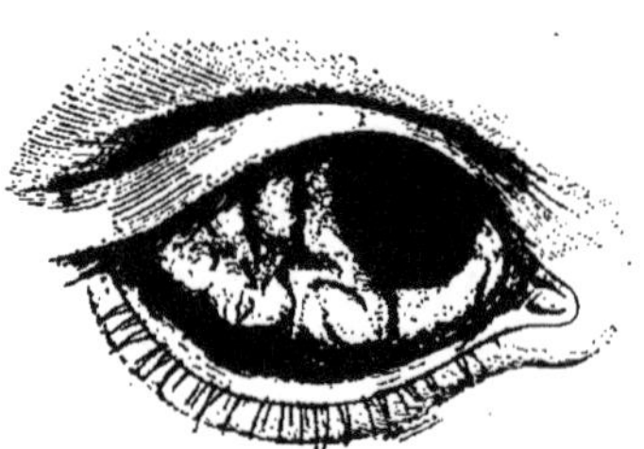

Fig. 333. — Chémosis conjonctival dans la ténonite.

Symptômes. — Le début est caractérisé par des douleurs orbitaires profondes, réveillées ou exagérées par les mouvements oculaires. Au léger gonflement palpébral s'ajoute un œdème de la conjonctive bulbaire, qui forme autour de la cornée un bourrelet jaunâtre. Ce bourrelet peut même faire saillie à travers les paupières. Il y a un très léger degré d'exophtalmie et parfois un peu de diplopie. La vision n'est guère modifiée autrement.

Ces symptômes ont une évolution assez rapide.

Après 8 à 10 jours, les symptômes s'atténuent progressivement et il est rare qu'au bout de 2 ou 3 semaines le malade éprouve encore quelque gêne.

Étiologie. — Nous ne sommes pas très renseignés sur l'étiologie précise de la ténonite. On l'a observée au cours de l'infection blennorragique, de l'influenza. On l'a attribuée dans certains cas à la goutte, au rhumatisme.

Diagnostic. — On ne confondra pas la ténonite avec une ophtalmie métastatique ayant donné lieu à une perforation au niveau de l'équateur du globe et dont le pus vient soulever la conjonctive bulbaire et s'échapper au voisinage du limbe.

Traitement. — L'affection guérit toujours spontanément. On prescrira des applications chaudes, le repos à la chambre et les yeux fermés pour éviter les mouvements du globe qui sont douloureux. Pour calmer les douleurs spontanées on prescrira l'aspirine, le pyramidon ou les narcotiques.

VI. — TUMEURS DE L'ORBITE

Sous le nom de tumeurs de l'orbite, on comprend un assez grand nombre de maladies différentes, caractérisées par le développement de néoformations kystiques, vasculaires ou solides dans la cavité orbitaire. C'est ainsi que l'on fait voisiner le kyste hydatique de l'orbite avec l'anévrisme artério-veineux ou avec le sarcome. Nous renvoyons à la sémiologie en ce qui concerne les symptômes communs aux affections orbitaires, et nous n'indiquerons pour chaque groupe d'affections que ce qui leur est particulier, soit comme symptômes, soit comme évolution.

Nous envisagerons tout d'abord :

I. Les kystes parasitaires : kyste hydatique ; cysticerque.

II. Les tumeurs vasculaires : angiomes, varicocèles orbitaires, exophtalmie pulsatile.

III. Les tumeurs solides proprement dites : ostéomes, sarcomes, fibro-sarcomes, lymphomes.

Les tumeurs congénitales ont été décrites plus haut dans le chapitre consacré aux affections congénitales de l'orbite.

Kystes parasitaires.

Kyste hydatique de l'orbite.

Le kyste hydatique est dû à la fixation dans les tissus orbitaires de scolex d'échinocoques transportés par voie sanguine, de la muqueuse intestinale, par où se fait vraisemblablement la pénétration.

Symptômes. — Un des symptômes initiaux les plus constants est la douleur : une sensation d'incommodité ou de pesanteur, des tiraillements dans le fond de l'orbite, s'accentuant au cours de la maladie et se convertissant ensuite en douleurs plus ou moins fortes, qui peuvent être si aiguës qu'elles produisent des insomnies, du délire et des vertiges. La douleur est continue ou paroxystique. Elle peut parfois diminuer ou disparaître lorsque se produit l'exophtalmie. Ce symptôme ne fait défaut que lorsque la tumeur est petite ou très superficielle. Son intensité est variable; l'exophtalmie est tantôt axile, tantôt latérale. Il y a souvent de l'œdème de la conjonctive bulbaire. La diplopie peut exister au début et précéder l'exophtalmie.

La tumeur est souvent accessible au toucher; on la voit en relevant l'une des paupières : elle forme une saillie arrondie, élastique, séparée du globe par un sillon. Elle est fluctuante sans battements et, en raison de son petit volume, il n'est pas possible d'y déceler le frémissement hydatique.

Dans les cas où l'affection a été abandonnée à elle-même, on a pu voir l'ouverture spontanée sans suppuration de la poche; la suppuration de la poche est suivie de l'évacuation du pus. Le plus habituellement, l'intervention amène la guérison.

Complications. — On peut observer des symptômes de névrite, puis d'atrophie du nerf optique. On note aussi de la kératite neuro-paralytique ou par lagophtalmos avec infection oculaire et panophtalmie. Dans trois cas, la mort survint par complications cérébrales parasitaires (Petit) ou infectieuses (Schmidt, Bresgen).

Étiologie. — Le kyste hydatique est très rare en France. Il est relativement fréquent dans la République Argentine, en Allemagne. Il se rencontre plus souvent chez l'homme que chez la femme, ce qui semble en rapport avec les occupations professionnelles. Dans la République Argentine un très grand nombre de faits concernaient des bergers et, comme ceux-ci sont en général choisis parmi les adolescents, on s'explique que l'âge ordinaire des sujets oscillait entre quinze et vingt ans. Il est probable que ce qui expose les bergers à une infection plus fréquente par l'échinocoque, c'est leurs contacts plus intimes avec les chiens (Cabaut).

Le traumatisme est souvent invoqué comme cause occasionnelle. Il est possible qu'il intervienne dans la fixation orbitaire des scolex.

Anatomie pathologique. — Le siège du kyste est presque toujours les parties molles de l'orbite. Son volume varie d'un pois à une petite noix; exceptionnellement, il atteint des dimensions considérables.

Il est de forme arrondie et ne contracte que peu d'adhérences avec les tissus qui l'entourent. Sa paroi est formée de tuniques qui présentent sur leur paroi interne des vésicules filles. Le contenu est un liquide clair, transparent, sans albumine, que l'on recueille avec soin pour rechercher à l'aide du microscope les crochets de scolex. Dans certains cas, une infection secondaire en détermine la suppuration.

Diagnostic. — Le diagnostic se fera à l'aide de la seringue de Pravaz, après asepsie de la conjonctive ou de la paupière. Suivant le point de saillie du kyste on enfoncera l'aiguille en plein kyste et l'on soumettra le liquide retiré à la chaleur, à l'analyse chimique et microscopique. Lagleize conseille de ne faire cette ponction qu'au moment de l'intervention.

Pronostic. — Le pronostic est favorable puisque l'opération a toujours un résultat thérapeutique parfait.

Traitement. — Le traitement ne peut être que chirurgical. Les ponctions répétées, avec ou sans injection de sublimé, ne donnent pas de résultats certains. Il faut leur préférer l'extirpation ou tout au moins l'excision partielle de la poche kystique.

Cysticerque de l'orbite.

Le cysticerque de l'orbite est encore plus rare que le kyste hydatique. Il siège toujours dans la moitié antérieure de l'orbite et est généralement facilement perçu à travers les paupières. L'apparition du kyste se manifeste par une tuméfaction plus ou moins accusée des paupières, par un œdème parfois sujet à rémissions et par des douleurs sourdes ou aiguës. Le développement du cysticerque est toujours rapide; il s'observe surtout chez de jeunes sujets.

Son siège le plus fréquent était à une faible distance du bord supérieur ou inférieur de l'orbite. La poche non fluctuante, en raison de l'exiguïté de sa cavité, est mobile sous la peau. Elle est formée par une enveloppe fibreuse souvent plus volumineuse que le kyste lui-même. Celui-ci est allongé et présente une forme ovoïde ou boudinée dont la longueur peut atteindre 20 millimètres alors que le diamètre ne dépasse guère 3 à 5 millimètres.

L'extirpation du cysticerque dans sa poche fibreuse amènera la guérison complète.

Tumeurs vasculaires.

Nous avons déjà vu que ce qui permettait de soupçonner la nature vasculaire de la tumeur, c'était d'une part la réductibilité partielle ou totale, et d'autre part la présence de certains phénomènes anormaux tels que pulsation, thrill, etc.

Varicocèle orbitaire.

On a décrit ces cas sous le nom d'exophtalmie avec enophtalmie alternante, car c'est là leur symptôme le plus apparent. A un très léger degré d'enfoncement de l'œil dans l'orbite, existant lorsque le malade est au repos ou dans la position horizontale, on voit succéder, sous l'influence d'un léger effort, de l'inclinaison de la tête ou de la pression sur les veines jugulaires, une exophtalmie qui peut atteindre un degré considérable. Cette exophtalmie est entièrement réductible. Elle ne s'accompagne ni de souffle, ni de battements. L'affection est habituellement unilatérale. Son étiologie est obscure, et l'hypothèse du siège veineux de l'altération donne une bonne explication des phénomènes observés. Cette affection, en général stationnaire, ne nécessite aucun traitement. On conseillera d'éviter tout effort un peu violent.

Angiomes de l'orbite.

En dehors des symptômes généraux de tumeur orbitaire, sur lesquels nous ne reviendrons pas, la palpation de la tumeur révèle une consistance ferme, élastique ou mollasse. La réductibilité de la tumeur est en somme assez rare. D'autre part, les contours de la tumeur peuvent être nets ou mal limités. Il n'y a pas de pulsation, et la congestion veineuse, passive, ne modifie guère les dimensions de la tumeur. La ponction exploratrice ramènera du sang ou un liquide séro-sanguinolent : c'est le seul caractère présentant une valeur diagnostique positive.

L'évolution de la tumeur est lente, et ne s'accompagne d'aucun retentissement sur la santé générale.

La disposition des cavités sanguines permet d'établir une distinction anatomique entre l'angiome simple, dont le principal caractère est d'avoir des limites diffuses, et l'angiome caverneux qui est contenu dans une capsule, et se trouve par conséquent nettement limité. Lorsqu'on a énucléé une pareille tumeur, on constate une tumeur arrondie ou ovalaire de coloration violacée et à surface légèrement bosselée.

Traitement. — L'extirpation est le seul traitement des angiomes simples ou caverneux. Pour ces derniers l'opération est en général plus facile.

Anévrisme artério-veineux des vaisseaux orbitaires.

La communication anormale entre les vaisseaux artériels et veineux dans l'orbite ou au niveau du sinus caverneux, a pour symptôme principal l'exophtalmie pulsatile. Cette lésion a le plus souvent pour cause première un traumatisme direct (plaie pénétrante de l'orbite ou de la base du crâne) ou une lésion indirecte par fracture de la base du crâne.

Symptômes. — L'affection est ordinairement unilatérale. L'exophtalmie, d'abord peu accusée, ne tarde pas à acquérir un degré assez considérable. Les pulsations sont toujours nettement perçues à la palpation, mais dans nombre de cas elles sont perceptibles à l'examen direct, et affectent le globe oculaire et la tête du sourcil. Le thrill accompagne le plus souvent l'exophtalmie, mais le symptôme le plus constant consiste dans des bruits anormaux perçus par le malade et par l'observateur. Le bruit perçu par le malade peut être antérieur à l'exophtalmie. C'est un bruit dont le siège est situé dans la cavité crânienne, et que les malades comparent au bruit de rouet, de scie, de machine à vapeur. A l'auscultation, l'observateur percevra un bruit de souffle continu à renforcement systolique, s'atténuant ou disparaissant même complètement par compression de la carotide. A ces différents troubles, s'ajoutent parfois des paralysies oculo-motrices, la kératite neuro-paralytique.

Lésions. Étiologie. — A l'autopsie d'un certain nombre de malades qui ont succombé soit aux complications de l'affection elle-même, soit aux interventions faites dans un but thérapeutique, on a pu constater la communication anormale entre le système veineux et artériel d'une part et, d'autre part, des lésions secondaires, telles que l'aspect tortueux et la dilatation souvent considérable des veines orbitaires, expliquant l'exophtalmie.

La communication anormale siège habituellement dans le sinus caverneux et consiste dans une rupture de la carotide interne dans le sinus veineux. Cette rupture a pu être produite par une plaie pénétrante ou par une fracture basilaire. C'est parfois une lésion pariétale de l'artère carotidienne qui prépare la rupture; ces lésions reconnaissent pour cause habituelle la syphilis. Il peut exister une véritable poche anévrismale.

Diagnostic. — Il n'y a guère lieu, au point de vue diagnostique, d'établir une distinction entre les cas où il y a anévrisme artério-veineux, et ceux où les troubles d'exophtalmie pulsatile sont produits par une lésion anévrismale de l'artère ophtalmique dans l'orbite ou dans son trajet crânien.

Il importe, par contre, de ne pas confondre ces affections avec l'exophtalmie pulsatile qu'on observe parfois dans certaines tumeurs orbitaires. Une tumeur dure, dont le système vasculaire est assez développé, peut présenter des battements. C'est alors la palpation, l'absence du bruit de souffle et d'ectasie veineuse qui permettra d'éviter l'erreur.

Pronostic. — Le pronostic est assez grave, malgré le nombre des cas où la guérison a été obtenue.

Traitement. — La compression digitale de la carotide interne, exercée au niveau du cou, a pu dans un certain nombre de cas amener la guérison. La durée de la compression a été de sept heures à trente-cinq heures en une ou plusieurs séances. Dans certains cas, la guérison a été obtenue au bout d'un an par des séances de compression de une à quatre heures par jour. On ne pourra guère compter sur ce moyen, en tout cas inoffensif. Pendant fort longtemps, la ligature de la carotide primitive a été considérée comme le meilleur procédé de traitement de l'exophtalmie pulsatile. En dehors des cas de mort, imputables il est vrai, en partie à des complications opératoires aujourd'hui évitables, la ligature n'a pas amené la guérison dans un quart des cas où elle a été appliquée.

Szimanowsky a préconisé récemment la résection de la veine orbitaire ectasiée dans les cas où la ligature de la carotide n'a pas produit la guérison. Sattler a relaté un fait où cette intervention, pratiquée d'emblée, a eu un excellent résultat.

Tumeurs solides de l'orbite.

Nous étudierons successivement les tumeurs des parois osseuses, les tumeurs des parties molles, puis celles dont le point de départ est le nerf optique ou ses gaines et enfin les tumeurs secondaires.

Ostéomes.

Les ostéomes prennent ordinairement naissance dans le sinus frontal ou ethmoïdal, puis se développent dans l'orbite et peuvent acquérir lentement un volume considérable. Ils sont durs, indolores. La radiographie permet de se rendre compte de leur nature, car ils forment une ombre assez sombre; on voit nettement par ce moyen leur prolongement sinusien. S'agit-il véritablement de tumeurs ou de lésions inflammatoires chroniques? Cette dernière hypothèse est plus vraisemblable.

Traitement. — Ces tumeurs siègent en général dans la moitié antérieure de l'orbite et sont d'un accès assez facile. Après s'être assuré, par la radiographie, de la direction de leurs prolongements, on ouvrira le sinus correspondant de manière à enlever non seulement la tumeur orbitaire, mais la lésion sinusienne.

Fibrosarcomes orbitaires.

Ces tumeurs paraissent prendre leur point de départ soit dans le périoste, soit dans les aponévroses musculaires. Ce sont des tumeurs de siège assez profond, donnant lieu à une exophtalmie modérée avec déplacement latéral et limitation de l'excursion du globe dans le sens correspondant au siège de la tumeur. Elles sont difficilement accessibles à la palpation et présentent une consistance modérée. Leur évolution est lente et les malades attendent en général quelques années avant de se préoccuper de leur état. Ce sont d'ailleurs surtout des troubles tels que la diplopie ou une légère diminution de la vision qui existent au début. Il n'y a jamais de douleurs. Après ablation, les tumeurs ne récidivent pas, contrairement aux sarcomes véritables dont la fréquence est bien moins grande. La tumeur est encapsulée. Elle est formée par une accumulation de cellules à noyau volumineux, séparées par une trame conjonctive. Les vaisseaux sont plus ou moins abondants, mais présentent des parois propres, ce qui permet de différencier histologiquement cette tumeur du sarcome vrai, tumeur maligne.

Traitement. — L'extirpation de la tumeur sera faite dès que le diagnostic aura été posé.

Tumeurs du nerf optique.

Le nerf optique peut être le siège de tumeurs primitives qui ont pour point de départ le tissu nerveux proprement dit ou les gaines du nerf. Le développement de ces tumeurs se traduit tout d'abord par des troubles visuels qu'accompagnent les symptômes des tumeurs orbitaires.

Symptômes. — Au début, le développement d'une tumeur du nerf optique se traduit chez l'adulte par une diminution de l'acuité visuelle, du strabisme divergent et de la diplopie. Chez l'enfant, c'est habituellement le strabisme qui attire tout d'abord l'attention.

Mais bientôt se montrent d'autres troubles, en particulier l'exophtalmie qui, d'abord peu accusée, augmente lentement et progressivement dans la suite.

Cette exophtalmie a pour caractère d'être *irréductible*. Elle est *axile* (de Græfe), ce qui veut dire que le globe oculaire est refoulé en avant dans l'axe de l'orbite. Ce caractère n'a d'ailleurs rien de très absolu et il est plus constant au début du développement néoplasique qu'à une période ultérieure. Malgré le degré de l'exophtalmie, la motilité du globe est relativement conservée ; de Græfe avait cependant donné trop d'importance à la constance de ce signe qui fait souvent défaut.

Les troubles de la vision et les altérations du fond de l'œil ont plus de valeur au point de vue du diagnostic.

Les faits où la vue n'est pas modifiée sont exceptionnels, ils concernent des tumeurs développées aux dépens des gaines du nerf optique. Le plus habituellement, la cécité survient plus ou moins rapidement et la diminution de l'acuité visuelle centrale s'accompagne ou non de modifications du champ visuel.

L'examen ophtalmoscopique révèle habituellement des signes de névrite optique avec stase veineuse, des hémorragies, ou encore une décoloration atrophique de la papille. Mais, ici encore, l'absence de toute réaction papillaire peut se rencontrer. La skiascopie montre souvent par contre une hypermétropie dont l'accroissement progressif par aplatissement du globe peut être considéré comme un bon signe.

L'évolution de ces tumeurs du nerf optique ne s'accompagne pas habituellement de troubles de l'état général. Les phénomènes douloureux sont exceptionnels; ils n'apparaissent que dans certains cas où la tumeur a acquis un volume considérable ou lorsque, par l'effet de la compression, le globe est le siège de désordres secondaires : abcès de la cornée et infection oculaire.

Complications. — Les complications sont, d'une part, *oculaires* et résultent de l'exophtalmie extrême et de l'impossibilité du recouvrement palpébral de la cornée. Elles n'ont rien de particulier aux tumeurs du nerf optique. Les autres, *cérébrales*, résultent de l'extension de la tumeur et de sa propagation secondaire dans le crâne. Cette propagation peut ne provoquer aucun symptôme spécial et n'être reconnue qu'au cours d'une opération ou d'une autopsie. Dans quelques cas, elle donne lieu à des troubles paralytiques, à des crises épileptiformes ou à des symptômes méningitiques.

L'*évolution* des tumeurs du nerf optique est en général assez favorable en ce sens qu'après excision de la tumeur, la récidive ne se produit pas, contrairement à ce que l'on note pour les tumeurs du type sarcome ou épithélioma. Il semble que, chez l'enfant, les symptômes de tumeur du nerf optique entraînant l'intervention opératoire ont une évolution plus rapide que cela n'est le cas chez l'adulte, mais il y a des oscillations considérables d'un fait à l'autre. Les renseignements sur les suites éloignées des tumeurs du nerf optique manquent presque complètement.

Étiologie. — Les tumeurs du nerf optique s'observent surtout dans le jeune âge. Les deux tiers des cas publiés concernent des sujets de un à vingt ans. Un tiers seulement a trait à des adultes ou des vieillards. Le traumatisme est souvent invoqué comme cause (occasionnelle) des tumeurs du nerf optique, mais en réalité la cause réelle nous échappe comme pour toutes les tumeurs en général.

Anatomie pathologique. — Les tumeurs du nerf optique sont généralement arrondies et plus ou moins ovoïdes; elles ont souvent la forme d'un radis à grosse extrémité tournée en avant (Lagrange). Elles ne sont jamais pédibulées et presque jamais loculées. Elles sont lisses, bien encapsulées et non adhérentes aux tissus environnants. La tumeur entraîne souvent un allongement du nerf optique. Leur volume varie d'un pois à un œuf. Leur consistance est molle et l'on trouve souvent dans la tumeur des poches remplies de liquide visqueux.

La tumeur primitive du nerf optique n'envahit jamais le globe oculaire, alors qu'au contraire les tumeurs du globe oculaire (le gliome surtout) ont tendance à développer des noyaux secondaires dans le nerf optique. La tumeur du nerf optique est toujours contenue et entourée par la gaine externe dure-mérienne. Il y a donc un isolement complet de la tumeur au milieu du contenu de l'orbite. La tumeur se développe exceptionnellement aux dépens de la gaîne externe, le nerf optique peut alors conserver son absolue intégrité au milieu de la masse néoplasique.

Les tumeurs du nerf optique envahissent assez fréquemment le cerveau et se généralisent par là, alors qu'elles n'envahissent pas l'orbite.

Presque toutes les tumeurs du nerf optique sont d'origine conjonctive.

Sur les 162 cas réunis par Lagrange on relève :

Myxosarcomes ou myxomes	56
Sarcomes	20
Fibrosarcomes ou fibromes	22
Gliômes	10
Myxomes, endothéliomes ou gliosarcomes, ou psammomes	26
Tumeurs sans dénomination précise	31
Cas de concrétions calcaires, kystes ou angiomes	6

Le néoplasme débute habituellement aux dépens de la partie moyenne du nerf optique. Le point d'élection est l'entrée des vaisseaux centraux du nerf optique à 15 à 20 millimètres en arrière du globe.

Diagnostic. — Les tumeurs du nerf optique peuvent être confondues avec toutes les causes d'exophtalmie, et nous renvoyons à l'étude sémiologique de ce symptôme.

Traitement. — Lorsqu'on aura fait le diagnostic de tumeur du nerf optique, la thérapeutique est tout indiquée ; elle ne peut être que chirurgicale et consistera dans la résection du nerf optique avec la tumeur. Chaque fois que cela sera possible, on conservera le globe oculaire.

Tumeurs secondaires de l'orbite.

En dehors des ostéomes qui pourraient être rangés dans ce chapitre, il faut encore compter parmi les tumeurs secondaires l'épithélioma, le sarcome et le lymphadénome. L'*épithélioma* a pour point de départ un épithélioma cutané, un épithélioma de la glande ou des voies lacrymales, ou un épithélioma des sinus, en particulier du sinus sphénoïdal. Le diagnostic ne présente de difficultés que dans ce dernier cas, car les symptômes de tumeur orbitaire peuvent être parmi les premiers en date. L'évolution des lésions qui retentissent toujours sur les nerfs optiques ou les nerfs moteurs de l'œil est accompagnée de phénomènes douloureux très violents, que la morphine seule permet d'atténuer. L'exploration complète des cavités nasales et des sinus sera indispensable pour asseoir le diagnostic.

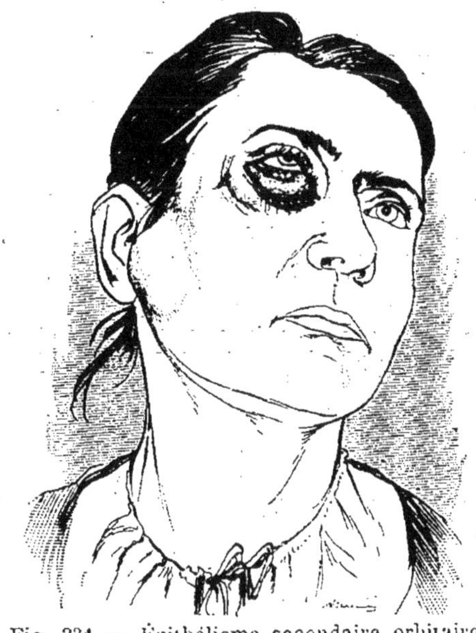

Fig. 334. — Épithélioma secondaire orbitaire déplaçant le globe en haut. Tumeur parotidienne du même côté.

Le *sarcome vrai de l'orbite* peut résulter d'une extension d'un sarcome osseux du voisinage ou d'une localisation d'un noyau secondaire. L'évolution en est rapide et indolore. Le développement colossal de la néoformation après quelques mois et l'examen de la tumeur primitive feront faire aisément le diagnostic.

Le *gliome* succède toujours à un gliome rétinien. Il se caractérise par son accroissement particulièrement rapide.

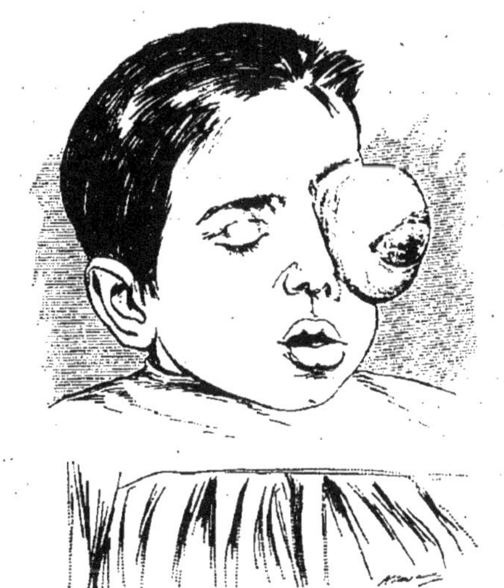

Fig. 335. — Récidive orbitaire de gliome rétinien.

Le *lymphadénome* orbitaire est toujours secondaire à un lymphome de la glande lacrymale ou du tissu sous-conjonctival. L'examen attentif du cul-de-sac supérieur et de la glande lacrymale permettra de se rendre compte de la présence ou non de ces localisations, qui sont en rapport elles-mêmes avec certaines altérations sanguines sur la nature desquelles on n'est pas encore fixé. Un examen général sera nécessaire, ainsi que l'examen du sang qui montre souvent une modification de la formule leucocytaire.

Traitement. — La récidive est constante lorsqu'on intervient dans les trois premiers types de tumeur. On n'opérera que dans les cas où il existe quelque indication particulière résultant de l'état du globe (kératite neuro-paralytique, panophtalmie par lagophtalmos, etc.). Il importe de savoir que l'ablation des sarcomes vrais entraîne souvent la production d'hémorragies graves.

Enfin les tumeurs lymphomateuses de l'orbite ne constituent qu'un symptôme accessoire d'un état général que l'extirpation de cette localisation ne modifiera pas.

Technique de l'ablation des tumeurs orbitaires.

L'ablation des tumeurs n'offre habituellement aucune difficulté lorsqu'elles sont situées dans la moitié antérieure de l'orbite. Il

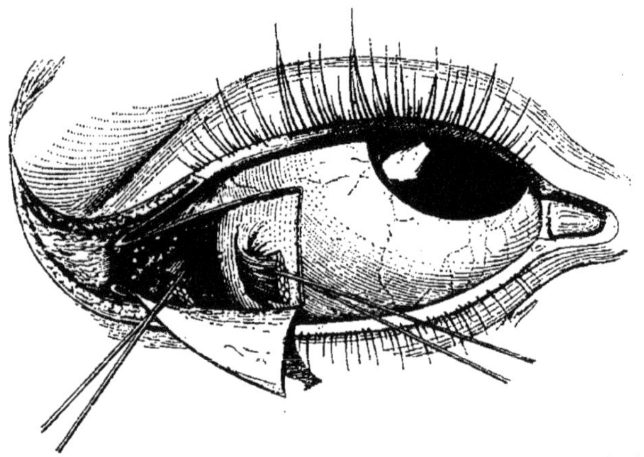

Fig. 336. — Opération de Lagrange. Incision cutanéo-muqueuse. Section du droit externe.

n'en est plus de même lorsqu'elles siègent en arrière du globe. Autrefois, on pratiquait l'énucléation de l'œil pour atteindre aisément la tumeur; aujourd'hui pareille conduite serait injustifiable, car, même dans les tumeurs du nerf optique, on peut pratiquer l'exérèse sans enlever le globe, qui conserve son apparence extérieure normale. Il devient nécessaire pour réussir l'opération, dans ces cas-là, d'élargir l'ouverture orbitaire et de recourir pour cela à l'opération de Krœnlein que nous décrivons plus loin.

L'opération de Lagrange, qui consiste dans l'incision conjonctivale avec section de la commissure externe pour pénétrer dans l'orbite, peut suffire pour certaines tumeurs du nerf optique, mais elle n'est pas d'une application aussi générale.

Ablation des tumeurs de la moitié antérieure de l'orbite. — L'incision sera toujours faite dans la paupière au niveau du bord orbitaire, ce qui permet de se frayer un plus large accès dans l'orbite. Seules, des tumeurs très circonscrites et accessibles par la conjonctive autoriseront une incision de la conjonctive bulbaire.

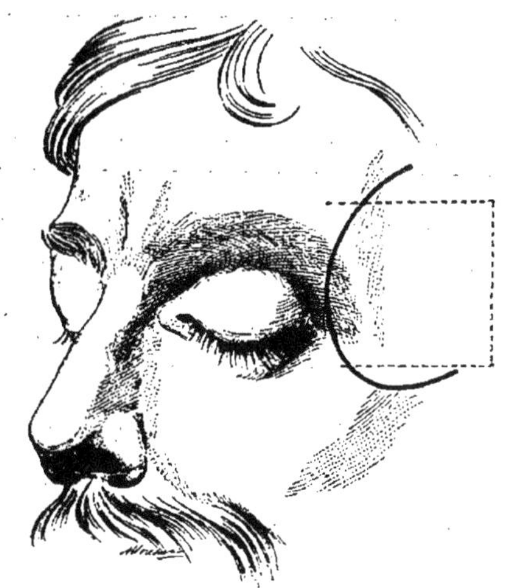

Fig. 337. — Tracé de l'incision cutanée pour la résection temporaire de la paroi externe de l'orbite (Krœnlein). Le trait plein indique l'incision de Krœnlein. Le pointillé l'incision de Parinaud et Roche.

On fera une incision de 4 à 5 centimètres environ de longueur et située dans la région correspondant au siège de la tumeur. On incisera la peau, le tissu sous-cutané et le périoste, qu'on décolle avec la rugine jusqu'à ce que l'on arrive au point où siège la tumeur. On incise alors le périoste horizontalement, et, en s'aidant de la sonde cannelée, on circonscrit facilement la tumeur tout en respectant autant que possible les organes avec lesquels elle est en contact. Il est rare que l'hémorragie soit très abondante et ne cesse pas par un tamponnement de quelques minutes, puis par un pansement compressif. On suture les lèvres de la plaie sans drainage.

Opération de Krœnlein. — On fait une incision en S de la région temporale, et l'on met largement à nu le bord orbitaire externe en décollant le périoste avec la rugine.

Les lèvres de la plaie étant bien écartées, on fait avec la gouge et le marteau deux incisions légèrement inclinées l'une par rapport à l'autre, de telle sorte que leurs extrémités profondes se rejoignent, circonscrivant un triangle osseux dont la base correspond au bord externe de l'orbite. En tirant sur ce bord qui reste adhérent aux téguments par sa face postérieure, on obtient un écartement de 1 1/2 à 2 centimètres, qui augmente d'autant l'accès de l'entonnoir orbitaire.

On sectionne le muscle droit externe au voisinage de son

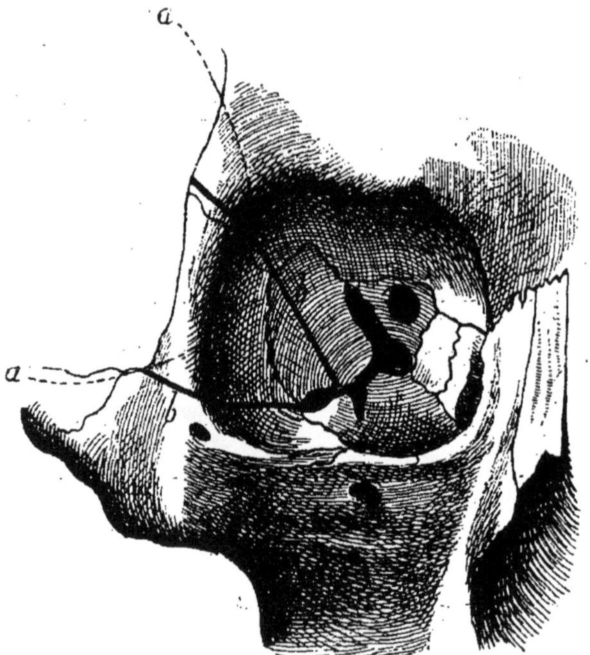

Fig. 338. — Schéma de l'incision cutanée (a) et de la section osseuse (b) dans l'opération de Krœnlein.

insertion, en passant deux fils dans les extrémités sectionnées

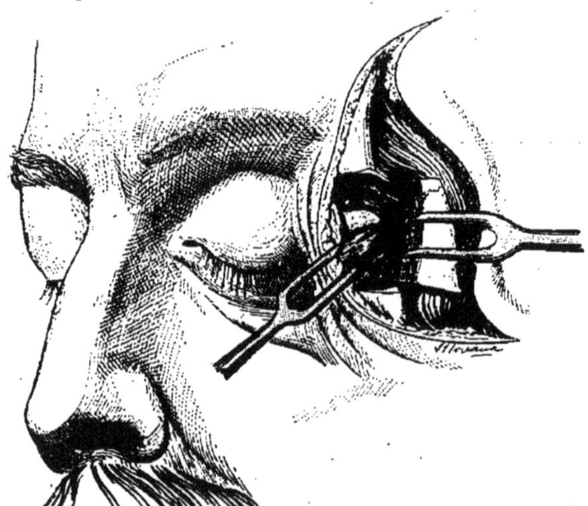

Fig. 339. — Opération de Krœnlein. Écartement du volet ostéopériostique.

pour pouvoir les réunir facilement après ablation de la tumeur.

Si celle-ci siège hors de l'entonnoir, ou si l'on peut l'atteindre sans faire de section musculaire, on évitera cette section.

Pour circonscrire la tumeur, on s'aidera du doigt et de la sonde cannelée. Si la tumeur adhère au nerf optique, on en pratiquera la section en arrière d'abord, puis au ras du globe oculaire. On réunit alors les deux chefs musculaires. Il suffit ensuite de remettre le triangle ostéo-musculaire en place et de suturer la plaie. Après quelques jours, la consolidation est faite ; la diplopie résultant de la section musculaire disparaît lentement.

TABLE ALPHABÉTIQUE

A

B

C

D

E

F

G

H

I

K

L

M

N

O

P

R

S

T

U

V

X

Z

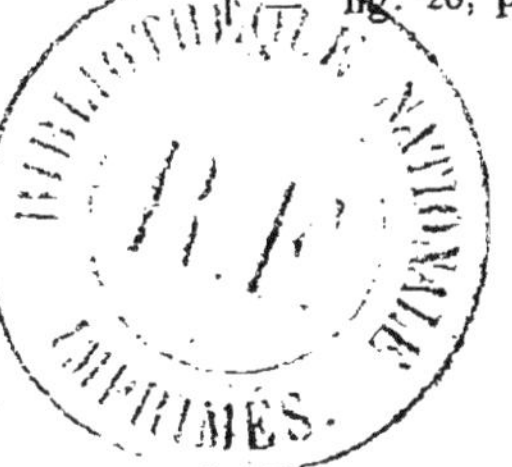

822-06. — Coulommiers. Imp. PAUL BRODARD. — 12-06.

Les Fractures des Os longs
Leur traitement pratique

PAR LES Dʳˢ

J. HENNEQUIN
Membre de la Société de Chirurgie.

ROBERT LŒWY
Ancien interne des hôpitaux.

1 volume in-8°, avec 215 figures dans le texte. . . . . **16 fr.**

Leçons
de Clinique Chirurgicale

Par **O. LANNELONGUE**
Professeur à la Faculté de Médecine de Paris
Membre de l'Institut et de l'Académie de Médecine.

1 vol. gr. in-8° de 594 p. avec 40 fig. et 2 planches en couleurs. **12 fr.**

L'Anesthésie chirurgicale
par la Stovaïne

Par le Dʳ **Léon KENDIRDJY**
Ancien interne des hôpitaux

1 volume in-12 de 206 pages, broché. . . . . **3 fr.**

Petite Chirurgie Pratique

PAR LES DOCTEURS

Th. TUFFIER
Professeur agrégé à la Faculté de Paris
Chirurgien de l'hôpital Beaujon.

P. DESFOSSES
Ancien interne des hôpitaux
de Paris.

1 volume in-8° de 528 p., avec 307 figures, cartonné à l'anglaise. **10 fr.**

Vient de paraître :

CINQUIÈME ÉDITION ENTIÈREMENT REVUE

DU

Traité de Chirurgie d'urgence

PAR

Félix LEJARS

Professeur agrégé à la Faculté de médecine de Paris
Chirurgien de l'hôpital Saint-Antoine, Membre de la Société de chirurgie.

1 volume grand in-8° de 1140 pages, avec 904 figures, et 20 planches hors texte.

Relié toile. . . . . **300** fr.

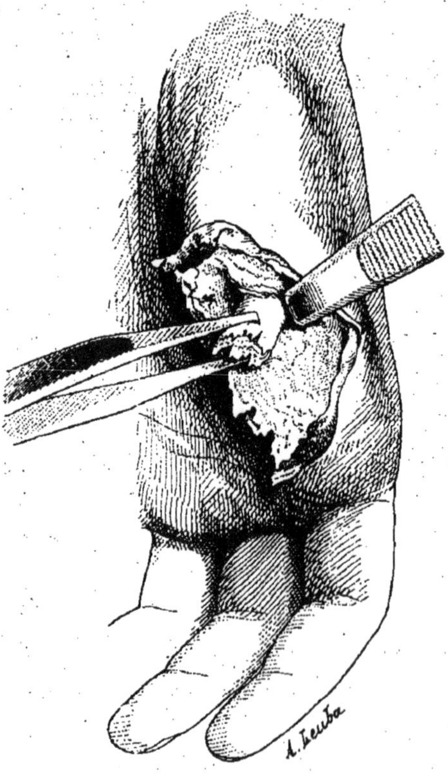

On s'est attaché, dans cette 5e édition, à reviser et à compléter la plupart des chapitres, et à enrichir l'illustration, sans grossir l'ouvrage. Quelques additions ont trait à la *saignée*, aux *fractures des côtes* et *du sternum*, à la *jéjunostomie*, à la *décapsulation du rein*; les questions de chirurgie courante et de pratique commune ont été surtout remaniées : c'est ainsi que le *traitement des fractures*, auquel la loi sur les accidents du travail a donné une actualité nouvelle, et, en particulier, celui des *fractures du bras et de l'avant-bras*, *de la jambe*, *de la main et du pied*, *du rachis*, a été repris et détaillé ; que celui des *panaris*, du *phlegmon du cou*, des *diverses suppurations* a été l'objet de nouveaux développements. On s'est efforcé que ce livre devînt, mieux encore, utile à tous.

On y trouvera 90 figures et 4 planches hors texte nouvelles.

Fig. 827. — Écrasement total du pouce : relèvement des parties molles saines, dénudation du bout de la première phalange.

Précis de Technique opératoire

PAR LES PROSECTEURS DE LA FACULTÉ DE MÉDECINE DE PARIS

Avec Introduction par le Professeur Paul Berger

Le *Précis de Technique opératoire* est divisé en 7 volumes.

Vient de paraître :

Pratique courante et Chirurgie d'urgence, par VICTOR VEAU, 2e *édition*.

Tête et cou, par CH. LENORMANT. — **Thorax et membre supérieur**, par A. SCHWARTZ. — **Abdomen**, par M. GUIBÉ. — **Appareil urinaire et appareil génital de l'homme**, par PIERRE DUVAL. — **Membre inférieur**, par GEORGES LABEY. — **Appareil génital de la femme**, par R. PROUST.

Chaque volume, cart. toile et illustré d'environ 200 fig., la plupart originales. . . . . **4 fr. 50**

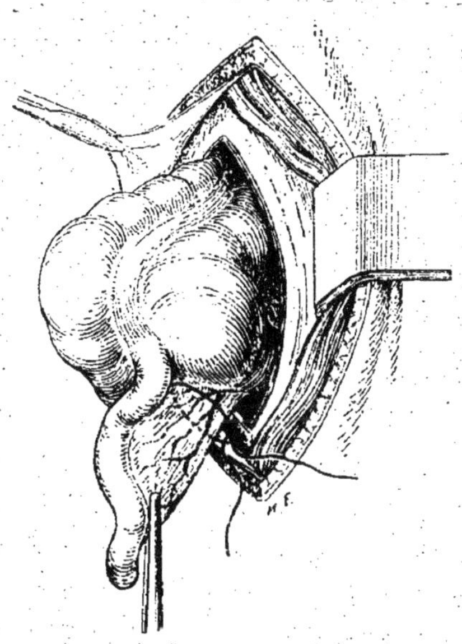

Ligature du méso-appendice.

Manuel de Pathologie externe

Par MM. RECLUS, KIRMISSON, PEYROT, BOUILLY

Professeurs et agrégés à la Faculté de Paris, Chirurgiens des Hôpitaux

Septième édition, entièrement refondue et largement illustrée.

I. **Maladies des tissus et des organes**, par le Pr P. RECLUS.
II. **Maladies des régions, Tête et Rachis**, par le Pr KIRMISSON.
III. **Maladies des régions, Poitrine, Abdomen**, par le Dr PEYROT.
IV. **Maladies des régions, Organes génito-urinaires**, par le Dr BOUILLY.

4 volumes in-8°, avec nombreuses figures dans le texte . **40 fr.**
Chaque volume séparément. **10 fr.**

Vient de paraître :

MANUEL
des
Maladies des Reins
et des Capsules surrénales

SOUS LA DIRECTION DE MM.

G.-M. DEBOVE
Doyen de la Faculté de médecine de Paris
Membre de l'Académie de médecine.

CH. ACHARD
Professeur agrégé à la Faculté
Médecin des hôpitaux.

J. CASTAIGNE
Chef de Laboratoire à la Faculté
Médaille d'or des hôpitaux.

PAR MM.

J. CASTAIGNE, E. FEUILLIÉ, A. LAVENANT, M. LOEPER
R. OPPENHEIM, F. RATHERY

1 vol. in-8°, avec figures dans le texte. . . . . **144** fr.

Traité pratique de
Technique Orthopédique

Par le Dr CALOT
Chirurgien en chef de l'hôpital Rothschild,
de l'hôpital Cazin-Perrochaud, de l'hôpital de l'Oise et des départements,
du dispensaire, de l'institut orthopédique de Berck.

I. — **Technique du traitement de la Coxalgie,** avec 178 figures. 1 volume. . . . . **7** fr.

II — **Technique du traitement de la Luxation congénitale de la hanche,** avec 206 figures et 5 planches. 1 volume. . . . . **7** fr.

III. — **Technique du traitement des Tumeurs blanches,** avec 192 figures. 1 volume. . . . . **7** fr.

CHARCOT — BOUCHARD — BRISSAUD

BABINSKI — BALLET — P. BLOCQ — BOIX — BRAULT — CHANTEMESSE — CHARRIN
CHAUFFARD — COURTOIS-SUFFIT — CROUZON — DUTIL — GILBERT — GRENET
GUIGNARD — GEORGES GUILLAIN — L. GUINON — GEORGES GUINON — HALLION — LAMY
CH. LAUBRY — LE GENDRE — A. LÉRI — P. LONDE — MARFAN — MARIE
MATHIEU — H. MEIGE — NETTER — ŒTTINGER — ANDRÉ PETIT — RICHARDIÈRE
H. ROGER — ROGUES DE FURSAC — RUAULT — SOUQUES — THOINOT
THIBIERGE — TOLLEMER — FERNAND WIDAL

OUVRAGE COMPLET

TRAITÉ DE MÉDECINE

DEUXIÈME ÉDITION (ENTIÈREMENT REFONDUE)

PUBLIÉE SOUS LA DIRECTION DE MM.

BOUCHARD
Professeur à la Faculté de médecine de Paris,
Membre de l'Institut.

BRISSAUD
Professeur à la Faculté de médecine de Paris
Médecin de l'Hôtel-Dieu.

10 volumes grand in-8°, avec figures dans le texte. . . . . . 160 fr.

Chaque volume est vendu séparément.

TOME Ier

1 vol. grand in-8° de 845 pages, avec figures. . . . . **16 fr.**

Les Bactéries. — Pathologie générale infectieuse. — Troubles et maladies de la nutrition. — Maladies infectieuses communes à l'homme et aux animaux.

TOME II

1 vol. grand in-8° de 896 pages, avec figures . . . . **16 fr.**

Fièvre typhoïde. — Maladies infectieuses. — Typhus exanthématique. — Fièvres éruptives. — Érysipèle. — Diphtérie. — Rhumatisme articulaire aigu. — Scorbut.

TOME III

1 vol. grand in-8° de 702 pages, avec figures. . . . . **16 fr.**

Maladies cutanées. — Maladies vénériennes. — Maladies du sang. — Intoxications.

TOME IV

1 vol. grand in-8° de 680 pages, avec figures. . . . . **16 fr.**

Maladies de l'estomac — Maladies du pancréas. — Maladies de l'intestin. — Maladies du péritoine. — Maladies de la bouche et du pharynx.

TOME V

1 vol. grand in-8° de 943 pages, avec figures en noir et en couleurs. **18 fr.**

Maladies du foie et des voies biliaires. — Maladies du rein et des capsules surrénales. — Pathologie des organes hématopoiétiques et des glandes vasculaires sanguines, moelle osseuse, rate, ganglions, thyroïde, thymus.

TOME VI

1 vol. gr. in-8° de 612 pages, avec figures.

14 fr.

Maladies du nez et du larynx. — Asthme. — Coqueluche. — Maladies des bronches. — Troubles de la circulation pulmonaire. — Maladies aiguës du poumon.

TOME VII

1 vol. gr. in-8° de 550 pages, avec figures.

14 fr.

Maladies chroniques du poumon. — Phtisie pulmonaire. — Maladies de la plèvre — Maladies du médiastin.

TOME VIII

1 vol. gr. in-8° de 580 pages, avec figures.

14 fr.

Maladies du cœur. — Maladies des vaisseaux sanguins.

TOME IX

1 vol. gr. in-8° de 1092 pages, avec figures.

18 fr.

Maladies de l'encéphale. — Maladies de la protubérance et du bulbe. — Maladies intrinsèques de la moelle épinière. — Maladies extrinsèques de la moelle épinière. — Maladies des méninges. — Syphilis des centres nerveux.

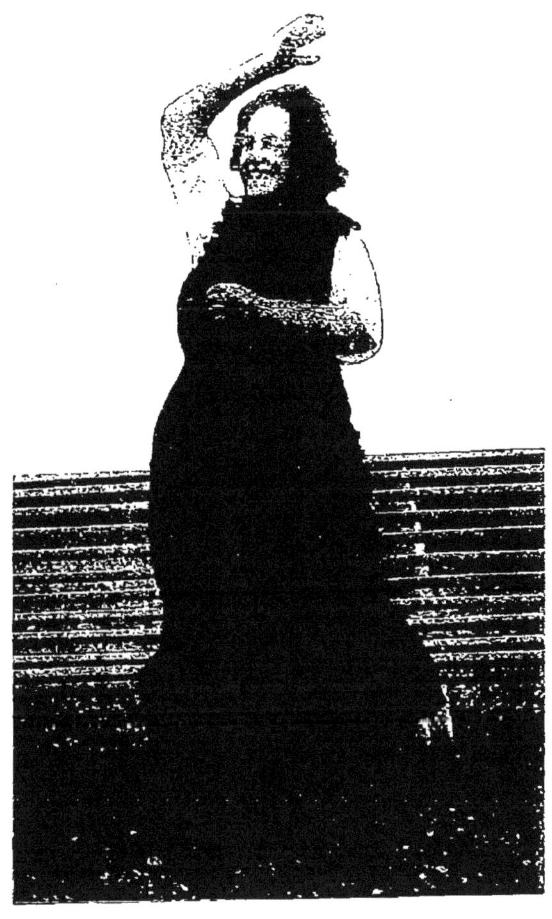

TOME X, fig. 207. — Paralysie générale

TOME X ET DERNIER

1 vol. grand in-8° de 1048 pages, avec figures en noir et en couleurs et 3 planches hors texte en couleurs. . . . . **18 fr.**

Des Névrites. — Pathologie des différents muscles et nerfs moteurs. — Tics. — Crampes fonctionnelles et professionnelles. — Chorées, Myoclonies. — Maladie de Thomsen. — Paralysie agitante. — Myopathie primitive progressive. — Amyotrophie Charcot-Marie et Werdnig-Hoffmann. — Acromégalie, Gigantisme, Achondroplasie, Myxœdème. — Goitre exophtalmique. — Pathologie du grand sympathique. — Neurasthénie. — Épilepsie. — Hystérie. — Paralysie générale progressive. — Les Psychoses.

Table analytique des 10 volumes.

Clinique Médicale de l'Hôtel-Dieu de Paris

PAR

G. DIEULAFOY

Professeur de clinique médicale à la Faculté de médecine de Paris, Médecin de l'Hôtel-Dieu, Membre de l'Académie de Médecine.

Vient de paraître :

Cinquième série, 1905-1906; 1 volume in-8° avec figures dans le texte et 14 planches hors texte en noir et en couleurs. **10** fr.

Déjà publiés :

I. — 1896-1897, 1 volume in-8°.................. **10** fr.
II. — 1897-1898, 1 volume in-8°.................. **10** fr.
III. — 1898-1899, 1 volume in-8°.................. **10** fr.
IV. — 1901-1902, 1 volume in-8°.................. **10** fr.

Clinique Médicale de l'Hôtel-Dieu

Professeur G. DIEULAFOY

CLINIQUE ET LABORATOIRE

CONFÉRENCES DU MERCREDI

PAR MM.

L. NATTAN-LARRIER et **O. CROUZON**, Chefs de Clinique.
V. GRIFFON et **M. LOEPER**, Chefs de Laboratoire.

1 *vol. in-8° de* 330 *pages, avec* 37 *fig. et* 2 *planches hors texte.* **6** *fr.*

Manuel de Pathologie interne

PAR

G. DIEULAFOY

Quatorzième édition, entièrement refondue.

4 vol. in-16 avec figures en noir et en couleurs, cartonnés à l'anglaise. **32** fr.

La Pratique Dermatologique

Traité de Dermatologie appliquée

PUBLIÉ SOUS LA DIRECTION DE MM.

ERNEST BESNIER, L. BROCQ, L. JACQUET

PAR MM.

AUDRY, BALZER, BARBE, BAROZZI, BARTHÉLEMY, BÉNARD, ERNEST BESNIER, BODIN, BRAULT, BROCQ, DE BRUN, COURTOIS-SUFFIT, DU CASTEL, A. CASTEX, J. DARIER, DEHU, DOMINICI, W. DUBREUILH, HUDELO, L. JACQUET, JEANSELME, J.-B. LAFFITTE, LENGLET, LEREDDE, MERKLEN, PERRIN, RAYNAUD, RIST, SABOURAUD, MARCEL SÉE, GEORGES THIBIERGE, TRÉMOLIÈRES, VEYRIÈRES.

Tome IV. Agénésie sourcilière.

4 volumes reliés toile formant ensemble 3870 *pages, et illustrés de* 823 *figures en noir et de* 89 *planches en couleurs*. . . . . **155 fr.**
Chaque volume est vendu séparément.

TOME I. — 1 vol. avec 230 fig. et 24 planches . . . . **35 fr.**

Anatomie et Physiologie de la Peau. — Pathologie générale de la Peau. — Symptomatologie générale des Dermatoses. — Acanthosis nigricans à Ecthyma.

TOME II — 1 vol. avec 168 fig. et 21 planches. . . . . . . **40 fr.**

Eczéma à Langue.

TOME III. — 1 vol. avec 201 fig. et 19 planches . . . . . **40 fr.**

Lèpre à Pityriasis.

TOME IV. — 1 vol. avec 213 fig. et 25 planches . . . . . **40 fr.**

Poils à Zona.

MANUEL ÉLÉMENTAIRE
de
Dermatologie topographique régionale

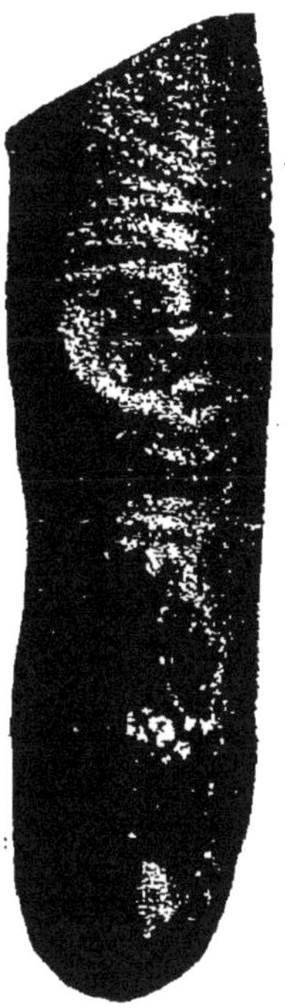

PAR

R. SABOURAUD

Chef du laboratoire de la Ville de Paris
à l'hôpital Saint-Louis.

1 volume grand in-8° de XII-736 pages, avec 231 figures dans le texte.

Broché. . . . . **15** fr. | Relié toile . . . **16** fr

Ce livre, le premier ainsi conçu, réalise dans l'étude des maladies cutanées ce que représentent, pour la botanique élémentaire, les flores dichotomiques qui donnent le moyen de reconnaître une plante alors même qu'on la rencontre pour la première fois.

Thérapeutique des Maladies de la peau

PAR LE

Dr LEREDDE

Directeur de l'Établissement dermatologique de Paris.

1 vol. in-8° de 700 pages, broché . . . . **10** fr.

Les Maladies du Cuir chevelu

PAR LE

Dr R. SABOURAUD

Chef du Laboratoire de la Ville de Paris à l'hôpital Saint-Louis.

I. — Maladies séborrhéiques : Séborrhée, Acnés, Calvitie

1 vol. in-8°, avec 91 figures dont 40 aquarelles en couleurs. **10** fr.

II. — Maladies desquamatives : Pytiriasis et Alopécies pelliculaires

1 vol. in-8°, avec 122 fig. dans le texte en noir et en couleurs. **22** fr.

TRAITÉ
de
GYNÉCOLOGIE
Clinique et Opératoire

PAR **Samuel POZZI**

Professeur de Clinique gynécologique à la Faculté de médecine de Paris, Membre de l'Académie de médecine, Chirurgien de l'hôpital Broca.

QUATRIÈME ÉDITION ENTIÈREMENT REFONDUE

AVEC LA COLLABORATION DE F. JAYLE

Tome I. — Asepsie et Antisepsie. — Anesthésie. — Moyens de réunion et d'hémostase. — Exploration gynécologique. — Métrites. — Adénomes et adénomyomes de l'utérus. — Cancer de l'utérus. — Sarcomes et endothéliomes de l'utérus. — Tumeurs utérines d'origine placentaire. — Déviations de l'utérus. — Prolapsus des organes génitaux. — Inversion de l'utérus. — Difformités du col de l'utérus. — Atrésie. — Sténose. — Atrophie. — Hypertrophie.

1 vol. grand in-8° de xv-765 pages, avec 526 figures dans le texte, relié toile . . . . **20** fr.

Le Tome II, qui paraîtra en novembre 1906, sera vendu **15** *fr.*

ÉLÉMENTS
d'Electrothérapie clinique

Par A. ZIMMERN

Ancien interne des hôpitaux de Paris

Préface de J. **BERGONIÉ**

1 vol. grand in-8°, de xvi-393 pages, avec 8 planches et 151 figures dans le texte. . . . . **8** fr.

Précis d'Obstétrique

PAR MM.

A. RIBEMONT-DESSAIGNES
Agrégé de la Faculté de médecine
Accoucheur de l'hôpital Beaujon
Membre de l'Académie de médecine.

G. LEPAGE
Professeur agrégé à la Faculté de médecine de Paris
Accoucheur de l'hôpital de la Pitié.

SIXIÈME ÉDITION

AVEC 568 FIGURES DANS LE TEXTE, DONT 400 DESSINÉES PAR M. **RIBEMONT-DESSAIGNES**

1 vol. grand in-8° de 1420 pages, relié toile **30** fr.

Cette nouvelle édition du **Précis d'obstétrique** est le résultat d'un remaniement complet. En supprimant la presque totalité des notions anatomo-physiologiques concernant l'appareil génital de la femme et en procédant à une revision soigneuse des figures et du texte, les auteurs ont pu, sans augmenter le volume : 1° ajouter un certain nombre de figures nouvelles ; 2° développer certaines questions de pratique, telles que celles des complications et hémorragies de la délivrance, des infections puerpérales, des ruptures de l'utérus, de l'ophtalmie purulente des nouveau-nés, etc. ; mettre au point la plupart des questions importantes ; 3° traiter des sujets nouveaux, tels que l'application de la radiographie à l'obstétrique. A la pathologie médicale du nouveau-né ont été ajoutées des notions sommaires sur la pathologie chirurgicale de l'enfant qui vient de naître.

Précis élémentaire

d'Anatomie, de Physiologie et de Pathologie

Par P. RUDAUX
Ancien chef de clinique à la Faculté de médecine de Paris.

Avec préface de M. RIBEMONT-DESSAIGNES

1 volume in-16 avec 462 figures, cartonné toile . . . . **8** fr.

L'ŒUVRE MÉDICO-CHIRURGICAL (Dr CRITZMAN, Directeur).

Suite de Monographies Cliniques

SUR LES QUESTIONS NOUVELLES

EN MÉDECINE, EN CHIRURGIE ET EN BIOLOGIE

Chaque Monographie est vendue séparément . . . . 1 fr. **25**

Il est accepté des Abonnements pour une série de 10 Monographies consécutives, au prix à forfait et payable d'avance de **10** francs pour la France et **12** francs pour l'Etranger (port compris).

DERNIÈRES MONOGRAPHIES PUBLIÉES :

26. **Anatomie chirurgicale et médecine opératoire de l'Oreille moyenne**, par AUG. BROCA, professeur agrégé.
27. **Traitements modernes de l'hypertrophie de la prostate**, par E. DESNOS.
28. **La Gastro-entérostomie**, par les professeurs ROUX et BOURGET.
29. **Les Ponctions rachidiennes accidentelles** et les complications des plaies du rachis, par E. MATHIEU, directeur du Val-de-Grâce.
30. **Le Ganglion lymphatique**, par M. DOMINICI.
31. **Les Leucocytes.** *Technique* (*Hématologie, Cytologie*), par MM. le professeur COURMONT et F. MONTAGNARD.
32. **La Médication hémostatique**, par le Dr P. CARNOT, Dr ès sciences.
33. **L'Élongation trophique**, par le docteur A. CHIPAULT.
34. **Le Rhumatisme tuberculeux** (*pseudo-rhumatisme d'origine bacillaire*), par le professeur Antonin PONCET et Maurice MAILLAND.
35. **Les Consultations de nourrissons**, par Ch. MAYGRIER, agrégé.
36. **La Médication phosphorée**, par le Pr GILBERT et le Dr POSTERNAK.
37. **Pathogénie et traitement des névroses intestinales**, par le Dr GASTON LYON.
38. **De l'Enucléation des fibromes utérins**, par Th. TUFFIER, professeur agrégé, chirurgien de l'hôpital Beaujon.
39. **Le Rôle du sel en pathologie**, par Ch. ACHARD, professeur agrégé.
40. **Le Rôle du sel en thérapeutique**, par Ch. ACHARD.
41. **Le Traitement de la Syphilis**, par le professeur E. GAUCHER.
42. **Tics**, par le Dr HENRY MEIGE.
43. **Diagnostic de la Tuberculose par les nouveaux procédés de laboratoire**, par le Dr NATTAN-LARIER.
44. **Traitement de l'hypertrophie prostatique par la prostatectomie**, par R. PROUST, professeur agrégé à la Faculté de Paris.
45. **De la Lactosurie** (*Études urologiques de médecine comparée sur les états de grossesse, de puerpéralité et de lactation chez la femme et les femelles domestiques*) par M. CH. PORCHER, professeur à l'Ecole vétérinaire de Lyon.
46. **Les Gastro-entérites des nourrissons**, par A. LESAGE, médecin de l'Hôpital des Enfants (Hérold).
47. **Le Traitement des Gastro-entérites des nourrissons et du Choléra infantile**, par A. LESAGE.

Encyclopédie Scientifique des Aide-Mémoire

Publiée sous la direction de **H. LÉAUTÉ**, Membre de l'Institut

Au 1er Novembre 1906, 376 VOLUMES publiés

Chaque ouvrage forme un volume petit in-8°, vendu : Broché, **2** fr. **50**
Cartonné toile, **3** fr.

DERNIERS VOLUMES PUBLIÉS DANS LA SECTION DU BIOLOGISTE

MALADIES DES VOIES URINAIRES, URÈTRE, VESSIE, par le Dr Bazy, chirurgien des hôpitaux, membre de la Société de chirurgie, 4 vol.
I. *Moyens d'exploration et traitement.* 2e édition. II. *Sémiologie.* III. *Thérapeutique générale. Médecine opératoire.* IV. *Thérapeutique spéciale.*

LES FORMES CHIRURGICALES DE LA TUBERCULOSE INTESTINALE, par Léon Bérard et Maurice Patel, professeurs agrégés à la Faculté de Lyon.

GUIDE DE L'ÉTUDIANT A L'HOPITAL, par A. Bergé, interne des hôpitaux. 2e édit.

BIOLOGIE GÉNÉRALE DES BACTÉRIES, par le Dr E. Bodin, professeur de Bactériologie à l'Université de Rennes.

LES BACTÉRIES DE L'AIR, DE L'EAU ET DU SOL, par E. Bodin.

LES CONDITIONS DE L'INFECTION MICROBIENNE ET L'IMMUNITÉ, par E. Bodin.

L'OREILLE, par Pierre Bonnier, 5 vol.
I. *Anatomie de l'oreille.* II. *Pathogénie et mécanisme.* III. *Physiologie : Les Fonctions.* IV. *Symptomatologie de l'oreille.* V. *Pathologie de l'oreille.*

PRÉCIS ÉLÉMENTAIRE DE DERMATOLOGIE, par MM. Brocq et Jacquet, médecins des hôpitaux de Paris. 2e édition, entièrement revue. 5 vol.
I. *Pathologie générale cutanée.* II. *Difformités cutanées, éruptions artificielles, dermatoses parasitaires.* III. *Dermatoses microbiennes et néoplasies.* IV. *Dermatoses inflammatoires.* V. *Dermatoses d'origine nerveuse. Formulaire.*

POISONS DE L'ORGANISME, POISONS DU TUBE DIGESTIF, par A. Charrin. 2e éd.

LA PELADE, par A. Chatin, membre de la Société de Dermatologie, et F. Trémolières, ancien interne à l'hôpital Saint-Louis.

L'HYGIÈNE SCOLAIRE, par le Dr J. Delobel.

LE PÉRIL VÉNÉRIEN, par H. Labit et H. Polin, médecins principaux de l'armée

PROPHYLAXIE DU PALUDISME, par A. Laveran, membre de l'Institut.

LA LEUCÉMIE MYÉLOIDE, par P. Menetrier, professeur agrégé, Médecin de l'hôpital Tenon, et Ch. Aubertin, ancien interne des hôpitaux de Paris.

EXAMEN ET SÉMÉIOTIQUE DU CŒUR, par le Dr Pierre Merklen, 2e édition.

MOUSTIQUES ET MALADIES INFECTIEUSES. *Guide pratique pour l'étude des moustiques,* par les Drs Edmond et Etienne Sergent, de l'Institut Pasteur de Paris.

L'INANITION CHEZ LES DYSPEPTIQUES ET LES NERVEUX, par A. Mathieu, médecin à l'hôpital Andral, et J.-Ch. Roux, ancien interne des hôpitaux.

L'HÉRÉDITÉ DE LA TUBERCULOSE, par J. Vires, professeur agrégé à la Faculté de Montpellier.

BARD. — **Précis d'anatomie pathologique** (*Deuxième édition*). 1 vol., avec 125 figures, cartonné toile. . . . . **7 fr. 50**

BRISSAUD. — **Leçons sur les Maladies nerveuses** (*Deuxième série*; hôpital St-Antoine), recueillies par HENRY MEIGE. 1 vol. grand in-8°, avec 165 figures. . . . . **15** fr.

CHARRIN. — **Leçons de Pathogénie appliquée.** *Clinique médicale, Hôtel-Dieu* (1895-1896), par A. CHARRIN, professeur agrégé, médecin des hôpitaux, directeur adjoint au laboratoire de Pathologie générale, assistant au Collège de France, vice-président de la Société de Biologie. 1 vol. in-8° . . . . . **6** fr.

— **Les Défenses naturelles de l'organisme** : *Leçons professées au Collège de France*, par A. CHARRIN. 1 vol. in-8° . . . . **6** fr.

DEGUY et WEILL. — **Manuel pratique du traitement de la Diphtérie** (*Sérothérapie, Tubage, Trachéotomie*), par DEGUY, chef du laboratoire à l'hôpital des Enfants, et BENJAMIN WEILL, moniteur à l'hôpital des Enfants-Malades. Introduction par A.-B. MARFAN. 1 vol. in-8° br., avec figures. **6** fr.

DUCLAUX. — **Traité de Microbiologie**, par E. DUCLAUX, membre de l'Institut, directeur de l'Institut Pasteur.

Tome I. *Microbiologie générale*. — Tome II. *Diastases, toxines et venins*. — Tome III. *Fermentation alcoolique*. — Tome IV. *Fermentations variées des diverses substances ternaires*. Chaque volume gr. in-8°, avec fig. **15** fr.

GAUTIER (A.). — **Cours de Chimie minérale et organique**, par M. ARM. GAUTIER, membre de l'Institut, professeur de chimie à la Faculté de médecine de Paris. 2 vol. grand in-8°, avec figures dans le texte.

I. *Chimie minérale. Deuxième édition*. 1 vol. grand in-8°, avec 244 fig. dans le texte . . . . **16** fr.

Vient de paraître.

II. *Chimie organique. Troisième édition*, mise au courant des travaux les plus récents, avec la collaboration de MARCEL DELÉPINE, professeur agrégé à l'École supérieure de Pharmacie de Paris. 1 vol. grand in-8°, avec figures. . . . . **18** fr.

— **Leçons de Chimie biologique normale et pathologique.** *Deuxième édition*, publiée avec la collaboration de M. ARTHUS, professeur de physiologie à l'Université de Fribourg. 1 vol. in-8°, avec 110 figures . . . . **18** fr.

HAYEM. — **Leçons sur les Maladies du sang** (*Clinique de l'hôpital Saint-Antoine*), par GEORGES HAYEM, professeur, médecin des hôpitaux, membre de l'Académie de médecine, recueillies par MM. E. PARMENTIER, médecin des hôpitaux, et R. BENSAUDE, chef du laboratoire d'anatomie pathologique à l'hôpital Saint-Antoine. 1 vol. in-8°, avec 4 planches en couleurs. . . **15 fr.**

KIRMISSON. — **Leçons cliniques sur les Maladies de l'appareil locomoteur** (*os, articulations, muscles*), par le Dr KIRMISSON, professeur à la Faculté de médecine, chirurgien des hôpitaux, membre de la Société de chirurgie. 1 vol. in-8°, avec figures dans le texte . . . . **10** fr.

— **Traité des Maladies chirurgicales d'origine congénitale**, par le Pr KIRMISSON. 1 vol. in-8°, avec 311 figures et 2 planches en couleurs. . . . **15** fr.

— **Les Difformités acquises de l'appareil locomoteur pendant l'enfance et l'adolescence**, par le Pr KIRMISSON. 1 vol. in-8°, avec 430 figures dans le texte. . . . . **15** fr.

LAVERAN. — **Traité du Paludisme**, par A. LAVERAN, membre de l'Institut et de l'Académie de médecine. 1 vol. grand in-8°, avec 27 figures dans le texte et une planche en couleurs . . . . **10 fr.**

— **Traité d'Hygiène militaire**, par le Dr LAVERAN. 1 vol. in-8°, avec 270 figures . . . . **16 fr.**

LETULLE. — **La pratique des autopsies.** 1 vol. in-8° cavalier, de 548 pages, avec 136 figures. Broché, **10 fr.** — Cartonné. . . . . **12 fr.**

MEIGE (HENRY) ET **FEINDEL** (E.). — **Les Tics et leur Traitement.** Préface de M. le professeur BRISSAUD. 1 vol. in-8° de 640 pages . . . . **16 fr.**

PONCET. — **Traité clinique de l'Actinomycose humaine.** *Pseudo-actinomycoses et botryomycose*, par ANTONIN PONCET, professeur à l'Université de Lyon, et LÉON BÉRARD, chef de clinique chirurgicale à l'Université de Lyon. *Ouvrage couronné par l'Académie de médecine et par l'Institut.* 1 vol. in-8°, avec 45 figures dans le texte et 4 planches hors texte en couleurs . . . **12 fr.**

PRUNIER. — **Les Médicaments chimiques**, par LÉON PRUNIER, de l'Académie de médecine, pharmacien en chef des hôpitaux de Paris.

I. *Composés minéraux.* 1 vol. gr. in-8°, avec 137 fig. dans le texte. **15 fr.**

II. *Composés organiques.* 1 vol. gr. in-8°, avec 47 fig. dans le texte. **15 fr.**

QUINTON. — **L'Eau de mer milieu organique.** *Constance du milieu marin originel comme milieu vital des cellules à travers la série animale*, par RENÉ QUINTON, Assistant du laboratoire de Physiologie pathologique des Hautes-Études au Collège de France. 1 vol. in-8°, broché. . . . . **15 fr.**

RANVIER. — **Traité technique d'Histologie**, 2e éd., entièrement refondue et corrigée, par M. L. RANVIER, de l'Institut, professeur au Collège de France. 1 vol. grand in-8° de 880 pages, avec 414 gravures et 1 planche . . . **12 fr.**

RECLUS. — **L'Anesthésie localisée par la Cocaïne**, par P. RECLUS, professeur à la Faculté de Paris. 1 vol. petit in-8°, avec 59 figures. . . . . . **4 fr.**

SOULIER (H.). — **Traité de Thérapeutique et de Pharmacologie**, par M. H. SOULIER, professeur à la Faculté de médecine de Lyon, membre correspondan de l'Académie de médecine. **Additionné d'un mémento formulaire des médicaments nouveaux** (1901). *Ouvrage couronné par l'Académie des Sciences et par l'Académie de médecine.* 2 vol. grand in-8°. . . . . **25 fr.**

THIBIERGE — **Syphilis et Déontologie**, par GEORGES THIBIERGE, médecin de l'hôpital Broca. 1 vol. in-8°, broché. . . . . **5 fr.**

TRIPIER. — **Traité d'Anatomie pathologique générale.** 1 vol. grand in-8° avec 230 figures en noir et en couleurs. . . . . **25 fr.**

58047. — Imprimerie LAHURE, rue de Fleurus, 9, à Paris.

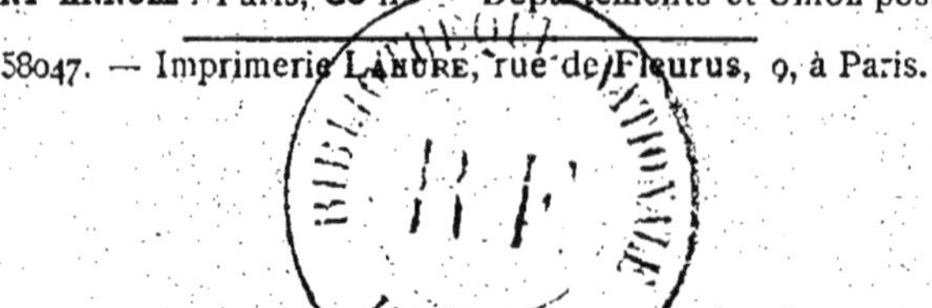

www.ingramcontent.com/pod-product-compliance
Ingram Content Group UK Ltd.
Pitfield, Milton Keynes, MK11 3LW, UK
UKHW020148250726
13967UKWH00002B/925

9 782012 927971